U0379613

健康数据分析

HEALTHCARE DATA ANALYTICS

〔美〕坎丹·雷迪　查鲁·阿加瓦尔　主编

刘　云　等译

主　审：刘　云

副主审：舒　婷　何　明　殷伟东

东南大学出版社
SOUTHEAST UNIVERSITY PRESS
·南京·

图书在版编目(CIP)数据

健康数据分析 /（美）坎丹·雷迪
(Chandan K. Reddy)，（美）查鲁·阿加瓦尔
(Charu C. Aggarwal) 主编；刘云等译. — 南京：东
南大学出版社，2021.2
书名原文：Healthcare Data Analytics
ISBN 978 - 7 - 5641 - 9241 - 9

Ⅰ.①健…　Ⅱ.①坎…　②查…　③刘…　Ⅲ.①医学-
数据处理　Ⅳ.①R319

中国版本图书馆 CIP 数据核字(2020)第 240767 号
版权合同登记号：图字 10 - 2020 - 199 号

健康数据分析

出版发行	东南大学出版社
社　　址	南京市四牌楼 2 号(邮编：210096)
出版人	江建中
责任编辑	褚　蔚(Tel：025 - 83790586)
经　　销	全国各地新华书店
印　　刷	江阴金马印刷有限公司
开　　本	787mm×1092mm　1/16
印　　张	48.75
字　　数	1090 千字
版　　次	2021 年 2 月第 1 版
印　　次	2021 年 2 月第 1 次印刷
书　　号	ISBN 978 - 7 - 5641 - 9241 - 9
定　　价	180.00 元

本社图书若有印装质量问题，请直接与营销部联系，电话：025 - 83791830

主审简介

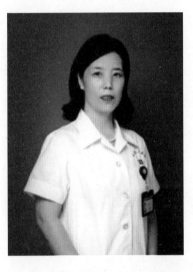

刘云,医学博士、主任医师、二级教授、博士生导师,南京医科大学第一附属医院(江苏省人民医院)副院长、南京医科大学生物医学工程与信息学院副院长,医学信息学系系主任,南京医科大学医学信息学与管理研究所所长,国家重点研发计划项目首席科学家,中国卫生信息学会标准委员会副主任委员,中华医学会医学信息学分会委员,江苏省医学会医学信息学与智能健康分会主任委员,江苏省医院协会医院信息管理专业委员会主委,江苏智慧健康信息化专家咨询委员会秘书,江苏大数据联盟健康医疗专委会主任委员,南京卫生信息学会副会长。

常年从事医院管理及临床、信息化建设工作,创办了南京医科大学医学信息学系,带领团队较早地启动智慧医院建设,提出基于数据驱动的医院管理及泛在理论下的慢病管理策略思想。先后获得全国医院信息化杰出领导力人物、全国医疗信息化优秀工作者、江苏省"科教兴卫"工程优秀医学重点人才、"科教强卫"工程医学重点人才、江苏省"卫生拔尖人才"、江苏省"333高层次人才培养工程"培养对象、江苏省"六大人才高峰"培养对象等称号。先后荣获江苏省科技进步二等奖、江苏省医学科技三等奖、江苏信息通信行业科技进步一等奖等,承担包括国家重点研发计划在内的国家、部省级项目近20项,主编著作3本,拥有国家发明专利6项,软件著作权36项。

2020年新冠肺炎疫情暴发后,作为南京医科大学第一附属医院(江苏省人民医院)驰援武汉重症医疗队队长,带领208名医疗队员在武汉奋战61天,直到新冠肺炎危重症患者清零。获得"全国抗击新冠肺炎疫情先进个人""抗击新冠肺炎疫情全国三八红旗手"等荣誉称号,所带领的医疗队获全国卫生健康系统"新冠肺炎疫情防控"工作先进集体、"时代楷模"光荣称号。

本书工作人员名单

主　审

刘　云　　南京医科大学第一附属医院（江苏省人民医院）

副主审

舒　婷　　国家卫生健康委医院管理研究所

何　明　　陆军工程大学

殷伟东　　南京市卫生信息中心

译　者（以姓氏字母先后顺序排）：

蔡雨蒙　　南京医科大学第一附属医院（江苏省人民医院）

曹凯迪　　南京医科大学第一附属医院（江苏省人民医院）

陈建平　　南京鼓楼医院

陈　捷　　南京医科大学第一附属医院（江苏省人民医院）

陈　可　　南京市胸科医院

丁中正　　南京医科大学第一附属医院（江苏省人民医院）

董　军　　南京市六合区人民医院

凡豪志　　南京医科大学第一附属医院（江苏省人民医院）

范霁月　　南京医科大学第一附属医院（江苏省人民医院）

冯　伟　　南京医科大学

郭建军　　南京医科大学第一附属医院（江苏省人民医院）

何芳芳　　芜湖市医院管理中心

季　培　　南京医科大学第一附属医院（江苏省人民医院）

荆　芒　　南京医科大学第一附属医院（江苏省人民医院）

景慎旗　　南京医科大学第一附属医院（江苏省人民医院）

刘　云　　南京医科大学第一附属医院（江苏省人民医院）

罗雨宁　　南京医科大学第一附属医院（江苏省人民医院）

孟　然　　芜湖市第一人民医院

缪姝妹　　南京医科大学第一附属医院（江苏省人民医院）

桑　丘	镇江市疾病预防控制中心
单红伟	南京医科大学第一附属医院(江苏省人民医院)
单　涛	南京医科大学第一附属医院(江苏省人民医院)
盛戎蓉	南京医科大学第一附属医院(江苏省人民医院)
施识帆	南京医科大学第一附属医院(江苏省人民医院)
索海燕	南京医科大学第一附属医院(江苏省人民医院)
谭竿荣	马鞍山市卫生健康信息中心
王　兵	南京医科大学第一附属医院(江苏省人民医院)
王　捷	南京医科大学
王明昊	南京医科大学第一附属医院(江苏省人民医院)
王忠民	南京医科大学第一附属医院(江苏省人民医院)
吴飞云	南京医科大学第一附属医院(江苏省人民医院)
吴振东	江苏君立华域信息安全技术股份有限公司
谢莹莹	南京医科大学第一附属医院(江苏省人民医院)
熊　颖	南京医科大学第一附属医院(江苏省人民医院)
徐　兵	陆军工程大学
徐挺玉	南京医科大学第一附属医院(江苏省人民医院)
杨银双	南京医科大学第一附属医院(江苏省人民医院)
伊向华	南京医科大学第一附属医院(江苏省人民医院)
殷悦楚楚	南京医科大学第一附属医院(江苏省人民医院)
郁　云	南京医科大学
张　奇	北京惠每科技有限公司
张小亮	南京医科大学第一附属医院(江苏省人民医院)
张　昕	南京医科大学第一附属医院(江苏省人民医院)
张　毅	江苏健康无忧网络科技有限公司
赵　飖	南京鼓楼医院
周高信	南京医科大学
朱松盛	南京医科大学
朱一新	南京医科大学第一附属医院(江苏省人民医院)
朱越石	南京医科大学第一附属医院(江苏省人民医院)
邹明光	福州市 31617 部队

审校人员（以姓氏字母先后顺序排）：

陈国钧	南京医科大学
陈亦江	江苏省卫生健康委员会
陈志军	国家信息中心软件评测江苏中心
池 宇	江苏省工业和信息化厅
董方杰	国家卫生健康委统计信息中心
董建成	南通大学
弓孟春	神州医疗
顾忠泽	东南大学
郭永安	南京邮电大学
何 萍	上海申康医院发展中心
胡广伟	南京大学
黄宜华	南京大学
姜险峰	江苏健康无忧网络科技有限公司
李劲松	浙江大学
李岳峰	国家卫生健康委统计信息中心
刘 雷	复旦大学上海医学院
罗守华	东南大学
沈崇德	无锡市人民医院
石 进	南京大学
帅仁俊	南京工业大学
孙 啸	东南大学
汪强虎	南京医科大学
王长青	南京医科大学
王 霞	空军军医大学
夏彦恺	南京医科大学

严壮志　　　　上海大学

杨龙祥　　　　南京邮电大学

张北虹　　　　江苏省工业和信息化厅

张晓祥　　　　华中科技大学同济医学院附属同济医院

张竹繁　　　　南京医科大学

智　勇　　　　中国移动通信集团江苏有限公司

朱洪波　　　　南京邮电大学

秘　书

缪妹妹　　　　南京医科大学第一附属医院（江苏省人民医院）

　　本书的完成是一项巨量工程，由以上人员协力志愿完成，他们悉心负责各章节的翻译、修改、审校，在此向各位表示衷心的感谢！

主审的话

在国家不断推进"互联网＋医疗健康"产业结合发展的大背景下，各级各类医疗健康机构信息化程度不断提高，大数据、人工智能、可穿戴设备和云服务等不断更新，逐渐形成了丰富的医疗健康大数据。但在实际应用中，由于医疗健康数据具有碎片化、高敏感、高隐私等特点，再加上医疗从业人员的数据分析应用知识薄弱，大量的医疗健康数据一直处于"休眠"状态，数据资源并没有得到充分的利用。医疗信息工作者经常会被问到很多如何利用医疗健康数据的问题，比如："我想实现对疫情的监测和预警，应该怎么办？""通过这名患者的影像学检查报告能不能预估他患恶性肿瘤的风险？""如何识别医疗保险索赔的合法性合规性？"其实，很多医疗问题如果能够转换成信息和计算机类问题，对计算机领域的专家来说还是很容易解决的，但由于医疗健康数据的高度复杂性，其浩瀚、纷繁、散落，使得这一目标的实现尤为困难。因此，需要能够详细介绍医疗健康数据分析方法的工具用书，来满足国内医疗从业者对医疗数据分析学习的需求，并使计算机领域专家能够了解医疗健康数据的来源和特点，以实现医疗健康数据的应用和发展，助力"健康中国"落地实施。

在机缘巧合之下，我有幸拜读到 Chandan K. Reddy 教授和 Charu C. Aggarwal 教授主编的 *Healthcare Data Analytics* 一书，一下子就被深深吸引，并非常迫切地想与各位同行分享。全书共分为三个部分：

该书第一部分详细介绍了目前常见的医疗健康数据源的详细信息以及可以广泛用于数据处理和分析的方法，除了介绍我们常见的电子病历、健康档案、影像学数据外，还介绍了一些我们以前未特别关注的数据，包括传感器数据、生物医学信号数据和生物医学文献数据等；此外，还介绍了一些基于新技术发展产生的数据，如基因组数据和社交媒体获取的行为数据等。这些数据源几乎囊括了目前我们已知的全部医疗健康数据，能够满足医疗从业者和计算机领域研究者对医学健康数据分析基础知识学习的需要。

该书第二部分介绍了医疗健康数据的高级分析方法，包括临床预测模型、时态数据挖掘和可视化分析，涉及机器学习、贝叶斯模型、3D 成像技术等；还介绍了数据管理方法，包括整合异质数据的集成方法，提高生物信息搜索质量的信息检索技术及数据隐私保护方法。这些高级医疗健康数据分析和管理方法在满足医疗从业者需求的同时，能够为他们开辟新的分析思路，增加数据资产的有效利用率。

该书第三部分介绍了医疗健康数据分析技术在泛在医疗健康、药物发现、医疗欺诈监测等数据分析挖掘中的应用及在临床决策支持系统、计算机辅助诊断系统、移动成像等临床实践中的应用。这些医疗健康数据分析应用的场景都是目前临床和管理比较关注的，能够推动传统医疗模式的创新性变革。

　　全书详细、系统地介绍了当前医疗数据分析领域的内容，包括数据采集、数据整理、数据分析和数据应用等方面，涉及基础分析、高级数据分析和实际应用系统多个层次，并描述了各个领域未来的挑战和机遇。我相信，这绝对是一本对提高医疗从业者、计算机领域专家及相关领域人员的医疗健康数据分析水平大有裨益的书籍。

　　我们的团队花了近四年的时间终于完成了此书的翻译审校工作，同时，对本书的翻译和修正过程也使我们有机会更广泛地为传播医疗健康数据分析知识而工作。非常感谢中国工程院院士戴浩，中国工程院院士、南京医科大学校长沈洪兵，国家卫生健康委卫生统计信息中心副主任胡建平的指导，也感谢国内外其他专家的校验指正；同时我也非常感谢参与翻译和校稿的各位专家的鼎力支持，感谢团队成员的辛苦付出，大家为本书的编写、修改花费了大量的精力和时间，其间的一点一滴，充满了全体参与人员对于健康医疗大数据时代的渴望和期待。愿这部书能够使各位同行朋友受益，也盼望得到更多来自其他行业人士的喜欢。

　　由于时间仓促，加上水平有限，本书在翻译过程中难免会有疏漏或偏差，敬请读者不吝赐教和批评指正。

刘云

2020 年 8 月

序 一

健康数据是典型的大数据，除符合大数据的 4 V 特征外，还有其自身的特点，如多信源、多模态，对隐私保护、因果推断要求高，数据鸿沟现象普遍存在，信息共享难……总之，优质的医疗健康信息仍属稀缺资源。它使我们面临信息不对称的窘境：信息的拥有者缺少分析手段，信息的使用者缺少可信的数据，因此健康大数据及其分析技术和方法弥足珍贵。

本书是刘云教授组织 60 名学者共同编纂而成，首先介绍了 8 类健康数据的信源及其基本分析方法，在其基础上归纳总结了 6 类高级分析方法和 6 种典型的应用系统，其中既有传统的统计回归、数据可视化等方法，也有图像判读、自然语言处理等新技术。可以说，这是一本百科全书式的工具书，特别是每章后附的参考文献有 2300 多篇，它们是进一步理解各种分析方法的钥匙。本书原著是五年前出版的，但信息技术的进步日新月异，云计算、人工智能、区块链、移动计算、新技术对分析运用健康大数据的贡献越来越大，目前有些互联网公司正在打造医疗信息服务平台，旨在将通用的数据分析工具集成在一起，以方便高层应用的选用。

健康大数据的分析与使用，是一门典型的交叉学科，它离不开计算机和医学领域专家的共同合作。除努力培养一支既懂信息科学又懂医疗健康的复合型人才外，更为迫切的任务是两大领域的专家在交流研讨时有共同语言，对需解决的问题方案有共同的理解。当前我国正在深入实施创新驱动发展战略，人民生命健康是科技创新的重要方向之一，这是广大科技工作者大展宏图的难得机遇。

作为信息技术的一名工程师，我对医学领域信息化系统建设虽有一些接触，但仍属外行。这次应江苏省人民医院邀请，为刘云教授的团队历时三年完成的译著作序，深感荣幸和不安。在此谨向为本书顺利出版发行做出贡献的译者、编者表示衷心的感谢。

中国工程院院士 戴浩

2020 年 11 月 13 日写于北京

序　二

21世纪,是人类追求健康的世纪;21世纪,人们由发展经济到关心自己的健康,在人类发展史上从来没有像今天这样把健康摆在最需要、最优先发展的位置。健康是最大的生产力,健康产业也将是21世纪最大、最具活力的阳光产业。

随着以大数据、人工智能、区块链、量子计算等核心的新一轮信息与科技革命的到来,健康的要素、内涵、范式都发生了颠覆式的变化。特别是互联网与医疗卫生的深度融合,健康管理、健康治疗的标准、理念、技术、方法都有新的拓展。实现全周期健康管理、开展有效的健康治疗、壮大全链条健康产业离不开共同的核心基础——健康数据。

健康数据的发展应用具有重大价值。健康数据涵盖临床诊疗数据、区域卫生信息平台数据、医学研究数据、疾病监测数据、个人健康管理数据、网络医学数据、生物信息数据等许多领域。有效利用医疗健康数据是当前和今后很长一段时期医学研究领域的重大方向,她将改变疾病诊断与治疗方式、解决世界级医学难题、攻克重大临床关键核心技术、发现更多精准治疗基因靶点,同时也定能为降低就医成本带来福音。比如,在新冠疫情监测中,公共卫生部门可以通过传染病上报系统,进行全面的疫情监测,快速掌握新冠疫情传播路径,并通过数据挖掘分析出疫情传播特征与趋势等,从而采取针对性措施来控制疫情。再如,利用基因检测技术,获取突变基因信息确定遗传性疾病发病风险,实现疾病的早发现、早诊断、早治疗。

健康数据的高效识别与采集至关重要。未来,医疗健康数据仍将持续、大量、快速增长。据估算,中国一个中等城市(一千万人口)50年所积累的医疗信息就会达到10PB级,随着时间的推移和业务系统的不断升级换代,医疗信息规模还在不断扩大。这些海量信息能否成为有用的数据,需要我们专业人员和研究工作者明晰健康数据的标准,厘清从电子健康记录、生物医学图像、传感器数据、生物医学信号、基因组数据、临床文本、生物医学文献和从社交媒体等信息获取并转换为有效数据的路径与方式,对文本、语音、图像、信号进行编码、标识、分层、分类,从而组建可供录入、查询、索引、交换、转化的健康数据体系。

健康数据的分析利用是关键。数据分析技术包含分类、聚类、回归、关联分析和异常检测等。但在实践中面临的问题不止这些,现在的医疗健康数据的分析具有跨区域、跨领域、跨学科性。医疗从业者和研究者具有较好的医疗健康数据和医学知识,但是大多数不具备数据分析学领域所需要的数据和统计学知识背景;而计算机领域和信息技术领域的专家具有较好的数据统计分析能力,但是却容易脱离具体的现实问题,常常提出那些有高超技巧但没有实际用途的公式。开展紧密的合作是必要的,但是由于专业壁垒,彼此之间很难形成深度的合作。

这本《医疗健康数据分析》正是回答这个问题的力作,她将大大推进临床医疗从业者与研究者和数据分析领域研究者之间的创新融合、互助合作。本书在讨论各类医疗健康数据源的基础上,包括电子病历、生物医学影像、传感器数据、生物医学信号、基因组数据、临床文本、生物医学文献和社交媒体,深入浅出地概括了用于医疗健康数据处理和分析的基本方法;在此基础上讲解了医疗健康数据的高级分析方法,包括临床预测模型、时间数据挖掘方法和可视化分析,并详细介绍了数据集成、信息检索和数据隐私这些医疗健康领域极其重要的关注点;最后还介绍了数据分析实际应用情况以及医疗和临床实践中的实用系统,包括医疗健康数据分析在泛在医疗、欺诈检测和药物发现等的应用,也包括基于医疗健康数据分析的临床决策支持系统、计算机辅助医学影像系统和移动影像系统。

习总书记在科学家座谈会上指出,科技创新要坚持"面向世界科技前沿、面向经济主战场、面向国家重大需求、面向人民生命健康"。健康数据的分析研究、全面应用正是落实"四个面向"的具体实践。相信这本对目前主流医疗健康数据分析方法全面深入介绍的书,能够成为医疗从业者、研究者和数据分析领域的研究者理解和掌握医疗健康分析技术的工具书,成为用于在校大学生和研究生学习和掌握医疗健康数据分析的好教材。也希望,本书在让各位读者开阔眼界解决现有问题的同时,播下更多希望多种,为培养更多复合型医疗健康领域优秀的数据分析专业人才,为实现伟大中国复兴梦的健康篇章贡献绵薄之力。

中国工程院院士、南京医科大学校长

2020 年 12 月 5 日于天元湖畔

序 三

　　大数据是信息化发展的新阶段，是促进信息化发展模式变革创新、开启数字中国建设新时代的重要动力。党的十八大以来，习近平总书记多次强调运用大数据提升国家治理现代化水平。2017年12月8日，在中共中央政治局第二次集体学习会议上，中共中央总书记习近平在主持学习时强调，大数据发展日新月异，我们应该审时度势、精心谋划、超前布局、力争主动，深入了解大数据发展现状和趋势及其对经济社会发展的影响，分析我国大数据发展取得的成绩和存在的问题，推动实施国家大数据战略，加快完善数字基础设施，推进数据资源整合和开放共享，保障数据安全，加快建设数字中国，更好服务我国经济社会发展和人民生活改善。习近平总书记关于大数据的重要讲话精神为我国大数据的发展应用指明了方向，提供了根本遵循。

　　健康医疗大数据是涉及生命全周期，人们在疾病防治、健康管理等过程中产生的与健康医疗相关的数据，是国家大数据的重要组成部分和国家重要基础性战略资源，对激发深化医药卫生体制改革的动力和活力、提高医疗健康服务水平和管理水平、保障民生与发展经济都将发挥重要作用。为加强健康医疗大数据建设和应用，党中央、国务院做出了一系列决策和部署。中共中央、国务院《"健康中国2030"规划纲要》明确提出加强健康医疗大数据应用体系建设，推进基于区域人口健康信息平台的医疗健康大数据开放共享、深度挖掘和广泛应用。国务院办公厅印发《关于促进和规范健康医疗大数据应用发展的指导意见》，从夯实应用基础、全面深化应用、规范和推动"互联网＋健康医疗"服务、加强保障体系建设等4个方面部署了14项重点任务和重大工程。国家卫生健康委认真贯彻党中央、国务院部署和中央领导同志指示精神，将健康医疗大数据应用作为工作重点任务，多次召开专题会议，进行研究部署和大力推进。

　　近年来，我国全民健康信息化与健康医疗大数据工作得到较大发展，国家、省、市、县四级全民健康信息平台互联互通已基本实现，国家卫生健康委发布了涵盖平台数据资源、平台数据传输交换、主要业务应用、医学术语、标准符合性测试及其他新技术应用等方面的众多标准规范，对丰富的数据资源进行积极整合和开放共享提供了有力支撑。围绕健康医疗大数据应用，云计算、物联网、移动互联网、人工智能、基因测序、虚拟现实、机器学习等新兴技术也正加速与医疗业务和健康管理进行深度融合,不断优化医疗健康业务流程,提高医疗健康服务效率,推动医疗健康服务模式和管理模式的深刻转变,促进卫生健康行业高质量发展。当然,在推进医疗健康领域大数据规范应用的过程中,仍存在一些问题,特别是在政策制度、人才队伍建设、网络安全等方面需进一步加强,另外在技术融和、标准规范、数据利用等方面还需进一步完善。

本书以健康医疗数据分析学为基础,全面阐述了主流健康医疗数据分析方法,由浅入深地介绍了各种医疗数据类型和新型技术在医疗健康领域的应用,回答了我国推进健康医疗大数据应用过程中遇到的部分问题,是一本难得的综合分析工具书,其翻译引进对于国内健康医疗数据分析技术发展具有较大的指导和借鉴意义。

健康医疗大数据时代已然来临,让我们积极研究、充分学习、热情拥抱,为营造促进健康医疗大数据创新应用的发展环境、建设人民满意的卫生健康事业、打造健康中国、全面建成小康社会和实现中华民族伟大复兴的中国梦贡献自己的力量。

国家卫生健康委统计信息中心副主任

2020 年 12 月 8 日于北京

原书序

近年来,计算技术的革新使医疗健康领域发生了革命性变化。推理的分析方式不仅改变了信息收集和存储的方式,也对健康数据的管理和利用发挥了越来越重要的作用。特别是,数据分析已成为解决各种医疗保健相关学科问题的有力工具。本书将全面回顾医疗领域的数据分析,目的是为跨学科研究人员提供一个平台,以了解医疗数据智能采集、处理和分析中的基本原理、算法和应用。本书将为读者提供对医疗保健问题及其相互关系的分析技术,包括具体技术细节和必要的工具组合,能有效地设计出处理、检索、分析和利用医疗保健数据的方法。本书将提供一种从医疗健康相关领域开发新计算技术的视角。

从研究和从业者的角度来看,医疗健康的一个主要挑战是其跨学科性。医疗健康领域经常受到来自数据库、数据挖掘、信息检索、图像处理、医学研究人员和医疗保健从业者进步的影响。虽然这种跨学科性质增加了该领域的丰富性,但它也增加了取得重大进展的难度,计算机科学家通常不会接受特定领域医学概念的培训,而医学从业者和研究人员对数据分析领域的接触也有限。这增加了在该领域取得连贯一致成果的难度。结果往往是各自独立工作,不成体系。本书试图通过仔细和全面地讨论每个领域间最具相关性的成果,将这些不同的研究领域结合到一起。

该书全面概述了当前的医疗数据分析领域,并向业界相关者宣传未来的研究挑战和机遇。尽管本书的结构是按章节汇总,但在本书的创作过程中,我们特别注意协调来自不同作者的成果,以便详尽涵盖各项医疗保健主题。为了叙述涵盖的全面性,我们选择将焦点放在综述和调查,而不是个别研究结果上。本书的每章节都由在医疗保健领域工作的著名研究人员和专家撰写。书中的章节分为三大部分:

- **医疗健康数据源和基本分析**:这些章节讨论了各种医疗健康数据源的详细信息以及在处理和分析此类数据时广泛使用的分析技术。各种形式的患者数据包括电子健康记录、生物医学图像、传感器数据、生物医学信号、基因组数据、临床文本、生物医学文献和从社交媒体收集的数据。
- **医疗健康数据高级分析方法**:这些章节涉及医疗健康方面的高级数据分析方法。这些方法包括临床预测模型、时间模式挖掘方法和可视化分析。此外,还有其他高级方法,如数据集成、信息检索和隐私保护数据的发布也在本书中有所讨论。

- **医疗健康应用系统**:这些章节侧重于数据分析的应用和相关实际系统。它涵盖数据分析在普及医疗保健、欺诈检测和药物发现上的应用。在实际系统方面,它涵盖了临床决策支持系统、计算机辅助医学成像系统和移动成像系统。

希望这本综合性的书籍能够成为学生、研究人员和从业者的纲要。每一章的结构都是一篇"调查式"的文章,来讨论突出的研究问题以及在该研究课题上取得的进展。我们努力确保每章都是独立的,几乎不需要从其他章节获得背景知识。

最后,我们希望本书中讨论的主题将促进医疗保健数据分析领域的进一步发展,这将有助于改善人们的健康和福祉。我们相信,医疗数据分析领域的研究将在未来几年继续增长。

致谢:这项工作部分由国家科学基金会第1231742号基金拨款支持。

主编简介

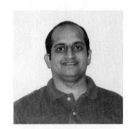

坎丹·雷迪(Chandan K. Reddy)是韦恩州立大学计算机科学系副教授。他在康奈尔大学取得博士学位,密歇根州立大学取得硕士学位。主要研究兴趣是数据挖掘、机器学习及其在医疗保健、生物信息学、社会网络分析方面的应用。他的研究工作受到了国家科学基金会、国家卫生研究院、运输部、苏珊·科曼治疗基金会的资助。他在专业会议和期刊上发表了 50 多篇同行评审文章,在 2010 年 ACM SIGKDD 会议获得最佳应用论文奖,并于 2011 年入围 INFORMS Franz Edelman 决赛阶段。同时他也是 IEEE 高级会员和 ACM 终身成员。

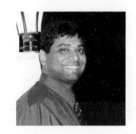

查鲁·阿加瓦尔(Charu C. Aggarwal)是位于纽约州 Yorktown Heights 的 IBM T. J. Watson 研究中心的杰出研究人员(DRSM)。他于 1993 年获得了印度理工学院的学士学位,并于 1996 年获得了麻省理工学院的博士学位。他在学术会议和期刊上发表了论文 250 余篇,申请或被授予了 80 多项专利,同时也是 13 本书的作者或编辑,包括第一本关于异常值分析的总论书籍。由于其专利的商业价值,他曾三次被任命为 IBM 的发明大师。他因其在数据流中检测生物恐怖主义的工作获得了 IBM 企业奖(2003年),因其对隐私技术的贡献而获得了 IBM 杰出创新奖(2008 年),因数据流工作获得 IBM 杰出技术成就奖(2009 年),并因其对 S 系统的贡献而获得 IBM 研究部奖(2008 年)。凭借其基于凝聚技术的隐私保护数据挖掘工作,获得了 2014 年 EDBT 时间测试奖。他曾担任多个著名会议和数据挖掘期刊的会议主席和副主编,IEEE 大数据会议的共同主席(2014 年),并且是 ACM SIGKDD Explorations 的主编。他也被授予 ACM,SIAM 和 IEEE 会员,因其"对知识发现和数据挖掘算法的贡献"。

目　录

第二部分　医疗健康数据高级分析方法

第三部分 医疗健康应用系统

第 1 章

医疗健康数据分析学概述

Chandan K. Reddy

计算机科学系

韦恩州立大学

密歇根州，底特律市

reddy@ cs.wayne.edu

Charu C. Aggarwal

IBM T. J. 沃森研究中心

约克镇高地，纽约州

Charu@ us.ibm.com

1.1　简介

在美国，尽管医疗服务相关费用一直持续上升，但病人获得的医疗服务质量并没有明显改进。近年来，一些研究显示，许多医院在诊疗过程中采用了当前流行的医疗新技术，降低了病人死亡率、医疗费用和诊疗并发症。2009 年，美国政府颁布了《经济和临床健康卫生信息技术法案》(HITECH)，该法案包含一项大约 270 亿美元的激励计划，鼓励大家采用电子病历(EHRs)。

随着信息技术的发展，各种形式的医疗健康数据收集变得更加容易。在这个数字化的世界里，数据已成为医疗保健不可或缺的一部分。最近，一个关于大数据的报告预估医疗健康数据的潜在价值将会达到 3000 亿美元[12]，由于数据感知与采集技术的飞速发展，一些医院和健康机构已经开始收集病人的大量医疗健康数据。要想从医疗健康数据中有效地理解和构建知识，就需要开发先进的分析技术，这些技术能够有效地将数据转化为有实际意义的信息。通用计算技术已经开启了病人诊疗方式革命性的转变，尤其是数据分析学，成为上述计算技术中重要的组成部分。应用到健康医疗数据时，这些数据分析方法具有极大的潜力，将使得医疗服务的提供变得更加积极主动。数据分析学在未来的医疗健康领域的影响力只会越来越大。通常，对健康数据的分析将帮助我们理解蕴含在数据中的规律，而且这将有助于帮助临床医生建立个性化的病历,并能够准确计算出特定患者将来患某种并发症的可能性。

医疗健康数据特别丰富,来源非常广泛,它可以来自传感器、影像、生物医学文献或临床记录,以及传统的电子病历。数据收集和表现形式的异质性为数据的处理与分析带来了许多挑战,而分析这些形式相异数据需要的技术多种多样。此外,数据的异质性又带来不同的数据分析和集成问题。在大多数情况下,人们从不同类型的数据中获得不同的见解,而单一数据源就难以实现这一点。最近,这类综合数据分析方法的巨大潜力才得以实现。

从研究实践者的角度来看,医疗健康的主要挑战在它的跨学科特性。医疗健康领域的进步往往来自其他不同的学科,如数据库、数据挖掘、信息检索医学研究者与医疗健康从业者。这种跨学科的特性,加强了该领域的丰富性,但也使得实现重大突破充满挑战。计算机科学家通常缺乏特定医疗领域的知识,而医疗从业者和研究者也只具备有限的数据分析学领域所需的数学和统计学知识背景。这就增加了在该领域协同工作的困难,这种研究的差异性往往导致各自迥异独立的研究方向。数据分析领域的研究者很容易脱离具体的现实问题,他们常常会提出具有高超技巧但没有实际用途的问题公式。这本书尝试让这些不同的研究群体相互合作,让他们互相细致而广泛地讨论各自领域的最相关的成果。只有将这些分化的研究群体连接起来,才能使这些数据分析方法发挥出巨大的潜力。

医疗健康领域另一个主要挑战在医学研究者与计算机科学家之间的"数据隐私鸿沟"。医疗健康数据显然是非常敏感的,因为它能泄露个体的信息。各国都制定了一些法律,如美国的《健康保险便携与责任法案》(HIPAA),明确禁止以任何理由公布个人医疗信息,除非使用保障措施来保护隐私。医学研究者在工作中能自然地接触到医疗健康数据,因为他们的研究通常与实际医疗实践相关。此外,医学领域存在各种对自愿参与者进行的研究,这类数据收集往往伴随着匿名和保密协议。

另一方面,对于计算机科学家来说,如果不与医疗从业者进行很好的合作,就很难获得医疗数据。即便合作顺利,数据的获取依然存在障碍。如果签订相关协议,利用隐私保护技术,保障措施到位,就可以避免许多挑战。因此,本书也会讨论这些问题。图 1.1 展示了全书内容的组织架构图。如图 1.1 所示,本书分为三个部分:

1. **医疗健康数据源和基本分析**:这部分内容讨论了不同医疗健康数据源的详细信息,以及可以广泛用于数据处理和分析的方法。我们会研究从临床和其他途径收集各种形式的患者数据。临床数据包括结构化的电子病历和生物医学影像。传感器数据近来受到很大的关注,本文将讲解传感器数据挖掘技术和生物医学信号分析。由于基因组数据的研究进展,个性化医疗越来越被关注。基因组数据分析包含几种统计学技术,本文也会详细阐述。病人的在院临床数据也会包含许多以临床记录形式存在的非结构化数据。此外,本书还会讨论生物医学文献知识挖掘,处理这些数据类型所用到的基础数据挖掘、机器学习、信息检索和自然语言处理等基础技术也会广泛地讨论。最后还将讨论通过社交媒体获取的行为数据。

2. **医疗健康的高级数据分析**：这部分会着重讲解医疗健康数据高级分析方法，包括临床预测模型、时间数据挖掘方法和可视化分析。整合异质数据，如临床和基因组数据，对于提高数据的预测能力至关重要。信息检索技术可以增强生物医学信息搜索质量。数据隐私是医疗健康领域极其重要的关注点，因此书中也会提到保护隐私的数据发布技术。

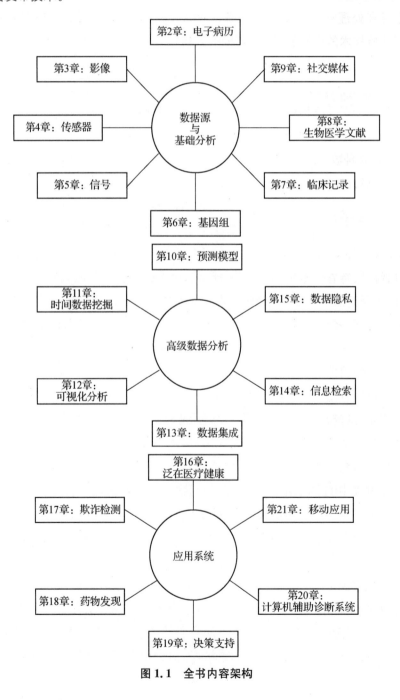

图 1.1　全书内容架构

3. **医疗健康应用系统**:这部分内容会关注数据分析实际应用、使用数据分析开发的医疗及临床实践中的实用系统。举例包括泛在医疗、欺诈检测和药物发现等数据分析学应用。实践系统方面,我们会讨论临床决策支持系统、计算机辅助医学影像系统和移动影像系统。

医疗健康领域的这些方面相互关联,因此,前述每个话题涉及的章节都是相互联系的。必要时,将根据基础相关性,在不同章节间提供指示。本章组织结构如下:1.2 节讨论常用的主要数据源和处理它们的基本技术;1.3 节讨论医疗数据分析领域的高级技术;1.4 节讨论医疗数据分析技术的一些应用;1.5 节提出医疗数据分析领域的各类资源;1.6 节是总结。

1.2　医疗数据源和基础分析

本节将介绍各种数据来源及其对分析算法的影响。医学数据的来源异质性非常大,这就产生了对各种技术的广泛需求,就需要从不同领域提取数据的各种各样的技术。

▶▶1.2.1　电子病历

电子病历(EHRs)是包含病人病史的数字化版本,它包含了与患者医疗护理相关的所有数据,如人口统计、存在问题、药物使用、医生诊疗记录、生命体征、病史录、检验数据、放射影像报告、治疗进展记录和医药费用等。许多电子病历不仅包含了病人医疗护理的历史记录,还可能包含更广泛、多角度的病人医疗健康数据。电子病历的一个重要特性,在于它为医生和医疗机构提供了一种有效的医疗资料的共享方式。在这样的共享方式中,电子病历被自然设计成实时系统,授权用户可以即时访问并编辑。在现实场景中,这非常有用。比如,医院和医务人员可能希望访问电子病历中的病人医疗记录。电子病历能够帮助他们直接访问实时更新的记录,从而简化了工作流程[30]。它可以生成病人临床诊疗的完整记录,并支持其他医疗护理相关的工作,如循证决策支持、质量控制和结果报告。电子病历的建设提高了健康相关数据存储和检索的效率。它有助于提高对患者医疗护理服务的质量和便利性,增强病人在医疗过程中的参与度,提高诊断的精确性,也有助于加强医疗护理过程的协同[29]。第 2 章讨论了电子病历的各组成部分,以及使用过程中的优势、障碍和挑战。

▶▶1.2.2　生物医学影像分析

医学影像学在现代医疗中扮演着非常重要的角色,因为它能提供高质量的人体解剖结构图像,有效地分析这些图像对临床医生和医学研究人员很有帮助,因为医疗图像分析可辅助疾病监测、规划治疗方案和改善预后[31]。获得生物医学影像最常用的成像方式是磁共振成像(MRI)、计算机断层扫描(CT)、正电子发射断层扫描(PET)和超声(US)。能够在不伤害病人的情况下观看体内并且能观察到人体器官,这对人体健康有着巨大的影响。这种能力使医生能够在不开刀的情况下,更好地了解病人的疾病或其他身体问题的产生原因。

然而,只借助影像来观察这些器官仅仅是这个过程的第一步。生物医学影像分析的最终目标是能够产生定量信息,并从中作出推论,从而更深入地改进治疗过程。这种分析具有重大的社会意义,是理解生物系统和解决健康问题的关键。但是,它面临很多挑战,因为影像各不相同,且相当复杂,包含不规则噪声信号图形。影像分析领域中的一般研究问题有目标检测、影像分割、影像配准和特征提取。解决所有这些挑战,将能够产生有意义的分析测量数据,这些数据可以作为医疗健康数据其他方面研究的基础和前提条件。本书第 3 章讨论了主要的医学成像模式以及广泛应用的影像分析方法。

▶▶1.2.3　传感器数据分析

传感器数据[2]普遍存在于医学领域,可用于实时分析和回溯分析。一些医疗数据采集工具,如心电图(ECG)和脑电图(EEG),本质上就是从人体不同部位采集信号的传感器[12]。这些数据采集工具有时用于回溯分析,但更常见的还是用于实时分析。实时分析最重要的用例是在重症监护(ICU)和特定医疗条件下对病人实行的远程监控,在这些情况下,待处理的数据量相当庞大。例如,在 ICU 中,有很多接收数百个数据源信号的传感器,并且需要实时触发警报。这些应用需要大数据框架和专业的硬件平台。在远程监控应用中,无论是实时事件还是多种趋势和治疗方案的长期分析,都引起人们极大的兴趣。

当传感器数据的快速增长为医疗健康带来重要前景的同时,也带来数据过载的挑战。因此,开发新型数据分析工具就变得极其重要,这些工具要能将大量的采集数据转换成有意义和可理解的知识。这些分析方法不仅可以更好地观察病人的生理信号,有助于及时了解病人的身体状况,还有助于洞察医疗系统效率的欠缺之处,而这可能是造成成本上升的根本原因。本书第 4 章讨论大医疗环境中传感器数据挖掘,以及临床和非临床传感器数据挖掘的应用程序和系统相关的研究挑战。

▶▶1.2.4　生物医学信号分析

生物医学信号分析包含生物信号的测量,这些生物信号存在于不同的生理过程中。举例来说,这类信号有神经电图(ENG)、肌电图(EMG)、心电图(ECG)、脑电图(EEG)、胃电图(EGG)、心音图(PCG)等。这些信号的分析对于病理诊断和确定适用治疗方案非常重要。生理信号的测量提供了人体状态的某种形式的相对评估。不同类型的传感器可以通过有创或无创的方式获取数据。

这些信号可以是离散或连续的,取决于具体医疗过程的类型或特殊病理的严重程度。因为低信噪比(SNR)及生理信号的互依存性,生理信号的处理和解读具有挑战性。从医疗仪器获取的信号可能包含大量噪声,有时需要大量的预处理。已经开发出来的一些信号处理算法显著增强了对生理过程的理解能力。多种方法被用于滤波、去噪以及压缩[36]。更复杂的分析方法包括降维技术,如主成分分析(PCA)、奇异值分解(SVD)、小波变换等,已经被广泛研究。更多这类技术可以在[1,2]中找到。[37,40]讨论了时间分析方法。本书第 5 章介绍了各种生物医学信号分析技术。

▶▶1.2.5　基因组数据分析

很多疾病本质上是遗传所致,但遗传标记和发病之间的因果关系尚未完全确定。例如,众所周知,糖尿病是遗传疾病,然而,使人体容易患糖尿病的一全套遗传标记尚不清楚。在其他一些情况下,例如由眼底黄斑病变引起的失明,相关基因已经被发现,但不是所有可能的突变都被彻底地发现。显然,更广泛地理解各种遗传标记、突变和疾病之间的关系,对辅助开发各种基因疗法来治疗这些疾病具有重要的作用。人们最感兴趣的事,是通过典型的数据驱动研究方法对基因组数据进行计算机分析,来了解什么样的健康问题可以得到解决。此外,将基因发现转化为个性化的医学实践是一项非常重要的任务,这其中还有许多未解的挑战。例如,癌症等复杂疾病的基因组图谱异常复杂,显现出不同个体之间的高度异质性。解决这些问题犹如找到拼图中的关键一块,它将使个性化医疗更容易付诸实践。

生物技术的最新进展,使大量生物医学信息快速产生,也产生了先进的基因组研究。这也为生命科学中基因组规模研究的挑战性问题带来前所未有的机遇和希望。例如,基因组技术的进步使得研究健康个体完整的复杂疾病基因组图谱成为可能[16]。在对人类疾病的生物学研究方面产生新见解和预测个体对特定治疗的个性化反应方面,许多研究方向已经显示出令人鼓舞的结果。此外,基因数据通常被建模为序列或网络。因此,该领域的工作需要对序列和网络挖掘技术有很好的了解。目前,研发人员正在开发各种基于数据分析的解决方案,以解决医学中的关键研究问题,比如疾病生物标志的识别和治疗靶点以及临床结果的预测。第 6 章将详细讨论用于基因组数据分析的基本算法、生物信息学工具以及基因组数据资源。

▶▶1.2.6　临床文本挖掘

大多数病人的信息以临床记录的形式编码,这些记录通常以非结构化数据格式存储,是许多医疗健康数据的主要来源。这些临床信息包括来自听写转录、直接输入,或语音识别应用程序,它们可能是未开发利用的信息中最丰富的数据来源。尽管会对记录主要和次要诊断,以及用于计费目的的临床记录采用手工编码的形式,但是在广泛的临床信息中,这种形式成本高昂且耗费时间。由于将自由文本转换为结构化格式的过程很复杂,自动分析这类自由文本记录颇具挑战性。存在这些困难主要是因为自由文本是非结构化的,具有异质性且格式多样,加上病人和医生背景不同等等。

自然语言处理(NLP)和实体提取技术,在从大量临床文本中推断有用的知识用以自动及时编码临床信息中起着重要的作用[22]。通常,与实际的挖掘技术相比,数据预处理方法在这些情况下更为重要。与其他文本处理相比,使用 NLP 方法处理临床文本更具挑战性,这是由于短语和电报式语言、听写、缩略语和首字母缩写等速记词汇,以及经常拼写错误的临床术语不符合语法特性。所有这些问题都将直接影响到各种标准的 NLP 任务,如浅解析或全解析、语句分割、文本分类等,因此,临床文本处理具有很高的挑战性。第 7 章讨论了从临床文本中提取信息的各种 NLP 方法和数据挖掘技术。

▶▶1.2.7 生物医学文献挖掘

大量的医疗健康数据挖掘应用依赖于生物医学文献实证研究。随着时间的推移,医学文献会越来越丰富。文本挖掘方法对于数字化资源的长期保存、可及性和可用性,以及依赖科学文献实证的生物医学应用是非常重要的。文本挖掘方法和工具为生物医学领域发现新的知识提供了新颖的方式[21,20]。这类工具为文本数据的搜索、提取、合并、分析和总结提供了高效的方法,这样可以在知识发现和生成方面上对研究人员更好地进行支持。生物医学文本挖掘的主要挑战之一是该领域的多学科特性。例如,生物学家用品牌名称(药物的通用名和品牌名)描述化学合成物,而化学家往往使用 IUPAC(国际理论与应用化学联合会)名称或国际化学标识符这类无歧义的描述符来描述。尽管国际化学标识符可以用化学信息学工具来处理,但文本挖掘技术需要从文献中提取欠精确定义的实体及其关系。在这种情况下,实体和关系提取方法在从非结构化的数据库中发现有用的知识方面能起到关键作用。建立和管理这样的数据库成本太高,因此文本挖掘方法在更有效地聚合、更新和集成数据方面提供了新机遇。通过将文本证据与临床路径联系起来,减少专业知识认证的成本并提出假设的方法,文本挖掘技术为研究人员又带来了其他好处。这种技术方法在发现未知的联系和增强生物医学知识的组织形式上提供了通用的方法论。第 8 章讨论关于生物医学文本挖掘挑战和算法的更多具体信息。

▶▶1.2.8 社交媒体分析

各种社交媒体资源的迅速涌现,如社交网站、博客/微博、论坛、问答服务和在线社区,提供了关于医疗健康各个方面丰富的社交媒体数据。可以从社交媒体数据中挖掘模式和知识,利用这些模式和知识对人口健康和公共监测作出有用的判断。从社交媒体网站上不同使用者的输入信息中可以收集大量的公共健康信息。虽然大多数个人的社交媒体帖子和消息包含的信息价值很小,但数以百万计的此类信息聚合起来可以产生重要的知识[4,19]。有效地分析这些大量的信息可以显著地减少收集这些复杂信息的时延。

之前关于医疗保健的社交媒体分析的研究主要集中在捕获总体健康趋势,如传染病的暴发、药物不良反应的检测报告,以及提高医疗活动的解决能力。疾病暴发检测通常强烈反映在社交媒体的内容中,对媒体内容历史的分析为疾病暴发问题提供了有价值的见解。主题模型经常用于医疗健康相关内容的高级分析。社交媒体网站上的另一个信息来源是从在线医生和患者社区获得。由于疾病在不同的个体间反复发作,在线社区提供了有价值的各类疾病的知识来源。社交媒体分析的一个主要挑战在于数据往往不可靠,因此必须谨慎解释结果。第 9 章社交媒体分析对改善医疗健康的影响进行了讨论。

1.3　医疗健康领域的高级数据分析

本节将讨论一些用于医疗健康领域的高级数据分析技术,这些技术包括适用于医疗健康领域的各种数据挖掘和机器学习模型。

▶▶ 1.3.1　临床预测模型

临床预测是现代医疗健康的重要组成部分。已有几种预测模型被广泛研究并成功应用于临床实践[26]。这些模型在疾病的诊断和治疗方面产生了巨大的影响。用于临床预测任务的比较成功的监督学习方法分为三类:(i)统计方法,如线性回归、逻辑回归和贝叶斯模型;(ii)机器学习和数据挖掘中的复杂方法,如决策树和人工神经网络;(iii)旨在预测生存结果的生存模型。所有这些技术都集中在发现协变量(也称为属性和特征)与因果变量之间的潜在关系。

用于特定医疗健康问题的模型选择主要取决于要预测的结果,文献中提出了各种预测模型来处理各种各样的结果。一些最常见的结果包括二元和连续形式,其他不太常见的形式是分类和有序的结果。此外,还提出了处理生存结果的不同模型,其目标是预测特定事件的发生时间。在预测患者的存活时间方面,这些生存模型也在临床数据分析背景下被广泛研究。评估和验证这些预测模型的性能存在不同的方式。第 10 章将讨论医疗数据分析背景下的各种评估机制以及不同的预测模型。

▶▶ 1.3.2　时域数据挖掘

医疗健康数据几乎总是包含时间信息,在不考虑时间维度的情况下推理和挖掘这些数据是不可能的。医疗领域的时间数据有两个主要来源:第一个是电子病历(EHR)数据,第二个是传感器数据。挖掘 EHR 数据的时间维度非常有用,因为它有助于更准确地理解疾病表现、进展和对治疗的反应,EHR 数据的一些独特特征(例如异构,稀疏,高维,不规则的时间间隔),使得传统方法不足以处理它们。与 EHR 数据不同,传感器数据通常表示为高频次定期测量的数字时间序列,这些数据的示例是通过对患者进行定期检测而获得的生理学数据,如心电图(ECG)、脑电图(EEG)等。与纵向 EHR 数据相比,特定受试者的传感器数据是在很短的时间内(通常为几分钟到几天)测量的,而前者通常在患者的整个生命周期内收集。

鉴于 EHR 数据和传感器数据的不同性质,针对这些类型数据的时域数据挖掘方法的选择通常是不同的。通常使用时域模式挖掘方法挖掘 EHR 数据,该方法用离散事件的序列(例如诊断、代码、程序等)来表示数据实例(例如"病历"),然后尝试查找和枚举数据中的相关统计模式。另一方面,传感器数据通常使用信号处理和时间序列分析技术进行分析(例如,小波变换,独立成分分析等等)[37,40]。第 11 章提供详细调研并总结文献中关于医疗数据的时域数据挖掘。

▶▶1.3.3　可视化分析

分析和识别多模式临床数据中有意义的模式,能更好地理解疾病和发现可能影响临床工作流程的模式。可视化分析提供了一种方法,可以将人类认知的优势、交互式界面和数据分析相结合,可以促进对复杂数据集的探索。可视化分析是一门科学,涉及交互式可视化界面与分析技术的集成,以开发有助于推理和解释复杂数据的系统[23]。可视化分析在医疗健康数据分析的许多方面都很受欢迎,因为这种分析提供了广泛的见解。由于健康相关信息的快速增长,利用人机交互和图形界面来构建分析大量数据的有效方法变得至关重要。通常,提供易于理解的复杂医疗健康数据摘要,对于获得新颖见解是有用的。

在评估许多疾病时,临床医生通常面对包含数百个临床变量的数据集。临床数据的多模式、噪声、异构和时间特征,使用户在合成信息和从数据中获得结论时面临重大挑战[24]。由医疗机构提供的大量信息,为设计新的交互式界面探索大型数据库、验证临床数据和编码技术、提高不同部门、医院和组织的透明度提供了机会。第 12 章详细讨论了临床环境中常用的数据可视化技术,以及从可视化分析受益的医疗领域进行了详细的讨论。

▶▶1.3.4　临床-基因组数据整合

人类疾病本质上是复杂的,通常由几种不同的潜在因素的相互复杂作用控制,包括不同的基因组、临床、行为和环境因素。临床病理学和基因组数据集以互补的方式探索这些各种因素的不同影响。建立综合模型时,兼顾基因组和临床变量至关重要,这样才能结合临床和基因组数据中的重要信息[27]。这些模型有助于设计有效的诊断、新疗法和新药,使我们更接近个性化医疗[17]。

由此产生了一个新兴的综合预测模型领域,可以通过结合临床和基因组数据来建立,被称为临床-基因组数据整合。临床数据指患者病理、行为、人口统计学、家族、环境和用药史等,基因组数据指患者的基因组信息,包括 SNP、基因表达、蛋白质和代谢物谱等。在大多数情况下,综合研究的目标是发现生物标志物,即发现与特定疾病表型相关的临床和基因组因素,如癌症与无癌症,肿瘤与正常组织样本或连续变量,如特定治疗后的生存时间等。第 13 章提供了针对整合临床基因组数据所遇挑战的全面调查,以及旨在应对这些挑战并着重于生物标志物发现的不同方法。

▶▶1.3.5　信息检索

尽管医疗健康数据分析中的大多数工作都侧重于挖掘和分析患者相关数据,但在此过程中也使用了其他信息,包括科学数据和文献。最常用于访问该数据的技术包括来自信息检索(IR)领域的技术。IR 领域涉及知识信息获取、组织和搜索,通常被定义为从观察或实验研究中获得和整理信息[14]。IR 系统的使用基本普及。据估计,在美国使用互联网的个人中,超过 80％的人使用互联网搜索个人健康信息,几乎所有医生都使用互联网。

信息检索模型与临床和生物医学文本挖掘问题密切相关。使用信息检索的基本目标是根据用户的要求查找用户想要的内容。这通常始于向 IR 系统提出查询,搜索引擎通过元数据将查询与内容项进行匹配。IR 的两个关键组件是:**索引**,即为内容分配元数据的过程;**检索**,即用户输入查询和检索相关内容的过程。用于有效信息检索的最为熟知的数据结构是反向索引,其中每个文档都与标识符相关联,然后每个单词指向文档标识符列表。这种表示形式对于关键字搜索特别有用。此外,一旦进行了搜索,就需要有机制对已经检索到的大量结果进行排序。多年来,人们一直在进行一系列面向用户的评估,主要针对研究生物医学信息的人员,并测量实际临床环境中的搜索性能[15]。第 14 章讨论了许多用于医疗健康的信息检索模型以及对这些检索模型的评估。

▶▶1.3.6　隐私保护数据发布

在医疗健康领域,隐私的定义通常是"个人对其健康信息披露的权利和愿望"[25]。患者的健康相关数据具有高度敏感性,因为有关个体参与者的信息可能会泄露。疾病信息或基因组信息等各种形式的数据可能因各种原因而成为敏感信息。为了使医学领域的研究成为可能,医疗组织能够与统计专家分享数据通常很重要。分享个人健康信息可带来巨大的经济效益,这自然引起人们对个人隐私受到侵害的担忧。数据隐私问题是医疗数据分析领域中最重要的挑战之一。大多数隐私保护方法降低了数据表示的准确性,从而影响个人敏感属性的识别。这可以通过扰乱敏感属性、扰乱用作识别机制的属性或两者的组合来实现。显然,这个过程需要降低数据表示的准确性。因此,隐私保护几乎总是会以丢失一些数据为代价。因此,隐私保护的目标是优化效用和保护隐私之间的权衡。这确保了在给定隐私级别下还尽可能地保障效用。

隐私保护数据发布算法[5,18]中的主要步骤是为给定的访问设置和数据特征确定适当的隐私度量和级别,应用一个或多个隐私保护算法来实现所需的隐私级别,并对处理后的数据的实用性进行分析。重复这三个步骤,直到满足所需的效用和隐私级别。第 15 章重点介绍将隐私保护算法应用于医疗健康数据,以便进行二次使用数据发布,并解释处理后数据的有用性和含义。

1.4   医疗健康的应用和实用系统

在本书的最后几章中,我们将讨论大量使用数据分析的实用医疗健康应用程序和系统。在过去的几年里,这些方法已经有了很大的发展,并继续获得了很大的研究动力和兴趣。其中一些方法,例如欺诈检测,虽然与医学诊断没有直接关系,但在领域中仍然很重要。

▶▶1.4.1   普适健康数据分析

普适健康又称泛在医疗,是指通过使用可穿戴传感器等先进技术追踪医疗服务和提供长期医疗服务的过程。例如,通常用于测量各种治疗机制长期有效性的可穿戴式监视器。但是,这些方法面临许多挑战,例如,从收集的大量数据中提取知识并进行实时处理。然而,硬件和软件技术(特别是数据分析)的最新进展使这种系统成为现实。这些进步使得嵌入家庭和生活环境的低成本智能卫生系统成为现实[33]。

在开发智能医疗系统时,可以使用各种传感器模式,包括可穿戴和环境传感器[28]。在可穿戴传感器的情况下,传感器贴附在身体上或制成衣服。例如,分布在个人身体上的 3 - 轴加速度计可以提供相应身体部位的方向和运动的信息。除了传感模式的进步之外,人们越来越关注将分析技术应用于从这些设备收集的数据。一些实用的医疗系统已开始使用分析解决方案,例如包括基于活动识别的认知健康监测系统、用于激励用户改变其健康和健康习惯的劝告系统以及异常健康状况检测系统。第 16 章详细讨论了如何使用各种分析技术来支持智能医疗系统的开发以及支持不同医疗领域的基础设施和应用程序。

▶▶1.4.2   医疗欺诈检测

医疗欺诈一直是美国面临的最大问题之一,每年花费数十亿美元。随着医疗成本的增加,医疗健康欺诈的威胁正以惊人的速度增长。鉴于最近对美国医疗健康系统效率低下的审查,识别欺诈一直是降低医疗成本的首要任务。通过分析不同维度的医疗索赔数据,可以识别欺诈行为。医疗健康领域的复杂性,涉及医疗服务提供者、参保人(患者)和保险公司在内的利益相关方,使得检测医疗健康欺诈具有挑战性,并与信用卡欺诈检测、汽车保险欺诈检测等其他领域不同。在这些其他领域中,监测方法依赖于基于历史数据为用户构建配置文件,并且通常监测用户与配置文件有偏差的行为[7]。但是,在医疗健康欺诈中,这种方法通常不适用,因为医疗环境中的用户是参保人,他们通常不是欺诈行为实施者。因此,医疗健康行业需要更复杂的分析来识别欺诈行为。

几种基于数据分析的医疗欺诈检测解决方案已经被研发出来。数据驱动欺诈检测的主要优点是自动提取欺诈模式并确定可疑案件的优先级[3]。大多数此类分析是针对护理事件执行的,护理事件本质上是在相同健康问题下向患者提供的医疗方式的集合。可以采用基于数据驱动的医疗健康欺诈检测方法来回答以下问题:特定的护理事件是欺诈性的或是不必要的?在某一事件中的特定声明是欺诈性的或是不必要的?护理提供者或提供者群体是否具有欺诈性?我们将在第 17 章讨论医疗健康中的欺诈问题以及现有的数据驱动欺诈检测方法。

▶▶1.4.3　药物研发的数据分析

新型化学药物开发成本通常高达数百万美元,而将药物推向市场的时间往往需要接近十年[34]。在此过程中,药物的高失败率使得试验阶段被称为“死亡之谷”。大多数新化合物在临床试验的 FDA 批准过程中失败或引起不良副作用。结合统计学、计算机科学、医学、化学信息学和生物学的跨学科计算方法正在成为帮助药物研发的高价值工具。在药物研发的背景下,数据分析可能限制搜索空间,并向领域内专家提供建议,以生成假设以及进一步的分析和实验。

数据分析可用于药物研发的几个阶段,以实现不同的目标。在该领域,对数据分析方法进行分类的一种方法是基于它们在药物研发过程的上市前和上市后阶段的应用。在上市前阶段,数据分析侧重于发现,例如寻找指示药物和靶标、药物和药物、基因和疾病、蛋白质和疾病之间关系的信号以及发现生物标志物。在上市后阶段,数据分析的一个重要应用是寻找已批准药物的不良副作用的迹象。这些方法提供了药物潜在副作用关联列表以供进一步研究。第 18 章提供了有关数据分析在药物研发中应用的更多探讨,包括药物-靶点相互作用预测和药物警戒。

▶▶1.4.4　临床决策支持系统

临床决策支持系统(CDSS)是旨在帮助临床医生做出与患者相关的决策(如诊断和治疗[6])的计算机系统。CDSS 已经成为评估和改善患者治疗的重要组成部分,因为它们已经证明可以改善患者的治疗效果和治疗费用[35]。它们可以通过提醒医生可能有害的药物相互作用来帮助减少分析错误,且诊断程序能够实现更准确的诊断。CDSS 的主要优点在决策和确定最佳治疗策略方面,通过预测不同治疗方法的临床和经济结果,甚至在某些条件下预测治疗结果以辅助一般治疗决策。CDSS 成功的主要原因是它们的电子化、与临床工作流程的无缝集成并可以在适当的时间/地点提供决策支持。CDSS 影响最大的两个医疗领域是药房和计费。CDSS 可以帮助药房寻找药物不良相互作用,然后将其报告给相应的医务人员。在计费部门,CDSS 已被用于制定治疗计划,以提供患者服务和财务费用的最佳平衡[9]。第 19 章讨论了 CDSS 不同方面的详细调查以及在临床实践中使用的各种挑战。

▶▶1.4.5　计算机辅助诊断

计算机辅助诊断/检测(CAD)是放射学中支持放射科医师阅读医学图像的一种程

序[13]。通常,CAD工具是指用于帮助放射科医师检测病变的全自动的二级读取器工具。越来越多的临床专家认为,使用CAD工具可以提高放射科医师的技术水平。放射科医师首先像往常一样对图像进行解读,同时CAD算法在后台运行或已经预先计算。然后,由CAD算法识别的结构将作为放射科医师需要注意的区域被突出显示。CAD工具的主要价值并非由其独立性能决定,而是通过在正常临床实践中仔细评估CAD的增量效应来确定,例如使用CAD之后检测到其他病变的数量。其次,CAD系统不得对患者管理产生负面影响(例如,假阳性会导致放射科医师推荐不必要的活组织检查和随访)。

从数据分析的角度来看,新的CAD算法旨在提取关键的定量特征,汇总大量数据,和/或增强医学图像中潜在恶性结节、肿瘤或病变的可视化。CAD数据处理中的三个重要阶段是区域识别(识别可疑区域)、特征提取(计算描述性形态或纹理特征)和分类(分类根据候选的特征向量,将真正的病变区域区分出来)。在第20章中介绍了针对不同疾病的CAD方法的详细概述,强调了诊断和检测中的特定挑战,以及一系列在医学成像中应用高级数据分析的案例研究。

▶▶1.4.6　生物医学应用中的移动成像

移动成像是指应用便携式计算机(如智能手机或平板电脑)来存储、可视化和处理图像,无论是否与服务器、互联网或云连接。今天,便携式设备为生物医学影像处理提供了足够的计算能力。虽然许多生物医学影像采集技术总是需要特殊设备,但普通相机已是医院中应用最广泛的成像模式之一。移动技术和智能设备,尤其是智能手机,提供了更易在床旁摄像的方法,并且有可能成为可供医疗专业人员使用的诊断工具。

智能手机通常包含至少一个可用于提供图像信息的高分辨率摄像头。移动环境中的图像采集、可视化、分析和管理过程中会遇到一些挑战。第21章将对移动成像及其挑战进行详细的讨论。

1.5　医疗健康数据分析资源

这个领域有多个可用的资源。我们现在将讨论各种书籍、期刊和组织,它们提供有关这个令人兴奋的医疗健康信息学领域的更多信息。医疗信息领域的经典著作是[39]。还有其他几本针对特定主题(在医疗卫生领域)的书籍,如信息检索[10]、统计方法[38]、评估方法[8]和临床决策支持系统[6,9]。

有一些主流的组织主要参与医学信息学研究,如美国医学信息学协会(AMIA)[49],国际医学信息学协会(IMIA)[50]和欧洲医学信息学联合会(EFMI)[51]。这些组织通常会举办年度会议和学术会议,从事医疗信息学的研究人员会广泛参加。会议通常讨论用于获取、处理和分析医疗数据的新技术。对于想在该领域开展研究的新研究人员来说,这些会议是很好的学习场所。

以下是一些在医疗健康数据分析方面发表高质量研究成果的著名期刊:《美国医学信息学协会杂志》(*Journal of the American Medical Informatics Association*,*JAMIA*)[41],《生物医学信息学杂志》(*Journal of Biomedical Informatics*,*JBI*)[42],《医学互联网研究杂志》(*Journal of Medical Internet Research*)[43],《IEEE 生物医学与健康信息学杂志》(*IEEE Journal of Biomedical and Health Informatics*)[44],《医疗决策》(Medical Decision Making)[45],《国际医学信息学杂志》(*International Journal of Medical Informatics*,*IJMI*)[46]和《医学中的人工智能》(*Artificial Intelligence in Medicine*)[47]。有关医疗健康和生物医学信息学领域的更全面的期刊清单以及详细信息,请查阅文献[48]。

由于通常包含高度敏感患者信息的医疗数据,医疗健康数据分析中的研究工作已经被刻意分解到各个地方。许多研究人员正与特定医院或医疗机构合作,由于明显的隐私问题,医院或医疗机构通常不愿意共享他们的数据。但是,研究人员可以使用各种各样的公共数据库来设计和应用自己的模型和算法。由于医疗健康研究的多样性,在一个地方编制所有医疗数据库将是一项烦琐的任务。在讨论数据的相应章节中列出了处理特定医疗问题和数据源的特定健康数据库,我们希望这些数据库对无法访问医院和医疗机构医疗数据的、现有和将来的研究人员都有用。

1.6　总结

近年来,得益于硬件和软件技术的发展,提高了数据收集过程的便利性,医疗数据分析领域取得了重大进展。然而,由于其跨学科性质,数据收集和传播机制中的隐私限制以及部分数据固有的非结构化性质,该领域的发展仍面临许多挑战。在某些情况下,数据量可能极大,需要实时分析和思考;在某些情况下,数据可能很复杂,需要特殊的检索和分析技术。数据收集技术的进步,虽然为分析领域带来了发展,但也因收集大量数据的效率问题而迎来了新挑战。由于底层数据类型的固有差异,医疗健康领域中使用的技术也非常多样化。本书全面概述了医疗数据分析的不同方面,以及需要解决的各种研究挑战。

参考文献

[1] Charu C. Aggarwal. *Data Streams*:*Models and Algorithms*. Springer. 2007.

[2] Charu C. Aggarwal. *Managing and Mining Sensor Data*. Springer. 2013.

[3] Charu C. Aggarwal. *Outlier Analysis*. Springer. 2013.

[4] Charu C. Aggarwal. *Social Network Data Analytics*. Springer, 2011.

[5] Charu C. Aggarwal and Philip S. Yu. *Privacy-Preserving Data Mining: Models and Algorithms*. Springer. 2008.

[6] Eta S Berner. *Clinical Decision Support Systems*. Springer, 2007.

[7] Richard J. Bolton, and David J. Hand. Statistical fraud detection: A review. *Statistical Science*, 17 (3):235-249, 2002.

[8] Charles P. Friedman. *Evaluation Methods in Biomedical Informatics*. Springer, 2006.

[9] Robert A. Greenes. *Clinical Decision Support: The Road Ahead*. Academic Press, 2011.

[10] William Hersh. *Information Retrieval: A Health and Biomedical Perspective*. Springer, 2008.

[11] Daniel A. Keim. Information visualization and visual data mining. *IEEE Transactions on Visualization and Computer Graphics*, 8(1):1-8, 2002.

[12] J. Manyika, M. Chui, B. Brown, J. Bughin, R. Dobbs, C. Roxburgh, and A. H. Byers. Big data: The next frontier for innovation, competition, and productivity. McKinsey Global Institute Report, May 2011.

[13] Kunio Doi. Computer-aided diagnosis in medical imaging: Historical review, current status and future potential. *Computerized Medical Imaging and Graphics*, 31:2007.

[14] W. Hersh. *Information Retrieval: A Health and Biomedical Perspective*. Springer, 2009.

[15] R. B. Haynes, K. A. McKibbon, C. J. Walker, N. Ryan, D. Fitzgerald, and M. F. Ramsden. Online access to MEDLINE in clinical settings: A study of use and usefulness. *Annals of Internal Medicine*, 112(1):78-84, 1990.

[16] B. Vogelstein, N. Papadopoulos, V. E. Velculescu, S. Zhou, J. Diaz, L. A. , and K. W. Kinzler. Cancer genome landscapes. *Science*, 339(6127):1546-1558, 2013.

[17] P. Edn, C. Ritz, C. Rose, M. Fern, and C. Peterson. Good old clinical markers have similar power in breast cancer prognosis as microarray gene expression profilers. *European Journal of Cancer*, 40 (12):1837-1841, 2004.

[18] Rashid Hussain Khokhar, Rui Chen, Benjamin C. M. Fung, and Siu Man Lui. Quantifying the costs and benefits of privacy-preserving health data publishing. *Journal of Biomedical Informatics*, 50: 107-121, 2014.

[19] Adam Sadilek, Henry Kautz, and Vincent Silenzio. Modeling spread of disease from social interactions. In *Proceedings of the 6th International AAAI Conference on Weblogs and Social Media (ICWSM'12)*, pages 322-329, 2012.

[20] L. Jensen, J. Saric, and P. Bork. Literature mining for the biologist: From information retrieval to biological discovery. *Nature Reviews Genetics*, 7(2):119-129, 2006.

[21] P. Zweigenbaum, D. Demner-Fushman, H. Yu, and K. Cohen. Frontiers of biomedical text mining: Current progress. *Briefings in Bioinformatics*, 8(5):358-375, 2007.

[22] S. M. Meystre, G. K. Savova, K. C. Kipper-Schuler, and J. F. Hurdle. Extracting information

from textual documents in the electronic health record: A review of recent research. *Yearbook of Medical Informatics*, pages 128 – 144, 2008.

[23] Daniel Keim et al. *Visual Analytics: Definition, Process, and Challenges*. Springer Berlin Heidelberg, 2008.

[24] K. Wongsuphasawat, J. A. Guerra Gmez, C. Plaisant, T. D. Wang, M. Taieb-Maimon, and B. Shneiderman. LifeFlow: Visualizing an overview of event sequences. In *Proceedings of the SIGCHI Conference on Human Factors in Computing Systems*, 1747 – 1756. ACM, 2011.

[25] Thomas C. Rindfieisch. Privacy, information technology, and health care. *Communications of the ACM*, 40(8):92 – 100, 1997.

[26] E. W. Steyerberg. *Clinical Prediction Models*. Springer, 2009.

[27] E. E. Schadt. Molecular networks as sensors and drivers of common human diseases. *Nature*, 461 (7261):218 – 223, 2009.

[28] Min Chen, Sergio Gonzalez, Athanasios Vasilakos, Huasong Cao, and Victor C. Leung. Body area networks: A survey. *Mobile Networks and Applications*, 16(2):171 – 193, April 2011.

[29] Catherine M. DesRoches et al. Electronic health records in ambulatory carea national survey of physicians. *New England Journal of Medicine* 359(1):50 – 60, 2008.

[30] Richard Hillestad et al. Can electronic medical record systems transform health care? Potential health benefits, savings, and costs. *Health Affairs* 24(5):1103 – 1117, 2005.

[31] Stanley R. Sternberg, Biomedical image processing. *Computer* 16(1):22 – 34, 1983.

[32] G. Acampora, D. J. Cook, P. Rashidi, A. V. Vasilakos. A survey on ambient intelligence in healthcare,*Proceedings of the IEEE*, 101(12):2470 – 2494, Dec. 2013.

[33] U. Varshney. Pervasive healthcare and wireless health monitoring. *Mobile Networks and Applications* 12(2 – 3):113 – 127, 2007.

[34] Steven M. Paul, Daniel S. Mytelka, Christopher T. Dunwiddie, Charles C. Persinger, Bernard H. Munos, Stacy R. Lindborg, and Aaron L. Schacht. How to improve R&D productivity: The pharmaceutical industry's grand challenge. *Nature Reviews Drug Discovery* 9 (3):203 – 214, 2010.

[35] R. Amarasingham, L. Plantinga, M. Diener-West, D. Gaskin, and N. Powe. Clinical information technologies and inpatient outcomes: A multiple hospital study. *Archives of Internal Medicine* 169 (2):108 – 114, 2009.

[36] Athanasios Papoulis. *Signal Analysis*. McGraw-Hill: New York, 1978.

[37] Robert H. Shumway and David S. Stoffer. *Time-Series Analysis and Its Applications: With R Examples*. Springer: New York, 2011.

[38] Robert F. Woolson and William R. Clarke. *Statistical Methods for the Analysis of Biomedical Data*, Volume 371. John Wiley & Sons, 2011.

[39] Edward H. Shortliffe and James J. Cimino. *Biomedical Informatics*. Springer, 2006.

[40] Mitsa Thephano. *Temporal Data Mining*. Chapman and Hall/CRC Press, 2010.

[41] http://jamia.bmj.com/

［42］http：//www. journals. elsevier. com/journal-of-biomedical-informatics/

［43］http：//www. jmir. org/

［44］http：//jbhi. embs. org/

［45］http：//mdm. sagepub. com/

［46］http：//www. ijmijournal. com/

［47］http：//www. journals. elsevier. com/artificial-intelligence-in-medicine/

［48］http://clinfowiki. org/wiki/index. php/Leading_Health_Informatics_and_ Medical_Informatics_Journals

［49］http：//www. amia. org/

［50］www. imia-medinfo. org/

［51］http：//www. efmi. org/

第一部分

医疗健康数据源和基本分析

第 2 章

电子健康档案:研究调查

Rajiur Rahman

计算机科学部门

韦恩州立大学

密歇根州,底特律市

rajiurrahman@ wayne.edu

Chandan K. Reddy

计算机科学部门

韦恩州立大学

密歇根州,底特律市

reddy@ cs.wayne.edu

2.1　简介

电子健康档案(EHR)是病人病史的数字版本,它纵向记录病人的健康信息,是由在任何提供医疗服务的场所中产生的一次或多次记录组成。EHR 经常与 EMR(电子医疗记录)和 CPR(基于计算机的病人记录)等效使用。它包含了与患者医疗相关的所有数据,如人口统计、症状、药品、医生观察、生命体征、病历、免疫、实验室数据、放射学报告、个人数据、病程记录和账单数据。EHR 系统实现了复杂临床环境数据管理过程的自动化,对临床工作流程的简化具有潜在的应用价值。它可以完整记录患者的临床实况,并支持其他与医疗相关的活动,如基于证据的决策支持、质量管理和结果报告。EHR 系统集成了不同用途的数据,它使管理员能够利用数据进行计费,医生能够分析患者的诊断信息和治疗效果,护士能够报告不良情况,研究人员能够发现新知识。

　　与纸质病历相比，EHR 有多个优点。使用 EHR 系统，数据的存储和检索显然更高效。它有助于改善患者护理质量和便捷性，增加患者在诊疗过程中的参与度，提高诊断和健康结果的准确性，并改善照护协作性。它还通过减少纸张和其他存储介质的需求来降低成本。2011 年，54% 的医生采用了 EHR 系统，约四分之三的使用者反映说，使用 EHR 可以提高对病人的护理水平[1]。

　　通常，EHR 是在医疗机构中维护的，例如医院、诊所或医生办公室。一个医疗机构将包含一个病人的具体纵向记录，这些记录在他们的终端被收集。该机构不包含在其他场所为患者提供的所有护理记录，一般人口的信息可保存在全国或区域卫生信息系统中。根据用户的目标、服务、地点和角色，EHR 可以有不同的数据格式、呈现形式和详细程度。

　　本章的其余部分组织如下：第 2.2 节 EHR 的发展简史；第 2.3 节 EHR 系统的组成部分；第 2.4 节 EHR 中现有的编码系统；第 2.5 节 EHR 系统的优点；第 2.6 节广泛采用 EHRs 的障碍；第 2.7 节使用 EHR 数据的挑战；在第 2.8 节中著名的表型算法；第 2.9 节讨论。

2.2　EHR 的历史

　　第一个已知的医疗记录可以追溯到公元前 5 世纪，当时希波克拉底（Hippocrates）为医疗记录制定了两个标准[2]：

- 病历应该准确反映疾病的发展过程。
- 病历应该表明疾病的可能原因。

　　虽然这两个目标仍然是适用的，但是 EHR 可以提供更多信息。现代化的 EHR 可以提供基于纸质病历无法实现的额外功能。

　　现代 EHR 始于 20 世纪 60 年代。由于医疗数据的日益复杂和规模不断扩大，由此开发了早期的 EHR 系统，使用数字格式进行数据检索，检索效率大幅增加。1967 年，犹他州的 LATTER DAY SAINTS 医院开始使用逻辑编程健康评估（HELP）软件。HELP 以其开创性的逻辑决策支持特性而著称。1969 年，哈佛医学院开发了自己的软件"计算机存储动态记录"（COASTER），杜克大学开始开发"医疗记录"（TMR）软件。

　　在 1970 年，LOCKHEED 公司发布了泰克尼康医疗信息管理系统/数据系统（TDS），并在加利福尼亚的 El Camion 医院实施应用。它带有开创性的"计算机医嘱输入"（CPOE）系统。1979 年，计算机程序员朱迪斯·福克纳（Judith Faulkner）创办了 Human Services Computing Inc. 公司，开发了历史数据存储库。该公司后来变成 Epic Systems，它最初基于单个病人的纵向记录，用于处理来自住院、门诊和付款人的企业范围数据。

　　1985 年，退伍军人事务部推出了自动化数据处理系统，即"分散式医院计算机程序"

(Decentralized Hospital Computer Program,DHCP)，该系统在其医疗设施内具有广泛的临床管理能力。1995 年,它获得了史密森学会信息技术医学最佳应用奖。DHCP 目前演变为 VistA(退伍军人健康信息系统和技术架构),为在 163 家医院、800 家诊所和 135 家疗养院工作的 800 多万退伍军人提供护理。VistA 管理着美国最大的医疗系统之一[4]。1983 年,Epic 系统公司推出了一个名为 Cadence 的患者软件程序,这个应用程序帮助客户提高了资源利用率并管理病人的出入。1988 年,科学应用国际公司(SAIC)与美国政府签订了一份 10.2 亿美元的合同,用于开发综合医疗系统。1992 年,Epic 系统公司推出了第一款基于 Windows 的 EHR 软件 Epic-Care。Allscripts 公司在 1998 年发布了第一个为医生提供电子处方解决方案的软件。

从 2000 年开始,EHR 软件越来越多地尝试将其他功能整合到一起,成为医生和专业人员的互动伙伴。2004 年 1 月,乔治·布什总统发起了一项倡议,要求在未来 10 年内广泛采用 EHR 系统,他在国情咨文中说:"通过对医疗病历进行计算机化处理,我们可以避免危险的医疗错误,降低成本并改善医疗[5]。"2009 年 1 月,在 George Mason 大学的一次演讲中,总统巴拉克·奥巴马(Barack Obama)表示 EHR 系统将减少浪费,消除官僚主义,并减少重复昂贵的医疗检查,这不仅仅是节省数十亿美元和创造就业机会,还可通过减少实际在医疗健康系统中的致命但可预防的医疗错误来拯救生命[6]。根据调查全美国门诊医疗(NAMCS)和医师工作流程邮件的数据显示,在 2011 年,54% 的医师采用了 EHR 系统。大约 3/4 的使用者报告说,他们的系统符合联邦"有意义使用"标准。近一半(47%)的医生说他们总体满意,38% 的人表示对他们的系统非常满意。大约 3/4 的使用者表示 EHR 促进了病人的护理。在接受调查的医生中,近一半的人在没有电子病历系统的情况下表示,他们计划在第二年购买电子病历系统[1]。

2.3　EHR 的组成

EHR 的主要目的是支持临床护理和计费,还包括其他功能,例如改善病人护理的质量和便捷性,提高诊断和健康结果的准确性,提高医疗协作度和患者参与度,节约成本,最终提高人口的总体健康水平。大多数现代的电子病历系统被设计用来整合来自不同组成部分的数据,如管理、护理、药房、实验室、放射和医生记录等。电子记录可由任何部门生成,医院及诊所可拥有多个不同的辅助系统供应商,在这种情况下,这些系统是独立的,并且使用了不同的术语标准,如果提供了适当的接口,这些系统的数据可以以统一的方式合并,否则,临床医生必须打开并登录一系列应用程序以获得完整的患者记录。电子病历提供的组件数量也可能因其所提供的服务而不同。图 2.1 显示了 EHR 系统的不同组成部分。

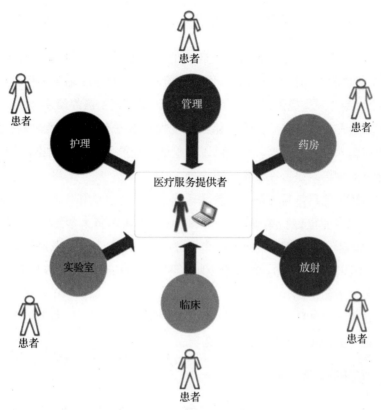

图 2.1　EHR 的不同组成部分

▶▶2.3.1　管理系统

患者登记、入院、出院和转诊等管理数据是 EHR 的关键组成部分，它还包括姓名、人口统计、雇主历史记录、主诉、患者处置、患者账单等信息；社会历史数据，如婚姻状况、家庭环境、日常生活、饮食模式、睡眠模式、运动模式、烟草、酒精、吸毒，家族史数据，如个人健康史、遗传性疾病、父母和兄弟姐妹的健康状况、年龄和死因也可以是其中的一部分。除了"评论（comments）"或"描述（description）"等字段外，上述数据通常包含"名称-值（name-value）"对，此信息用于识别和评估患者，以及其他管理目的。在注册过程中，通常为患者分配包括数字或字母数字序列的唯一标识符。此标识符有助于链接跨不同平台的所有组件。例如，实验室检验数据可以创建电子记录并根据放射学结果创建另一条记录，两个记录将具有相同的标识符代表同一患者，使用此标识符也可以获取上一次就诊的记录。该标识符通常被称为病案编号或患者主索引（MPI），通过集成管理数据汇总患者的健康信息，以进行临床分析和研究。

▶▶2.3.2　实验室系统及生命体征

通常,实验室系统是与核心 EHR 系统连接的独立系统。它使用结构化数据,可以利用标准术语表达并以"名称-值"对的形式存储。实验室检验数据在临床诊疗过程中起着极其重要的作用,能为专业人员提供预防、诊断、治疗和健康管理所需的信息,大约60%～70%的医疗决策基于实验室检测结果[7]。电子化实验室检验数据有几个优点,包括改进显示方式和减少手动数据输入引起的错误。医生可以轻松地比较前后测试的结果,如果提供了选项,还可以自动分析数据结果是否在正常范围内。

实验室检验数据的最常见编码系统是逻辑观察标识符名称和代码(LOINC)。许多医院也使用本地字典来对变量进行编码。2009—2010 范德比尔特大学医学中心研究数据标准化时发现,对于"体重"和"身高"这样的简单概念,有超过五个内部表达形式。在不同的地方,同一特征有不同的字段名称,并且特征值以不同的单位存储(例如,千克、克和磅表示体重;厘米、米和英寸表示身高)。

生命体征是患者身体状况的指标,包括脉搏、呼吸、血压、体温、体重指数(BMI)等。典型的 EHR 系统必须提供适应这些变量的选项。

▶▶2.3.3　放射学系统

在医院放射科,放射信息系统(RIS)用于管理医学影像和相关数据。RIS 是存储、操作和分发患者放射数据的核心数据库。它使用手术操作术语(CPT)或国际疾病分类(ICD)编码系统来识别程序和资源。通常,RIS 包括患者跟踪、日程安排、结果报告和图像跟踪功能。RIS 通常与图片归档通信系统(PACS)一起使用,PACS 是一种提供经济存储和方便访问数字图像的医疗技术。RIS 可以为患者或程序生成整体的图像历史和统计报告。虽然许多医院正在使用 RIS,但它不一定与核心 EHR 系统集成。

▶▶2.3.4　药房系统

在医院和诊所,药房部门的职责是维护库存、管理处方、计费和配药。EHR 中的药房组成部分将保留患者的完整用药史,如药物名称、剂量、途径、数量、频率、服药日期、停药日期、开药人、药物过敏反应、药物来源等。药剂师通过管理接种疫苗在公共卫生服务中发挥重要作用,因此必须具备记录这些服务的能力,并与其他医疗服务提供者和公共卫生组织共享这些信息。他们确保安全有效的药物治疗,并支持以患者为中心的医疗服务。大医院的药房高度自动化。同样,它可能独立于核心 EHR。美国食品和药物管理局(FDA)要求使用国家药品代码(NDC)注册和报告所有药物,使用的编码系统是 NDC、SNOMED 和 RxNorm。

▶▶2.3.5　计算机医嘱录入(CPOE)

计算机医嘱录入(CPOE)是 EHR 的一个非常重要的部分。该系统允许医务人员输入医疗指令和治疗患者的医嘱。例如,医生可以通过 CPOE 以电子化方式向实验室、药房和放射科订购服务,然后通过网络发送给负责执行这些命令的人员。作为一个数字化系统,CPOE 能够减少与药物相关的错误,并添加智能规则来检查过敏、药品相互作用引起的不良反应和其他警报。CPOE 的主要优点如下:克服了字迹难以辨认的问题;减少了与医嘱类似名称的药物相关的错误;更容易与决策支持系统集成;易于与药物之间相互作用警告相关联;更容易识别处方医生;能够连接不良药物事件(ADE)报告系统;能够避免药物错误,如尾随零;创建可用于分析的数据;指出治疗和药物选择;减少不足或过度处方;最终,处方可以更快到达药房。下达医嘱时,专业人员可以查看病史、来自不同模块的当前状态报告以及基于证据的临床指南。因此,CPOE 有助于以患者为中心的临床决策支持。

如果使用得当,CPOE 能够降低医嘱完成的延迟,减少与手写或抄写相关的错误,允许在护理点或场外进行医嘱输入,对重复、错误剂量或测试的错误进行检查,并简化库存和存储费用。研究表明,CPOE 有助于缩短住院时间并降低成本,但采用 CPOE 也存在一些风险,它可能会在紧急情况下减慢人际交流速度。如果每组医务人员(例如医生和护士)在工作站单独工作,可能会对医嘱产生歧义,这些因素导致引入 CPOE 系统的匹兹堡医院的儿科重症监护室(ICU)死亡率增加 $2.8\% \sim 6.5\%$[8]。频繁的警报和警告也可能会中断工作流程。CPOE 应用于临床的过程较慢,部分原因可能是医生对 CPOE 的价值和临床决策支持存在疑问。

▶▶2.3.6　临床文档

临床文档包含提供给患者的护理和服务有关的信息,通过允许计算机捕获临床报告、患者评估和阶段性报告来增加 EHR 的价值。临床文档可包括[9]:

- 医师、护士和其他临床医师的记录
- 与文档相关的日期和时间
- 医护人员信息
- 流程表(生命体征,输入和输出以及问题列表)
- 围手术期注意事项
- 出院小结
- 转录文件管理
- 医疗病历摘要
- 预先指示或生前遗嘱
- 医疗决策的持久授权或代理人

- 知情同意书(程序等)
- 病历/图表跟踪
- 信息发布(包括授权)
- 员工资格证书/员工资格和聘用文件
- 图表缺陷跟踪
- 利用率管理
- 信息的预期接收者和文档的撰写时间
- 文档中包含的信息源

临床文件很重要,因为文件对于患者护理至关重要,可作为法律文件、质量审查的要求并证实所提供的患者护理过程。记录良好的医疗记录减少了索赔处理的重复工作,符合CMS(医疗保险和医疗服务中心)、Tricare 和其他支付方的法规和指导方针,并最终影响疾病的分类编码、账单和报销。临床文件旨在与提供者进行更好的沟通,它有助于医生展示责任感,并可确保为患者提供高质量的护理。临床文件需要以患者为中心、准确、完整、简洁和及时,才能达到这些目的。

临床文档体系结构(CDA)是由医疗信息交换标准(Health Level 7 International,HL7)开发的基于 XML 的电子标准[10],用于定义结构。它既可以人工读取,也可以通过自动软件处理。

2.4　编码系统

卫生信息标准在提高系统的互操作性和有目的地使用 EHR 系统方面发挥着重要作用。按照标准编码系统规则收集和存储信息,可以更好、更准确地分析数据,实现信息的无缝交换,改进工作流程并减少歧义。完整的医疗系统很复杂,需要各种 EHR 产品。不同的供应商以自己的方式实施了标准,这种做法导致编码实践和实施方法存在巨大差异,系统无法实现互操作。要创建可互操作的 EHR,以下四个主要方面的标准化至关重要:

- 应用程序与用户的交互
- 系统彼此通信
- 信息处理与管理
- 消费者设备与其他系统和应用程序的集成

在"有效使用经认证的 EHR 技术"中,不同 EHR 系统之间的互操作性是一个至关重要的要求。这就是为什么遵循一个标准的编码系统非常重要。在实际的 EHR 中,我们需要以下标准:

- 临床词汇表

- 医疗信息交换
- EHR 本体论

主要负责制定相关标准的有三个组织:医疗信息交换标准(HL7)、欧洲标准化技术委员会(CEN-TC)和美国测试与材料协会(ASTM)。HL7 开发了在北美广泛使用的医疗保健相关标准,CEN-TC 是一个在欧洲 19 个成员国工作的著名标准开发组织,HL7 和 CEN-TC 都与 ASTM 合作。除了这些组织制定的标准外,EHR 系统还必须遵守《医疗电子交换(HIPAA)法案》[11],以保护患者信息的安全性和隐私性。

▶▶2.4.1　国际疾病分类(ICD)

ICD 代表国际疾病分类是由联合国发起并通过世界卫生组织(WHO)制定,以疾病、诊断、健康管理和临床为目的的官方编码标准[12]。它首次出现在 1893 年国际统计研究所通过的《国际死亡原因目录》中,自此,随着医学和医疗卫生的发展不断进行修订。自 1948 年成立以来,WHO 一直维护并更新 ICD。WHO 于 1949 年发表了 ICD-6,它是第一个将精神疾病纳入其中的疾病的编码系统[13]。美国公共卫生服务部于 1959 年发布了适用于《医院记录和操作分类索引》的国际疾病分类(ICDA),在 WHO 公布 ICD 第九版前,该分类定期进行修订并用于对疾病和死亡进行分类。

1967 年 WHO 命名法规规定,成员国应使用最新的 ICD 版本进行死亡率和患病率统计。除了存储和检索流行病学和临床信息外,还可以为 100 多个 WHO 成员国编制发病率统计数据。全球约 70% 的医疗支出和资源分配也是使用 ICD 代码完成的[14],它用于对疾病和相关问题进行分类,并为各种疾病、体征、症状、异常表现、投诉、社会环境以及伤害或疾病的外部原因提供编码系统。在疾病和与健康有关的信息统计交流中,ICD 能够提供全球通用语言基础。ICD 将信息全面地组织成标准组,考虑到以下内容[15]:

- 易于存储、检索和分析健康信息,便于循证决策
- 在医院、地区和国家之间共享和比较健康信息
- 跨不同时间段在同一地点进行数据比较

2.4.1.1　ICD-9

ICD 第九版是 WHO 1978 年发布的最流行的编码系统。它旨在促进死亡率统计分类、收集、处理和呈现的可比性,其临床修改版本 ICD-9-CM 于次年由美国公共卫生署发布,以满足统计需求。修改后的版本扩展了诊断代码的数量,并开发了程序编码系统。与 ICD-9 相比,ICD-9-CM 具有超过 13 000 个代码,并且使用更多的数字表示代码。该系统用于编码美国医疗保健服务的所有诊断,它由美国国家卫生统计中心(NCHS)以及联邦医疗保险和医疗补助服务中心(CMS)维护。这两个部门都是美国卫生与公共服务部(HHS)的一部分。ICD-9-CM 代码集分为三卷,由列表和字母索引组成。

- 第 1 卷:疾病和伤害列表
- 第 2 卷:疾病和伤害按字母顺序索引
- 第 3 卷:程序表格列表和字母索引

ICD-9-CM 每年更新一次,以便及时跟进医疗趋势和疾病。NCHS 负责更新第 1 卷和第 2 卷,CMS 维护第 3 卷。公共和私营机构的相关部门可以提出修改建议。主要更新将于每年的 10 月 1 日生效,并在 4 月 1 日进行微调。它是一种统计工具,可将诊断和程序转换为数字代码。它的主要应用是:

- 报告和研究
- 监控患者护理质量
- 交流和交易
- 报销
- 行政用途

2.4.1.2　ICD-10

WHO 于 1990 年在第 43 届世界卫生大会期间通过了第 10 版 ICD。ICD-10 的第一个完整版本于 1994 年发布。实施 ICD-10 的第一步是由美国国家卫生统计中心与卫生政策研究中心(CHPS)签订合同,以评估 ICD-10 在美国患病率统计方面的可用性。经过技术咨询小组对 ICD-10 的全面评估,开发了经临床修改的 ICD-10 原型。在强烈建议的基础上,美国国家卫生统计中心继续实施修订 ICD-10-CM。在 1995—1996 期间,美国国家卫生统计中心结合编写 ICD-9-CM 的经验,与许多专业团体合作,进一步开展了改进 ICD-10-CM 的工作,包括美国皮肤病学协会、美国神经学会、美国口腔颌面外科医生协会、美国矫形外科学会、美国儿科学会、美国妇产科学会、美国泌尿学会、美国儿童医院协会和其他相关机构。1999 年,美国国家卫生统计中心在美国实施基于 ICD-10 的死亡率报告,并使用 ICD-10 公布了 1999 年和 2000 年死亡统计数据和有关主要死亡原因的数据[16]。2002 年 10 月,ICD-10 以 42 种语言出版。2003 年 6 月和 7 月,美国医疗信息管理协会(AHIMA)和美国医院协会(AHA)联合进行了一项初步研究来测试 ICD-10-CM。在研究中,他们比较了 ICD-9-CM 和 ICD-10-CM,初步结果表明 ICD-10-CM 是对 ICD-9-CM 的改进,与 ICD-9-CM 相比,ICD-10-CM 更适用于非医院环境。加拿大、澳大利亚、德国和其他国家/地区通过添加特定国家/地区的代码对 ICD-10 进行了自己的修订,修订版包括 ICD-10-CA、ICD-10-AM、ICD-10-GM 等。程序代码 ICD-10-PCS 的标准也在同一时间内制定,以取代 ICD-9-CM 的第 3 卷,它的第一次修订版于 1998 年发布。

ICD-9-CM 大约有 30 年的历史。它的许多类别没有扩展空间,并且在 30 年中技术也发生了翻天覆地的变化,其中一些描述也不够准确,因此需要一个更新的编码系统,有助于提高报销率,更好地促进医疗流程和结果的评估,并且有足够的灵活性来纳入新出现的诊断和程序。例如,如果患者左手腕骨折,一个月后右手腕也骨折,ICD-9-CM 在没有其他信息的情况下无法识别左手与右手。但是，在同样的情况下，ICD-10-CM 可以区分左右；它还可以表征初始和后续的遭遇，描述常规愈合、延迟愈合、骨折不愈合或畸形愈合。

ICD-10 和 ICD-9-CM 之间的主要区别是[17]：

- ICD-10 有 21 类疾病，而 ICD-9-CM 只有 19 个类别
- ICD-10 代码是字母数字，而 ICD-9-CM 代码仅为数字
- ICD-9-CM 诊断代码长度为 3～5 位，而 ICD-10-CM 代码长度为 3～7 个字符
- ICD-9-CM 的全部诊断代码超过 14 000，而 ICD-10-CM 有 68 000
- ICD-10-PCS 程序代码长度 7 个字符，而 ICD-9-CM 程序代码长度为 3～4 个数字
- ICD-10-PCS 总代码数约为 87 000，ICD-9-CM 中的程序代码数约为 4 400

联邦医疗保险和医疗救助服务中心(CMS)指南要求在 2014 年 10 月 1 日之前在美国将 ICD-9-CM 转换为 ICD-10-CM。采用新的编码系统将具有以下优点：

- 改善医疗服务。编码系统中增加的细节将改进对医疗服务质量、安全性和有效性的测量，最终将提升对患者的医疗服务水平。
- 确定疾病的严重程度并证明医疗必要性。ICD-10 代码更加精细，并且在基于代码的系统中提供了输入疾病级别和患者疾病复杂性的选项。
- 改善研究。更好、更准确的代码组织将能够更精准地对疾病和伤害进行分类，并将其与原因、治疗和结果联系起来。收集的数据将更加明确，这种定义好的信息结构将使数据分析更容易。新的编码系统将使信息处理更加简单，并为开发智能预测系统开辟新的机会，还将允许美国与已经使用 ICD-10 的其他国家进行比较研究。
- 为制定卫生政策提供见解。通过 ICD-10 可以改进数据分析，决策者将能够做出明智的政策决策。
- 促进改善公共卫生报告和追踪。全面综合的编码结构将使有关机构能够更详细地追踪公共卫生风险和趋势。
- 改善临床、财务、行政绩效以及资源分配。数据质量可以揭示本质的见解，它将允许管理员追踪过程中花费的时间和劳动力。这将有助于管理员更有效地分配资源，并取得积极的财务和管理成果。
- 提高付款准确性，降低因错误编码而被拒绝索赔的风险。由于 ICD-10 的特异性较高，预计拒绝索赔的数量会减少。它还将创建一个更好的电子记录证据，以便从政府支付方、保险公司、医院、卫生系统和其他利益相关方获得适当的赔款。
- 为新的程序和技术腾出空间。ICD-9-CM 的适应能力有限，因为所有的编码都已经被使用，没有更多的空间供新的编码使用。扩展编码的 ICD-10 将能够适应新的程序。
- 其他益处，如减少审计麻烦，帮助预防和检测医疗服务欺诈和滥用。

2.4.1.3　ICD-11

WHO 目前正致力于对 ICD 进行第十一次修订。ICD-11 定稿预计将于 2017 年[18]出版

［译者注：该版本已发布］。测试版草案已于 2012 年 5 月在网上公开征求初步意见和反馈[19]。ICD-11 修订版的开发正在一个名为 iCAT 的基于 WEB 的平台上进行，所有相关方都在该平台上进行协作。对于感兴趣的团体或人员，可以选择对修订版本进行结构化输入和现场测试，它将为个人提供多种语言并免费下载。在 ICD-11 中，疾病条目将以人类可读形式对条目和类别进行定义和描述。目前的版本 ICD-10 只有标题，ICD-11 中有 2 400 个代码在 ICD-10 代码集中有所不同，其中 1 100 个代码与外部原因和伤害有关[20]。

尽管测试版不支持任何社交网络平台，但计划中将支持诸如维基百科、脸书、社交阅读器、LinkedIn 等网站。新版本将更准确地定义与疾病和程序有关的定义结构和其他内容，并将与 EHR 系统和其他技术更加兼容。

▶▶ 2.4.2　当前程序术语（CPT）

当前程序术语（CPT）是由美国医学协会（AMA）开发、维护和版权保护的一套医疗代码。CPT 代码是医疗、外科和诊断服务的描述性术语、指南和识别代码的列表，旨在为医生、编码人员、患者、认证组织和支付方提供统一的通信语言，用于管理、财务和分析。它最初是由美国医学协会在 1966 年创建，第一版主要包含手术代码。1970 年出版的第二版进行了重大改进，第二版包含 5 位数而不是 4 位数，其中包括实验室程序。1983 年，医疗索赔财务管理局（HCFA），现在称为联邦医疗保险和医疗救助服务中心（CMS），将自己的通用程序编码系统（HCPCS）与 CPT 合并，且授权 CPT 用于所有的医疗保险账单，并在每年 10 月发布新版本。医疗通用程序编码系统（HCPCS，通常发音为"hick picks"）是由 AMA 基于 CPT 开发的另一组代码，虽然 CPT 编码系统类似于 ICD-9 和 ICD-10，但它描述了病情和诊断服务，而 ICD 编码描述了状况和疾病。CPT 仅用于住院患者。

▶▶ 2.4.3　医学系统命名法——临床术语（SNOMED-CT）

SNOMED-CT 是一种综合的、可计算机处理的、多语言的临床和医疗术语，最初由美国病理学家学会（CAP）创建。SNOMED 最早于 1965 年作为病理学系统命名法（SNOP）[21] 而诞生。经过进一步改进，于 1974 年创建了 SNOMED，并在 1979 年和 1993 年进行了两次重大修订。1999 年，医学系统命名参考术语（SNOMED-RT）和临床术语第 3 版（CTV3）合并创建了医学系统命名法——临床术语（SNOMED-CT），前者由 CAP 开发，后者由英国国家卫生服务部开发。这个合并版本于 2002 年首次发布。SNOMED-RT 拥有超过 12000 个医学专业概念，旨在检索和汇总由多个组织或专业人员产生的医疗信息。CTV3 的强大功能在于涵盖了全科医学术语，它拥有超过 200000 个概念，用于存储患者初次就诊信息和患者医疗记录[22]。目前，SNOMED 拥有超过 311000 个基于逻辑的概念，它们被组织成一个层次结构。2003 年 7 月，美国国家医学图书馆（NLM）代表美国卫生和人类服务部与 CAP 签订合同，为用户提供 SNOMED-CT。自 2007 年 4 月起，它由丹麦一家新成立的名为"国际卫生术语标准发展组织(IHTSDO)"的非营利组织所拥有、维护和分发。CAP 与 IHTSDO 合作,继续为 SNOMED-CT 提供运营支持。现有超过 50 个国家使用 SNOMED-CT。

SNOMED-CT 是 EHR 的重要组成部分,其主要目的是编码与医疗或医疗相关的概念并支持数据记录。它提供了一种一致的方式来存储、索引、提取和集成不同节点的临床数据。它还有助于以更有意义的方式组织数据,并减少数据收集和管理过程的可变性,其广泛的覆盖范围包括临床发现、症状、诊断、手术、身体结构、生物体和其他病因、物质、药物、设备和标本[23]。

SNOMED-CT 在概念之间建立逻辑和语义关系,它具有多轴层次结构,以及不同级别的信息细节,其可扩展的设计能够整合国家、本地和供应商特定的需求。它主要由四个部分组成：

- 概念码：用于识别术语的数字代码
- 描述：概念码的文本描述
- 关系：代表概念码之间的关系
- 参考集：用于对概念代码或描述进行分组,支持交叉映射到其他分类标准

SNOMED-CT 可以映射到其他众所周知的术语,如 ICD-9-CM、ICD-10 和 LOINC。它支持 ANSI、DICOM、HL7 和 ISO 等知名标准。在与 WHO 的一个联合项目中,它正在为即将到来的 ICD-11 提供参考。

SNOMED-CT 与 ICD 有一些根本区别：它主要是一个术语系统,而 ICD 是一个分类系统;SNOMED-CT 旨在编码和表示用于临床目的的数据[24],ICD 编码的信息用于统计分析、流行病学、报销和资源分配;SNOMED-CT 简化了对 EHR 的信息输入,并对原始数据提供了标准化,而 ICD 代码则可用于二次数据的检索。

▶▶2.4.4　观测指标标识符逻辑命名与编码系统(LOINC)

LOINC 是用于识别实验室观察结果和临床测试结果的通用代码系统。为了满足对临床电子数据的需求,它于 1994 年由印第安纳大学附属印第安纳波利斯的非营利研究机构雷根斯基夫研究所(Regenstrief Institute)创建。它最初被称为实验室观测、标识符、名称和代码,该项目开发由 NLM 和其他政府和私立机构赞助。原始信息来源包括[25]：

- 国际理论与应用化学联合会的银皮书
- 国际临床化学联合会
- 病理学教科书
- EuCliD(欧洲临床数据库)
- LOINC 成员的专业知识和工作

LOINC 编码系统有助于改善信息的交流。2009 年 1 月,Regenstrief 研究所发布了 Regenstrief LOINC Mapping Assistant(RELMA),它是基于 Windows 操作系统的映射软

件,可以搜索代码并将本地代码映射到 LOINC 数据库。LOINC 的当前版本是 2013 年 12 月发布的 LOINC 2.46。RELMA 每月新增 600 多个新用户,且拥有来自 158 个不同国家的 27000 名用户。直到今天,LOINC 的词汇量仍在增长。

每个 LOINC 记录代表一个测试结果。记录由六个字段组成[26]。

- 成分:测量和评估的内容(例如葡萄糖、血红蛋白)
- 属性种类:被测量组件的特征(例如质量、长度、集中度、体积、时间戳等)
- 时间:测量的观察期
- 系统:进行测量的样本或物质(例如血液、尿液)
- 尺度:测量尺度(例如,定量、定类、定序或叙述)
- 方法(可选):测量执行的过程

LOINC 从观察名称中明确排除了与测试相关的某些参数和描述符。它们是作为测试/观察报告消息的字段[25],这些字段是:

- 用于测试的仪器
- 样品或收集地点的准确细节
- 测试的优先顺序
- 验证结果的负责人员
- 样本量
- 测试地点

LONIC 的整体组织分为四类:实验室、临床、附件和调查。实验室部分进一步分为化学、血液学、血清学、微生物学(包括寄生虫学和病毒学)和毒理学等子类别。临床属性包括生命体征、血流动力学、摄入/输出、心电图、产科超声、心脏回声、泌尿系统成像、胃镜检查程序、肺呼吸机管理和其他临床观察[25]。它还包含有关护理诊断和护理干预的信息。

▶▶2.4.5　RxNorm

RxNorm 是由美国国家医学图书馆维护和颁发的药物词汇表[27]。它为美国临床药物和药物分配设备指定标准名称,被用在 EHR 中,是捕获和呈现药物相关信息的基础。2001 年,NLM 与 HL7 词汇技术委员会和退伍军人管理局协商[28],开始在统一医学语言系统 (UMLS)中开发 RxNorm,用于临床药物建模[29],开发它是为了标准化药物术语,以减少临床药物中遗漏的同义词。其他目标包括促进相关数据的电子捕获,通过支持跨平台和系统的信息交换来提高互操作性,开发临床决策支持,并提供研究机会。

RxNorm 遵循药物命名标准。药品的标准化名称包括以下组成部分[30]:

- IN:药物成分。
- DF:药物的剂量形式。
- SCDC:语义临床药物构成。它代表成分和强度。

- SCDF：语义临床药物形式。它代表成分和剂型。
- SCD：语义临床药物。它代表成分、强度和剂型。
- BN：商品名。这是一组含有特定活性成分药物的正式名称。
- SDBC：语义品牌药物成分。它代表商品成分和强度。
- SDBF：语义品牌药物形式。它代表品牌成分和剂型。
- SDB：语义品牌药物。它代表品牌成分、强度和剂型。

RxNorm 按概念组织药物。概念是在特定抽象层级具有相似含义的一组名称。它可以使用概念区分不同供应商的类似药物。这些概念之间的关系形成语义网络。

▶▶2.4.6　国际人体机能、残疾和健康分类（ICF）

国际人体机能、残疾和健康分类，通常称为 ICF，是与健康相关的人体机能和残疾的分类。ICF 关注的是特定健康状况或残疾人群的人体机能状态和身体结构，而不是诊断或疾病。它没有说明致残原因。这是 WHO 于 1980 年首次制定的统一标准框架[30]，最初它被称为国际损伤、残疾和障碍分类（ICIDH）。经过多年的协调修订，2001 年 5 月，WHO 的 191 个成员国同意采用 ICF 作为人体机能和残疾的标准编码方法。2008 年 6 月，美国物理治疗协会（APTA）加入 WHO，支持 ICF。ICF 是同类中唯一的方法，已在 40 多个国家（和地区）开发并测试了适用性。

身体机能和残疾可被视为健康状况与个人和环境因素之间的相互作用。ICF 主要包括两部分：身体机能和残疾状态，以及情境因素，它可以分为更多的子部分。ICF 的组成部分如下[31]：

- 身体机能和残疾
  —身体机能
    * 心理功能
    * 感官和疼痛功能
    * 声音和语言功能
    * 心血管、血液、免疫和呼吸系统的功能
    * 泌尿生殖功能
    * 神经肌肉和运动相关的功能
    * 皮肤及相关结构的功能
  —身体结构
    * 神经系统的结构
    * 眼睛、耳朵和相关结构
    * 涉及声音和言语的结构
    * 与心血管、免疫和呼吸系统相关的结构。

    * 与消化系统、合成代谢系统和内分泌系统相关的结构

    * 与泌尿生殖系统有关的结构

    * 与运动有关的结构

    * 皮肤及相关的结构

  —活动和参与

    * 学习和应用知识

    * 一般任务和要求

    * 交流

    * 自我护理

    * 家庭生活

    * 人际交往和人际关系

    * 主要生活领域

    * 社区、社交和公民生活

• 情境因素

  —环境因素

    * 技术产品

    * 自然环境和人为改变的环境

    * 支持和人际关系

    * 态度

    * 服务、系统和政策

  —个人因素

    * 性别

    * 年龄

    * 应对方式

    * 社会背景

    * 教育

    * 职业

    * 过去和现在的经验

    * 整体行为模式

    * 性格和其他因素

ICF 补充了 WHO 的疾病分类方案 ICD-10。ICD 包含诊断和健康状况相关信息,但不包含身体机能状态。它们共同构成了图 2.2 所示的 WHO 国际分类图谱(WHO-FIC)。

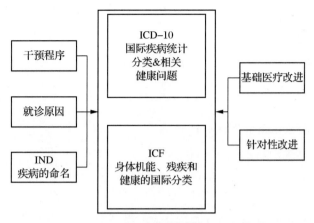

图 2.2　WHO 国际分类图谱(取自文献[32])

诊断用于确定疾病的病因和预后，但其本身并不预测服务需求、住院时间或功能护理水平结果，也不能准确地为残疾提供支持。ICF 能够融入一个人生活的方方面面，目前的 ICF 创造了一个更容易理解和全面的个人健康概况，而不是仅仅关注健康状况[33]。它被用作临床、统计、研究、社会政策和教育工具。关于 ICF 的一个常见误解是它只涉及残疾人，然而，ICF 在对发育中的儿童功能特征进行分类的能力方面存在一些局限性[34]。

▶▶2.4.7　诊断相关组（DRG）

诊断相关组（DRG）是一种患者分类方案，基于患者在住院期间发生的费用把患者关联起来，并按照相关性进行分组。DRG 将诊断和疾病分为 ICD-9-CM 中确定的 467 个类别[35]，第 467 组是"不可分组的"，分类依据基于患者的主要诊断、ICD 诊断、性别、年龄、性行为、治疗过程、出院状况以及并发症或合并症。发展 DRG 的目标旨在降低医疗成本，提高医院的医疗服务质量和效率，DRG 是迄今为止最重要的成本控制和质量改进工具[36]。

它最初在耶鲁大学创建，并得到医疗保健融资管理部门（即现在的联邦医疗保险和医疗救助中心 CMS）的支持。1980 年，DRG 首次在新泽西州的少数医院实施[37]。它用于定义联邦医疗保险对医院的报销金额。联邦医疗保险（Medicare）为每位患者支付医院费用，而高效率医院会获得更好的奖励。DRG 系统有助于衡量医院效率。

▶▶2.4.8　统一医学语言系统（UMLS）

统一医学语言系统（UMLS）是综合生物医学概念和本体的集合，它由美国国家医学图书馆（NLM）于 1986 年开发。UMLS 提供了基于计算机系统的开发，这些系统运行时就像能理解生物医学和健康的概念一样[38]。它主要供医学信息专业人员使用，NLM 维护和分发 UMLS 知识源（数据库）和相关软件工具，供开发人员构建增强的电子信息系统，该系统可以创建流程、检索、集成和/或汇总医学和生物医学相关的信息。UMLS 的知识来源如下[39]：

- 超级元词表(Metathesaurus)
    - —源词汇表
    - —概念
- 关系,属性
    - —语义网络(Semantic Network)
    - —语义类型(类别)
    - —语义关系
- 词汇资源
    - —专家辞典(SPECIALIST Lexicon)
    - —词汇工具

超级元词表是一个非常庞大、多用途和多语言的医学词汇数据库。它包含医学和生物医学相关概念的各种名称及它们之间的关系。它有 17 种语言的 126 个词汇表[27]，将相似的术语归纳成一个概念。语义网络提供了对超级叙词表中定义的概念的统一分类。网络包含有关基本语义类型/类别的信息,这些信息可以分配给概念和语义类型之间的相互关系。在语义网络中,语义类型是节点,关系是它们之间的联系。在当前版本的语义网络中,有 135 个语义类型和 54 种关系[38]。专家词典提供专家级自然语言处理工具所需的词汇信息。

▶▶2.4.9 医学数字成像与通信(DICOM)

医学数字成像和通信(DICOM)是一种医学成像标准,它确定了生物医学图像和相关信息的数据交换协议、数字图像格式和文件结构。DICOM 由美国放射学会(ACR)和国家电气制造商协会(NEMA)开发,第一版 ACR / NEMA 300 于 1985 年发布。DICOM 通常用于以下应用领域[40]：

- 网络图像管理
- 网络图像解译管理
- 网络打印管理
- 成像程序管理
- 离线存储介质管理

DICOM 支持将扫描仪、服务器、工作站、打印机和网络硬件集成到图片存档和通信系统(PACS)中,已被医院和其他机构广泛使用。它为医学成像标准提供了广泛接受的基础,并促进了放射系统之间的互操作性。

2.5　EHR 的优点

EHR 系统是转型工具。基于纸质系统的使用范围受到严重限制,我们需要电子病历来提高患者的服务质量,提高生产力和效率。就整体管理和成本而言,EHR 系统是更好的选择,它还有助于人们遵守政府法规和其他法律问题。本节描述 EHR 系统的优点。

▶▶2.5.1　提高收入

EHR 系统可以更准确地记录临床服务、实验室检测和药物治疗的费用和账单。EHR 利用电子系统可以减少账单错误[41],还为这些可用于解决财务纠纷的服务提供了更好的记录服务,更好地管理信息可以产生更准确的评估并增加赔偿。据专家称,由于编码系统不准确,医疗服务提供者总收入会损失 3%～15%[42],提供者可以对 EHR 系统进行编程或配置,以便在医疗服务到期时为患者和医生生成警报,有助于更好地管理收入。它可以通过整合远程医疗、电子访问、虚拟办公室访问等服务来获得更多收入。确实,通过互联网或电话网络无法提供各种服务,但并非所有疾病都需要深入诊断和实验室检测。常见的通过远程诊疗的疾病包括痤疮、过敏、感冒和流感、便秘、糖尿病、发烧、痛风、头痛、关节疼痛、恶心和呕吐、红眼病、皮疹、鼻窦感染、喉咙痛、晒伤和尿路感染、焦虑和抑郁等。

▶▶2.5.2　节省成本

电子系统的应用能够消除与以前运营方式有关的一些成本。信息技术领导中心(Center for Information Technology Leadership)表示,使用 EHR 系统每年将节省 440 亿美元[43]。EHR 系统的应用可以避免以下成本[44]:

- **降低纸张和供应成本**:为了维护基于纸质的医疗记录,机构需要大量的纸张、打印材料和其他供应品。采用 EHR 将降低这些成本。采用 EHR 后,一个机构估计在几个月内减少了 90% 的纸张使用量[45]。

- **提高检查利用率**:在电子系统中,可以更好地利用检查结果。医护人员不再需要将报告从一个地方带到另一个地方,更容易识别冗余或不必要的检查。这可以减少信息丢失并确保提高检查的利用率。Wang 等人[41]的一项研究显示采用 EHR 系统后,放射学检查的利用率更高。

- **降低抄写成本**:EHR 可以降低手动管理过程的抄写成本[46,47]。它利用了标准化的流程图、临床模板和实时护理文本记录。在典型的门诊就诊中,医生每次都会产生约 40 行转录记录。对于一个由 3 名执业医师组成的小组,每年治疗 12000 名患者,每个转录系列的费用为 0.11 美元,每年超过 50000 美元[46]。一项针对美国 12 个州的 14 个独立或小群体初级医疗服务实践的研究报告称：2004—2005 年，抄写成本节省的中值为 10800 美元，其中最低节约为 8500 美元，最高为 12000 美元[47]。其他相关研究工作也描述了每个医生每月可节省 1000～3000 美元的费用[48]。

- **提高生产率**：EHR 通过更有效地利用资源和减少冗余来帮助改善工作流程，因此，个人的整体生产率提高了。
- **更好地获取信息和消除纸质图表**：在 EHR 中，所有图表都是数字格式，它消除了绘制、画线和重新归档纸质图表的需要[46]，而此前在创建、归档、搜索和传输纸质图表方面要花费大量精力[49]。一项研究估计，消除纸质图表可以为每张图节省 5 美元。管理数字图表也相对容易一些。
- **提高临床医生的满意度**：电子技术可以通过减少文书工作负担来节省时间，这可以为病人的就诊和治疗提供额外的时间[3]。一项研究报告显示，使用 EHR 将医生的办公室就诊时间缩短了 13%，护士的访谈准备时间减少了 1 分钟。这可以提高专业人员的满意度，间接提高收入。

▶▶ 2.5.3　其他优点

EHR 提供了许多其他好处，下面将详细讨论。

- **提高诊断和治疗的准确性**：EHR 为医生提供全面而准确的患者信息，有助于快速、系统地确定需要治疗的问题。EHR 不仅包含患者信息，还可进行计算并提出建议，可以提供标准测量的比较结果。美国一项全国医生调查显示[51]：

  —94% 的医疗服务提供者表示，EHR 可以随时提供医疗记录。

  —88% 的医疗服务提供者表示，EHR 为他们的执业带来临床益处。

  —75% 的医疗服务提供者表示，EHR 使他们提供更好的患者服务。

  收集的信息可以指导急诊医生采取谨慎且安全的措施。这种服务在基于纸张的系统中是难以实现的。诊断错误很难发现，这对病人来说是致命的。一项新的研究表明，EHR 可以通过使用某些类型的查询（触发器）来帮助识别初级医疗服务中的潜在诊断错误[52]。

- **提高医疗服务质量和便利性**：EHR 有可能通过嵌入临床决策支持（CDS）、临床警报、提醒等选项来提高医疗服务质量。研究表明，EHR 系统与医院更好地控制感染[53]、改进的处方实践[52]和改善医院的疾病管理有关[42]。在这些应用中，便利性也是一项重要衡量标准。EHR 大大减少了患者在每次就诊时填写相似（有时甚至相同）表格的需要。患者甚至可以在离开医疗机构之前准备好电子处方，并通过电子方式传送到药房。医生和工作人员可以立即处理。以下是关于电子处方报告影响的研究结果[54]：

  —92% 的患者对医生使用电子处方感到满意。

  —90% 的患者很少或只是偶尔出现在去药房后仍没准备好处方的情况。

　　—76％的患者表示,电子处方让他们更容易获得药物。

　　—63％的患者表示用药错误更少。

- **提高患者服务安全性**:就像提高医疗服务质量一样,临床决策支持系统(CDSS)和计算机医嘱录入(CPOE)有可能提高患者服务的安全性。错误用药是常见的医疗错误。在美国,它平均每天造成一个人死亡,每年造成 100 多万人受到伤害[55]。研究表明,使用 CPOE 可以减少用药错误[56,57]。错误用药可能发生在给药过程中的任何阶段,从医生开立用药医嘱,然后由药剂师审核分拣药物,到最后由护士实际执行。借助CPOE 这种技术,医生能够在引入结构和控制的计算机系统上操作。除了患者信息,EHR 还保存患者的用药记录,每当开出新的药物时,它都可以检查与特定药物相关的潜在相互作用和过敏,并提醒医生。该系统还可以提供药物中存在的化学实体和交叉引用过敏、相互作用和与特定药物相关的其他可能问题。引入条码药物管理等技术可以使系统更加准确。医学研究所(IOM)建议将 CPOE 和 CDS 作为未来提高患者安全性的主要信息技术机制[58]。

- **改善患者宣教和参与度**:在 EHR 系统中,某些功能可以简化患者宣教。EHR 系统可被用作一个说明程序和解释病人状况的工具,通过提供随访信息、自我照护指导、其他随访护理提醒和必要的资源链接,它可以增加病人的参与度。信息技术影响着我们生活的方方面面,在这个数字时代,患者可能会更喜欢电子系统。

- **改善医疗服务协调**:EHR 系统被认为是护理协调的基本要素。全国质量论坛将护理协调定义如下[59]:"护理协调是一项功能,有助于确保患者对护理的需求和随着时间的推移满足偏好以及跨人群、部门和场地的信息共享。协调通过促进有益、高效、安全和高质量的患者体验以及改善医疗结果,最大限度地提高为患者提供的服务价值。"对于患有多种疾病的患者,医生负责提供初级医疗服务并协调多名专科医生进行会诊[60]。根据盖洛普的一项民意调查[61],对于年龄较大的患者来说,多个医生联合提供诊疗服务是常见的情况,其中:没有看过医生的占 3％,看过一个医生的占 16％、两个医生的占 26％、三个医生的占 23％、四个医生的占 15％、五个医生的占 6％、六个或更多医生的占 11％。EHR 允许所有临床医生记录所提供的服务并获取有关其患者的最新信息。它简化了不同医疗服务点之间的转换过程和知识共享。这有助于提高沟通和协调水平[62]。研究表明,使用 EHR 系统 6 个月以上的临床医生比不使用EHR 系统的临床医生更能获得完整的信息。使用 EHR 系统的临床医生也表示可以与其他相关临床医生就治疗目标达成一致[63]。

- **改进法律和法规遵从性**:随着组织开发系统,了解并遵守许多联邦、州、认证和其他法规要求非常重要。医疗档案是医疗机构最重要的法律和业务记录。EHR 系统的使用将为患者信息提供更多的安全性和保密性,从而符合 HIPAA、消费者信用法案等法规。此外,联邦医疗保险和医疗补助服务中心(CMS)为医院提供了有关有效使用医疗信息技术的财政激励计划。要获得财务补偿,专业人员必须满足一定的标准,通过联邦医疗保险 EHR 激励计划最高可获得 44000 美元,通过医疗补助 EHR 激励计划最高可获 63750 美元。采用认证的 EHR 可以帮助提供者获得补偿。

- **提高研究和监测能力**:与直接在初级病人服务中使用 EHR 相结合,人们越来越认识到二次使用 EHR 数据可以提供重要的见解[65]。使用功能值的定量分析,它有识别异常和预测表型的潜力。Pakhomov 等人演示了使用文本处理和 NLP 来识别心力衰竭患者的应用[66]。EHR 数据可用于预测患者的生存时间。来自不同 EHR 的数据可以集成到更大的数据库中,也可以进行特定地理位置的监视。

- **改进的数据整合和互操作性**:标准在不同系统之间的数据整合和互操作性中发挥着至关重要的作用。EHR 在收集数据时保持标准程序并遵循规定的编码系统,这样可以更容易地整合数据和提高互操作性,同时具有以下优点[68]:

    —管理日益复杂的临床服务

    —连接多个护理地点

    —支持基于团队的护理

    —提供循证医学

    —减少错误、重复和延迟

    —支持无处不在的医疗服务

    —赋予公民权利和参与度

    —推动向个人健康范式的转变

    —支持人口健康和研究

    —保护患者隐私

  为了做出基于证据的决策,我们需要来自多个来源的高质量整合数据。使用 EHR 系统可实现的互操作性水平在基于纸张的系统中是无法想象且无法达成的。美国医学协会认识到,增强 EHR 系统的互操作性将有助于进一步实现美国高性能医疗系统的目标。

- **改善业务关系**:与设备较差的组织相比,配备了高级 EHR 系统的医疗服务供应商组织在与保险公司和支付方的谈判中处于更有利的位置。下一代商业专业人士将期待并要求拥有最先进的医疗信息技术系统。

- **提高可靠性**:电子化的数据更可靠。由于存储成本的降低,可以拥有多个数据副本。

2.6 采用 EHR 的障碍

尽管 EHR 系统在医疗实践中具有巨大的潜力,但采用率非常低并且面临各种各样的障碍。其他许多发达国家的表现要远胜于美国,在四个国家(英国、荷兰、澳大利亚和新西兰)

中全科医生几乎普遍使用(约 90%)EHR 系统。相比之下，美国和加拿大只有大约 10%～30%的门诊医生使用 EHR[69]。医疗信息学一直是其他发达国家的重中之重，而美国政府对 EHR 的参与和投资程度到目前仍并不显著。采用 EHR 的主要障碍如下所述：

- **财务障碍**：虽然有些研究显示采用 EHR 后可节省资金，但实际情况是 EHR 系统价格昂贵。一些调查报告称，采用 EHR 系统的主要障碍之一是资金方面的因素[70-76]。财务成本主要有两种类型：启动成本和维护成本。2005 年的一项研究表明，设立 EHR 的平均初始成本为 44000 美元(从最低 14000 美元到最高 63000 美元不等)，每个供应商每年平均维护成本约为 8500 美元[47]。主要的启动成本包括购买硬件和软件，此外，系统管理、控制、维护和运维也需要大量资金。长期费用包括监控、修改和升级系统以及健康记录的存储和维护。此外，经过大量投资后，医生们担心投资回报可能需要数年时间。

  EHR 并不是唯一存在于类似医疗机构中的电子系统管理工具，可能其他旧系统也需要集成到新系统中。将 EHR 系统集成到其他系统中很重要，并且这种集成有时可能非常昂贵。调查显示，由于需要高额的财务投资，大型医生执业机构和医院对 EHR 的适应率要高得多[77]。

- **医生的抵制**：采用 EHR 系统，必须向医生证明新技术可以带来经济利益、节省时间并有利于患者的健康。虽然有基于研究的证据，但很难提供这些好处的具体证据。正如在 Kemper 等人的报告中所给出的那样[76]，58% 的医生毫无疑问地认为 EHR 可以改善患者服务或临床结果。最后，在医疗实践中采用 EHR 将显著改变医生多年来形成的工作流程。

  此外，医生和医务人员可能没有足够的技术知识来应对 EHR 系统，这导致他们认为 EHR 系统过于复杂。许多医生抱怨有关技术问题的后续服务不佳以及 EHR 系统供应商普遍缺乏培训和支持[72]。一项研究报告称，2/3 的医生认为技术支持不足是采用 EHR 的障碍[75]。一些医生也担心 EHR 能力的局限性，在某些情况下或随着时间的推移，系统可能不再有用[71,74]。此外，并非所有医生都执行相同的操作，EHR 系统必须可定制，以最好地满足不同的需求。调查显示，不采用 EHR 系统的原因之一是医生无法找到满足其特殊要求的系统[71-73,75-76,78]。然而，来自供应商的更多努力和支持可能在激励医生采用 EHR 方面发挥作用。

- **生产率下降**：采用 EHR 系统是一个耗时的过程。在临床实践中选择、购买和实施该系统需要相当长的时间。在此期间，医生们不得不降低工作效率，另外还需要花费大量时间来学习系统。改进将取决于培训质量、能力等，在过渡期，流畅的工作流程将被打乱，生产率将暂时下降[79]。

- **可用性问题**：EHR 软件必须易于使用。软件的内容必须组织良好，以便用户只需最少的鼠标点击或键盘操作即可执行必要的操作；软件工作流程的界面必须足够直观；

在可用性方面，全面的 EHR 系统可能比预期更复杂，必须支持提供者设置中的所有功能，可能会存在许多模块和子模块，因此用户或许找不到他要查找的内容，这有可能妨碍临床生产力以及增加用户疲劳感、错误率和用户不满意度。系统中的可用性和直观性不一定与花费的金额相关。医疗卫生和管理系统协会（HIMSS）设置一个 EHR 可用性工作组。工作组在 2009 年的一项调查报告了 1237 个可用性问题，其中 80％的严重程度被评为"高"或"中等"。除工作流程可用性问题外，其他相关问题还包括配置、集成、演示、数据完整性和性能。工作组为有效的可用性定义了以下原则：简单性、自然性、一致性、最小化认知负荷、有效交互、容错和反馈、有效使用语言、有效信息表达和上下文的保存。

- **缺乏标准**：缺乏统一和一致的标准阻碍了 EHR 的采用。标准在实现互操作性方面发挥着不可或缺的作用，有意义的使用 CMS 补偿需要 EHR 系统来证明交换信息的能力。许多当前使用的系统仅在某些特定情况下具有实用性。不同的供应商已经用不同的编程语言和数据库系统开发了各种系统，他们没有任何明确的最佳实践或设计模式，这使得系统之间的数据交换变得困难或不可能[73-74,78]。缺乏标准化限制了 EHR 的普及[78]。虽然大型医院系统已转向 EHR，但许多人对现有系统持怀疑态度，他们担心现在购买的 EHR 软件可能不适用于医疗行业采用的标准或不能与政府未来强制要求的标准兼容。

- **隐私和安全问题**：电子病历包含个人、诊断、程序和其他与医疗相关的敏感信息。由于此信息非常重要，EHR 系统可能会受到攻击。一些医学诊断被认为是社会歧视的，如性传播疾病。一些信息直接涉及生命威胁，如过敏。雇主和保险公司可能有兴趣互相了解更多关于患者的信息，以作出是否为病人和/或他的具体诊断投保的不道德决定，它还可以影响一些招聘决策。EHR 包含社会安全号码、信用卡号码、电话号码、家庭住址等信息，这使得 EHR 成为对攻击者和黑客有吸引力的目标。一些患者甚至可能有动机改变他（或她）的医疗记录，以获得赔偿或获得麻醉品。因此，保护 EHR 的隐私和安全非常重要。最常用的隐私和安全认证由医疗信息技术认证委员会（CCHIT）颁发。CCHIT 网站声称，到 2009 年年中，市场上 75％的 EHR 产品已获得认证[83]。除此之外，2009 年《卫生信息技术促进经济和临床健康法案》（HITECH）引入了由国家卫生信息技术协会（ONC）发起的新认证程序。2010 年 1 月，ONC 发布了相关最终规则，其中提供了 EHR 技术的初始标准、实施规范和认证标准。其要求包括数据库加密、传输数据加密、身份验证、数据完整性、审计日志、自动注销、紧急访问、访问控制以及 HIPPA 信息发布账户[84]。医生会怀疑患者信息和记录的安全程度。Simon 等人认为[74]，医生比患者更关心这个问题。不恰当的信息披露可能会导致法律后果。一组研究人员发现他们能够利用一系列常见的代码和设计级别的漏洞，而 CCHIT 使用的 2011 安全认证测试脚本无法检测到这些漏洞。EHR 系统对患者数据的隐私和安全提出了新的挑战和威胁，这是 EHR 系统广泛使用的一个相当大的障碍，但是可以通过适当的技术以及保持软件和硬件组件的认证标准来降低风险。

- **法律方面**：医疗信息的电子记录应视为隐私和机密。各种法律和道德问题阻碍了 EHR 的采用和使用。依靠纸张时代法规的法律体系，在向电子病历过渡方面没有提供适当的指导。EHR 系统可能会增加医生的法律责任和义务[86]。通过基于计算机的复杂审计，可以轻松跟踪个人行为。文档在 EHR 中是全面和详细的，它既可以为医生的渎职行为辩护，也可以揭露医生的不当行为。根据《医疗事务》的一篇文章，美国的医疗事故费用约为 550 亿美元，占医疗卫生支出总额的 2.4%[87]。2010 年的一项研究表明，它无法确定 EHR 的使用是否会增加或减少整体的医疗事故责任[86]。HIPAA 的隐私标准也为 EHR 的使用设置了障碍。

2.7 使用 EHR 数据的挑战

EHR 数据的主要目的是支持与医疗相关的功能。由于每天都在收集大量数据，因此 EHR 数据的二次使用以发现新知识越来越受到研究界的关注，主要使用领域是临床和过渡性研究、公共卫生以及质量测量和改进。使用 EHR 数据，我们可以进行面向患者和公共卫生研究。EHR 数据可用于早期发现疾病的流行和传播、环境危害、促进健康行为和政策制定。将遗传数据与 EHR 系统整合，可以开拓更广阔的前景。但是数据无法主动为我们提供知识，数据的质量和准确性是一个需要注意的问题。Beyley 等人对数据质量带来的挑战进行了极好的调查[88]。

- **不完整性**：将 EHR 数据用于次要目的时，数据不完整或缺失是一个普遍存在的问题[88-90]。缺失数据可能会限制研究的结果，解释性因素的数量，甚至人口规模都需予以考虑[88]。缺少收集或缺乏文档都可能导致信息不完整。Hersh 报告了专业人员报告不准确的原因[92]：

  —不了解法律要求

  —不了解哪些疾病是可报告的

  —不了解如何报告

  —以为其他人会报告

  —出于隐私原因故意为之

  哥伦比亚大学医学中心使用 ICD-9-CM 代码进行的胰腺恶性肿瘤研究发现，48% 的患者在其病理报告中缺少相应的诊断或疾病记录[93]。作者还报告了缺少大量关键变量（见表 2.1）。

  患者与医疗系统沟通的不规范也可能产生信息不完整。根据现有的应用系统、数据类型和缺失数据的比例,可以遵循一定的策略来减少数据的缺失[91]。

表 2.1　胰腺恶性肿瘤研究中变量不完全的百分比

变量	内分泌
坏疽	20%
有丝分裂数	21%
淋巴结转移	28%
嗜神经/淋巴管浸润/入侵	15%
分化	38%
尺寸	6%
慢性胰腺炎	14%
烟酒	27%~29%
其他癌症的历史	35%
癌症家族史	39%
肿瘤标志物	46%

资料来源:取自 Botsis 等人[93]。

- **错误数据**:EHR 数据也有可能是错误的。数据来自不同的服务区域、条件和地理位置。数据由繁忙的从业人员和工作人员收集,因此,人为错误可能导致数据错误。设备故障也会产生错误的数据。应使用验证技术来识别和纠正错误数据,可以应用内部和外部验证措施。内部验证是检查数据可信度的一种方式,例如,不切实际的血压、BMI 值等。日期可用于检查在测试之前是否就已生成了结果。外部验证包括将数据与其他患者或历史值进行比较。

- **无法解释的数据**:捕获的 EHR 数据可能在某种程度上无法解释。它与数据不完整性密切相关。当某些部分数据被采集但其余部分缺失时,可能会发生这种情况。例如,如果一个特定的定量或定性测量单元没有提供结果值,就很难解释。

- **不一致性**:数据不一致会严重影响分析或结果。数据收集技术、编码规则和标准可能会随着时间的推移和跨机构而发生变化,这可能会导致数据的不一致性。对于跨机构的研究来说,这个问题可能很普遍,特别是因为不同的医疗中心使用不同的供应商提供的设备、软件和其他技术[88]。马萨诸塞州对 370 万患者进行的一项研究发现,31%的患者在 5 年内访问过 2 家或更多医院[94]。

- **非结构化文本**:尽管有许多已定义结构用于数据收集,但大部分 EHR 数据包含非结构化文本。这些数据以文档和注释的形式出现,人类很容易理解它们,但就自动计算方法而言,检测正确的信息很困难。诸如自然语言处理(NLP)之类的复杂数据提取技术被用于从文本注释中识别信息[95]。

- **选择偏差**：在任何医院，患者群体大多数是随机集合。这取决于执业的性质、医疗单位和机构的地理位置，但不包含人口统计学的多样性。这是一个需要克服的重要挑战。因此，EHR 数据挖掘结果将不具有普遍性。在处理数据二次使用时，必须解决这个问题。

- **互操作性**：缺乏 EHR 互操作性是改善医疗创新和降低成本的主要障碍，背后有各种原因。来自商业供应商的 EHR 软件是专有的封闭系统。大多数软件不是为支持与第三方的通信而构建的，为此目的开发新接口可能是一项代价高昂的任务。缺乏标准也是造成这个问题的原因之一，许多患者也不愿意分享他们的信息。此外，EHR 系统必须遵守 HIPAA 法案[11]，以确保数据的安全和隐私。

在最近 JAMIA（美国医学信息学协会期刊）的一篇文章中，作者通过检查来自 21 种技术的 91 篇 C-CDA 文件，指明了 11 个阻碍 C-CDA 文档互操作性的具体领域[96]。2014 年 6 月，美国国家医疗信息化协调官办公室（ONC）公布了一项计划，计划在 2024 年之前增强医疗信息共享、聚合和互操作性[97]。其三年计划包括"发送、接收、查找和使用卫生信息以提高医疗质量和护理质量"；其六年计划规定"利用信息技术提高医疗质量和降低成本"；最后，其十年计划提议实现"学习型卫生系统"。实现目标提到的组成部分如下：

　　—核心技术标准和功能

　　—支持采用和优化医疗 IT 产品和服务认证医疗

　　—医疗信息的隐私和安全保护

　　—支持业务、临床、文化和监管环境

　　—参与和治理的规则

2.8　表型分析算法

表型分析算法是多种类型数据及其逻辑关系的组合，用于准确识别来自 EHR 的病例（疾病样本）和对照（非疾病样本），如图 2.3 所示[98]。基于该结构，EHR 数据可以大致分为结构化和非结构化数据两部分。结构化数据以"名称—值"对的形式存储，而非结构化数据包含关于描述、解释、注释等的叙述和半叙述文本。结构化数据包括账单数据、实验室结果、生命体征和药物信息。使用各种编码系统（如 ICD、CPT 和 SNOMED-CT）收集计费和诊断相关数据，这些代码是表型分析过程的重要部分。ICD 代码通常具有高特异性、低灵敏度[99]。表 2.2 列出了 EHR 数据的不同特征。

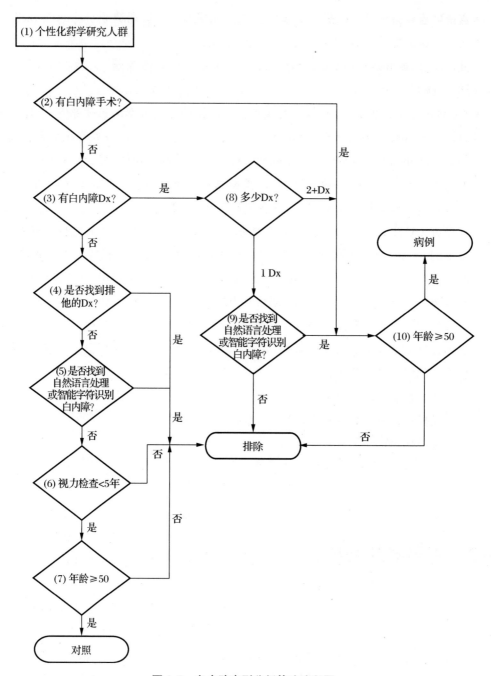

图 2.3　白内障表型分析算法流程图

注:引自文献[98]

　　EHR 数据的主要目的是支持医疗和管理服务。信息是作为常规临床服务的副产品而产生的,它们不是执行研究任务的合适格式,通常需要进一步处理才能用于表型算法。在现有的 EHR 系统中,查询所有患者的特定诊断或实验室检查是一项非常重要的任务。EHR

可以快速提取与患者当前药物相关的信息，并轻松找到任何检查结果。但是将具有时间关系的不同数据组合可能需要手动处理数据。从临床操作设置来看，数据经常被提取和重新格式化，使得它们更方便和更适合进行研究，并通常地存储在关系数据库中。研究人员为 EHR 数据创建了许多企业数据仓库（EDW），实例包括用于整合生物学和床旁信息学 (i2b2)[100]、犹他州人口数据库[101]、范德比尔特的合成衍生物等[102]。商业 EHR 供应商也在开发研究资料库，例如，EPIC 用户可以将"Clarity"模块添加到他们的系统中，该模块将 EHR 数据转换为基于 SQL 的数据库以用于研究目的。

表 2.2　EHR 数据的不同特征

	ICD	CPT	实验	药物治疗	临床笔记
可用性	高	高	高	中	中
召回率	中	较差	中	住院病人：高 门诊病人：变化多	中
精确度	中	高	高	住院病人：高 门诊病人：变化多	中等偏上
格式	结构化	结构化	大部分结构化	结构化	结构化
优点	易于操作，很好地接近疾病状态	易于操作，精度高	数据有效性高	数据有效性高	更注重医生想法的细节
缺点	通常疾病代码用于筛查，因此疾病可能不存在	缺失数据	数据的规范化和范围	规定不一定被采取	难以处理

为了构建表型算法，首先我们需要选择感兴趣的表型，然后确定定义表型的关键临床元素。它可能包含账单代码、实验室检测和检查结果、放射学报告、用药历史记录和自然语言处理（NLP）提取的信息。收集的信息可以与机器学习方法相结合。例如，在参考文献[103]中，作者将支持向量机（SVM）应用于简单明确的 EHR 特征集合，以识别类风湿关节炎病例。利用药物记录可以提高表型算法的病例准确性和控制表型算法的一致性。对照组的患者必须具有不同的药物治疗方案，甚至可能根本没有开具任何药物给他们。特定药物的足够剂量可以确认患者患有的疾病，例如，口服或注射降血糖药治疗的患者将患有糖尿病，因为这些药物对治疗糖尿病具有高度敏感性和特异性。

研究表明，CPT 代码可以准确预测给定过程的发生[104]。实验室检测的标准术语代码是 LOINC。另一方面，临床记录采用自由文本形式。若用于表型算法，它必须经过后续的文本处理。某些程序和测试结果也可能以结构化和非结构化形式存在。例如，心电图报告通常包含结构化间隔持续时间、心率和整体分类以及心脏病专家对结果的解释的叙述文本[105]。

最近，研究人员将 EHR 数据与生物数据库（biobanks）联系起来，最受欢迎的生物库是

DNA 样本集。医院和诊所可以从患者血液样本中收集用于常规检测的 DNA 样本。马什菲尔德诊所(Marshfield Clinic)的个性化药学研究人群(PMRP)项目拥有 20000 个个体生物库[107]。在 eMERGE 网站，西北大学（Northwestern University）、盖辛格医疗集团(Geisinger Health System)、西奈山(Mountain Sinai)医学院和其他地方也存在类似的 DNA 生物样本库。eMERGE 由国家人类基因组研究所(NHGRI)资助和组织，直到今天它已创建并验证了 21 种 EHR 衍生的表型分析算法（见表 2.3）。其任务是开发、传播和应用将 DNA 生物存储库和 EHR 系统结合起来的方法，用于大规模和高穿透性的遗传研究[108]。但是从 EHR 中提取表型信息可能具有挑战性。在将 EHR 系统整合到遗传研究之前，表型验证是很重要的。Newton 等人通过验证 eMERGE(emergence network)中 EHR 衍生表型，发现以下几点[109]：

- 多站点验证可提高表型算法的准确性
- 应仔细考虑和确定验证目标
- 指定时间范围以检查变量可以缩短验证时间并提高准确性
- 使用重复测量需要定义相关时间段并指定最有意义的值进行研究
- 患者进出诊疗计划(短暂)的变动可能导致数据不完整或碎片化
- 审核范围应仔细界定
- 结合 EMR 和研究数据需要特别注意
- 可以通过索赔、药物分发或处方药物来评估药物数据
- 算法开发和验证将作为迭代过程运行，以达到最佳效果
- 内容专家或结构化图表审核的认证可以提供准确的结果

表 2.3

表型	用于描述表型特征的 EHR 数据	机构
心房颤动——示范工程	CPT 代码，ICD 9 代码，自然语言处理	范德堡大学
心脏传导(QRS)	CPT 代码，ICD 9 代码，自然语言处理	范德堡大学
白内障	CPT 代码，ICD 9 代码，药物，自然语言处理	马什菲尔德诊所研究基金会
氯吡格雷不良代谢产物	CPT 代码，ICD 9 代码，实验室，药物，自然语言处理	范德堡大学的丹尼集团，VESPA-Vanderbilt 药物基因组学评估电子系统
克罗恩病——示范项目	ICD 9 代码，药物，自然语言处理	范德堡大学
老年痴呆症	ICD 9 代码，药物	集团卫生合作社

续表 2.3

表型	用于描述表型特征的 EHR 数据	机构
糖尿病性视网膜病变	CPT 代码，ICD 9 代码，实验室，药物，自然语言处理	马什菲尔德诊所研究基金会
药物性肝损伤	ICD 9 代码，实验室，药物，自然语言处理	哥伦比亚大学
身高	ICD 9 代码，实验室，药物	西北大学
高密度脂蛋白（HDL）	ICD 9 代码，实验室，药物，自然语言处理	马什菲尔德诊所研究基金会
甲状腺功能减退症	CPT 代码，ICD 9 代码，实验室，药物，自然语言处理	范德堡大学，西北大学集团卫生合作社
血脂	ICD 9 代码，实验室，药物	西北大学
多发性硬化症——示范项目	ICD 9 代码，药物，自然语言处理	范德堡大学
外周动脉疾病	CPT 代码，ICD 9 代码，实验室，药物，自然语言处理	梅奥诊所
红血细胞指数	CPT 代码，ICD 9 代码，实验室，药物，自然语言处理	梅奥诊所
类风湿性关节炎——示范项目	ICD 9 代码，药物，自然语言处理	范德堡大学
严重的早期儿童肥胖	ICD 9 代码，药物，自然语言处理	辛辛那提儿童医院医疗中心
2 型糖尿病——示范项目	ICD 9 代码，实验室，药物，自然语言处理	范德堡大学
2 型糖尿病	ICD 9 代码，实验室，药物	西北大学
华法林剂量/反应	实验室，自然语言处理	范德堡大学
白细胞指数	CPT 代码，ICD 9 代码，实验室，药物	集团卫生合作社

　　在使用表型分析算法之前，必须将数据规范化为标准表示形式。基于自然语言处理（NLP）的工具在自由文本中提取结构化信息方面得到了广泛的应用。一些研究表明，编码数据不足以准确识别疾病队列[111,112]。叙述性文本中的信息补充了结构化数据。有研究表明，经 NLP 处理的注释提供了更有价值的数据来源。例如，Penz 等人报道 ICD-9 和 CPT 代码在检测与中心静脉导管相关的不良事件时识别的病历不到 11%，而 NLP 方法的特异性为 0.80，敏感度为 0.72[113]。广泛使用的通用 NLP 工具包括 MedLEE（医学语言提取和编码系统）[114]、cTAKES（临床文本分析和知识提取系统）[115]、MetaMap[116] 和 KnowledgeMap[117]，所有这些都已成功应用于使用 EHR 数据的表型分析。针对特定任务的 NLP 方法可用于从临床文本中提取特定概念。

　　一个人的 DNA 序列的原始格式可能是巨大的(从几百千兆字节到兆兆字节不等),超出了当前 EHR 系统的能力,存储库存储、管理和传输如此大量的数据非常困难。应用有效的数据压缩技术可以解决该问题。全基因组关联研究(GWAS)成为过去十年遗传分析的主流。一般而言,GWAS 调查了大约 500000 个或更多遗传变异(单核苷酸多态性),以观察变异与可观察性状的相关性。它通过比较病例与对照的 SNP,以找到有意义的信息。除了性状,我们还可以识别决定特定药物反应的 SNP。一个人可能对某种特定药物产生不良反应,而其他人可能不会,个体的基因特征可用于个性化医疗。遗传数据的一个重要优势是:SNP对于个体而言是相同的,并且不会因特定/疑似疾病而改变。同一组数据也可用于不同的表型研究。研究人员正致力于整合遗传信息,以增强临床决策支持。例如,范德堡大学(Vanderbilt University)的研究人员正致力于研究药物基因组学资源,以加强护理和治疗决策(PREDICT)[118]。圣裘德(St. Jude)儿童医院也有一个多重基因分型平台,用于提供决策支持[119]。

2.9　总结

　　在医院和医疗实践中使用电子病历是未来患者诊疗服务的必然趋势。本章讨论了 EHR 的几个方面。由于"有意义的使用法规和补偿"[120],EHR 系统最近在美国受到欢迎,它被广泛部署在全国的医院、医疗中心和门诊诊所。除了改善患者医疗服务、保证安全和降低成本等医疗优势外,它还为临床和转化研究创造了巨大的机会。EHR 的广泛采用可以促进医疗服务质量的提高、保障安全和提高效率,最重要的是有助于公共卫生。尽管具有巨大的效益潜力,EHR 的成功部署仍需克服一些挑战。在研究中使用 EHR 数据存在明显的局限性。在科技时代,必要的法律还需进一步完善。虽然 EHR 在其他发达国家已被广泛采用,但在美国整体应用率还相当低,如今政府采取更多举措和提高标准化,可以为医疗卫生带来更光明的前景。

参考文献

[1] Eric Jamoom et al. *Physician Adoption of Electronic Health Record Systems: United States*, 2011, volume 98. US Department of Health and Human Services, Centers for Disease Control and Prevention, National Center for Health Statistics, 2012.

[2] Mark A. Musen and Jan Hendrik Bemmel. *Handbook of Medical Informatics*. MIEUR, 1999.

[3] Richard S. Dick and Elaine B. Steen. *The Computer-Based Patient Record: An Essential Technology*

for Health Care. National Academics Press, 1991.

[4] http://yosemite. epa. gov/opa/admpress. nsf/8822edaadaba0243852572a000656841/66a4a31db7c1ae17 8 525703d0067d18b! OpenDocument, September, 2003.

[5] George W. Bush. Transforming health care: The president's health information technology plan. Washington, DC, 2004.

[6] http://www. cnbc. com/id/28559492/Text_of_Obama_Speech_on_the_Econom.

[7] http://www. cdc. gov/osels/lspppo/healthcare_news. html.

[8] Hagop S. Mekhjian, Rajee R. Kumar, Lynn Kuehn, Thomas D. Bentley, Phyllis Teater, Andrew Thomas, Beth Payne, and Asif Ahmad. Immediate benefits realized following implementation of physician order entry at an academic medical center. *Journal of the American Medical Informatics Association*, 9(5):529 – 539, 2002.

[9] Electronic health records overview. National Institutes of Health National Center for Research Resources, MITRE Center for Enterprise Modernization, McLean, Virginia, 2006.

[10] Robert H. Dolin, Liora Alschuler, Sandy Boyer, Calvin Beebe, Fred M. Behlen, Paul V. Biron, and Amnon Shabo Shvo. Hl7 clinical document architecture, release 2. *Journal of the American Medical Informatics Association*, 13(1):30 – 39, 2006.

[11] Centers for Medicare & Medicaid Services et al. The health insurance portability and accountability act of 1996 (HIPAA). *Online at http://www. cms. hhs. gov/hipaa*, 1996.

[12] http://www. who. int/classifications/icd/en/.

[13] Heinz Katschnig. Are psychiatrists an endangered species? Observations on internal and external challenges to the profession. *World Psychiatry*, 9(1):21 – 28, 2010.

[14] http://www. who. int/classifications/icd/factsheet/en/index. html.

[15] http://www. ncvhs. hhs. gov/031105a1. htm.

[16] http://wonder. cdc. gov/wonder/help/mcd. html.

[17] Hude Quan, Bing Li, L. Duncan Saunders, Gerry A. Parsons, Carolyn I. Nilsson, Arif Alibhai, and William A. Ghali. Assessing validity of ICD-9-CM and ICD-10 administrative data in recording clinical conditions in a unique dually coded database. *Health Services Research*, 43(4):1424 – 1441, 2008.

[18] http://www. who. int/classifications/icd/revision/timeline/en/.

[19] World Health Organization et al. ICD-11 beta draft, 2013.

[20] http://www. who. int/classifications/icd/revision/ icd11betaknownconcerns. pdf.

[21] Ronald Cornet and Nicolette de Keizer. Forty years of SNOMED: A literature review. *BMC Medical Informatics and Decision Making*, 8(Suppl 1):S2, 2008.

[22] Michael Q. Stearns, Colin Price, Kent A. Spackman, and Amy Y. Wang. SNOMED clinical terms: Overview of the development process and project status. In *Proceedings of the AMIA Symposium*, page 662. American Medical Informatics Association, 2001.

[23] http://www. ihtsdo. org/snomed-ct.

[24] Karen Kostick et al. SNOMED CT integral part of quality EHR documentation. *Journal of AHIMA/*

American Health Information Management Association, 83(10):72 - 75, 2012.

[25] Clem McDonald, S. M. Huff, J. Suico, and Kathy Mercer. Logical observation identifiers names and codes (LOINC R) users' guide. *Indianapolis: Regenstrief Institute*, 2004.

[26] Alex A. T. Bui and Ricky K. Taira (Eds.). *Medical Imaging Informatics*. Springer New York, 2010.

[27] Casey C. Bennett. Utilizing RxNorm to support practical computing applications: Capturing medication history in live electronic health records. *Journal of Biomedical Informatics*, 45(4):634 - 641, 2012.

[28] Simon Liu, Wei Ma, Robin Moore, Vikraman Ganesan, and Stuart Nelson. RxNorm: Prescription for electronic drug information exchange. *IT Professional*, 7(5):17 - 23, 2005.

[29] https://www.nlm.nih.gov/research/umls/rxnorm/history.html.

[30] National Center for Health Statistics (US), World Health Organization, et al. *Classification of Diseases, Functioning, and Disability*. US Centers for Disease Control and Prevention.

[31] Alan M. Jette. Toward a common language for function, disability, and health. *Journal of American Physical Therapy Association*, 86(5):726 - 734, 2006.

[32] World Health Organization and others. Towards a common language for functioning, disability and health: ICF. *World Health Organization*, 2002.

[33] Helena Hemmingsson and Hans Jonsson. An occupational perspective on the concept of participation in the international classification of functioning, disability and healthsome critical remarks. *The American Journal of Occupational Therapy*, 59(5):569 - 576, 2005.

[34] Rune J. Simeonsson, Anita A. Scarborough, and Kathleen M. Hebbeler. ICF and ICD codes provide a standard language of disability in young children. *Journal of Clinical Epidemiology*, 59(4):365 - 373, 2006.

[35] http://www.ihtsdo.org/snomed-ct/snomed-ct0/.

[36] Norbert Goldfield. The evolution of diagnosis-related groups (DRGS): From its beginnings in case-mix and resource use theory, to its implementation for payment and now for its current utilization for quality within and outside the hospital. *Quality Management in Healthcare*, 19(1):3 - 16, 2010.

[37] W. C. Hsiao, H. M. Sapolsky, D. L. Dunn, and S. L. Weiner. Lessons of the New Jersey DRG payment system. *Health Affairs*, 5(2):32 - 45, 1986.

[38] Catherine Selden and Betsy L. Humphreys. *Unified Medical Language System (UMLS): January 1986 Through December 1996: 280 Selected Citations*, volume 96. US Dept. of Health and Human Services, Public Health Service, 1997.

[39] Donald A. B. Lindberg and Betsy L. Humphreys. Concepts, issues, and standards. current status of the nlm's umls project: The UMLS knowledge sources: Tools for building better user interfaces. In *Proceedings of the Annual Symposium on Computer Application in Medical Care*, page 121. American Medical Informatics Association, 1990.

[40] W. Dean Bidgood, Steven C. Horii, Fred W. Prior, and Donald E. Van Syckle. Understanding and

using DICOM, the data interchange standard for biomedical imaging. *Journal of the American Medical Informatics Association*, 4(3):199 – 212, 1997.

[41] Samuel J. Wang, Blackford Middleton, Lisa A. Prosser, Christiana G. Bardon, Cynthia D. Spurr, Patricia J. Carchidi, Anne F. Kittler, Robert C. Goldszer, David G. Fairchild, Andrew J. Sussman et al. A cost-benefit analysis of electronic medical records in primary care. *The American Journal of Medicine*, 114(5):397 – 403, 2003.

[42] Tricia L. Erstad. Analyzing computer-based patient records: A review of literature. *Journal of Healthcare Information Management*, 17(4):51 – 57, 2003.

[43] Douglas Johnston, Eric Pan, and J. Walker. The value of CPOE in ambulatory settings. *Journal of Healthcare Information Management*, 18(1):5 – 8, 2004.

[44] Nir Menachemi and Robert G. Brooks. Reviewing the benefits and costs of electronic health records and associated patient safety technologies. *Journal of Medical Systems*, 30(3):159 – 168, 2006.

[45] T. Ewing and D. Cusick. Knowing what to measure. Healthcare Financial Management: *Journal of the Healthcare Financial Management Association*, 58(6):60 – 63, 2004.

[46] Abha Agrawal. Return on investment analysis for a computer-based patient record in the outpatient clinic setting. *Journal of the Association for Academic Minority Physicians: The Official Publication of the Association for Academic Minority Physicians*, 13(3):61 – 65, 2002.

[47] Robert H. Miller, Christopher West, Tiffany Martin Brown, Ida Sim, and Chris Ganchoff. The value of electronic health records in solo or small group practices. *Health Affairs*, 24 (5): 1127 – 1137, 2005.

[48] Jeff Mildon and Todd Cohen. Drivers in the electronic medical records market. *Health Management Technology*, 22(5):14, 2001.

[49] Karl F. Schmitt and David A Wofford. Financial analysis projects clear returns from electronic medical records. *Healthcare Financial Management: Journal of the Healthcare Financial Management Association*, 56(1):52 – 57, 2002.

[50] K. Renner. Electronic medical records in the outpatient setting (Part 1). *Medical Group Management Journal/MGMA*, 43(3):52 – 54, 1995.

[51] E. Jamoom. National perceptions of EHR adoption: Barriers, impacts, and federal policies. *National Conference on Health Statistics*, 2012.

[52] Hardeep Singh, Traber Davis Giardina, Samuel N. Forjuoh, Michael D. Reis, Steven Kosmach, Myrna M. Khan, and Eric J. Thomas. Electronic health record-based surveillance of diagnostic errors in primary care. *BMJ Quality & Safety*, 21(2):93 – 100, 2012.

[53] J. Michael Fitzmaurice, Karen Adams, and John M. Eisenberg. Three decades of research on computer applications in health care medical informatics support at the agency for healthcare research and quality. *Journal of the American Medical Informatics Association*, 9(2):144 – 160, 2002.

[54] R. Lamar Duffy, Shih Shen Angela Yiu, Ehab Molokhia, Robert Walker, and R. Allen Perkins. Effects of electronic prescribing on the clinical practice of a family medicine residency. *Family*

Medicine, 42(5):358 – 63, 2010.

[55] Linda T. Kohn, Janet M. Corrigan, Molla S. Donaldson et al. *To Err is Human: Building a Safer Health System*, volume 627. National Academies Press, 2000.

[56] David W. Bates, Lucian L. Leape, David J. Cullen, Nan Laird, Laura A. Petersen, Jonathan M. Teich, Elizabeth Burdick, Mairead Hickey, Sharon Kleefield, Brian Shea et al. Effect of computerized physician order entry and a team intervention on prevention of serious medication errors. *JAMA*, 280 (15):1311 – 1316, 1998.

[57] Ross Koppel, Joshua P. Metlay, Abigail Cohen, Brian Abaluck, A. Russell Localio, Stephen E. Kimmel, and Brian L. Strom. Role of computerized physician order entry systems in facilitating medication errors. *JAMA*, 293(10):1197 – 1203, 2005.

[58] Institute of Medicine (US). Committee on Quality of Health Care in America. *Crossing the Quality Chasm: A New Health System for the 21st Century*. National Academies Press, 2001.

[59] Elizabeth E Stewart, Paul A. Nutting, Benjamin F. Crabtree, Kurt C. Stange, William L. Miller, and Carlos Roberto Jaén. Implementing the patient-centered medical home: observation and description of the national demonstration project. *The Annals of Family Medicine*, 8(Suppl 1):S21 – S32, 2010.

[60] Christopher J. Stille, Anthony Jerant, Douglas Bell, David Meltzer, and Joann G. Elmore. Coordinating care across diseases, settings, and clinicians: A key role for the generalist in practice. *Annals of Internal Medicine*, 142(8):700 – 708, 2005.

[61] Gallup serious chronic illness survey 2002. http://poll. gallup. com/content/ default. aspx? ci = 6325&pg=1.

[62] Lynda C. Burton, Gerard F. Anderson, and Irvin W. Kues. Using electronic health records to help coordinate care. *Milbank Quarterly*, 82(3):457 – 481, 2004.

[63] Ilana Graetz, Mary Reed, Thomas Rundall, Jim Bellows, Richard Brand, and John Hsu. Care coordination and electronic health records: Connecting clinicians. In *AMIA Annual Symposium Proceedings*, volume 2009, page 208. American Medical Informatics Association, 2009.

[64] Medicare and medicaid EHR incentive program basics. http://www. cms. gov/ Regulations-and-Guidance/Legislation/EHRIncentivePrograms/Basics. html.

[65] Charles Safran, Meryl Bloomrosen, W. Edward Hammond, Steven Labkoff, Suzanne MarkelFox, Paul C. Tang, and Don E. Detmer. Toward a national framework for the secondary use of health data: An American Medical Informatics Association white paper. *Journal of the American Medical Informatics Association*, 14(1):1 – 9, 2007.

[66] Serguei Pakhomov, James Buntrock, and Patrick Duffy. High throughput modularized NLP system for clinical text. In *Proceedings of the ACL 2005 on Interactive Poster and Demonstration Sessions*, pages 25 – 28. Association for Computational Linguistics, 2005.

[67] Bhanukiran Vinzamuri and Chandan K. Reddy. Cox regression with correlation based regularization for electronic health records *Proceedings of the 2013 IEEE International Conference on Data Mining*, pages 757 – 766.

[68] Dipak Kalra and BGME Blobel. Semantic interoperability of ehr systems. *Studies in Health Technology and Informatics*, 127:231, 2007.

[69] Ashish K. Jha, David Doolan, Daniel Grandt, Tim Scott, and David W. Bates. The use of health information technology in seven nations. *International Journal of Medical Informatics*, 77(12):848 – 854, 2008.

[70] Elizabeth Davidson and Dan Heslinga. Bridging the it adoption gap for small physician practices: An action research study on electronic health records. *Information Systems Management*, 24(1):15 – 28, 2006.

[71] Catherine M. DesRoches, Eric G. Campbell, Sowmya R. Rao, Karen Donelan, Timothy G. Ferris, Ashish Jha, Rainu Kaushal, Douglas E. Levy, Sara Rosenbaum, Alexandra E. Shields et al. Electronic health records in ambulatory carea national survey of physicians. *New England Journal of Medicine*, 359(1):50 – 60, 2008.

[72] Ebrahim Randeree. Exploring physician adoption of EMRS: A multi-case analysis. *Journal of Medical Systems*, 31(6):489 – 496, 2007.

[73] Robert H. Miller and Ida Sim. Physicians' use of electronic medical records: Barriers and solutions. *Health Affairs*, 23(2):116 – 126, 2004.

[74] Steven R. Simon, Rainu Kaushal, Paul D. Cleary, Chelsea A. Jenter, Lynn A. Volk, E John Orav, Elisabeth Burdick, Eric G. Poon, and David W. Bates. Physicians and electronic health records: A statewide survey. *Archives of Internal Medicine*, 167(5):507 – 512, 2007.

[75] Glenn A. Loomis, J. Scott Ries, Robert M. Saywell, and Nitesh R. Thakker. If electronic medical records are so great, why aren't family physicians using them? *Journal of Family Practice*, 51(7): 636 – 641, 2002.

[76] Alex R. Kemper, Rebecca L. Uren, and Sarah J. Clark. Adoption of electronic health records in primary care pediatric practices. *Pediatrics*, 118(1):e20 – e24, 2006.

[77] 2003 national survey of physicians and quality of care. http://www. commonwealthfund. org/Surveys/2003/2003-National-Survey-of-Physiciansand-Quality-of-Care. aspx.

[78] Arun Vishwanath and Susan D. Scamurra. Barriers to the adoption of electronic health records: using concept mapping to develop a comprehensive empirical model. *Health Informatics Journal*, 13(2): 119 – 134, 2007.

[79] Nir Menachemi and Taleah H. Collum. Benefits and drawbacks of electronic health record systems. *Risk Management and Healthcare Policy*, 4:47 – 55, 2011.

[80] Clinicians and EHR usability. http://www. himss. org/resourcelibrary/TopicList. aspx? MetaDataID =1721&navItemNumber=17121.

[81] Jeffery L. Belden, Rebecca Grayson, and Janey Barnes. Defining and testing EMR usability: Principles and proposed methods of EMR usability evaluation and rating. Technical report, Healthcare Information and Management Systems Society (HIMSS), 2009.

[82] Ignacio Valdes, David C. Kibbe, Greg Tolleson, Mark E. Kunik, and Laura A. Petersen. Barriers to

proliferation of electronic medical records. *Informatics in Primary Care*, 12(1): 3 - 9, 2004.

[83] About CCHIT. https://www.cchit.org/about.

[84] US Department of Health, Human Services, et al. Health information technology: Initial set of standards, implementation specifications, and certification criteria for electronic health record technology. *Federal Register*, 75(8):13, 2010.

[85] Ben Smith, Andrew Austin, Matt Brown, Jason T. King, Jerrod Lankford, Andrew Meneely, and Laurie Williams. Challenges for protecting the privacy of health information: Required certification can leave common vulnerabilities undetected. In *Proceedings of the Second Annual Workshop on Security and Privacy in Medical and Home-care Systems*, pages 1 - 12. ACM, 2010.

[86] Sandeep S. Mangalmurti, Lindsey Murtagh, and Michelle M. Mello. Medical malpractice liability in the age of electronic health records. *New England Journal of Medicine*, 363(21):2060 - 2067, 2010.

[87] Michelle M. Mello et al. National costs of the medical liability system. *Health Affairs*, 29(9):1569 - 1577, 2010.

[88] K. Bruce Bayley, Tom Belnap, Lucy Savitz, Andrew L. Masica, Nilay Shah, and Neil S. Fleming. Challenges in using electronic health record data for CER: Experience of 4 learning organizations and solutions applied. *Medical Care*, 51:S80 - S86, 2013.

[89] Jionglin Wu, Jason Roy, and Walter F. Stewart. Prediction modeling using EHR data: challenges, strategies, and a comparison of machine learning approaches. *Medical Care*, 48 (6): S106 - S113, 2010.

[90] Chris Paxton, Alexandru Niculescu-Mizil, and Suchi Saria. Developing predictive models using electronic medical records: Challenges and pitfalls. *AMIA Annual Symposium Proceedings Archive*, pages 1109 - 1115, 2013.

[91] Brian J. Wells, Amy S. Nowacki, Kevin Chagin, and Michael W. Kattan. Strategies for handling missing data in electronic health record derived data. *Strategies*, 1(3):Article 7, 2013.

[92] William Hersh. Secondary Use of Clinical Data from Electronic Health Records. Oregon Health & Science University.

[93] Taxiarchis Botsis, Gunnar Hartvigsen, Fei Chen, and Chunhua Weng. Secondary use of EHR: Data quality issues and informatics opportunities. *AMIA Summits on Translational Science Proceedings*, 2010:1, 2010.

[94] Fabienne C. Bourgeois, Karen L. Olson, and Kenneth D. Mandl. Patients treated at multiple acute health care facilities: Quantifying information fragmentation. *Archives of Internal Medicine*, 170 (22):1989 - 1995, 2010.

[95] Harvey J. Murff, Fern FitzHenry, Michael E. Matheny, Nancy Gentry, Kristen L. Kotter, Kimberly Crimin, Robert S. Dittus, Amy K. Rosen, Peter L. Elkin, Steven H. Brown et al. Automated identification of postoperative complications within an electronic medical record using natural language processing. *JAMA*, 306(8):848 - 855, 2011.

[96] John D. D'Amore, Joshua C. Mandel, David A. Kreda, Ashley Swain, George A. Koromia, Sumesh

Sundareswaran, Liora Alschuler, Robert H. Dolin, Kenneth D. Mandl, Isaac S. Kohane et al. Are meaningful use stage 2 certified EHRS ready for interoperability? Findings from the smart C-CDA collaborative. *Journal of the American Medical Informatics Association*, 21(6):1060 – 1068, 2014.

[97] http://www.healthit.gov/sites/default/files/ONC10yearInteroperability ConceptPaper.pdf.

[98] http://www.phekb.org/phenotype/cataracts.

[99] P. L. Elkin, A. P. Ruggieri, S. H. Brown, B. A. Bauer, D. Wahner-Roedler, S. C. Litin, J Beinborn, K. R. Bailey, and L. Bergstrom. A randomized controlled trial of the accuracy of clinical record retrieval using SNOMED-RT as compared with ICD-9-CM. *American Medical Informatics Association*, 2001.

[100] Shawn N. Murphy, Griffin Weber, Michael Mendis, Vivian Gainer, Henry C. Chueh, Susanne Churchill, and Isaac Kohane. Serving the enterprise and beyond with informatics for integrating biology and the bedside (i2b2). *Journal of the American Medical Informatics Association*, 17(2): 124 – 130, 2010.

[101] John F. Hurdle, Stephen C. Haroldsen, Andrew Hammer, Cindy Spigle, Alison M. Fraser, Geraldine P. Mineau, and Samir J. Courdy. Identifying clinical/translational research cohorts: Ascertainment via querying an integrated multi-source database. *Journal of the American Medical Informatics Association*, 20(1):164 – 171, 2013.

[102] Dan M. Roden, Jill M. Pulley, Melissa A. Basford, Gordon R. Bernard, Ellen W. Clayton, Jeffrey R. Balser, and Dan R. Masys. Development of a large-scale de-identified DNA biobank to enable personalized medicine. *Clinical Pharmacology & Therapeutics*, 84(3):362 – 369, 2008.

[103] Robert J. Carroll, Anne E. Eyler, and Joshua C. Denny. Naïve electronic health record phenotype identification for rheumatoid arthritis. In *AMIA Annual Symposium Proceedings*, volume 2011, page 189. American Medical Informatics Association, 2011.

[104] Joshua C. Denny, Josh F. Peterson, Neesha N. Choma, Hua Xu, Randolph A. Miller, Lisa Bastarache, and Neeraja B. Peterson. Extracting timing and status descriptors for colonoscopy testing from electronic medical records. *Journal of the American Medical Informatics Association*, 17(4): 383 – 388, 2010.

[105] Joshua C. Denny, Randolph A. Miller Anderson Spickard III, Jonathan Schildcrout, Dawood Darbar, S. Trent Rosenbloom, and Josh F. Peterson. Identifying UMLS concepts from ECG impressions using knowledgemap. In *AMIA Annual Symposium Proceedings*, volume 2005, page 196. American Medical Informatics Association, 2005.

[106] Joshua C. Denny. Mining electronic health records in the genomics era. *PLoS Computational Biology*, 8(12):e1002823, 2012.

[107] Catherine A. McCarty, Anuradha Nair, Diane M. Austin, and Philip F. Giampietro. Informed consent and subject motivation to participate in a large, population-based genomics study: The Marshfield Clinic personalized medicine research project. *Public Health Genomics*, 10 (1): 2 – 9, 2006.

[108] http://emerge. mc. vanderbilt. edu/.

[109] Katherine M. Newton, Peggy L. Peissig, Abel Ngo Kho, Suzette J. Bielinski, Richard L. Berg, Vidhu Choudhary, Melissa Basford, Christopher G. Chute, Iftikhar J. Kullo, Rongling Li et al. Validation of electronic medical record-based phenotyping algorithms: Results and lessons learned from the emerge network. *Journal of the American Medical Informatics Association*, 20(e1):e147 - e154, 2013.

[110] http://www. phekb. org/.

[111] Elena Birman-Deych, Amy D. Waterman, Yan Yan, David S. Nilasena, Martha J. Radford, and Brian F. Gage. Accuracy of ICD-9-CM codes for identifying cardiovascular and stroke risk factors. *Medical Care*, 43(5):480 - 485, 2005.

[112] Elizabeth F. O. Kern, Miriam Maney, Donald R. Miller, Chin-Lin Tseng, Anjali Tiwari, Mangala Rajan, David Aron, and Leonard Pogach. Failure of ICD-9-CM codes to identify patients with comorbid chronic kidney disease in diabetes. *Health Services Research*, 41(2):564 - 580, 2006.

[113] Janet F. E. Penz, Adam B. Wilcox, and John F. Hurdle. Automated identification of adverse events related to central venous catheters. *Journal of Biomedical Informatics*, 40(2):174 - 182, 2007.

[114] Carol Friedman, George Hripcsak, William DuMouchel, Stephen B. Johnson, and Paul D. Clayton. Natural language processing in an operational clinical information system. *Natural Language Engineering*, 1(01):83 - 108, 1995.

[115] Guergana K. Savova, James J. Masanz, Philip V. Ogren, Jiaping Zheng, Sunghwan Sohn, Karin C. Kipper-Schuler, and Christopher G. Chute. Mayo clinical text analysis and knowledge extraction system (CTAKES): architecture, component evaluation and applications. *Journal of the American Medical Informatics Association*, 17(5):507 - 513, 2010.

[116] http://metamap. nlm. nih. gov/.

[117] Joshua C. Denny, Jeffrey D. Smithers, Randolph A. Miller, and Anderson Spickard. Understanding medical school curriculum content using knowledgemap. *Journal of the American Medical Informatics Association*, 10(4):351 - 362, 2003.

[118] Jill M. Pulley, Joshua C. Denny, Josh F. Peterson, Gordon R. Bernard, Cindy L. VnencakJones, Andrea H. Ramirez, Jessica T. Delaney, Erica Bowton, Kyle Brothers, Kevin Johnson, et al. Operational implementation of prospective genotyping for personalized medicine: The design of the Vanderbilt predict project. *Clinical Pharmacology & Therapeutics*, 92(1):87 - 95, 2012.

[119] J. Kevin Hicks, Kristine R. Crews, James M. Hoffman, Nancy M. Kornegay, Mark R. Wilkinson, Rachel Lorier, Alex Stoddard, Wenjian Yang, Colton Smith, Christian A. Fernandez, et al. A clinician-driven automated system for integration of pharmacogenetic consults into an electronic medical record. Clinical Pharmacology and Therapeutics, 92(5):563, 2012.

[120] David Blumenthal and Marilyn Tavenner. The meaningful use regulation for electronic health records. *New England Journal of Medicine*, 363(6):501 - 504, 2010.

第 3 章

生物医学图像分析

Dirk Padfield

生物医学图像分析实验室

通用公司全球研发中心

纽约尼什卡纳

padfield@ ge.com

Paulo Mendonca

图像分析实验室

通用公司全球研发中心

纽约尼什卡纳

mendonca@ ge.com

Sandeep Gupta

生物医学图像分析实验室

通用公司全球研发中心

纽约尼什卡纳

sandeep.n.gupta@ ge.com

▋3.1　简介

　　广义来讲,图像是反映客观世界对象的某个或多个物理特性的空间分布图,其中像素的强度表示在该点处对象物理特性值的大小。图像是记录客观世界对象空间、结构和内容信息的一种方式。本文中,这种对象可以是以下任何形式的内容:家人坐在一起用智能手机拍摄的家庭照片、从望远镜观看的猎户星座、从卫星拍摄的您附近的道路、使用超声探头观察在母亲体内生长的孩子……虽然对象是无穷无尽的,且对象的成像方法是丰富和不断扩展的,但是成像的思想是简单直接的,即:将客观世界的某些场景转换成代表该场景并可存储在计算机里的像素阵列。

当然,如果想要描述所有可能的对象和模态,那每种形式就都可能需要一本书的内容去介绍,这里,我们感兴趣的目标是生物医学图像,它是与某种生物样本有关的图像子集,通常是人或动物解剖结构的一部分。获取生物医学图像的成像方式一般分为磁共振成像(MRI)、计算机断层成像(CT)、正电子发射计算机断层成像(PET)、超声(US),以及各种显微镜成像方式,如荧光、明场和电子显微镜成像等。这些成像方式各有不同:有些在不损伤对象的情况下对其内部进行成像,有些对太小而无法用肉眼观察的对象进行成像。这些方式使我们能够对生物结构、功能和过程进行成像。

虽然我们经常将图像视为像素的二维阵列,但这是一种过于严格的概念,特别是当它涉及生物医学图像时。例如,如果您腿部骨折,需要对该部位进行 3D MRI 扫描,扫描结果将以三维像素数据存储在磁盘上。如果需要持续观察受伤的腿部,则需要在不同时间段进行多次 MRI 扫描,从而产生第四维时间数据。如果使用不同类型的 MRI 扫描或者再加上其他的如 CT、PET、US 或生物图像,则会产生第五维数据。对所有这些不同模态的时移数据集进行配准后,每块区域的像素就具有了丰富的五维信息。这些信息可以加深对问题的了解,从而帮助医生更快地找到问题的解决方法。

另一个多维的例子在显微镜领域是常见的。为了观察细胞动力学及其对药物的反应(例如,为了发现治疗癌症的靶点),可以使用共聚焦显微镜在其 3D 环境中对一组细胞成像,这样就能够在不损害结构的情况下进行光学切片。该方式能够针对细胞的不同区域进行多个标记,如细胞核、细胞质、细胞膜、线粒体和内质网等。如果这些细胞随时间移动,可以每隔几秒、几分钟、几小时或几天对它们进行成像,从而产生时序数据集。这种五维数据集是常见的,并且可以阐明在自然 3D 环境中细胞内或细胞外结构随时间变化的关系。

如果我们对客观世界的描述只停留在这个水平,其结果是令人尴尬的:有能力对复杂的结构和过程进行成像,将它们存储在计算机上并进行可视化,但却不能产生任何真正的定量信息。事实上,随着成像模式的增加及广泛使用,伴随而来的是数据规模和复杂性的增加,使得对所有数据集进行仔细观察以找到感兴趣的结构或功能变得不可能。医生如何在每天数百名患者的 CT 扫描中发现每一个癌变病灶?一个生物学家如何识别当前区域中随机移动的数千个细胞中一个活动异常的细胞?如果你是患者,你会希望错过这些事件吗?

能够在不伤害身体的情况下观察身体内部,或看到微小的肉眼看不见的生物对象,对人类健康有着巨大的意义。这意味着不再需要切开病人躯体来查找病因,就可以直接查看身体系统各模块的构建机制,甚至查看其中的细胞。但是,仅仅能够观察到这些现象是不够的,通过图像分析生成定量信息,能够为大规模研究提供更多的洞察力。基于上述考虑,高计算效率定量测量的需求就很明确。

生物医学图像分析是解决海量数据问题的有效方法。这种分析方法可以从图像中提取定量测量值及合理的推测,从而可能实现对某些生物过程的检测和监测并提取信息。例如,在发现 DNA 50 多年后,我们获得了人类基因组的详尽序列。虽然 DNA 的化学结构现在已经被很好地理解了,但要理解它的功能还有很多工作要做。我们要了解基因编码的组件如何密切协调来执行细胞和组织的功能,例如,通过了解有丝分裂在生成细胞层次结构中的作用及其对药物的反应,我们可以学到很多东西,如:我们能阻止癌细胞复制吗?

生物医学图像分析具有重大的社会意义,因为它是理解生物系统和解决健康问题的关键,同时,它面临着许多挑战,因为图像是多样的、复杂的,且包含不规则的形状。此外,分析技术还需要处理多维数据集 $I(x,y,z,\lambda,t,\cdots)$,且成像条件(例如,照明)不能总是最优的情况。

本章将提供生物医学图像分析的定义,探索一系列分析方法,展示它们如何被用于一系列与健康相关的应用。主要医学成像模式的概述(第 3.2 节),介绍一些用于图像分析的一般步骤,包括目标检测、图像分割、模式匹配、特征提取等。目标检测算法通过设计对象模型,搜索与该模型相匹配的图像区域来检测感兴趣的对象(第 3.3 节)。这个步骤的输出提供了被检测对象的可能位置,尽管它并不一定是对象本身的轮廓。目标检测的输出直接提供给分割算法(第 3.4 节),这些算法通常需要一些种子来从中生长和分割对象边界。虽然一些分割算法不需要种子,但是对象的准确位置提供了用于移除可能带来伪影分割区域的有用信息。目标检测和图像分割提供了单个对象的详细信息,而图像配准(第 3.5 节)提供了相似或不同模态的两个或更多图像的对齐。用这种方式使来自不同模态的信息组合在一起,或者使用相同的模式对图像对象进行延时监视(如随时间监视肿瘤大小变化)。特征提取将对象检测、图像分割和图像配准结合起来,从这些步骤的结果中提取有意义的量化指标(第 3.6 节)。总的来说,这些方法可以生成有意义的分析测量结果,为医疗数据分析的其他领域提供输入数据。

3.2 生物医学成像模式

这一节简要介绍几种生物医学成像模式,重点关注其图像形成和表现特点。了解不同模式的图像表现有助于设计针对不同特征图像的有效分析算法。本节所讨论的不同模式代表性图像如图 3.1 所示。

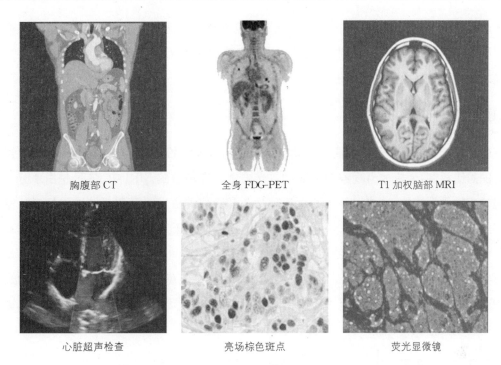

胸腹部 CT	全身 FDG-PET	T1 加权脑部 MRI
心脏超声检查	亮场棕色斑点	荧光显微镜

图 3.1（见彩色插图）　来自不同医学形态的代表性图像

3.2.1　计算机断层成像

　　计算机断层成像(CT)通过在身体一侧用 X 射线源照射,另一侧使用探测器接收,通过得到的 X 射线若干一维投影数据,重建为二维轴向横断面图像。现代 CT 系统能够通过增加轴向覆盖以极快的速度获取大量的数据。CT 图像所显示的量化值通常以 Hounsfield 为单位,表示为该图像每个位置相对应材料的 X 线衰减特性的度量。这使得 CT 与生俱来地可以进行量化。由于大量的疾病进展在 CT 图像上可见,因此 CT 已经成为诊断成像的主流方式。目前随着双源 CT 系统的出现,CT 图像可以通过在两个不同的能量水平获得。这使得可以利用材料在两种不同能级的衰减差异来对材料成分进行非常丰富的表征。最简单的 CT 图像重建算法使用的是滤波反投影方法,但是基于现代迭代重建的方法能够在降低患者辐射剂量的同时实现良好的重建。与 CT 图像相关的常见伪影包括混叠、条状伪影和射束硬化效应。

3.2.2　正电子发射断层成像

　　正电子发射断层成像(PET)是一种核成像方式,使用放射性标记示踪剂反映体内代谢化合物摄取量并创建其活动图。PET 利用正负电子对湮灭产生的两个飞行方向相反互成 $180°$ 的 $511\ \text{keV}$ 伽马光子,通过共生检测法进行共线检测,确定正电子的位置。PET 可以评估体内重要的生理生化过程。在生成有意义和定量精确的活动图像之前,必须对数据进行散射和衰减的校正。新一代的迭代重建方法对衰减、散射和模糊进行了建模,且具有处理在图像采集窗口中发生运动的先进方法。

▶▶3.2.3　磁共振成像

磁共振成像(MRI)是一种高分辨率、高对比度、非侵入性的成像方式,具有极其丰富和多样的对比机制,使其成为观察软组织的首选方式。在传统的 MRI 中,信号是由水分子的核磁响应特性形成的,这些水分子通过外部静态和变化的磁场以及射频脉冲来控制。除了观察解剖结构外,图像采集方法还可以定制生成诸如血流等功能信息,创建具有不同对比度的图像来选择性地突出或抑制特定的组织类型。磁场的空间变化梯度用于确定从已知解剖位置定位接收到的信号并形成二维或三维图像。通常使用傅立叶方法重建接收到的数据。MRI 图像中的一些常见伪影是由于梯度非线性、环绕和混叠、条纹、重影、化学位移和截断伪影引起的几何失真(变形)。

▶▶3.2.4　超声

由于低成本和完全无创的性质,超声是最普遍的成像方式之一。超声波成像通过专门的超声波换能器传输高频声波,然后通过专用的探头从体内收集反射的超声波。不同身体组织对声波的不同反射是形成超声图像的基础。超声还可以使用多普勒成像描绘类似血液的运动速度等。胎儿在子宫中的成像和心血管成像是两种最常见的超声成像方式。由于采集速度非常快,因此可以用超声波观察功能器官,如跳动的心脏等,获得非常好的实时图像。现代超声系统采用先进的电子器件进行波束形成和波束控制,并具有接收信号的预处理算法,能帮助减轻噪声和散斑伪影。

▶▶3.2.5　显微镜

除了体内放射成像,临床诊断和研究经常使用生物样本的体外成像,如从活检标本中获得的组织,通常将这些样本在显微镜下检查,以获得病理证据。传统的明场显微镜成像系统利用标记物进行染色,以突出活细胞、固定细胞中的单个细胞或细胞间隔及代谢过程。更丰富的蛋白质组学可以通过荧光免疫组化等技术来获取,并且可以显示样品中所需蛋白质的表达。来自这些显微镜系统的图像传统上通过视觉方式读取并手动评分。然而,更新的数字病理学平台正在出现,自动分析和新的显微镜数据分析方法使更多高含量、高通量的应用成为可能。采用图像分析算法,可以量化并自动提取多种特征,并将特征用于临床决策支持和生物标志物发现的数据分析通道。

▶▶ 3.2.6　生物医学成像标准和系统

图像分析和量化方法的发展建立在图像格式、数据表示和下游分析所需的元数据获取的相关通用标准之上。如果跨平台系统和制造商生成的数据不遵从标准的格式和数据元素的要求，那么开发通用图像分析解决方案将极其困难。医学数字成像和传输标准（DICOM，dicom. nema. org）是一个广泛使用的标准，用于处理、存储、打印和传输医学成像数据。它为这些数据类型定义了文件格式和网络通信协议。每个与医疗成像数据相关的设备都附带一个 DICOM 一致性声明，该声明清楚地说明了它支持的 DICOM 类以及如何实现。例如，所有通用公司（GE）医疗设备的 DICOM 一致性声明都可以在 http://www3. gehealthcare. com/en/Products/Interoperability/DICOM 找到。

虽然 DICOM 是医学成像数据中最常采用的行业标准，但 HL7（http://www. hl7. org）是一种更通用的标准，用于交换、集成、共享和检索电子医疗信息。它不仅定义了数据标准，还定义了使用电子医疗数据的应用程序接口。IHE（http://www. ihe. net）提倡推广和采用 DICOM 和 HL7 标准，以改善临床护理和更好地整合医疗企业数据。

医学影像数据通常使用专业系统（PACS）进行存储和管理。PACS 系统包含来自大多数成像模态的医学图像，此外还可以包含封装的电子报告和放射科医师注释信息。商用 PACS 系统不仅能够查询、检索、显示和可视化成像数据，而且通常还包含用于图像数据探测、分析和解释等复杂的后处理和分析工具。

在本节中，我们介绍了一些最常见的生物医学成像模式，并描述了它们的主要特征。在以下部分中，我们将展示如何应用图像分析算法来量化这些类型的图像。

3.3　目标检测

我们从目标检测开始讨论图像分析算法。检测是识别潜在感兴趣区域的过程，如解剖结构或局部病理区域。通常与检测相关的是目标结构的定位，在没有这种关联时，探测感兴趣区域的问题与分类问题有很大的重合，分类问题的目标只是标记异常区域的存在（或不存在）。在本节中，"检测"一词专门用于指定感兴趣结构的联合检测和定位。

▶▶ 3.3.1　模板匹配

检测图像中感兴趣对象的常用方法是选择有代表性的模板，并应用模板匹配的一些变体来找到感兴趣图像中的相似区域。使用诸如归一化互相关（normalized cross-correlation，

NCC)的方法测量两个信号 f_1 和 f_2 之间的相似性。这会产生一个显示匹配程度的输出图，通过阈值分割的方法在图像中找到最佳检测。如果将 f_1 定义为固定图像，f_2 作为运动图像或模板图像，则在给定的 (u,v) 处定义图像 f_1 和 f_2 之间的归一化互相关为：

$$\frac{\sum \left[(f_1(x,y) - \overline{f_{1,u,v}})(f_2(x-u, y-v) - \overline{f_{2,u,v}}) \right]}{\sqrt{\sum (f_1(x,y) - \overline{f_{1,u,v}})^2} \sqrt{\sum (f_2(x-u, y-v) - \overline{f_{2,u,v}})^2}} \tag{3.1}$$

此处，$\overline{f_{1,u,v}}$ 和 $\overline{f_{2,u,v}}$ 分别表示重叠区的 f_1 和 f_2 的平均强度。重叠区域不断移位，代表进行不同区域的互相关计算。

不难看出，由于必须计算重叠区域中输入图像中的每个像素与模板的重叠位置的乘积之和，因此这样的处理随着模板尺寸的增长，计算会变得极其复杂。因此，在频域中进行 NCC 计算更常见，这不仅可以加快处理速度，而且可以使数学计算表示更加紧凑。从方程 3.1 导出的下列方程可以在 [44,45] 找到，同时还有对掩模区域的扩展。

$$\frac{\mathcal{F}^{-1}(F_1 \cdot F_2^*) - \mathcal{F}^{-1}(F_1 \cdot M_2^*) \cdot \mathcal{F}^{-1}(M_1 \cdot F_2^*)}{\sqrt{\mathcal{F}^{-1}(\mathcal{F}(f_1 \cdot f_2) \cdot M_2^*) - \frac{(\mathcal{F}^{-1}(F_1 \cdot M_2^*))^2}{\mathcal{F}^{-1}(M_1 \cdot M_2^*)}} \sqrt{\mathcal{F}^{-1}(M_1 \cdot \mathcal{F}(f_1' \cdot f_2')) - \frac{(\mathcal{F}^{-1}(M_1 \cdot F_2^*))^2}{\mathcal{F}^{-1}(M_1 \cdot M_2^*)}}}$$
$$\tag{3.2}$$

其中 $F_1 = \mathcal{F}(f_1)$，$F_2^* = \mathcal{F}(f_2')$，$\mathcal{F}(\cdot)$ 表示 FFT 快速傅立叶变换，F^* 是傅立叶变换的复共轭，根据定义，它是对实值图像的旋转图像（在此例中为 f_2'）的傅立叶变换。如果 m_1 和 m_2 是与 f_1 和 f_2 大小相同的图像，相应地，我们定义 $M_1 = \mathcal{F}(i_1)$ 和 $M_2^* = \mathcal{F}(i_2')$。

在图 3.2 中可以看出这种方法的有效性。这里将一个小模板与用微分干涉对比（differential interference contrast，DIC）显微镜成像的整个细胞图像相匹配，生成的 NCC 映射再阈值化后，在几乎所有的细胞上产生了好的检测效果。

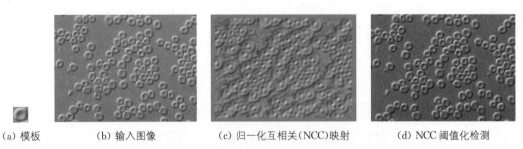

(a) 模板　　　　(b) 输入图像　　　　(c) 归一化互相关（NCC）映射　　　　(d) NCC 阈值化检测

图 3.2　基于模板匹配方法的归一化互相关（NCC）示例

阈值化 NCC 映射用于该微分干涉对比（DIC）图像中细胞的检测。

▶▶3.3.2　基于模型的检测

基于模型的检测方法是对模板匹配方法的延伸，通过将模板和 NCC 函数替换为任意模板和品质因数来获得模型和数据之间的匹配。在这种方法中，通常通过专家知识的应用，提出在可能感兴趣的结构中发现特征的统计模型。将该方法应用于一幅图像并计算整个图像的所选特征，通过评估其品质因数大小，显示所计算的特征是否与任何给定位置处的感兴趣结构存在一致。如果易混的结构，也就是被误认为感兴趣结构的区域也被建模，品质因数可以从不同模型输出的比较后得出它们作为观察数据的解释的适用性。形式上，有一组参数模型 $\{\mathcal{M}_i, i=1,\cdots,N\}$，其中每个 $\mathcal{M}_i$ 在域中具有参数 m_i。给定选择的 $\mathcal{M}_i$，假设 $\mathcal{D}$ 是在图像位置 x 处或附近计算的独立特征 $\mathcal{D}_j$ 的集合 $\mathcal{D}=\{\mathcal{D}_j, j=1,\cdots,M\}$，使用贝叶斯定律和边际化模型参数，我们得出一个在独立假设下有效的表达式。

$$P(\mathcal{M}_i \mid \mathcal{D}, x) = \frac{P(\mathcal{M}_i \mid x)}{p(\mathcal{D} \mid x)} p(\mathcal{D} \mid \mathcal{M}_i, x) = \frac{P(\mathcal{M}_i \mid x)}{p(\mathcal{D} \mid x)} \prod_{j=1}^{M} p(\mathcal{D}_j \mid \mathcal{M}_i, x)$$

$$= \frac{P(\mathcal{M}_i \mid x)}{p(\mathcal{D} \mid x)} \prod_{j=1}^{M} \int_{M_i} p(\mathcal{D}_j \mid m_i, \mathcal{M}_i, x) p(m_i \mid \mathcal{M}_i, x) \mathrm{d} m_i \tag{3.3}$$

在这种基于模型检测的通用框架下，开发不同应用的步骤包括确定适当的参数模型，为先验 $P(m_i \mid \mathcal{M}_i, x)$ 和 $P(\mathcal{M}_i \mid x)$ 建立起合适的分布，并求解(3.3)。在下文中我们给出关于这些步骤的两个实际例子。

肺结节检测：肺结节的检测是一个重要的临床问题，并且已经证实通过 CT 筛查可以显著降低死亡率[35]。文献[33]中将曲率作为图像特征，并通过开发结节、血管和血管连接等基于知识的先验模块，为基于模型的肺结节检测方法提供了一个典型的例子。算法的细节可以在该参考文献中找到，但该方法的核心要素是使用由椭圆体构成的几何模型表示感兴趣的结构(结节)和潜在的混杂结构(血管和血管连接)。选取 CT 图像在每个位置 x 处的等值面曲率作为判别特征进行检测。利用微分几何的基本方法计算曲率的概率分布 $p(\mathcal{D} \mid m_1, \mathcal{M}_i, x)$，充分利用相关文献中可用的专家医学知识推导出每个模型的先验 $p(m_i \mid \mathcal{M}_i, x)$。其结果实质上是一个非线性滤波器，它输出的是位置 x 处为结节的概率与同一位置为血管或血管连接的概率比率。算法的定性和定量结果如图 3.3 所示。

结肠息肉检测：结肠息肉的早期检测与结直肠癌发病率的降低有关[63]，并且光学结肠镜检查已被证明是息肉检测的有效工具[59]。但是，光学结肠镜检查是一种侵入性的手术，会引起患者的不适，尤其是检查前结肠清洗[11]。在文献[32]中，基于模型的方法被应用于 CT 图像中结肠息肉的检测。使用清洁材料和洁肠液会严重改变图像的外观，这对文献[33]中仅基于几何学的方法构成了挑战。因此，在文献[32]中应用了基于形状和外观的联合建模。特别地，结肠壁曲率的概率分布似然项 $p(\kappa \mid \mathcal{M}_3, x)$ 包含了图像噪声相关的振幅、图像点扩散函数以及沿着结肠壁的空气组织或流体组织梯度大小的项。(3.3)中的其他元素可使用与文献[33]中相同的方法获得，即通过正确地使用医学文献中可获得的专业知识来分析元素。该算法的结果如图 3.4 所示。

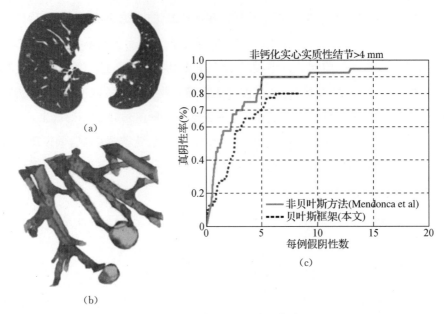

图 3. 3(见彩色插图)　肺结节检测

（a）高分辨率 CT 扫描的 2D 切片，在灰度图像上结节以绿色标签覆盖。（b）来自同一案例的 3D 绘制的小块区域，分别标记显示结节（绿色）、血管（红色）和交叉点（蓝色）。（c）贝叶斯体素标记框架方法与基于曲率的非概率方法[31] 的 fROC 曲线比较。

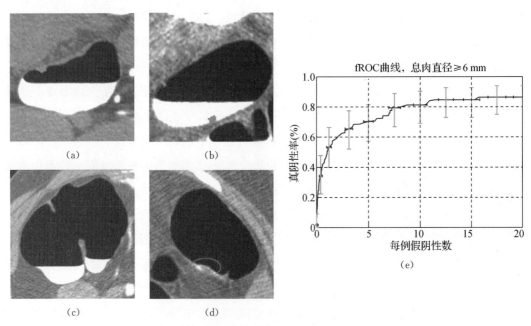

图 3. 4(见彩色插图)　结肠息肉检测

空气(a)和流体(b)区域中正确检测到的息肉的例子。（c）中的图像显示算法错误标记的褶皱上的突出尖端(假阳性)。（d）描绘了算法遗漏的扁平无柄息肉。图(e)是 fROC 曲线，显示了 WRAMC (http://imaging. nci. nih. gov)数据集的算法性能。

▶▶3.3.3　数据驱动的检测方法

基于模型的方法虽然功能强大,但在没有专家知识或者其算法形式不易编码时,在实际应用中存在困难。为了解决这个问题,数据驱动方法应用机器学习技术从标记数据中自动提取与当前检测问题相关的特征和模型。基于模型方法的另一个困难是需要对结构或感兴趣的解剖区域进行显式建模。而数据驱动方法则可用于构建基于正常解剖结构的模型,这些模型形式上更为通用,然后将检测问题转化为异常检测,其目标仅仅是定位不符合常规的结构或区域,而不需要对异常结构进行显式建模。诸如 PCA 的无监督学习方法可用于发现和保留与输入相关较大的变化模式,捕获输入训练数据的规律性。当算法处理异常数据时,与这种规律性的偏差将变得明显,因此可以检测到异常。

检测颈动脉斑块:在颈动脉斑块的检测中有一个无监督数据驱动方法应用的例子。减缓心血管病症(CVD)进展的治疗方法增加了早期诊断对患者生存的影响[4],颈动脉斑块的存在已被确定为 CVD 预后的重要危险因素[37]。在文献[20]中,将数据驱动的检测方法应用于检测超声图像中的颈动脉斑块。使用健康颈动脉横截面的 700 张图像来构建正常模型,从中提取平均图像,以及通过 PCA 获得前 100 种的图像变化模式,如图 3.5 所示。该模型方法应用于一幅新的图像时,将该图像重建为通过 PCA 获得的"特征性颈动脉"图像的线性组合。原始图像和重建图像之间的差异构成了异常图像,其基本原理是正常图像可以很好地用特征性颈动脉图像来表示,而含有斑块的图像则不能。处理结果如图 3.6 所示。

本节中描述的检测方法和算法可以检测和定位图像中感兴趣的对象。下一部分关于分割的方法将说明这种检测结果如何作为种子数据来实现对感兴趣对象边界的准确描绘。

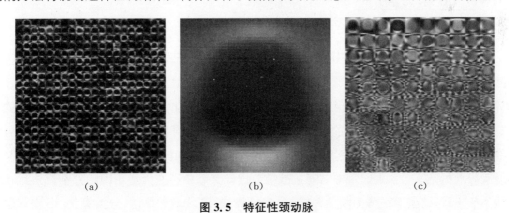

(a)　　　　　　　　　　(b)　　　　　　　　　　(c)

图 3.5　特征性颈动脉

(a) 从包含 70 万张图像的数据集中选择的健康颈动脉的横截面图像样本。(b) 在(a)中抽样的数据登记后的平均图像。(c) 完整数据集的前 100 种变化模式。图片由 Shubao Liu 提供。

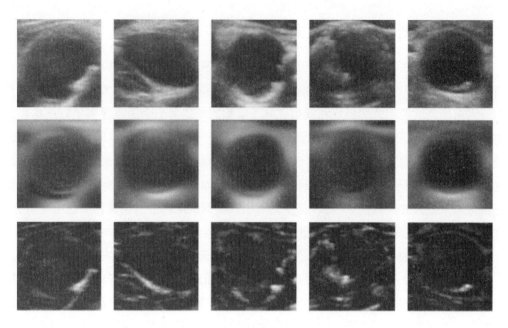

图 3.6　检测颈动脉异常

顶行显示五个不同颈动脉横截面的输入图像。中间一行显示使用 PCA 捕获的高能量输入变化模式后的输入重建图像。底行显示由每个输入图像与其重建之间的差异的大小产生的残留图像。在每种情况下,残留图像中的局部峰值对应于斑块区域。图片由 Shubao Liu 提供。

3.4　图像分割

图像分割的目标是将数字图像划分成单独的部分或区域(像素组),使得分割后的区域与图像中现实世界的对象或区域具有强相关性。图像分割方法用于定位图像中的对象及其边界。将图像划分为有意义的区域,可以将图像的表示简化为更有意义且更易于分析的内容。分割是进行图像数据分析的最重要步骤之一,因为它可以进一步分析单个对象。虽然图像分割非常重要,但由于对特定形状的被分割对象定义和识别存在困难,通常图像分割水平没有标准的定义且实现起来非常有挑战性。已知文献中存在大量不同的分割算法且新的算法不断出现,这些算法分为阈值算法、分水岭算法、区域增长算法、分类算法、小波算法和水平集算法等。本节讨论这些常用方法的选择。

▶▶3.4.1　阈值法

最简单直观的分割方法是阈值处理,它使用阈值 t 将图像分离为前景/背景。这可以通过对图像数据的一个简单循环来完成,具有以下操作:如果像素值 x_i 大于 t,则将新值设置为前景值(例如 255);如果它小于 t,则设置背景值的新值(例如 0)。关键在于像素根据其相对于 t 的值被分成两组(创建二进制图像)。很容易看出:增加 t 会增加背景像素的数量,反之亦然。

许多阈值化方法都是基于图像直方图的,这是一种简单的图像变换,其中具有相同或相似灰度的像素被组合在一起成为一维阵列。在该阵列中,索引表示灰度值(或小范围的灰度值),并且每个索引处的值表示具有该灰度(或灰度范围)的像素数量。我们可以使用图像统计分布来将图像背景与前景分开。对于某些类型的图像,这种处理会给出良好的结果。

找到统计上最优全局阈值的一种有效方法是最大类间差法(Otsu method)[43],最大类间差法是最常用的阈值分割方法,也是其他方法进行比较的基准。在 Otsu 的方法中,我们在直方图中穷举所有可能的阈值,找出对应所分两个类具有最大类间方差的阈值。最大化类间方差等同于最小化类内方差,因此算法可以使用这两个中的任意一个来构造。算法 1 概述了其工作原理。

算法 1　Otsu 阈值处理

1:创建灰度值的直方图。
2:**for**　阈值设置为直方图中的每一个灰度　**do**
3:　　计算此阈值的类间方差
4:**end for**
5:取类间方差 σ_B^2 最大值对应的阈值为最佳阈值

该方法的核心是计算类间方差:

$$\sigma_B^2 = w_1(\mu_1 - \mu_T)^2 + w_2(\mu_2 - \mu_T)^2$$

其中 w_1 和 w_2 是每个类对应的概率比例,μ_1 和 μ_2 是每个类的灰度均值,μ_T 是整个图像的灰度均值。图 3.7 显示了使用 Otsu 阈值算法在 CT 图像中分割肺部的示例。

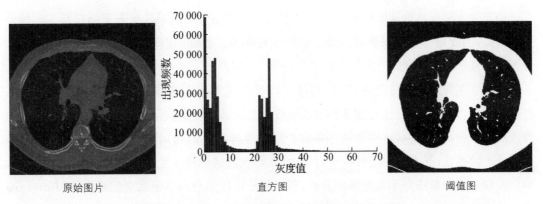

原始图片　　　　　　　　　　直方图　　　　　　　　　　阈值图

图 3.7　使用 Otsu 阈值算法对 CT 图像的肺进行分割

如果需要多个阈值,可以很容易地扩展 Otsu 算法来处理多个类[19,38]。对于多类问题,类间方差定义为

$$\sigma_B^2 = \sum_{k=1}^{M} w_k (\mu_k - \mu_T)^2$$

其中 M 为类数(阈值数$+1$),w_k 为类 k 的概率,μ_k 为类 k 的均值,μ_T 为整个直方图的总体均值。

在图像分析工具中可以容易地访问这些全局及局部阈值算法。例如,在 ImageJ[56] 或 FIJI[55] 中,可以从"图像"—"调整"—"自动阈值"或"图像"—"调整"—"自动局部阈值"访问它们。

阈值法的优点是速度快、简单,并且能够指定多个阈值;缺点是对象必须具有相似的外观,不考虑任何空间信息,会导致对象中出现孔洞,且仅适用于简单的任务。图像阈值化方法虽然简单,但在图像处理中得到了广泛的应用。一般的图像分割规则是:首先尝试阈值处理,如果不起作用,只能转向更复杂的方法。

▶▶3.4.2　分水岭算法

分水岭变换[60]是一种算法或解决方案,常用于图像分割和二值形状分离。它的名字源于自然界中分水岭的地表地形结构,随着雨水不断降落,山谷里的积水面逐渐升高,最终水面越过分水岭融合到一起。同样地,任何灰度图像都类似于自然界的地表地形,这里像素的灰度值代表地形表面的高低。一滴水落在这种地形表面上,首先会流入局部盆地底部。如果从它的若干盆地底部位置开始漫水去浸没这个高低不同的地形表面,并阻止不同盆地底部位置上升后水面的融合,我们可将图像分割成两个不同的集合:集水盆地和分水岭线。此时,地形的分水岭对应于相邻流域的边界。从这个角度来看,分水岭解决方案与 Voronoi 分割相关。

使用分水岭变换最困难的方面是确定适当的速度图像。由于分水岭变换只是一个解决方案框架,因此所有工作都需要创建适当的速度图像。例如,速度图像可以基于图像边缘,或者可以基于对象形状。

在基于图像边缘的分割中,可以将分水岭等应用于像图像梯度变换后这样的图像上。理想情况下,集水盆地应该对应于图像的灰度均匀区域。但是实际上,由于梯度图像中的噪声或局部不规则性影响,这种变换经常会产生过度分割。最通用的方法之一是通过标记来控制分水岭算法,在图像中选择种子标记,分水岭仅从这些种子生长。例如,在文献[62]中,标记控制分水岭算法用于细胞核的分割,其中种子区域是使用平滑后灰度图像的 H-maxima 最大值运算来确定的。图 3.8 的上半部分说明了基于标记控制的分水岭等的操作。输入图像通过梯度变换为边缘图像,在感兴趣的对象边缘产生高灰度值。使用阈值图像分割结果对梯度图像进行标记,再执行带输入高度参数的分水岭算法。通过调整高度参数以平衡过

度分割(对象被拆成多个碎片)和分割不足(对象合并或丢失)的矛盾。该图显示,对于所选择的高度值,一些对象被遗漏,因为分水岭算法淹没了边缘强度不够高的区域。

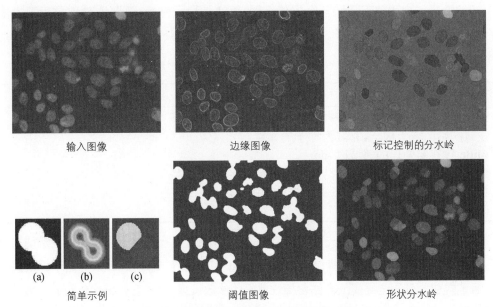

|输入图像|边缘图像|标记控制的分水岭|

(a)　(b)　(c)
简单示例　　　　　　阈值图像　　　　　　形状分水岭

图 3.8(参见彩色插图)　分水岭分割示例
上行:通过标记控制的分水岭进行分割。下行:按形状分水岭划分。

对于基于形状的分割,可以将分水岭算法应用于距离变换。特别是,给定输入图像进行粗的前景/背景分割,我们可以将计算的距离映射到每个对象的内部,并将分水岭变换应用于该距离变换。如图 3.8 的左下图,其中(a)中的两个重叠圆在(c)中通过在距离图(b)上运行分水岭算法而分开。因为这种类型的处理取决于物体的形状,所以它可以称为形状分水岭法。图 3.8 的下半部分演示了使用阈值图像进行形状分水岭法算分割的步骤。注意,有些物体被分割成碎片,通过合并距离图中的局部最大值,可以避免这种情况,但又可能会并掉一些群集对象。

分水岭法的优点在于直观,可以非常快速地计算,且使用灵活,可以应用于形状、强度、梯度等各种类型图像;缺点是常发生过度分割,很难在分割中兼顾任何形状约束,其有效性取决于预处理后的距离图像质量。

▶▶3.4.3　区域增长算法

另一类分割算法通过选择初始种子区域并在给定的约束条件下发展出某些轮廓或区域,通过定义感兴趣的区域来获得更准确的区域边界。水平集算法、主动轮廓算法和区域增长算法等方法都属于这一类别,并且所有这些类方法已经有效地应用于医学和生物图像分析问题。这类算法依赖从第 3.3 节中的检测算法中获得的初始种子。在这里,我们将讨论区域增长,因为它构成了这类算法的一般框架。算法 2 概述了主要步骤。

区域增长算法效果的好坏依赖于一个确定像素是否包含在该区域中。这里选择范围已相当广泛，且许多选项仍在开发中。最简单的形式是一种叫"阈值相连"的方法。在这种方法中，用户选择一个阈值下限和一个阈值上限，算法从种子开始，只要这些种子周围的像素值在阈值范围内，种子就会增长。这直观上类似于阈值化，只有那些包含种子的区域包括在分割结果中。

算法 2 区域增长算法

1：选择一个或多个要分割的对象或对象内部的种子
2：设置初始区域为种子，邻域为种子的邻域
3：**while** 存在要处理的邻域时，**do**
4：如果邻域像素符合某些条件，则向该区域添加邻域像素
5：将新邻域设置为新区域中任意尚未处理的邻域
6：**end while**

通常，阈值的下限和上限事先并不知道，需要进行大量实验来确定它们。为了帮助实现这一点，一种常见的自动化流程选择是 Insight Toolkit[15] 中的"可信连接"算法。这个算法更加直观，并且能提供比基于全局阈值方法鲁棒性更好的参数设置，因为它根据优化后的区域计算阈值。计算目前标记为前景像素值的均值和标准差，并用一个选定的加权因子乘以标准差，以定义在算法 3 中提到的新的间隔。示例分割结果图像如图 3.9 所示，取自[52]。

算法 3 置信连接区域生长算法

1：设置乘数 k 和迭代次数 n
2：将初始区域设置为种子周围的区域
3：**for** $i=0; i<n; i++$ **do**
4：测量区域的平均 μ 和标准差 σ
5：计算下限阈值 $t_l=\mu-k\sigma$ 和上限阈值 $t_u=\mu+k\sigma$
6：所有原始种子相邻的灰度值在 t_l 和 t_u 之间的像素添加进入区域中
7：**end for**

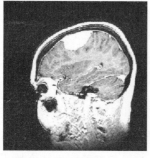 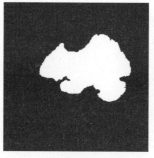 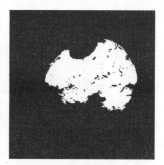

MR 脑部图像　　　　　　基本图　　　　　　区域增长结果

图 3.9　MR 大脑图像分割

使用置信连接区域生长，放置两个种子：一个在白质中，一个在灰质中。改编自 Padfield 和 Ross[52]。

▶▶3.4.4　聚类算法

另一类的分割算法属于聚类或分类方法。聚类算法是将一个数据集分割成不同的类的算法。它们大致分为两类：有监督分类方法和无监督分类方法。有监督分类方法进行分类方法训练时，需要输入多个案例以及与这些案例相对应的真实结果标签，然后将训练得到的分类器模型应用于没有标签的测试数据。无监督分类方法不通过训练步骤，而是寻求自动查找数据中的模式和聚类。这样做的优点是不需要进行训练，但是结果通常不像监督方法那样精确，而且对输出聚类的控制也较少。

常见的无监督聚类算法称为 K 均值聚类[21,23,61]。给定输入参数 k 和 N 维空间中的一组点，K 均值聚类方法尝试将点划分为 k 个簇，以最小化代价函数。具体而言，目标是将一组观测值 $x_1, x_2, \cdots, x_N$ 分为 k 个聚类 $S = S_1, S_2, \cdots, S_N$，使所有聚类内的平方和最小：

$$\underset{S}{\arg\min} \sum_{i=1}^{k} \sum_{x_j \in S_i} \parallel x_j - \mu_i \parallel_2 \tag{3.6}$$

μ_j 是聚类 j 的平均值。显然这是一个迭代过程，因为我们不知道前期的聚类，因此无法计算其均值 μ_j。为此，我们首先随机选择种子中心，然后使用算法 4 在每次迭代时对它们进行更新，如图 3.10 所示。

算法 4　K 均值聚类算法

1：**procedure** 初始化

2：随机选择 k 个数据点作为聚类中心

3：设置 $t = 0$

4：确定 S_0 和 μ_i^t

5：**end procedure**

6：**while** $\mu_i^t \neq \mu_i^{t-1}$ for all i do

7：**procedure** 分配

8：应用公式 $\min_i \parallel x_j - \mu_i^t \parallel_2$，将每个观察值分配给最近均值的所在的聚类

9：确定 S^t

10：**end procedure**

11：**procedure** 更新

12：计算新的聚类平均值 μ_i^{t+1}

13：$t = t+1$

14：**end procedure**

15：**end while**

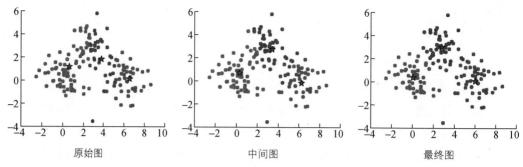

图 3. 10（见彩色插图）　K 均值算法示例

随机初始化三个聚类，并将所有点分配给这些聚类中的一个。在每次迭代中，重新计算聚类中心，然后根据新的中心进行所有点的再分配，重复这些步骤直到收敛。数据点显示为彩色点，聚类中心显示为星号。

从这个描述中可以清楚地看出，算法的准确性在很大程度上依赖于种子的随机初始化：如果这个步骤产生的种子不能很好地表示真正的聚类，那么最终的聚类将不准确。为了纠正这个问题，该算法通常运行很多次（可能是 100 次），每次计算公式 3.6 中的最小聚类平方和，选择运行结果为最佳（最小）值的分类最后输出。k 必须预先确定，但对于某些应用来说，很难确定最佳聚类数 k 的大小。

将聚类算法应用于图像数据有很多种方法。一般情况下，对一个图像可以计算出若干判别特征，每个像素可以表示为 n 维空间中的一个点，其中维数对应于所选特征的个数。图 3.11 展示仅用灰度特征并使用 $k=3$ 种灰度级别对像素进行聚类的一种示例方法。使用这种特性可以得到与使用两个阈值（生成 3 个区域）的 Otsu 方法非常相似的结果。使用每个对象的多个特征（例如灰度、边缘、纹理），通常可以更容易地分离不同的类。

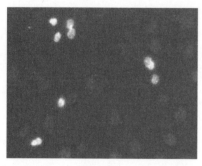
原始图像

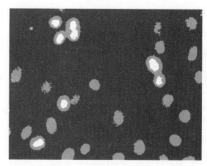
K 均值分割

图 3. 11　K 均值分割的细胞图像

其中一些经历有丝分裂的细胞比其他细胞更亮。这里 K 设为 3，特征是灰度。

在本节中，我们讨论了一些常见的分割方法，包括阈值化、分水岭方法、区域增长方法和聚类方法。对于分割特定的图像类型和条件，这些通用的方法还产生了很多变种。其他常见的方法还有许多，如小波方法、水平集方法和图割方法等。例如文献[1,36]引入了基于成本函数的分割,文献[13]提出了一种感知分组方法,文献[26]展示了归一化图割方法的有效性。文献[27]中使用了文献[41,42,57]的水平集方法进行分割,文献[2]中边缘吸引力被添加到公式中,文献[3]中 Chan 和 Vese 提出了一个模型,可以检测有梯度和无梯度的轮廓。这些方法已经应用于 2D 和 3D 的细胞分割中,例如在文献[50,51]中。

小波方法是一种在频域和空间域对图像进行分解的有效工具。文献[34]描述了小波方法的基本数学原理,Mallat 在文献[28,29]中给出了小波方法在信号处理中的应用。文献[58]中给出了小波分布的统计模型,Donoho 在文献[7]中引入了一种利用软阈值进行去噪的方法。在文献[8,40,47,48]中采用了一种不同的小波变换,称为 à Trous 小波变换,将不同分解水平的系数组合起来,有效地分割出团状细胞。

鉴于有大量资料介绍分割,本节提供了一些例子,说明这些方法如何应用于生物医学图像的分析。

3.5 图像配准

图像配准是两幅图像进行匹配、叠加的过程,在以下类型的应用中会遇到图像配准问题:

- 用于运动校正或运动估计,其中两幅图像包含相同的解剖结构,但由于两幅图像之间的时间差而有一些运动变化或变形。
- 对于多模态配准,其中两个或多个图像表示同一对象的不同采集模态,例如对同一物体的 MRI 图像和 CT 图像进行配准,有时被称为"融合"。
- 在主体间进行比较,两个不同主体的图像被配准以建立两个图像之间的空间对应关系。

图像配准通常是生物医学数据分析的关键步骤,因为图像之间的任何定量比较或分析都依赖于从图像相关的、有意义的区域中提取的图像特征或测量值,这些区域对应于相同的解剖区域。在数学意义上,图像配准可以被认为是找到将第二图像(通常称为"运动图像")映射到第一图像(称为"固定图像")变换的问题。配准是一个优化问题,我们希望找到一个变换,将运动图像映射到固定图像,得到一个变换后的图像,使其和原始固定图像在某种相似度度量下值最大化(或使距离度量最小化),具体过程如图 3.12 所示。下面按小节描述图像配准的一些组成部分,并讨论一些常用的方法。关于图像配准技术的更详细的描述可以在文献[15,25,39]中找到。

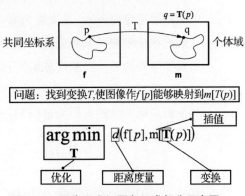

图 3.12 图像配准问题各组成部分示意图

▶▶3.5.1 配准变换

变换 T 是映射固定图像和运动图像之间的物理点的函数。不同的变换形式决定了图像的形变类型,常用的变换有:

- **刚性变换**:刚性变换由图像平移和旋转组成,用 $T(x)=R*x+t$ 表示,其中 R 和 t 分别为旋转矩阵和平移向量。在刚性变换中,点与线之间的距离和角度都保持不变。
- **相似变换**:相似变换除了旋转和平移的刚性变换之外,还包括各向同性比例因子。在相似变换中,线之间的角度不变,且对象在所有维度中按比例改变大小。
- **仿射变换**:仿射变换是一种一般的线性变换,在这种变换中,直线经过变换后仍然是直线,但其距离和角度不再保持不变,点和点之间的距离比则仍然不变。仿射变换用更一般的形式 $T(x)=M*x+t$ 表示,其中 M 是任意矩阵,t 是向量。
- **B 样条可变形变换**:B 样条可变形变换用于解决图像局部变形、图像不同部分不服从同一变换的形变配准问题。在这种情况下,通过上述的一个变换将需要配准图像先分配到一个粗糙的网格点集,再在网格点之间使用 B 样条插值产生一个可变形的变换。完全自由的可变形变换具有非常大的自由度,会导致严重的不适用的问题。这时利用紧支撑的基函数可使 B 样条插值问题更易被处理。

▶▶3.5.2 相似度和距离度量

配准问题中最重要的部分可能是定义衡量配准的"好坏程度"的图像相似性度量。存在各种各样的相似性或距离度量指标,各有其优缺点。在这里我们举一些代表性的例子:

- **均方指标**:均方指标是一种距离度量指标,它计算两个图像 A 和 B 之间的逐像素值均方差,如下所示:

$$d(A,B) = \frac{1}{N}\sum_{i=1}^{N}(A_i - B_i)^2 \tag{3.7}$$

其中 N 是像素数,A_i 和 B_i 分别是图像 A 和 B 中的第 i 个像素的像素值。当两个图像相同且完全对齐时,该度量为零,值越大图像越不相似。该度量标准易于计算,但它假设小像素块图像灰度值不会随图像不同而发生变化。这种度量指标处理不了像素灰度随图像不同而变化的情形,因此不适用于多模态配准。

归一化互相关指标:归一化互相关是一种相似性指标,它计算图像的像素级互相关,并使用两幅图像的自相关进行归一化。

$$s(A,B) = \frac{\sum[A_i - \mu_A][B_i - \mu_B]}{\sqrt{\sum_i[A_i - \mu_A]^2 \sum_i[B_i - \mu_B]^2}} \tag{3.8}$$

其中 μ_A 和 μ_B 分别是图像 A 和 B 的像素平均值。当两个图像完全对齐时,该度量值为 1。当图像越不匹配,该度量值越小。对于完全不相关的图像,该度量值最小值为一1。减去图像的灰度均值提高了这种度量在灰度拉伸时的鲁棒性,并且它可以处理图像间的线性灰度变化,这种度量的计算复杂度也很低。基于互相关的方法已被用于解决医学图像数据的运动校正问题[9]。

- **互信息度量**:两幅图像之间的互信息度量(mutual information, MI)从信息论意义上计算了它们的相似度,并能够衡量一幅图像中的强度信息对第二幅图像强度信息的影响程度。将图像 A 和 B 作为随机变量,利用边际概率分布 $p_A(a)$、$p_B(b)$ 和联合概率分布 $p_{AB}(a,b)$,互信息 $I(A,B)$ 可以表示为

$$I(A,B) = \sum_{a,b} p_{AB}(a,b) \log \frac{p_{AB}(a,b)}{p_A(a) p_B(b)} \tag{3.9}$$

它衡量了 A 和 B 的联合分布与 A 和 B 完全独立分布的差异,可以从两个图像的联合和边际直方图估计联合和边际概率分布。因为互信息度量不对两个图像中的相互强度关系做任何假设,只要求两个图像可以很好地相互解释,所以该指标非常适合于处理各种模态间具有不同的强度和特征分布的配准问题[24]。有关基于互信息配准的详细信息可在文献[53]中找到。

▶▶ 3.5.3 配准优化器

在选择合适的配准相似度度量指标和配准变换后,采用迭代优化方法,将配准问题求解为相似性度量最大化(或距离度量最小化)的优化问题来。优化器方法的选择取决于以下几个因素,如计算效率、对局部极小值的鲁棒性和初始化等,还可能取决于是否需要完全自动化的配准方法,或者是否可以接受半自动化的、基于用户指导的方法。优化器将成本函数和优化参数的初始化作为输入,返回参数的最优值。在单变量代价函数时使用单变量优化器。共轭梯度法和梯度下降法是最常见的单变量优化方法。多变量代价函数通常采用非线性最小二乘法,Levenberg-Marquardt 优化器是最广泛使用的非线性优化方法之一,Insight Toolkit[15]包含一个完善的模块化框架,用于测试各种变换、指标和优化器的不同组合。

图 3.13 展示了使用刚性配准、仿射配准和变形配准变换对两幅 MRI 脑图像进行配准的结果。在所有情况下都使用互信息相似度度量。下面一行的彩色图像使用绿色表示配准图像,红色表示固定图像。因此,颜色图像在覆盖层中是黄色的,错误的配准区域是绿色或红色。结果表明,从刚性到仿射到形变配准的精度明显提高。更多关于医学成像应用的自由变形配准方法的例子可以在文献[30,54]中找到。

图像之间对齐是许多处理流程的核心要求,本节概述了配准框架的主要组成部分。在下一节中将结合目标检测和图像分割介绍一组功能强大的用于图像分析和特征提取的工具。

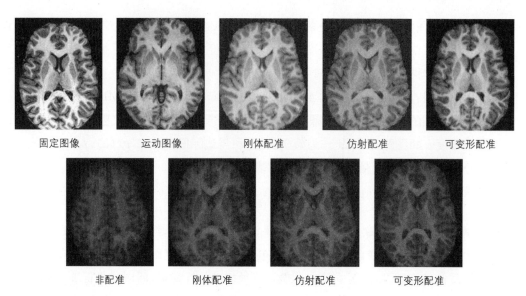

图 3.13　（参见彩色插图）使用各种变换将运动图像配准到固定图像效果（显示的是来自 3D 体数据的一个切片）
上行：固定图像、运动图像以及分别使用刚体、仿射和可变形变换配准后的配准图像。下行：每幅
图像中分别显示已配准图像和固定图像，以显示配准的准确性。图片由 GE 全球研究部的
Xiaofeng Liu 提供。

3.6　特征提取

　　当通过成像装置观察到生物现象时，所收集的数据包含多种效果的混合，其中最重要的
是所观察到的特征性生物现象或对象以及产生图像的物理过程。例如，产生 PET 图像的物
理过程即为 PET 系统收集关于重合光子检测信息的过程，其潜在的生物学过程，即癌细胞
对葡萄糖的较高消耗速率，是我们所真正关心的。放射性示踪剂标记葡萄糖引发一连串事
件，导致具有相反力矩的光子对发射后几乎同时到达 PET 检测器，从而产生所需的重合光
子检测。

　　与上述方式相类似，特征提取是将原始图像数据概括或转换为富有表现力的表达过程，
使其更具信息量或表现出与潜在生物现象更好的关联。这种转换的目的是突出或明确数据
中与特定任务最相关的要素。例如，某些算法[18]依赖于标志物的提取和匹配，如用于图像
配准的 SIFT 特征[22]。类似于 Minkowski 泛函[17]之类的纹理特征已被用于分类和检测
任务。

　　这些示例展示了精心设计特征的应用，其性能由特征的设计来保证。通常，这些特征设
计方法是不可行的，因为数据最相关元素的先验知识不是已知的。在这种情况下，诸如深度
学习之类的方法可以减轻必须仔细设计特征的负担，并从标记数据中学习给定任务最合适

的特征。

▶▶3.6.1　目标特征

为了计算目标对象的特征,必须首先明确对象的定义,再运用前述的分割方法,输出一组与背景分离的前景区域。类似连通分量的算法可用于将前景区域分成单独标记的区域,其中每个单独标签标示图像中的唯一对象。

对于分割后的对象个体而言,每个特征是描述对象的某些方面的一个数字。文献中定义了大量的特征,但基本都属于形状、大小、亮度和纹理这些类别范畴。例如,在文献[10,16]中,使用多个提取的特征进行特征分类,可以将细胞的生命周期分为四个阶段;此外在文献[49]中,通过对生物学相关特征的提取并量化,从而实现一系列生物学研究。我们还可以使用包含一个或多个这样特征的函数来对对象进行建模。

表 3.1 从[46]中改编而来,其中列出了许多常见特征及其数学定义。在构建特征时,首先较为方便计算的是图像矩,它是二进制对象(未加权)或它们的像素灰度(加权)的特定平均值。它们在描述对象和形成对象的许多特性组件时非常有用。例如,它们可以用来计算各种形状特征,如体积和质心,还可以用来计算形状的特征值和特征向量,这些特征值和特征向量可以用来计算额外的特征,如离心率、延伸率和方向。

对于离散图像 $f(x,y)$,$(p+q)$ 阶离散原始矩定义为:

$$M_{p,q}(f) = \sum_{y=0}^{Y-1} \sum_{x=0}^{X-1} x^p y^q f(x,y) \tag{3.10}$$

其中 x 和 y 是函数第一维和第二维的坐标,$f(x,y)$ 是灰度加权或未加权(二值)图像。例如在公式 3.10 中,当 $f(x,y)$ 是二值图像时,对象的体积(像素或体素的数量)可以被计算为 $M_{0,0}$。当 $f(x,y)$ 表示灰度图像本身时,$M_{0,0}$ 变为灰度积分(对象所有灰度之和)。灰度均值就是简单地用灰度积分除以像素的数量。图像灰度的其他特征也可以很容易地计算出来,比如标准差、最小值、最大值、中值、模式以及基于灰度直方图的特征。

对象的像素位置可用于计算各种边界框,如表 3.1 所示。边界框是沿着 x,y 轴方向包围目标对象的最小矩形,可直接根据对象的图像像素坐标的最小和最大位置计算。定向边界框是包围形状的最小矩形(指向任意方向)。计算定向边界框的原始方法是大角度旋转该形状并计算提供最小边界框的角度,但更快的方法是使用特征向量和特征值来计算对象主轴的方向,然后计算沿主轴方向的边界框。

许多其他特征(例如纹理特征)可以在对象和完整图像上计算。对于医疗健康数据分析中出现的新问题,新的特征设计和应用方法正不断涌现。

表 3.1   基于图像矩的几个特征的定义

特征名称	定义
形状特征(f 是公式 3.10 中的二进制图像)	
体积	$M_{0,0}$
矩心	$\left[\dfrac{M_{1,0}}{M_{0,0}}, \dfrac{M_{0,1}}{M_{0,0}}\right]$
轴长	$4\sqrt{\lambda_i}, i=0,\cdots,D-1$
离心率	$\sqrt{\dfrac{\lambda_1-\lambda_0}{\lambda_1}}$
延长率	$\dfrac{\lambda_1}{\lambda_0}$
方向	$\tan^{-1}\left(\dfrac{\overline{v_1}(1)}{\overline{v_1}(0)}\right)$
灰度特征(f 是公式 3.10 中的强度图像)	
灰度总和	$M_{0,0}$
灰度均值	$\dfrac{M_{0,0}}{|X||Y|}$
加权质心	$\left[\dfrac{M_{10}}{M_{00}}, \dfrac{M_{01}}{M_{00}}\right]$
边界框	
边界框	$[\min(X),\max(X),\min(Y),\max(Y),\cdots]$
边界框大小	$[(\max(X)-\min(X)+1),(\max(Y)-\min(Y)+1),\cdots]$
定向边界框顶点	沿对象主轴的边界框
定向边界框大小	旋转空间中的边框大小

备注:X 和 Y 是对象内部像素的坐标,$M_{p,q}$ 是图像矩,$\lambda_1,\lambda_2,\cdots,\lambda_N$ 是特征值,$[\overline{v_0}\ \overline{v_1}\ \cdots\ \overline{v_N}]$ 是特征向量,在文中给出了进一步的描述。

▶▶3.6.2   特征选择和降维

由于可测量的尺寸、形状、纹理和其他特征数量很大,这可能会导致特征爆炸,并引出一个问题:究竟应该使用多少特征? 例如,如果我们用 3 个特征就可以对各种类别的对象(例如肿瘤与良性结节)达到 90%分离准确率,那么值得用第 4 个、5 个或 1000 个特征吗? 这取决于附加特征是否提供额外的判别价值。

一个很好的特征具有以下特点:(1) 差异性:对每个类别都有显著不同;(2) 信息丰富:每个类内的方差/变化很小;(3) 易于计算;(4) 统计独立:与其他应用的特征不相关。其中最后那个特征之间统计上独立的特点非常重要,因为相关特征不独立就存在冗余,在没增加价值的情况下增加了维度。加入一个特征就增加了特征空间的维度,也增加了搜索的复杂性和对额外样本的需求,称为"维度灾难"。这样,冗余和无用的特征不必要地增加了复杂性。因此,可以根据奥卡姆剃刀原则来观察特征的维度和模型的复杂性。根据奥卡姆剃刀原则,如果不确定的话,选择比较简单的模型。如图 3.14 所示,图中两种类型的点被三种不同的模型来分隔。虽然更复杂的曲线比直线更精确,但它也可能对数据过度地拟合。

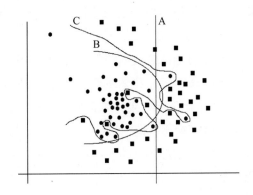

图 3.14　两类点以两种不同的颜色/形状显示,三条曲线显示了不同复杂程度的模型

在保留最重要特征同时降低特征维数的最佳方法是:使用详尽的方法来考虑所有特征子集并选择最佳特征。虽然这产生了最好的方法,但它的计算成本很高,特别是对于大量的特征。一种被称为自上而下途径的方法要快得多但不能保证是最佳的,办法是从所有特征开始,一次删除一个特征(对判别函数贡献最小的特征),并继续直到性能仍然可以接受,或者直到删除了所需数量的特征。自下而上方法的工作方向与此相反,顺序地添加特征。更好的方法是逐步判别分析,将自上而下和自下而上的方法结合起来,目标是在保持较高的判别得分的同时选择最重要的特征。虽然这种方法可能效果很好,但无法保证找到最佳的特征组合。

▶▶3.6.3　主成分分析

上一节中描述的特征选择的目标是降低特征空间的复杂性和维度,以便减少算法的计算负担。它还使计算能聚焦于最有意义的特征,同时忽略那些对分类器辨别能力贡献很小的特征。另一种可同样实现降维目的的方法是主成分分析(PCA)[14],它试图用尽可能少的维度来表示数据的基础结构和方差,是基于特征向量分析方法中最简单的一种,具有简单的闭式分析解决方案。它是对数据进行的一种正交变换,变换后的坐标系坐标按重要性降序排列。

我们可以通过一种简单方式来了解这种方法的基本概念,考虑二维平面上构成椭圆的点的集合,该集合的方向与 x 轴和 y 轴不重合。如果我们对数据用一个椭圆进行拟合,求得它的长轴和短轴,那么主成分分析中的第一个主分量就是与长轴一致,第二个主分量是与短轴一致。如果我们通过将数据投影到长轴上而去掉短轴,我们就保留了最大的数据方差,因为椭圆的长轴是椭圆最宽的部分。这个类比可以扩展到 N 维中的点(尽管难以形象化),其中用户可以决定保留 N 个主成分中的 k 个,其中 $k \leqslant N$。如果选择的主成分少,模型的复杂性会降低,但表示的准确性也会受到影响。这种降维有助于数据的可视化,因为高维空间可以简化为如二维或三维,在保持原始数据最大方差的同时,更容易直观地解释。很明显,PCA 对特征大小变化很敏感,如果某些特征天生就比其他特征大得多,那么它们会主导方差的计算。

可以使用数据的协方差矩阵的特征值分解或奇异值分解(SVD)来计算 PCA。将数据视为矩阵 $\boldsymbol{X}$,其中行表示样本,列表示每个样本的特征。当从该矩阵中减去每个特征均值时,$\boldsymbol{X}^{\mathrm{T}}\boldsymbol{X}$ 则与数据的样本协方差成比例。如果计算该协方差矩阵的特征向量并将其按列排成矩阵 $\boldsymbol{W}$,则主成分分解由 $\boldsymbol{T}=\boldsymbol{XW}$ 给出。此时,转换仍具有与原始数据相同的维度。如果调整矩阵 $\boldsymbol{W}$ 的结构使得特征向量以对应特征值大小前后降序排列的话,则每个增加的特征向量对总方差的贡献逐渐减少。因此,如果仅选择前 k 个特征向量,则将问题的维数降低到 k 维,然后将数据近似为 $\boldsymbol{T}_k=\boldsymbol{XW}_k$。去除的维数与精度之间存在权衡,这种权衡取决于应用和数据的要求。

在本节中,我们讨论了特征提取的重要性,并展示了如何从检测和分割算法的输出来计算这些特征。我们示范了一些特征及其计算方法,描述了特征选择和降维问题,并展示了一些方法来解决这个问题,由此产生的特征可用于机器学习算法中的分类问题和医疗数据分析中的其他应用。

▎3.7　结论和未来工作

在这一章中,我们对生物医学成像的主要模式和此类图像的多种量化方法进行了概括总结,介绍了目标检测算法,为感兴趣的对象提供准确的位置信息;进而介绍了图像分割算法,它提供了对目标边界的提取,并且其中种子填充算法通常依赖于目标检测算法的输出;然后我们展示了如何使用图像配准来实现相同和不同模态间的图像对齐,以实现跨模态的信息组合或提供延时信息。所有这些算法最终汇于特征提取算法,通过这些方法进行有意义的分析,其结果可以作为机器学习算法等方法的输入。因此,生物医学图像分析算法为医疗数据分析的其他方法提供了有价值的输入。

生物医学图像分析的前景是光明的。考虑到本主题所涵盖的多种多样的成像模态,有很大的算法实现和创新空间去满足特定应用的要求。同时,正在开发的算法涉及宽广的范围,例如可变形配准或基于模型的对象检测方法,它们跨越模态,可以通过调整参数用于不同的应用。多年来贯穿算法发展的主题是基于模型的方法,它试图对基础的物理采集和对象的外观进行建模。例如在对象检测部分讨论的一些应用以及很多的分割方法,尤其是文献中关于形状模型的那些方法。然而,另一个重要性和影响力日益上升的主题是基于学习的方法,随着大数据[5]、数据科学[6]和深度学习[12]等机器学习主题的出现,大部分算法开发社区越来越多地将其运用于特征提取方法、分类方法和数据整理,以便能够从图像和数据中自动提取有意义的模式和见解,而无需对感兴趣的对象进行显式建模。由于专家常依赖从过去的经验中找到预期的模式而可能错过了其他的重要模式,它在避免专家经验引入偏差方面展示了巨大的潜力,但同时,它也有可能检测出不具有临床价值的非相关模式。随着开发社区中工程师、计算机科学家、统计学家、医生和生物学家的不断整合,将建模和学习途径优势部分结合的开发方法为解决新技术挑战带来了很大的希望。该领域的未来非常有希望,而这一切将使患者最终受益。

▌参考文献

[1] A. Blake and A. Zisserman. *Visual Reconstruction*. The MIT Press,1987.

[2] V. Caselles, R. Kimmel, and G. Sapiro. Geodesic active contours. In *Proc. ICCV* 1995, Cambridge, M.A.,1995.

[3] T. Chan and L. Vese. Active contours without edges. *IEEE Transactions on Image Processing*, 10 (2):266 - 277, February 2001.

[4] Jay N. Cohn. Arterial stiffness, vascular disease, and risk of cardiovascular events. *Circulation*, 113: 601 - 603, February 2006.

[5] Kenneth Cukier. Data, data everywhere. *The Economist*, February 2010.

[6] Vasant Dhar. Data science and prediction. *Commun. ACM*, 56(12):64 - 73, December 2013.

[7] D. L. Donoho. De-noising by soft-thresholding. *IEEE Transactions on Information Theory*, 41(3): 613 - 627, 1995.

[8] A. Genovesio, T. Liedl, V. Emiliani, W. J. Parak, M. Coppey-Moisan, and J. C. Olivo-Marin. Multiple particle tracking in 3—D+t microscopy: Method and application to the tracking of endocytosed quantum dots. *IEEE Trans. Image Proc.*, 15(5):1062 - 1070, 2006.

[9] Sandeep N. Gupta, Meiyappan Solaiyappan, Garth M. Beache, Andrew E. Arai, and Thomas K. F. Foo. Fast method for correcting image misregistration due to organ motion in time-series MRI data. *Magnetic Resonance in Medicine*, 49(3):506 - 514, 2003.

[10] N. Harder, F. Bermúdez, W. J. Godinez, J. Ellenberg, R. Eils, and K. Rohr. Automated analysis of the mitotic phases of human cells in 3D fluorescence microscopy image sequences. In R. Larsen, M. Nielsen, and J. Sporring, editors, *MICCAI'06*, LNCS, pages 840 - 848, 2006.

[11] Gavin C. Harewood, Maurits J. Wiersema, and L. Joseph Melton III. A prospective, controlled

assessment of factors influencing acceptance of screening colonoscopy. *The American Journal of Gastroenterology*, 97(12):3186 – 3194, December 2002.

[12] Geoffrey E. Hinton. Learning multiple layers of representation. *Trends in Cognitive Sciences*, 11 (10):428 – 434, 2007.

[13] A. Hoogs, R. Collins, R. Kaucic, and J. Mundy. A common set of perceptual observables for grouping, figure-ground discrimination and texture classification. *IEEE Transactions on Pattern Analysis and Machine Intelligence*, 25(4):458 – 474, April 2003.

[14] H. Hotelling. Analysis of a complex of statistical variables into principal components. *Journal of Educational Psychology*. 24:417 – 441, 1933.

[15] L. Ibanez, W. Schroeder, L. Ng, and J. Cates. *The ITK Software Guide*. Kitware, Inc. ISBN 1-930934-15-7, http://www.itk.org/ItkSoftwareGuide.pdf, second edition, 2005.

[16] V. Kovalev, N. Harder, B. Neumann, M. Held, U. Liebel, H. Erfle, J. Ellenberg, R. Eils, and K. Rohr. Feature selection for evaluating fluorescence microscopy images in genome-wide cell screens. In C. Schmid, S. Soatto, and C. Tomasi, editors, Proc. *IEEE CVPR*, pages 276 – 283, 2006.

[17] Xiaoxing Li and P. R. S. Mendonça. Texture analysis using Minkowski functionals. In *SPIE Proceedings*. Vol. 8314. San Diego, CA, USA, February 24, 2012.

[18] Zisheng Li, Tsuneya Kurhara, Kazuki Matsuzaki, and Toshiyuki Irie. Evaluation of medical image registration by using 3D SIFT and phase-only correlation. In *Abdomination Imaging — Computational and Clinical Applications*, Nice, France, October 2012.

[19] Ping-Sung Liao, Tse-Sheng Chen, and Paul-Choo Chung. A Fast Algorithm for Multilevel Thresholding. *Journal of Information Science and Engineering*, 17:713 – 727, 2001.

[20] S. Liu, D. Padfield, and P. Mendonca. Tracking of carotid arteries in ultrasound images. In *Medical Image Computing and Computer-Assisted Intervention MICCAI* 2013, volume 8150 of *Lecture Notes in Computer Science*, pages 526 – 533. Springer Berlin Heidelberg, 2013.

[21] S. Lloyd. Least square quantization in PCM. *IEEE Transactions on Information Theory*, 28:129 – 137, 1982.

[22] David G. Lowe. Object recognition from local scale-invariant features. In *International Conference in Computer Vision*, volume 2, pages 1150 – 1157, September 1999.

[23] J. Macqueen. Some methods for classification and analysis of multivariate observations. In *5th Berkeley Symposium on Mathematical Statistics and Probability*, pages 281 – 297, 1967.

[24] F. Maes, A. Collignon, D. Vandermeulen, G. Marchal, and P. Suetens. Multimodality image registration by maximization of mutual information. *IEEE Transactions on Medical Imaging*, 16(2): 187 – 98, April 1997.

[25] J. B. Maintz and Max A. Viergever. A survey of medical image registration. *Medical Image Analysis*, 2(1):1 – 36, March 1998.

[26] J. Malik, S. Belongie, J. Shi, and T. Leung. Textrons, contours and regions: Cue integration in image segmantation. In *Proceedings of the 7th International Conference on Computer Vision*, pages

918 - 925, 1999.

[27] R. Malladi, J. A. Sethian, and B. C. Vemuri. Shape modeling with front propagation: A level set approach. *IEEE Transactions on Pattern Analysis and Machine Intelligence*, 17:158 - 175, 1995.

[28] S. Mallat. A theory for multiresolution signal decomposition : The wavelet representation. *IEEE Transactions on Pattern Analysis and Machine Intelligence*, 11:674 - 693, July 1989.

[29] S. Mallat. *A Wavelet Tour of Signal Processing*. Academic Press, 1997.

[30] David Mattes, D. R. Haynor, Hubert Vesselle, T. K. Lewellen, and William Eubank. PET-CT image registration in the chest using free-form deformations. *IEEE Transactions on Medical Imaging*, 22 (1):120 - 128, 2003.

[31] P. R. S. Mendonça, R. Bhotika, Saad Sirohey, W. D. Turner, J. V. Miller, and R. S. Avila. Modelbased analysis of local shape for lesion detection in CT scans. In *Medical Image Computing and Computer-Assisted Intervention*, pages 688 - 695, Palm Springs, CA, October 2005.

[32] Paulo R. S. Mendonça, R. Bhotika, Fei Zhao, John Melonakos, and Saad Sirohey. Detection of polyps via shape and appearance modeling. In *Proceedings of MICCAI 2008 Workshop: Computational and Visualization Challenges in the New Era of Virtual Colonoscopy*, pages 33 - 39, New York, NY, USA, September 2008.

[33] Paulo R. S. Mendonça, Rahul Bhotika, Fei Zhao, and James V. Miller. Lung nodule detection via Bayesian voxel labeling. In *Information Processing in Medical Imaging*, pages 134 - 145, Kerkrade, The Netherlands, July 2007.

[34] Y. Meyer. *Wavelets and Operators*. Cambridge University Press, 1992.

[35] Virginia A. Moyer. Screening for lung cancer: U. S. preventive services task force recommendation statement. *Annals of Internal Medicine*, 160(5):330 - 338, March 2013.

[36] D. Mumford and J. Shah. Boundary detection by minimizing functionals. In *Proceedings of the 1st International Conference on Computer Vision*, pages 22 - 26, 1987.

[37] Pieter Muntendam, Carol McCall, Javier Sanz, Erling Falk, and Valentin Fuster. The BioImage study: Novel approaches to risk assessment in the primary prevention of atherosclerotic cardiovascular disease — study design and objectives. *American Heart Journal*, 160(1):49 - 57, 2010.

[38] Hui-fuang Ng. Automatic thresholding for defect detection. *Pattern Recognition Letters*, 27:1644 - 1649, 2006.

[39] Francisco P. M. Oliveira and Jo? ao Manuel R. S. Tavares. Medical image registration: A review. *Computer Methods in Biomechanics and Biomedical Engineering*, 17(2):73 - 93, January 2014.

[40] J. C. Olivo-Marin. Automatic detection of spots in biological images by a wavelet-based selective filtering technique. In *ICIP*, pages I:311 - 314, 1996.

[41] S. J. Osher and R. P. Fedkiw. *Level Set Methods and Dynamic Implicit Surfaces*. Springer, 2002.

[42] S. J. Osher and J. A. Sethian. Fronts propagating with curvature-dependent speed: Algorithms based on Hamilton - Jacobi formulations. *Journal of Computational Physics*, 79:12 - 49, 1988.

[43] N. Otsu. A threshold selection method from gray-level histogram. *IEEE Transactions on Systems*

Man Cybernetics, 8:62 – 66, 1979.

[44] D. Padfield. Masked FFT Registration. In *Proc.* CVPR, 2010.

[45] D. Padfield. Masked object registration in the Fourier domain. *IEEE Transactions on Image Processing*, 21(5):2706 – 2718, 2012.

[46] D. Padfield and J. V. Miller. A label geometry image filter for multiple object measurement. *Insight Journal*, July-December:1 – 13, 2008.

[47] D. Padfield, J. Rittscher, and B. Roysam. Coupled minimum-cost flow cell tracking. In *Proc. IPMI*, pages 374 – 385, 2009.

[48] D. Padfield, J. Rittscher, and B. Roysam. Coupled minimum-cost flow cell tracking for highthroughput quantitative analysis. *Medical Image Analysis*, 15(4):650 – 668, 2011.

[49] D. Padfield, J. Rittscher, and B. Roysam. Quantitative biological studies enabled by robust cell tracking. In 2011 *IEEE International Symposium on Biomedical Imaging: From Nano to Macro*, pages 1929 – 1934, March 2011.

[50] D. Padfield, J. Rittscher, T. Sebastian, N. Thomas, and B. Roysam. Spatio-temporal cell cycle analysis using 3D level set segmentation of unstained nuclei in line scan confocal fluorescence images. In *Proceedings of ISBI*, pages 1036 – 1039, 2006.

[51] D. Padfield, J. Rittscher, N. Thomas, and B. Roysam. Spatio-temporal cell cycle phase analysis using level sets and fast marching methods. *Medical Image Analysis*, 13(1):143 – 155, 2009.

[52] D. Padfield and J. Ross. Validation tools for image segmentation. In *Proceedings of SPIE Medical Imaging*, 2009.

[53] Josien P. W. Pluim, J. B. Antoine Maintz, and Max A. Viergever. Mutual-information-based registration of medical images: A survey. *IEEE Transactions on Medical Imaging*, 22(8):986 – 1004, August 2003.

[54] D. Rueckert, L. I. Sonoda, C. Hayes, D. L. G. Hill, M. O. Leach, and D. J. Hawkes. Nonrigid registration using free-form deformations: Application to breast MR images. *IEEE Transactions on Medical Imaging*, 18(8):712 – 721, 1999.

[55] Johannes Schindelin, Ignacio Arganda-Carreras, Erwin Frise, Verena Kaynig, Mark Longair, Tobias Pietzsch, Stephan Preibisch, Curtis Rueden, Stephan Saalfeld, Benjamin Schmid, JeanYves Tinevez, Daniel J. White, Volker Hartenstein, Kevin Eliceiri, Pavel Tomancak, and Albert Cardona. FIJI: An open-source platform for biological-image analysis. *Nature Methods*, 9(7):676 – 682, July 2012.

[56] Caroline A. Schneider, Wayne S. Rasband, and Kevin W. Eliceiri. NIH Image to ImageJ: 25 years of image analysis. *Nature Methods*, 9(7):671 – 675, July 2012.

[57] J. A. Sethian. *Level Set Methods and Fast Marching Methods*. Cambridge University Press, 1996.

[58] E. P. Simoncelli and O. Schwartz. Modelling surround suppression in v1 neurons via a statistically-derived normalistion model. In *Advances in Neural Information Processing Systems* 11, 1999.

[59] Robert A. Smith, Vilma Cokkinides, and Harmon J. Eyre. American cancer society guidelines for the early detection of cancer, 2006. *CA: A Cancer Journal for Clinicians*, 56(1):11 – 25, Jan/Feb 2006.

[60] P. Soille. *Morphological Image Analysis*. Springer-Verlag, Heidelberg, 2nd edition, 2003.

[61] H. Steinhaus. Sur la division des corp materiels en parties. *Bulletin of the Polish Academy of Sciences*, 1:801 - 804, 1956.

[62] C. Wahlby, I.-M. Sintorn, F. Erlandsson, G. Borgefors, and E. Bengtsson. Combining intensity, edge, and shape information for 2d and 3d segmentation of cell nuclei in tissue sections. *Journal of Microscopy*, 215:67 - 76, 2004.

[63] Sidney Winawer, Robert Fletcher, Douglas Rex, John Bond, Randall Burt, Joseph Ferrucci, Theodore Ganiats, Theodore Levin, Steven Woolf, David Johnson, Lynne Kirk, Scott Litin, and Clifford Simmang. Colorectal cancer screening and surveillance: Clinical guidelines and rationale — update based on new evidence. *Gastroenterology*, 124(2):544 - 560, February 2003.

第 4 章

医疗健康领域传感器
数据挖掘技术调查

Daby Sow

IBM T. J. Watson 研究中心

约克镇高地,纽约州

sowdaby@ us.ibm.com

Kiran K. Turaga

威斯康星医学院

密尔沃基,威斯康星州

kturaga@ gmail.com

Deepak S. Turaga

IBM T. J. Watson 研究中心

约克镇高地,纽约州

turaga@ us.ibm.com

Michael Schmidt

哥伦比亚大学医学中心

神经 ICU

纽约州纽约市

mjs2134@ mail.cumc.columbia.edu

随着传感器技术的进步，通过各类设备就有机会获得患者及其周围环境的细粒度数据。将这些数据转化为信息，正在对医疗保健领域产生深远的影响。它不仅有助于设计出复杂的临床决策支持系统，能更好地观察患者的生理信号并提供床旁情况感知；还能增进对医疗保健系统低效性的深入了解，而这可能是造成医疗成本疯涨的根源。要将该数据转换为信息，需要对患者数据进行分析并通过数据挖掘方法将其转换为可用信息。本章调研了医疗保健领域内传感器数据挖掘技术现有的临床应用情况，首先阐述了医疗保健领域数据挖掘技术所面临的挑战，接着对临床和非临床环境下的数据挖掘技术应用进行了回顾。

▎4.1　简介

医疗保健指的是"为维持或恢复生命健康所开展的相关工作,尤指训练有素且具备相关执业资格的专业人员所进行的工作"[1]。这些工作处在一个庞大的系统内,由不同的实体执行,该系统由患者、医生、护理人员、制药公司以及近年来地位举足轻重的 IT 公司组成。医学信息学[2]是处理有关健康信息结构、健康信息获取以及健康信息应用的科学。医学信息学的一个根本目标[3]是在广泛的环境中,跨计算平台,并及时地为临床应用获取和传输知识,从而改进医疗保健水平。

实现该目标将会对整个社会带来深远影响。从历史上看,被动地提供医疗保健限制了它的有效性,这会导致一个很严重的问题:不能对患者可能会出现的慢性病并发症(如癌症或糖尿病等)做到早发现或提前预测。即使在重症监护环境中,提供护理一般也是用来应对临床症状出现后或化验室检测结果明确后的典型不良事件。在许多情况下,在此类反应被检测出来之后再进行治疗反馈往往会延误病情,增加治疗难度。因此,加速推动医疗服务从被动转为主动非常必要。

要实现这种转变,就需要更好地监测和了解,包括患者的生理信号及其现在的状况,医疗机构和医疗服务提供者大量采集患者数据并将该数据整合到电子病历(EMR)和患者健康档案中。近年来,随着传感器和可穿戴技术的进一步发展,一些新的数据源已经可以用来深入了解患者的情况,例如蓝牙电子秤、血压袖带、心率监测器乃至便携式心电监护仪,这些产品目前都可以使用,它们可以采集重要器官部位的数据信息,从而进行早期诊断。利用传感器技术的进步,已提出了一些针对慢性病及健康管理的远程健康监测解决方案[4]。

虽然医疗健康传感器数据的快速增长对医疗服务产生了重大影响,同时也给需要使用此数据的系统和利益相关方带来了数据超载的问题,因此,有必要利用数据挖掘和数据分析的技术来对这种感知能力进行补充,将所采集到的大量数据转换为有意义和可用的信息。在本章中,我们研究了传感器数据挖掘技术在医学信息学领域内的应用。我们将这种应用领域分为两个部分:临床应用及非临床应用。临床应用实质就是用于门诊及住院的临床辅助决策支持;非临床应用包括健康管理、活动监测、智能环境(例如智能家居)以及现实挖掘应用。在本章中,我们对不同区域的传感器、系统、分析技术以及具体应用和问题进行详细调查。

本章是之前所发表版本的一个修订版[120],组织结构如下:4.2 节列出了医学信息学领域内传感器数据挖掘技术相关的研究挑战;4.3 节关注了获取和分析医疗健康数据的几个挑战;4.4 节回顾了临床医疗保健领域的传感器数据挖掘应用和系统;在 4.5 节,我们描述了一些非临床场景下的应用;最后 4.6 节进行了总结。

4.2　医学信息学领域内的传感器数据挖掘：范围及问题

　　传感器可以测量整个世界的物理属性并能够产生信号，即包括如时间戳、数据元素等有序测量结果的时间序列。例如，在重症监护环境下，呼吸频率可以通过测量患者的胸部阻抗来估算。所得到的时间序列信号供人或其他传感器及计算系统来使用。举例而言，胸部阻抗传感器的输出数据可以传输给呼吸暂停监测系统，产生一个测量呼吸暂停发作情况的信号。传感器产生的数据元素可以是简单的标量（数字或者类型）值，也可以是复杂的数据结构。简单数据元素如某个特定位置由温度传感器所输出的每小时平均温度；复杂数据元素如医疗机构内患者监测传感器所测得的生命体征及报警信号的汇总。在本章中，我们主要关注医学信息学应用领域的传感器数据挖掘问题。

▶▶4.2.1　医学信息学用传感器分类

　　如图 4.1 所示，我们可以将医学信息学领域内的传感器分为以下几类：

- 生理传感器：这类传感器可测量患者生命体征信号或生理统计数据。20 世纪 60 年代，它们被医疗机构用于患者辅助监测之前，曾被用于宇航员的重要生命体征信号的测量。如今，生理信号传感器也可在非医疗机构内使用，它们甚至可以用于一些普及性设备（例如基于智能手机摄像头的 iPhone 心率监测应用程序[5]）。
- 可穿戴运动传感器：这类传感器与专注生命体征监测的传感器不同，它可测量使用者的运动总体情况。用于步态监测的加速度计就是很好的例子。跑鞋制造商如耐克，已经在它们的许多款跑鞋中应用了可以跟踪记录步行或慢跑活动的技术[6]。绝大多数智能手机都配备了加速度计以及一些利用这些传感器的健康管理程序。
- 人体传感器：人在信息传感过程中的作用至关重要。例如，医生在对患者进行检查时会介绍与患者健康状态相关的一些重要结果。实验室技术人员严格依照流程来提供患者的血液检查信息。自检报告（即患者自行监测所得的健康参数）也被用于治疗慢性疾病（如糖尿病等）。最近，随着社交媒体和云计算的出现，人们还可以通过 Web搜索和 Twitter 等机制来生成与健康有关的重要事件报告。
- 环境传感器：这类传感器被嵌入在用户所处的周边环境中，可用于测量不同的环境属性。具体例子包括：运动检测传感器、音视频传感器、温度传感器以及天气传感器等。

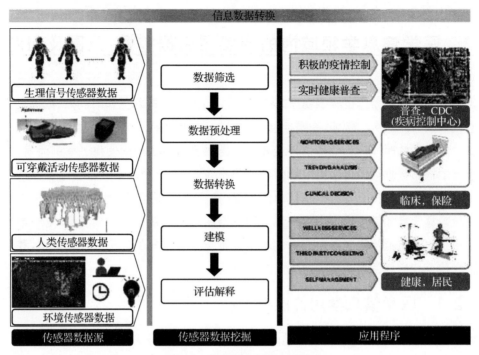

图 4.1 传感器数据挖掘过程

▶▶4.2.2 医学信息学传感器数据挖掘的挑战

与标准的数据挖掘流程[7,8]一致，医疗健康数据挖掘也分五个阶段：

1. 数据获取：从外部传感器数据源收集数据的相关操作。

2. 数据预处理：包括应用于数据的操作，以便为进一步分析做好准备。常规的预处理操作包括数据清洗（去除干扰数据元）、数据插值（补充缺失值）、数据归一化（处理异构数据源数据）、时间校准以及数据格式化。

3. 数据转换：包括对数据进行合适表达并从中选取具体特征的操作。这一步通常被称为特征提取与筛选。

4. 建模：此阶段也称为挖掘，应用知识发现算法来识别数据中的模式。建模的问题可以分为六大类：(1) 异常检测，旨在识别统计上的异常数据；(2) 关联规则，旨在发现数据内部的依从关系与相关性；(3) 聚类模型，旨在根据各种相似性概念对数据元进行分组；(4) 分类模型，旨在将数据元归为预定义类别；(5) 回归模型，旨在对数据进行数学函数拟合；(6) 模型总结，最终将数据汇总或压缩为感兴趣的信息。

5. 评估：包括对建模过程结果的评估和解释等操作。

上述每一个阶段都会涉及一些医疗保健领域数据挖掘的具体问题，见表 4.1。

表 4.1　在数据挖掘过程中的每个阶段，传感器数据挖掘所面对的分析处理难题

（Ⅰ）数据获取	（Ⅱ）数据预处理
缺少数据标准	数据格式化
缺少数据协议	数据规范化
数据隐私性	数据同步
（Ⅲ）数据转换	（Ⅳ）建模
生物特征提取	顺序挖掘
特征时间尺度	分布挖掘
非结构性数据	隐私保护建模
	获取参考标准
	探索-开发权衡
（Ⅴ）评估和解释	
模型表达	
过程和数据来源	

在本章之后的内容中，我们对这些分析处理难题进行详细描述。

4.3　医疗健康数据分析中的问题

虽有若干标准化的尝试，但医疗传感器制造商更愿意为外部传感信号设计专有的数据模型和协议。在医疗健康领域，数据建模问题已由 HL7[9] 和 Conlinua Health Alliance[10] 等一些标准组织机构解决，而设备的互操作性问题[11] 也基于一些 IEEE 标准协议得到解决。但由于医疗传感器数据制造商缺乏遵守这些标准的激励机制，导致跨数据源挖掘及为每一个传感器数据挖掘应用定制具体的解决方案都很不容易，涉及一些工程方面的困难。

获取数据的过程还需要面对另一个重大挑战，即保护用户隐私。在美国，HIPAA 法案定义了获取健康相关数据的规定，从法律上讲，数据挖掘应用须遵循该法案相关规定。数据的去识别和去匿名化技术也都要符合 HIPAA 规定。为了从传感器数据中提取信息并维护数据的匿名性，也可使用隐私保护数据挖掘技术[12,13]。

▶▶4.3.1　数据获取

正如前面所说，可以生成和收集医疗健康方面信息的传感器有四种，而在临床环境如 ICU 中，则包括了生理传感器（如 ECG 传感器、SpO_2、温度传感器）、环境传感器（如与护理人员、视频和摄像头关联的 RFID 传感器）和人体传感器（如护理日志、电子病历记录信息）等。近来，随着可穿戴设备和网络的发展，移动式传感器（如移动电话）和非传统信息源（如健康护理网站中的社区讨论版、用户搜索情况汇总等)都可以为我们提供非临床环境的额外信息。

鉴于内在的异构性以及标准和协议的缺乏,获取和整合这些数据并非易事。尽管HL7[9]和 Continua Health Alliance[10] 等标准机构已经尽力去解决数据建模问题,且有 IEEE 标准协议来解决设备的互操作性问题[11],但大部分生理信号传感器制造商都已设计出专有的数据模型和协议来表示传感信号。此外,对环境传感器和活动传感器标准化或互操作性的研究非常少,且来自医疗服务提供者的数据质量非常差,常常需要人工录入及抄录——这些都使得获取数据的过程异常复杂。因此在 ICU 和 EHR 中出现了用于通用临床环境下的数据聚合器[121,122,123,124],但是,这些聚合器解决方案仅能在单一数据源上运行,且常常无法实现交互操作。因此,跨多数据源医疗传感器的数据挖掘就会涉及一些较难克服的工程挑战,需要针对每个传感器数据挖掘应用设计特定的解决方案。

由于需要保护一些非常敏感的个人信息隐私,所以与这些数据获取相关的问题变得更加复杂。其中包括须遵守 HIPAA 等法案规定以及建立涵盖身份认证、授权、匿名化和数据去识别在内的机制,从而进行适当的控制;同时,也需要设计出能够保护隐私的数据挖掘和分析技术[12,13]。另外,还存在一些与非传统传感器、环境传感器和活动传感器所生成数据隐私保护方面的未解决问题。

▶▶4.3.2 数据预处理

从本质上来看,现实世界的数据是充满干扰,在数据的预处理阶段,就要通过对复杂的数据过滤、采样、插值和汇总描述的技术(例如概述性、描述性统计)来解决这个问题,从而最大程度减少干扰。数据预处理也需要考虑数据的异构性以及医疗传感器制造商缺乏统一标准的情况。事实上,在进行任何分析之前,需要对在不同格式下生成的数据进行校准和同步。传感器会依据内部时钟来输出带有时间戳的数据。由于不同传感器的时钟常常不同步,所以跨传感器间数据对齐的工作就可能颇具挑战性。此外,传感器报告数据的速率也可能不同。例如,虽然 ECG 信号是在几百赫兹的频率下产生的,但电子病历(EMR)每小时才可能更新一次。要想对齐这些数据集,就要认真设计策略。这些预处理技术经常需要共同处理不同类型的结构化数据,如事务、数字测量和完全非结构化数据如文本和图像等。数据源预处理过程的关键在于保持适当的跨数据源关联性,以便检测出有意义而又不易被察觉的患者健康指标。

此外,通常需要语义归一化来应对检测过程中的差异。例如,在某些情况下,每日报告的心率测量值对应于每日平均心率,而在其他情况下,它也可以代表受试者醒来时每天早晨测量的心率平均值。如果没有对它们进行语义区分,在数据挖掘应用中这些值比较会产生错误的结论,而所有这些问题都会使预处理任务变得非常复杂。

▶▶4.3.3　数据转换

数据转换,即将已归一化和清理后的输入数据进行转换,生成一种便于提取与挖掘过程相关属性或特征的形式,其中可能包括将不同类型的线性(如傅立叶变换、小波变换)和非线性转换应用于数值数据,将非结构化数据(如文本和图像)转换为数值表征(如词语表征,或提取颜色、形状和纹理属性),以及应用降维和去相关技术(如主成分分析),并最终汇总形成一组有代表性特征的结果,以进行分析和建模。如何针对特征来选择适当的转换方法及表征,这在很大程度上取决于所要执行的任务。例如,就异常检测这种任务而言,它需要的特征集合,与聚类或分类任务需要的特征集合完全不同。

此外,要选择适当的特征,就需要对手头上的医疗问题非常了解(如患者潜在的生理病理情况),同时,还需要结合相关领域专家的意见。例如,在神经重症监护环境中,就明确了基于谱分解的特征提取技术,结合领域专家意见来协助脑电图(EEG)信号解释,用于大脑活动监测和癫痫发作等病症的诊断[14]。

除这些信号之外,人传感方面还需要有效集成不同类型的非结构化数据等内容,这也包括医生或护士提供的检查报告,需要将其转换为相关特征并与其他生理测量结果保持一致。这些输入提供了针对患者的个性化专家数据,因而对数据挖掘过程至关重要。不过,这些输入可能会受到医生的经验或他们使用的其他诊断和预后技术的影响[15],在挖掘过程中如何处理好这些问题难度很大。最后,在开源的资源库、医学期刊和患者参考资料中,有许多可能与医疗健康有关的外部专业知识,应该将获取的数据特征基于这些知识背景进行适当的解释。

▶▶4.3.4　建模

医疗传感器数据挖掘过程中的建模阶段,有一些难题需要克服。首先,数据的时间序列特性往往要用到比传统机器学习(如有监督和无监督学习法)更复杂的序列挖掘算法。时间序列数据中的不平稳性使得建模成为必要,通过建模可以捕获数据生成这一基础过程的动态特性。目前已知可以解决这些问题的技术,包括离散系统状态估计法(如动态贝叶斯网络和隐马尔可夫模型)和连续系统状态估计法(如卡尔曼滤波或递归神经网络),但都仅在有限的环境下使用。

由于这些应用程序固有的分布式特性,带来了另一项挑战。在许多情况下,通信和计算成本以及对患者隐私的共享限制会阻碍中央存储库内的数据整合。所以,在建模阶段需要用到复杂的分布式挖掘算法。在远程环境中,对传感器数据的获取的控制有限。出于隐私或资源管理(如电力限制)的原因,传感器可能会断开连接,进而影响数据分析。在这些情况下建模,可能还需要在中央存储库和传感器之间进行分析方法的分配。建模过程的优化变成具有挑战性的分布式数据挖掘问题,而数据挖掘领域对这一问题的关注非常有限。

医疗保健领域数据挖掘的建模过程同样受限于获取数据参考标准的能力。在医疗环境中,数据标记往往是不精确且嘈杂的。例如,用于早期检测慢性疾病的监督学习法需要标注好的训练数据,但是,专家们往往无法确切地了解疾病在患者体内出现的时间,只能大致估计这个时间。除此之外,有些错误诊断可能会导致错误或有噪的数据标签,进而影响预测模型的质量。

在临床环境中,医生不能基于探索的目的来为患者尝试不同的治疗方案,因此,用于挖掘过程的历史数据集往往非常稀疏,其中还包括由患者护理方式所引起的自然偏差。普通方法在处理这种数据偏差上不够完善,最主要是很难对其进行精确的量化。此外,医学信息学领域内的大多数研究都是回顾性的,效果良好的前瞻性研究难以进行,就算有,一般也只在少部分人群内开展,从而限制了任何衍生结果的统计学意义。

▶▶4.3.5　评估和解释

数据挖掘结果由模型和预测组成,它们都需要由专家进行解读,许多建模技术做出的模型非常难以解释。例如,对于业内专家而言,神经网络的权重就很难把握。但任何一个临床计划采用的模型都需要通过已有医学知识进行验证。跟踪起源元数据变得势在必行,这些元数据描述了从数据挖掘中获得任何结果的过程,以帮助领域专家解释这些结果。此外,专家还要借助建模过程中用到的数据集溯源和分析决策来评估结果的有效性,这就对所选取的模型和分析提出了一些附加要求。

▶▶4.3.6　通用系统的问题

除分析上的问题外,传感器数据挖掘还伴随着系统是否适用于医学信息学应用的问题。挖掘传感器数据需要的不仅仅是传统的数据管理(数据库或数据仓库)技术,原因如下:

- 由传感器产生的数据因时间关系有时会生成大量数据,这些数据可能会导致关系数据库系统崩溃。例如,单靠关系数据库系统自身无法支持需要对生理读数、活动传感器读数和社交媒体交互进行实时分析的大量人群监测解决方案。
- 传感器挖掘应用通常都有实时需求。利用关系数据库技术的传统存储-分析模式可能不适用于这种对时间较为敏感的应用。
- 传感器所产生数据的非结构性本质以及实时需求,都会对传感器数据挖掘程序的研发人员所使用的编程和分析模型提出新要求。

因此,医疗保健领域的传感器数据挖掘需要结合新兴的流处理系统技术来与数据库和数据仓库技术相结合。流处理系统的设计目的是处理大量实时数据,它们的编程模型可以用来分析结构化和非结构化的传感器数据;它们对时间也非常敏感,可以在一个小的延时范围内进行数据分析。图4.2给出了传感器数据挖掘的扩展架构,对这种整合进行说明。该架构的原理在于使用流处理系统来对传感器数据进行实时分析,包括分析数据挖掘过程的预处理和转换阶段。传感器数据通过与传感器连接的软件层来进行采集并注入流处理系统中。转换后的结果可以保留在数据仓库中,以便利用机器学习技术进行离线建模。所得到的模型可由分析人员进行解释并在流处理平台上重新部署以进行实时打分,在一些情况下,可在流处理系统上执行在线学习算法。流处理技术与数据仓库技术的结合为我们创建了一个可以解决上述系统问题的强大架构。

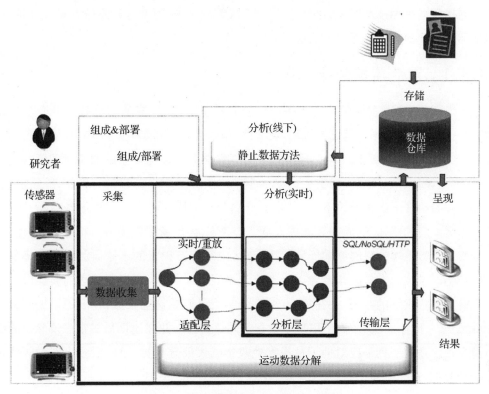

图 4.2　传感器数据挖掘系统的一般架构

4.4　传感器数据挖掘应用

支持医疗数据挖掘技术临床应用的大多数系统属于临床决策支持系统(CDSS)的一般类别。概括地说,CDSS 为医疗从业者在适当的时间智能地过滤和呈现知识和患者特定信息,以改善医疗护理质量[16]。正如医疗证据中心的 Robert Hayward 所说:"CDSS 将健康状态观察结果与健康知识相关联,通过这种方式来影响医生的医疗护理方案选择,帮助他们给出更完善的医疗方案。"①在观察结果或数据与参考知识之间建立联系,是数据挖掘的一个基

---

① 　http://en.wikipedia.org/wiki/clinical decision support system

本方面。CDSS 或完全依靠知识驱动,或完全依靠数据驱动,再就是依靠二者混合驱动。纯知识驱动的 CDSS 推理以各种方式(例如,规则、状态转换图)表示固定数量的现有知识,以提供决策支持;纯数据驱动的 CDSS 则是依赖数据挖掘和机器学习技术来创建推理模型,从而提供辅助决策。混合 CDSS 是利用现有知识并使用数据驱动技术来进一步丰富它。

    临床决策支持系统已被应用于门诊环境和住院环境中[②]。在本小节中,我们集中调研能够充分利用数据挖掘技术来辅助医生进行医疗决策的系统,研究这种系统在重症监护环境、手术室环境以及一般临床环境下的应用。

▶▶4.4.1　重症监护数据挖掘

    据报道,2003 年重症监护科在为每一位患者提供护理时,需要监测超过 200 个数据变量,其中一些是临时数据。有证据表明,自 2003 年以来,随着越来越多的重症监护传感设备的出现,这一数字显著增加。如今,重症患者经常要佩戴许多与复杂的监测设备连接的体表感测器,这些设备可以产出大量的生理学数据。这些数据流来自包括心电图、脉搏血氧仪、脑电图和呼吸机在内的医疗设备,每秒都会产出若干 KB 的数据。虽然这些监测系统旨在提高对患者状态的感知,进而提高医护人员工作效率,为患者提供更好的护理,但毋庸置疑,它们也带来了数据爆炸性膨胀的问题。事实上,由重症监护室的这些监测系统收集的大量数据都是临时性的。在与医学专业人士的交谈中我们了解到,重症监护室的典型做法是由护士来盯着有代表性的数据,并在每 30～60 分钟记录汇总这些读数,剩下的数据则会在设备上保留 72～96 小时(保留时间取决于设备的内存容量),并在过期后被彻底清除。医院基本没有配备合适的工具来应对他们从患者处收集的大部分数据,所以很多人都说医疗机构徒有丰富数据,却无可用信息。

    许多人都意识到了该领域的数据挖掘潜力,目前有一些项目正在进行中,旨在开发出可用于患者状态建模和并发症早期检测的系统。总的来说,并发症的早期检测有助于对疾病进行早期干预或找出预防策略,从而改善患者预后情况。想要做到早发现,就要有能力提取不显著但临床意义重大的相关性数据,这些相关性数据一般都潜藏在某些多模态数据流和静态的患者信息中,且通常会持续很长一段时间。

4.4.1.1　重症监护数据挖掘系统

    现代的病人监护仪已经演变成了复杂系统,它们不仅可以测量生理信号,还能够在患者的生理状态出现异常情况时发出预警。最先进的病人监护仪让医生能够设定生理系统正常范围的阈值,例如,医生可以将病人监护仪设定为"在患者血氧饱和度低于 85% 时发出声讯警报",而这些阈值往往是通过一般的护理指南或从数据挖掘过程中获取。众所周知,这种

---

    ②　住院情况是指住院时间超过 24 小时的患者的情况。门诊情况参考其余的临床案例。

简单的警报设置往往会误报。据报告,在 2003 年重症监护室内有超过 92％的报警都是无意义的[17],而且许多医生感兴趣的复杂生理模式是无法由传感器数据流上的一组阈值来表示的。一些新研究计划[125]正在设计一些分析平台以解决这一问题,目的是能够超越现有患者监测系统的简单阈值处理能力。

Biostream[18]就是一个例子,这是一个能够对一般数据流基础架构上的生理数据流进行实时处理和分析的系统。系统将 ECG 数据与温度、血氧饱和度、血压以及血糖水平输入到特定患者有关的分析应用中,系统对每位患者提供不同的处理图(用于分析),该图可以由系统提供的运算符(函数)和用户实现的运算符组成。Biostream 可以从数据中找出新的模型和假设,并对之进行测试,然而目前针对底层基础的分析和使用案例的讨论有限。

在[19]中,作者描述了一种系统架构,该系统旨在为重症监护患者提供数据流的数据挖掘、数据融合和数据管理,所提出的系统具有用于捕获生理数据流的在线组件以及用于数据挖掘的离线组件程序。

Vanderbilt 开发的 SIMON(信号解释和监测)平台[20]是一个数据采集系统,它可以持续采集和处理患者的监测数据。SIMON 可以收集常见的 ICU 生命体征监测数据,包括心率、血压、氧饱和度、颅内压和脑灌注压以及 EKG / ECG 波形。此类数据收集旨在通过进一步分析和挖掘来支持临床研究。该系统还能发出警报,并通过 Web 界面和事件通知机制提供报告功能。

在线医疗分析基础架构(OHA),又称为 Artemis[22],是利用 IBM InfoSphere Streams(Streams)实时高性能流分析引擎,对重症监护传感器数据进行实时分析的一个可编程框架。OHA 通过一组开放的数据收集系统(如 Excel Medical Electronics BedMasterEX 系统、CapsuleTech data 收集系统)连接到 Streams,并利用不同的数据挖掘技术和机器学习算法生成模型,以预测重症监护中的并发症发生时间。OHA 利用 Streams 接口所带的常见分析软件(如 SPSS、SAS 和 R)来提供数据挖掘功能。通过这些数据挖掘系统学习的模型可被用来进行实时评分,这使得分析师/医生能够有前瞻性地检验一些临床假设。图 4.2 中对这种分析循环进行了概述。这种既利用静态分析进行建模又利用动态分析对模型进行实时评分的方法,构成了传感器数据挖掘应用的一个通用架构。OHA 系统已在新生儿监测实际环境中投入使用[22]。它的探索能力也被用于传感器数据挖掘,从而对神经系统重症监护病例的并发症进行早期检测[23]。

OHA 已经扩展了患者相似性概念,利用从过去监测过的同类患者身上所收集到的历史经验[24]来帮助医生进行临床判断。在文献[25]中,MITRA 系统作为 OHA 的扩展系统被引入,该系统让医生能够查询到相似患者并利用他们的档案记录来预测目标患者的病情发展。使用来自 PhysioNet[26]获得的 1500 名 ICU 患者的生理传感器数据流进行的计算机研究显示,MITRA 如何被用来预测血压变化轨迹并帮助预测 ICU 中的急性低血压发作[27],并报告了重症监护应用中时间序列预测的类似方法。该论文将患者相似性技术描述为一种为进行预测而提取稳定特征的方法,针对建模阶段提出了使用线性动力系统和隐马尔可夫模型的有序学习技术。

4.4.1.2　重症监护传感器数据挖掘的先进分析技术

用于医院内传感器(图4.3)监测数据的最先进分析和挖掘技术倾向于在数据预处理和数据转换上进行创新。建模通常由业内熟知的一系列机器学习技术(如数据分类、数据聚类以及有序学习的动态系统建模)来完成。这些分析技术往往试图从生理信号时间序列中获取特征,从而对身体的炎症反应进行模拟。众所周知,这种炎症反应一般与并发症的早期信号高度相关。炎症反应是机体对不同有害刺激(如病原体、多种刺激物质或是受损的细胞)的反应,因此对其进行精确建模有助于在重症监护中进行大范围的早期检测。特别是一些对机体会产生毁灭性伤害的并发症(如脓毒症),都会在临床症状露出端倪之前产生一种炎症反应。

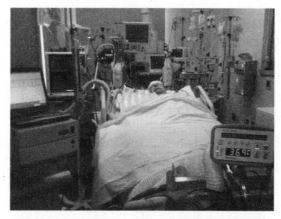

图4.3(见彩色插图)　重症监护环境中的传感器

炎症反应由植物性神经系统控制,植物性神经系统由交感神经系统和副交感神经系统[29]组成。这些系统调节一些无意识行为,如心跳、呼吸、唾液分泌、汗液蒸发等。炎症会导致这些系统失调,并常与全身炎症反应综合征[30,31]相关。这种失调会通过与生理传感器数据流相关的信号变异性丧失表现出来。所以,一些研究人员开始尝试通过多种方法模拟炎症反应,估测心率观察信号的变异性③。由于中枢和外周神经系统紊乱可诱发促炎症反应,因此监测心率变异性(HRV)的降低是早期发现中枢和外周神经系统紊乱的成功策略[32]。

鉴于大量的ECG波形处理工作,在模拟炎症反应上,已有的工作主要聚焦于一维心率变异性分析。急性疾病复杂性研究协会(SCAI)在用ECG信号来模拟人类机体的复杂性和变异性方面做了很多工作,并以此作为一种模拟ICU患者和推导ICU并发症预测模型的方

---

③　其他生命体征(如:呼吸)变化的减少也可能与炎症反应相关。

法。典型的变异性度量[34]包括光谱分析技术[35]、用近似和样本熵对不可计算的随机概念的近似[36,37]以及去趋势波动分析(DFA)[38]这样的分形分析技术。此外,随着对信息可压缩性和可预测性概念[39]的充分理解,经典测量复杂度的信息论方法在急性护理中受到了比较多的关注。

许多研究人员都报告了变异性分析的成功案例。在文献[28]中,作者对心率测量值进行了频谱分析,旨在找出心率变异性与脓毒症的关系;在文献[34]中,通过使用这种复杂性分析的多个临床应用的描述,突出了这种方法的潜力;在文献[35]中,作者推导出了心率变异性与重症监护科死亡率的经验性关联;文献[40]中提出重症监护科的心率变异性测量的预后潜力;在文献[41]中,作者证实了心率变异量的减少与儿科重症监护的结果相关。在弗吉尼亚大学,LAKE 等[42]使用样本熵对心率进行测量,以预测新生儿脓毒症产生的时间。文献[43]描述了心率变异性对大量外伤患者预后的预测能力。

心率变异性还被用于判断何时可以对重症监护患者拔管或取下呼吸机[44]。加拿大目前正在开展一项临床试验,测试在拔管前的自主呼吸试验中,患者心率和呼吸频率变异性是否保持稳定,可预测后续的拔管成功概率[44]。

除心率变异性分析外,还有许多其他重症监护传感器数据挖掘的应用。ECG 信号动态分析让研究人员能够使用常规机器学习和分类技术创建心律失常检测系统。文献[45]中描述到的工作是对这些系统的阐述。

呼吸系统并发症同样受到重症监护科的强烈关注。作者在文献[46]中对睡眠期间通过脑电图(EEG)测量的大脑活动、眼电图(EOG)测量的眼部活动、肌电图(EMG)测量的肌肉活动以及心电图测量的心率活动传感器数据进行了描述,以检测阻塞性睡眠呼吸暂停发作,这通常与患者的不良预后相关。

EEG 信号还被用于非阻塞性睡眠研究,在文献[47]中,通过机器学习技术进行 EEG 谱分析,以检测癫痫发作。文献[48]则提出了用连续 EEG 谱分析来进行脑缺血情况预测。

文献中还提到了用于重症监护科患者病情不稳定的一般预测模型。[49]为我们提供了一个值得注意的例子,作者从每分钟收集的心率和血压测量数据中提取若干时间序列趋势特征,并使用多变量逻辑回归建模算法创建了预测模型。这种简单的方法证实了能够基于生理信号计算出来的趋势,对血流动力学不稳定的患者进行高度准确的预警。

文献[50]开发了一个贝叶斯信念网络来模拟 ICU 数据,并帮助护理人员解释监护仪所收集到的测量结果。该信念网络模型在因果概率框架中表示病理生理或疾病状态的知识。结合定性和定量或数字输入的信息,该模型能够得出患者在疾病进展过程中的生理状态的定量描述。

重症监护环境下传感器数据挖掘的另一相关工作的重点,是从传感器数据流中识别和清除不需要的信息,其中包括降低缺失和噪声事件的影响,以及减少导致数据挖掘过程复杂化的临床干预措施(如抽血、给药)。文献[51]中提出了一种因子切换卡尔曼滤波法,它可以校正新生儿重症监护环境下的数据伪影。在文献[52]中,作者开发出了利用动态贝叶斯网络的技术,可以在此类伪影存在的情况下对时间序列传感器数据进行分析。

▶▶4.4.2 手术室传感器数据挖掘

与手术室关联的数据挖掘应用注重对电子病历数据的分析,这里大部分的传感器数据输入都已经过滤和汇总。例如,在文献[53]中,电子病历数据用于提高手术室在调度(开始次数、变更次数)和利用率上的效率;在文献[54]中,知识管理和数据挖掘技术被用来完善外科手术室流程,以产生更有效的决策判断。

一些研究人员已经报告了直接挖掘由手术室监护系统产生的生理传感器数据的应用。文献[55]描述了一些例外情况,作者将进行过颈动脉内膜切除术患者的 EEG 信号与脑血流量测量值进行了关联,该发现非常有价值,因为它证明了 EEG 信号可以被用来监测复杂的机制,包括这类患者人群的脑血流量。在文献[56]中,机器学习技术被提出用于麻醉过程的闭环控制。在文献[57]中,作者提出了一种环境感知系统的原型,它可以分析在手术期间所收集到的患者数据流,以检测具有临床意义的事件,并将它们应用到特定的电子病历(EMR)系统中。

▶▶4.4.3 临床传感器数据的一般挖掘

近来联邦政府的激励以及越来越易用的电子病历系统,使得电子病历开始在临床领域广泛使用。虽然使用自由文本和语境而非模板化数据更为常见,但类似 EPIC 和 McKesson 这样的大供应商通过共同的平台,已经从根本上对数据元输入进行了统一。电子病历系统是一种独特的医疗健康传感器,虽然实时数据和庞大的数据库与其他传感器类似,但相对非结构化数据很难将其视为典型传感器。它们往往包含了所有与患者相关的结构化和非结构化的关键临床数据、人口统计数据、病程记录、疑难问题、用药情况、生命体征、病史数据、免疫数据、实验室数据、不同的检测结果以及放射科报告等[58],而且,并不存在一个被广泛接受的标准来代表电子病历系统中所储存的这些数据节点。许多系统正在使用一些代码系统(如 ICD-9、ICD-10、CPT-4、SNOWMED-CT[59])以及交互操作标准(如 HL7、HIE),但电子病历供应商们并没有将其作为共同的标准来执行。尽管这种全球标准化的缺失阻碍着更大规模的数据挖掘成为现实,但许多研究人员依然在努力对这些数据集进行分析,以促进医疗保健机制的总体完善。

不同的研究团体已经开始挖掘这些传感器数据,据报道,已有利用 EHR 数据挖掘来检测癌症诊断延迟、医院获得性并发症,以及基于模块化和一致资源开发高通量表型,以识别患者群体的能力[127,128,129]。

在互联网时代得以成功实施的大数据和分析技术,加之 EHR 的出现,开始迫使医疗健康行业注重将大数据应用到患者预后预测、政策和措施有效性检验以及医疗保健的预防和完善中。由保险公司维护的大型人群,尤其是医疗保健索赔数据,都是研究人员可以轻松获取的数据来源。索赔数据的优势包括比 EHR 具有更高的保真度,因为它强调精确。然而,缺乏相关临床信息和有效性较低,特别是绑定了 ICD-10 代码或现行医疗服务术语(CPT)代码,都可能会导致数据的细粒度损失。虽然临床试验仍然是确定治疗方案是否有效的黄金标准,但往往缺乏对患者群体的真实有效性研究。索赔数据库的使用有助于将其也纳入有效性比较研究(Comparative Effectiveness Research,CER)中,这是一种非常创新的方法,可以通过检验当前证据找出最佳治疗方案。

例如,再住院是一项极为重要的措施,特别是在目前的绩效付费环境下。约翰·霍普金斯大学开发的索赔算法例子,着眼于患者特定的风险因素,以预测患者再住院的可能,即当 AUC 高于 0.75[133] 时,再入院就可能发生。类似地,贝叶斯多项伽马泊松收缩算法(MGPS)应用于医疗保险数据,检查昔布类药物的安全性,能够确认这些药物与心脏疾病发生的关系,并且可以同时用以识别和预防有害行为[134]。索赔数据的发布与实际应用之间的时间间隔可能会影响实时干预,改进后的 EHR 系统可以立刻抓取索赔数据,从而避免这些情况。

在文献[58]中,通过挖掘 EHR 数据以得出糖尿病患者使用医疗资源(如医疗设施、医生)与他们病情严重性的关系。在文献[60]中,将重构分析(RA)应用到 EHR 数据中来找出糖尿病不同并发症(包括心肌梗塞和微蛋白尿)的风险因素。重构分析是一种用于高维数据集挖掘的信息理论技术。在此过程中,重构分析通过识别强相关变量子集并在简化模型中表示该知识,同时消除所有其他弱相关变量子集之间的联系,来促进 EHR 变量之间的联系和相关性。在文献[126]中,作者提出了一个挖掘 EHR 数据的有趣框架,明确地模拟了患者纵向病历中存在的时间和顺序问题。

文献[61]中报告了数据质量问题,同时以胰腺癌患者的病历记录为基础,通过分析 EHR 数据来进行患者生存分析研究。大部分患者的病理报告都不完整,迫使作者将他们排除在研究之外。作者在该文总结认为,需要用更通用的患者相关数据来补充 EHR 数据,以生成更完整的患者描述,才可以进行此类数据的挖掘研究。

Batal 等人在文献[62]中提出了一种从 EHR 数据中找出时间模式的方法,他们的技术核心是利用时间抽象对纵向的患者病历的表示法。这些抽象本质上是时间序列数据间隔的概括。例如,患者的体重指数可以通过增加/减少/稳定的趋势限定符来提取。作者还提出了使用标准数据挖掘方案(如先验算法)挖掘此类 EHR 时间抽象的技术。

为了治疗慢性病,Neuvirth 及其同事[63]针对 EHR 数据提出了一种有趣的数据挖掘技术应用。该应用能够预测患者未来的健康状况,并识别特定疾病的高风险患者,其中风险系数是需要紧急护理的可能性和接受次优治疗的可能性的函数。他们进一步探索了这些患者群体的治疗医生与治疗结果之间的联系,以设计一个系统,优化个体患者与医生之间的匹配,来获得更好的治疗结果。他们的分析充分利用了机器学习技术(如逻辑回归、kNN 分类法)和生存分析(Cox 建模),并对糖尿病患者的管理产生了有益的结果。

上面 4.4.1 小节所描述的患者相似性概念同样存在于带有 AALIM 系统[64] 的 EHR 数据上,该系统使用的是基于内容的搜索技术,针对不同的模态数据来提取特定疾病的患者信息并找出相似患者群。AALIM 使用相似患者的数据来帮助医生为特定患者作预后估计并设计治疗护理策略。传感器数据,包括心电图、视频、超声波心动图、核磁共振成像和文本记录等,输入 AALIM 中。

社交媒体日趋普遍,社交平台如 Facebook(社交网络)、Twitter(微博应用)、LinkedIn/Doximity(专业网络)等,以及媒体平台如 YouTube/Vimeo,都在医疗保健领域有着广泛的应用。社交媒体更多地是一种传播信息的媒介,其作为医疗健康传感器是一款非常强大的工具。近期一款流感监控系统的使用(2012—2013 季)表明,社交媒体可以作为一种医疗传感器来检测流行病,进而与公共卫生工作相配合对流行病的传播加以控制[130]。就流行病而言,最初的三天可能最关键,通过智能算法来挖掘这些信息来源对于成功执行策略至关重要,尽管目前尚无正式的应对策略[131,132]。社交媒体还被用于检测临床试验、慢性病(如肥胖病、戒烟以及性病)控制的效果。

随着问答系统(如 IBM Watson[65])的出现,设计出能够消化超大量结构性和非结构性临床数据以支持临床诊断和预后的系统的可能性正在增加。Watson 能够分析人类语言的含义和背景,并快速处理大量信息以回答问题,这在医疗保健领域有着非常广泛的应用。我们可以想象一下,通过已经适当培训的 Watson 系统来协助诊断决策人(如医生和护士),为他们的患者找出最好的诊断和治疗方案。IBM 和 Wellpoint 合作开发了这样一个应用于患者诊断的系统[66],与 Memorial Sloan Kettering 也建立了类似的合作伙伴关系,用于癌症的诊断和治疗[67]。

▌4.5　非临床医疗保健应用

世界正在经历快速的老龄化人口增长,与之相应的则是慢性病越来越普遍以及医疗保健开支的持续增长。例如,美国的医疗开支已经从 2000 年的 2 395 亿美元增长到了 2010 年的 5 240 亿美元,到 2014 年这一数字可能会达到约 6 000 亿美元,并在 2022 年超过一万亿美元。为了应对这些前所未有的成本增长问题,提出"居家养老"的方案,可以有效降低成本和维持老龄人口生活质量。这一概念的目的是支持老年人群自行选择,是在传统的医院环境还是在家中接受护理。这些举措还需要城市范围内的技术,使老年人口能够流动,享受更有效的社会生活。医疗保健被视为传统医疗环境的外延,其目标是更加主动地减轻对医疗机构的压力。在临床环境之外,利用智能监控设备和电子医疗技术提供医疗支持一直是最近研究的焦点,尤其是在普适计算研究领域。

泛医疗保健[68] 是一个新兴的研究领域,它使用大量的环境/身体传感器和执行器,结合传感器挖掘和分析技术,监测和改善这些设备环境中人群的健康状况。泛医疗保健方法常常需要用到一些分布式和无线式的传感器来采集机体状态信息,如体温、心率、血压、血液和尿液的化学水平、呼吸频率及肺活量、运动水平(从运动传感器如计步器、加速度计、音频和视频数据中得到)以及一些其他生理特征。这些生理特征有助于诊断健康状况。这些传感器要么是可穿戴的,要么是植入在人体内的,或者是安装在周围环境中的。这些传感器还包括一部分可以触发行为的执行器,例如将少量药物释放到血液中,或者对脑部形成电刺激(例如,那些涉及诸如阿尔茨海默病、帕金森症或抑郁症的病人)。

　　泛医疗保健也非常依赖于智能环境的创建。智能环境本身就是一种工具,它能够捕捉用户行为以及他们与外部世界的交互,包括一些无线射频识别标签和读取器(具有持久性、成本低、轻便小巧的优点)。红外线传感器以及视频摄像头和其他传感器可以用来监测活动、处理图像及控制家用电器。在一些环境中也会用到超声定位追踪传感器、压力传感器(一般安装在地板等的表面)。智能显示器可用于信息传播。这些传感器嵌入在家庭和工作场所环境的不同部分,包括门、床、镜子、卫生间、邮箱、家用电器(如微波炉)等,它们可以对用户活动有一个总体的呈现(图 4.4)。

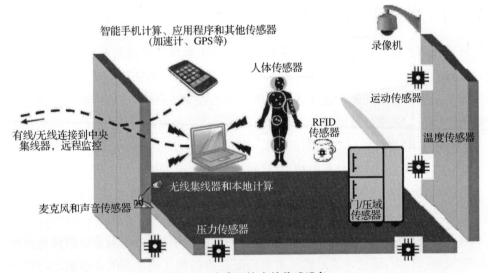

图 4.4　家庭环境中的传感设备

　　在决定需要多少智能环境传感器以及应该放置在哪里时,需要考虑几个权衡因素,以便为分析提供足够的信息,准确识别用户活动。尽管传感器密度越大就越能提供个人位置以及它们与环境间交互情况的准确信息,但也会带来能耗增加、成本限制和侵入性上升的后果。此外,增加传感器会导致复杂性增加,因此需要大量的数据、大规模的算法及系统来精确地学习活动模型。

　　现实挖掘[69]也是一个新兴的领域,它是对泛医疗保健的补充和对数据挖掘技术的利用。现实挖掘可以处理存在于日常环境中的所有可用数字信息。我们所进行的许多日常活动,如查收邮件、打电话、买东西、上下班等都会留下数字痕迹,这些痕迹可以被挖掘,从而捕获一些日常事件记录。人类的这些物理和社会活动痕迹可以通过大量传感器(电话、汽车、摄像头、无线射频识别读取器、交通传感器等)进行捕获。现实挖掘[69]是一个新兴的研究领域,它对这些数字踪迹使用统计分析和机器学习方法分析,开发我们每个个体和整体生活方面的综合情况。基于这些数据的计算模型,结合从身体传感器和智能环境收集的任何生理信息,可以显著改变个人和社区的健康状况。

我们在本章中所强调的用于非临床环境的不同医疗健康应用,从广义上可以分为:

- **慢性病和健康管理应用**:促进预防性护理、慢性病管理和治疗,以及通过用户计划去激发积极和健康的行为。
- **活动监测应用**:可以捕获日常生活中的活动,特别是在远程医疗保健环境下的老年用户活动。
- **医疗保健的现实挖掘**:将机器学习技术应用于通常用移动电话感知的数据,以研究复杂的社会系统,包括医疗事件、医疗特征的分布和类型,以及它们的原因和对特定人群的影响。

▶▶4.5.1　慢性病和健康管理

一些研究人员已经报告了带有传感器挖掘功能的远程患者监测系统,旨在用于慢性病和健康管理。在文献[70]中,作者报告了一个有趣的数据流系统原型 T2。T2 的作用是远程监测移动患者的心电图和加速度计数据流。通过数据流分析,该应用可以向医生报告心率升高的时段。加速度计数据节点用于检测身体活动的时段,在此期间,心电图数据会被滤波以表示不同的运动水平。

Holter 监护仪由另一类传感器构成,这种传感器常用于疑似心血管疾病患者。它们由医生处方开出,患者一般要连续使用几天。在此期间,患者要持续携带设备,以对其心电图数据进行持续分析。所记录数据的分析会通过离线完成,以检测相关的心脏问题。随着研究人员对其检测病症和治疗多种疾病患者方法的不断探索,Holter 监护仪的使用范围正在扩大。在文献[71]中,研究人员记录了患有心脏疾病的糖尿病患者的葡萄糖和心脏相关读数,以检测高葡萄糖读数和心电图类型的相关性。

个人健康护理连接(PCC)[72]的远程监控平台已经扩展了先进的分布式分析功能,生成的 Harmoni 平台支持从后端服务器到位于患者附近的远程设备的分布式分析。Harmoni 采用三层架构,即可穿戴传感器从物理世界收集数据,数据中心(通常是一部手机)整合并过滤感测数据,以及后端服务器存储和处理数据。Harmoni 支持数据中心监测规则的分散化和实例化,在被监测患者的环境发生变化时即被触发。例如,在监测用户心率时,通过推断用户活动(如坐下或走路)来调整构成正常心率的阈值范围。因此,系统平时仅报告患者的相关信息,同时传感器和手机数据中心的电池电量带有扩展分析规则,要求传感器仅在特定情况下(例如紧急情况或异常生理情况发生时)以更细粒度的方式进行测量报告。

　　一些无线的体传感器网络(BSN)[74,75]已经被试用于监测患有慢性疾病的非住院型老龄化患者。使用医学传感器如心电图,就可以通过监测心跳频率对一些心血管类疾病进行早期检测。多种异构传感器架构可以帮助扩展 BSN 的应用范围,例如 DexterNet BSN[76]使用移动传感器、GPS 和空气粒子物质(PM)传感器来监测并预防哮喘。运动传感器(加速度计)与肌电图(EMG)传感器相结合,可捕捉人体运动平衡和肌肉活动,已被用于创建姿势稳定性和受试者独立分类模型。

　　在 myHealthAssistant 项目[77]中,通过整合移动传感器数据与通用体传感器数据来提供健康和预防性医疗保健服务。该项目的重点是开发一个有助于减少身体活动缺乏症的系统。这种系统可以全天捕获个体用户的活动数据,并基于对已完成的历史锻炼计划数据,通过计算和建议来鼓励用户执行新的锻炼计划④。在设置日常活动监测时,一个单独的自定义加速度计、一部智能手机以及一个心率传感器被共同用来识别五种不同的活动,监测心率并计算卡路里消耗。该系统允许用户在锻炼时额外携带两个加速度计(绑在身体躯干部位和附在合适的举重手套上),从而更准确地识别 16 种活动和卡路里消耗。相关分析会在本地电脑上通过高斯分类模型完成。

　　其他许多机体传感器应用的设计目的都是为了监测用户的体能活动⑤,这对保持身体和心理健康,降低过早死亡、冠心病、2 型糖尿病、结肠癌和骨质疏松症的风险,以及减少与抑郁和焦虑等精神健康状况相关的症状至关重要。研究人员[79]开发了 UbiFit Garden,它使用便携式感应功能、活动推理和新颖的个人移动显示器来鼓励用户进行体能活动。UbiFit Garden 包含三个部件:健身器、交互应用程序、可浏览式显示器。健身器可自动将一些体能活动的相关信息推送给显示器和交互应用程序;交互应用程序包含了个体体能活动的详细信息;可浏览式显示器在移动电话的背景屏上,通过一些非文字性的图案来描述体能活动以及目标成就,从而鼓励用户多进行锻炼。UbiFit Garden 可对不同锻炼参数进行持续监测并创建统计数据模型,以计算和制定锻炼计划,给用户提供更好的信息。文献[74]中还提到了一些其他的健身和体能活动监测应用。

　　在文献[80]中,作者展示了身体和眼部运动感知如何被用于生成数据,向自适应助听器提供情境信息。这种助听器可以帮助辨别不同声音环境下的不同听觉需求,作者记录了身体运动、眼部运动(通过眼电图机)以及助听器在不同拟声环境下发出的声音,然后他们使用基于支持向量机(SVM)的分类器和与人无关的训练来显示这些不同的传感器读数可以准

---

　　④　多项研究[78]表明,基于互联网和电话的用户激励系统可以显著提高体能活动水平。

　　⑤　激励体能活动的商业系统仅在执行目标活动时使用,而不会试图消除该活动的歧义。这些技术包括劲舞革命(Dance Dance Revolution),任天堂的 Wii Fit(Nintendo Wii Fie),Nike＋系统(the Nike＋System),佳明先驱运动手表(Garmin Forerunner),Bones in Motions Active Mobile and Active Online,自行车电脑(bike computer),心率监测器 MP Train[17],慢跑[15](Jogging over a distance),和混合运动和虚拟现实运动游戏[13,14]

确地(在某些情况下高达 92%)确定声学环境特征,并对该助听器的设置进行适当的调整。

文献[81]中提出了关联不同的体传感器以监测饮食活动的新方法。作者记录包括饮食参数,如摄入量(克/秒)、摄入一块食物的咀嚼次数等,这些参数可以捕获有关食物适口性、饱腹感以及饮食速度的数据,特别是使用传感器来研究饮食活动的三个核心方面:通过惯性传感器捕获特征性手臂和躯干运动数据,通过耳麦克风记录咀嚼食物和食物分解声音数据,通过包含有肌电图表面电极和听诊器麦克风的传感器项圈获取吞咽活动数据。然后,作者使用时域和频域特征创建了一种认知算法,解决了连续活动识别的多个难题,包括对可变长度活动的动态适应性和支持一个到多个独立类别的灵活部署。该方法利用某个敏感活动事件搜索,然后通过不同的信息融合方案有选择性地改进检测。作者通过检测结果的选择性融合,利用独立的误差源来过滤误报并在同时获得事件分类,实现高精准度的活动识别。

近期文献[82]还关注了将身体传感器应用于患者身份识别的技术。基于凭证的身份识别方法(如密码、认证)不适合远程医疗保健,因为这些方法可能会存在问题。通过凭证或基于生物特征(如面部识别、指纹识别和虹膜识别)进行一次性身份认证无法涵盖整个监测时段,且容易导致出现未授权的身份验证使用。近期研究表明,人类心电图会呈现独特的模式,从而可以用来区分和识别个体身份。但是,物理活动和现实世界的其他伪影都可能会干扰到心电图信号,进而导致身份认证失败。Sriram 和 Shin 等人创建了一种活动认知生物技术身份验证系统,该系统综合了心电图信息和加速度计数据,解决了由体能活动引起的易变性问题。作者使用由英特尔数字健康先进技术组开发的 SHIMMER[83] 传感平台(带有集成三轴加速度计),通过一条直连电缆将运动和活动数据与心电图信号都集成到一个商用 Polar WearLink Plus ECG 胸带上,传感器数据通过蓝牙设备传送到运行有 BioMOBIOUS 软件的电脑上进行分析。数据挖掘使用不同类型的特征清理和预处理(基于心跳的线性插值)技术与 K-近邻(KNN)和贝叶斯网络(BN)分类方法相结合,以在不同的活动水平下获得准确的用户认证。

MIThril[84] 项目的重点在于开发下一代可穿戴传感器研究平台。该项目通过应用人因工程、机器学习、硬件工程和软件工程,实现用于身体穿戴应用的人机交互(HCI)新技术的开发和原型设计。MIThril 项目还包括研究创建一个新的计算机环境,并为医疗、通信和适时信息传递开发应用原型。MIThril LiveNet[85] 是一款灵活的分布式移动平台,可以部署多种前瞻性医疗保健应用。LiveNet 系统支持用户接收持续性健康状态监测和分析的实时反馈,也支持与医护人员及个人社交网络的其他成员交流健康相关信息,以获取支持和进行互动。该系统的关键部件包括以 PDA 为中心的移动便携式平台、Enchantment 软件网络和资源发现 API,以及 MIThril 实时机器学习推理基础架构。LiveNet 系统目前被用于多项研究:采集针对帕金森病患者[86]的运动能力障碍的药效情况、与罗切斯特大学未来健康研究中心进行癫痫分类的探索性研究、与 MGH 神经科学系开展抑郁症药物研究以及与美国陆军 Natick 实验室的环境医学高级研究组(ARIEM)开展低温症研究[87]。

MyHeart[88]项目由欧盟委员会 IST 计划资助,旨在通过基于智能电子纺织系统的便携式传感器预防和监测心血管疾病,并为用户提供适当的服务,让用户掌握自己的健康状况。MyHeart 项目将服装功能和可携带式传感器(纺织物和非纺织物)以及电子设备合为一体,来获取、处理和评估生理性数据。它还包括一个无线的个人网,可以将结果传送给移动电话或 PDA,并继续传送到服务器群以请求专业的医疗服务。近年来,还出现了一些将可携带式传感器与植入式传感器结合的应用。欧盟委员会的 Healthy Aims 项目重点开发一系列的医学植入物(植入耳蜗、植入视网膜和青光眼传感器、用于监测颅内压的植入式压力传感器、括约肌传感器和惯性测量单元)来帮助老龄残疾群体。

Wealthy[90]联盟也是由欧盟建立的组织,旨在通过新式织物传感接口(可穿戴且不会引起用户不适)来完成对患者生命体征的持续性监测。该项目的重点是开发用于构成基本元件的光纤智能材料以及具备广泛电物理特性(导电、压阻效应等)的纱线型材料。便携式远程报警医疗监护仪(AMON)是另一个项目,旨在开发包含许多传感器的腕式可穿戴设备,目前可用于血压、脉搏测氧、心电图、加速度计和体表温度的测量。该设备通过 GSM 网络直接与远程医疗中心通信,可以在必要时直接与患者取得联系。AMON 让患者不用限制在医院范围内也可以对其生命体征进行持续性的监测和分析。

移动分析实验室[91]主要致力于康复工具的研究,用于脑瘫、中风、创伤性脑损伤、脊髓损伤、帕金森病和其他神经肌内失调症状等引起的移动障碍的治疗。为了实现该目标,MAL 专注于将机器人和可穿戴传感器技术用于康复治疗的可能性研究。该实验室将这些技术应用于脑瘫患儿的行走康复训练,并率先开始研究开发适用于截肢患者的假体,以及适用于中风、创伤性脑损伤患者以及与烧伤性挛缩患者的交互技术。

创建体域传感器网络(BSN)——跨越公共卫生保健系统(如医院)的大规模 BSN,正在引发越来越多的关注。miTag 系统[92]是部署在巴尔的摩-华盛顿都市圈的试点公共医疗保健 BSN。该系统包括了一个无线的多传感器平台,可以搜集来自 GPS 接收器、脉搏测氧仪、血压袖套、温度传感器和心电图传感器的信息。该系统支持患者与医疗保健提供者的双向通讯,支持基于监测的健康和环境信息反馈。体域传感器网络还被用于支持应急响应系统的灾害管理。

传感器网络的成熟使得健康和慢性病管理的智能环境得以开发。例如,一些研究人员将智能环境与可穿戴设备(RFID 手镯)和带有 RFID 标签的物体结合在一起,通过监测个体执行明确的常规活动——如制作咖啡[93]来检测痴呆症和创伤性脑损伤等认知障碍的特征。研究人员通过传感器数据定义和计算了一套四维特征,这些特征能代表该任务,且与认知性障碍的严重程度相关。它们包括试验时间、行动间隔、物品误用以及编辑距离。试验时间记录活动所用的总时间,而行动间隔表示受试者未与任何对象互动的时间段(假设在这些时间段内他们正在考虑下一步应该做什么)。物品误用采集受试者与任务中所用物品的交互次数,无法与要求物品交互或者过多的交互都表示出现了问题。最后,研究人员手动制定任务的代表性方案⑥,包含部分物品交互的顺序(允许合理的交替执行任务)。编辑距离用于自然语言处理,以从该方案中得出偏离方差。最后,使用主成分分析(PCA)分析这些特征,检验所计算特征与评估数据中较大趋势之间的相关性。结果显示,最重要的第一主成分包含对一般智力因素的多维度测量,包括智力功能、语言和非语言推理、记忆和复杂注意力等,较好地代表了完整的一般神经心理学综合指标。

　　研究人员正在开发一些其他技术,以用于对认知性障碍的自动检测,包括对用户玩不同改良版游戏的自动观察,如改良版 FreeCell[94] 游戏被用于许多研究。一项研究关注游戏期间的鼠标移动情况,其他研究则关注伴随时间的推移受试者在表现上的变化,将这种表现与自动求解器的表现进行对比。利用这些结果,有可能把三种轻微认知障碍与其他六种区分开来。其他一些计算机游戏,特别是用于评估认知性障碍的游戏正在策划中,且已获得了一些早期成果。研究人员还研究了移动性的自动监测,因为移动速度减慢可能预示着未来的认知能力下降。接电话的时间被用于测量移动性,受试者在住所中活动时,被动式红外检测器及一些模型也被用于更直接地推算受试者的移动情况。更多细节可以从文献[93]中获取。

　　从智能环境中挖掘数据也可以长期用于睡眠研究[95],前提是在舒适放松的环境中⑦。通过腕带式传感器追踪惯性、环境光照和时间数据,并使用额外的夜视镜头进行后期专家检查。作者使用两种不同的分类技术来监控和分类夜间睡眠:分类器 1 在基于高斯模型的分类器上使用基于阈值的分割,该分类器根据训练数据计算光强度和运动数据的方差和均值,并使用来自时用数据库的每分钟清醒状态的可能值。分类器 2 使用基于 HMM 的分割来捕获睡眠习惯和状态的变化,并将唤醒状态与睡眠状态区分开。作者证实,这些技术可以用于精准的睡眠研究,并使得传感环境对睡眠紊乱和精神性疾病患者的干扰降至最低。

　　就智能环境与身体传感器结合以进行个人心脏监测而言,目前已经进行了相当多的工作。这些项目包括 Mobihealth[97] 和 PhMon[96]。在这些解决方案中,大部分应用可以采集生理信号,但是心电图分析是将这些信号通过 GPRS 网络传输到远程完成的。近年来多个项目的研究使得心电图数据的处理可以在本地设备上进行。MOLEC[98] 在本地 PDA 上对心电图进行分析并向医院发出警报,从而预防高风险心律失常的发生。在文献[99]中,作者开发了一款应用,通过该应用,基于不同类型的传感器(心电图、加速度计、测氧仪)对心脏病患者进行监测,并将所获取数据在本地智能手机上进行分析。该解决方案通过捕捉地理位置信息,实现了个性化,同时还包含了针对个体患者的康复应用。

　　健康管理的其他工作包括 Greenolive[100] 平台,这是一个健康管理生态系统的开放平

---

　　⑥　关于活动识别的其他研究已经解决了通过挖掘 Web 来描述这些活动来自动构建日常活动计划的问题。

　　⑦　观察睡眠/苏醒模式的黄金标准是多导睡眠图(PSG),该技术可通过附着在患者面部、躯干和四肢上的 20 个有线传感器捕获相关的睡眠信息。其价格昂贵,不舒适且在较大时间内不可行。

台,该平台为必要的健康管理服务提供了一个托管环境,可通过一个弹性的接触架构来解决扩展性问题。Greenolive 包括支持快速开发新增值服务的开放 API。核心平台包括四个组件:数据转换和路由服务、健康监测服务、健康分析服务以及健康档案和知识库。通过这些组件,使用云计算机架构,开发人员可以针对护理人员创建不同的端口,还可以创建连接设备/传感器的端口,并基于收集到的数据为终端客户提供健康服务。关于该平台的详细信息及其挖掘和分析性能,可以从文献[100]中得到。

▶▶4.5.2　活动监测

为了配合聚焦活动监测的众多医疗保健应用程序,一些智能应用环境[101]得以创建、部署并测试。这些应用也叫作智能家居或智能办公,它们结合了环境传感器(嵌入在家居或外部环境中)与身体传感器,旨在为不同身体状况且有着不同医疗保健需求的人群提供更好的监测。

智能环境的一个关键作用,是帮助该领域的研究人员监测人群的日常生活活动(ADL),特别是老龄化人群。为了使智能环境检测能在家中起作用,个体必须要完成一些日常生活活动(ADL),如吃饭、穿衣服、洗澡、做饭、喝水、吃药等。这些活动的自动识别是监测智能家居环境中居民健康功能的重要步骤。除了日常的生活活动,研究人员对用户与物理和社会环境间的交互也非常感兴趣。这就涉及另一套活动内容,如打电话、购物、打扫卫生、洗衣服、乘坐交通、理财等,这些被统称为工具性日常生活活动(IADL),它们也能反映出健康功能的不同方面。在没有智能环境的情况下,日常生活活动以及工具性日常生活活动的评估大部分情况下都是通过人工走访和发放调查问卷的方法完成的。这个过程非常耗时,又容易出错,所以通过智能居家环境来自动完成对 ADL 和 IADL 的持续性监测和识别非常有必要。

作为实验室设置的一部分,已经开发了一些可提供老年人医疗保健技术的智慧家居。罗切斯特大学未来医疗中心的智慧医疗家居[102]就是这样的一个例子:这个房子有五个房间,其中布置有红外传感器、计算机、生物传感器和视频摄像头。该研究主要包括研究受试者(患者)与药物咨询师之间的互动,药物咨询师主要是提供用药和饮食、记忆帮助和智能绷带帮助方面的建议。智能绷带是一种旨在缓解慢性伤口护理压力的项目。该实验室环境下的未来应用还包括步态监测和行为与睡眠观测。这种智慧医疗家居适用于成人的所有年龄段,但不作为实质上的居住场所。

正如文献[101]中所述,佛罗里达大学盖恩斯维尔分校移动与普适计算实验室[103]的 Gator 科技智能住宅是一所试验房,其创建目的是帮助老龄人群实现最大化的生活独立性。这座房子配有:(a) 用于移动监测、图片处理和控制其他家用设备的智能摄像头;(b) 智能百叶窗,在打开空调时会自动关闭,以隔离阳光;(c) 超声定位追踪收发器,安装在天花板的角落位置,用以检测住户的移动、位置和方位;(d) 智能地板,使用嵌入在每块地板瓷砖内的压力传感器来检测摔倒等意外情况并报告请求紧急情况服务；（f）娱乐媒体和信息智能显示器，可以跟随住户从一个房间到另一个房间。这个房子还包含一个智能邮箱，它可以感应和通知新邮件到达等消息，一个可以通过射频识别标签识别住户的智能大门，一个可以监测睡眠模式的智能床，一个可以显示重要信息或提醒（如"该吃药了"）的智能镜子以及一个带有厕纸取用器、冲水检测器以及可以调节水温的热水器。Gator科技智能住宅正在增加可帮助糖尿病管理的医疗技术。

华盛顿州立大学建立了一组智能家居环境，名为CASAS。它有五个不同的试验台环境。第一种叫Kyoto[104]，它是一个双卧室公寓，配有运动传感器（位于天花板上，空间上间隔1米）、可以提供环境温度读数的传感器和定制的模拟传感器（提供热水、冷水读数和炉灶使用情况）。VoIP获取手机使用情况，接触开关Q4传感器监控门和柜的打开/关闭状态，压力传感器监控关键物品的使用情况，如医药箱、厨房工具和电话。第二种名为Cairo，它是一个双卧室的双层房，有三处被布置为单人公寓（BOSCH 1，BOSCH 2，BOSCH 3），它们是单套辅助护理设施的一部分。在这些环境中，整个房间都装有运动传感器，在关键区域装有门接触传感器。每种环境的传感器数据都是通过传感器网络来捕获并储存在数据库中。这些数据被分析以进行自动ADL识别，监测糖尿病患者的饮食和锻炼情况。这些环境允许宠物陪伴，以模拟现实场景。研究人员使用隐马尔科夫模型（HMM）从传感器事件流中识别可能插入的活动，并隐藏代表活动的状态。在智能环境中，传感器的选择、安放和作用点是非常重要的问题。文献[104]的一些研究中，研究人员使用了基于交互信息（MI）的量度来对传感器进行分级，并量化传感器读数和活动关注点的相互依存性。他们使用过滤式传感器筛选策略来系统地评估并移除在活动认知表现上MI值较低的传感器的影响；他们还使用层次聚类法来识别在视场下存在重叠的传感器，以移除不必要的传感器，并通过学习树来确定所部署传感器的适当位置。他们的研究显示，针对不同类型的活动和不同的智能家居配置，平均减少20%的传感器是可能实现的。

其他实验室的智能环境包括由佐治亚理工学院开发的双层独栋房屋——Aware Home。这是一个生活实验房，它主要用于有认知障碍[105]的成年人。例如，室内包括一个位于厨房台面上的信息捕获系统，该系统有一个墙壁显示器，显示一系列按面板排列的视觉快照，以便能够查看用户的活动。类似系统可以用来支持安全和完整的服药依从性。该技术还可以通过蓝牙将血糖仪与移动手机连接，来进行糖尿病控制。

除了这些实验室环境外，还有一些智能家居被应用到实际的社区环境、公寓大楼和退休住房单位中。如密苏里州的Vinson Hall退休社区，这个社区主要服务于前美国军官及他们的家人；Eskaton公司采用一系列技术在加利福尼亚州创建了"全国性示范智能家居"；密苏里-哥伦比亚大学将传感器网络融入叫TigerPlace II的私人公寓中；宾夕法尼亚州的麦基斯波特正在实现一个社区范围的综合智能家居建设；位于布法罗的纽约州立大学利用X10设备为患有慢性病且独居的老年人翻新了50个住所。更多细节以及这类智能家居环境示例，参见文献[101]。

最近,研究人员调查了家用机器人作为劝导式远程医疗技术的潜力[106],与智能环境中的其他设备相比,家用机器人具有若干独特的特点。有一些技术之所以难以应用到劝导式远程医疗中,其中一个原因是它们需要用户花费精力去学习和熟悉。家用机器人则易于使用,因为它们具备像人类一样的自然沟通能力,从而可以为用户提供非常愉快的体验。它们的友善可以创造一种情感纽带,帮助用户(如老年人)在使用它们时感到更舒服。事实上,家用机器人是用户情绪和想法的有效告知者、劝导者、提醒者,甚至是读者,这些是其他设备无法做到的。虽然这项工作尚在初步阶段,并且需要多项技术进步,但对于有效的劝导式远程医疗保健而言,这可能有非常重要的意义。

多种传感器挖掘技术已经与这种智能环境数据收集基础设施相结合,以构建针对不同需求的医疗保健应用。文献[107]中使用频繁模式挖掘从环境传感器数据中识别人类活动常规模式中的重复结构,并检测这些模式的变化。这一点非常关键,因为危及生命的情况或并发症都可能以行为和活动模式的变化为标志,在一些病症,包括前列腺病、退行性关节病、滑囊炎和胃-食管反流,以及充血性心力衰竭、冠状动脉疾病和慢性阻塞性肺病中,已经得到证实。

传感器挖掘从身体传感器和智能环境组合收集到的数据,已成功用于 ADL/IADL 活动的自动评估。在文献[108]中,无线射频识别标签被附着在不同的重要物体上,个人在进行具体活动时会与这些物体发生交互。来自这些标签的数据通过放置在人的不同位置(例如手腕、臀部和大腿)的加速度计来获得。组合的数据集由不同的特征提取和挖掘分类技术进行分析,所得特征包括统计特性,如均值、方差、能量、谱熵、三轴间的两两相关系数,以及基于滑动窗口、增量为 0.5 秒进行计算的前 10 个 FFT 系数和指数 FFT 频带。对于活动分类,作者使用三种不同的方法,即朴素贝叶斯、隐马尔可夫模型(HMM)和联合提升法(Joint Boosting)。结果显示,朴素贝叶斯和隐马尔可夫模型分类器非常适合低级别的活动,如坐下、站起、走路或木工活动;联合提升方法已成功应用于克服感知和特征提取的局限性。由此表明,上述方法的组合有助于识别活动时标记物被共享的情况,以及 RFID 阅读器由于其作用距离短而无法检测到与标记物的交互时的情况。作者还考虑将这项工作的进行扩展,包括增加在减少监督的情况下准确进行活动识别的技术。

帝国理工学院[109]的研究人员开发了一种耳用活动识别(e-AR)传感器,它可以识别四种级别的活动,从"几乎无活动"(一般是睡觉或静坐时)到大运动量活动(跑步、锻炼)。活动水平由一个应用于加速度计测量的分类器连续检测,并且每 4 秒从 e-AR 设备进行一次流式传输。尽管一些活动会被描述为单一活动级别,但许多活动都会产生一系列活动级别。文献[107]中利用 e-AR 传感器的输出,有效地挖掘和更新了一个简洁的可变分辨率概要例程,以在家庭医疗保健环境中进行高效的行为分析。作者使用 FP-Stream[110]和 Closet＋[111]挖掘算法,通过常规的树形数据结构描述了行为模式,证明通过这种技术他们可以识别频繁模式,以描述个人日常活动中所存在的结构,并继而用于分析日常行为及偏离情况。

▶▶4.5.3 现实挖掘

近年来,现实挖掘[69]被认为是 10 项可以改变世界的新兴技术之一。现实挖掘的范围非常广,它可以让我们对自己的生活有一个综合性的概览,从而可能转变我们对自身、集体乃至社会的理解。为了实现该目标,现实挖掘将我们一部分日常活动产生的各种数据汇集在一起,然后针对这些数据点,通过数据挖掘和机器学习技术,在诊断、患者及治疗监测、健康服务使用、疾病和风险因素监控以及公共健康研究和疾病控制上实现新的非侵入性应用。

现实挖掘技术要用到关键传感器之一就是手机。手机无处不在,已经成为我们生活的一个中心部分。手机一般由他们的用户所携带,可以采集到大量的情景信息,包括位置(通过手机与通讯基站或 GPS 传感器间的通讯)以及用户社会关系(接打电话和时长信息)方面的数据。此外,最新的智能手机,例如苹果手机,还包括了一些特殊的传感器,如麦克风、心率监测器或加速度计,可用于获取重要的诊断及健康相关数据。如今,这些设备还具备了一些低端台式电脑级别的数据处理功能,支持一些本地医疗辅助分析应用程序。

这些行为信号的现实挖掘结果可能与一些主要的脑部系统功能水平相关。实验证明,植物性神经系统的兴奋会引起活动水平的变化。由此,近期有试验项目表明,可能可以从一个人谈话的方式来诊断抑郁症:抑郁的人讲话速度一般会更慢。这种速度变化,手机上的语音分析软件可能比其朋友或家人更容易识别[112]。同样,使用运动传感器来监测手机也可以揭示步态上的细微变化,从而可能发现一些疾病如帕金森症的早期征兆。

手机传感器可以用于测量人的讲话与运动之间的时间耦合性,找出注意力指标并筛查出语言发展问题。传感器可以捕捉到人和人之间一些无意识的模仿行为(如反复点头、姿势变化等),作为信任和同理心的可靠预测因子,从而改善人与人之间的依从性[113]。同样,传感器还可以被用于测量动作和语言产生的一致性或流畅性,从而捕获认知负荷。这些不同类型的脑功能测量已被证明是人类行为的预测指标[114],并在人类社会交往中发挥着重要作用,因此可以用来支持新的诊断方法、治疗监测和人群健康评估。

除了这些来自手机传感器的自动测量数据流,这些设备还被用于收集自我报告。个人在日常生活中自我报告的数据包括症状、日程、药物使用和情绪等信息,通过它们可直接评估其认知和情绪状态、事件感知和一般情境信息。通过收集自我报告数据以及其他的现实挖掘数据流,可以动态地、准确地揭示多种健康现象。

除个体健康信息外,手机还可以用于获取有关社交关系和社交网络方面的信息。一些试点研究表明,根据人与人之间的社会关系,结合用户位置信息、与其他用户的接近度、通话和短信模式、以及用户动作(使用加速度计的电话)等信息,可以识别不同的行为模式。文献[69]中表明,自我报告的互为朋友关系(双方都报告对方为朋友)、非互为朋友关系(仅一方报告另一方为朋友)以及非朋友关系(双方都未将对方报告为朋友)会呈现出非常不同的模式。已经证明,通过适当的统计分析,可以识别朋友和同事的用户社交网络,平均准确度高达 96％[115]。这些信息对于一些主动强化学习的医疗保健应用非常有用。在文献[116]中,作者描述了 DiaBeNet,这是一款为青年糖尿病患者设计的计算机游戏,它充分利用智能手机的功能性来鼓励年轻的糖尿病患者记录他们的食品摄入量、活动及血糖水平。

一些政府性医疗卫生服务依靠人口统计学数据来指导其提供服务。现实挖掘还提供一种表征行为的方法,从而提供了一种与健康结果更直接相关的分类框架[114]。现实挖掘研究表明,大多数人只有一小部分行为模式,而这一小部分行为模式占据个体活动的绝大部分。理解不同亚群的行为模式以及它们之间的混合,对于提供公共医疗服务至关重要,因为不同的亚群有着不同的风险特征,并会对健康选择保持不同的态度。将现实挖掘用于发现这些行为模式,能够极大地改善健康教育工作和行为干预能力。

其他模拟大规模人口健康的尝试包括谷歌流感趋势[117],通过跟踪万维网搜索与流感样疾病有关术语的频率来间接检测流感暴发。谷歌的研究人员证实,在美国,与州一样规模大小的地区,这种搜索频率与疾病预防与控制中心(CDC)网络估计出的流感发病率极具相关性,CDC 估算依据是其实验室和医生在常规监控中所检测出的病例。同样,由波士顿儿童医院开发的 AEGIS,也包含了因特网数据收集、管理和分析系统,可以对发病率进行及时估测。有近 3 万的比利时、荷兰和葡萄牙居民在 Gripenet 网站[118]上主动给出了他们流感症状的周报告。

现实挖掘还可以对流行病学调查产生重大影响,可以捕捉不同类型环境和病原体对人群健康的影响⑧。例如,传统上调查个体暴露于空气污染物(可吸入颗粒物、一氧化碳和一氧化氮)与健康状况之间的关系依赖于人员总量、静态测量和暴露情况的比较。这种比较会影响到这些研究的有效性以及相关成本。与这些总量或静态方法相反,现实挖掘可用于采集与暴露相关的时间-活动模式的动态测量结果。手机位置数据可以与现有的空气质量监测站结合和/或从交通模式和工业设施的位置推断,以产生适合研究大量个体样本精确的空间暴露测量值。

虽然本章所讨论的现实挖掘主要来自个人手机所采集的信息,其他数据信息可以从城市的几个方面获得,因为这些方面也越来越具备数据产生的能力,包括我们的运输基础设施、安全基础设施、能源和公用事业系统、食品生产和分销等。规模化地综合这些信息,克服数据所有权、隐私及连接上的相关难题并对之加以分析,一方面可以推动和完善个人医疗保健的发展,另一方面也有利于人群健康的管理。

---

⑧　空间流行病学建模器(STEM)[119]活动工具最近被提议作为一种开源应用程序,旨在帮助科学家和公共卫生部官员创建和使用新兴传染病模型。

4.6　总结与结论

本章探讨了传感器数据挖掘在医学信息学中的应用。随着全球传感器设备的普遍增加,来自医疗保健服务的更多主动需求以及在医疗保健中传感器数据挖掘的能力正引发越来越多的关注。尽管已有了一些努力,但一些技术和非技术上的难题仍然有待解决。在详述传感器数据挖掘技术的临床和非临床应用之前,本章对这些问题进行了回顾和探讨。

参考文献

[1] "Health care—Definition from the Merriam-Webster Dictionary" http://www. merriam-webster. com/dictionary/health\％5C\％20care

[2] William W. Stead, "Medical Informatics On the Path Toward Universal Truths," *Journal of the American Informatics Association*, 1998 Nov－Dec; 5(6): 583－584.

[3] Vimla L. Patel and David R. Kaufman, "Science and Practice: A Case for Medical Informatics as a Local Science of Design," *Journal of the American Medical Informatics Association*. 1998 Nov-Dec; 5(6): 489492.

[4] "HIMSS Analytics Survey Demonstrates Awareness and Usage of Remote Health Monitoring Devices," retrieved from https://www. himssanalytics. org/about/NewsDetail. aspx? nid＝79508

[5] "Instant Heart Rate," retrieved from http://www. azumio. com/apps/heart $-$ rate/

[6] "Using the Nike＋iPod Sensor," retrieved from http://walking. about. com/od/pedometer1/ss/nikeplussensor—4. htm

[7] "Data Mining: Concepts and Techniques, Second Edition," The Morgan Kaufmann Series in Data Management Systems, 2005.

[8] "CRISP DM 1. 0, Step-by-Step Data Mining Guide," retrieved from http://www. the-modeling-agency. com/crisp-dm. pdf

[9] "Health Care Devices," retrieved from http://www. hl7. org/special/committees/healthcaredevices/overview. cfm

[10] "Continua Health Alliance," retrieved from http://www. continuaalliance. org/index. html

[11] Chan-Yong Park, Joon-Ho Lim, and Soojun Park, "ISO/IEEE 11073 PHD Standardization of Legacy Healthcare Devices for Home Healthcare Services," IEEE International Conference on Consumer Electronics (ICCE), 2011.

[12] Charu Aggarwal and Philip Yu (eds.), *Privacy Preserving Data Mining: Models and Algorithms*, Springer, 2008

[13] Rakesh Agrawal and Ramakrishnan Srikant, "Privacy Preserving Data Mining," SIGMOD'00 *Proceedings of the 2000 ACM SIGMOD International Conference on Management of Data*, 2000.

[14] Saeid Sanei and J. A. Chambers, *EEG Signal Processing*, Wiley-Interscience; 1st edition, 2007.

[15] John Saunders, "The Practice of Clinical Medicine as an Art and as a Science," *Medical Humanities* 2000; 26:18 - 22.

[16] Robert Trowbridge and Scott Weingarten, "Clinical Decision Support Systems," retrieved from http://www. ahrq. gov/clinic/ptsafety/chap53. htm

[17] C. L. Tsien and J. C. Fackler, "Poor prognosis for Existing Monitors in the Intensive Care Unit," *Critical Care Medicine*, 1997 Apr; 25(4): 614 - 619.

[18] A. Bar-Or, J. Healey, L. Kontothanassis, and J. M. Van Thong, "BioStream: A System Architecture for Real-Time Processing of Physiological Signals," IEEE Engineering in Medicine and Biology Society, 2004. IEMBS'04. 26th Annual International Conference, 2004.

[19] H. Hyoil, R. Han, and H. Patrick. "An Infrastructure of Stream Data Mining, Fusion and Management of Monitored Patients," in IEEE Symposium on Computer-Based Medical Systems, 2006.

[20] Patrick R. Norris and Benoit M. Dawant, "Knowledge-Based Systems for Intelligent Patient Monitoring and Management in Critical Care Environments," in *The Biomedical Engineering Handbook*, Second Edition. 2 Volume Set Edited by Joseph D. Bronzino, CRC Press 1999.

[21] D. Curtis, E. Pino, J. Bailey, E. Shih, J. Waterman, S. Vinterbo, T. Stair, J. Gutagg, R. Greenes, and L. Ohno-Machado, "Smart—An Integrated, Wireless System for Monitoring Unattended Patients," *Journal of the American Medical Informatics Association*, 15(1): 44 - 53, January - February 2008.

[22] M. Blount, M. Ebling, M. Eklund, A. James, C. McGregor, N. Percival, K. Smith, and D. Sow, "Real-Time Analysis for Intensive Care: Development and Deployment of the Artemis Analytic System," *IEEE Engineering in Medicine and Biology Magazine*, May 2010; 29(2): 110 - 118.

[23] Daby Sow, Michael Schmidt, David Alberts, Alina Beygelzimer, Alain Biem, Gang Luo, and Deepak Turaga, "Developing and Deploying Clinical Models for the Early Detection of Clinical Complications in Neurological Intensive Care Units," 2011 AMIA Clinical Research Informatics Summit.

[24] J. Sun, D. Sow, J. Hu, and S. Ebadollah, "A System for Mining Temporal Physiological Data Streams for Advanced Prognostic Decision Support," In 10th IEEE International Conference on Data Mining, December 2010.

[25] S. Ebadollahi, J. Sun, D. Gotz, J. Hu, D. Sow, and C. Neti, "Predicting Patient's Trajectory of Physiological Data Using Temporal Trends in Similar Patients: A System for Near-Term Prognostics," 2010 AMIA Annual Symposium.

[26] "MIMIC (Multiparameter Intelligent Monitoring in Intensive Care) II Database [Online]" available at http://physionet. org/physiobank/database/mimic2db/

[27] Lei Li, "Fast Algorithms for Mining Co-evolving Time Series," Ph. D. thesis, September 2011 CMU-CS-11-127.

[28] C. S. Garrard, D. A. Kontoyannis, and M. Piepoli, "Spectral Analysis of Heart Rate Variability in the Sepsis Syndrome," *Clinical Autonomic Research* official journal of the Clinical Autonomic Research Society 1993, 3(1): 5 – 13.

[29] "The Autonomic Nervous System," retrieved from http://www. ndrf. org/ans. html

[30] Elizabeth G. NeSmith, Sally P. Weinrich, Jeannette O. Andrews, BC, Regina S. Medeiros, Michael L. Hawkins, and Martin Weinrich, "Systemic Inflammatory Response Syndrome Score and Race as Predictors of Length of Stay in the Intensive Care Unit," *American Journal of Critical Care*, 2009; 18(4).

[31] U. Jaffer, R. Wade, and T. Gourlay, "Cytokines in the Systemic Inflammatory Response Syndrome: A Review," Links 2009.

[32] S. Ahmad, A. Tejuja, K. D. Newman, R. Zarychanski, and A. J. Seely, "Clinical Review: A Review and Analysis of Heart Rate Variability and the Diagnosis and Prognosis of Infection," *Critical Care*. 2009;13(6): 232. Epub 2009 Nov 24.

[33] "The Society for Complexity and Acute Illness," retrieved from http://www. scai-med. org/

[34] Timothy Buchman, Phyllis Stein, and Brahm Goldstein, "Heart Rate Variability in Critical Illness and Critical Care," *Current Opinion in Critical Care*, August 2002; 8(4): 113 – 115.

[35] R. J. Winchell and D. B. Hoyt, "Spectral Analysis of Heart Rate Variability in the ICU: A Measure of Autonomic Function," *Journal of Surgical Research*. 1996 Jun; 63(1): 11 – 16.

[36] Steve Pincus and Burton Singer, "Randomness and Degrees of Irregularity," *Proceedings of the National Academics of Science*; 93: 2083 – 2088, March 1996.

[37] J. S. Richman and R. Moorman, "Physiological Time-Series Analysis Using Approximate, Entropy and Sample Entropy," *American Journal of Physiology. Heart and Circulatory Physiology*, 2000; 278: H2039 – H2049.

[38] R. Bryce and B. Sprague, "Revisiting Detrended Fluctuation Analysis," *Scientific Reports*. 2012/03/ 14/online Vol. 2.

[39] M. Feder, N. Merhav, and M. Gutman, "Universal Prediction of Individual Sequences," *IEEE Transactions on Information Theory*; 38: 1258 – 1270, July 1992.

[40] H. L. Kennedy, "Heart Rate Variability — A Potential, Noninvasive Prognostic Index in the Critically Ill Patient," *Critical Care Medicine*, 1998; 26(2): 213 – 214.

[41] B. Goldstein, D. H. Fiser, M. M. Kelly, D. Mickelsen, U. Ruttimann, and M. M. Pollack, "Decomplexification in Critical Illness and Injury: Relationship between Heart Rate Variability, Severity of Illness, and Outcome," *Critical Care Medicine*. 1998 Feb; 26(2): 352 – 357.

[42] D. E. Lake, J. S. Richman, P. Griffin, and R. Moorman, "Sample Entropy Analysis of Neonatal Heart Rate Variability," *American Journal of Physiology*. 2002; 283: R789 – R797.

[43] William P. Riordan, Patrick R. Norris, Judith M. Jenkins and John A. Morris, "Early Loss of Heart Rate Complexity Predicts Mortality Regardless of Mechanism, Anatomic Location, or Severity of Injury in 2178 Trauma Patients," *Journal of Surgical Research* 2009; 156(2): 283 – 289.

[44] "Weaning and Variability Evaluation (WAVE)," retrieved from http://clinicaltrials. gov/ct2/show/NCT01237886

[45] N. V. Thakor and Y. S. Zhu, "Applications of Adaptive Filtering to ECG Analysis: Noise Cancellation and Arrhythmia Detection," *IEEE Transactions on Biomedical Engineering*, Aug. 1991; 38(8).

[46] Virend K. Somers, Mark E. Dyken, Mary P. Clary, and Francois M. Abboud, "Sympathetic Neural Mechanisms in Obstructive Sleep Apnea," *Journal of Clinical Investigation*, October 1995; 1897 − 1904.

[47] A. Shoeb. "Application of Machine Learning to Epileptic Seizure Onset Detection and Treatment," PhD Thesis, Massachusetts Institute of Technology, 2009.

[48] B. Foreman and J. Claassen, "Quantitative EEG for the Detection of Brain Ischemia," *Critical Care* 2012, 16: 216.

[49] H. Cao, L. Eshelman, N. Chbat, L. Nielsen, B. Gross, and M. Saeed, "Predicting ICU Hemodynamic Instability Using Continuous Multiparameter Trends," EMBS 2008, 30th Annual International Conference of the IEEE Engineering in Medicine and Biology Society, 2008.

[50] Geoffrey W. Rudedge, Stig K. Andersen, Jeanette X. Polaschek and Lawrence M. Fagan, "A Belief Network Model for Interpretation of ICU Data," *Proceedings of the Annual Symposium on Computer Application in Medical Care*, Nov 7, 1990: 785 − 789.

[51] J. A. Quinn and C. K. I. Williams, "Physiological Monitoring with Factorial Switching Linear Dynamical Systems," In *Bayesian Time Series Models*, eds. D. Barber, A. T. Cemgil, S. Chiappa, Cambridge University Press, 2011.

[52] Norm Aleks, Stuart Russell, Michael G. Madden, Diane Morabito, Kristan Staudenmayer, Mitchell Cohen, and Geoffrey Manley, "Probabilistic Detection of Short Events, with Application to Critical Care Monitoring," Neural Information Processing Systems (NIPS) 2008.

[53] B. Randall Brenn, "Using Your EMR to Improve Operational Efficiency," retrieved from http://www. pedsanesthesia. org/meetings/2009annual/syllabus/pdfs/ submissions/Using \% 20your \% 20EMRv% 20to \% 20improve \% 20operational \ % 20efficiency-B \% 20Randall \% 20Brenn \% 20MD. pdf

[54] Nilmini Wickramasinghe, Rajeev K. Bali, M. Chris Gibbons, J. H. James Choi, and Jonathan L. Schaffer, " A Systematic Approach Optimization of Healthcare Operations with Knowledge Management," *J HIM Summer* 2009; 23(3): www. himss. org.

[55] F. W. Sharbrough, J. M. Messick and T. M. Sundt, " Correlation of Continuous Electroencephalograms with Cerebral Blood Flow Measurements during Carotid Endarterectomy," *Stroke* 1973, 4: 674 − 683.

[56] O. Caelen, G. Bontempi, E. Coussaert, L. Barvais, and F. Clement, "Machine Learning Techniques to Enable Closed-Loop Control in Anesthesia," 19th IEEE International Symposium on Computer-Based Medical Systems, 2006. CBMS 2006.

[57] S. Agarwal, A. Joshi, T. Finin, Y. Yesha, and T. Ganous, "A Pervasive Computing System for the

Operating Room of the Future," *Journal Mobile Networks and Applications Archive*, March 2007; 12(2 – 3).

[58] Noah Lee, Andrew F. Laine, Jianying Hu, Fei Wang, Jimeng Sun, and Shahram Ebadollahi, "Mining Electronic Medical Records to Explore the Linkage Between Healthcare Resource Utilization and Disease Severity in Diabetic Patients," First IEEE International Conference on Healthcare Informatics, Imaging and Systems Biology (HISB) 2011.

[59] N. Ramakrishnan, "Mining Electronic Health Records," *IEEE Computer*, 2010; 43(10): 77 – 81.

[60] Adam Wright, Thomas N. Ricciardi, and Martin Zwick, "Application of InformationTheoretic Data Mining Techniques in a National Ambulatory Practice Outcomes Research Network," *AMIA Annual Symposium Proceedings*, 2005; 2005: 829 – 833.

[61] Taxiarchis Botsis, Gunnar Hartvigsen, Fei Chen, and Chunhua Weng, "Secondary Use of EHR: Data Quality Issues and Informatics Opportunities," *AMIA Summits Translational Science Proceedings*, 2010; 2010: 1 – 5.

[62] I. Batal, H. Valizadegan, G. F. Cooper, and M. Hauskrecht, "A Pattern Mining Approach for Classifying Multivariate Temporal Data," IEEE International Conference on Bioinformatics and Biomedicine, Atlanta, Georgia, November 2011.

[63] H. Neuvirth, M. Ozery-Flato, J. Hu, J. Laserson, M. Kohn, S. Ebadollahi, and M. RosenZvi, "Toward Personalized Care Management of Patients at Risk: The Diabetes Case Study," Proceedings of the 17th ACM SIGKDD International Conference on Knowledge Discovery and Data Mining, 2011: 395 – 403.

[64] Fei Wang, Tanveer Syeda-Mahmood, Vuk Ercegovac, David Beymer, and Eugene J. Shekita, "Large-Scale Multimodal Mining for Healthcare with MapReduce," ACM IHI Conference 2010.

[65] "IBM Watson," retrieved from http://www-03. ibm. com/innovation/us/watson/index. html

[66] "IBM's Watson Embarks on Medical Career," retrieved from http://www. computerworld. com/s/article/358871/IBM—s—Watson—to—Diagnose—Patients

[67] L. Mearian, "IBM's Watson Expands Cancer Care Resume," retrieved from http: //www. computerworld. com/s/article/9225515/IBM—s—Watson—expands—cancer—care—resume

[68] Ian Brown and Andrew Adams, "The Ethical Challenges of Ubiquitous Healthcare," *International Review of Information Ethics* Dec 2007; 8(12):53 – 60.

[69] A. Pentland, D. Lazer, D. Brewer, and T. Heibeck, "Improving Public Health and Medicine by Use of Reality Mining," *Studies in Health Technology Informatics* 2009; 149: 93 – 102.

[70] C.-M. Chen, H. Agrawal, M. Cochinwala, and D. Rosenblut, "Stream Query Processing for Healthcare Bio-sensor Applications," in 20th International Conference on Data Engineering, 2004, 791 – 794.

[71] C. Desouza, H. Salazar, B. Cheong, J. Murgo, and V. Fonseca, "Association of Hypoglycemia and Cardiac Ischemia," *Diabetes Care*, May 2003, 26(5): 1485 – 1489.

[72] M. Blount, V. M. Batra, A. N. Capella, M. R. Ebling, W. F. Jerome, S. M. Martin, M. Nidd, M.

R. Niemi, and S. P. Wright, "Remote Health-Care Monitoring Using Personal Care Connect," *IBM Systems Journal January* 2007; 46(1): 95 - 113.

[73] I. Mohomed, A. Misra, M. R. Ebling, and W. Jerome, "HARMONI: Context-aware Filtering of Sensor Data for Continuous Remote Health Monitoring," Sixth Annual IEEE International Conference on Pervasive Computing and Communications (Percom 2008), Hong Kong, China, March 2008.

[74] M. Chen, S. Gonzalez et al., "Body Area Networks: A Survey," *Mobile Network Applications* (2011); 16: 171 - 193.

[75] M. Garg, D. -J. Kim, D. S. Turaga, B. Prabhakaran, "Multimodal Analysis of Body Sensor Network Data Streams for Real-Time Healthcare," ACM MIR 2010.

[76] E. Seto, A. Giani et al., "A Wireless Body Sensor Network for the Prevention and Management of Asthma, in *Proceedings of the IEEE Symposium on Industrial Embedded Systems*, (SIES), July, 2009.

[77] C. Seeger, A. Buchmann, and K. Van Laerhoven, "myHealthAssistant: A Phone-based Body Sensor Network that Captures the Wearers Exercises throughout the Day," The 6th International Conference on Body Area Networks, 2011.

[78] D. Tate, R. Wing, and R. Winett, "Using Internet Technology to Deliver a Behavioral Weight Loss Program," *JAMA*, 2001; 285(9): 1172 - 1177.

[79] S. Consolvo, D. McDonald et al., "Activity Sensing in the Wild: A Field Trial of UbiFit Garden," Conference on Human Factors in Computing Systems, 2008.

[80] B. Tessendorf, A. Bulling et al., "Recognition of Hearing Needs from Body and Eye Movements to Improve Hearing Instruments," International Conference on Pervasive Computing, 2011.

[81] O. Amft, and G. Troster, "Recognition of Dietary Activity Events Using On-Body Sensors," *Artificial Intelligence in Medicine*. 2008 Feb; 42(2): 121 - 136.

[82] J. Sriram, M. Shin et al., "Activity-Aware ECG-Based Patient Authentication for Remote Health Monitoring," ICMI-MLMI'09 Proceedings of the 2009 International Conference on Multimodal Interfaces.

[83] "The Shimmer Platform", retrieved from http://shimmer-research. com/

[84] R. DeVaul, M. Sung et al., "MIThril 2003: Applications and Architecture," International Symposium of Wearable Computers, October, 2003.

[85] M. Sung, and A. Pentland, "LiveNet: Health and Lifestyle Networking Through Distributed Mobile Devices," Mobisys 2004.

[86] J. Weaver, "A Wearable Health Monitor to Aid Parkinson Disease Treatment," MIT M. S. Thesis, June 2003.

[87] M. Sung, "Shivering Motion/Hypothermia Classification for Wearable Soldier Health Monitoring Systems," Technical Report, MIT Media Lab, Dec. 2003.

[88] "MyHeart—Fighting Cardio-Vascular Diseases by Prevention & Early Diagnosis," FP6 Integrated Project, http://www. hitechprojects. com/euprojects/myheart/

[89] "Healthy Aims," http://www.healthyaims.org/

[90] "Wearable Health Care System," http://www.wealthy-ist.com/

[91] "Motion Analysis Lab," http://www.spauldingnetwork.org/research/motion-analysis-lab.aspx

[92] T. Gao, C. Pesto et al., "Wireless Medical Sensor Networks in Emergency Response: Implementation and Pilot Results," in *Proceedings of the 2008 IEEE Conference on Technologies for Homeland Security*, pp:187 - 192, Waltham, MA, May 2008, 187 - 192.

[93] M. Hodges, N. Kirsch, M. Newman, and M. Pollack, "Automatic Assessment of Cognitive Impairment through Electronic Observation of Object Usage," *Pervasive Computing* 2010; 6030:192 - 209.

[94] H. Jimison, M. Pavel, and J. McKanna, "Unobtrusive Computer Monitoring of SensoryMotor Function," *Proceedings of the 2005 IEEE Engineering in Medicine and Biology 27th Annual Conference* (September 2005).

[95] M. Borazio, and K. Van Laerhoven, "Combining Wearable and Environmental Sensing into an Unobtrusive Tool for Long-Term Sleep Studies," IHI 2012.

[96] "PhMon Personal Health Monitoring System with Microsystem Sensor Technology," retrieved from http://www.phmon.de/englisch/index.html

[97] V. Jones, A. van Halteren et al., "MobiHealth: Mobile Health Services Based on Body Area Networks," in *M-Health Emerging Mobile Health Systems*. Springer-Verlag, Berlin, 219 - 236.

[98] J. Rodriguez, A. Goni, and A. Illarramendi, "Real-time classification of ECGs on a PDA," *IEEE Transactions on Information Technology in Biomedicine*, March 2005; 9(1): 23 - 34.

[99] P. Leijdekkers, and V. Gay, "Personal Heart Monitoring and Rehabilitation System Using Smart Phones," Mobile Business, 2006. ICMB '06.

[100] L. Zeng, P.-Y. Hsueh, and H. Chang, "Greenolive: An Open Platform for Wellness Management Ecosystem," Service Operations and logistics and Informatics (SOLI), 2010.

[101] Machiko R. Tomita, Linda S. Russ, Ramalingam Sridhar, Bruce J. Naughton M. (2010). "Smart Home with Healthcare Technologies for Community-Dwelling Older Adults," in *Smart Home Systems*, Mahmoud A. Al-Qutayri (Ed.), InTech.

[102] "Smart Medical Home Research Laboratory. University of Rochester," Retrieved from http://www.futurehealth.rochester.edu/smart:home/

[103] S. Helal, W. Mann et al, "The Gator Tech Smart House: A Programmable Pervasive Space," *IEEE Computer*, March 2005; 38(3): 64 - 74.

[104] D. Cook, and L. Holder, "Sensor Selection to Support Practical Use of Health-Monitoring Smart Environments," *Data Mining and Knowledge Discovery*, 2011 July; 1(4):339 - 351.

[105] "Georgia Institute of Technology (2009) Aware Home Research Institute," Retrieved from http://awarehome.imtc.gatech.edu

[106] D. Lee, S. Helal et al., "Participatory and Persuasive Telehealth," *Gerontology*, 2012; 58(3): 269 - 281.

[107] "Pattern Mining for Routine Behaviour Discovery in Pervasive Healthcare Environments," Proceedings of the 5th International Conference on Information Technology and Application in Biomedicine, May 2008.

[108] M. Stikic, T. Huynhy, K. Van Laerhoveny, and B. Schieley, "ADL Recognition Based on the Combination of RFID and Accelerometer Sensing," *Pervasive Computing Technologies for Healthcare*, 2008; 258 – 263.

[109] B. Lo, L. Atallah et al., "Real-Time Pervasive Monitoring for Postoperative Care," in *Proceedings of the 4th International Workshop on Wearable and Implantable Body Sensor Networks*, Aachen, 2007, 122 – 127.

[110] C. Giannella, J. Han, et al., "Mining Frequent Patterns in Data Streams at Multiple Time Granularities," Kargupta, A. Joshi, K. Sivakumar, and Y. Yesha (eds.), *Next Generation Data Mining*, AAAI/MIT Press, 2004.

[111] J. Wang, J. Han, and J. Pei, and CLOSET +: Searching for the Best Strategies for Mining Frequent Closed Itemsets," in *Proceedings of the 9th ACM SIGKDD*, 2003.

[112] W. Stoltzman, "Toward a Social Signaling Framework: Activity and Emphasis in Speech," Master's thesis, MIT EECS, 2006.

[113] J. Bailenson, and N. Yee, "Digital chameleons: Automatic Assimilation of Nonverbal Gestures in Immersive Virtual Environments," *Psychological Science*, 2005; 16(10): 814 – 819.

[114] A. Pentland, *Honest Signals: How They Shape Your World*, MIT Press, 2008.

[115] W. Dong, and A. Pentland, "Modeling Influence between Experts," *Lecture Notes on AI: Special Volume on Human Computing*, 4451: 170 – 189.

[116] V. Kumar, and A. Pentland, "DiaBetNet: Learning and Predicting Blood Glucose Results to Optimize Glycemic Control," 4th Annual Diabetes Technology Meeting, Atlanta, GA.

[117] J. Ginsberg, M. H. Mohebbi et al., "Detecting Influenza Epidemics Using Search Engine Query Data," *Nature* 2009; 457:1012 – 1014.

[118] S. P. Van Noort, M. Muehlen et al., "Gripenet: An Internet-Based System to Monitor Influenza-Like Illness Uniformly Across Europe," Eurosurveillance, 12(7): 2007. http://www. eurosurveillance. org/ViewArticle. aspx? ArticleId=722

[119] "Spatio Temporal Epidemiological Modeler," retrieved from http://www. almaden. ibm. com/cs/projects/stem/

[120] D. Sow, D. Turaga, and K. Turaga, "Mining Healthcare Sensor Data: A Survey, *Managing and Mining Sensor Data*, Charu C. Aggarwal (Ed.): Springer 2013.

[121] "Excel Medical Electronic," retrieved from: http://www. excel-medical. com/

[122] "Cardiopulmonary Corporation," retrieved from http://www. cardiopulmonarycorp. com/

[123] "Capsule," retrieved from http://www. capsuletech. com/

[124] "Moberg Research," retrieved from http://www. mobergresearch. com/

[125] "Battling the Alarm Fatigue," retrieved from http://www. ucsf. edu/news/2013/10/109881/battling-

alarm-fatigue-nursing-school-leads-research-dangerousproblem-hospitals

[126] F. Wang, N. Lee, J. Hu, J. Sun, S. Ebadollahi, and A. Laine, "A Framework for Mining Signatures from Event Sequences and Its Applications in Healthcare Data," *IEEE Transactions on Pattern Analysis and Machine Intelligence*. 2013; 35(2): 272 – 285.

[127] D. R. Murphy, A. Laxmisan, B. A. Reis et al., "Electronic Health Record-Based Triggers to Detect Potential Delays in Cancer Diagnosis," *BMJ Quality and Safety* 2014; 23: 8 – 16.

[128] J. L. Warner, A. Zollanvari, Q. Ding, P. Zhang, G. M. Snyder, and G. Alterovitz, "Temporal Phenome Analysis of a Large Electronic Health Record Cohort Enables Identification of Hospital-Acquired Complications," *Journal of the American Medical Informatics Association* 2013; 20: E281 – 287.

[129] J. Pathak, K. R. Bailey, C. E. Beebe et al., "Normalization and Standardization of Electronic Health Records for High-Throughput Phenotyping: The SHARPn Consortium," *Journal of the American Medical Informatics Association* 2013; 20: E341-348.

[130] D. A. Broniatowski, M. J. Paul, and M. Dredze, "National and Local Influenza Surveillance through Twitter: An Analysis of the 2012—2013 Influenza Epidemic." *PLoS One* 2013; 8:e83672.

[131] H. Gu, B. Chen, and H. Zhu et al., "Importance of Internet Surveillance in Public Health Emergency Control and Prevention: Evidence from a Digital Epidemiologic Study During Avian Influenza A H7N9 Outbreaks," *Journal of Medical Internet Research* 2014;16:e20.

[132] E. Velasco, T. Agheneza, K. Denecke, G. Kirchner, and T. Eckmanns, "Social Media and Internet-Based Data in Global Systems for Public Health Surveillance: A Systematic Review," *Milbank* Q 2014; 92: 7 – 33.

[133] D. He, S. C. Mathews, A. N. Kalloo, S. Hutfless, "Mining High-Dimensional Administrative Claims Data to Predict Early Hospital Readmissions," *Journal of the American Medical Informatics Association* 2014; 21: 272 – 279.

[134] J. R. Curtis, H. Cheng, E. Delzell et al., "Adaptation of Bayesian Data Mining Algorithms to Longitudinal Claims Data: COXIB Safety as an Example," *Medical Care* 2008; 46: 969 – 975.

第 5 章

生物医学信号分析

Abhijit Patil

约翰 F. 韦尔奇技术中心

通用全球研发中心

印度班加罗尔

abhijit.patil1@ ge.com

Rajesh Langoju

约翰 F. 韦尔奇技术中心

通用全球研发中心

印度班加罗尔

Rajesh.langoju@ ge.com

Suresh Joel

约翰 F. 韦尔奇技术中心

通用全球研发中心

印度班加罗尔

suresh.joel@ ge.com

Bhushan D. Patil

约翰 F. 韦尔奇技术中心

通用全球研发中心

印度班加罗尔

Bhushan.Patil1@ ge.com

Sahika Genc

通用全球研发中心

纽约，尼什卡纳

gencs@ ge.com

▌5.1　简介

生物医学信号分析包括各种生物源的信号测量,生物源的信号来源于各种生理过程。这些信号按来源可分为不同种类,例如,由心脏电生理活动引起的信号被称为心电图(ECG),而由大脑电生理活动引起的信号被称为脑电图(EEG)。生物信号以不同的形式表现出来,例如电的、声学的、化学的和许多其他形式。这些信号的分析对于诊断病理状态和确定合适的治疗途径至关重要。许多时候,潜在的病理过程会导致不同的特征,因此对生理系统的良好理解是了解系统状态所必需的。例如，人体体温的升高提示体内感染的发生，它也可能是由血凝块引起，如果凝血有助于止血就是好事，但却有心脏病发作或中风的风险。

生理信号的测量对人体的状态提供了一些定量或相对定量的评估，使用适当的传感器和变换器是获得这些信号的必要条件。根据护理的类型或某种病理状态的严重程度，信号的获取过程既可以是侵入性的，也可以是非侵入性的，同时既可以是离散的，也可以是连续的。这里值得注意的一点是，很多时候从传感器获得的信号需要从原始数据中提取出来，以便提取有意义的信息或特征。以心电图信号为例，QT 间隔的测量可以反映心脏状况。有时，由于药物的诱导，QT 间隔可能会延长，导致异常的心律，也就是所谓的"点扭"（torsade de pointes），这通常会导致心源性猝死。因此，需要通过分割心电图波形来自动处理心电图数据，从而提取出合适的特征。这就需要应用信号处理算法，以便在有噪声的情况下分离出波形特征。以胎儿心电图信号为例，在确定胎儿是否缺氧（呼吸困难）时，T 段振幅与 QRS 波振幅的比值，即通常所说的 PQRST 波形的 T/QRS 比，被认为是急性缺氧状态的有效指标之一。

由于低信噪比（SNR）和生理系统的相互依赖性，生理系统信号的处理和解释有时会遇到挑战。人体系统在其组成部分之间表现出显著的相互作用，是一个典型的控制系统，在这个系统中，各种现象如反馈、补偿、因果、冗余和负载，正朝着最优的性能方向工作。然而，在病理条件下，为了诊断一些特殊的情况，就必须了解系统中不同组成部分之间的相互作用。一个经典的例子就是心音测量。对于正常人来说，第二心音（S2）是由主动脉瓣关闭以及随后的肺动脉瓣关闭所产生的，在吸气时出现分裂，但在呼气时没有；然而，在吸气和呼气时都有第二心音的分裂，可能表明心脏异常。在设计特征提取算法时，应该考虑这些相互关系，这有时是信号处理后的一个步骤。

多年来，一些信号处理算法已经被开发出来，大大提高了人们对生理过程的理解，否则，如果仅用肉眼观察，这些过程就会被忽视。例如，心电图波形 PQRST 复合体的某些迹象，如 T 波振幅的交替变化，可能预示着危及生命的心律失常。这里的挑战是如何检测一个小到 25 uV^2 的逐拍 T 波变异。应用合适的信号处理算法是检测这种小幅度信号的关键[37]。

本章的目的是概述生物医学信号的各种处理技术。本章首先在 5.2 节中介绍一些生物医学信号，然后重点介绍在处理这些信号时常用的各种信号处理方法。由于篇幅原因，本章深入研究几十年来提出的处理人体某一特定系统信号的众多信号处理框架。由于许多不同种类的生理信号的处理步骤都通用，因此示例将主要集中在 5.3 节中的心电图正弦信号。读者将在本节中看到经典滤波技术、自适应滤波和非平稳滤波。在 5.4 节中，我们提出一些基于主成分分析、小波滤波和小波维纳滤波的去噪技术。在第 5.5 节中，我们向读者介绍在胎儿健康监测中常见的源分离问题。交叉相关分析通常应用于生物医学信号处理，5.6 节介绍其在静息状态功能磁共振成像（fMRI）技术中的应用。在本章 5.7 节末尾的，将重点强调生物医学信号分析的未来趋势。

5.2　生物医学信号的类型

本节简要讨论几种生物医学信号类型、它们的起源及其在诊断中的重要性[54]。最基本的测量方式是体温,虽然测量起来很简单,但它能传达人体系统的健康状况。本节研究从细胞层面发出的信号如动作电位,到宏观层面的信号,例如心脏的声音,它是由心脏血液系统的收缩活动而产生的[104]。

▶▶5.2.1　动作电位

神经脉冲或动作电位,是受到电流的刺激时,由细胞内单个细胞机械收缩而产生的一系列电反应[9]。动作电位是由钠(Na^+)、钾(K^+)、氯(Cl^-)等离子与其他离子在细胞膜上的流动引起的。细胞处于静息状态的膜电位是-60 mV 到-100 mV。一些外部刺激或扰动破坏平衡时,动作电位发生变化。在适当的刺激下,神经元树突的电压负值会减小。这种膜电位的变化称为去极化,可导致钠离子通道的打开。一旦通道打开,钠离子就会流入细胞内,导致电荷的迅速变化。在动作电位的峰值处,神经元区域大约为正 40 mV。当电压为正时,钠通道闭合,电压门控钾离子通道打开,导致钾离子冲出细胞外。当钾离子向外移动时,电压又变为负的。钾离子通道保持开放,直到膜电位变得至少像静息电位一样。在许多情况下,膜电位在短时间内甚至比静息电位的负值更大,这叫作超极化。一个细胞内微电极技术动作电位通常持续几毫秒。动作电位的记录需要单个细胞的分离和微电极的尖端数微米来刺激细胞[9]。动作电位是人体所有生物电信号的基础。下一小节将讨论一些电信号,如电子神经图(ENG)、肌电图(EMG)、心电图(ECG)、脑电图(EEG)、事件相关电位(ERPs)和胃电图(EGG)。本节还将讨论使用高灵敏度麦克风测量心脏和血液收缩活动产生的声音信号。

▶▶5.2.2　神经电图(ENG)

活性电位可以沿无髓神经纤维或肌纤维传播。当纤维受到电流的刺激时,电流或动作电位沿着纤维的长度流动,而不受膜电位去极化的影响。因此,当神经受到刺激时,ENG 作为一种电信号可以被检测到。动作电位在一段时间内传播,通过刺激运动神经在两个已知距离的点上的运动神经来测量周围神经的传播速度。从较长的延迟中减去较短的延迟,就得到了传导时间。ENG 记录在身体表面,使用两个同心针电极或银-氯化银电极[30]。

通常,在刺激部分之间的已知间隔距离处施加 100 V 和 $100\sim300$ μs 的脉冲。根据两个刺激点之间的距离,确定传导速度。测量的 ENG 信号约为 10 μV,这些信号容易受到电源线干扰和仪表噪声的影响。同时,要注意减少肌肉收缩,因此,四肢保持放松的姿势,神经疾病会导致传导速度的降低。神经纤维的传导速度为 $40\sim70$ m/s,心肌的传导速度为 0.2～

0.4 m/s,心房与心室之间的时滞纤维的传导速度为 0.03~0.05 m/s[2,31,56]。

▶▶5.2.3 肌电图（EMG）

脊椎动物骨骼肌兴奋和收缩的基本功能单元是运动单元，其活动可以由大脑自主控制。运动单元是单个运动神经元加上它所连接的所有肌肉纤维。当一个运动神经元放电时，该单元中的所有肌肉纤维同时被激活并产生一个动作电位，导致纤维发生短暂的、类似抽搐的收缩。骨骼肌由一系列运动单元组成，每一个单元都包含一个前角细胞或运动神经元，其轴突从脊髓边缘延伸到特定的肌肉，以及由运动轴突支配的所有肌肉纤维。运动轴突的末端通过化学突触连接到这组纤维上。这种突触通常被称为神经肌肉连接或运动终板。运动单元中的电活动由一系列有规律的动作电位[56]组成。

当一个运动单元中的所有肌肉纤维同时出现动作电位时，产生的外部电效应很小，可以通过放置在肌肉表面的电极检测到。每个骨骼肌由许多运动单位组成，大而有力的肢体肌肉，如腓肠肌，可能由数百个运动单元组成。肌电图（EMG）是由所有运动单元的动作电位的时空总和构成的，可以通过在身体表面放置针电极记录下来（图 5.1）。肌电图可以帮助区分肌病和神经源性肌肉萎缩和减弱。它可以检测临床正常肌肉的慢性神经支配或肌束化等异常。通过确定神经源性异常的分布，肌电图可以区分病灶神经、丛神经或神经根病变[90]。

▶▶5.2.4 心电图（ECG）

心电图信号是由于心脏的电活动而产生的，这些信号通常记录在人体皮肤上，然而，有时这些电活动可以直接记录在心外膜表面[50,105,124]。通常情况下，12 个电极被放置在明确的位置，用于测量心脏传导系统，该系统用于诊断和监测各种心脏疾病，包括心律失常（不规则心律失常）和心肌损害（如心肌梗死）。心脏肌肉的收缩导致放电电荷被称为"去极化"，并遵循一个标准途径。放电发生在右心房的窦房结。这个节点起着天然起搏器的作用，每分钟放电 60~80 次，导致成年人的心率达到每分钟 60~80 次（bpm）。去极化扩散到心房肌纤维，到达房室（AV）节点，在那里它传导到心室略有延迟，然后传导迅速发生在"房室束"和它的两个分支：左束和右束分支。左束进一步分为前束和后束，传导通过浦肯野纤维较慢，导致心室肌去极化。在心室肌去极化过程中，心房复极化，即发生静止电状态。心室复极发生在心室除极后和下一个 SA 放电周期之前。

以传导周期异常为表现的心脏疾病需要通过 12 导联心电图、单个心律条或专门的心电图观察心脏不同部位来发现。12 导联心电图的放置如图 5.2(a)所示，典型的心电图波形如图 5.2(b)所示，以及心脏去极化和复极化循环。在这 12 条导线中，有 6 条被称为"肢体导联"。肢体导联是导联Ⅰ、Ⅱ、Ⅲ、aVR、aVL 和 aVF，其他六种被称为"胸"或"前心"导联。这些导联称为 V1、V2、V3、V4、V5 和 V6。从这些电极记录的信号可以看出该信号由重复的 PQRST 段和有时候倒置的 U 段组成。心脏电活动的去极化和复极化周期嵌入在这个复杂的波形中。

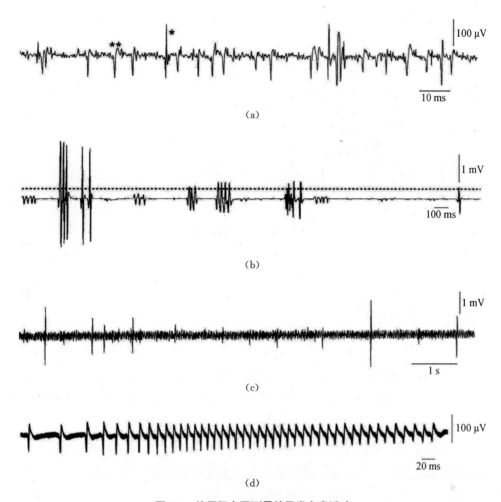

图 5.1　使用肌电图测量的异常自发活动

(a) 急性去神经的手部肌肉的纤颤(*)和正锐波(**)。(b) 单次、双次、三次和多重运动单元神经肌
强直放电。放电的频率不规则,放电的突发频率高达 200 Hz。(c) 肌萎缩性侧索硬化症患者舌束。单
次放电是不规则的,并发生在持续的肌电图活动的背景下,造成不良松弛。(d) 肌营养不良病人肌张力
减退。

资料来源:KR Mills,*Journal of Neurol. Neurosurg. Psychiatry* 76:ii32-ii35,2005.

在 PQRST 复合体中,代表心房去极化的 P 波通常持续 0.06~0.11 秒,它的存在表明
"窦性节律"或心脏的正常节律,表示通过 AV 节点和"房室束"传导的 P-R 间隔约为0.12~
0.2 秒。在 QRS 波复合体中,Q 波代表心室的去极化,在 QRS 波段开始处出现负偏转。值
得注意的是,一些心电图中的小 Q 波是正常的,但是大 Q 波可能被标记为异常。R 波是第
一个正偏转,然后是一个负偏转的 S 波,QRS 波段持续时间小于 0.12 秒。ST 段被标记为
S 波的结束和 T 波的开始,持续时间约为 0.12 秒,应该是等电位的,即与 T 波和下一个 P 波
之间的部分处于同一水平。T 波表示心室复极。

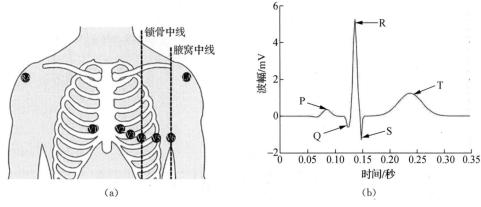

图 5.2　12 导联心电图的位置和心电图周期变化

(a) 12 导联心电图的典型位置如图 5.2(a)所示。图中只有胸部电极。(b) 心电图随心脏去极化和复极化周期变化。

▶▶5.2.5　脑电图(EEG)

脑电图(EEG)表示发生在大脑表面的电活动。脑部的组成[见图 5.3(a)]。脑部的主要部分是大脑、小脑、脊髓和边缘系统。大脑是脑部最大的部分,负责脑部大部分功能。它有四个部分:颞叶、枕叶、顶叶和额叶,其被分成两个半球,一个是右半球,另一个是左半球,这两个半球是由被称为胼胝体的结缔组织纤维分开。大脑半球的外表面被称为大脑皮层,是由神经细胞构成的。在大脑皮层下面是神经纤维,它们通向大脑和身体的其他部位。

从头皮表面记录下来的脑电图在很大程度上是由大脑皮层神经元的同步活动产生的。脑电图的主要发生器是大锥体神经元树突的突触后电位。由于几个神经元通过叠加同步激活,它们产生偶极矩,导致头皮表面有可测量的电位差。Nunez 和 Srinivasan 在他们的研究中表明,大约 6 cm² 的皮质脑回组织需要同步激活,才能在头皮表面产生可测量的电位,而不需要平均检测[96]。头皮脑电图是电极下皮层表面许多小区域的多种活动的平均值。脑电图的特点是在亚毫秒级具有良好的时间分辨率,但在空间分辨率方面较差。空间分辨率差的原因是模糊的,这是由于脑电图信号是通过头部不同组织传导的。通常用增加电极的数量,然后采用空间增强的方法来提高空间分辨率。

记录脑电图的"10-20"系统如图 5.3(b)所示。该系统包含 21 个电极位置,放置在 4 个参考点周围,分别是枕骨隆突,鼻根中点和左、右耳前点。这个系统被称为"10-20"的原因是相邻电极之间的实际距离是头骨前后或左右总距离的 10% 或 20%。最近的趋势是使用超过100 个电极来研究[42]。Oostenveld 和 Praamstra 提出了一个"10-5"个电极系统,包括多达 345 个电极位置[100]。评定不同电极系统空间分辨率的一个方面是平均电极间距离。Gevins 等研究表明,在标准的"10-20"系统中,典型的平均电极间距离为 6 cm,64 个电极为 3.3 cm,128 个电极为 2.25 cm[43]。

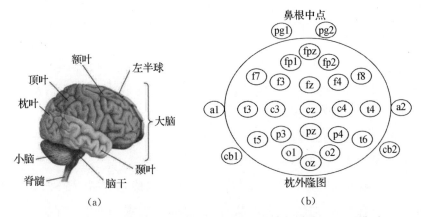

图 5.3　(a) 人脑功能分区和(b) 脑电图记录电极放置"10-20"排列

(b)图中标记如下：pg—鼻咽、a—耳(耳垂)、fp—额前、f—额前、p—枕前、c—中枢、o—枕前、t—颞、cb—小脑、z—中线。奇数和偶数在图的左边和右边[70]。

　　使用电极系统测量的信号的相关频带为 0.1～100 Hz。从皮质表面测得的振幅可以有很大的变化，峰值电压可以从 500 μV 到 1 500 μV。然而，当信号按照体积引导的方式传导到皮层表面时，会发生强烈的衰减，振幅会下降到 10～100 μV。测量结果对电极位置和电极间距离非常敏感[108]。

　　脑电图信号表现出几种不同频带的模式。一些常用的频带术语是：Delta(δ)：0.5～4 Hz，Theta(θ)：4～8 Hz，Alpha(α)：8～13 Hz 和 Beta(β)：>13 Hz。脑电图具有反映一个人的意识水平的特征。随着活跃性的增加，脑电图转移到更高的主导频率和更低的振幅。当眼睛闭上时，α 波开始支配脑电图。当睡眠时，主要脑电图频率降低。在睡眠的某一阶段，快速的眼球运动称为 REM 睡眠，人做梦时眼睛活动活跃，这可以看作是一种典型的脑电图信号。在深度睡眠中，脑电图会产生巨大而缓慢的偏移，称为 Delta(δ)波。受试者在某一状态下的抑郁或无正常反应可能表明有异常。尖锐波或尖峰可能表明大脑相应部位存在致痫区域[83]。

▶▶5.2.6　胃电图(EGG)

　　EGG 是一种利用放置在前腹壁的皮肤电极来记录胃肌电活动的技术[102]。胃肌电活动起源于胃近端和胃远端交界处的较大曲率，呈正弦波形，主要频率为每分钟 3 个周期。临床研究表明，从皮肤电极获得的记录与从浆液性植入电极获得的记录有很好的相关性[102]。从腹部记录下来的 EGG 应该反映出胃的电控制活动和电反应活动。

　　患者呈仰卧位，静止不动，记录 EGG 信号。记录 EGG 信号的两个主要步骤是放大和过滤。典型的 EGG 信号是在 50～500 μV，需要足够的放大。信号范围在 0.0083～0.15 Hz 之间，需要适当过滤，因为信号的频率范围远低于大多数细胞外记录。过滤范围的错误选择可能导致在 EGG 中胃慢波的严重扭曲甚至消失。最后，由于针对胃蠕动和肌电测试的临床效用存在相互冲突或不确定的结果，因此 EGG 临床适应证的表现仍是一个争论的话题[128]。

▶▶5.2.7　心音图（PCG）

PCG 是测量由心脏和血液的收缩活动共同产生的振动或声音信号。将传感器（麦克风）放在胸腔上，记录 PCG 信号。心音是心律和收缩性的一般状态的指标，声音和杂音的变化或改变有助于诊断心血管疾病。

最初，人们认为心音是由瓣膜小叶运动引起的，但现在人们普遍认为，记录下来的心音是由压力梯度引起的整个心血管系统的振动[104]。

心音的来源简要而言如下[104]：心音包含两个主要组成部分 S1 和 S2，如图 5.4 所示。当心室的第一次心肌收缩使血液流向心房时，S1 的第一次振动就发生了。房室瓣（AV）在此阶段关闭。当 AV 关闭时，导致瓣膜的张力突然增加，引起血液减速。这就是 S1 的第二个分量出现的点。下一阶段是主动脉瓣和肺动脉瓣的打开，导致血液从心室排出。因此，S1 的第三个组成部分是由于主动脉根部和心室壁之间的血液振荡造成的。最后，S1 的第四个组成部分可能是由于快速通过升主动脉和肺动脉的喷射的血液湍流引起的振动。

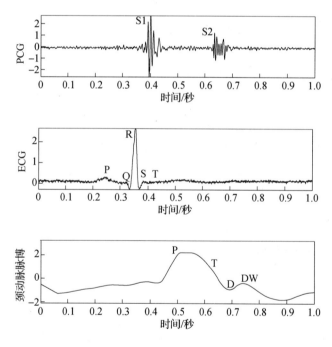

图 5.4　正常成年男性心音图、心电图和颈动脉脉搏信号同时记录的模拟再现

在 S2 分量中可以看到类似的声音信号，这些信号是由于主动脉瓣和肺动脉瓣关闭引起的。S2 由两部分组成：一是由于主动脉瓣关闭，二是由于肺动脉瓣关闭。主动脉瓣在肺动脉瓣关闭之前关闭。第一心音在心电图 S 波顶点附近位置。第一心音与第二心音之间的时间间隔（S1 和 S2 之间的间隔）为 0.280～0.300 秒[131]，然后 S2 和 S1 的下一个周期通常是静默的。心血管活动或疾病的某些缺陷可能导致杂音，这种杂音以高频音为特征。从心音和杂音中提取特征,如强度、频率成分和时间,可以提供对心脏状况的了解。

▶▶5.2.8　其他生物医学信号

除了前面提到的,还有其他几个生物医学信号,如颈动脉脉搏(CP)、语音信号。使用导管尖端传感器记录的信号(左心室压力、右心房压力、主动脉压力等信号),振动肌图(伴随 EMG 的振动信号)和许多其他信号不在本章中讨论。对于这些信号的简要介绍,读者可以参考文献[104]。在接下来的章节中,我们将介绍常用来处理生物医学信号的各种信号处理工具。由于基本信号处理步骤如采集、过滤、特征提取和分析对于大部分生物医学信号是相同的,这一章的目的不是处理这些信号,而是让读者熟悉各种信号处理算法应用于不同的场景。例如,在信号去噪的情况下,可以使用主成分分析(二阶统计量)和独立成分分析(四阶统计量)等工具,但在某些情况下,去噪不是最终目标,而是需要做到信号分离。在这一章的结尾,介绍一个工具,可以应用于处理生物医学信号。

5.3　心电信号分析

记录到的心电图 PQRST 复合体包含了大量的信息,如心率、心律、PR 间隔、QRS 波持续时间、ST 段、QT 间隔和 T 波等特征,能够表明患者的潜在病理状态。然而,心电图的波形有多种噪声源,在提取任何特征之前,需要适当的信号处理。影响心电图信号的各种噪声为[40]:

(a) 电源线干扰

(b) 电极接触噪声

(c) 运动伪影

(d) 肌肉收缩(肌电图)

(e) 基线漂移和与呼吸有关的心电图呼吸调幅

(f) 信号采集过程中产生的仪表噪声

(g) 电手术噪音和许多其他不太重要的噪音

记录心电图信号的各种手段,无论是在动态状态、静止状态还是在压力测试期间,都是心电图信号处理的过程。图 5.5 显示了在心电图机上经常使用的信号处理过程,尽可能多地减少由上述噪声源引起的干扰。信号处理在破译心电信号的信息方面做出了巨大的贡献,并大大提高了我们对心电信号及其动态特性的理解,这些特性通过心律和心率形态的变化来表达(PQRST 复合体)。例如,检测 T 波从一个 PQRST 复合体到另一个的交替变化,危及生命的心律失常的指标不能被肉眼察觉或从标准心电图打印输出,因此需要谨慎细致地进行信息处理,以挖掘出隐藏在噪声中的信息。

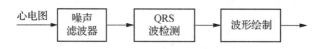

图 5.5　心电图信号处理算法

心率是通过连续的 QRS 波来估计的。其他特征,例如 T 波交替,在描述波之后就被估计出来。

在设计降低测量噪声的信号处理算法时,需要注意的是,心电图机应满足或超过 IEC 60601-2-51(2003)的要求,心电图测量装置应按照美国心脏协会(AHA)[8]规范进行编程。例如,根据指南,低频滤波器的设置应不高于 0.05 Hz,以避免 ST 段失真;高频滤波器的设置应不低于 100 Hz,以防止高频信息的丢失。

下面的小节将讨论各种用于消除影响心电图测量的噪声的信号处理方法,以及从心电图中提取某些形态特征常用的方法,如 QRS 波检测、QT 间隔等。

▶▶5.3.1　电力线路干扰

电力线干扰由 60 Hz/50 Hz 组成,这取决于仪器的操作地点(美国或欧洲/亚洲)。有时谐波也会干扰测量,其振幅可能高达峰值心电图振幅的 50%。在采集室内有许多固有的干扰器和交流电(AC)源,这对许多生物电势测量来说可能是一个问题。通过对电缆和设备进行适当的屏蔽,可以在一定程度上减小交流电干扰的影响。然而,这些交流电仍然设法通过流经系统接地来干扰感兴趣的信号,从而被组织或电极选取[64]。

在文献中,有几种方法提到减少电力线干扰的影响,可广泛地分为自适应滤波和非自适应滤波。Widrow 等[125]首次提出利用外部参考信号进行自适应滤波。Ider 和 Koymen 还提出了一种使用外部参考自适应消除线路干扰的系统[67]。Ahlstrom 和 Tompkins[5]提出了一种不同的方法,在自适应 60-Hz 滤波器上使用内部产生的参考信号,用于心电图信号的提取。有趣的是,Glover[5]表明,Ahlstrom 和 Tompkins 使用具有内部生成参考的自适应 60-Hz 陷波滤波器与非自适应二阶陷波滤波器近似相等。以下部分总结了用于去除电源线干扰的自适应和非自适应滤波器。

5.3.1.1　自适应 60-Hz 陷波滤波器

由 Ahlstrom 和 Tompkins 提出的算法保留了 60-Hz 的运行估计值[5]。在时刻 t 时,现有的噪声估计可以由前两个噪声估计根据方程得到:

$$e(t) = \varepsilon e(t-nT) - e(t-2nT) \tag{5.1}$$

式中,T 为样本周期,$e = 2\cos(2\pi 60T)$。噪声估计的误差是:

$$f(t) = [x(t) - e(t)] - [x(t-nT) - e(t-nT)] \tag{5.2}$$

式中,第二项为直流偏移估计。如果 $f(t) < 0$,则现有的噪声估计 $e(t)$ 降低了一个增量 d,单位为伏特。如果 $f(t) > 0$,则当前的噪声估计降低 d,通过从输入的 ECG 信号 $x(t)$ 中减

去噪声估计 $e(t)$ 生成滤波器的输出。注意：随着 d 的减少，过滤器的适应速度会变慢，带宽也会变小，但是随着 d 的增加，过滤器的适应速度会变快，带宽也会变大。在最简单的实现情况下，每秒 360 个样本的采样率不需要乘法，因为 $\varepsilon = 1$ 且所有方程系数都等于 1。

5.3.1.2　非自适应 60-Hz 陷波滤波器

非自适应滤波器的设计要求传递函数 $H(z)$ 在 60-Hz 的单位圆上为 0，在半径为 r 的相同角度上为极点，这样一个在 60-Hz 上有缺口的传递函数可以在 z 域中表示为：

$$H(z) = \frac{1 - 2\cos(2\pi \cdot 60 \cdot T)z^{-1} + z^{-2}}{1 - 2r\cos(2\pi \cdot 60 \cdot T)z^{-1} + r^2 z^{-2}} \tag{5.3}$$

式 5.3 中，随着 r 的增加，极点逼近单位圆，缺口带宽减小，滤波器的瞬态响应时间增大。式 5.3 中滤波器的直流增益方程是 $1 - r + r^2$，可以使用下列差分方程实现，其中 ε 已在前面定义。由方程描述的自适应和非自适应 60-Hz 陷波滤波器，5.2 和 5.3 有相似的频率响应，但瞬时响应不同。非自适应滤波器对不同振幅的信号继续表现出类似的瞬态响应。与此相反，Ahlstrom 和 Tompkins 提出的自适应滤波方法与输入振幅线性相关，对小振幅信号的适应更快，对大振幅信号的适应更慢。因此滤波器对 QRS 复合体的响应就像滤波器的脉冲输入，根据滤波器是自适应的还是非自适应的而变化。值得注意的是，与非自适应滤波器相比，自适应滤波器对输入的 QRS 波产生更少的振幅和畸变，QRS 波具有更大的振幅和更小的脉冲宽度。最后，因为计算复杂度大大降低了，所以这两个过滤器的实现对于采样率为 360 Hz 是最优的[51]。

$$y(t) = r\varepsilon \cdot y(t - nT) - r^2 y(t - 2nT) + x(t) - \varepsilon \cdot x(t - nT) + x(t - 2nT) \tag{5.4}$$

5.3.1.3　经验模态分解

心电图信号是极不平稳的，采用经验模式分解（EMD）等自适应方法，有望降低电源线干扰[14]的影响。EMD 方法最早由 Huang 等人[63]提出，是一种对现实信号进行时频分析的有效算法。EMD 是一种完全数据驱动、无监督的信号分解方法，不需要任何先验定义的基函数，不像傅立叶和小波方法那样需要预定义的基函数来表示信号。该算法将信号分解为有限且往往很少的固有模态函数（IMF），该固有函数表示零平均振幅和频率调制分量。固有模态函数的希尔伯特变换提供了有意义的瞬时频率估计。EMD 算法如下[14,63]：

对于一个信号 $x(t)$，第一步是确定所有的局部最大值和最小值，然后用三次样条曲线连接所有的局部极大值，形成一个上包络线 $E_U(t)$。对所有局部极小值执行类似的操作以获得 $E_1(t)$。鉴于给出上、下包络线，下一步是获取均值，表示为 $m_1(t) = 0.5 * [E_u(t) + E_1(t)]$。这意味着 $m_1(t)$ 减去信号 $x(t)$，因此，得到第一个原始 IMF $h_1(t)$

$$h_1(t) = x(t) - m_1(t) \tag{5.5}$$

上述过程称为筛选过程。注意 $h_1(t)$ 仍然包含在零交叉之间的多个极值，再次对其应用筛选过程。对原始 IMF $h_k(t)$ 重复该过程,直到满足停止条件后得到第一个 IMF $c_1(t)$。常用的标准是差 δ 的和

$$\delta = \sum_{t=0}^{T} \frac{\mid h_{k-1}(t) - h_k(t) \mid^2}{h_{k-1}^2(t)} \tag{5.6}$$

当 δ 小于某个阈值时,得到第一个 IMF $c_1(t)$。下一步是计算剩余信号 $r_1(t)$,即:

$$r_1(t) = x(t) - c_1(t) \tag{5.7}$$

剩余信号仍然包含重要信息,现在被视为一个新的信号,即 $r_1(t) \rightarrow x(t)$。再次应用上述处理 $x(t)$ 的所有操作,直到获得下一个 IMF $c_2(t)$。这个过程被反复执行,直到 $r_p(t)$ 要么是一个常数,要么是一个单调的斜率,要么是一个只有一个极端的函数。将 Hilbert 变换应用到每个 IMF 上,得到一系列瞬时频率 $\omega_i(t)$ 和振幅 $a_i(t)$,其中下标 i 对应第 i 个 IMF。

每个 IMF(t) 的 Hilbert 变换为:

$$u_i(t) = \frac{1}{\pi} \int_{-\infty}^{+\infty} \frac{c_i(\tau)}{t - \tau} d\tau \tag{5.8}$$

可以从方程 5.8 和 $c_i(t)$ 中得到的 $u_i(t)$ 重构解析信号 $z_i(t)$。

$$z_i(t) = c_i(t) + ju_i(t) = a_i(t)e^{j\theta_i(t)} \tag{5.9}$$

其中:

$$a_i(t) = \sqrt{c_i^2(t) + u_i^2(t)}, \quad \theta_i(t) = \arctan\left(\frac{u_i(t)}{c_i(t)}\right) \tag{5.10}$$

$c_i(t)$ 的瞬时频率定义为:

$$\omega_i(t) = \frac{d\theta_i}{dt} \tag{5.11}$$

原始信号可以用这种形式表示:

$$x(t) = \sum_{i=1}^{n} c_i(t) + r_n(t) \tag{5.12}$$

其中 $r_n(t)$ 是残差分量。信号 $x(t)$ 的另一种表示形式是:

$$x(t) = Re \sum_{i=1}^{n} a_i(t) \exp\left\{ j \int \omega_i(t) dt \right\} \tag{5.13}$$

其中 Re 表示信号的实部。方程 5.13 允许我们用振幅和瞬时频率作为三维图中时间的函数来表示信号 $x(t)$:$\{t, w_i(t), a_i(t)\}$,其中振幅通常在时频平面上绘制。这种在时频平面上的三维分布称为希尔伯特振幅谱:$H(\omega, t)$,或简称希尔伯特谱。通常有用的一种测量方法是边际谱 $h(\omega)$,其中每个频率值的总振幅随时间累加,如:

$$h(\omega) = \int_0^T H(\omega, t) dt \tag{5.14}$$

图 5.6 显示了使用 EMD 框架处理的合成心电图信号,采样频率为 360 Hz,图中显示了

13 种不同的固有模式。一个 60-Hz 的电线干扰被添加到信号。很明显,模态(IMF1)显示了 60-Hz 频率的特征,通过去除这个特定的固有模态并使用下面的方程重新组合所有其他固有模态,就可以消除这个特定的误差源。

$$x_{\text{filt}}(t) = \sum_{n=1;n \neq k}^{p} c_n(t) + r_p(t) \tag{5.15}$$

式 5.15 中,$x_{\text{filt}}(t)$ 为滤波信号,$n=k$ 为固有模态,我们不考虑对原始信号进行重构。

▶▶5.3.2　电极接触噪声和运动伪影

心电图的测量在一定程度上取决于电极的放置和皮肤准备的好坏。良好皮肤准备需要用医用级磨片清洁皮肤表面,使电极(典型的如 Ag/AgCl)和皮肤表面之间的阻抗最小化。阻抗是对电路中电流流动的电阻的测量。高阻抗的显著原因是皮肤干燥、污垢、长头发或皮肤组织的损失。高阻抗的存在一定会增加测量信号的噪声,因此皮肤准备是必要的,以减少阻抗。在大多数心电图测量中,电极凝胶被应用到电极上,以进一步降低阻抗,提高心电图测量的性能。大多数器件要求阻抗水平低至 2～5 kΩ。

尽管心电图测量时做好皮肤准备或采取其他预防措施,但由于电极凝胶随着时间的延长而干燥,电极与皮肤的接触会发生松动,也会对测量造成瞬时干扰。图 5.7 显示了一个电极接触松动和运动伪迹导致 ECG 信号受干扰的示例。在测量过程中,电极接触可能是永久性的,也可能是间歇性的,随之产生类似开关的行为。这种对测量系统输入的切换操作会导致较大的伪迹,因为心电图信号与系统电容耦合。电极接触噪声表现为随机发生的快速基线跃迁或阶跃,以指数形式衰减到基线值,并有 60-Hz 的电力线干扰。在这种噪声源中,心电信号的振幅可能与记录器的饱和度一样大。大多数设备发出警报或显示饱和状态,以便操作员能够进行干预并确保这种噪声源得到缓解。

与电极接触噪声表现出阶跃的响应不同,运动伪迹噪声虽然在本质上是瞬态的,但并没有表现出类似阶跃性的行为。运动伪迹是由电极运动引起的,是由电极-皮肤阻抗变化引起的基线瞬态行为。除了上述原因外,电极运动的原因有很多,比如动态设置、振动、压力测试或动态心电图检测。由运动伪迹引起的基线扰动可以看作是一种双相信号,类似于正弦波的一个周期。受运动伪迹影响的信号振幅可高达心电图信号峰值振幅的 500%,最长可持续100～500 毫秒[40]。

5.3.2.1　最小均方(LMS)算法

自适应滤波技术在前面的章节中已经被证明对于消除电力线干扰是有用的。上述方法的一种变体是使用参考信号表示来自身体某些部分(不是记录心电图的区域)的电力线干扰,并使用同样的信号来消除电力线干扰。对于运动伪影或者为了减小电极运动的影响,可以使用图 5.8 所示的基本自适应框架。

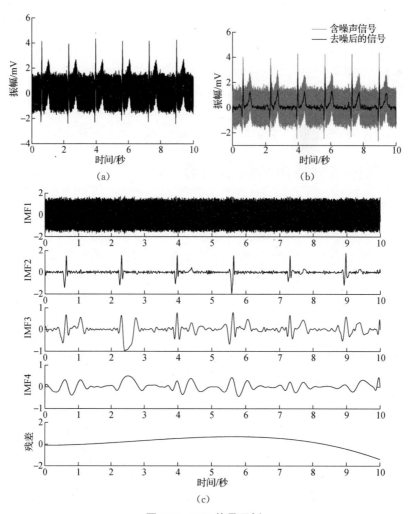

图 5.6 ECG 信号示例

(a) ECG 信号被 60-Hz 电力线噪声污染；(b) 通过从使用 EMD 分离的信号中去除 IMF1 来重建处理后的信号；(c) EMD 分解噪声 ECG 信号。

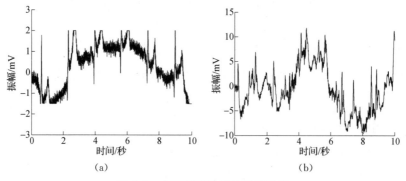

图 5.7 心电图测量时的干扰显示

(a) 一例呼吸运动缓慢变化的心电信号，ECG 信号的饱和显示电极与皮肤接触不良或未接触；(b) 一例有运动伪影的心电信号。

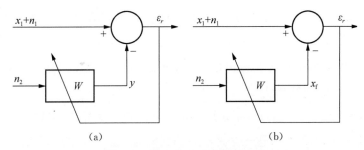

图5.8　基本自适应滤波器结构

（a）参考输入为噪声 n_2，与噪声 n_1 相关，期望信号出现在 ε_r，（b）参考输入为信号 x_2，与信号 x_1 相关。在这种情况下，期望的信号出现在 x_f。

在这个框架中，有两种方法可以使噪音最小化。图 5.8(a) 显示了一个滤波实现，其中主信号为包含噪声的 ECG 信号 (x_1+n_1)，其中 n_1 为加性噪声，n_2 为参考信号，在本例中为某个信号源产生的噪声。要求是噪声 n_2 在某种程度上与噪声 n_1 相关。在图 5.8(a) 中，通过使用以下公式最小化目标函数，得到所需的信号 x_1：

$$\varepsilon_r{}^2=(x_1+n_1)^2-2y(x_1+n_1)+y^2=(n_1-y)^2+x_1{}^2+2x_1n_1-2ynx_1 \tag{5.16}$$

式中，ε_r 为误差信号。由于假设信号和噪声是不相关的，方程 5.16 中的平均平方误差 $\varepsilon_r{}^2$ 简化为：

$$E[\varepsilon_r{}^2]=E(n_1-y)^2+E[x_1{}^2] \tag{5.17}$$

将等式 5.17 中的均方误差(MSE)最小化，将得出滤波器误差输出 ε_r，这是信号 x_1 的最佳最小二乘估计。在这个公式中，自适应滤波器能够通过迭代最小化输入信号 (x_1+n_1) 和参考噪声信号 n_2 之间的均方误差来从噪声中提取信号。

在另一种情况下，心电图信号被记录在多条导联上，其中一个电极被认为是参考电极，并且无噪声，因此，x_1+n_1 为主要输入信号，x_2 为参考电极信号，如图 5.8(b) 所示。现在的目标是从这两个信号中提取 x_1。这是通过最小化主输入信号和参考信号之间的 MSE 来实现的。用方程 5.17 中提到的公式，我们可以证明：

$$E[\varepsilon_r{}^2]=E(x_1-y)^2+E[n_1{}^2] \tag{5.18}$$

下一步是估计滤波器系数，以便从噪声中提取目标信号。对于这种情况，可以将不同的成本函数作为滤波器系数的函数。如图 5.8(a) 所示的一个例子，使用一个 MSE 标准来获得过滤系数。成本函数为：

$$J=E\{\varepsilon_r{}^2[t]\}=(x_1[t]+n_1[t]-y[t])^2\rightarrow \min \tag{5.19}$$

考虑阶数为 N 的滤波器，结果是一个具有全局最小值的二次成本函数。解决最小化问题的方法有几种，由于实现的简单性，这里将解释最小均方(LMS)算法。LMS 算法[125] 是一种迭代算法，将主信号和参考信号之间的 MSE 最小化，从而得到滤波系数或权值。LMS 算法可以写成：

$$\boldsymbol{W}_{k+1}=\boldsymbol{W}_k+2\mu\varepsilon_k\boldsymbol{X}_k \tag{5.20}$$

其中，$\boldsymbol{W}_k = [w1_k\ w2_k\ \cdots\ wj_k\ \cdots\ wN_k]^{\mathrm{T}}$，是一组滤波器权值，$\boldsymbol{X}_k = [x1_k\ x2_k\ xj_k\ \cdots\ xN_k]^{\mathrm{T}}$ 是参考样本 k 时刻的输入向量。参数 ε_k 是输入 ECG 和滤波器输出 y_k 之间的差值。回想一下，这个特定公式中的参考样本是噪声信号，参数 μ 是根据经验选择的，用来产生期望的收敛速度，其值越大，收敛速度越快。

收敛的时间常数为 $1/(4\mu\alpha)$，其中 α 是参考信号的自相关矩阵的最大特征值[117]。LMS 算法不收敛于精确解，而是收敛于一个足够好的近似值。因此，α 的选择变得至关重要，因为一个非常大的振幅会导致不稳定性，保持稳定性的界限是 $1/\alpha > \mu > 0$。图 5.9(b) 展示了 LMS 算法在去噪信号中的应用。心电图信号被呼吸伪影破坏，呼吸伪影在测量信号中表现为缓慢运动的成分。选择的参数是 $\mu = 1$。从图 5.9(b) 的去噪信号中可以看出，经过一些初始振荡之后，滤波器开始适应原始信号。采用图 5.8(b) 所示的公式，其中参考输入信号来自于其他引线，以使原始信号中的噪声最小化。

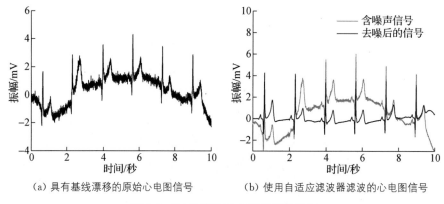

（a）具有基线漂移的原始心电图信号　　　（b）使用自适应滤波器滤波的心电图信号

图 5.9　LMS 算法对去噪信号的应用

5.3.2.2　自适应递归滤波器（ARF）

ARF 技术是用于心电信号处理的自适应滤波的其他变体[117]，其目的是调整滤波系数或权重，从而获得所需信号的脉冲响应。ARF 结构如图 5.10 所示。从心电图信号，选择 P-QRS-T 信号跨越 $k = 0 \cdots (J-1)$ 样本，横向滤波器需要 J 个系数。因此，ARF 首先通过识别与 QRS 复合波相一致的参考脉冲序列来实现，参考脉冲的实现方式是使滤波器系数跨越整个 QRS-T 复合波。QRS 检测的具体实现可以通过硬件，也可以通过软件实现。QRS 复合波的检测将在下一节中讨论。脉冲位于 QRS 复合体的最开始处，因此，参考信号是与信号复合体的第一个样本同步的脉冲。心电图信号 $i = 1, 2, \cdots$ 的每次重复出现都会导致一个新的参考脉冲和滤波器系数的更新。通过将噪声引起的心电信号与参考输入之间的 MSE 最小化，得到期望的脉冲响应。对于 ARF，参考输入向量为：$\boldsymbol{X}_k = [0, 0, 1, \cdots, 0]^{\mathrm{T}}$。因此，在每个时间步长值调整一个权重，可以写成 $w_{(k+1)} = w_k + 2\mu\varepsilon_k$。所有的滤波器权值在 P-QRS-T 复合波 i 的每个循环周期中调整一次。

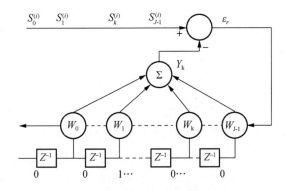

图 5.10　自适应递归滤波器原理图

输入信号 $S^i = S_0^{(i)} S_1^{(i)} \dots S_k^{(i)} \dots S_{J-1}^{(i)}$ 是跨越 J 样本的 P-QRS-T 信号复合体的向量。参考输入是一个脉冲序列(表示为 $0,0,1,0,0$),与 QRS 复合体的递归是一致的。滤波输出 Y_k 为期望输出,误差 E_r 用于调整滤波权重 W_k[117]。

5.3.3　QRS 检测算法

与 P 波和 T 波相比,QRS 波幅较大,是心电图中最突出的部分。QRS 复合波代表心室的去极化,它的存在或检测对于心率的计算至关重要。QRS 探测器的设计是关键,因为检测效果差或根本没有检测到,会严重限制系统的性能,因为误差会传播到后续的处理步骤。设计 QRS 探测器时面临的挑战之一是它不仅能够检测大量不同的 QRS 形态,而这些形态在临床上是相关的,而且能够跟踪当前 QRS 形态的突变或逐渐变化。QRS 波检测的另一个困难是有时 QRS 波极性为负(由于早搏,特别是室性早搏导致极性突变)、低信噪比、非平稳性、低 QRS 波振幅和室性异位。此外,探测器不应该锁定某些类型的心律,并准备将下一个可能的发作视为在最近发现的发作之后几乎任何时间都可能发生。下面的小节描述了一些检测 QRS 复合波的常用方法。

Pan-Tompkins 算法

Pan 和 Tompkins[101]提出了 QRS 的实时检测,由带通滤波器组成,带通滤波器由低通滤波器和高通整数滤波器组成。图 5.11 展示了 Pan 和 Tompkins 提出的 QRS 检测器算法的不同阶段。注意,在数字滤波器中有整数系数,以提高实时处理速度。随后的阶段是微分、平方和时间平均。

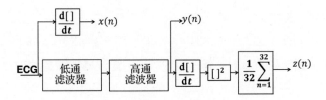

图 5.11　Pan-Tompkins QRS 检测算法的不同阶段[101]

$z(n)$ 为时均信号,$y(n)$ 为带通信号,$x(n)$ 为微分心电图。

i　带通滤波器

在设计带通滤波器之前,重要的是分析心电信号中各种信号分量的功率谱。图 5.12 为 ECG、P、T 波、运动伪影、QRS 复合波、肌肉噪声的相对功率谱[118]。从图中可以看出,一个通带约为 5～15 Hz 的带通滤波器,通过匹配平均 QRS 复合波的频谱,可以最大限度地提高 QRS 波的能量,降低 ECG 信号其他分量的噪声。

算法中使用的滤波器是递归滤波器,其极点位于 z 平面的单位圆上,用来抵消零点。二阶低通滤波器的传递函数为

$$H(z) = \frac{(1-z^{-6})^2}{(1-z^{-1})^2} \tag{5.21}$$

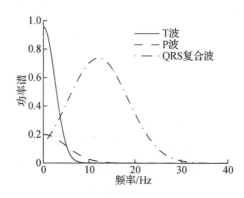

图 5.12　心电图复杂节拍中的不同成分的典型相对功率谱

人工合成心电信号的频谱分析

滤波器截止频率为 11 Hz,延迟为 5 个样本,增益为 36。这个滤波器的差分方程是:

$$y(nT) = 2y(nT-T) - y(nT-2T) + x(nT) - 2x(nT-6T) + x(nT-12T) \tag{5.22}$$

式中 $x(T)$ 为输入信号,T 为采样周期。高通滤波器是通过从具有延迟的全通滤波器中减去一阶低通滤波器来实现的。低通滤波器的传递函数是:

$$H_{lp}(z) = \frac{(1-z^{-32})}{(1-z^{-1})} \tag{5.23}$$

高通滤波器的传递函数为:

$$H_{hp}(z) = \frac{z^{-16} - (1-z^{-32})}{32(1-z^{-1})} \tag{5.24}$$

高通滤波器的差分方程为:

$$q(nT) = x(nT-16T) - 0.0313[y(nT-T) + x(nT) - x(nT-32T)] \tag{5.25}$$

滤波器的低截止频率约为 5 Hz,延迟为 80 ms。滤波器的增益均匀。

ii　导数

这个阶段提供 QRS 复合波的斜率,在这个复合体中,使用以下传递函数实现五点导数:

$$H(z) = 0.1(2 + z^{-1} - z^{-3} - 2z^{-4}) \tag{5.26}$$

该传递函数的差分方程为：

$$y(nT) = (1/8)[2x(nT) + x(nT-T) - x(nT-3T) - 2x(nT-4T)] \qquad (5.27)$$

分数(1/8)近似为 0.1,因为 2 的幂便于实时操作。这个导数在 30 Hz 的频率范围内近似于 DC 中的理想导数,它的滤波延迟为 10 ms。在导数阶段结束时,P 波和 T 波衰减,QRS 波峰峰幅值进一步增强。

iii　平方

平方是一个非线性的过程,它的作用是得到所有的正值,这样一旦这些样本被处理,就可以得到一个方波。这一步骤也强调了由于 QRS 波的存在,心电图信号频率更高。样本点对点的平方由 $y(nT) = [x(nT)]^2$ 给出。

iv　移动窗积分

R 波的斜率并不是检测心电图 QRS 波群的明确方法,可能有异常 QRS 复合波的例子,其具有较大的振幅和较长的持续时间。因此,需要从信号中提取额外的信息来可靠地检测 QRS 事件。移动平均积分器从 R 波的斜率中提取特征。N 个样本的积分器的差分方程是：

$$y(nT) = (1/N)[x(nT-(N-1)T) + x(nT-(N-2)T) + \cdots + x(nT)] \qquad (5.28)$$

N 的选择至关重要,需要仔细考虑。它通常是从实验观察中选择的。如果窗口太大,则积分波形将会合并 QRS 和 T 复合波,如果窗口太小,那么 QRS 复合波可能会出现多个峰值。窗口的典型时间段大约为 150 毫秒。

v　阈值选择

Pan 和 Tompkins 提出了一组阈值,以便只检测适当的 QRS 复合波。设置两组阈值：一组对应于信号,另一组对应于噪声。峰值对应于 T 波,肌肉伪影对应于噪声峰值,QRS 波峰值对应信号峰值。因此,这项任务缩小到设置刚好高于噪音峰值的阈值。读者可以参考 Hamilton 和 Tompkins[52]了解有关设置阈值的更多细节。然后,计算 R 到 R 的间隔,这样就可以确定心率。

文献中描述了大量的 QRS 检测算法[4,16,17,35,36,39,45-47,58,88,89,92,93,97,99,113,116,121,126],详细讨论它们超出了本章的范围。然而,这些检测算法可以大致分为两类,即性能和复杂度。Friesen 等对 9 种 QRS 检测算法的噪声灵敏度进行了量化,在他们的研究中,合成的正常心电图数据作为黄金标准,并添加不同的水平和类型的噪音。噪声类型为肌电图干扰、60 Hz 电力线干扰、呼吸引起的基线漂移、基线突变和所有其他噪声类型构成的复合噪声。他们得出的结论是:没有一种算法能够检测出所有 QRS 复合波,而不会对最高噪声水平下的所有噪声类型产生任何误报,基于 QRS 波的振幅和斜率的算法对 EMG 噪声最不敏感。在实践中,这种类型的噪音是最常见的,并容易造成最大的挑战;这些算法比用于评估的算法更有优势。

除了标准的基于阈值的方法来检测 QRS 复合波,文献中报告的其他变体 QRS 检测是基于神经网络的自适应匹配滤波[127],小波变换[77],利用连续小波变换(CWT)在不同尺度上的局部极大值进行连续样条小波变换[6]，使用固定阈值的 CWT[129]，具有自适应量化阈值的一阶导数[25]以及滤波器组方法[3]。

5.4　信号去噪

信号去噪的目的是为了提高测量精度和再现性，否则，通过视觉评估信号是不容易获得的。本节介绍处理生物医学信号常用的各种去噪方法，以心电图信号为例；同时，这些技术也可以很好地应用于其他信号。注意，在前一节中提出了一种经典的滤波方法，本节介绍一种统计方法（主成分分析）、一种非平稳滤波技术（小波）和一种小波域的最优滤波器（小波一维纳）。

心电图记录中最常见的干扰是骨骼肌中产生的肌电位信号。由于 ECG 的频谱与肌电位的频谱是一致的，所以前几节中提到的简单的频率选择性滤波无法去除噪声，而主成分分析（PCA）和小波变换滤波等方法更适合去噪。如果将这些技术相结合，例如小波滤波和维纳滤波，可以显著提高信噪比。最后，提出一种称为导频估计的去噪方法。

▶▶5.4.1　主成分分析

对于多变量信号分析，主成分分析（PCA）是文献中最古老的方法之一[71]，对于心电图（ECG）信号增强，通过分析较短的信号片段，提出了经典 PCA 的鲁棒性扩展[72]。PCA 已被应用于数据缩减、心率检测、分类、信号分离和特征提取等领域[71,75]。PCA 可用于心电图信号中呼吸段和非呼吸段的分离[75]。降噪和数据压缩是密切相关的，两者都要求 PCA 将原始信号信息集中在噪声水平较低的几个特征向量内。心律失常监测波形形态的分类是 PCA 早期的另一种应用，PCA 以主成分的子集作为特征，用于区分正常窦性心动和异常波形，如室性早搏。PCA 在心电图信号处理中的最新应用是对各种波形特性进行鲁棒性特征提取，以跟踪心肌缺血引起的时间变化。从历史上看，这种跟踪是基于从 ST-T 段获得的局部测量，然而，当分析的信号是噪声时，这种测量是不可靠的。将相关性作为信号处理的基本操作，主成分的使用为表征 ST-T 段提供了一种更加强健和全面的方法，这一点已经变得很明显[21]。

在接下来的小节中，我们提出了基于 PCA 的单通道和多通道 ECG 信号去噪，并通过实例说明这些方法。我们同时也提出了一种基于奇异值分解（SVD）的 ECG 降噪方法。

5.4.1.1　单通道心电图去噪

让我们假设 $x(n)$ 是由无噪声的单导联 ECG 信号 $s(n)$ 与噪声 $w(n)$ 组成的，其中 n 代表 $n=0,1,2,\cdots,N-1,N$。

$$x(n)=s(n)+w(n)$$

(5.29)

假设信号 $s(n)$ 和 $w(n)$ 不相关,单通道心电去噪的第一步是将节拍数据划分为时间段,并对不同的时间段进行精确对齐。因此,首先从 QRS 复合波中检测到 R 峰,可以应用上一节提到的 Pan 和 Tompkins 的方法[101]。识别 R 峰之后,测量选定时间段的所有 R-R 区间 (Rint)和平均 R-R 区间,然后将具有特定时间段的心电信号与 R 峰位置对齐,作为 $\pm Rint$ 范围内的中心。数据中的任何冗余都不是问题,因为在大多数情况下,冗余数据构成了不携带重要信息的等电线。一个节拍的分段信号可以用列向量表示,列向量的形式为[21]:

$$x = [x_1, x_2, \cdots, x_p]^T \tag{5.30}$$

式中,P 为段的样本个数。从几个连续的节拍(比如 M 节拍)中提取的片段可以合成一个 $P \times M$ 数据矩阵 X。

$$X = [x_1, x_2, \cdots, X_M] \tag{5.31}$$

节拍的 $x_1, x_2, \cdots, X_M$ 可视为随机过程 x 的 M 个观测值,假设信号 x 为零均值随机过程,则相关矩阵 R_x 可由以下公式得到:

$$R_x = E\{xx^T\} \tag{5.32}$$

由于 R_x 是很少在实验中被发现,样本大小 PXP 的样本相关矩阵 $\hat{R}_x$ 是使用数据矩阵 X 获得:

$$\hat{R}_x = \frac{1}{M} XX^T \tag{5.33}$$

接下来,矩阵 $\hat{R}_x$ 的特征值分解得到矩阵 E 和 D,E 是 $\hat{R}_x$ 特征向量的正交矩阵和 D 是其特征值的对角矩阵,表示为 $D = \mathrm{diag}(d_1, d_2, \cdots, d_p)$。现在通过对 X 进行正交线性变换得到矩阵 X 的主成分。

$$W = E^T X \tag{5.34}$$

主成分 W 反映了形态节拍变异的程度:当与第一个主成分相关的特征值 d_1 比与其他成分相关的特征值大得多时,整体表现出低的形态变异,而主成分值的缓慢下降则表明变异性大。由于 X 信号的某一部分与另一部分存在相关性,特征值较高的 PCs 包含较多的心电图信号、较少的噪声,所以,具有显著特征值的 PCs 被假设为信号的一部分,其余的被假设为噪声的一部分。因此,只要保留较高的特征值 PCs,就有可能降低大部分噪声。

设 K 个主分量 $w_1, w_2, \cdots, w_K$,其中 $K < P$ 需要在保留生理信息的同时压缩 X 的信息。K 的选择可能受各种统计性能指标的指导[71],其中一个指标是变异程度 R_K,反映了 K 个主成分的子集在能量项上近似于集合的程度,即:

$$R_K = \frac{\sum\limits_{k=1}^{K} d_k}{\sum\limits_{k=1}^{N} d_k} \tag{5.35}$$

在实践中,选择 K 通常是为了使其性能在临床上可以接受,并且不会丢失重要的信号信息。心电图的信号部分(无噪声)现在可以使用选定的 PCs 进行重构。

$$\hat{X}=\hat{E}\hat{W} \tag{5.36}$$

其中,$\hat{E}$ 和 $\hat{W}$ 分别是对应无噪声信号的特征向量和 PCs。最后通过串接 $\hat{X}$ 的列,得到降噪的心电信号。图 5.13 展示了 PCA 在信号去噪中的应用。

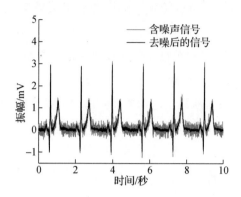

图 5.13   以心电图信号去噪为例

信号通过只保留第一个主分量来去噪。

5.4.1.2   多通道心电图去噪

由于不同的心电导联之间存在着相当大的相关性,例如在 12 导联心电图中,某些应用如多通道心电和数据压缩去噪,可以从探索导联之间的信息中获益,而不是一次只处理一个导联。在本节中,通过引入向量 $x_{i,l}$,将方程 5.30 的单导联心电图信号推广到多导联情况,其中指标 i 和 l 分别表示节拍数和导联数。然后,将 PCA 应用到多通道 ECGs 上的一个简单方法是将第 i 拍引线 $x_{i,1}, x_{i,2}, \cdots, x_{i,L}$,构成一个 $LP \times 1$ 矢量,定义如下[21]:

$$x_i = \begin{bmatrix} x_{i,l} \\ \vdots \\ x_{i,L} \end{bmatrix} \tag{5.37}$$

对于所有的节拍(M),多通道数据矩阵 $\tilde{X}$ 由 $LP \times M$ 矩阵表示,写为:

$$\tilde{X}=[\tilde{x}_1, \cdots, \tilde{x}_M] \tag{5.38}$$

因此,在上面的计算中用 $\tilde{X}$ 代替 X。再次应用前一节讨论的单通道心电图去噪的 X 公式确定样本相关矩阵的特征向量。一旦对堆积向量进行主成分分析,得到的特征向量就会"分层",这样就可以确定每个导联所需的主成分系数。

5.4.1.3   用截断奇异值分解去噪

除了对数据矩阵 X 进行主成分分析,还可以为 $P * M$ 的矩阵 X 找到奇异值分解,其定义为

$$X=USV^{\mathrm{T}} \tag{5.39}$$

U 是一个 $P \times P$ 正交矩阵,它的列是左奇异向量,V 是一个 $M \times M$ 正交矩阵,它的列是

右奇异向量。矩阵 S 是一个 $P \times M$ 的包含奇异值 $\sigma_1, \sigma_2, \cdots, \sigma_p$ 的非负对角矩阵,并且 $\sigma_1 >$ $\sigma_2 > \cdots > \sigma_p \geqslant 0$。信号的奇异值保留了诸如噪声强度、信号能量以及组成信号的元素数量等信息。奇异值越大,对应的奇异向量在表示矩阵 X 时就越重要。

　　由于观测到的心电信号片段具有高度的相关性,在 SVD 域中,通常(对于高信噪比的情况)较高的奇异值保存了信号能量,而较低的奇异值保存了噪声能量。因此,通过截断低奇异值,可以最小化噪声分量在信号重构中的影响。这种方法称为截断奇异值分解(TSVD)方法[53]。TSVD 方法包括以下步骤:

　　1. 对矩阵 X 执行 SVD,识别矩阵 S 中的非显著奇异值。

　　2. 将非显著的奇异值设为零,形成新的对角矩阵 $\bar{S}$。

　　3. 重建一个去噪矩阵 $\hat{X} = U\hat{S}V^{\mathrm{T}}$,在最小二乘意义上接近矩阵 X。

　　4. 将时间段串联,重建去噪的心电图信号。

　　应用 TSVD 的一个重要方面是选择属于信号和噪声子空间的奇异值。在低信噪比情况下,信号的奇异值与噪声的奇异值不能完全分离(慢变奇异值)。假设 $M1$ 奇异值显然属于信号子空间,接下来 $M2$ 奇异值属于信号和噪声子空间,剩余的 $N-(M1+M2)$ 奇异值属于噪声子空间。在这种情况下,设计滤波器 f 的方式是修改 SVD 映射中的奇异值。滤波器函数的表达式 $f_i, i=1,2,\cdots,P$ 定义为[91]:

$$f_i = \begin{cases} 1, & i \leqslant M1 \\ e^{-(i-\beta)/\beta} & M1 < i \leqslant M_2 \\ 0, & i > M1+M2 \end{cases} \tag{5.40}$$

　　应用于奇异值,$\hat{\sigma}_i = f_i * \sigma_i$ 得到修正的奇异值矩阵 $\hat{S}$。β 是一个加权系数。最后,$\hat{S}$ 矩阵用于 $\hat{X} = U\hat{S}V^{\mathrm{T}}$,重建无噪声的矩阵 X。图 5.14 显示了 SVD 在信号去噪中的应用。

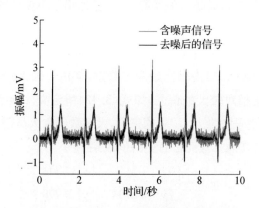

图 5.14　SVD 在心电信号去噪中的应用
信号的去噪方法是只保留前两个奇异值。

▶▶5.4.2　小波滤波

　　离散小波变换(DWT)是一种在小波空间内用稀疏表示的函数方法,它能够代表一大类性能良好的方法。对含有噪声的 ECG 信号进行离散小波变换后,无噪声信号对应的系数往往较大,而噪声对应的系数往往较小。只要将噪声对应的系数进行阈值处理,再对处理后的信号作离散小波逆变换(IDWT),就可得无噪声信号(图 5.14)。此过程中,阈值的选取和阈值函数的设计都是影响最终去噪效果的关键因素。

对含噪声的信号 $x(n)$ 进行离散小波变换,可得到小波系数 $y_m(n)$,令 $y_m(n) = u_m(n) + v_m(n)$,其中,$u_m(n)$ 是无噪声信号的系数,$v_m(n)$ 是噪声信号的系数,m 表示第 m 个频带的分解级别。小波系数修正的阈值级别,应根据有关噪声水平 v_m(其标准方差 σ_{v_m})的噪声级别 m 确定。当噪声级别低时,阈值也要低,此时真实信号 $s(n)$ 失真的可能性也较小。Donoho[34] 提出了一种通用的阈值选取方法,即用公式 $\sqrt{2\log G}$ 来计算,其中,G 是小波系数的个数。通用阈值在平滑类型的信号范围内,服从近似最优均方误差(mean-squared error,MSE),并且无论样本的大小 G 如何,都可以产生看起来满意的重建。然而,正如经常被观察到的那样,通用阈值会使信号 $x(n)$ 过度平滑,并且在阈值处理过程中过多的信号分量被去除。读者可参考文献[69]中估计最佳阈值的方法。

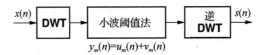

图 5.15 对 ECG 信号进行小波滤波的典型方框图

阈值的选择是小波阈值处理中的重要关注问题。总体上来说,阈值方法主要分为两类:软阈值和硬阈值,如图 5.16 所示。阈值处理的效果取决于阈值处理方法的类型和特定应用的规则。用硬阈值函数($y_m{}^{ht}$)去噪往往具有较大的方差而不稳定,对信号的微小变化敏感,函数定义为式(5.41)。其中,vm 是小波系数,Thr 是作用于小波系数的阈值。

$$y_m{}^{ht} = \begin{cases} 0, & |y| < Thr \\ 1, & |y| \geqslant Thr \end{cases} \tag{5.41}$$

相反的,用软阈值函数($y_m{}^{st}$)去噪比硬阈值稳定,但由于较大的小波系数收缩而倾向于具有较大的偏差,会产生相对较大的偏差,如式(5.42)所定义。除了这些方法,还有基于 α 删减的超收缩方法进行信号去噪[103]。总的来说,大多数研究人员已经证明,在对 ECG 信号去噪上,软阈值法相比与其他方法而言有更好的效果[103]。

$$y_m{}^{st} = \begin{cases} 0, & |y| < Thr \\ (y - Thr), & |y| \geqslant Thr \end{cases} \tag{5.42}$$

最后,小波阈值去噪法的步骤如下:

(a) 用任意标准正交小波基,实现信号到预先确定分解层数小波域的变换。

(b) 估计每个子带的噪声。

(c) 计算每个子带的软阈值。

(d) 用软阈值法分别对每个子带的相关阈值进行处理得到小波系数。

（e）通过离散小波逆变换重建信号。

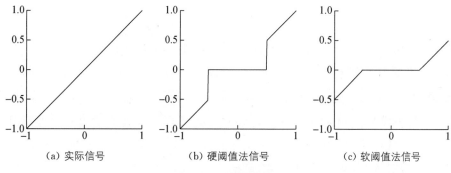

<table>
<tr><td>（a）实际信号</td><td>（b）硬阈值法信号</td><td>（c）软阈值法信号</td></tr>
</table>

图 5.16　小波阈值法

这种小波阈值去噪法被用于含噪声 ECG 信号的去噪处理。图 5.17 所示是用小波滤波技术去噪后的信号，其中使用了软阈值法，可保留原始信号形态。注意，硬阈值法往往会改变 PQRST 波的量值。

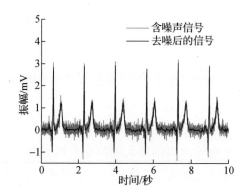

图 5.17　对含噪声的 ECG 信号进行小波滤波

软阈值法可保留原始信号形态。

▶▶5.4.3　小波维纳滤波

这项技术是基于在小波域里运用维纳滤波理论。在传统维纳滤波中，小波域信号 $y_m(n)$ 需用形式因子 $H_m(n)$ 运算，以获得滤波后的信号 $HF_m(n)$。其定义为[24]：

$$HF_m(n) = H_m(n) * y_m(n) = H_m(n) * [u_m(n) + v_m(n)] \tag{5.43}$$

滤波器 $H_m(n)$ 的选择应当遵循这样的原则：滤波后的信号 $HF_m(n)$ 和要重建的实际信号之间的均方误差 $u_m(n)$ 最小。均方差可以由公式 $e_m{}^2(n) = [HF_m(n) - u_m(n)]^2$ 求得。根据最小均方差的求解公式可以推导出形状因数 $H_m(n)$ 的公式。

$$H_m(n) = \frac{u_m{}^2(n)}{u_m{}^2(n) + v_m{}^2(n)} \tag{5.44}$$

在上述的表达式中，无噪声信号系数 $u_m(n)$ 和噪声系数 $v_m(n)$ 都是未知的。噪声系数

$v_m(n)$的平方,即 $v_m{}^2(n)$ 的值可由第 m 级中的噪声方差代替。$H_m(n)$ 的表达式便可修改为:

$$H_m(n) = \frac{u_m{}^2(n)}{u_m{}^2(n) + \sigma_m{}^2(n)} \tag{5.45}$$

低噪声的情况下,$u_m{}^2(n) \gg \sigma_m{}^2(n)$ 时,这使得滤波器 $H_m(n) \approx 1$ 并且 $|H_m(n)| \approx |y_m(n)|$。另一方面,在高噪声的情况,$u_m{}^2(n) \ll \sigma m_2(n)$ 时,$H_m(n) \ll 1$ 且 $|HF_m(n)| < |y_m(n)|$。

混合阈值　文献[95]指出,无噪声信号系数 $u_m(n)$ 可以从信号 $y_m(n)$ 中估算出,噪声方差 $\sigma_m{}^2(n)$ 的表达式为 $u_m{}^2(n) = \max[ky_m{}^2(n) - \sigma_m{}^2(n), 0]$,其中 k 是一个恒等于 1/3 的常数。

将这一结果代入形状因数的表达式,可得:

$$H_m(n) = \max\left[\frac{y_m{}^2(n) - 3\sigma_m{}^2(n)}{y_m{}^2(n)}, 0\right] = \max\left[1 - \frac{3\sigma_m{}^2(n)}{y_m{}^2(n)}, 0\right] \tag{5.46}$$

现在再用式(5.46)表示 $HF_m(n)$,我们可以得出结论,滤波只是系数 $y_m(n)$ 的阈值,其阈值由公式 $Thr(m) = \sqrt{3}\sigma_m(n)$ 得出。滤波后的输出 $HF_m(n)$ 可以定义为:

$$HF_m(n) = \begin{cases} ym(n) - \dfrac{Thr^2(m)}{y_m(n)}, & |y_m(n)| > Thr(m) \\ 0, & |y_m(n)| \leqslant Thr(m) \end{cases} \tag{5.47}$$

从式(5.47)可以推断出,混合滤波是软阈值和硬阈值的结合:当 $|y_m(n)|$ 的值约等于 $Thr(m)$ 时,滤波相当于是软阈值;当 $|y_m(n)|$ 的值远大于 $Thr(m)$ 时,滤波相当于是硬阈值。因此,该方法被称为混合阈值法。

但还有一种替代方法,它也可用来估算无噪声信号的系数 $u_m(n)$。这种方法被称为导频估算法,而且比混合阈值法更为高效。下一小节将要简要讨论该方法。

▶▶5.4.4　导频估计法

如图 5.18 所示,导频估计法[24]有两次去噪过程。第一次去噪是小波滤波,已经在章节 5.4.2 中讨论过了。简单来说,需要先对信号进行离散小波变换(DWT1),然后对小波系数进行阈值处理,接着再对处理后的信号进行离散小波逆变换(IDWT1),从而得到近似于无噪声信号 $s(n)$ 的导频信号 $\hat{s}(n)$。再将此信号进行离散小波变换(DWT2),得到近似于系数 $u_m(n)$ 的估计值 $\hat{u}_m(n)$。这部分也已在章节 5.4.3 中讨论过了。

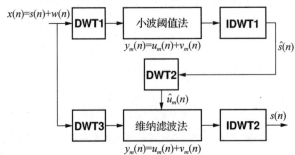

图 5.18　运用导频估计法的小波-维纳滤波

将经离散小波变换(DWT3)得到的信号和噪声方差输入维纳滤波器后,经离散小波逆变换(IDWT2)得到去噪后的重建信号 $s(n)$。

在此过程中,WT1/WT2 分解层数和重建滤波器的选择、阈值函数及方案的设计,都是影响最终去噪效果的重要因素。研究证明,在导频估算法中,阈值设为 $\sqrt{3}\sigma_m$ 的混合阈值法效果最好。图 5.19 是信号进行小波—维纳滤波去噪的一个特例。

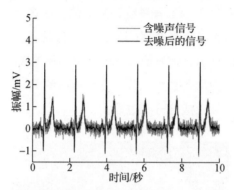

图 5.19　使用小波维纳滤波技术对带有噪声的 ECG 信号进行滤波

5.5　多变量的生物医学信号分析

多变量的生物医学信号分析的发展,广泛地受益于其他许多学科在各研究中取得的进展,例如神经网络的研究。其根本问题在于找到一个恰当的多变量数据的表示法,也就是如何用随机向量表示数据。为了计算简单,我们一度希望能通过线性变换,用原始数据的线性组合来表示。线性变换法主要包括主成分分析、因子分析、投影寻踪和独立成分分析。独立成分分析(ICA)是为了解决盲源分离(BBS)问题发展起来的一种高效的信号处理方法,其主要目的是寻找非高斯数据的线性表达,从而使数据各成分可以尽可能地统计独立[57]。

在前面的章节中,我们已经讨论过如何利用主成分分析提取出基于统计的信号和噪声的模型。这种统计分析技术通过降维去除带内噪声。近年来,一些研究人员开始设想:能否通过独立成分分析技术来解决多通道数据的相关问题,因为即使是多通道,其中感兴趣特征会在带宽内重叠,但它们来自统计独立的源信号。

对脑磁图(MEG)进行伪像分离是独立成分分析的应用之一。脑磁图(MEG)是一种无创的探测大脑电磁生理信号的脑功能检测技术。脑细胞群自发产生生物电流,其产生的磁场可反映人的脑部活动,用高敏感度的测量和记录装置得到的图形便是脑磁图。脑磁图可用于研究在认知和感知过程中大脑的活动规律,可在外科移除手术前确定病变影响的区域,可确定大脑不同区域的功能以及神经反馈。仅凭其测得的大脑活动,就可以辅助医生确定大脑中异常的区域。但在提取脑部信号的基本特征时,伪影也会同时产生。当干扰信号的振幅比脑部信号的振幅还要大,或两者波形相像时,伪影就更加严重了。伪影的产生原因主要有:一是设备本身的缺陷;二是病人在采集信号时心脏搏动或动眼、眨眼、肌动。独立成分分析技术已实现了噪声源的分离,诱发磁场的分解,它为我们探索潜在的脑功能提供了直接的途径[123]。

　　据记载,ICA 也广泛地应用于从孕妇的 ECG 图中分离出胎儿的 ECG 图。这类问题可以解决的原因是母亲和胎儿产生的信号是统计独立的。在这个特定的例子中,通过在孕妇腹部安置的多个传感器可测得多变量数据(图 5.20)。假设各独立成分是混叠的,既存在线性关系的,也存在非线性关系的,且信号源和混合系统都是未知的。ICA 的任务便是通过分析独立成分的特征来分离并提取各独立成分。它比传统的 PCA 等方法更为强大。图 5.21 是涉及各独立成分源分离的独立成分分析过程。

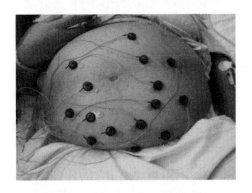

图 5.20　多通道记录孕妇的 ECG 信号

记录下来的 ECG 信号包括母亲的,也包括与之信号源不同的胎儿的 ECG 信号。

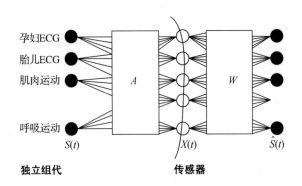

图 5.21　用 ICA 技术进行独立成分的提取

图中,$S(t)$ 是独立成分,A 是混合矩阵,$X(t)$ 是传感器记录的数据,W 是解混矩阵。在这个模型中,我们默认 $S(t)$ 是线性的,矩阵 A 是稳定的、无噪声的[68]。图中展示的是一个特例。独立成分包括:孕妇的 ECG 信号、胎儿的 ECG 信号、运动伪迹、母亲的呼吸和其他噪声来源。

　　本质上,ICA 的任务是在时刻 t 从一组 M 个测量数据点即 $X(t) = [x_1(t)\ x_2(t)\ x_3(t)\ \cdots$

$x_M(t)]^T$ 中恢复 N 个未知的基础源 $\boldsymbol{S}(t)=[s_1(t)\ s_2(t)\ s_3(t)\ \cdots\ s_N(t)]^T$。假设混合处理是线性的,且混合过程是平稳的,而混合矩阵 $\boldsymbol{A}$ 是 $N\times M$ 的满秩,使得:

$$\boldsymbol{X}(t)=\boldsymbol{AS}(t) \tag{5.48}$$

还假设源的数量小于或等于测量信道的数量,即 $N\leqslant M$,现在的任务变成从观测信号 $\boldsymbol{X}(t)$ 中恢复单个源 $s_i(t)$,这实质上意味着要找到解混或分离矩阵 $\boldsymbol{W}$,即:

$$\hat{\boldsymbol{S}}(t)=\boldsymbol{WX}(t) \tag{5.49}$$

其中,$\hat{\boldsymbol{S}}(t)$ 是基础源 $\boldsymbol{S}(t)$ 的估计值。为了估算解混矩阵 $\boldsymbol{W}$,已经提出了基于高阶统计量的各种 ICA 算法,并且可以在文献[11,27,66,81]中找到,尽管该列表并非详尽。

估算的预处理步骤是使观测数据 $\boldsymbol{X}(t)$ 中心化和白化。中心化的方法是用其平均值减去信号,以便产生零均值变量。白化或去相关涉及对观测信号 $\boldsymbol{X}(t)$ 进行线性变换,以得到新的白化向量 $\hat{\boldsymbol{X}}(t)$,即其成分是不相关的,并且它们的方差是统一的。这意味着协方差矩阵是单位矩阵,即 $E\{\hat{\boldsymbol{X}}(t)\hat{\boldsymbol{X}}(t)^T\}=\boldsymbol{I}$。通过求解协方差矩阵的特征值,来解决白化问题,即 $E\{\hat{\boldsymbol{X}}(t)\hat{\boldsymbol{X}}(t)^T\}=\boldsymbol{EDE}^T$,其中 $\boldsymbol{E}$ 是的特征向量的正交矩阵,并且 $\boldsymbol{D}$ 是其特征值的对角矩阵 $\boldsymbol{D}=\mathrm{diag}(d_1,d_2,\cdots,d_{N-1},d_N)$。白化可以通过公式 $\hat{\boldsymbol{X}}=\boldsymbol{ED}^{-1/2}\boldsymbol{E}^T\boldsymbol{X}$ 解决,其中矩阵 $\boldsymbol{D}^{-1/2}$ 可通过对对角矩阵 $\boldsymbol{D}^{-1/2}=\mathrm{diag}(d_1^{-1/2},d_2^{-1/2},\cdots,d_{N-1}^{-1/2},d_N^{-1/2})$ 的分量逐个运算来求得。本质上,去相关和主成分分析的作用是一致的。

当且仅当源信号是非高斯分布时,才有可能对 $\hat{\boldsymbol{S}}(t)$ 进行估计。理论上,现在的目标是使估计 $\hat{\boldsymbol{S}}(t)$ 尽可能为非高斯。根据中心极限定理,和原始信号相比,非高斯随机变量之和更接近高斯分布。构成该公式的其中一个约束条件是,最多只能存在一个具有高斯分布的源[65]。以下段落中将要讨论使用高阶统计量实现 ICA 的三种最常用的方法。

▶▶5.5.1　峭度的非高斯性:FastICA

峭度,或者说四阶累计量,是信号非高斯性的测度。高斯信号的峭度为零。FastICA 的工作前提是快速定点迭代算法能够利用峭度找到最大化分量的非高斯性投影。因此,ICA 公式缩小到以源为解的优化问题。峭度用于描述零均值随机变量 $\boldsymbol{X}$ 的分布,被定义为 $kurt(\boldsymbol{X})=E\{\boldsymbol{X}^4\}-3(E\{\boldsymbol{X}^2\})^2$,其中 $E\{\cdot\}$ 是期望算子。有关 FastICA 的详细信息,请参阅 Hyvarinen 和 Oja[66] 的相关公式。

▶▶5.5.2　负熵的非高斯性:信息最大化

Bell 和 Sejnowski[11] 提出了一种算法,该算法尝试使用负熵来度量源信号的非高斯性。熵是信息论中广泛使用的概念,随机变量的熵是观测信号给出信息多少的程度。观测信号越随机或越不可预测,其熵就越大。离散随机变量 Y 的熵 H 定义为 $H(Y)=\sum_i P(Y=a_i)\log P(Y=a_i)$,其中 a_i 是 Y 最大的可能值。连续值随机向量 y 的微分熵 H 用密度 $f(y)$

定义为 $H(Y) = -\int f(y)\log f(y)\mathrm{d}y$。在信息论中,一个公认的事实是:高斯变量在所有方差相等的随机变量中具有最大的熵[73]。对于明显聚集或具有非常尖锐概率密度函数的变量,熵非常小。微分熵的微小变化量,即负熵通常用作非高斯性的度量。负熵定义为与随机观察变量有相同方差的高斯随机变量的熵和随机变量的熵之间的差值。这可以表示为 $J(y) = H(Y_{\mathrm{gauss}}) - H(y)$,其中 Y_{gauss} 是与 y 有相同的协方差矩阵的高斯随机变量。

这个算法基于梯度结构的神经网络,其学习规则基于信息最大化(infomax)原则,并将具有非线性输出的神经网络的输出熵最大化。它的学习标准是最大化 ICA 模型的极大似然估计。实际上,结果表明,利用该准则进行 ICA 估计,可使源的非高斯性最大化,从而实现源的分离。

▶▶5.5.3　特征矩阵的联合近似对角化:JADE

JADE 算法[19]与信息最大化算法和固定点算法的不同之处在于后两种算法优化的是输入信号的特定变换,但 JADE 算法优化的是信号的一组特定的统计学数据的变换。JADE 算法的提出是为了解决盲源分离,算法通常需要在该基础上对独立信号源分布进行估计或者建立一个如何分布的假设问题。JADE 算法的提出者 Jean-Francois Cardoso[19]指出优化累计量的近似数据恰好解决了这一问题。

独立成分分析法以 JADE 算法为基础,它的第一步是对 $X(t)$ 预白化。假设公式 5.48 中的混合矩阵 A 的奇异值分解值为 $V_0\phi_0 U$。其中,V_0 和 U 是单位矩阵,ϕ_0 是列满秩矩阵的对角矩阵。如果 ϕ_0 不是方阵,则可以通过删除一些为零或接近零的奇异值来使其变成方阵。记此方阵为 ϕ。类似地,对矩阵 V_0 也要进行相应的修改,记为 V。因此,修改后的矩阵 $A = V\phi U$,其中,ϕ 是 $n \times n$ 的矩阵,V 是 $m \times n$ 的矩阵。将 $A = V\phi U$ 代入式(5.48),得到:

$$X(t) = V\phi US(t) = V\phi z(t) \tag{5.50}$$

其中,

$$z(t) = US(t) \tag{5.51}$$

其为白化的混合信号,$\phi^{-1}VT$ 是白化矩阵。现在的问题就成了用下面 JADE 算法的规则来解决简式(5.51):

$$JADE(U) = \sum_{k,m,n=1}^{N} \mid cum[s_k(t), s_k{}^*(t), s_n(t), s_m{}^*(t)] \mid_2^2 \tag{5.52}$$

式(5.52)可以进一步简化为

$$JADE(U) = \sum_{r=1}^{N} \parallel \mathrm{diag}(U^H Q_z(B_r)U) \parallel^2 = \sum_{k=1}^{N}\sum_{r=1}^{N} \mid u_k{}^H Q_z(B_r)u_k \mid^2 \tag{5.53}$$

其中,u_k 是 U 的第 k 列,$B_r(r=1,2,\cdots,N^2)$ 包括 $N \times N$ 矩阵空间的一组正交基,$Q_z(B_r)$ 是按元素定义的累积量矩阵,定义公式为:

$$[\boldsymbol{Q}_z(\boldsymbol{B}_r)]_{ij} = \sum_{p,q=1}^{N} cum[s_k(t), s_k^*(t), s_n(t), s_m^*(t)]b_{pq}^r \qquad (5.54)$$

在式(5.54)中,$cum(\cdot)$ 表示累积量矩阵,$*$ 表示复共轭,b_{pq}^r 表示矩阵 $\boldsymbol{B}_r$ 的第 p 行、第 q 列元素。使累积量矩阵尽可能地对角化,也就是让数据尽可能地独立。对累积量矩阵进行对角化的矩阵可以用来使混合数据独立化。如果矩阵 $\boldsymbol{R}$ 是使累积量矩阵尽可能对角化的旋转矩阵,那么解混矩阵就近似于 $\boldsymbol{R}' \cdot \boldsymbol{z}$[78]。

作为一个研究案例,让我们看一下 JADE 算法是如何将胎儿的 ECG 信号从孕妇的 ECG 信号中分离出来的。这个案例所使用的数据来自 Daisy 数据库[62]。原始通道中包含了从孕妇身上测得的持续 10 秒的 8 路原始数据。其中,1~5 路信号是在腹部测得的,6~8 路信号是在胸部测得的。信号的采样频率为 250 Hz。图 5.22 所示为 8 路混合 ECG 信号,可以注意到,图片中 ECG 信号是母亲和胎儿 ECG 信号的混合的信号,并且需要从其他噪声源分离出来,比如基线漂移。将信道 1~5 中的数据送入 JADE 算法之前,需要对其中的信号进行初始预处理,如去除基线漂移,即去除 ECG 信号中的缓慢呼吸信号成分。图 5.23 所示为分离后的独立信号,其中信道 1 和信道 3 中分别为母亲和胎儿的 ECG 信号,其他通道记录的是噪声成分。一些研究人员已经根据噪声的分离特性,用独立成分分析法,对信号进行降噪处理[1,115]。

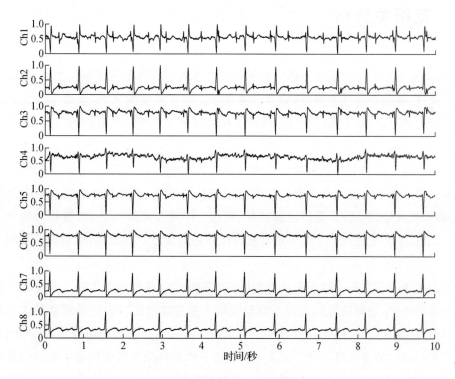

图 5.22 混合 ECG 信号

原始通道中包含了从孕妇身上测得的持续 10 秒的 8 路原始数据[62]。其中,1~5 路信号是在腹部测得的,6~8 路信号是在胸部测得的。信号的采样频率为 250 Hz。

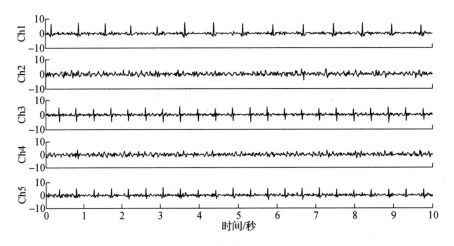

图 5.23　分离后的独立信号

从图 5.22 展示的原始数据中提取胎儿和母亲的 ECG 信号,提取胎儿 ECG 信号所用的算法是 JADE。初始信号的振幅没有保留是因为分离信号时存在标度模糊的情况;同时也存在排列上的歧义,即每次处理好的数据块中胎儿和母亲的 ECG 信号会出现在任意两个通道。

5.6　互相关分析

　　至此,本章主要关注的都是各种生物信号处理方法。从简单的滤波技术,到在信号空间里探索正交性,从而对信号去噪,再到源分离算法。但在某些情况下,来自不同生理过程的信号需要进行比较,提取特定的特征。有时互相关分析是一种非常有用的工具,去量化两种生物信号的内在关系,或者在噪声环境下检测确定性信号,还可以用于估计两个信号的传播延迟。这小节将描述关于静息态功能性磁共振成像的一个特定实例,并讨论处理脑信号的各个步骤。接下来的几段文字将要向读者介绍磁共振成像,主要是静息态功能磁共振成像(rs-fMRI)和相关处理步骤。值得注意的是,在几个中间步骤执行之前,需要对两个信号做互相关。因此,本节先讨论一个典型的功能性磁共振成像预处理步骤,然后展示互相关分析的结果。

　　磁共振成像(MRI)是一种测量生物组织中核磁特性的医学成像方法。根据不同组织具有不同的核磁特性,它帮助我们非侵入性地观察人的身体内部。它可以测量某些元素的好几种磁特性(比如 T1,T2 和 T2* 弛豫时间),功能十分强大。在功能性磁共振(fMRI)中,磁共振被用来间接地测量神经元活性。大脑某些部分的神经元活性变化会引起血流量和血氧的改变,反过来又会影响该区域的磁特性。在 fMRI 中,这种磁特性的变化用来度量神经元活性。功能性磁共振成像在 20 世纪 90 年代初期[74,98]被发现,从那时开始,它就极大地增进了我们对大脑健康状况和疾病的理解。

最简单的 fMRI 实验是测量大脑在两个状态的血氧：(a) 在执行明确的任务时(可能是一个主动任务，比如轻敲手指，或者是被动任务，比如看翻转棋盘，或者是两种结合)；(b) 在不执行明确的任务时。通过对比在两种状态下分别测得的信号振幅，可以推断出我们是用大脑的哪块区域执行任务的，从实验中可以看出基准信号的振幅不算非常重要，而关键在于两种状态下的差异。因此在 fMRI 实验中，信噪比(CNR)是非常重要的。

最近有个关于功能磁共振成像的实验方法很流行，被称为静息态功能磁共振成像(rs-fMRI)，涉及了不执行明确任务时的血氧测量。第一批描述这种方法的是 Biswal 等人[13]，他们探索了大脑各区域之间的联系，而不是去找与执行这些任务所关联的区域。

功能磁共振成像采集到的信号强度低，且需要经过复杂的处理才能从磁共振机器记录的数据中提取出有用的信息。和其他测量系统一样，该机器记录的数据中也存在系统噪声，包括热噪声、射频噪声和信号放大及其他系统相关的处理造成系统不稳定而产生的噪声。除了系统噪声，还有因人(或动物)的生理变化造成的生理噪声。这包括在受检时体位移动(人)产生的噪声，心脏搏动引起的信号波动，肺部的大量气体(呼吸)导致磁场变换从而引起信号波动，并且血细胞比容含量的波动也会影响生物组织的磁场特性和其他一些参数。尽管将噪声完全消除很难，但我们一直在尝试减少噪声所带来的干扰，使检测的敏感性和特异性最大化。

▶▶ 5.6.1　静息态功能磁共振成像的预处理

静息态功能磁共振成像分析的总体处理流程见图 5.24。接下来的部分会详细论述预处理和分析阶段的每个步骤。

5.6.1.1　切片采集时间校正

静息态功能磁共振只需要 5～15 分钟就可得到一系列全脑的三维图像，而每张三维脑图像大约持续 2 秒。每张三维脑图像是由一系列二维图像得到的，也就是说，三维图像不是瞬间就能得到的，而是在两秒的时间内连续切片的组合。根据采集期间的切片顺序，每个切片将相对于其他切片具有时移。这种滞后可以通过改变相对于参考切片的采集时间差来弥补，如图 5.25 所示。通过傅立叶域中的乘法运算可以快速实现时域移位。通过将信号变换到傅立叶域，乘以常数 $e^{-j\omega\delta}$ 并将其变换回时域，实现信号 x 中 δ 的时移。

$$x(n-\delta) = F^{-1}\{X(\omega)e^{-j\omega\delta}\} \tag{5.55}$$

通过在初始样本到最终样本之间添加长度为 $(2^M - N)$ 的线性趋势，使信号变为循环化来最小化边界效应，其中 M 是使用的 n 点 FFT。

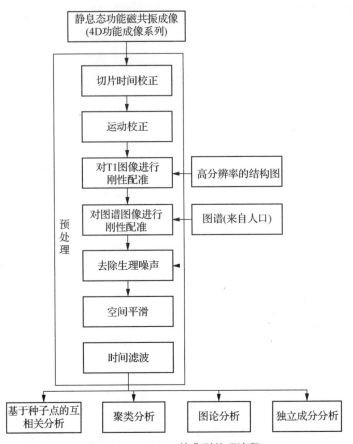

图 5.24　rs-fMRI 的典型处理流程

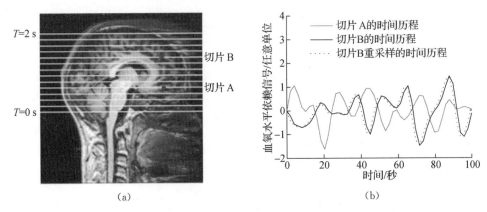

图 5.25　切片时间校正

(a) 切片 A(参考切片)和切片 B(黑色实线)的重采样同时进行,产生了新的偏移时间过程(黑色虚线)。BOLD 指的是血氧水平依赖。

5.6.1.2　运动校正

由于获取大量三维图像需要几分钟,扫描器中的受试者很有可能移动,从而导致运动伪迹。亚毫米级的运动,尤其是边缘运动,会对判断脑活动有严重影响。就算患者积极配合,但其呼吸造成的极小运动同样也会引起伪影。此外,由于头颅里的大脑沐浴在脑脊液中,大脑中一些区域会伴随着心脏搏动而移动。而如果受试者人是儿童或运动神经异常(如帕金森病、癫痫)或患有神经疾病,那情况会更糟糕。典型的校正方法是将每张三维脑图像与第一张(或指定任意一张为参考图像)进行配准。配准是一个通过将两幅图像旋转从而找到最佳匹配的过程(对配准的详细论述超出了本书的讨论范围)。我们假设运动没有造成切变和形变,则通过将每幅图和参考图像进行刚性配准(只能通过平移和旋转找到最佳匹配)可进行运动校正。典型扫描图的运动校正见图 5.26。从(c)和(d)可以看出,运动校正后的差异减小。(d)和(e)是六参数(三旋转和三平移)校准。由于配准的运动校正只能消除在采集两张三维脑图像间隔时间中的运动伪迹,对于在获取脑容量时产生的伪影并没有进行校正,而后者也并不少见。

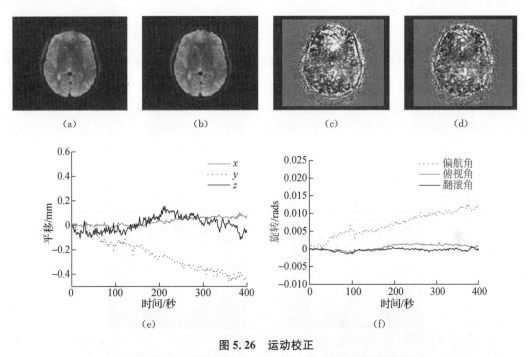

图 5.26　运动校正

一次采集示例中第一个时间点的原始图像(a)和最后一个时间点的原始图像(b)。尽管原始图像
几乎没有差异,但(c)显示在运动校正之前这两幅图的差异很大,而这个差异在运动校正之后减小
了如(d)所示。(d)和(e)是预估的图像随时间平移和旋转的例子。

5.6.1.3　高分辨图像配准

由于 fMRI 采集的空间分辨率低,因此通常配准到来自同一个对象的高分辨率 T1 加权图像上。这有助于将解剖标志映射到 fMRI 数据上,并且也能将功能活跃性和连通性映射到高分辨率图像上。这种配准再次使用了刚性配准(只有位置的平移和旋转变换)。因为这些图像是来自同一个对象,因此没有形状和大小上的差异(由于 fMRI 采集的失真,可能存在形状上的微小差异,但这些差异通常被忽略或使用与当前范围非相关的方法进行校正)。图 5.27 所示为一个高分辨率图像配准的例子。

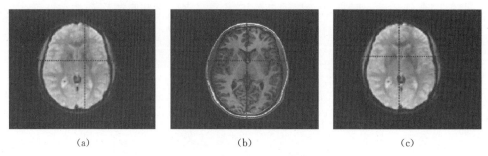

(a) 　　　　　　　　　　(b) 　　　　　　　　　　(c)

图 5.27　与高分辨率结构图像配准

EPI 图像(a)并不总是像高质量结构图像(b)沿同一方向获取。两者之间的刚性配准使 rs-fMRI 图像与高分辨率结构图像对齐,如(c)所示。

5.6.1.4　图集配准

为每位参与者标记脑图像区域是枯燥乏味的,因此可以使用图集(已标记的平均值或典型脑图)辅助自动标记。当参与者的脑部与一个脑图集配准之后,所有在图集上可获得的标识可投影于参与者的脑图上。这种情况下的配准是非线性的,包含剪切和曲变。图 5.28 所示为一种典型的图集配准。由于参与者与图集之间的形态和标识可能不匹配,所以很难精确配准。对配准方法的研究是一个活跃的领域,需要注意的是,解剖上的配准并不意味着功能配准,换言之,即使当两受试者在空间位置上对解剖来说完美匹配,两者的功能特征在此位置也可能不同。

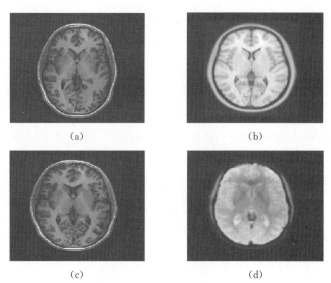

(a) 　　　　　　　　　　　　(b)

(c) 　　　　　　　　　　　　(d)

图 5.28　典型的图集配准

高分辨率结构图像(a)与图集图像(b)的配准,产生在图集空间中转换后的结构图像(c)。相同的转换可应用于 rs-fMRI 图像(d),因此可将个体的功能图像代入图集空间。

5.6.1.5　生理噪声消除

除了神经元活动外,fMRI 数据中的信号波动还可由其他几个噪声源引起,系统噪声是由测量磁信号的电子器件引起。几种非神经性生理活动可以产生系统噪声,例如心搏和呼吸会使脑中磁性组织性状改变,从而给 fMRI 信号增加噪声。虽然生理噪声对任务型 fMRI 有影响,但其在静息 fMRI 中的影响更为显著。由心搏产生的噪声包括由脉搏引起的脑的微小移动。这种运动在脑的某些特定区域,包括脑干,更为显著。心搏的间接影响包括随时间调节血流,这可表现为活跃性或连通性。呼吸也会影响测量脑的 fMRI 信号。吸气与呼气过程中肺容量的变化会改变脑磁场。肺末端潮气量已被证明对 fMRI 信号有很大影响[12,22]。除此之外,呼吸方式也被证明对 fMRI 信号有显著影响。呼吸方式可能直接影响肺部空气量,或可能间接影响血液中的二氧化碳量。二氧化碳的微小变化已被证明对 fMRI 的信号波动有深远影响[119]。实际上,屏气已被提出可作为一种校准 fMRI 信号的方法[76]。除此之外,fMRI 信号还受其他生理因素调节,包括血液中的红细胞压积[29],由特定药物如咖啡因[107]、可卡因[79]、酒精[44]和所有处方药引起的血管神经改变。使用配准进行运动校正,可减少生理噪声。为减少生理假象的影响,已有几种方法被提出并应用在此领域,两种最流行的方法是 RETROICOR[10]和 COMPCOR[112]。

在 RETROICOR 中,噪声被假定为附加的。分别使用胸部/腹部带和脉搏血氧计同时记录呼吸和心脏信号,以与 fMRI 信号相同的速率对两信号的相位进行重采样,然后进行回归去除。附加生理噪声分量可以表示为如下式所示的傅立叶级数展开:

$$y\delta(t) = \sum_{m=1}^{N} \{a_m{}^c \cos(m\varphi_c) + b_m{}^c \sin(m\varphi_c) + a_m{}^r \cos(m\varphi_r) + a_m{}^r \sin(m\varphi_r)\} \quad (5.56)$$

$N=2$ 时,足以表示大部分噪声。心脏的相位可写成

$$\varphi_c(t) = \frac{2\pi(t-t_1)}{t_2-t_1} \quad (5.57)$$

其中,t_1 和 t_2 是前一个和后一个 R 波峰值的时间(或心动周期的任何唯一可识别的相位)。利用归一化的呼吸信号的直方图($H(b)$)获得呼吸相位,$R(t)$归一化范围为 $0 \sim R_{max}$。

$$\varphi_r(t) = \pi \frac{\sum_{b=1}^{\text{round}\left(\frac{R(t)}{R_{max}}\right)} H(b)}{\sum_{b=1}^{Nbin} H(b)} \text{sign}\left\{\frac{dR}{dt}\right\} \quad (5.58)$$

对于每个体素,式 5.56 的系数可由下式计算:

$$a_m{}^x = \frac{\sum_{n=1}^{N} [y(t_n) - \bar{y}] \cos(m\varphi_x(t_n))}{\sum_{n=1}^{N} \cos^2(m\varphi_x(t_n))} \quad (5.59)$$

$$b_m{}^x = \frac{\sum_{n=1}^{N} \left[y(t_n) - \bar{y} \right] \sin(m\varphi_x(t_n))}{\sum_{n=1}^{N} \sin^2(m\varphi_x(t_n))}$$

其中,x 是 r 或 c,$\bar{y}$ 是体素时间序列的平均值。

在 COMPCOR 方法中,无需额外的生理记录。与生理噪声相关的信号可从数据本身的特定区域中提取出来并进行回归去除。假设深白质区和深层脑脊液(Cerebrospinal Fluid,CSF)在血管神经方面对信号没有影响,因此在这些区域中测量的信号仅为噪声。使用高分辨率 T1 加权图像可以识别这些冗余的解剖区域,来自这些区域的信号可作为冗余信号提取出来。来自这些"冗余"区域的时段集可用 PCA 降维并建立典型冗余信号。在脑的所有区域,可用通用线性模型对这些冗余信号进行回归去除,其中如果 Y 是原始信号而 X 是冗余信号,可去除 X 影响后计算 Y',写为 $Y' = Y - X\beta$,其中 $\beta = X^{\mathrm{T}} X * X^{\mathrm{T}} * Y$。文献显示,COMPCOR 在不记录呼吸和心脏波形情况下,至少与 RETROICOR 效果一样好[10]。

在冗余信号中,可以加入与噪声源相关联的若干其他信号。例如,通常将运动校正估计的运动参数(每个时间点三次平移和三次旋转)作为冗余信号加入。另外,为了解释运动的非线性效应,运动参数的平方和运动参数的差分也作为冗余信号加入。整个脑部的平均信号也常被当作冗余信号,通常被称为全局信号。回归去除全局信号是有争议的,其使用方法经常被争论。对于每个冗余信号的回归,数据都会失去一定的自由度,因此,最好使用较少的信号来实现最大的降噪。

5.6.1.6　空间平滑

由于 MR 信号与体素中质子的数量成正比,因此较大的(同质)体素将产生较大的信号。然而,更高的分辨率可凸显组织特异性,增加与噪声的对比度。设置 fMRI 的空间分辨率以最大化时域中的噪声对比度,即任务态与非任务态间的最大幅度差。除了选择最理想的空间分辨率外,通常还对 fMRI 信号进行空间平滑处理,以增加 SNR 和 CNR。如图 5.29 所示,通常用三维高斯平滑对 fMRI 数据进行平滑处理。

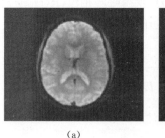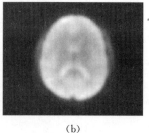

(a)　　　　　　　　　　　　　　(b)

图 5.29　对 fMRI 信号的空间平滑处理

对 rs-fMRI 数据(a)进行空间平滑以增加 SNR。从平滑后的图像(b)中可以看出,这会造成空间分辨率的下降。

　　给定包含噪声的四维 fMRI 数据 $I{:}\Omega{\times}[0,T]{\rightarrow}R$,我们通过平滑每个体素的信号对数据进行去噪,$u(x,t)=\dfrac{\sum\limits_{y}w(x,y)I(y,t)}{\sum\limits_{y}w(x,y)}$,其中 $w(x,y)=G\sigma(|x-y|),G\sigma(0,\sigma)$ 是高斯函数。也可以将解剖学先验知识(来自 T1 加权图像)结合到平滑窗口,以仅在组织类型内进行平滑[112],或在平滑时使用来自数据本身的泛函先验[109]。给定含噪声的四维 fMRI 数据 $I{:}$ $\Omega{\times}[0,T]{\rightarrow}R$,可使用改进的双边滤波对 I 进行去噪[120],

$$u(x,t)=\frac{\sum\limits_{y}w(x,y)I(y,t)}{\sum\limits_{y}w(x,y)} \tag{5.60}$$

其中 $w(x,y)=G\sigma(|X-Y|)Gv(R(x,y)),G\sigma(0,\sigma)$ 和 $Gv(0,v)$ 是高斯函数,$R(x,y)$ 是算得的相关系数,表示 x 与 y 间的连通性。

5.6.1.7　时域滤波

　　在 rs-fMRI 中,已经发现大脑中的功能连通性主要是由 $0.01\sim0.1$ Hz 之间的信号引起的。在当前的技术条件下,该范围已在实验中用于研究神经元活动。该范围并不是理论上限,如果在时间和空间上以更好的分辨率采样,则频带外的信号也可能会起重要作用。通常用一个简易零相位带通滤波器来限制 rs-fMRI 信号的频带。为获得滤波器的零相位效应,可对信号进行一次前向滤波和反向滤波。反向滤波基本可抵消前向滤波器引起的任何相位效应。镜像技术(在边界处补充反向信号)可使边界瞬态效应最小化。图 5.30 所示是去除干扰、平滑和时域滤波后的典型信号。

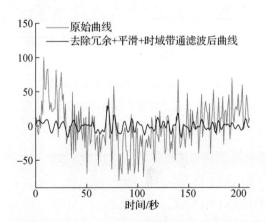

图 5.30　去除干扰、平滑和时域滤波后的典型信号

原始曲线(灰色),冗余消除、平滑和时域带通滤波后的曲线(黑色)。Y 轴是相对值。

　　此时,fMRI 信号已被"预处理",并可用于估计不同区域信号之间的连通性或相关性。

▶▶5.6.2　研究连通性的方法

　　如果神经信号之间的时间同步性高,则将两个脑区假定为功能上连通。在 rs-fMRI 中,连通性通过区域之间 BOLD 信号的同步性来衡量。同步性可通过一些方法估计获得，包括相关性和通贯性。在 fMRI 中最常用的计算同步性的方法是使用皮尔森相关系数（Pearson's correlation coefficient，PCC）。信号 x 和 y 间的 PCC 计算公式为：

$$C(x,y) = \frac{\sum (x - \overline{x}) \cdot (y - \overline{y})}{\sqrt{\sum (x - \overline{x})^2} \sqrt{\sum (y - \overline{y})^2}} \tag{5.61}$$

两个相同信号的 PCC 是 1，两个相同但符号相反的信号则为 -1，两个完全无关信号则为 0。图 5.31 为上述每种情况的示例。

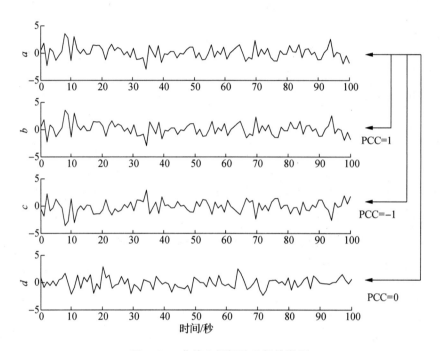

图 5.31   曲线之间相关系数的举例

相同曲线(a)和(b)的 PCC 是 1，相同但符号相反曲线(a)和(c)的 PCC 是-1，两个不相关曲线(a)和(d)的 PCC 几乎为 0。

为了合理的使用，需要考虑该相关系数的几个性质：

1. 起点不变性，$PCC(x,y) = PCC(x + c_2, y + c_1)$。

2. 尺度不变性，$PCC(x,y) = PCC(c_1 x, c_2 y)$。

3. 时域不变性，$PCC(x(t), y(t)) = PCC(x(u), y(u))$，其中 $t \neq u$。

4. 延迟敏感性，$PCC(x(t), y(t)) \neq PCC(x(t+n), y(t))$，其中 n 非零且 $x(t)$ 和 $y(t)$ 是时变的。

5. 仅线性同步，即 $PCC(x,y) \neq PCC(x^2, y^2)$。

6. 任意两个随机信号的 PCC 均匀分布在-1 和 1 之间。不能假定为正态分布。

7. PCC 的可靠性或显著性取决于若干因素，包括信号中的样本数。

8. 独立变量是不相关的,但不相关变量并不总是独立的。

在某些不是线性同步的情况下,可以使用斯皮尔曼等级相关系数。在这种状况下,对每个信号的样本进行等级排序,然后由排序计算相关性。如果必须使用正态统计检验,可以用 Fisher 变换将 PCC 归一化[114]。归一化值为 $z=\frac{1}{2}\ln\left(\frac{1+r}{1-r}\right)$,其中 r 为 PCC。

5.6.2.1　区域间连通性

通过绘制脑区域或者从脑图集中选择区域来定义解剖学上功能同质的小区域,提取区域的平均时间信号作为此区域内所有体素的均值,这样两个区域时间段的 PCC 可衡量区域间的功能连通性。

5.6.2.2　功能连通图

选定一个脑区(类似于上面选择的区域)作为种子区域。使用 PCC 计算该区域与大脑中每个体素的连通性,获得连通图[13]。该连通图使用统计或经验阈值进行阈值处理,阈值处理后的连通图称为指定种子的功能连通图。通过选取脑中特定位置的种子,可以提取与脑相关联的生理学功能性脑网络。举例来说,脑中基本视觉区域的种子可得到与大脑中的几个视觉区域的连通图,基本运动区域的种子可得到与运动功能相关的区域,如辅助运动区、壳核、丘脑和小脑的连通图。如此获得的功能连通图已被广泛用于研究健康志愿者的脑功能和疾病期间的变化。典型的功能连通图的示例如图 5.32 所示。

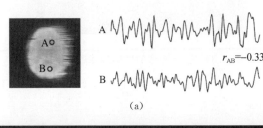

(a)

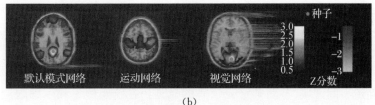

(b)

图 5.32(见彩插)　功能连通图

(a)中显示的 A 和 B 两个点之间的功能连通性是用某时间段内的相关系数计算的。可使用皮尔森相关系数计算所有体素与种子区域[在(b)中为绿点]的连通性并转换为 Z 值。通过将适当的位置作为种子来获得功能性网络。

5.6.2.3　图(多个节点间的连通性)

在需要研究特定脑区的相互作用时,可计算这些区域两两之间的连通性,例如,计算运动网络的不同区域在某时间段内两两之间的 PCC。由此形成的网络被视为图,并可用图论方法来研究这些网络。在这样的网络中,区域为节点,区域间的连通性为边界权重。由脑部264 个功能区作为节点形成的网络如图 5.33 所示。

有时采用阈值对边界进行二值化(连通的或不连通的),从而将图像转换为二值图像。在边界未经二值化处理的情况下也使用加权图,通过将它作为图来研究,值得关注的脑网络组织已被发现。脑网络看起来是有组织的,并与社会网络非常相似,称为小世界网络。提取这些图的若干属性作为度量,如中心性,度,聚类系数,最短路径长度等。用这些度量来研究疾病中脑功能的破坏或偏差是研究热点之一[18]。

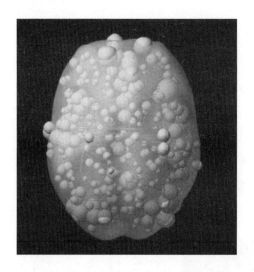

图 5.33　基于图形的大脑功能连通性描述

节点是大脑中的选定区域,边界权重是某时段的节点间相关系数。权重与相关系数成正比,节点的大小代表该节点的度(连通的数量)。

5.6.2.4　有效连通性

脑功能连通性通常被认为是无方向性的,即使底层的连通可能是有方向性的,这是因为功能磁共振成像的技术局限性。由于我们是利用(变化的)滞后血管响应来间接测量神经元信号,但很难确定不同区域、不同神经元信号的时延。在特定假设和生理限制下,已有人声称使用 Granger 因果关系能确定短至 100 ms 的神经元延迟。利用 Granger 因果关系,当区域 B 的当前值能从区域 A 和区域 B 的先前值预测到时,区域 A 的活动被认为是由区域 B 引起的。设 x 和 y 是分别来自区域 A 和 B 的信号,当满足下式时,则 x 是由 y 引起的:

$$x(n) = \sum_{i=-\infty}^{n-1} \left[a_i x(i) + b_i y(i) \right] \tag{5.62}$$

其中 a_i 和 b_i 是常量。

尽管有报道称,使用 Granger 因果关系的有效连通性对疾病间的差异比传统功能连通性更敏感[32]，但这一领域仍存有争议，且是热点，主要争议源于理论上无法从延迟不确定的信号中测量 Granger 因果关系。

5.6.2.5　划分（聚类）

对于 rs-fMRI，由于分别为每对体素计算相关系数，因此在三维功能成像数据中没有用空间先验。连通性与空间邻域的关系可用于寻找功能同质区和功能边界。这种方法的提出为脑功能划分提供了一种途径。划分本身也会随疾病的发展和不同而改变[94]。

5.6.2.6　对 rs-fMRI 的独立成分分析

前面的章节已经讨论过 ICA。在 fMRI 中，空间 ICA 即 sICA 已被证明可区分脑的不同网络。然而，在 fMRI 中，ICA 的执行维度并不是如第 5.5 节所述从母体 ECG 信号分离出胎儿 ECG 信号那样衡量。在空间 ICA（sICA）中，空间样本基于其空间独立性被分解。设体素 x 在 t 时刻的信号 $S(x,t)$，类似于时间 ICA，S 可用 ICA 分解：

$$S(x,t) = \sum_{k=1}^{K} c_k(x) M_k(t) \tag{5.63}$$

其中 M 是混合矩阵，c_k 是独立空间图或空间源。这些信号源是神经学上有价值的功能性网络或噪声源。sICA 被用于任务型 fMRI[87]，但后来被用于 rs-fMRI 中提取网络[122]。从 ICA 获得的一些典型脑网络如图 5.34 所示。

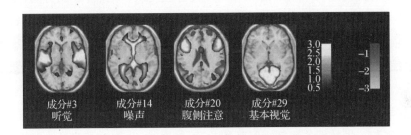

成分#3　　　成分#14　　　成分#20　　　成分#29
听觉　　　　噪声　　　　腹侧注意　　　基本视觉

图 5.34（见彩插）　从 rs-fMRI 中选择典型 ICA 成分的子集

ICA 将 rs-fMRI 信号分离为独立的神经生理学意义的网络（信号源）。一部分来自神经元（成分 3，20，29），一部分与噪声相关（成分 14）。红色和蓝色区域在信号调制中具有相反方向。

ICA 的局限性之一是难以估算网络或源的数量，这是在数据维度估算中的常见问题。ICA 也可产生尺度和符号模糊的成分，即 C 和 M 可以用 a 和 $1/a$ 来缩放，而不影响 S。这使得难以估算每个网络相对于其他网络的幅度，这也意味着成分之间没有特定的顺序。在 rs-fMRI 中，将噪声源（如生理噪声和系统噪声）从神经元相关成分中分离出来是重点问题。最近，机器学习已成功地被用于解决这个问题[7,49]。

▶▶5.6.3　网络动态

传统 rs-fMRI 信号在几分钟时间内测量获得，连通性是假定其为平稳信号来计算的，即使已知脑信号是非平稳的。近期滑动窗口技术已被应用于研究脑网络及其相互作用的动态情况[23]。由于很难从多变的信号中提取动态变化，其已成为研究热点之一。几种时频分析方法，包括小波和相干，已被用于研究脑信号动态[23]。

总的来说，从MRI扫描获取的数据需要严格的预处理才能最大化地提取信息。处理方法的顺序和处理本身的有效性是研究热点之一。上述步骤和顺序是当前采集技术条件下被普遍认可的。增加MR的磁场强度和新的测量神经元活动的方法将改变上述许多处理流程，并且还可能引入额外的处理方法。尽管处理流程复杂，但毫无疑问，rs-fMRI中的互相关分析增加了人们对健康和疾病脑功能的理解。

5.7　生物医学信号分析的发展趋势

在过去的二十年间，从医院急症和重症监护区的医疗设备到可穿戴设备，如可连接到智能手机的心率监测手表，设备的发展使生物医学数据的可得性和可及性得到提高，生物医学信号分析取得了重大进展。生物医学信号分析的近期趋势表明，其既是挑战又是机遇，涉及处理和分析大量生物医学信号，包括但不限于结构化的稳健的时间序列数据，如波形和生命体征；非结构化的异构时间序列数据，如药物，实验室测试，以及普遍使用的、渗透到生活方方面面的可穿戴传感器。将处于"生物医学大数据爆炸"曙光之际的信号处理进展局限于几页纸中是一项相当艰巨的任务。在下文中，我们的目标是在信号处理领域的基本框架内简述生物医学信号分析的近期趋势，建议更感兴趣的读者参考其他资源，以获得更全面和深入的报道。

"生物医学大数据分析和处理"的理论基础包括但不限于压缩感知和降维、图上信号处理、对于异常值和缺失数据的稳健性以及插补，可扩展性，收敛性和复杂性问题，从非常大的（和稀疏的）矩阵和图像数据进行机器学习。今天，大量的数据处理通常需要利用并行多处理器进行分布式处理，通常，数据通过云存储在数据库中或者实时生成（流传输），并且需要以稳健的方式被快速准确地处理。因此，越来越需要开发用于"生物医学大数据"信号处理的理论基础和算法，以及用于大规模数据分析和信号处理的架构和应用。

最近出现了压缩感知理论相较于传统方法使用的样本数来说从更少的样本或测量值中进行更简单的编码和重建稀疏信号的问题。压缩感知也可被视为降维下的众多问题中的一部分，这将在之后讨论。面对分析大量快速变化的结构化，非结构化或半结构化数据的一种解决方法是快速大量压缩数据，同时保留其重要特征以提取所需信息并转换为可用的知识。新兴的压缩感知理论已成功应用于采集和压缩[33,84]以及降低生物医学信号的噪声和伪影[41]。

降维可以合并为两类：(1) 无监督降维，包括主成分分析（PCA）和奇异值分解；(2) 监督降维,包括 Fisher 线性判别分析和神经网络隐藏层选择或提取特征。这些常用方法最近的变体之一有潜在语义分析,它是 PCA 的变体,最初被归为文本分析技术,但已应用于图像、视频、音乐、音频、基因表达数据和生物医学信号[106,111,55]。另一个最近的变体包括应用可能更适合生物医学数据的非线性变换的核函数。近期的发展趋势还包括将确定性方法扩展到概率方法,例如 CUR 矩阵分解,其选择具有高"统计杠杆"的列和行,并对数据矩阵的最佳低秩拟合施加一个大的"影响"[80],与压缩感知相关的随机投影及其计算复杂度与问题大小呈线性关系[38],隐含狄利克雷分布(LDA)模型是一个分层贝叶斯模型,其中集合的每一项被建模为依据一系列基础主题概率的有限混合[15]。值得注意的是,在某些情况下,降维的相反情况在分析中变得至关重要,也就是说,人们希望从低维结构推断高维结构,因为空间是高维的或者太扭曲而无法投影来表示点云的特征。解决这个问题的新兴方法之一是拓扑数据分析[20],它已成功应用于各种领域中。另一种新兴的分析技术是基于图像的信号处理,它将代数以及谱图理论概念与计算谐波分析相结合,从而在从运输到神经网络等应用领域中可处理这些图上的信号[110]。

统计学习界对信号处理研究做出了重大贡献。统计学习理论和建模是用于信号分析的两个互补研究领域,具体地,在分类算法中,需要将噪声信号或伪影与原始生物医学信号分离(见文献[82]及其下参考文献)。统计信号处理中的基本问题包括基本概率描述的属性,以及假定输入信号和特定操作时输出信号的概率描述的推导[48]。统计学习理论的近期趋势包括半监督学习问题的研究,其目标是用少量标记样本对未知数据进行分类(例如文献[130])。近期统计学习和建模理论的发展趋势扩展到了分析和处理大量数据,包括但不限于需要从大量不完整数据中学习的各种生物医学信号数据(例如,[86,26])。

在各种环境中,源自流传感器的"大数据"信号处理中的挑战之一是数据可能丢失、包含异常值或太多噪声。通常,对于来自可穿戴传感器的海量数据,噪声分量可能不适合经过深入研究的噪声模型,例如高斯分布。在生物医学信号处理中为适应缺失数据、异常值和非传统噪声分量的近期研究包括经典方法,例如简单线性回归、截尾均值、具有相邻高值或低值的异常值的插补,以及诸如 Kohonin 自组织映射的更高级方法。最近的趋势包括通过设计信号质量指标来识别低质量数据的周期,并利用该指标来驱动高级决策或结合辅助传感器,例如用于生物医学信号的自适应滤波的加速度计。插补的近期趋势一直在围绕将单一处理中众所周知的技术应用于大规模信号流(例如文献[85])。

实时信号处理是信号处理中的一个相对成熟的领域,主要目标是为实际应用设计和实现多种信号处理算法,处理平台已被局限于单一或少数数字信号处理器(Digital signal processors,DSPs)。一般来说,滤波等算法的分析是在 MATLAB 中进行的,用 C 语言实现,但为了快速进行软件开发和维护,建议混合使用 C 语言和汇编程序。实时信号处理的最新焦点是从各种数据源,包括但不限于可穿戴传感器,以各种速度收集的大量流数据。Hadoop 及其子项目提供了处理数据量和多样性的方法,但不一定能够快速处理数据。数据的快速处理在生物医学信号处理中至关重要,尤其在临床决策支持中。实时系统应该是一个低延迟的容错系统,利用具有近实时响应能力的分布式平台。解决这些问题的两种流行的开源技术是分布式消息传递系统 Apache Kafka[59]和分布式流处理引擎 Storm[60],而商业技术包括但不限于 IBM 的 InfoSphere[61]。

5.8 讨论

　　信号处理是分析和应用生物医学信号中重要的一步。与人工测量和重现相比,处理信号的附加好处是可提高测量的准确性。那些用肉眼难以识别的信号或特征通过本章所提到的多种信号处理工具处理后变得可识别。本章介绍了人体中的原始生物医学信号并且阐述了多种处理 ECG 信号的处理方法。然而,只要对信号的性质和关于所寻找特征的知识有基本的了解,这些技术会非常通用并且可以在各种情况下使用。算法的选择取决于所需精度和系统复杂度,可根据不同的应用场景选取不同算法。

　　大体上说,本章还讨论了两种不同的对信号进行降噪的方法。其中一种方法中,诸如自适应滤波和经验模式分解的各种信号处理算法直接用于信号降噪。在另一种方法中,信号首先被变换到一个域并在另一个域中去噪,然后变换回原始域。主成分分析是一个应用这种变换的实例。基于盲源分离公式的一些信号处理方法,如 JADE,INFOMAX 和 FastICA,表明可以使用更高阶的统计学技术将独立源与复合信号分离。

　　本章讨论了信号处理领域未来发展趋势。生物医学信号处理不断发展,但未在本章讨论的一个领域是数据压缩和传输。有时,并不需要立即评估数据,而需要把数据存储起来以供以后使用,在这种情况下,要求能在随时存储和检索数据。由于某些测量可以在几个小时内完成,并且数据大小可能会占用大量字节,因此需要对数据进行高效压缩,以便在后续分析中保持信号完整性。在数据压缩中,总体目标是通过应用能精确重建信号的无损压缩,或者有信号失真的有损压缩,以最少比特数精确地表示数据。很多时候,所需的压缩类型取决于与特定信号表示相关联的诊断值,并且如果不会造成临床诊断改变,则信号中的失真是可接受的。从远程位置到中央集线器的数据传输是另一种需要高效数据压缩和数据传输网络的情况。有时需要通过网络传输大量数据,因为传输带宽在低收入国家是有限的,因此通常先对数据进行压缩然后进行传输。

　　总之,鼓励读者用这些方法处理不同生物医学信号,使用时需要注意了解信号的性质及其诊断价值,以便用适当方法推断出临床相关信息。

参考文献

[1] A Mansour, A Baros, and N Ohnishi. Removing artifacts from ECG signals using independent component analysis. *Neurocomputing*, 22:173 – 186, 1998.

[2] Edgar D Adrian and Detlev W Bronk. The discharge of impulses in motor nerve fibres part Ⅱ. The frequency of discharge in reflex and voluntary contractions. *The Journal of Physiology*, 67(2):i3 – 151, 1929. [3] Valtino X Afonso, Willis J Tompkins, Truong Q Nguyen, and Shen Luo. ECG beat detection using filter banks. *IEEE Transactions on Biomedical Engineering*, 46(2):192 – 202, 1999.

[4] Mark L Ahlstrom and Willis J Tompkins. Automated high-speed analysis of Holter tapes with microcomputers. *IEEE Transactions on Biomedical Engineering*, (10):651 – 657, 1983.

[5] ML Ahlstrom and WJ Tompkins. Digital filters for real-time ECG signal processing using microprocessors. *IEEE Transactions on Biomedical Engineering*, (9):708 – 713, 1985.

[6] Carlos Alvarado, Jesús Arregui, Juan Ramos, and Ramon Pallàs-Areny. Automatic detection of ECG ventricular activity waves using continuous spline wavelet transform. In 2005 *2nd International Conference on Electrical and Electronics Engineering*, pages 189 – 192. IEEE, 2005.

[7] Ek Tsoon Tan Ashish A Rao, Hima Patel and Suresh E Joel. Automated classification of ICA networks from resting state fMRI using machine learning framework. In *Proceedings of the International Society of Magnetic Resonance in Medicine*. Milan, Italy, 2014.

[8] James J Bailey, Alan S Berson, Arthur Garson Jr, Leo G Horan, Peter W Macfarlane, David W Mortara, and Christoph Zywietz. Recommendations for standardization and specifications in automated electrocardiography: Bandwidth and digital signal processing: A report for health professionals by an ad hoc writing group of the committee on electrocardiography and cardiac electrophysiology of the council on clinical cardiology, American Heart Association. *Circulation*, 81(2):730, 1990.

[9] Mark W Barnett and Philip M Larkman. The action potential. *Practical Neurology*, 7(3):192 – 197, 2007.

[10] Yashar Behzadi, Khaled Restom, Joy Liau, and Thomas T Liu. A component based noise correction method (COMPCOR) for bold and perfusion based fMRI. *Neuroimage*, 37(1):90 – 101, 2007.

[11] Anthony J Bell and Terrence J Sejnowski. An information-maximization approach to blind separation and blind deconvolution. *Neural Computation*, 7(6):1129 – 1159, 1995.

[12] Rasmus M Birn, Jason B Diamond, Monica A Smith, and Peter A Bandettini. Separating respiratory-variation-related fluctuations from neuronal-activity-related fluctuations in fMRI. *Neuroimage*, 31(4): 1536 – 1548, 2006.

[13] Bharat Biswal, F Zerrin Yetkin, Victor M Haughton, and James S Hyde. Functional connectivity in the motor cortex of resting human brain using echo-planar MRI. *Magnetic resonance in Medicine*, 34

(4):537 - 541, 1995.

[14] Manuel Blanco-Velasco, Binwei Weng, and Kenneth E Barner. ECG signal denoising and baseline wander correction based on the empirical mode decomposition. *Computers in Biology and Medicine*, 38(1):1 - 13, 2008.

[15] David M Blei, Andrew Y Ng, and Michael I Jordan. Latent Dirichlet allocation. *The Journal of Machine Learning Research*, 3:993 - 1022, 2003.

[16] Per Ola Borjesson, Olle Pahlm, Leif Sornmo, and Mats-Erik Nygards. Adaptive QRS detection based on maximum a posteriori estimation. Biomedical Engineering, *IEEE Transactions on*, (5):341 - 351, 1982.

[17] FEM Brekelmans and CDR De Vaal. A QRS detection scheme for multichannel ECG devices. *Computers in Cardiology*, 8:437 - 440, 1981.

[18] Ed Bullmore and Olaf Sporns. Complex brain networks: Graph theoretical analysis of structural and functional systems. *Nature Reviews Neuroscience*, 10(3):186 - 198, 2009.

[19] Jean-François Cardoso and Antoine Souloumiac. Blind beamforming for non-Gaussian signals. In *IEE Proceedings F (Radar and Signal Processing)*, volume 140, pages 362 - 370. IET, 1993.

[20] Gunnar Carlsson. Topology and data. *Bulletin of the American Mathematical Society*, 46(2):255 - 308, 2009.

[21] Francisco Castells, Pablo Laguna, Leif Sörnmo, Andreas Bollmann, and José Millet Roig. Principal component analysis in ECG signal processing. *EURASIP Journal on Applied Signal Processing*, 2007(1):98 - 98, 2007.

[22] Catie Chang and Gary H Glover. Relationship between respiration, end-tidal CO_2, and BOLD signals in resting-state fMRI. *Neuroimage*, 47(4):1381 - 1393, 2009.

[23] Catie Chang and Gary H Glover. Time-frequency dynamics of resting-state brain connectivity measured with fMRI. *Neuroimage*, 50(1):81 - 98, 2010.

[24] L Chmelka and J Kozumplik. Wavelet-based Wiener filter for electrocardiogram signal denoising. In *Computers in Cardiology*, 2005, pages 771 - 774. IEEE, 2005.

[25] VS Chouhan and SS Mehta. Detection of QRS complexes in 12-lead ECG using adaptive quantized threshold. *International Journal of Computer Science and Network Security*, 8(1):155 - 163, 2008.

[26] Gari D Clifford and George B Moody. Signal quality in cardiorespiratory monitoring. *Physiological Measurement*, 33(9), 2012.

[27] Pierre Comon. Independent component analysis, a new concept? *Signal Processing*, 36(3):287 - 314, 1994.

[28] K Creath. *Physiology of Behavior*. Upper Saddle River, NJ: Pearson Education Inc, 2013.

[29] Stephen R Dager and Seth D Friedman. Brain imaging and the effects of caffeine and nicotine. *Annals of Medicine*, 32(9):592 - 599, 2000.

[30] JG Dusser de Barenne and JFG Brevée. The interpretation of the electromyogram of striated muscle during contractions set up by central nervous excitation. *The Journal of Physiology*, 61(1):81 -

97，1926.

[31] Carlo J De Luca. Physiology and mathematics of myoelectric signals. *IEEE Transactions on Biomedical Engineering*，(6):313 - 325，1979.

[32] Gopikrishna Deshpande and Xiaoping Hu. Investigating effective brain connectivity from fMRI data: Past findings and current issues with reference to granger causality analysis. *Brain Connectivity*，2 (5):235 - 245，2012.

[33] Anna MR Dixon，Emily G Allstot，Daibashish Gangopadhyay，and David J Allstot. Compressed sensing system considerations for ECG and EMG wireless biosensors. *Biomedical Circuits and Systems，IEEE Transactions on*，6(2):156 - 166，2012.

[34] David L Donoho. De-noising by soft-thresholding. *IEEE Transactions on Information Theory*，41 (3):613 - 627，1995.

[35] WAH Engelse and C Zeelenberg. A single scan algorithm for QRS detection and feature extraction. *Computers in Cardiology*，6(1979):37 - 42，1979.

[36] L Sornmo et al. A mathematical approach to QRS detection. In *Proceedings of IEEE Computing in Cardiology*，pages 205 - 208，1980.

[37] Fabrice Extramiana，Charif Tatar，Pierre Maison-Blanche，Isabelle Denjoy，Anne Messali，Patrick Dejode，Frank Iserin，and Antoine Leenhardt. Beat-to-beat t-wave amplitude variability in the long QT syndrome. *Europace*，12(9):1302 - 1307，2010.

[38] Jianqing Fan，Fang Han，and Han Liu. Challenges of big data analysis. *National Science Review*，February，2014. doi:10. 1093/nsr/nwt032

[39] J Fraden and MR Neuman. QRS wave detection. *Medical and Biological Engineering and Computing*，18(2):125 - 132，1980.

[40] Gary M Friesen，Thomas C Jannett，Manal Afify Jadallah，Stanford L Yates，Stephen R Quint，and H Troy Nagle. A comparison of the noise sensitivity of nine QRS detection algorithms. *IEEE Transactions on Biomedical Engineering*，37(1):85 - 98，1990.

[41] Harinath Garudadri，Pawan K Baheti，Somdeb Majumdar，Craig Lauer，Fabien Massé，Jef van de Molengraft，and Julien Penders. Artifacts mitigation in ambulatory ECG telemetry. In *12th IEEE International Conference on e-Health Networking Applications and Services (Healthcom)*，pages 338 - 344. IEEE，2010.

[42] Alan Gevins，Paul Brickett，Bryan Costales，Jian Le，and Bryan Reutter. Beyond topographic mapping: towards functional-anatomical imaging with 124-channel EEGs and 3-D MRIs. *Brain Topography*，3(1):53 - 64，1990.

[43] Alan Gevins，Jian Le，Nancy K Martin，Paul Brickett，John Desmond，and Bryan Reutter. High resolution EEG: 124-channel recording，spatial deblurring and MRI integration methods. *Electroencephalography and Clinical Neurophysiology*，90(5):337 - 358，1994.

[44] Gary H Glover，Tie-Qiang Li，and David Ress. Image-based method for retrospective correction of physiological motion effects in fMRI: RETROICOR. *Magnetic Resonance in Medicine*，44(1):162 -

167, 2000.

[45] AL Goldberg and V Bhargava. Computerized measurement of the first derivative of the QRS complex. *Computers and Biomedical Research*, (14):464 – 471, 1981.

[46] A L Goldberg and V Bhargava. Detection of signal associated with noise. Proceedings of *IEEE Computing in Cardiology*, pages 343 – 346, 1981.

[47] Ary L Goldberger and Valmik Bhargava. Peak-to-peak amplitude of the high-frequency QRS: A simple, quantitative index of high-frequency potentials. *Computers and Biomedical Research*, 14(5): 399 – 406, 1981.

[48] Robert M Gray and Lee D Davisson. *An Introduction to Statistical Signal Processing*, volume 49. Cambridge University Press Cambridge, 2004.

[49] Ludovica Griffanti, Gholamreza Salimi-Khorshidi, Christian F Beckmann, Edward J Auerbach, Gwenaëlle Douaud, Claire E Sexton, Enik o Zsoldos, Klaus P Ebmeier, Nicola Filippini, Clare E Mackay, et al. ICA-based artefact removal and accelerated fmri acquisition for improved resting state network imaging. *NeuroImage*, 95:232 – 247, 2014.

[50] RM Gulrajani. Models of the electrical activity of the heart and computer simulation of the electrocardiogram. *Critical Reviews in Biomedical Engineering*, 16(1):1 – 66, 1987.

[51] Patrick S Hamilton. A comparison of adaptive and nonadaptive filters for reduction of power line interference in the ECG. *IEEE Transactions on Biomedical Engineering*, 43(1):105 – 109, 1996.

[52] Patrick S Hamilton and Willis J Tompkins. Quantitative investigation of QRS detection rules using the MIT/BIH arrhythmia database. *IEEE Transactions on Biomedical Engineering*, (12): 1157 – 1165, 1986.

[53] Per Christian Hansen. The truncated SVD as a method for regularization. *BIT Numerical Mathematics*, 27(4):534 – 553, 1987.

[54] Veena N Hegde, Ravishankar Deekshit, and PS Satyanarayana. A review on ECG signal processing and HRV analysis. *Journal of Medical Imaging and Health Informatics*, 3(2):270 – 279, 2013.

[55] Douglas R Heisterkamp. Building a latent semantic index of an image database from patterns of relevance feedback. In *Proceedings of the 16th International Conference on Pattern Recognition*, 2002, volume 4, pages 134 – 137. IEEE, 2002.

[56] KA Henneberg. Principles of electromyography, In JD Bronzino (ed.) *The Biomedical Engineering Handbook*. CRC Press,1995.

[57] Jeanny Herault and Christian Jutten. Space or time adaptive signal processing by neural network models. In *Neural Networks for Computing*, volume 151, pages 206 – 211. AIP Publishing, 1986.

[58] William P Holsinger, Kenneth M Kempner, and Martin H Miller. A QRS preprocessor based on digital differentiation. *IEEE Transactions on Biomedical Engineering*, (3):212 – 217, 1971.

[59] http://kafka. apache. org/.

[60] http://storm. incubator. apache. org/.

[61] http://www 01. ibm. com/software/data/infosphere/.

[62] http://www.esat.kuleuven.ac.be/sista/daisy.

[63] Norden E Huang, Zheng Shen, Steven R Long, Manli C Wu, Hsing H Shih, Quanan Zheng, Nai-Chyuan Yen, Chi Chao Tung, and Henry H Liu. The empirical mode decomposition and the Hilbert spectrum for nonlinear and non-stationary time series analysis. *Proceedings of the Royal Society of London. Series A: Mathematical, Physical and Engineering Sciences*, 454(1971):903–995, 1998.

[64] James C Huhta and John G Webster. 60-Hz interference in electrocardiography. *IEEE Transactions on Biomedical Engineering*, (2):91–101, 1973.

[65] Aapo Hyvärinen, Juha Karhunen, and Erkki Oja. *Independent Component Analysis*, volume 46. John Wiley & Sons, 2004.

[66] Aapo Hyvärinen and Erkki Oja. A fast fixed-point algorithm for independent component analysis. *Neural Computation*, 9(7):1483–1492, 1997.

[67] Yusuf Ziya Ider and Hayrettin Koymen. A new technique for line interference monitoring and reduction in biopotential amplifiers. *IEEE Transactions on Biomedical Engineering*, 37(6):624–631, 1990.

[68] Christopher J James and Christian W Hesse. Independent component analysis for biomedical signals. *Physiological Measurement*, 26(1):R15, 2005.

[69] Maarten Jansen. *Noise Reduction by Wavelet Thresholding*, volume 61. New York: Springer, 2001.

[70] Herbert Jasper. Report of the committee on methods of clinical examination in electroencephalography. *Electroencephalography and Clinical Neurophysiology*, 10:370–375, 1958.

[71] Ian Jolliffe. *Principal Component Analysis*. Wiley Online Library, 2005.

[72] M Kotas. Application of projection pursuit based robust principal component analysis to ECG enhancement. *Biomedical Signal Processing and Control*, 1(4):289–298, 2006.

[73] Roman W Swiniarski, Lukasz Andrzej Kurgan, Krzysztof J Cios, and Witold Pedrycz. *Data Mining: A Knowledge Discovery Approach*. Springer Science & Business Media, 2007.

[74] Kenneth K Kwong, John W Belliveau, David A Chesler, Inna E Goldberg, Robert M Weisskoff, Brigitte P Poncelet, David N Kennedy, Bernice E Hoppel, Mark S Cohen, and Robert Turner. Dynamic magnetic resonance imaging of human brain activity during primary sensory stimulation. *Proceedings of the National Academy of Sciences*, 89(12):5675–5679, 1992.

[75] Philip Langley, Emma J Bowers, and Alan Murray. Principal component analysis as a tool for analyzing beat-to-beat changes in ECG features: Application to ECG-derived respiration. *IEEE Transactions on Biomedical Engineering*, 57(4):821–829, 2010.

[76] Jonathan M Levin, Marjorie H Ross, Jonathan F Fox, Heidi L von Rosenberg, Marc J Kaufman, Nicholas Lange, Jack H Mendelson, Bruce M Cohen, Perry F Renshaw, et al. Influence of baseline hematocrit and hemodilution on bold fMRI activation. *Magnetic Resonance Imaging*, 19(8):1055–1062, 2001.

[77] Cuiwei Li, Chongxun Zheng, and Changfeng Tai. Detection of ECG characteristic points using wavelet transforms. *IEEE Transactions on Biomedical Engineering*, 42(1):21–28, 1995.

[78] Xuejun Liao and Lawrence Carin. A new algorithm for independent component analysis with or without

constraints. In *Sensor Array and Multichannel Signal Processing Workshop Proceedings*, 2002, pages 413 – 417. IEEE, 2002.

[79] Michael Luchtmann, Katja Jachau, Daniela Adolf, Friedrich-Wilhelm Röhl, Sebastian Baecke, Ralf Lützkendorf, Charles Müller, and Johannes Bernarding. Ethanol modulates the neurovascular coupling. *Neurotoxicology*, 34:95 – 104, 2013.

[80] Michael W Mahoney and Petros Drineas. CUR matrix decompositions for improved data analysis. *Proceedings of the National Academy of Sciences*, 106(3):697 – 702, 2009.

[81] Scott Makeig, Tzyy-Ping Jung, Anthony J Bell, Dara Ghahremani, and Terrence J Sejnowski. Blind separation of auditory event-related brain responses into independent components. *Proceedings of the National Academy of Sciences*, 94(20):10979 – 10984, 1997.

[82] James D Malley, Karen G Malley, and Sinisa Pajevic. *Statistical Learning for Biomedical Data*. Cambridge University Press, 2011.

[83] Jaakko Malmivuo and Robert Plonsey. *Bioelectromagnetism: Principles and Applications of Bioelectric and Biomagnetic Fields*. Oxford University Press, 1995.

[84] Hossein Mamaghanian, Nadia Khaled, David Atienza, and Pierre Vandergheynst. Compressed sensing for real-time energy-efficient ECG compression on wireless body sensor nodes. *IEEE Transactions on Biomedical Engineering*, 58(9):2456 – 2466, 2011.

[85] Morteza Mardani, Gonzalo Mateos, and Georgios B Giannakis. Subspace learning and imputation for streaming big data matrices and tensors. *arXiv preprint arXiv*:1404.4667, 2014.

[86] Rahul Mazumder, Trevor Hastie, and Robert Tibshirani. Spectral regularization algorithms for learning large incomplete matrices. *The Journal of Machine Learning Research*, 11:2287 – 2322, 2010.

[87] Martin J McKeown, Terrence J Sejnowski, et al. Independent component analysis of fMRI data: Examining the assumptions. *Human Brain Mapping*, 6(5—6):368 – 372, 1998.

[88] Charles N Mead, Kenneth W Clark, Stephen J Potter, Stephen M Moore, and Lewis J Thomas Jr. Development and evaluation of a new QRS detector/delineator. In *Proceedings of IEEE Computers in Cardiology*, pages 251 – 254, 1979.

[89] CN Mead, HR Pull, JS Cheng, KW Clark, and LJ Thomas. A frequency-domain-based QRS classification algorithm. *IEEE Proceedings of Computers in Cardiology*, pages 351 – 354, 1981.

[90] KR Mills. The basics of electromyography. *Journal of Neurology, Neurosurgery & Psychiatry*, 76 (suppl 2):ii32 – ii35, 2005.

[91] B Mojtaba, K Mohammad Reza, A Amard, and G Jamal. ECG denoising using singular value decomposition. *Australian Journal of Basic and Applied Sciences*, 4:2109 – 2113, 2010.

[92] JCTB Moraes, MM Freitas, FN Vilani, and EV Costa. A QRS complex detection algorithm using electrocardiogram leads. In *Computers in Cardiology*, 2002, pages 205 – 208. IEEE, 2002.

[93] P Morizet-Mahoudeaux, C Moreau, D Moreau, and JJ Quarante. Simple microprocessorbased system for on-line ECG arrhythmia analysis. *Medical and Biological Engineering and Computing*, 19(4):

497 - 500, 1981.

[94] Mary Beth Nebel, Suresh E Joel, John Muschelli, Anita D Barber, Brian S Caffo, James J Pekar, and Stewart H Mostofsky. Disruption of functional organization within the primary motor cortex in children with autism. *Human Brain Mapping*, 35(2):567 - 580, 2014.

[95] Robert D Nowak. Wavelet-based rician noise removal for magnetic resonance imaging. *IEEE Transactions on Image Processing*, 8(10):1408 - 1419, 1999.

[96] Paul L Nunez and Ramesh Srinivasan. *Electric Fields of the Brain: The Neurophysics of EEG*. Oxford University Press, 2006.

[97] M Nygards and L Sornmo. A QRS delineation algorithm with low sensitivity to noise and morphology changes. In *Proceedings of IEEE Computers in Cardiology*, pages 347 - 350, 1981.

[98] Seiji Ogawa, David W Tank, Ravi Menon, Jutta M Ellermann, Seong G Kim, Helmut Merkle, and Kamil Ugurbil. Intrinsic signal changes accompanying sensory stimulation: Functional brain mapping with magnetic resonance imaging. *Proceedings of the National Academy of Sciences*, 89(13):5951 - 5955, 1992.

[99] Masahiko Okada. A digital filter for the ORS complex detection. *IEEE Transactions on Biomedical Engineering*, (12):700 - 703, 1979.

[100] Robert Oostenveld and Peter Praamstra. The five percent electrode system for high-resolution EEG and ERP measurements. *Clinical neurophysiology*, 112(4):713 - 719, 2001.

[101] Jiapu Pan and Willis J Tompkins. A real-time QRS detection algorithm. *IEEE Transactions on Biomedical Engineering*, (3):230 - 236, 1985.

[102] HP Parkman, WL Hasler, JL Barnett, and EY Eaker. Electrogastrography: A document prepared by the gastric section of the American Motility Society clinical GI motility testing task force. *Neurogastroenterology & Motility*, 15(2):89 - 102, 2003.

[103] S Poornachandra. Wavelet-based denoising using subband dependent threshold for ECG signals. *Digital Signal Processing*, 18(1):49 - 55, 2008.

[104] Rangaraj M Rangayyan. Biomedical Signal Analysis. *IEEE Standards Office*, 2001.

[105] Y Rudy and BJ Messinger-Rapport. The inverse problem in electrocardiography: Solutions in terms of epicardial potentials. *Critical Reviews in Biomedical Engineering*, 16(3):215 - 268, 1987.

[106] Emile Sahouria and Avideh Zakhor. Content analysis of video using principal components. *IEEE Transactions on Circuits and Systems for Video Technology*, 9(8):1290 - 1298, 1999.

[107] Karl F Schmidt, Marcelo Febo, Qiang Shen, Feng Luo, Kenneth M Sicard, Craig F Ferris, Elliot A Stein, and Timothy Q Duong. Hemodynamic and metabolic changes induced by cocaine in anesthetized rat observed with multimodal functional MRI. *Psychopharmacology*, 185(4):479 - 486, 2006.

[108] Donald L Schomer and Fernando Lopes Da Silva. *Niedermeyer's Electroencephalography: Basic Principles, Clinical Applications, and Related Fields*. Lippincott Williams & Wilkins, 2012.

[109] Suresh Joel, Dattesh Shanbhag, Sheshadri Thiruvenkadam, and Ek Tsoon Tan. Non-linear filtering

using connectivity metrics. In *Proceedings of the Organization of Human Brain Mapping*. Hamburg, Germany, 2014.

[110] David I Shuman, Sunil K Narang, Pascal Frossard, Antonio Ortega, and Pierre Vandergheynst. The emerging field of signal processing on graphs: Extending high-dimensional data analysis to networks and other irregular domains. *IEEE Signal Processing Magazine*, 30(3):83 – 98, 2013.

[111] Paris Smaragdis, Bhiksha Raj, and Madhusudana Shashanka. A probabilistic latent variable model for acoustic modeling. *Advances in Models for Acoustic Processing*, NIPS, 148, 2006.

[112] Stephen M Smith and J Michael Brady. Susana new approach to low level image processing. *International Journal of Computer Vision*, 23(1):45 – 78, 1997.

[113] Leif Sornmo, P Ola Borjesson, Mats-erik Nygards, and Olle Pahlm. A method for evaluation of QRS shape features using a mathematical model for the ECG. *IEEE Transactions on Biomedical Engineering*, (10):713 – 717, 1981.

[114] James H Steiger. Tests for comparing elements of a correlation matrix. *Psychological Bulletin*, 87 (2):245, 1980.

[115] GD Clifford, T He, and L Tarassenko. Application of ICA in removing artifacts from the ecg. *Neurocomputing*, 15:105 – 116, 2006.

[116] Jan L Talmon and Arie Hasman. A new approach to QRS detection and typification. *Computers in Cardiology*, pages 479 – 482, 1981.

[117] Nitish V Thakor and Yi-Sheng Zhu. Applications of adaptive filtering to ECG analysis: Noise cancellation and arrhythmia detection. *IEEE Transactions on Biomedical Engineering*, 38(8):785 – 794, 1991.

[118] NV Thakor, JG Webster, and WJ Tompkins. Optimal QRS detector. *Medical and Biological Engineering and Computing*, 21(3):343 – 350, 1983.

[119] Moriah E Thomason, Lara C Foland, and Gary H Glover. Calibration of BOLD fMRI using breath holding reduces group variance during a cognitive task. *Human Brain Mapping*, 28(1):59 – 68, 2007.

[120] Carlo Tomasi and Roberto Manduchi. Bilateral filtering for gray and color images. In *Sixth International Conference on Computer Vision*, pages 839 – 846. IEEE, 1998.

[121] GJH Uijen, JPC De Weerd, and AJH Vendrik. Accuracy of QRS detection in relation to the analysis of high-frequency components in the electrocardiogram. *Medical and Biological Engineering and Computing*, 17(4):492 – 502, 1979.

[122] Vincent G van de Ven, Elia Formisano, David Prvulovic, Christian H Roeder, and David EJ Linden. Functional connectivity as revealed by spatial independent component analysis of fMRI measurements during rest. *Human brain mapping*, 22(3):165 – 178, 2004.

[123] Ricardo Vigário, Jaakko Särelä, and Erkki Oja. Independent component analysis in wave decomposition of auditory evoked fields. In *ICANN* 98, pages 287 – 292. Springer, 1998.

[124] Lu Weixue and Xia Ling. Computer simulation of epicardial potentials using a heart-torso model with

realistic geometry. *IEEE Transactions on Biomedical Engineering*, 43(2):211 - 217, 1996.

[125] Bernard Widrow, John R Glover Jr, John M McCool, John Kaunitz, Charles S Williams, Robert H Hearn, James R Zeidler, Eugene Dong Jr, and Robert C Goodlin. Adaptive noise cancelling: Principles and applications. *Proceedings of the IEEE*, 63(12):1692 - 1716, 1975.

[126] HK Wolf, ID Sherwood, and JD Kanon. The effect of noise on the performance of several ECG programs. *Proceedings of Computers in Cardiology*, pages 303 - 304, 1976.

[127] Qiuzhen Xue, Yu Hen Hu, and Willis J Tompkins. Neural-network-based adaptive matched filtering for QRS detection. *IEEE Transactions on Biomedical Engineering*, 39(4):317 - 329, 1992.

[128] Jieyun Yin and Jiande DZ Chen. Electrogastrography: Methodology, validation and applications. *Journal of Neurogastroenterology and Motility*, 19(1):5 - 17, 2013.

[129] Fei Zhang and Yong Lian. Novel QRS detection by CWT for ECG sensor. *In IEEE Biomedical Circuits and Systems Conference*, pages 211 - 214. IEEE, 2007.

[130] Dengyong Zhou, Olivier Bousquet, Thomas Navin Lal, Jason Weston, and Bernhard Sch ölkopf. Learning with local and global consistency. *Advances in Neural Information Processing Systems*, 16 (16):321 - 328, 2004.

[131] Ping Zhou and Zhigang Wang. A computer location algorithm for ECG, PCG and CAP. In *Engineering in Medicine and Biology Society*, 1998. *Proceedings of the 20th Annual International Conference of the IEEE*, pages 220 - 222. IEEE, 1998.

第6章

个性化医学的基因组数据分析

Juan Cui

计算机科学与工程系

内布拉斯加大学林肯分校

林肯,NE

jcui@ unl.edu

▌6.1　简介

随着新兴生物技术以及产生的生物和医学信息的快速发展,先进的基因组研究为整个领域提供了前所未有的机遇和希望,有望从基因组层面对生命科学中具有挑战性的问题进行研究。例如,基因组技术的进步为研究健康个体或任何复杂疾病患者的全基因组图谱奠定了基础[20,21,136]。同时,还可以研究某些遗传性的、化学扰动或药物治疗后的全基因组应答[9,68,72,92],以及与各种疾病表型相关的化学改变[54]。许多这样的研究成果被证实有望成为人类疾病生物学层面新见解并预测个体对治疗的反应,由此可以增进我们对潜在机制的理解,促进医患之间的知识交流,并有助于临床决策的制定。

近年来,伴随着数据量的不断增加,整个领域正在为更好地解释这些数据而不懈努力,计算生物学家提出了一系列有前景的计算方法和信息挖掘工具来分析数据,特别侧重于阐明各种生物实体和表型之间的新型联系。更有趣的是,这种数据分析会产生新的发现和可测试的假设。在本章的以下内容中,我们将介绍用于解决生命科学关键研究问题的各种计算方法,例如疾病生物标记物、治疗靶点的识别以及临床结果的预测。首先,我们使用基因组突变分析来展示这种数据驱动的方法如何促进新发现和生物学见解的产生,例如癌症等复杂疾病的基因组非常复杂,揭示了不同个体之间的高度异质性。然后,自然就会想到这些突变是否确实导致了这些疾病的发展,如果答案是肯定的,那么应该如何识别这些真正的原因;当涉及多个突变时,我们能否推断出它们之间可能存在的进化关系? 为了解决这些问题,近十年中用于癌症研究的一种非常简单直接的方法是将许多样本中的所有遗传变异列出,以便识别相同或不同癌症个体的共同变化。基于这些共同的突变,研究重点从识别与疾病的发生发展相关的遗传变异进一步发展到确定这些变化是否发生在与临床反应相关或特定药物靶向的基因组区域。因此,可以基于不同遗传群体之间不同的谱系来研究这些变化之间的进化模式。

经过生物医学研究数十年的努力,人们已经通过模型系统获得了大量关于复杂人类疾病(如癌症)的分子水平和细胞水平机制的研究成果,这种丰富的知识背景为计算生物学家研究人类疾病的复杂演化过程提供了基础,在模型系统和人体样本上收集的各种各样的组学数据使这些研究成为可能。关于基因组数据生成的更多细节以及目前流行的公共基因组数据资源

详见 6.2 节中;用于基因组数据分析的基本计算算法和生物信息学工具详见 6.3 节;然后,在第
6.4 节中通过四个典型的数据驱动研究阐述了基因组数据的计算机模拟分析可以解决哪些与
健康有关的问题;本章最后展望了将遗传学发现转化为个性化医疗实践的前景。

6.2　基因组数据生成

包括基因组学、表观遗传学、蛋白质组学和代谢组学数据在内的多组学数据,通常由最
先进的高通量技术以及常规生物学实验产生。

▶▶6.2.1　微阵列数据时代

在过去的十年中,微阵列(也称为基因/蛋白质芯片)和质谱学(MS)被广泛用于确定生
物样本,如组织、细胞、血液和尿液中基因、蛋白质和代谢物的存在及其丰度。例如,图 6.1
显示了从标准 DNA 微阵列技术产生的扫描图像数据,来自 Affymetrix、Agilent 和 ALMAC
的基因芯片平台,其中从扫描阵列提取的信号反映了基因丰度。

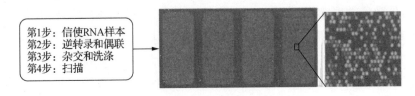

第1步:信使RNA样本
第2步:逆转录和偶联
第3步:杂交和洗涤
第4步:扫描

图 6.1　扫描图像数据

从标准 DNA 微阵列技术产生的扫描图像数据,例如来自 Affymetrix、Agilent 和 ALMAC 的基因
芯片。微阵列方案的四个主要流程包括样品纯化、逆转录(RT)和偶联、杂交和洗涤以及扫描。从
扫描芯片图像中提取的信号可以反映基因丰度。

关于 DNA 复制时间和表观遗传学(如 DNA 甲基化的信息),也可以通过基于基因芯片
的实验获得。对不同状态(如患病与健康,早期疾病与晚期疾病,治疗与未治疗等)的样本进
行定性数据的比较分析,使研究人员能够识别与疾病表型相关分子水平的异常情况,进而促
进生物标志物和治疗靶点的发现,并为改善疾病诊断、预后、治疗和预防等多方面的健康管
理服务。基因芯片技术首次为生命科学研究人员带来了大量的数据及其对定量训练的要
求[6,76,113]。目前根据不同的分析目的已经开发了许多复杂的计算工具,这些工具对解释基
于芯片的基因组数据产生了深远的影响。

▶▶6.2.2　二代测序时代

从基于毛细管电泳(CE)的 Sanger 测序出现以来,科学家们已经能够从任何给定的生物

系统中阐明遗传信息。而新一代技术——二代测序(NGS)技术的出现克服了先前技术在吞吐量、可扩展性、速度和分辨率方面的固有局限性,但其在科学研究中被广泛采用。图 6.2 概述了 NGS 的工作原理:任何给定的单基因组 DNA 首先被分割成一系列小片段,以使在数百万个平行反应中统一和准确地测序,然后通过与已知的参考基因组(重测序)比对,或在没有参考基因组(de novo 测序)的情况下组装所识别的碱基串(称为 reads)。所有对齐拼接的 reads 即是给定样本的基因组 DNA 的整个序列。

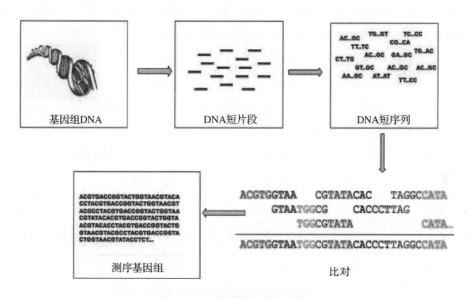

图 6.2　基因组测序的概念概述

将提取的 gDNA 片段分割为小片段,每个片段并行测序;通过与参考基因组比对来重新组装单个序列;全基因组序列来源于共同的匹配片段。

如今,随着 NGS 技术的日益成熟,我们对疾病基因组的理解已经发生了革命性的变化。然而,更快的数据生成使定量分析更具挑战性。测序实验产生的"大数据"涵盖了更广泛的分子信息,包括 DNA 遗传改变(使用全基因组/外显子组测序[10]),蛋白质- DNA 结合或组蛋白修饰的定量分析使用染色质免疫共沉淀,然后进行高通量测序(ChIPseq)[108],转录水平(使用 RNA 测序(RNA-seq)[138])和空间相互作用(使用 Hi-C[90]),比基因芯片实验提供了更多可用的功能分析。目前,对单个基因组研究使用组合测序技术[113],可以分析大量的基因组数据。因此,数据解释、存储和管理,尤其是关于如何将这些大量信息组织到数据库中并在公共领域中共享,变得比以往任何时候都具有非同寻常的挑战性。

▶▶6.2.3　基因组数据的公共存储库

生物信息库对于生物医学或生物信息学研究至关重要,因为它们储存了大量的生物数据,使研究人员能够获得结构化的信息并在各自的研究中使用。除了最流行的序列和注释基因组数据库,如 NCBI 数据库(http://www.ncbi.nlm.nih.gov/)和 GeneCards(http://www.genecards.org/),我们将在本节中介绍一些其他被广泛使用的公共基因组数据库,涵盖基因突变、序列、表达和生物学通路等信息。

人类基因组、突变和表观基因组数据库:互联网上的两个通用基因组突变数据库是 HGMD(人类基因组突变数据库)[27],包含 141161 种与人类遗传性疾病相关的胚系突变;以及 dbSNP 数据库(单核苷酸多态性数据库)[126],包含不同物种的综合遗传变异数据。TCGA(癌症基因组图谱)[22]和 ICGC(国际癌症基因组联盟)[74]是两个最大的癌症基因组计划,为许多癌症类型提供了数千个全基因组以及其他类型的基因组测序数据。另一个非常常用的大型癌症基因组数据库是 COSMIC(人类癌症中的体细胞突变目录)[47],其目前包含了 947213 个肿瘤样本上鉴定出的 1592109 个基因突变。其他类似的数据库还包括癌症基因普查数据库[49]、CanProVar[88],以及其他特殊的数据库如化学物致癌数据库(IARC TP53 数据库[101])、CDKN2A[97]和雄激素受体基因突变数据库[104]。在表 6.1 中,还包括一些表观基因组数据库,如 MethyCancer[65]和 PubMeth 数据库[102],它们的规模相对较小。

表 6.1　人类基因组、突变和表现基因组数据库

数据库名称	内容	获取地址
HGMD	与遗传性疾病相关的种系突变数据库	www.hgmd.org/
dbSNP	基因组变异的目录	www.ncbi.nlm.nih.gov/projects/SNP/
TCGA	包含基因组、表观基因组和转录基因组数据的癌基因组数据资源库由 NIH 赞助	https://tcga-data.nci.nih.gov/tcga/
ICGC	由 ICGC 赞助的包含基因组、表现基因组和转录基因组数据的癌变基因组数据资源	http://icgc.org/
COSMIC	包含超过 50 000 个突变的人类癌细胞突变目录资源	http://www.sanger.ac.uk/perl/genetics/CGP/cosmic
Cancer gene census	400 多个癌症相关基因突变目录	www.sanger.ac.uk/genetics/CGP/Census/
CanProVar	一种包含种系和体细胞变异的单一氨基酸变化数据库	http://bioinfo.vanderbilt.edu/canprovar/
IARC TP53	在人类和肿瘤样本中鉴定出的 P53 序列水平变异的数据库	http://p53.iarc.fr
CDKN2A	在人类疾病样本中发现的 CDKN2A 变异的数据库	https://biodesktop.uvm.edu/perl/p16
Androgen receptor gene mutations	雄性激素不敏感综合征患者中识别的 374 个突变的数据集	http://androgendb.mcgill.ca

续表 6.1

数据库	内容	获取地址
NIH roadmap epigenomics program	现涵盖至少 23 种细胞类型的人类表现基因组数据库	http://www. roadmapepigenomics. org/data
Human epigenome project	有关全部主要组织中人类基因的全组基因 DNA 甲基化模式的数据库	http://www. epigenome. org/
MethyCancer	来自公共资源的癌症相关基因的 DNA 甲基化信息数据库	http://methycancer. genomics. org. cn

基因表达数据库：与其他组学数据库相比，互联网上提供了更多的转录组数据，其中两个最受欢迎的是 NCBI 的 GEO(Gene Expression Omnibus)，它拥有超过 32000 套基因表达数据，这些数据来自 1600 种生物的 800000 个样本[12]，以及 EBI 的 Arrayexpress，包括 1245005 套基因表达数据，这些数据使用基因芯片和 RNA 测序进行了 43447 次实验收集。表 6.2 列出了一些此类基因表达数据库。

表 6.2　基因表达数据库

数据库	内容	获取地址
NCBI GEO	综合的基因表达数据库汇集库	http://www. ncbi. nlm. nih. gov/gds
Arrayexpress	功能基因组学数据库，包括基因芯片和 RNA-测序形式的基因表达数据	http://www. ebi. ac. uk/arrayexpress/
SMD	斯坦福大学涵盖多种生物的基因芯片数据库	http://smd. stanford. edu/
Oncomine (research edition)	用于癌症转录组和基因组数据的商业数据库，对于学术和非营利组织有免费版本	https://www. oncomine. org/resource/login. html
ASTD	人类基因表达数据和人类基因的衍生的选择性剪接亚型的数据库	http://drcat. sourceforge. net/astd. html

microRNAs 和靶点数据库研究发现，microRNAs：通过与 mRNA 的密切相互作用在许多主要细胞进程中发挥重要作用，如细胞的生长、分化和凋亡[13,7]，以及疾病发展[18,144,15,121,51,142,8,30]。该领域的许多早期研究都集中在 microRNA 鉴定和靶点预测上。MiRecords(http://mirecords. bioload. org)和 miRBase(http://www. mirbase. org)两个数据库包含了实验验证的 microRNA 序列、结构和交互作用信息(表 6.3)。例如，MiRecords 包含 9 种动物中 644 个 microRNAs 和 1901 个靶基因的 2705 个交互作用的记录。TargetScan[83]，Miranda[95]和 MirTarBase[70]数据库提供了经过实验验证以及计算得到的靶基因。请注意，GEO 和 TCGA 数据库中也包含一小部分 microRNA 表达数据。

表 6.3　MicroRNA 数据库

数据库	内容	获取地址
miRecords	针对动物 MicroRNA 与靶标相互作用的数据库	http://mirecords. biolead. org
miRBase	已公开的 MicroRNA 序列和注释数据库,涵盖许多物种	http://www. mirbase. org
TargetScan	微 MicroRNA 靶标数据库	http://www. targetscan. org
MiRanda	用于预测的 MicroRNA 靶标的数据库	http://www. microrna. org/microrna/home. do
MirTarBase	用于实验验证的微型核糖核酸靶标相互作用的数据库	http://mirtarbase. mbc. nctu. edu. tw

6.3　基因组数据分析的方法和标准

目前世界上已有大量为基因组数据分析而开发的方法和算法,每个方法和算法都在标准生物信息学工作流程中提供特定的分析步骤(图 6.3),并且通常分为三组:数据预处理、数据分析和结果解释。例如,通过扫描仪使用适当的算法来分析、测序载玻片或表型筛选以量化原始信号,然后进行数据标准化以提高信噪比。在图像分析和标准化步骤中检查数据的质量。在预处理之后,将从数据中提取有意义的生物信息,使用临床统计、分类或系统生物学方法进行进一步分析,最后对结果进行验证和解释。下一节将介绍一些基因组数据的基本分析方法。

▶▶6.3.1　标准化和质量控制

标准化通常用于校正系统性的变异来源,首先用于 mRNA 表达阵列以改善信噪比,更好地进行基因表达提取,从而更准确地进行生物学解释。第一批方法,如 Lowess 标准化(用于双色微阵列),RMA,GC-RMA,MAS5 和 PLIER(专用于 Affymetrix 基因芯片和外显子芯片)目前仍然是用于基因芯片数据的最常用方法。注意,除了校正批次效应之外,数据标准化还可校正其他不同方面。例如,每个实验都是独立的,并需要校正某些系统变异,比如信号和空间偏差。图 6.4 显示了使用简单的缩放和标准化方法处理数据的结果。现已经开发了诸如 MANOR[100] 的空间标准化方法来校正基因表达、比较基因组杂交(CGH)和 DNA 甲基化芯片的空间伪像。与 GC-RMA 类似,该方法设计用于调整 GC 含量的偏差,这是影响微阵列和 NGS 中信号测量的另一个主要参数。对于 Affymetrix SNP 芯片来说,ITALICS[115] 是使用多元回归校正 GC 含量的典型方法。总之,标准化被认为是需要仔细考虑的最关键步骤之一,因为它会影响下游分析的可靠性、准确性和有效性[129]。

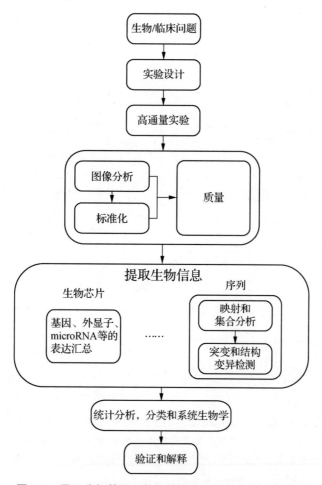

图 6.3　用于分析基因组数据的标准生物信息学工作流程

　　此外,由于在高通量实验期间可能涉及的实验偏差或其他不受控制的变化,必须充分地执行数据质量控制。FDA(http://www. fda. gov/ScienceResearch/BioinformaticsTools/Microarray QualityControlProject/)著名的芯片质量控制(MAQC)项目旨在为基因芯片和测序提供 QC 工具,以避免程序性失败。建立 QC 指标和阈值,以客观地评估各种平台可实现的性能。异常值检测是质量控制的一个主要步骤,旨在识别与其他数据显著的差异并过滤该观察结果,诸如主成分分析(PCA)(图 6.5)和分层聚类[40](在下一节中讨论)等统计方法可达到此目的。

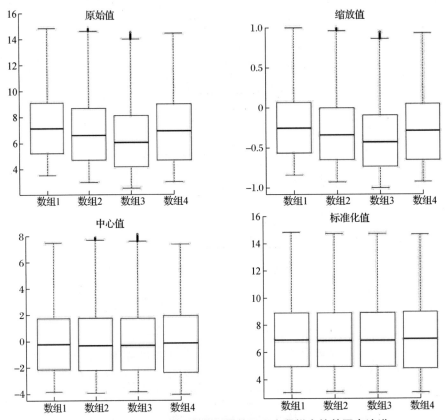

图 6.4　通过 Affymetrix 芯片测量的四只小鼠样本的基因表达谱

左上图的箱线图显示了这些样本中所有基因的原始表达值,然后按比例缩放到[−1,1]范围内(右上角),以芯片上的中等基因表达为中心(左下角),使用四分位标准化(右下)进行标准化。可使用 R 包如 reshape,scales 和 preprocess 来实现。

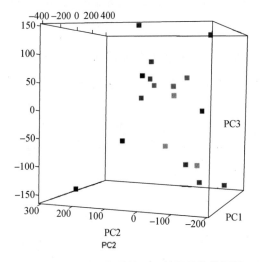

图 6.5　Friedlin 和 McDonald 报道的一组基因芯片数据的 PCA 分析[31]

样本来自对照卵巢癌细胞(LHR−),LH 受体表达(LHR+)和 LH 治疗 1h(LH1),4h(LH4),8h(LH8)和 20h(LH20),分为六个组,每组重复三次。

▶▶6.3.2　差异表达检测

差异表达分析的基本目标是识别两个生物组之间差异表达的基因。可以对每个基因使用总体 t 检验和 Mann-Whitney 检验等统计学方法来检验两个正态分布的数据(两个生物群体)平均值相等的零假设,后者更适合于小样本量且不需要正态分布。如果没有证据表明两种分布不同,则通常会考虑方差齐性。对于那些涉及多个组别的实验,ANOVA[2]可用于检验某一组的基因表达在与其他组相比时,是否发生改变。通常,只有差异表达的基因变化超过 1.5 或 2 倍,且多重检验校正后 P 值<0.05 或 FDR<0.1 的基因才被筛选用于进一步分析。其他方法包括自举分析、秩积、微阵列显著性分析(SAM)和微阵列的线性模型(LMMA)。总体而言,实验设计与统计学显著性和倍数变化相结合,在选择差异表达基因方面具有很高的可信度。

▶▶6.3.3　聚类和分类

为了从基因芯片数据中识别有意义的表达模式,可以应用聚类方法来鉴定一些基因是否在特定的生物组别中具有相关的表达或者是否在一些样本中具有相似的基因表达谱。在许多出版物和教科书[57,78]中都可以找到对这种聚类算法的深入报道,因此在本章我们简要介绍以下最常用的技术。

- 分层聚类:产生一个基因/条件树,其中最相似的表达谱聚类在一起[图 6.6(a)]。策略通常分为两种类型:
    1. 聚合法,每次观察(一个基因或一个样本的表达谱)从其自身的簇中开始,并且当一个簇在层次结构中向上移动时合并成簇对。
    2. 分裂法,所有观察从一个群集中开始,当向下移动层次结构时,递归地执行分割。

  通常,合并和拆分是以贪婪算法的方式确定的,可通过欧几里得距离、曼哈顿距离、最大距离等各种距离函数来度量观测不相似性。使用不同的策略来计算群集之间的距离,包括最大距离法、最短距离法、平均距离法和中心距离法。

- K 均值聚类:一种代表性的分区方法,需要定义 k,分配所选基因或条件的聚类数量[图 6.6(b)]。该算法试图最小化从每个数据点到其最近中心的均方距离及集群内变异并且最大化集群间变异。

- 自组织映射(Self-Organizing Map,SOM):基于人工神经网络。目标是找到一组质心,并将数据集中的每个对象分配给质心,该质心提供该对象的最佳近似,类似于 K 均值,但也产生有关群集之间相似性的信息[图 6.6)(c)]。

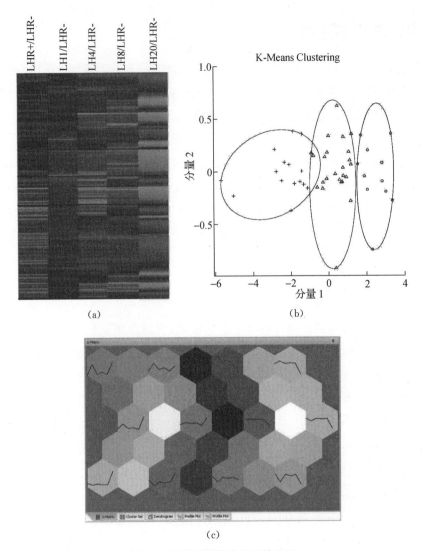

图6.6：三种不同聚类分析的结果

包括层次聚类(a)，K均值聚类(b)和SOM(c)。基于文献[31]的相同数据。

　　尽管已经开发了许多更新的版本，Michael Eisen 编写的 Clustering 3.0 是最早且最受欢迎的程序之一，它实现了分层聚类算法。TreeView 是以图形方式浏览聚类结果的补充工具，它支持基于树的和图像的分层树浏览，并支持多种格式的图像输出。双聚类方法诸如QUBIC(Qualitative BI-Clustering)程序可用于有效地识别数据中的具有统计学显著性的双聚类[84]。该算法的基本思想是在一些(待识别的)样本子集中找到具有相似表达模式的所有基因亚组，因此每个这种模式中涉及的基因可以用作样本亚组的特征，例如癌症亚型或分期。

　　与鉴定基因表达模式的聚类策略类似，分类方法可用于鉴定基因特征，即用特定基因组来区分不同生物组。在6.4.1节中，我们将详细介绍分类方法在疾病生物标志物识别中的应用。

▶▶6.3.4　通路与基因富集分析

为了从基因组学变化(例如基因表达的改变)中获得关于生物学功能的信息,可以进行功能富集分析以鉴定基因表达改变和通路之间的统计学关联。对于基因表达数据集 D 中的每个基因 g,计算 g 的表达水平与 D 中的每个其他基因之间的 Spearman 相关性。如果考虑多个基因表达数据集,可以使用 Fisher 变换[46]来组合不同数据集之间的相关性。GSEA 算法[130]也可用于识别差异表达基因参与的通路或其他基因集合。Nam 和 Kim 在文献[99]中回顾了类似的方法,但很少考虑到通路的结构信息。在这方面,Draghici 等人提出了"影响因子"(IF)的概念,赋予了通路中关键调节因子更高的权重[38]。

▶▶6.3.5　基因组测序分析

NGS 数据在分析流程的每个步骤中带来许多具有挑战性的问题,包括 reads 比对、SNP 的装配和检测、拷贝数变异(CNV)和其他结构变异的识别。在本节中,我们将介绍适用于解决此类问题的主要方法和工具。

Reads 比对是第一个计算任务,是指将数百万或数十亿的 reads 与参考基因组比对。Bowtie 和 Burrows Wheeler Aligner(BWA)这两个最有效的比对工具可在单个计算机处理器上实现了每小时 10.4 亿次的读取通量。尽管比对的有效性取决于 reads 长度、双端 reads 的可用性以及比对软件的灵敏度,通常情况下 70%~80% 的短 reads(25 bp 或更长)可以比对到人类基因组上的特定位置。因此,当尝试分配比对到多个位置的 reads 时,仍然存在一个主要挑战,即多 reads,这可能导致 SNP 和 CNV 的错误推断。图 6.7 演示了双端信息如何有助于识别多 reads 的正确映射位置。处理多 reads 的选择一般有 3 种:

1. 忽略它们,意味着丢弃所有多比对 reads;
2. 只报告最佳匹配,即错配最少的比对位置,如果找到多个同样好的最佳匹配,则从中随机选择一个或者报告所有匹配;
3. 无论找到的比对总数如何,报告最大数量为 d 的所有比对。

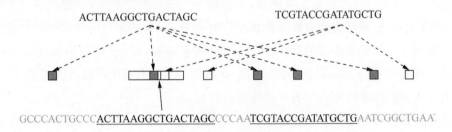

图 6.7　双端短 reads 的比对

两个 reads 都可以映射到多个位置,但是配对信息(两端之间固定的距离范围)可以过滤错误映射。

有些情况下,可以使用诸如 IGV(http://www.broadinstitute.org/igv/)和 SAMtools[86] 之类的工具来手动处理多 multireads,但这对于体检非常大的 NGS 数据集来说通常是不可行的。

SNP 检测是另一个分析挑战,其准确性受几个主要因素的影响,包括 NGS 技术的错误率、reads 比对的可靠性以及序列的读取映射和组装。例如,reads 组装的一个已知问题是参考序列偏差:与包含错配的 reads 相比,与参考序列相似的 reads 更容易被成功比对。因此必须采取适当的措施来避免这些比对中的错误,这一点在最近的综述[111]中进行了讨论。在允许错配方面存在一定的权衡:程序必须允许错配,同时不会导致错误的比对。参考序列偏移问题会因读长增加而加剧:对于 35 bp 的 reads,每次比对允许一个错配是可接受的,但对于 100 bp 的 reads 则不够。

新 SNP 的发现需要复杂的方法:虽然常见变异的识别可以借助数据库(例如 dbSNP),但是对罕见和新型突变的准确检测需要增加 SNP 识别的置信度。目前用于 SNP 识别的工具包括 MAQ[87]、SAMtools[86]、SOAPsnp[89]、VarScan[81] 和 GATK[34]。现有的一些方法试图更明确地处理多比对 reads,例如 Sniper 使用贝叶斯基因分型模型计算每个比对的概率,该模型将 reads 比对到特定基因组位置的似然性分解为其组成似然性[124]。

结构变异检测可发现多种类型的变异,包括缺失、插入、倒位、易位和重复。该分析的一个特殊挑战在于检测重复区域中比 reads 长度长的变异区域。VariationHunter[69]算法结合了深度和双端数据,从而实现 CNV 的精确识别。类似的方法可用于在富含重复的区域中找到 CNV[64],并且两种方法都使用 reads 的所有比对信息来改进对每个重复真实数量的估计。

De novo 的基因组组装代表了 NGS 数据分析中的一个主要挑战性问题,特别是读取短序列和重复序列。许多新的 de novo 组装工具可用于解决这个问题,文献[133]中有所涉及。这些组装工具基本上分为两类:基于重叠和基于 de Bruijn 的图形,且都应用了图论。一个非常重要的步骤是关于如何处理重复的,这些重复序列在图中引起分支并且需要组装工具决定选择哪个分支。不正确的猜测会产生错误的连接(嵌合重叠群)和错误的拷贝数。通常情况下,对于更保守的组装工具而言,它会破坏分支点处的组装,导致精确但却零散的组装。目前已有一些策略组合来解决由重复引起的问题,包括使用不同大小的片段库的排序策略[139],用于检测错误组装的后处理[110],分析覆盖率统计以及检测和解决 de Bruijn 图中的缠结。尽管像 Allpaths-LG 这样领先的 NGS 组装工具表现出了很好的性能[55],但完全解决所有这些问题的最终解决方案是需要更长的 reads。

有关其他类型测序数据分析方法和算法的更多信息,如 RNA-seq、Chip-seq 和 Metagenomics,可以参考 nature 综述网站(http://www.nature.com/nrg/series/nextgeneration/index.html)。

▶▶6.3.6　基因组数据分析的公共工具

目前有各种已发表的计算分析和数据挖掘工具,这些工具可用于分析上一节中介绍的数据库。我们将在下文中列举说明可以在 Internet 上找到的工具类型,来分析不同类型的组学数据。

基因组分析工具: Broad 研究所提供的许多工具[19]可用于测序基因组的初步分析,包括用于计算基因组中绝对拷贝数和突变多重性的 ABSOLUTE,用于鉴定点突变的 MuTect,用于精确定位基因组重排的断点的 Breakpointer[131],用于鉴定基因组重排的 dRanger,以及用于注释基因组中点突变和 INDEL 的 Oncotator。CREST[137]是 St. Jude 儿童研究医院开发的另一种工具,用于绘制具有高分辨率的患病基因组中的体细胞结构变异。一些研究中心为癌症基因组研究提供了一系列分析工具,例如 UCSC 的癌症基因组学中心、TCGA 网站、ICGC 网站和 Broad 研究所的癌症基因组分析组件。癌症基因组学中心[23]是一个可视化癌症基因组的好地方,其数据主要来自 TCGA 项目,并可检索简单的分析结果,如基因组突变。

与互联网上大量的基因组分析工具相比,公共领域只有少数用于表观基因组学分析的工具,这可能反映了当前对人类表观基因组的理解远远低于对人类基因组理解。这显然是可以理解的,因为目前的"表观遗传学"的定义直到 2008 年的冷泉港会议才得以确定[14]。目前已发表了一系列工具可通过比对参考的表观基因组来鉴定给定基因组中的差异甲基化区域,诸如 CHARM[77]和 MethylKit[4]之类的 R 包可用于进行这种识别,类似的还包括用于甲基化分析的 EpiExplorer[61]和 CpGassoc[11]。

转录组分析工具: 许多用于转录组数据分析的工具已经发布在互联网上,具体如下:

1. 与配对的对照组织比较,识别癌症中差异表达的基因,如 edgeR[118]和 baySeq[63];
2. 鉴定共表达基因或相关表达模式的基因,如 WGCNA[82]和 GeneCAT[98];
3. 基于转录组的蛋白质鉴定[42];
4. 从 RNA-seq 数据推断剪接变体,如 CUFFLINK[117];
5. 从基因表达数据阐明人类信号传导网络[16];
6. 将具有多种细胞类型的组织样品上收集的基因表达数据反卷积成不同细胞类型的基因表述;
7. 通过整合基因表达数据与通量平衡分析[39],开发预测代谢组学的工具。表 6.4 列举了其中一些工具。

统计分析工具: 除了上述数据类型特定工具之外,互联网上还有大量其他具有更加广泛的用途的统计分析工具,可分析不同的数据类型。下面的站点提供了许多此类工具——Bioconductor 是一个开源的生物信息学软件包,其中所有的工具都是用统计编程 R 语言编写的。目前该网站大约有 750 个软件工具,涵盖了广泛的分析和预测工具[53]。Galaxy 是另一个基于网络的平台,拥有大量基因组数据分析工具[56]。领域内广泛使用的 Gene Ontology 网站也提供各种分析工具[52]。

通路映射和重建工具：目前互联网上有多种可用于通路构建、注释、分析和比较的工具，详见表 6.4。

表 6.4　基因组数据分析和通路预测和制图工具

数据库	内容	获取地址
edgeR	用于检测差异表达基因的工具数据集	http://www. genomine. org/edge/
WGCNA	基因共表达分析工具	http://labs. genetics. ucla. edu/horvath/ CoexpressionNetwork
CUFFLINK	用于转录组装和识别剪接变体的工具	http://cufflinks. cbcb. umd. edu/index. html
DAVID	富含差异表达基因（或任何指定基因集）的途径工具	http://david. abcc. ncifcrf. gov/
CHARM	早期广泛使用的用于 DNA 甲基化分析的软件包	http://www. bioconductor. org/ packages/release/bioc/ html/charm. html
EpiExplorer	基于网页的、用于识别将特定基因组中的表观遗传标记与参考人类表观基因组进行比较的工具	http://epiexplorer. mpi-inf. mpg. de/
Pathway tools	一个提供广泛通路相关工具的网站，包括路径构建、编辑和通量分析	http://bioinformatics. ai. sri. com/ptools/
BioCyc and pathway tools	提供代谢途径重建和分析工具清单的数据库	http://biocyc. org/ publications. shtml
PathoLogic pathway prediction	基于 BioCyc 数据库的代谢途径预测工具	http:// g6g-softwaredirectory. com/bio/cross-omics/ pathway-dbs-kbs/ 20235SRIPathoLogicPath wPredict. php
Metabolic pathways	提供大量与通路相关工具的网站	http://www. hsls. pitt. edu/obrc/index. php? page=metabolic_pathway

可视化工具：可视化工具在分析复杂的生物数据和推测生物分子或通路之间的生物关系时非常有用，目前已经开发了许多可视化工具来支持这些需求并公开可用。这些工具包括用于可视化分子相互作用网络的 CytoScape[122]，用于生物数据集成和可视化的 PathView[93]，以及用于可视化、分析和定制通路模型的 iPATH[143]。

6.4　面向个性化医疗的计算基因组学研究类型

在介绍了计算方法和生物信息学在基因组数据分析中的应用之后,我们在这章将讨论如何设计一个系统生物学方法或基因组数据驱动的方法,通过分析基因组数据来解决真正的生物医学问题,由此我们可以产生转化知识,来弥补基础研究和临床实践之间的差距,并在个性化医学中获得新的见解。

▶▶6.4.1　生物标记物和分子特征的发现

大量组学数据的可用性为研究每个已知疾病表型的分子水平特征提供了前所未有的机会,有望实现疾病亚型、阶段或等级的更精确分类,以改善治疗计划和预后评估。通过在生物样本上测量数千到百万个参数,如基因表达、蛋白质和代谢物丰度或 DNA 拷贝数,因为这些特征对于设计预测模型是至关重要的。**特征选择**是一个重要步骤,理由如下：

(ⅰ) 从有限大小的观测样本中得到的具有多个参数的预测模型,通常会导致对未来样本的预测能力较差,称为维数灾难[37]。

(ⅱ) 预测模型中数量较少的标记物有助于设计出更便宜快速的诊断装置。

(ⅲ) 具有较少标记物的预测模型有助于更好地对预后的分析机制进行生物学解释。

目前,统计和机器学习领域已经深入研究了特征选择问题[59]。为了选择特征的子集 G,其包括从 p 个候选中选择的 q 个 Q 特征,最简单的方法是计算每个候选特征的判别分数,然后在得分最大的 q 个候选特征中形成签名。在我们预测二元表型的二元分类的情况下,即 $y=\{-1,1\}$,特征的得分通常衡量特征在样本 S_{-1} 和 S_1 的两个子群之间的分布差异,其大小分别为 n_{-1} 和 n_1,具有不同的表型。它可以计算每个特征在两个种群上的平均值的归一化差异。

$$t=\frac{|u_1-u_{-1}|}{\bar{\sigma}\sqrt{\dfrac{1}{n_1}+\dfrac{1}{n_{-1}}}}$$

其中,$\bar{\sigma}$ 是对该特性的类条件方差的估计。如微阵列分析(SAM)[134],规则化 t 检测[36],随机方差模型[141],或 limma(Linear Models for Microarray Data)算法[127]或如 Mann-Whitney 检验的 U-统计和 AUC 方法等非参数统计方法,可用于类似的分析,所有这些都称为单变量滤波方法。

与其逐个测试特征,然后采用其中的前 q 个来形成特征,不如直接选择允许对一个好的模型进行推断的特性子集。这里,我们使用识别胃癌亚型特征的示例来说明如何使用基于机器学习的特征选择来解决这个问题[29]。

考虑两种胃癌亚型：肠道(C1)和弥漫(C2)亚型,每种亚型都采用同一平台检测配对的肿瘤组织和对照组织中的全基因组表达数据。从数学上讲,目标是找到具有最佳分类率的 SVM,其错误率低于预定义的阈值 δ。

解决这一问题的一种方法是通过遍历所有人类基因中的 K 个基因的所有组合，从 K＝1 直到找到 SVM 分类器和 K-基因集 G，从而达到预定义 δ 的期望分类精度。实际上，它不需要搜索人类基因组中编码的所有基因，因为大多数人类基因不针对任何特定组织类型表达。为了了解可能需要彻底搜索所有 K-基因组合的计算时间，假设以下情况：其中 C1 有 100 对样本，C2 有 150 对样本，并且两个样本集之间有 500 个基因差异表达。因此，人们需要通过 $\binom{500}{k}$ 个组合来寻找在两个数据集之间具有最佳分类的 K-基因组合，其误分类率低于 δ。对于每个 k 基因组合，训练线性 SVM 以最佳地分类如上所述的两个数据集。我们在分析癌症组织中差异表达基因的经验表明，K 不应大于 8，否则 $\binom{500}{k}$ 太大，导致计算机无法处理。

如果需要搜索一个 K 值大于 8 的 K-基因分类器用于特定的应用，可能需要使用不同类型的搜索策略以提高其在计算上的可行性。许多封装方法可用于实现此目的，通过贪婪的优化过程来寻找"良好"的子集，但不是最佳子集。例如，SVM 递归特征消除（RFE）方法是一种常用的反向逐步选择算法，该方法从所有特征开始，迭代地去除由线性 SVM[59]估计的具有小权重的特征。人们可以搜索到 K 个信息量最大的基因，寻找特定的 K，使用启发式方法解决上述分类问题，从而达到期望的计算效率。RFE-SVM 分析过程的详细信息可在文献[75,79]中找到，其基本思想是从基因列表开始，每个基因在区分两类样本方面都有一定的识别能力，用所有的基因训练一个最优分类器，接着只要分类精度不受影响，就不停删除来自初始基因列表的基因，直到留下最低数量的 K-基因。

许多 K-基因特征已经被证实可用于癌症病例诊断，包括：由 MammaPrint[125]开发的用于预测乳腺癌发展的 70 基因 panel；一个名为 Oncotype DX 的 21 基因 panel 也有类似的功能[5]；用于识别对 TRAIL 诱导的细胞凋亡敏感的癌症的 71-基因 panel[24]；由 CompanDX[25]开发的用于预测乳腺癌转移潜能的 31 基因 panel 和用于检测非小细胞肺癌与其他肺癌类型的 16 基因 panel[123]。拥有一套针对特定癌症类型（例如，有无转移倾向）的检测试剂盒，可以帮助外科医生快速和正确地决定在现场采取何种外科手术。其他试剂盒可以帮助肿瘤学家在知情的情况下决定使用何种治疗方案。例如，TRAIL（TNF 相关凋亡诱导配体）是一种抗癌药物，它能够诱导癌细胞的凋亡，但不能诱导正常细胞的凋亡，因此该药物具有广泛的临床应用。然而，并非所有的癌症都对 TRAIL 敏感。使用一个简单的试剂盒进行测试，可以快速确定患者是否应该使用 TRAIL 进行治疗。

利用基因表达分析识别特定疾病特征基因的一个挑战在于需要对不同实验室收集的不同平台的转录数据进行适当的标准化，以确保所识别的特征基因普遍适用。需要仔细设计标准化流程来纠正由不同的样本制备和数据收集方案引起的对基因表达水平的任何系统性影响。

▶▶6.4.2　全基因组关联研究(GWAS)

GWAS 是近十年来遗传分析的支柱,特别是基于 NGS 高通量遗传数据的 GWAS 研究。它是研究人类疾病或性状相关遗传结构的有力工具,例如,它已被广泛应用于常见和复杂疾病的遗传危险因素的鉴定,如白内障[106]、甲状腺功能减退[33]、精神分裂症、2 型糖尿病[79]和癌症。

此类研究的最终目标是利用遗传风险因素来预测高风险群体,并确定疾病易感性的生物学基础,以便制定新的预防和治疗策略。目前这类研究有几个成功的例子,比如补体因子 H 基因被识别为年龄老年性黄斑变性(AMD)的一个主要风险因素[60]。另外,研究发现特定 DNA 序列多态性对华法林维持剂量有很大的影响,而华法林是一种有助于防止血栓的血液稀释药物[28]。这些遗传测试结果用于临床,产生了称为个性化医学的新领域,该领域旨在根据患者的遗传背景和其他生物学特征为患者制订个性化的治疗方案。在这里,我们将介绍一些 GWAS 技术和分析策略作为生物信息学转化研究的重要案例。单核苷酸多态性(SNPs)是 DNA 序列中发生频率较高的单碱基对突变,目前作为 GWAS 分析的主要基因型信息,通常用于分析已有明确定义的表型。一般来说,GWAS 使用不同的方法(如事实分析)来检测大约 50 万个 SNP 的关联结果,以评估每个独立 SNP 与表型的关联。考虑到大量的假设检验,在这样的分析中需要进行多重校正。Bonferroni 校正是调整预定义阈值的最简单方法之一,α 值从 $\alpha=0.05$ 调整到 $\alpha=(0.05/k)$,其中 k 是所进行的假设检验的次数。对于使用 50 万个 SNP 的典型 GWAS,SNP 关联的统计显著性水平被设定为 10^{-7}。此外,可以使用替代度量、错误发现率(FDR)和随机扰动测试来确定显著性。

数量性状可以用广义线性模型(GLM)方法分析,如方差分析(ANOVA),而二分类的病例/对照性状可以用列联表方法或逻辑回归研究。在某些情况下,应针对可能影响性状的因素进行协变量调整,例如年龄、性别和已知的临床协变量。GWAS 的一个主要分析方法是研究整个基因组中遗传变异之间的相互作用,这带来了许多计算挑战[96]。为了减少需要分析的 SNP 的可能组合,一种策略是仅检测已建立的生物学背景中的组合,例如生化途径或蛋白质家族。这些技术依赖于结构化生物医学知识的电子数据库,因此它们通常将生成 SNP-SNP 组合的生物信息学方法与评估该数据集中组合的统计方法相结合。例如,Biofilter 方法使用逻辑回归和多因素降维方法分析各种公共数据源[17,58]。类似地,INTERSNP 使用逻辑回归、对数线性和列联表方法来评估 SNP-SNP 交互模型[66]。多个 GWAS 研究的结果可以汇集在一起进行荟萃分析。该技术最初被应用于检验和改进来自多个研究的显著性和效应大小估计,这些研究可验证已发表文献中的相同假设。随着大型学术团体的发展,荟萃分析方法允许综合多个研究的结果,而不需要将受保护的基因型或临床信息转移到其他部门,只需要转移研究的统计结果。有几个软件包可以实现这种荟萃分析,包括 STATA 和 METAL[120,140]。

我们意识到"后GWAS"时代最大的挑战可能是探索这些与表型相关的已识别位点的功能。在最近的一篇综述文章《人类疾病中的遗传异质性》[94]中,作者认为"绝大多数[GWAS鉴定]变异与疾病或临床预后或治疗用途没有确定的生物学相关性。"虽然这一说法可能过于绝对,但它确实指出了一个重要问题,即通常观察到的基因组变化不一定包含许多致病信息。为了更好地理解基因型-表型的关系,改善医疗保健,需要进行涉及多种组学数据类型(如转录组学和蛋白质组学)以及大量表型图像数据的广泛关联研究,这可能需要有比GWAS类型的分析更通用的统计框架,由此为统计分析人员带来了挑战和机遇。

▶▶6.4.3　药物靶点的发现

一个旨在识别药物靶点的典型系统生物学项目从收集数据开始,例如用高通量技术获得的基因组或转录组数据。经过适当的数据处理和统计分析,人们常常会得到一系列基因,这些基因可能在病变细胞与正常细胞中差异表达或沉默,或者在疾病样本中扩增,或位于缺失的基因组区域,这些可能包含了潜在的新型药物靶点。从这个基因集合中进一步优选最具潜力的药物靶点是识别药物靶点的一种策略。筛选这些基因通常基于我们已知的关于基因的信息,例如在疾病细胞中某通路的生物学功能,或者它们是否与某些已知疾病相关基因共表达。然而,在多个数据库中集成通常以不同形式分段的注释信息和知识成为最关键和最具挑战性的步骤,为此出现了针对异构数据的一些计算方法。例如,每个候选基因的功能注释被自动与疾病的描述进行比较,以便使目标搜索[109,132]自动化。其他类似的方法包括Endeavour[1,32],它使用最先进的机器学习技术来整合异质性信息,并根据相似度对候选基因进行排序,以了解疾病基因,而PRINCE[135]则使用在PPI网络上的标签传播,从已知疾病基因中借鉴信息。这些关联策略的一个明显局限性是:只有与已知的基因相似的基因才能被发现,这限制了对已知相关基因较少的疾病的研究。

有些关键调控因子虽然不在最初得到的基因列表中,但可以调控列表中某些基因的表达,这些调控因子也是可能的药物靶点。识别这些调控因子的一种可能策略是分析差异表达基因的启动子,然后通过构建在这些基因之间的转录调控网络预测主调控因子。JASPAR[112]、Allegro[62]、Weeder[105]、Pscan[145]等软件和数据库可用来进行分析。

最近,一些网络方法被用于药物靶点的识别,这需要对网络属性进行分析,特别是单个网络节点(如,基因)的重要性。目前有许多方法考虑了网络中节点的重要性,有些可能通过阐明基因的生物学意义评估一个或一组基因作为药物靶点的潜能。如果先验知识较少,分析网络连接的最简单的方法是通过考虑节点属性,如hub节点(具有最高的连接度)和高介数节点(具有最高的中心性)。中心性是一个节点距图中心的距离的度量,图中心可以粗略定义为:与图中所有其他节点的距离之和最小的一个节点。这种方法已成功应用于癌症[85]和传染性疾病[43]的靶点识别。

除了单基因药物靶点鉴定外,越来越多的研究开始关注多基因组合作为治疗靶点的潜力[107]。已有研究表明,针对单个基因的癌症治疗常常导致复发,因为基因网络中的补偿、反馈和冗余循环可能抵消与目标基因相关的活动,因此,研究人员应该同时针对网络中具有并行/类似功能级联的多个基因进行药物靶点识别。虽然在文献[107]中可以找到更多的讨论,但是我们接下来介绍的基因网络分析也可以用来解决这个问题。

▶▶6.4.4　疾病相关基因网络的发现

通过对实验测量得到的基因间两两关系进行建模,各种各样的基因网络方法已经被成功应用于阐明基因间功能的关联关系。这些方法包括皮尔逊关联法[10,108]、布尔网络[138,90]、贝叶斯网络[27,126]、微分方程[22,76]和无模型法[74]。随着大规模组学技术的进步,现在显然需要开发系统的方法来揭示高维芯片上的高阶交互模式,这类分析得益于蛋白-蛋白相互作用(PPI)网络的研究,因为它们可提示与疾病动态进展相关的可能复合物或通路。

这里的基础研究问题是如何根据基因表达数据识别与疾病表型相关的不同子网络。为了解决这个问题,Ideker 等人早期率先提出了一个想法[73],他们使用表达数据为每个基因分配一个统计分数 Z_g,然后搜索子网络 A,通过综合 $Z_A = \frac{1}{\sqrt{|A|}} \sum_{g \in A} Z_g$ 该子网络 A 是否具有统计学意义的差异表达,这种网络可能与参与共同复杂或功能通路的一小部分基因/蛋白相对应。许多其他的方法都使用了这种思想,并进行了扩展。例如,Liu 等[91]将该方法应用于糖尿病差异表达网络的识别。Sohler 等人[128]提出了一种贪婪启发式方法,根据指定的 p 值来识别重要的子网络,其中使用 Fisher 逆 X^2 法将各个 p 值组合起来。具体来说,这种方法从一组种子基因开始,通过在当前网络中搜索最重要基因的关联基因来实现贪婪扩展。Chuang 等人[26]后来定义了一种方法,通过计算网络中每个单基因的活性来对引入网络中的基因进行排序。

研究者们对疾病条件下基因网络异常行为的识别进行了多项尝试。例如 Ergun 等人[41]对原发性和转移性前列腺癌数据采用了两阶段的研究,其中 AR 通路被确定为转移性前列腺癌的高度富集通路。Rhodes 等人[114]探索了与癌症发病机制相关的转录调控网络。除了揭示基因在复杂疾病的潜在遗传回路中的综合作用外,建立基因网络模型还可以作为精确诊断和生物标记物用途的预测工具。因为即使是相同的疾病,仍具有不同的预后,以及对治疗具有不同的反应,因此在包括单基因和网络层面等多个层面尽可能准确地预测预后和药物敏感性是非常重要的,有助于为每位患者提出最合适的治疗方案。

6.5　从遗传学和基因组学研究到临床个性化医疗的实现

随着全基因组检测和各种分子技术的出现,基于 GWAS 的研究已鉴定出许多重要的遗传关联,推进了个性化医疗的迅速发展。遗传或基因组特征可被识别为特定药物反应的相关特征,如药物疗效、不良反应、毒性或在维持剂量的变异性等[116],例如,具有特定的基因型的患者在接触某些药物后发生严重药物事件的风险更高,此时这类信息可以立即用于临床。同样,其他基因型信息也可用于指导特定药物的适当剂量,例如针对特定癌症的化疗药物如曲妥珠单抗和伊马替尼[50,71]。靶向药物遗传给药算法被应用于临床上华法林的使用[119,80],通过检查阿巴卡韦、卡马西平和氯氮平等药物的易感基因型,降低不良事件发生率[35,45,67]。2012 年,有报道称,一种临床遗传测试使用简单的面颊拭子测试来识别患者是否有一种称为 CYP2C19 * 2 的遗传变异。这项测试对于心脏支架治疗很有用,因为有这种特殊变异的患者可能对标准抗血小板治疗药物 PlavixR(氯吡格雷)有不良反应。这项研究和其他许多研究表明,基于基因检测的药物治疗成功地保护了有风险的遗传变异患者免受后续不良事件的影响。基因检测指导当前药物治疗的另一个例子是在使用巯嘌呤类药物之前测试硫代嘌呤甲基转移酶活性,因为患者硫代嘌呤甲基转移酶活性的降低会增加巯嘌呤类药物诱发的致命性骨髓抑制的风险。除了 FDA 推荐的项目以外,还有其他旨在确定与临床决策相关的基因变异的项目正在研究过程中。一些机构如范德比尔特、St. Jude 儿童研究医院、梅奥诊所和斯克里普斯一直致力于基因型平台的实现,目前支持的药物包括氯吡格雷(最常用的抗血小板药物)、华法林(最常用的慢性抗凝剂)和辛伐他汀(最常用的降低胆固醇药物之一)。总的来说,很多成功的案例表明药物基因组学的进展是非常令人满意的,并在临床实践方面具有很大的转化潜力。

基因组信息在个性化医疗方面的另一个主要应用是精准诊断,例如,在前面所讨论的使用分子特征来区分某种疾病的特定亚型或等级,或应用基因组测序确定病原体的特征,使病人可以得到更精准的临床治疗。在这一方面,细菌的全基因组测序在临床诊断中的转化潜力已被大量文献广泛报道。此外,还有些文献讨论了生物信息学在基于全基因组测序进行分子诊断(MDx)方面所面临的挑战[48]。

6.6 结语

这是一个研究人类复杂疾病的激动人心的时刻,特别是在识别疾病不同的发展阶段、疾病诊断和治疗中的关键驱动因素方面。大量数据的生成和公开,使我们可以分析和挖掘这些数据并提取有用的信息,从而更新对疾病的认识,指导临床诊断和个性化的治疗。如在本章以及其他文献中[44,103]所讨论的生物信息学在个性化医疗方面所面临的挑战,用于解决下列问题的复杂新型方法仍待开发:

（ⅰ）开发用于基因组数据处理和基因组变异功能注释的更稳健和准确的处理方法;

（ⅱ）通过集成系统性的数据识别与表型相关的复杂的遗传相互作用;

（ⅲ）将基因组发现转化为医学实践。

作者希望本章的讨论能让我们的读者对现代生物学研究人员可用的组学数据类型和分析方法有一个大致的了解。本章列出的例子只代表了领域内提出和解决的一小部分问题，列出的数据资源和工具仅代表我们所知的可用工具和数据库的一小部分，更系统的相关数据库和工具的列表建议参考 Nucleic Acids Research 杂志每年发表的数据库和线上工具特刊。毫无疑问，通过分析组学数据，我们的读者可以探讨和解决很多问题，将有助于人类疾病的早期发现、预防或个性化治疗。

参考文献

[1] S. Aerts, D. Lambrechts, S. Maity, P. Van Loo, B. Coessens, F. De Smet, L. C. Tranchevent, B. De Moor, P. Marynen, B. Hassan, P. Carmeliet, and Y. Moreau. Gene prioritization through genomic data fusion. *Nat Biotechnol*, 24(5):537 - 44, 2006.

[2] Affymetrix. Alternative transcript analysis methods for exon arrays. 2005-10-11.

[3] J. Ahn, Y. Yuan, G. Parmigiani, M. B. Suraokar, L. Diao, I. Wistuba, and W. Wang. Demix: deconvolution for mixed cancer transcriptomes using raw measured data. *Bioinformatics*, 29(15):1865 - 71, 2013.

[4] A. Akalin, M. Kormaksson, S. Li, F. E. Garrett-Bakelman, M. E. Figueroa, A. Melnick, and C. E. Mason. Methylkit: a comprehensive R package for the analysis of genome-wide DNA methylation profiles. *Genome Biol*, 13(10):R87, 2012.

[5] K. S. Albain, W. E. Barlow, S. Shak, G. N. Hortobagyi, R. B. Livingston, I. T. Yeh, P. Ravdin, R. Bugarini, F. L. Baehner, N. E. Davidson, G. W. Sledge, E. P. Winer, C. Hudis, J. N. Ingle, E. A. Perez, K. I. Pritchard, L. Shepherd, J. R. Gralow, C. Yoshizawa, D. C. Allred, C. K. Osborne, and D. F. Hayes. Prognostic and predictive value of the 21-gene recurrence score assay in postmenopausal women with node-positive, oestrogen-receptor-positive breast cancer on chemotherapy: a retrospective analysis of a randomised trial. *Lancet Oncol*, 11(1):55 - 65, 2010.

[6] D. B. Allison, X. Cui, G. P. Page, and M. Sabripour. Microarray data analysis: from disarray to consolidation and consensus. *Nat Rev Genet*, 7(1):55 - 65, 2006.

[7] V. Ambros. The functions of animal micrornas. *Nature*, 431(7006):350 - 5, 2004.

[8] S. Ambs, R. L. Prueitt, M. Yi, R. S. Hudson, T. M. Howe, F. Petrocca, T. A. Wallace, C. G. Liu, S. Volinia, G. A. Calin, H. G. Yfantis, R. M. Stephens, and C. M. Croce. Genomic profiling of microrna and messenger rna reveals deregulated microrna expression in prostate cancer. *Cancer Res*, 68(15):6162 - 70, 2008.

[9] G. F. Bammert and J. M. Fostel. Genome-wide expression patterns in saccharomyces cerevisiae: comparison of drug treatments and genetic alterations affecting biosynthesis of ergosterol. *Antimicrob*

Agents Chemother, 44(5):1255 – 65, 2000.

[10] M. J. Bamshad, S. B. Ng, A. W. Bigham, H. K. Tabor, M. J. Emond, D. A. Nickerson, and J. Shendure. Exome sequencing as a tool for mendelian disease gene discovery. *Nat Rev Genet*, 12(11): 745 – 55, 2011.

[11] R. T. Barfield, V. Kilaru, A. K. Smith, and K. N. Conneely. CpGassoc: an R function for analysis of DNA methylation microarray data. *Bioinformatics*, 28(9):1280 – 1, 2012.

[12] T. Barrett, S. E. Wilhite, P. Ledoux, C. Evangelista, I. F. Kim, M. Tomashevsky, K. A. Marshall, K. H. Phillippy, P. M. Sherman, M. Holko, A. Yefanov, H. Lee, N. Zhang, C. L. Robertson, N. Serova, S. Davis, and A. Soboleva. NCBI GEO: archive for functional genomics data sets-update. *Nucleic Acids Res*, 41(Database issue):D991 – 5, 2013.

[13] D. P. Bartel. Micrornas: genomics, biogenesis, mechanism, and function. *Cell*, 116 (2): 281 – 97, 2004.

[14] S. L. Berger, T. Kouzarides, R. Shiekhattar, and A. Shilatifard. An operational definition of epigenetics. *Genes Dev*, 23(7):781 – 3, 2009.

[15] M. Bloomston, W. L. Frankel, F. Petrocca, S. Volinia, H. Alder, J. P. Hagan, C. G. Liu, D. Bhatt, C. Taccioli, and C. M. Croce. Microrna expression patterns to differentiate pancreatic adenocarcinoma from normal pancreas and chronic pancreatitis. *JAMA*, 297(17):1901 – 8, 2007.

[16] R. Brandenberger, H. Wei, S. Zhang, S. Lei, J. Murage, G. J. Fisk, Y. Li, C. Xu, R. Fang, K. Guegler, M. S. Rao, R. Mandalam, J. Lebkowski, and L. W. Stanton. Transcriptome characterization elucidates signaling networks that control human ES cell growth and differentiation. *Nat Biotechnol*, 22(6):707 – 16, 2004.

[17] W. S. Bush, S. M. Dudek, and M. D. Ritchie. Biofilter: a knowledge-integration system for the multi-locus analysis of genome-wide association studies. *Pac Symp Biocomput*, pages 368 – 79, 2009.

[18] G. A. Calin, M. Ferracin, A. Cimmino, G. Di Leva, M. Shimizu, S. E. Wojcik, M. V. Iorio, R. Visone, N. I. Sever, M. Fabbri, R. Iuliano, T. Palumbo, F. Pichiorri, C. Roldo, R. Garzon, C. Sevignani, L. Rassenti, H. Alder, S. Volinia, C. G. Liu, T. J. Kipps, M. Negrini, and C. M. Croce. A microRNA signature associated with prognosis and progression in chronic lymphocytic leukemia. *N Engl J Med*, 353(17):1793 – 801, 2005.

[19] Cancer-Genome-Analysis. Absolute, 2013.

[20] N. Cancer Genome Atlas. Comprehensive molecular characterization of human colon and rectal cancer. *Nature*, 487(7407):330 – 7, 2012.

[21] N. Cancer Genome Atlas Research. Comprehensive genomic characterization of squamous cell lung cancers. *Nature*, 489(7417):519 – 25, 2012.

[22] N. Cancer Genome Atlas Research, J. N. Weinstein, E. A. Collisson, G. B. Mills, K. R. Shaw, B. A. Ozenberger, K. Ellrott, I. Shmulevich, C. Sander, and J. M. Stuart. The cancer genome atlas pan-cancer analysis project. *Nat Genet*, 45(10):1113 – 20, 2013.

[23] Cancer-Genomics-Hub. Cancer genomics hub, 2013.

[24] J. J. Chen, S. Knudsen, W. Mazin, J. Dahlgaard, and B. Zhang. A 71-gene signature of trail sensitivity in cancer cells. *Mol Cancer Ther*, 11(1):34 – 44, 2012.

[25] S. H. Cho, J. Jeon, and S. I. Kim. Personalized medicine in breast cancer: a systematic review. *J Breast Cancer*, 15(3):265 – 72, 2012.

[26] H. Y. Chuang, E. Lee, Y. T. Liu, D. Lee, and T. Ideker. Network-based classification of breast cancer metastasis. *Mol Syst Biol*, 3:140, 2007.

[27] D. N. Cooper, E. V. Ball, and M. Krawczak. The human gene mutation database. *Nucleic Acids Res*, 26(1):285 – 7, 1998.

[28] G. M. Cooper, J. A. Johnson, T. Y. Langaee, H. Feng, I. B. Stanaway, U. I. Schwarz, M. D. Ritchie, C. M. Stein, D. M. Roden, J. D. Smith, D. L. Veenstra, A. E. Rettie, and M. J. Rieder. A genome-wide scan for common genetic variants with a large influence on warfarin maintenance dose. *Blood*, 112(4):1022 – 7, 2008.

[29] C. Cortes and V. Vapnik. Support-vector networks. *Machine Learning*, 20(3):273 – 97, 1995.

[30] C. M. Croce. Causes and consequences of microrna dysregulation in cancer. *Nat Rev Genet*, 10(10):704 – 14, 2009.

[31] J. Cui, B. M. Miner, J. B. Eldredge, S. W. Warrenfeltz, P. Dam, Y. Xu, and D. Puett. Regulation of gene expression in ovarian cancer cells by luteinizing hormone receptor expression and activation. *BMC Cancer*, 11:280, 2011.

[32] T. De Bie, L. C. Tranchevent, L. M. van Oeffelen, and Y. Moreau. Kernel-based data fusion for gene prioritization. *Bioinformatics*, 23(13):i125 – 32, 2007.

[33] J. C. Denny, D. C. Crawford, M. D. Ritchie, S. J. Bielinski, M. A. Basford, Y. Bradford, H. S. Chai, L. Bastarache, R. Zuvich, P. Peissig, D. Carrell, A. H. Ramirez, J. Pathak, R. A. Wilke, L. Rasmussen, X. Wang, J. A. Pacheco, A. N. Kho, M. G. Hayes, N. Weston, M. Matsumoto, P. A. Kopp, K. M. Newton, G. P. Jarvik, R. Li, T. A. Manolio, I. J. Kullo, C. G. Chute, R. L. Chisholm, E. B. Larson, C. A. McCarty, D. R. Masys, D. M. Roden, and M. de Andrade. Variants near foxe1 are associated with hypothyroidism and other thyroid conditions: using electronic medical records for genome- and phenome-wide studies. *Am J Hum Genet*, 89(4):529 – 42, 2011.

[34] M. A. DePristo, E. Banks, R. Poplin, K. V. Garimella, J. R. Maguire, C. Hartl, A. A. Philippakis, G. del Angel, M. A. Rivas, M. Hanna, A. McKenna, T. J. Fennell, A. M. Kernytsky, A. Y. Sivachenko, K. Cibulskis, S. B. Gabriel, D. Altshuler, and M. J. Daly. A framework for variation discovery and genotyping using next-generation dna sequencing data. *Nat Genet*, 43(5):491 – 8, 2011.

[35] M. Dettling, I. Cascorbi, C. Opgen-Rhein, and R. Schaub. Clozapine-induced agranulocytosis in schizophrenic caucasians: confirming clues for associations with human leukocyte class I and II antigens. *Pharmacogen*, 7(5):325 – 332, 2007.

[36] K. Dobbin, J. H. Shih, and R. Simon. Statistical design of reverse dye microarrays. *Bioinformatics*, 19(7):803 – 10, 2003.

[37] D. L. Donoho. High-dimensional data analysis: the curses and blessings of dimensionality, August 6-11 2000.

[38] S. Draghici, P. Khatri, A. L. Tarca, K. Amin, A. Done, C. Voichita, C. Georgescu, and R. Romero. A systems biology approach for pathway level analysis. *Genome Res*, 17(10):1537 – 45, 2007.

[39] N. C. Duarte, S. A. Becker, N. Jamshidi, I. Thiele, M. L. Mo, T. D. Vo, R. Srivas, and B. O. Palsson. Global reconstruction of the human metabolic network based on genomic and bibliomic data. *Proc Natl Acad Sci U S A*, 104(6):1777 – 82, 2007.

[40] M. B. Eisen, P. T. Spellman, P. O. Brown, and D. Botstein. Cluster analysis and display of genome-wide expression patterns. *Proc Natl Acad Sci U S A*, 95(25):14863 – 8, 1998.

[41] A. Ergun, C. A. Lawrence, M. A. Kohanski, T. A. Brennan, and J. J. Collins. A network biology approach to prostate cancer. *Mol Syst Biol*, 3:82, 2007.

[42] V. C. Evans, G. Barker, K. J. Heesom, J. Fan, C. Bessant, and D. A. Matthews. De novo derivation of proteomes from transcriptomes for transcript and protein identification. *Nat Methods*, 9 (12):1207 – 11, 2012.

[43] R. M. Felciano, S. Bavari, D. R. Richards, J. N. Billaud, T. Warren, R. Panchal, and A. Kramer. Predictive systems biology approach to broad-spectrum, host-directed drug target discovery in infectious diseases. *Pac Symp Biocomput*, pages 17 – 28, 2013.

[44] G. H. Fernald, E. Capriotti, R. Daneshjou, K. J. Karczewski, and R. B. Altman. Bioinformatics challenges for personalized medicine. *Bioinformatics*, 27(13):1741 – 8, 2011.

[45] P. B. Ferrell and H. L. McLeod. Carbamazepine, HLA-B * 1502 and risk of Stevens-Johnson syndrome and toxic epidermal necrolysis: US FDA recommendations. *Pharmacogenomics*, 9(10):1543 – 1546, 2008.

[46] R. A. Fisher. On the probable error of a coefficient of correlation deduced from a small sample. *Metron*, 1:3 – 32, 1921.

[47] S. A. Forbes, G. Bhamra, S. Bamford, E. Dawson, C. Kok, J. Clements, A. Menzies, J. W. Teague, P. A. Futreal, and M. R. Stratton. *The Catalogue of Somatic Mutations in Cancer (COSMIC)*. John Wiley & Sons, Inc., 2001.

[48] W. F. Fricke and D. A. Rasko. Bacterial genome sequencing in the clinic: bioinformatic challenges and solutions. *Nat Rev Genet*, 15(1):49 – 55, 2014.

[49] P. A. Futreal, L. Coin, M. Marshall, T. Down, T. Hubbard, R. Wooster, N. Rahman, and M. R. Stratton. A census of human cancer genes. *Nat Rev Cancer*, 4(3):177 – 83, 2004.

[50] C. Gambacorti-Passerini. Part I: Milestones in personalised medicine—imatinib. *Lancet Oncology*, 9 (6):600, 2008.

[51] R. Garzon, S. Volinia, C. G. Liu, C. Fernandez-Cymering, T. Palumbo, F. Pichiorri, M. Fabbri, K. Coombes, H. Alder, T. Nakamura, N. Flomenberg, G. Marcucci, G. A. Calin, S. M. Kornblau, H. Kantarjian, C. D. Bloomfield, M. Andreeff, and C. M. Croce. Microrna signatures

associated with cytogenetics and prognosis in acute myeloid leukemia. *Blood*, 111(6):3183 - 9, 2008.

[52] Gene-Ontology-Tools. Gene ontology tools, 2013.

[53] R. C. Gentleman, V. J. Carey, D. M. Bates, B. Bolstad, M. Dettling, S. Dudoit, B. Ellis, L. Gautier, Y. Ge, J. Gentry, K. Hornik, T. Hothorn, W. Huber, S. Iacus, R. Irizarry, F. Leisch, C. Li, M. Maechler, A. J. Rossini, G. Sawitzki, C. Smith, G. Smyth, L. Tierney, J. Y. Yang, and J. Zhang. Bioconductor: open software development for computational biology and bioinformatics. *Genome Biol*, 5(10):R80, 2004.

[54] C. Gilissen, A. Hoischen, H. G. Brunner, and J. A. Veltman. Unlocking Mendelian disease using exome sequencing. *Genome Biol*, 12(9):228, 2011.

[55] S. Gnerre, I. Maccallum, D. Przybylski, F. J. Ribeiro, J. N. Burton, B. J. Walker, T. Sharpe, G. Hall, T. P. Shea, S. Sykes, A. M. Berlin, D. Aird, M. Costello, R. Daza, L. Williams, R. Nicol, A. Gnirke, C. Nusbaum, E. S. Lander, and D. B. Jaffe. High-quality draft assemblies of mammalian genomes from massively parallel sequence data. *Proc Natl Acad Sci U S A*, 108(4):1513 - 8, 2011.

[56] J. Goecks, A. Nekrutenko, J. Taylor, and T. Galaxy. Galaxy: a comprehensive approach for supporting accessible, reproducible, and transparent computational research in the life sciences. *Genome Biol*, 11(8):R86, 2010.

[57] A. Gordon. *Classification*. Chapman and Hall/CRC, 1999.

[58] B. J. Grady, E. S. Torstenson, P. J. McLaren, D. E. B. PI, D. W. Haas, G. K. Robbins, R. M. Gulick, R. Haubrich, H. Ribaudo, and M. D. Ritchie. Use of biological knowledge to inform the analysis of gene-gene interactions involved in modulating virologic failure with efavirenzcontaining treatment regimens in ART-naive ACTG clinical trials participants. *Pac Symp Biocomput*, pages 253 - 64, 2011.

[59] I. Guyon, J. Weston, S. Barnhill, and V. Vapnik. Gene selection for cancer classification using support vector machines. *Machine Learning*, 46(1—3):389 - 422, 2002.

[60] J. L. Haines, M. A. Hauser, S. Schmidt, W. K. Scott, L. M. Olson, P. Gallins, K. L. Spencer, S. Y. Kwan, M. Noureddine, J. R. Gilbert, N. Schnetz-Boutaud, A. Agarwal, E. A. Postel, and M. A. Pericak-Vance. Complement factor H variant increases the risk of age-related macular degeneration. *Science*, 308(5720):419 - 21, 2005.

[61] K. Halachev, H. Bast, F. Albrecht, T. Lengauer, and C. Bock. Epiexplorer: live exploration and global analysis of large epigenomic datasets. *Genome Biol*, 13(10):R96, 2012.

[62] Y. Halperin, C. Linhart, I. Ulitsky, and R. Shamir. Allegro: analyzing expression and sequence in concert to discover regulatory programs. *Nucleic Acids Res*, 37(5):1566 - 79, 2009.

[63] T. J. Hardcastle and K. A. Kelly. BaySeq: empirical Bayesian methods for identifying differential expression in sequence count data. *BMC Bioinformatics*, 11:422, 2010.

[64] D. He, F. Hormozdiari, N. Furlotte, and E. Eskin. Efficient algorithms for tandem copy number variation reconstruction in repeat-rich regions. *Bioinformatics*, 27(11):1513 - 20, 2011.

[65] X. He, S. Chang, J. Zhang, Q. Zhao, H. Xiang, K. Kusonmano, L. Yang, Z. S. Sun, H. Yang, and J. Wang. Methycancer: the database of human DNA methylation and cancer. *Nucleic Acids Res*, 36(Database issue):D836 – 41, 2008.

[66] C. Herold, M. Steffens, F. F. Brockschmidt, M. P. Baur, and T. Becker. INTERSNP: genomewide interaction analysis guided by a priori information. *Bioinformatics*, 25(24):3275 – 81, 2009.

[67] S. Hetherington, A. R. Hughes, M. Mosteller, D. Shortino, K. L. Baker, W. Spreen, E. Lai, K. Davies, A. Handley, D. J. Dow, M. E. Fling, M. Stocum, C. Bowman, L. M. Thurmond, and A. D. Roses. Genetic variations in HLA-B region and hypersensitivity reactions to abacavir. *Lancet*, 359 (9312):1121 – 1122, 2002.

[68] M. E. Hillenmeyer, E. Fung, J. Wildenhain, S. E. Pierce, S. Hoon, W. Lee, M. Proctor, R. P. St Onge, M. Tyers, D. Koller, R. B. Altman, R. W. Davis, C. Nislow, and G. Giaever. The chemical genomic portrait of yeast: uncovering a phenotype for all genes. *Science*, 320(5874):362 – 5, 2008.

[69] F. Hormozdiari, C. Alkan, E. E. Eichler, and S. C. Sahinalp. Combinatorial algorithms for structural variation detection in high-throughput sequenced genomes. *Genome Res*, 19(7):1270 – 8, 2009.

[70] S. D. Hsu, Y. T. Tseng, S. Shrestha, Y. L. Lin, A. Khaleel, C. H. Chou, C. F. Chu, H. Y. Huang, C. M. Lin, S. Y. Ho, T. Y. Jian, F. M. Lin, T. H. Chang, S. L. Weng, K. W. Liao, I. E. Liao, C. C. Liu, and H. D. Huang. mirtarbase update 2014: an information resource for experimentally validated miRNA-target interactions. *Nucleic Acids Res*, 42(Database issue):D78 – 85, 2014.

[71] C. A. Hudis. Drug therapy: trastuzumab—mechanism of action and use in clinical practice. *New England Journal of Medicine*, 357(1):39 – 51, 2007.

[72] T. R. Hughes, M. J. Marton, A. R. Jones, C. J. Roberts, R. Stoughton, C. D. Armour, H. A. Bennett, E. Coffey, H. Dai, Y. D. He, M. J. Kidd, A. M. King, M. R. Meyer, D. Slade, P. Y. Lum, S. B. Stepaniants, D. D. Shoemaker, D. Gachotte, K. Chakraburtty, J. Simon, M. Bard, and S. H. Friend. Functional discovery via a compendium of expression profiles. *Cell*, 102(1):109 – 26, 2000.

[73] T. E. Ideker, V. Thorsson, and R. M. Karp. Discovery of regulatory interactions through perturbation: inference and experimental design. *Pac Symp Biocomput*, pages 305 – 16, 2000.

[74] C. International Cancer Genome, T. J. Hudson, W. Anderson, A. Artez, A. D. Barker, C. Bell, R. R. Bernabe, M. K. Bhan, F. Calvo, I. Eerola, D. S. Gerhard, A. Guttmacher, M. Guyer, F. M. Hemsley, J. L. Jennings, D. Kerr, P. Klatt, P. Kolar, J. Kusada, D. P. Lane, F. Laplace, L. Youyong, G. Nettekoven, B. Ozenberger, J. Peterson, T. S. Rao, J. Remacle, A. J. Schafer, T. Shibata, M. R. Stratton, J. G. Vockley, K. Watanabe, H. Yang, M. M. Yuen, B. M. Knoppers, M. Bobrow, A. Cambon-Thomsen, L. G. Dressler, S. O. Dyke, Y. Joly, K. Kato, K. L.

Kennedy, P. Nicolas, M. J. Parker, E. Rial-Sebbag, C. M. Romeo-Casabona, K. M. Shaw, S. Wallace, G. L. Wiesner, N. Zeps, P. Lichter, A. V. Biankin, C. Chabannon, L. Chin, B. Clement, E. de Alava, F. Degos, M. L. Ferguson, P. Geary, D. N. Hayes, T. J. Hudson, A. L. Johns, A. Kasprzyk, H. Nakagawa, R. Penny, M. A. Piris, R. Sarin, A. Scarpa, T. Shibata, M. van de Vijver, P. A. Futreal, H. Aburatani, M. Bayes, D. D. Botwell, P. J. Campbell, X. Estivill, D. S. Gerhard, S. M. Grimmond, I. Gut, M. Hirst, C. Lopez-Otin, P. Majumder, M. Marra, J. D. McPherson, H. Nakagawa, Z. Ning, X. S. Puente, Y. Ruan, T. Shibata, M. R. Stratton, H. G. Stunnenberg, H. Swerdlow, V. E. Velculescu, R. K. Wilson, H. H. Xue, L. Yang, P. T. Spellman, G. D. Bader, P. C. Boutros, P. J. Campbell, et al. International network of cancer genome projects. *Nature*, 464(7291):993 - 8, 2010.

[75] I. Inza, P. Larranaga, R. Blanco, and A. J. Cerrolaza. Filter versus wrapper gene selection approaches in DNA microarray domains. *Artif Intell Med*, 31(2):91 - 103, 2004.

[76] J. P. Ioannidis, D. B. Allison, C. A. Ball, I. Coulibaly, X. Cui, A. C. Culhane, M. Falchi, C. Furlanello, L. Game, G. Jurman, J. Mangion, T. Mehta, M. Nitzberg, G. P. Page, E. Petretto, and V. van Noort. Repeatability of published microarray gene expression analyses. *Nat Genet*, 41(2): 149 - 55, 2009.

[77] R. A. Irizarry, C. Ladd-Acosta, B. Carvalho, H. Wu, S. A. Brandenburg, J. A. Jeddeloh, B. Wen, and A. P. Feinberg. Comprehensive high-throughput arrays for relative methylation (CHARM). *Genome Res*, 18(5):780 - 90, 2008.

[78] A. K. Jain, M. N. Murty, and P. J. Flynn. Data clustering: a review. *ACM Computing Surveys*, 31(3):264 - 323, 1999.

[79] A. N. Kho, M. G. Hayes, L. Rasmussen-Torvik, J. A. Pacheco, W. K. Thompson, L. L. Armstrong, J. C. Denny, P. L. Peissig, A. W. Miller, W. Q. Wei, S. J. Bielinski, C. G. Chute, C. L. Leibson, G. P. Jarvik, D. R. Crosslin, C. S. Carlson, K. M. Newton, W. A. Wolf, R. L. Chisholm, and W. L. Lowe. Use of diverse electronic medical record systems to identify genetic risk for type 2 diabetes within a genome-wide association study. *J Am Med Inform Assoc*, 19(2):212 - 8, 2012.

[80] T. E. Klein, R. B. Altman, N. Eriksson, B. F. Gage, S. E. Kimmel, M. T. M. Lee, N. A. Limdi, D. Page, D. M. Roden, M. J. Wagner, M. D. Caldwell, J. A. Johnson, Y. T. Chen, M. S. Wen, Y. Caraco, I. Achache, S. Blotnick, M. Muszkat, J. G. Shin, H. S. Kim, G. SuarezKurtz, J. A. Perini, E. Silva-Assuncao, J. L. Andereson, B. D. Horne, J. F. Carlquist, M. D. Caldwell, R. L. Berg, J. K. Burmester, B. C. Goh, S. C. Lee, F. Kamali, E. Sconce, A. K. Daly, A. H. B. Wu, T. Y. Langaee, H. Feng, L. Cavallari, K. Momary, M. Pirmohamed, A. Jorgensen, C. H. Toh, P. Williamson, H. McLeod, J. P. Evans, K. E. Weck, C. Brensinger, Y. Nakamura, T. Mushiroda, D. Veenstra, L. Meckley, M. J. Rieder, A. E. Rettie, M. Wadelius, H. Melhus, C. M. Stein, U. Schwartz, D. Kurnik, E. Deych, P. Lenzini, C. Eby, L. Y. Chen, P. Deloukas, A. Motsinger-Reif, H. Sagreiya, B. S. Srinivasan, E. Lantz, T. Chang, M. Ritchie,

L. S. Lu, and J. G. Shin. Estimation of the warfarin dose with clinical and pharmacogenetic data (vol 360, pg 753, 2009). *New Eng J Med*, 361(16):1613, 2009.

[81] D. C. Koboldt, K. Chen, T. Wylie, D. E. Larson, M. D. McLellan, E. R. Mardis, G. M. Weinstock, R. K. Wilson, and L. Ding. Varscan: variant detection in massively parallel sequencing of individual and pooled samples. *Bioinformatics*, 25(17):2283 – 5, 2009.

[82] P. Langfelder and S. Horvath. WGCNA: an R package for weighted correlation network analysis. *BMC Bioinformatics*, 9:559, 2008.

[83] B. P. Lewis, C. B. Burge, and D. P. Bartel. Conserved seed pairing, often flanked by adenosines, indicates that thousands of human genes are microrna targets. *Cell*, 120(1):15 – 20, 2005.

[84] G. Li, Q. Ma, H. Tang, A. H. Paterson, and Y. Xu. Qubic: a qualitative biclustering algorithm for analyses of gene expression data. *Nucleic Acids Res*, 37(15):e101, 2009.

[85] G. H. Li and J. F. Huang. Inferring therapeutic targets from heterogeneous data: HKDC1 is a novel potential therapeutic target for cancer. *Bioinformatics*, 30(6):748 – 52, 2014.

[86] H. Li, B. Handsaker, A. Wysoker, T. Fennell, J. Ruan, N. Homer, G. Marth, G. Abecasis, R. Durbin, and S. Genome Project Data Processing. The sequence alignment/map format and SAMtools. *Bioinformatics*, 25(16):2078 – 9, 2009.

[87] H. Li, J. Ruan, and R. Durbin. Mapping short DNA sequencing reads and calling variants using mapping quality scores. *Genome Res*, 18(11):1851 – 8, 2008.

[88] J. Li, D. T. Duncan, and B. Zhang. Canprovar: a human cancer proteome variation database. *Hum Mutat*, 31(3):219 – 28, 2010.

[89] R. Li, Y. Li, X. Fang, H. Yang, J. Wang, K. Kristiansen, and J. Wang. SNP detection for massively parallel whole-genome resequencing. *Genome Res*, 19(6):1124 – 32, 2009.

[90] E. Lieberman-Aiden, N. L. van Berkum, L. Williams, M. Imakaev, T. Ragoczy, A. Telling, I. Amit, B. R. Lajoie, P. J. Sabo, M. O. Dorschner, R. Sandstrom, B. Bernstein, M. A. Bender, M. Groudine, A. Gnirke, J. Stamatoyannopoulos, L. A. Mirny, E. S. Lander, and J. Dekker. Comprehensive mapping of long-range interactions reveals folding principles of the human genome. *Science*, 326(5950):289 – 93, 2009.

[91] M. Liu, A. Liberzon, S. W. Kong, W. R. Lai, P. J. Park, I. S. Kohane, and S. Kasif. Networkbased analysis of affected biological processes in type 2 diabetes models. *PLoS Genet*, 3(6): e96, 2007.

[92] P. Y. Lum, C. D. Armour, S. B. Stepaniants, G. Cavet, M. K. Wolf, J. S. Butler, J. C. Hinshaw, P. Garnier, G. D. Prestwich, A. Leonardson, P. Garrett-Engele, C. M. Rush, M. Bard, G. Schimmack, J. W. Phillips, C. J. Roberts, and D. D. Shoemaker. Discovering modes of action for therapeutic compounds using a genome-wide screen of yeast heterozygotes. *Cell*, 116(1):121 – 37, 2004.

[93] W. Luo and C. Brouwer. Pathview: an r/bioconductor package for pathway-based data integration and visualization. *Bioinformatics*, 29(14):1830 – 1, 2013.

[94] J. McClellan and M. C. King. Genetic heterogeneity in human disease. *Cell*, 141(2):210 − 7, 2010.

[95] K. C. Miranda, T. Huynh, Y. Tay, Y. S. Ang, W. L. Tam, A. M. Thomson, B. Lim, and I. Rigoutsos. A pattern-based method for the identification of microRNA binding sites and their corresponding heteroduplexes. *Cell*, 126(6):1203 − 17, 2006.

[96] J. H. Moore and M. D. Ritchie. Studentjama: the challenges of whole-genome approaches to common diseases. *JAMA*, 291(13):1642 − 3, 2004.

[97] J. A. Murphy, R. Barrantes-Reynolds, R. Kocherlakota, J. P. Bond, and M. S. Greenblatt. The CDKN2A database: Integrating allelic variants with evolution, structure, function, and disease association. *Hum Mutat*, 24(4):296 − 304, 2004.

[98] M. Mutwil, J. Bro, W. G. T. Willats, and S. Persson. Genecatnovel webtools that combine blast and co-expression analyses. *Nucleic Acids Research*, 36(suppl 2):W320 − W6, 2008.

[99] D. Nam and S. Y. Kim. Gene-set approach for expression pattern analysis. *Brief Bioinform*, 9(3): 189 − 97, 2008.

[100] P. Neuvial, P. Hupe, I. Brito, S. Liva, E. Manie, C. Brennetot, F. Radvanyi, A. Aurias, and E. Barillot. Spatial normalization of array-CGH data. *BMC Bioinformatics*, 7:264, 2006.

[101] M. Olivier, R. Eeles, M. Hollstein, M. A. Khan, C. C. Harris, and P. Hainaut. The IARC TP53 database: new online mutation analysis and recommendations to users. *Hum Mutat*, 19(6):607 − 14, 2002.

[102] M. Ongenaert, L. Van Neste, T. De Meyer, G. Menschaert, S. Bekaert, and W. Van Criekinge. Pubmeth: a cancer methylation database combining text-mining and expert annotation. *Nucleic Acids Res*, 36(Database issue):D842 − 6, 2008.

[103] C. L. Overby and P. Tarczy-Hornoch. Personalized medicine: challenges and opportunities for translational bioinformatics. *Per Med*, 10(5):453 − 462, 2013.

[104] M. N. Patterson, I. A. Hughes, B. Gottlieb, and L. Pinsky. The androgen receptor gene mutations database. *Nucleic Acids Res*, 22(17):3560 − 2, 1994.

[105] G. Pavesi, P. Mereghetti, G. Mauri, and G. Pesole. Weeder web: discovery of transcription factor binding sites in a set of sequences from co-regulated genes. *Nucleic Acids Res*, 32 (Web Server issue):W199 − 203, 2004.

[106] P. L. Peissig, L. V. Rasmussen, R. L. Berg, J. G. Linneman, C. A. McCarty, C. Waudby, L. Chen, J. C. Denny, R. A. Wilke, J. Pathak, D. Carrell, A. N. Kho, and J. B. Starren. Importance of multi-modal approaches to effectively identify cataract cases from electronic health records. *J Am Med Inform Assoc*, 19(2):225 − 34, 2012.

[107] Q. Peng and N. J. Schork. Utility of network integrity methods in therapeutic target identification. *Front Genet*, 5:12, 2014.

[108] S. Pepke, B. Wold, and A. Mortazavi. Computation for Chip-seq and RNA-seq studies. *Nat Methods*, 6(11 Suppl):S22 − 32, 2009.

[109] C. Perez-Iratxeta, P. Bork, and M. A. Andrade. Association of genes to genetically inherited

diseases using data mining. *Nat Genet*, 31(3):316 – 9, 2002.

[110] A. M. Phillippy, M. C. Schatz, and M. Pop. Genome assembly forensics: finding the elusive mis-assembly. *Genome Biol*, 9(3):R55, 2008.

[111] J. E. Pool, I. Hellmann, J. D. Jensen, and R. Nielsen. Population genetic inference from genomic sequence variation. *Genome Res*, 20(3):291 – 300, 2010.

[112] E. Portales-Casamar, S. Thongjuea, A. T. Kwon, D. Arenillas, X. Zhao, E. Valen, D. Yusuf, B. Lenhard, W. W. Wasserman, and A. Sandelin. Jaspar 2010: the greatly expanded openaccess database of transcription factor binding profiles. *Nucleic Acids Res*, 38 (Database issue):D105 – 10, 2010.

[113] J. Quackenbush. Computational analysis of microarray data. *Nat Rev Genet*, 2(6):418 – 27, 2001.

[114] D. R. Rhodes, S. Kalyana-Sundaram, V. Mahavisno, T. R. Barrette, D. Ghosh, and A. M. Chinnaiyan. Mining for regulatory programs in the cancer transcriptome. *Nat Genet*, 37(6):579 – 83, 2005.

[115] G. Rigaill, P. Hupe, A. Almeida, P. La Rosa, J. P. Meyniel, C. Decraene, and E. Barillot. Italics: an algorithm for normalization and DNA copy number calling for affymetrix SNP arrays. *Bioinformatics*, 24(6):768 – 74, 2008.

[116] M. D. Ritchie. The success of pharmacogenomics in moving genetic association studies from bench to bedside: study design and implementation of precision medicine in the post-GWAS era. *Hum Genet*, 131(10):1615 – 26, 2012.

[117] A. Roberts, H. Pimentel, C. Trapnell, and L. Pachter. Identification of novel transcripts in annotated genomes using RNA-seq. *Bioinformatics*, 27(17):2325 – 9, 2011.

[118] M. D. Robinson, D. J. McCarthy, and G. K. Smyth. Edger: a bioconductor package for differential expression analysis of digital gene expression data. *Bioinformatics*, 26(1):139 – 40, 2010.

[119] H. Sagreiya, C. Berube, A. Wen, R. Ramakrishnan, A. Mir, and A. Hamilton. Extending and evaluating a warfarin dosing algorithm that includes CYP4F2 and pooled rare variants of CYP2C9 20 (7): 407 – 13, 2010). *Pharmacogenetics and Genomics*, 20(10):645, 2010.

[120] S. Sanna, A. U. Jackson, R. Nagaraja, C. J. Willer, W. M. Chen, L. L. Bonnycastle, H. Shen, N. Timpson, G. Lettre, G. Usala, P. S. Chines, H. M. Stringham, L. J. Scott, M. Dei, S. Lai, G. Albai, L. Crisponi, S. Naitza, K. F. Doheny, E. W. Pugh, Y. Ben-Shlomo, S. Ebrahim, D. A. Lawlor, R. N. Bergman, R. M. Watanabe, M. Uda, J. Tuomilehto, J. Coresh, J. N. Hirschhorn, A. R. Shuldiner, D. Schlessinger, F. S. Collins, G. Davey Smith, E. Boerwinkle, A. Cao, M. Boehnke, G. R. Abecasis, and K. L. Mohlke. Common variants in the GDF5-UQCC region are associated with variation in human height. *Nat Genet*, 40(2):198 – 203, 2008.

[121] A. J. Schetter, S. Y. Leung, J. J. Sohn, K. A. Zanetti, E. D. Bowman, N. Yanaihara, S. T. Yuen, T. L. Chan, D. L. Kwong, G. K. Au, C. G. Liu, G. A. Calin, C. M. Croce, and C. C. Harris. Microrna expression profiles associated with prognosis and therapeutic outcome in colon adenocarcinoma. *JAMA*, 299(4):425 – 36, 2008.

[122] P. Shannon, A. Markiel, O. Ozier, N. S. Baliga, J. T. Wang, D. Ramage, N. Amin, B. Schwikowski, and T. Ideker. Cytoscape: a software environment for integrated models of biomolecular interaction networks. *Genome Res*, 13(11):2498 – 504, 2003.

[123] K. Shedden, J. M. Taylor, S. A. Enkemann, M. S. Tsao, T. J. Yeatman, W. L. Gerald, S. Eschrich, I. Jurisica, T. J. Giordano, D. E. Misek, A. C. Chang, C. Q. Zhu, D. Strumpf, S. Hanash, F. A. Shepherd, K. Ding, L. Seymour, K. Naoki, N. Pennell, B. Weir, R. Verhaak, C. Ladd-Acosta, T. Golub, M. Gruidl, A. Sharma, J. Szoke, M. Zakowski, V. Rusch, M. Kris, A. Viale, N. Motoi, W. Travis, B. Conley, V. E. Seshan, M. Meyerson, R. Kuick, K. K. Dobbin, T. Lively, J. W. Jacobson, and D. G. Beer. Gene expression-based survival prediction in lung adenocarcinoma: a multi-site, blinded validation study. *Nat Med*, 14(8):822 – 7, 2008.

[124] D. F. Simola and J. Kim. Sniper: improved SNP discovery by multiply mapping deep sequenced reads. *Genome Biol*, 12(6):R55, 2011.

[125] E. A. Slodkowska and J. S. Ross. Mammaprint 70-gene signature: another milestone in personalized medical care for breast cancer patients. *Expert Rev Mol Diagn*, 9(5):417 – 22, 2009.

[126] E. M. Smigielski, K. Sirotkin, M. Ward, and S. T. Sherry. dbSNP: a database of single nucleotide polymorphisms. *Nucleic Acids Res*, 28(1):352 – 5, 2000.

[127] G. K. Smyth. Linear models and empirical bayes methods for assessing differential expression in microarray experiments. *Stat Appl Genet Mol Biol*, 3:Article3, 2004.

[128] F. Sohler, D. Hanisch, and R. Zimmer. New methods for joint analysis of biological networks and expression data. *Bioinformatics*, 20(10):1517 – 21, 2004.

[129] P. Stafford. *Methods in Microarray Normalization*. CRC Press, 2007.

[130] A. Subramanian, P. Tamayo, V. K. Mootha, S. Mukherjee, B. L. Ebert, M. A. Gillette, A. Paulovich, S. L. Pomeroy, T. R. Golub, E. S. Lander, and J. P. Mesirov. Gene set enrichment analysis: a knowledge-based approach for interpreting genome-wide expression profiles. *Proceedings of the National Academy of Sciences of the United States of America*, 102(43): 15545 – 15550, 2005.

[131] R. Sun, M. I. Love, T. Zemojtel, A. K. Emde, H. R. Chung, M. Vingron, and S. A. Haas. Breakpointer: using local mapping artifacts to support sequence breakpoint discovery from single-end reads. *Bioinformatics*, 28(7):1024 – 5, 2012.

[132] N. Tiffin, J. F. Kelso, A. R. Powell, H. Pan, V. B. Bajic, and W. A. Hide. Integration of textand data-mining using ontologies successfully selects disease gene candidates. *Nucleic Acids Res*, 33(5):1544 – 52, 2005.

[133] T. J. Treangen and S. L. Salzberg. Repetitive DNA and next-generation sequencing: computational challenges and solutions. *Nat Rev Genet*, 13(1):36 – 46, 2012.

[134] V. G. Tusher, R. Tibshirani, and G. Chu. Significance analysis of microarrays applied to the ionizing radiation response. *Proc Natl Acad Sci U S A*, 98(9):5116 – 21, 2001.

[135] O. Vanunu, O. Magger, E. Ruppin, T. Shlomi, and R. Sharan. Associating genes and protein

complexes with disease via network propagation. *PLoS Comput Biol*, 6(1):e1000641, 2010.

[136] B. Vogelstein, N. Papadopoulos, V. E. Velculescu, S. Zhou, J. Diaz, L. A., and K. W. Kinzler. Cancer genome landscapes. *Science*, 339(6127):1546-58, 2013.

[137] J. Wang, C. G. Mullighan, J. Easton, S. Roberts, S. L. Heatley, J. Ma, M. C. Rusch, K. Chen, C. C. Harris, L. Ding, L. Holmfeldt, D. Payne-Turner, X. Fan, L. Wei, D. Zhao, J. C. Obenauer, C. Naeve, E. R. Mardis, R. K. Wilson, J. R. Downing, and J. Zhang. Crest maps somatic structural variation in cancer genomes with base-pair resolution. *Nat Methods*, 8(8):652-4, 2011.

[138] Z. Wang, M. Gerstein, and M. Snyder. RNA-seq: a revolutionary tool for transcriptomics. *Nat Rev Genet*, 10(1):57-63, 2009.

[139] J. Wetzel, C. Kingsford, and M. Pop. Assessing the benefits of using mate-pairs to resolve repeats in de novo short-read prokaryotic assemblies. *BMC Bioinformatics*, 12:95, 2011.

[140] C. J. Willer, S. Sanna, A. U. Jackson, A. Scuteri, L. L. Bonnycastle, R. Clarke, S. C. Heath, N. J. Timpson, S. S. Najjar, H. M. Stringham, J. Strait, W. L. Duren, A. Maschio, F. Busonero, A. Mulas, G. Albai, A. J. Swift, M. A. Morken, N. Narisu, D. Bennett, S. Parish, H. Shen, P. Galan, P. Meneton, S. Hercberg, D. Zelenika, W. M. Chen, Y. Li, L. J. Scott, P. A. Scheet, J. Sundvall, R. M. Watanabe, R. Nagaraja, S. Ebrahim, D. A. Lawlor, Y. Ben-Shlomo, G. Davey-Smith, A. R. Shuldiner, R. Collins, R. N. Bergman, M. Uda, J. Tuomilehto, A. Cao, F. S. Collins, E. Lakatta, G. M. Lathrop, M. Boehnke, D. Schlessinger, K. L. Mohlke, and G. R. Abecasis. Newly identified loci that influence lipid concentrations and risk of coronary artery disease. *Nat Genet*, 40(2):161-9, 2008.

[141] G. W. Wright and R. M. Simon. A random variance model for detection of differential gene expression in small microarray experiments. *Bioinformatics*, 19(18):2448-55, 2003.

[142] S. K. Wyman, R. K. Parkin, P. S. Mitchell, B. R. Fritz, K. O'Briant, A. K. Godwin, N. Urban, C. W. Drescher, B. S. Knudsen, and M. Tewari. Repertoire of micrornas in epithelial ovarian cancer as determined by next generation sequencing of small RNA cDNA libraries. *PLoS One*, 4(4):e5311, 2009.

[143] T. Yamada, I. Letunic, S. Okuda, M. Kanehisa, and P. Bork. ipath2.0: interactive pathway explorer. *Nucleic Acids Res*, 39(Web Server issue):W412-5, 2011.

[144] N. Yanaihara, N. Caplen, E. Bowman, M. Seike, K. Kumamoto, M. Yi, R. M. Stephens, A. Okamoto, J. Yokota, T. Tanaka, G. A. Calin, C. G. Liu, C. M. Croce, and C. C. Harris. Unique microRNA molecular profiles in lung cancer diagnosis and prognosis. *Cancer Cell*, 9(3):189-98, 2006.

[145] F. Zambelli, G. Pesole, and G. Pavesi. Pscan: finding over-represented transcription factor binding site motifs in sequences from co-regulated or co-expressed genes. *Nucleic Acids Res*, 37(Web Server issue):W247-52, 2009.

第 7 章

临床文本的自然语言处理与数据挖掘

Kalpana Raja

预防医学科

芬伯格医学院

西北大学

芝加哥

kalpana.raja@ northwestern.edu

Siddhartha R. Jonnalagadda

预防医学科

芬伯格医学院

西北大学

芝加哥

sid@ northwestern.edu

7.1　简介

　　患者的电子病历(Electronic Health Record,EHR)是临床信息的主要来源,它对改善医疗保健流程至关重要。由于将临床记录从自由文本转换成结构化数据是一个十分复杂的过程,从这些记录中自动化检索信息极具挑战。自然语言处理(Natural Language Processing,NLP)和数据挖掘技术能够处理大量的临床文本(文本化的患者病历信息),并且能够以适当的方法对临床信息自动编码。本章将着重介绍将临床文本中的可用临床信息转化为结构化数据的技术。

　　医疗保健技术的进步依赖于对大量已有基因组学、药理学以及临床信息的整合、组织和利用,包含临床诊断信息的结构化或编码的 EHR(如实验室结果、出院诊断、药物医嘱等)和基于 XML 标准的临床文档架构(Clinical Document Architecture,CDA),将有助于促进医疗保健领域的实质性进步[26]。由自然语言书写的 EHR 和 CDA 临床信息是患者病史的主要来源,因此对 EHR 与 CDA 中大量出现的临床专业术语进行标准化就成了处理临床信息的一个主要挑战。

　　EHR 和 CDA 中的临床信息通常以叙述形式由口述记录、直接输入或语音识别等方式获得。然而,这些包含临床信息的自然语言文本数量庞大,即使只需编码主要诊断、次要诊断、计费数据等信息,对其进行人工编码的人力和时间成本也相当高昂。一旦临床信息被编码并存储为结构化数据,就有可能为更普适的临床自动化应用技术服务,以此满足临床医生信息转化的需求[70]。诸多医学研究所都将 NLP[在医学领域也被称为医学语言处理(MLP)]当作是一种颇具潜力的临床信息挖掘技术。2003 年美国医学研究所(Institute of Medicine)认为 NLP 毫无疑问是医疗保健应用中的一个新领域。这种技术利用语言学的相关研究成果改进临床文本的信息管理,能够处理大量的临床文本(文本化患者报告),并且以适当的方法实现临床信息的自动编码。

　　NLP 在生物医学领域的应用对象可分为两类:生物医学文本和临床文本;生物医学文本通常是指书籍、文章、文字摘要以及海报中出现的自然语言文本。而临床文本则是指临床医生在面谈或手术等过程中书写的描述病人病理、个人情况、社会关系和病史等情况的报告。临床文本包含患者最丰富的病史信息,一般来说,临床文本有特定的临床情景,可能非常短(例如,患者主诉),又或者相当长(既往史和现病史)。与生物医学文本处理相比,使用NLP 方法处理临床文本更具有挑战性,原因如下:(1) 临床文本中各种短语和简写有时会不符合语法;(2) 大量的文本经常是口述记录,如出院摘要等;(3) 出于快速记录的目的,病程记录经常会包含大量专用的速记词汇,例如缩写、首字母缩写以及方言俗语;(4) 文本中可能包含拼写错误的临床术语,尤其是输入法不够智能的时候;(5) 存在英文字母表以外的字母,特别是在医嘱处方中;(6) 临床文本中被故意存储为结构化模板或伪表[59]。所有这些问题都直接影响到 NLP 技术的执行,如浅解析或全解析、句子分割、文本分类等,这些都给临床文本处理带来极大的挑战。

基于自然语言文本的临床数据挖掘是生物医学 NLP 的一个子领域,它能够直接从临床文本中提取信息。该技术旨在读取患者的临床记录,将其构建为结构化信息,以便用于各种各样的管理流程和护理服务[62,95]。跨行业数据挖掘标准流程(cross-industry standard process for data mining,CRISP-DM)模型提出了细分为六个阶段的工作框架,每个阶段的顺序并不固定,且过程是可迭代的,包括:(1) 业务理解阶段,关注患者安全的重要性;(2) 数据理解阶段,处理最初的数据收集,并随着数据质量和数据隐私/安全问题的浮现而扩展工作;(3) 数据准备阶段,负责数据的提取和数据质量保证;(4) 数据建模阶段,侧重于知识挖掘工作,包括使用多种技术的模型构建;(5) 评估阶段,包括对数据挖掘模型的准确性、敏感性和特异性的分析以及再次明晰数据处理目标;(6) 部署阶段,包括对模型应用场景的探索以及数据结果的可视化展示[87]。

临床文本挖掘方法包括基于模式的匹配[3]、统计分析和机器学习(machine learning,ML)模型[45]以及基于图像的推荐算法[105],这三种算法都被用于从大量的临床文本中提取可用的数据信息。文本的预处理包括拼写检查、词义消歧(word-sense disambiguation,WSD)和词性(part-of-speech,POS)标记。对上下文特征进行检测和分析的任务涉及对重要上下文信息的处理,包括否定(例如,"否认关节疼痛")、时间性(例如,"……4 个月前胰腺肿胀……")和对事件对象的识别(例如,"他祖父患有肺结核")。临床文本挖掘所提取的信息可以与标准术语进行匹配,也可用于编码和决策支持,以丰富 EHR 的内容。

近十年来,人们开发了各种各样的自然语言 NLP 系统,用于挖掘自然语言书写的临床文本中的可用信息,这些系统通过应用一系列理论和技术,将非结构化的文本转换成结构化的形式,并成功地在临床实践中改善了相关的流程和服务,其中包括临床决策支持(clinical decision support,CDS)、传染病监测、研究学习、自动编码、质量把控、患者记录索引和自动计费工具等。目前,临床文本的 NLP 系统旨在对患者记录进行如下处理:(1) 对报告进行索引或分类;(2) 对报告中的临床信息进行提取、结构化和编码,以便这些信息可以被其他计算机应用程序使用;(3) 生成患者描述或总结文本;(4) 改善医疗保健系统的接口兼容性[70]。

本章将首先关注从临床文本中提取信息的 NLP 和数据挖掘技术,然后介绍在处理临床报告方面的挑战并简述当前的临床应用。我们将在第 7.2 节中介绍自然语言处理,并进一步描述了 NLP 的分析程序和核心组成部分。在第 7.3 节中,我们将解释如何从临床文本中挖掘信息,包括对信息提取以及提取任务的描述,如文本预处理、基于上下文的信息提取和提取代码;然后,我们将进一步探讨当前可用于挖掘临床文本的方法、临床术语库和评估指标。此外,本节还概述了整合生物学(Informatics for Integrating Biology and the Bedside,i2b2)及临床项目对临床文本处理和挖掘的贡献。在第 7.4 节,我们将讨论临床文本处理技术所面临的各种挑战。第 7.5 节将介绍应用临床文本挖掘方法的三个最重要的领域,以此讨论它们在临床实践中的应用。最后,第 7.6 节将简要介绍 NLP 和数据挖掘技术在临床文本中的应用。

7.2 自然语言处理

NLP 主要源于两个学科:**语言学**,它关注的是语言的格式和结构模型;以及**计算机科学**,它涉及数据的内部呈现和数据结构的有效处理。NLP 通常被认为是人工智能(AI)[23] 的子领域。《AI 百科全书》将 NLP 描述为:研究和制定通过自然语言进行交流的有效计算机制。顾名思义,自然语言这个术语是指一种区别于计算机的编程语言和数据呈现语言的、由人类掌握和使用的所有语言。对 NLP 的研究重点是建立能够理解自然语言的计算模型,具体的方法是将诸如命名实体识别(NER)、关系/事件抽取和数据挖掘等相关技术结合起来。

7.2.1 描述

NLP 中的许多问题都与生成和理解语言相关,例如,计算机必须能够对词法(词的结构)建模,以便理解句子;此外,还需要一个词法模型来生成语法正确的英语句子,即自然语言生成器[3]。通过对临床领域自然语言处理的研究,我们可以使计算机能够理解以自然语言形式写成的临床文本,并从中自动提取临床信息。通常而言,临床自然语言处理包括对人类语言的理论研究,这类研究的目标在于让计算机能够精确理解自然语言,开发能够应用于实际生产应用的自动化系统,并且实现有效的多媒体人机交互。

句法和语义学习技术与启发式领域学习技术的组合是临床文本 NLP 最常使用的方法。NLP 系统的输入来源于患者病历的非结构化自然文本,该自然文本被提供给报告分析器以识别语句片段并处理文本中的不规则内容,例如表格、特定术语的缩写和标点缺失。文本分析器是 NLP 引擎的核心,它利用领域相关的句法和语义知识来提取信息。在文本分析器中,句法和语义解释器提取相应的细节语句,并生成更深层次的结构,例如短语结构树或依赖树。随后,NLP 系统使用特定的转换规则或 ML 算法接收这种深层结构,并对临床信息进行编码,以便其能与数据库的存储形式兼容。数据库处理程序和推理规则从存储的角度进行数据处理,生成文本。数据以结构化格式存储后,可以被用于临床的自动化应用。图 7.1 描述了一个临床文本 NLP 系统的一般流程。

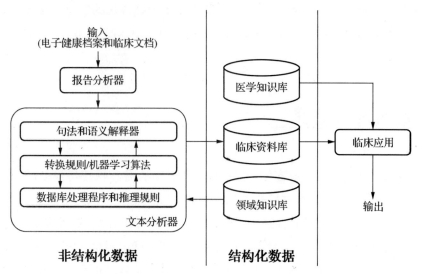

图 7.1　自然语言处理文本分析器的一般过程图

▶▶7.2.2　报告分析器

　　临床文本不同于生物医学文本,因为前者可能包含没有实际语义的表格,即用表格呈现自然语言文本,除此之外还有医学缩写和标点符号。临床文本通常源于个人的口述和转录,或者是由语音识别软件转码,并以自然语言格式呈现的。一些临床文本中甚至包含图像或图形[29]。通常情况下,各种临床文本中不得不存在模板化语言,因为每种文本本身都有特定的目的,例如,放射学报告是放射科医师和咨询医师之间的主要沟通手段。不过,为了研究、质量评估、互操作性和适应决策支持系统等目的,其数据必须是结构化的。因此,NLP处理技术应运而生,用于将非结构化的自由文本转换为结构化格式。许多 NLP 应用都需要在分析可用信息之前对输入文本进行预处理,报告分析器的首要任务就是通过应用 NLP 手段对临床输入文本进行预处理。临床 NLP 中的主要预处理任务包括文本分词、不规则文本处理、特定领域的缩写处理和标点查漏[81]。

▶▶7.2.3　文本分析器

　　文本分析器是临床文本处理系统中最重要的模块,它从自然语言文本中提取临床信息,使其与数据库的存储形式兼容。除了文本处理和临床信息的提取[29]之外,分析器还可以自动将临床数据结构化为预定义的模式。为了将叙述性文本中的医学概念映射到非结构化信息管理体系结构(UMLS)的元词表[12],需要对文本进行初始预处理。UMLS(http://uima.apache.org)是最常用的概念提取应用程序。参与提取流程的组件包括词汇切分、词汇规范化、UMLS 后台词库查找、概念筛选和医学主题主信息(MeSH)转换[47],如下所述:

　　• 词汇切分将查询拆分为多种标记。

- 词汇规范化组件将单词转换为规范形式。
- UMLS 词汇表查找用于筛选语句概念。
- UMLS 语义概念分组。
- 将概念映射到网格标题中。

文本分析器的语法和语义解释器组件能够生成更深层的结构,例如短语结构树或依赖树状结构,以此提取文本中存在的临床信息。这些树形结构在处理自然语言文本方面具有明显的优势,如果同时将树形结构与 ML 算法[如支持向量机(SVM)]以及词句排序技术相结合,就可以获得更高的分析效率[75]。转换规则和 ML 算法为来自深层树状结构的临床信息编码。基于特定规则的转换方法的优点是:预定义模式通常由专家策划和制定,并且非常具体。不过,由于规则的不完全性,基于特定规则的转换方法的敏感性通常较低,因此,规则集或模式模板并不总是适用于那些不是为其开发[13]的数据种类。针对这种局限性的另一个选择是通过开发更复杂的 ML 算法,来进行临床文本的编码。但是,标准的训练数据集限制了 ML 算法[51],数据库处理程序和推理规则组件从数据库中生成经过处理后的数据。

▶▶7.2.4　核心 NLP 组件

针对临床领域的 NLP 研究使得计算机能够理解以自然语言形式编写的临床文本,以便自动提取临床信息。临床 NLP 研究的总体目标包括促进人类语言的理论研究、实现计算机对语言微义的识别和理解,以及更自然的人机交互通信,其目的是构建一个实用的自动化系统。由于临床文本的复杂性,计算机的文本分析将分为许多阶段进行,如形态分析、词汇分析、句法分析、语义分析和数据编码(图 7.2)。

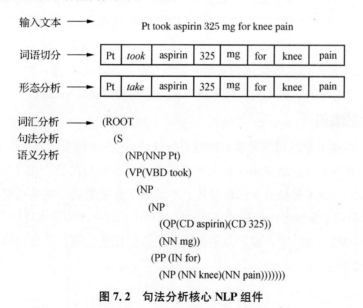

图 7.2　句法分析核心 NLP 组件

7.2.4.1　形态分析

这是将一个句子转换为一系列标记的过程，这些标记被映射到它们的规范化基础形式中（例如，cures＝cure＋s）。这是在大多数 NLP 系统中处理输入文本的第一步，目的是减少词法分析所需的单词/标记的数量。另一种方法是依靠词性标注器，识别单词在句法中的词性和可能的规范形式。

7.2.4.2　词法分析

文本中的词或短语被映射成相关的语言信息，如句法信息，即名词、动词、副词等，以及语义信息，即疾病病情进展状况和身体部位等。词法分析是通过专业词汇辞典来实现的，它可以为语言映射提供必要的规则和数据依据。辞典的修订和扩充是一项涉及面广泛的知识工程，对辞典的维护和改进需要付出巨大的人力物力。美国国家医学图书馆（NLM）承担着维护专业辞典[13]的职责，其中就包含了与医学和英语术语相关的综合句法内容。

7.2.4.3　句法分析

"句法"一词指的是文本中单词与单词之间的形式关系。语法研究和句法分析技术是进行句法分析的主要要素。上下文无关语法（CFG）是句法分析中最常见的语法。CFG 有两种短语语法，包括短语结构语法（PSG）和定语从句语法（DCG）。句法分析使用自顶向下和自底向上两种基本的分析技术来对构成句子的语句成分进行词汇标注（例如，名词、动词、形容词等），并通过解析工具确定句子的结构。

7.2.4.4　语义分析

语义分析负责确定文本中的词汇或短语与临床实践是否相关，同时提取它们的语义关系。自然语言语义学包括两个主要特征：（1）句子意义的表示，它包含可能的操作（特别是推断）；（2）将这些语义表示与语句结构（语法或句法）中的部分语言模型相联系。语义分析使用特定领域或本体的语义模型来构建和编码来自临床文本的信息，语义模型面向框架[83]或是概念图[9]，所生成的结构化输出结果将会被用于其他的自动化过程。

7.2.4.5　数据编码

从 EHR 中挖掘信息的过程需要对数据进行编码，这些编码要么是手动实现的，要么是使用 NLP 技术通过适当的编码来映射自然语言文本中的对应条目。出于临床研究中存储和检索的需要，编码数据将被分类和标准化。手动编码通常借助于搜索引擎或列表[99]的使用。NLP 技术利用了多种多样的医学词库，如 ICD-10-CM[8]、SNOMED[100]、UMLS[35,78]，甚至包括本地开发的词库[103]。实现从临床文本概念到标准化词汇的自动转换是许多 NLP 研究团队的兴趣所在。

7.3　从临床文本中挖掘信息

　　临床文本挖掘是一个跨学科的研究领域,需要计算机科学、工程学、计算语言学和健康科学的知识和技能。它是生物医学 NLP 的一个子领域,目标在于将临床文本中呈现的信息进行分门别类。这可以为基础生物学家和临床医生提供需要的信息,以便他们更好地开展医疗保健工作[19]。文本挖掘和数据挖掘技术可以被用于寻找与健康、疾病和治疗效果有关的信息,并为患者病历细节内容的电子化存储提供支持。EHR 和 CDA 中相当比例的信息都是文本,这些信息还无法通过传统的数据挖掘方法进行提取。利用数据挖掘和文本挖掘技术,临床文本中的半结构化和非结构化数据,甚至某些种类的检查结果,如超声心动图和放射学报告,都可以被挖掘,以便我们获得相应的信息。

▶▶7.3.1　信息提取

　　信息提取(IE)是 NLP 的一个专门领域,用于从自然文本中提取符合预定义类型的信息。它被定义为从非结构化文本中发现和提取相关信息的过程[40]。IE 与用于识别和检索相关文档的信息检索(IR)不同。一般来说,IR 获取的是文档,而 IE 获取的是信息或事实。一个典型的临床领域的信息提取系统包含例如标记器、语句边界检测器、POS 标记器、形态分析器、浅解析器、深解析器(可选)、地名词典、命名实体识别器、语篇模块、模板提取器和模板组合器等组件。为了实现诸如话语模块、模板提取器和模板组合器等高级组件的功能,我们需要使用模板对相关属性进行细致的建模。高级组件总是依赖于低级模块的性能,如POS 标记器和命名实体识别器等[41]。

　　临床实践领域的 IE 是为了提取临床文本中的信息。语言字符串-医学语言处理器(LSP-MLP)[83]和医学语言提取和编码系统(MedLEE)[142]是从临床文本中提取 UMLS 概念常用的系统。Mayo clinical Text Analysis and Knowledge ExtractionSystem (cTAKES)[85],Special Purpose Radiology Understanding System(SPRUS)[33],Sym Text (Symbolic Text Processor)[39],与 SPECIALIST 语言处理系统[66],这几个系统是由少数几个深耕临床信息提取领域的团队开发的。在临床领域广泛使用的其他重要系统还包括MetaMap[6]、索引器[106]和知识库[24]。其中,MetaMap 能够自动提供病人 EHR 的相关健康信息,并获得了普遍的认可。MetaMap 及其 Java 版本 MMTx(MetaMap Transfer)是由美国 NLM 开发的,通常被用于索引文本或用 UMLS 概念映射分析文本中的内容。此外,NLP系统,如词汇工具和 MetaMAP[6]使用了 UMLS 及许多其他应用程序。表 7.1 中展示了目前主要的临床 NLP 系统以及它们的应用功能等相关内容。

表 7.1　主要的临床自然语言处理系统

临床自然语言处理系统	目标
LSP-MLP	用于提取、总结体征症状信息、药物信息以及识别可能的药物和副作用的 NLP 系统
MedLEE	一种语义驱动系统,用于:(1)从临床叙述性报告中提取信息;(2)参与自动决策支持系统;(3)允许 NLP 查询
cTAKES	梅奥(医院)临床广西分析和知识提取系统
SPRUS	语义驱动的 IE 系统
SymText	基于贝口斯网络的句法概率语义分析 NLP 系统
SPECIALIST	UMLS 与专家词典、语义网络和 UMLS 叙词表的一部分
IndexFinder	一种从临床文献中提取关键概念进行检索的方法
KnowledgeMap	一个功能全面的内容管理系统,用来增强医学教育内容的传递
LexicalTools	一套基本的 NLP 核心工具,用于检索屈折变体、非屈折变体、拼写变体、派生变体、同义词、成果变体、标准化、UTF-8→ASCII 转换等
MetaMap	一个高可配置的程序映射生物医学文本到 UMLS 叙词表概念

　　临床 NLP 领域的研究人员已经开发出了多种被广泛应用的技术手段,让我们能够从非结构化文本中提取所需的信息。最简单的方法是基于规则或模式匹配的方法,这种方法首先界定一组预定义的规则或模式,这些规则或模式覆盖各种结构,例如文本字符串、POS 标记、语义对和字典条目[77]。基于规则或模式匹配的方法往往对其所针对的特定领域具有高精确度和低召回率。这种方法的主要缺点是它们对在开发中没有涉及的其他领域缺乏普适性。另一个众所周知的信息提取方法是对自然文本进行浅层或深层句法分析,以生成短语结构树或从属树,并通过对该树的进一步分析和处理以提取特定信息。高度复杂的 ML 方法在临床 NLP 中的显著效果已经得到了证实,它具有高召回率和低精确度评分。不同于基于规则或模式匹配的方法,ML 方法可以在不需要做出过多修改的情况下,适用于不同的领域。但是,ML 方法需要对注释语料库进行大规模的训练,这种语料库的开发昂贵、耗时,并且需要领域专家进行人工检验。除了以上讨论的方法之外,临床 NLP 还包括一些针对临床文本的特定方法:用于自然语言文本处理的基于本体的 IE 手段和用于处理医学语言的语法和语义解析手段的组合[37]。众所周知,与普通文本和生物医学文本相比,临床文本信息的处理和提取技术仍然滞后,原因如下:(1) 由于患者的病史受到隐私保护,临床数据的访问权限有限;(2) 在创建大量共享数据、任务、注释指南、注释和评估技术时遇到各种挑战[70]。

7.3.1.1　预处理

　　临床信息的主要来源是用自然语言编写的临床文本。但是,临床文本的内容过于丰富,不能被依赖结构化数据输入的临床应用系统直接访问。各种临床 NLP 系统的初始模块是对非结构化的文本进行预处理,以便其可以进入下一步的处理环节。临床 NLP 中最常用的预处理技术是拼写检查、词义消歧、POS 标记以及浅层和深层解析[74]。

拼写检查

临床文本中的拼写错误比其他任何类型的文本都要高得多。除了传统的拼写检查器，不同的研究团队已经开发出了用于临床领域的各类拼写检查方法：基于 UMLS 的拼写检查错误纠正工具[93]和形态语法消歧工具[82]。

词义消歧

在特定上下文中理解单词意义的过程称为单词词义消歧。现有监督 ML 分类器[102]和无监督方法[59]负责自动执行生物医学术语的词义消歧。

POS 标记

POS 标记是大多数 NLP 系统都具有的一个重要的预处理步骤，它读取文本并将给文本的每个单词标记词性。词性标注是指通过考量短语、句子和段落中的相关词和邻近词，给文本中的词语标注相应的词性。词性标注是句法分析的第一步，在 IR、IE 和词义消歧等方面都有广泛的应用。最常见的集合包含七种不同的标记：冠词、名词、动词、形容词、介词、数字和专有名词。完整的 Brown Corpus 标签集（www. hit. uib. no/icame/brown/bcm. html）囊括了一组更加精细的标签，该标签集具有 87 个基本标签，Penn Treebank 标签集（www. cis. upenn. edu/treebank）则包含了 45 个标签。表 7.2 列出了大多数 IE 系统所使用的完整标签集。

表 7.2　POS 标记列表

标记	描述
$	美元
'	单引号
"	右双引号
(	左括号
)	右括号
,	逗号
-	破折号
.	句号
:	省略号
CC	连接词
CD	数词
DT	限定词
EX	存在句

标记	描述
FW	外来词
IN	介词或连词,从属的
JJ	形容词或数字、序数
JJR	形容词比较级
JJS	形容词最高级
LS	列表项标记
MD	力动词
NN	名词,普遍名词,单数名词或复数名词
NNP	不可数名词,专有名词,单数
NNPS	名词,专有名词,复数
NNS	名词常用复数
PDT	前限定词
POS	所有格标记
PRP	代词
PRP$	物主代词
RB	副词
RBR	副词,比较级
RBS	副词,最高级
RP	小品词
SYM	符号
TO	介词/不定式的标记
UH	感叹词
VB	动词,基本形式
VBD	动词,过去式
VBG	动词,现在分词
VBN	动词,过去分词
VBP	动词,现在时,非第三人称单数
VBZ	动词,现在时,第三人称单数
WDT	WH-限定词
WP	WH-代词
WP$	WH-代词,所有格
WRB	WH-副词

浅层和深层解析

句法解析是指确定一个句子或一串符号完整句法结构的处理过程。语法分析器负责把输入的句子转换为抽象的语法树,例如短语结构树和依赖树,其枝叶节点与给定句子的单词相对应,内部节点表示语法标记,如名词、动词、名词短语、动词短语等。大多数语法分析器使用 ML 方法,如概率上下文无关语法(PCFGs),Stanford 词汇分析器[50],甚至最大熵和神经网络方法。很少有分析器会通过使用词法统计来标记单词和词性。标记单词和词性常常会造成过拟合,因此这种手段需要额外的平滑处理。

另一种解决过拟合问题的方法是应用浅层解析,它将文本分成不重叠的单词序列或短语,这样在句法上相关的单词被组合在一起。单词短语表示预定义的语法标记,如名词短语、动词短语、介词短语、从句、形容词短语、连词短语和列表标记。浅层解析的优点是处理的速度和健壮性。在提取自然文本中的信息时,解析通常是一个有用的预处理步骤。

7.3.1.2　基于上下文的提取

临床 NLP 系统的基础步骤是对医学单词和短语进行识别,因为这些术语表达了属于特定研究领域内的概念,因此 NLP 系统才能区分出对应概念之间的关系,甚至高度复杂的临床 NLP 系统在提取信息之前也会先执行识别医学单词和短语的预处理。从医疗和临床文本进行信息提取可以以多种方式进行,本章节介绍构成这种功能的五个主要模块。

概念提取

从临床叙述中提取概念(如药物、症状和诊断)是一种基本的技术,它可以发现医疗领域内的知识,从而支持更高级的推理应用,如诊断解释、对疾病进展建模和治疗效果的智能分析。在最初的文本预处理阶段完成之后,临床 NLP 的首要模块,是识别医学术语/短语的范围,并在恰当的术语范围内[3]将识别的医学术语/短语映射到对应的概念标识符,借此理解其含义。我们可以借助基于词典的方法让计算机识别临床实义单词,包括使用 UMLS 元词库、基于规则的方法、统计方法和混合方法[52]。临床文本中实义单词的识别和提取在很大程度上取决于对上下文的理解。例如,如果要在临床文本中识别诊断和治疗过程,就需要识别和理解不同的临床情景,同时确定这种情景的存在与否。与临床 NLP 相关的上下文特征包括:与否性(有没有特定的临床病症)、历史性(病症发生在最近还是将来)和相关经验者(与患者相关的病症)[15]。虽然许多算法可用于上下文识别和提取,但是我们建议使用检测上下文中的确定性程度[23]的方法。

概念提取的基本方法通常依赖于目标提取的概念所在的字典或词典,通过使用字符串比较来识别想要提取的概念。临床叙述包括药物名称、解剖学命名和其他日常英语中不常用的专业名称和短语,如"benign positional vertigo,""1 shoulder inj,""po pain medications,""a c5-6 acdf,""st changes,""resp status"等等。缩略语的使用率也很高,而且许多缩略语在其他英语体系中有不同的含义。描述性的表达(例如出血血管的线圈栓塞、大出血性肠运动、标记 RBC 扫描和 R 脑区出血引流)通常用于指代概念,而不是规范术语。由于需要专业的知识和相关劳动的密集性,目前我们很难创建一个包含所有此类表达的词典,尤其考虑到它们的使用常常是非标准化的,而且往往是跨机构和跨医学专科的,甚至在同一医院的不同部门之间都有区别,因此基于字典的方法在这一领域中并不太适用[46]。另一个替代方法是使用 ML 方法,例如条件随机场(CRF)[55]和 SVM[153],它们在概念提取[11,2,65,80]中取得了优异的成绩。Torii 等在 2010 年 i2b2/VA 挑战赛上研究了将 ML 抽取器用于概念提取的可能性。此外,作者还研究了随着数据集大小的增加产生的标准器的性能变化[94]。尽管有监督的 ML 方法提供了有前途的替代方案,但是一个可靠的系统通常还是需要配备一个相关示例尽可能多的大型注释语料库。综上所述,为了促进 ML 方法的发展,构建临床语料库逐渐成为临床 NLP 研究的一个特定分支。

关联提取

临床文本是患者病情及其治疗信息的丰富来源,不仅如此,它还额外为潜在的药物过敏、副作用甚至不良反应提供了信息。病历中包含的信息对临床实践和研究都有价值。但是,依靠文本挖掘从临床的病历记录提取有效的信息已经被证明是临床自然语言处理(临床 NLP)中一个棘手的课题,特别是叙事体风格明显(如出院小结和进展报告)的文本。其中部分的原因是缺少关于这个领域的、有精确注释的语料库。然而,从临床叙事中提取概念(如提到问题、治疗和化验)以及分析它们之间的关联关系是支持技术的基本内容,该技术能在未来解决专业术语的问题,同时实现更先进的推理应用,如诊断解释、构建疾病进展模型,以及对治疗效果的智能分析[46]。

临床文本中包含的临床概念以多种方式相互关联。通过识别和提取文本中各个概念之间有意义的关联,计算机就可以更好地理解临床文本。不过,临床文本在编写中并不总是遵循明确的关联性。有关联的两个概念可能不会一起出现在同一个句子中,甚至一个段落中。换言之,在临床文本的叙事中,概念之间的关联通常被明确标注。解决寻找注释概念之间关联性问题的一种可能方法是采用具有强相关描述的临床文本。然而,我们不可能从临床文本中确定这些关联的确切性质。在这种情况下,生物医学文献提供了丰富的相关概念的参考来源(表 7.3),这些概念得到了各种研究小组的证实。因此,概念之间的关联关系可以通过使用生物医学文献中的关联信息进行验证和注释[61]。

表 7.3　用于关联提取的资源

资源	目标
UMLS Semantic Network	定义了语义类型之间的二元关系
MedLEE	在病人文本报告中提取、构造和编码临床信息,以便随后的自动化过程可以使用数据
BioMedLEE	生物学医学系统用于提取表型信息潜在的分子机制及其关系
SemRep	将语法元素(如动词)映射到语义网络中的谓语(如治疗和诊断)

当明确陈述的关联信息不可用时,可以通过在同一临床文本中两个概念之间的共现来识别概念之间的关联,因为两个不同概念不可能在同一句子或注释中同时出现。任何一对 UMLS 概念之间的关联都可以用相似性度量来计算。Mathur 等[63]曾利用相似性度量计算基因与疾病的相似性。Sahay[84]则使用 UMLS 相似性体系提供的词级相似性度量工具,为与健康信息会话系统相关的上下文信息关联性提供建议。

指代消解

同义表达在临床叙事中很常见,因此理解指代关系在临床文档的文档分析中起着关键作用,例如编写患者简介。由于临床文献的语言和描述方式不同于普通英语,因此有必要了解临床文本的特征,以便正确地进行同义表达的消除。为通用英语开发的消除同义表达方法同样可以应用于临床领域的同义表达消除[48]。现有的同义表达消除方法有以下几种:

1. 基于语言学理论和规则的启发式方法。
2. 有监督的机器学习方法,通过对标记进行排序来分类,或对标记的指代/实义单词进行二元分类。
3. 无监督的机器学习方法,如非参数贝叶斯模型或期望最大化聚类。

基于启发式的方法是同义表达消除任务的早期尝试,该方法通过利用诸如句法、语义和语用约束以及偏好等多种特征来合并知识源,消除不太可能的前置候选词,以获得最佳候选词[64]。有监督的 ML 方法使用完全基于启发式的系统,取代了研究者的工作。二元分类、排序、回指和专用模型是有监督 ML 方法的主要手段[89]。另外,无监督的同义表达消除方法采用基于分级 Dirichlet 过程的非参数贝叶斯模型[136]。

应用了层次分析模型的多次遍历系统可以用于同义表达的分析。Raghunathan 等[79]开发了一种每次应用一层的层次分析模型的系统。每一层(筛选)由相似的确定性规则组成,并且是建立在先前应用层级的输出结果之上的。另外,Jonnalagadda 等[48]采用多次遍历筛选框架,结合了基于启发式的方法和有监督的 ML 方法,特别是 factorial hidden Markov models(FHMMs)。Zheng 等[104]则提供了另一个全新的视角,他们对大众英文和生物医学文献进行了分析,讨论了将其应用到临床叙述分析中的可能性。除此之外,2011 i2b2/VA/Cincinnati 将注意力集中在了医学文本中常见的、临床相关的类别之间的关联关系上,这些类别包括问题、治疗、检验、人员和代词。同性词总是被配对,这些配对将被串联成一个代表某个共同实义的同义链,这么做的目的是在文档级别建立这些同义链(即,在同一文档内的段落或章节之间,而不是建立跨文档的同义关系)。

否定性

"否定性"是对从临床文本中提取信息起着关键作用的重要语境。许多 NLP 系统在文本预处理中都含有一个用于与否性分析的独立模块[33,83]。然而,与否性识别在近年变得越来越重要,已经引起了许多研究者的兴趣。这导致了许多确切否定检测系统的诞生,例如 NegExpander[4]、Negfinder[73];此外,也有用于区分 SNOMED-CT 概念的特定系统[28];还有否定识别算法,例如 NegEx[15],它使用正则表达式来识别否定语境;以及由少数专门研究群体开发的基于正则表达式和语境分析的混合系统。NegExpander[4] 程序能够识别否定项,然后将该语境扩展到相关概念;Negfinder[73] 则是一个更复杂的系统,它使用来自 UMLS 和正则表达式的索引概念和基于 LALR(look-ahead left-recursive)语法的解析器来识别否定项。

时间性分析

临床文本中事件和时间表达的准确率对于准确总结患者病史、进行更好的医疗和进一步的临床研究至关重要。建立时间关系从提取医疗事件和时间信息开始,目的在于在事件之间或在事件和时间的相关表达之间建立时间联系(TLINK)。临床实践和研究将极大地受益于时间表达和关系检测。因此,临床 NLP 中的时间表达和关系发现是提高临床文本挖掘质量不可或缺的一部分。从临床文本中提取全面的时间信息需要医疗事件提取、时间信息和时间关系识别[88]。时态表达式提取是在高级自然语言应用程序(如文本摘要、机器翻译和问题回答)中建立时间相关关系的第一步。有多个系统可用于时间表达式的提取:由 Georgetown 大学开发的 GUTime 是 TempEx 标记器的扩展,它是基于 Perl 正则表达式的时间标记器。GUTime 现在是 TARSQI 工具包[98] 的一部分。HeideTime[90] 是一个基于既定规则的系统,它由 UIMA 框架构建,配合 SemEval-2(http://semeval 2. fbk. eu/)时性能最好。SUTime[108] 也是一个使用正则表达式并且基于既定规则的系统,此外,它还被作为 Stanford CoreNLP 流程中的一个注释器使用。

临床文本中的时间信息可以代表过去的病史(例如,充血性心力衰竭合并左侧胸痛短促的历史)、假设或非特定的提及(例如,建议患者报告呼吸短促增加的情况)和疾病的时间进程(例如,服用地高辛和利尿剂后,患者的胸痛得到缓解)。和与否性分析相比,时间分析要复杂得多,它通过分析时间结构,继而分析时间约束结构,对临床概要进行时间信息相关的初步调查[42]。一个称为 TimeText 的 NLP 系统可用于检测临床实践中重要的时间关系。该系统基于医学和语言学知识,设计有一个时间标记器、MedLEE 和一组后处理规则,用于处理隐含的时间信息和不确定性关系,它还可以被用于处理时间推理的简单时间约束问题[105]。还有一个与 CLEF(Clinical eScience Framework)相关的时间分析系统,它被用于提取时间信息,这些信息可以建立患者的档案,进而了解患者病史中重要事件的发生概况[38]。还有一种有趣的时间分析方法是利用 ML 技术,自动对那些具有词汇、主题、位置和句法特征的片段进行时间分割和排序。

7.3.1.3 提取编码

提取代码是一种常用的方法,它使用 NLP 技术,从临床文本中提取能够映射到受控信息源的代码。处理诊断最常见的编码是第 9 版和第 10 版的国际疾病分类(ICD)。ICD 旨在提高死亡率统计数据的收集、处理、分类和报告方面的国际化通用性,ICD-10 是最新修订的代码,可用来对疾病、体征和症状、异常发现、主诉、社会环境和外部伤害进行编码(http://apps. who. int/classifications/icd10/browse/2010/en)。最近,美国国家卫生统计中心(NCHS)开发了一种临床修改形式的 ICD-10,称为 ICD-10-CM。ICE-10-CM 的整个草案正在 NCSH 网站上公开征求意见。纳入 ICD-10-CM 的具体临床修改项目涵盖许多内容,如:(1) 与门诊和管理性护理状况有关的附加信息;(2) 扩展损伤代码;(3) 整合诊断/症状码以减少描述疾病状况所需的代码数量;(4) 将常见的第四和第五项数字分类合并;(5) 更具倾向性和特异性的代码分配。

2007 年,医学 NLP 的研究团体执行了一项有挑战性的共享任务,任务的目标是对一个中等大小的放射学报告及其 ICD-9-CM 代码进行测试和语料库训练。大多数团队利用多分量编码系统从文本中提取代码。其中一个参与组利用 NLM 的医学文本索引器、SVM 分类器和 K-NN 分类器来提取和排列栈式结构中的代码[5];另一个团队则使用了 ML、基于既定规则的系统和基于人类编码策略的自动编码系统来提取代码[20]。读者可以在 Baud 2004[8]上找到 ICD-10 编码任务的有趣的概述。

另一种与 ICD 类似的综合性临床术语体系是医学临床术语系统化命名(SNOMED-CT)系统,它最初是由美国病理学家学院(CAP)创建,并经位于丹麦的国际卫生术语标准发展组织(IHTSDO)颁布的。它是美国联邦政府用于临床健康信息电子交换系统的组件之一。SNOMED-CT 是美国医疗信息技术标准委员会交互操作规范所遵循的执行标准。SNOMED-CT 还被临床文本 NLP 研究领域的许多临床研究人员作为标准代码(http://www. n1m. nih. gov/research/umls/Snomed/snomedmain. html)。除了 ICD 和 SNMED 等标准代码之外,在许多临床文本分析中还广泛采用一种名为 MedLEE 的临床 NLP 系统作为代码提取器[32]。许多 NLP 系统通过 MedLEE 来提取代码:肺炎严重性自动评分编码系统[34]、用于提取神经放射学标准概念的 NLP 系统[28],以及用于健康和健康相关状态的标准编码方法。

▶▶7.3.2 现行方法论

作为人工智能和语言学的交叉点,自然语言处理在发展之初就与信息检索(IR)不同。然而,近几年来,NLP 和 IR 在更大程度上已经趋同,并且一起被用于索引和搜索大量文本。目前,NLP 技术采用来自不同领域的技术和方法,以扩展其在与临床文本相关的各种子任务中的应用。Nadkarni 等[74]提出 NLP 可以细分成两个子任务,即低级和高级任务。按照这种分类法,低级任务与句子边界检测、标记化、词性标注、形态分解、浅层解析和问题特定分割有关;而高级任务通常是指特定的问题,并且需要用低级子任务来构建模型。在 NLP 中应用广泛的高级任务包括拼写/语法错误识别和恢复、NER、词义消歧、与否性和不确定性识别、关系提取、时间推断/关系提取和 IE。

临床文本处理技术经历了从简单的基于规则的方法到更复杂的统计、符号或语法和混合方法的改变。不仅如此,许多研究人员针对特定的 NLP 问题还提出了更具体的方法。Chard 等人[18]提出了一种系统,该系统利用基于云的方法,即虚拟机和表征状态转移(REST),以灵活安全和可扩展的体系结构提取、处理、合成、挖掘、比较/对比、检索和管理医学文本数据。Zhou 等[105]使用一种简单、高效的基于本体的方法来提取临床文本中存在的医学术语。Huang 和 Lowe[43]利用正则表达式,根据否定信号和模式的句法类别对对应性进行分类,提出了一种新颖的混合检测法。

7.3.2.1 基于规则的方法

基于规则的方法依赖于一组可能的文本关系规则(称为模式),这些规则在表达关系时对相似的结构进行编码。规则集以正则表达式的形式在单词或 POS 标记上表示,在这样的系统中(规则通过添加更多的约束扩展为模式,以解决包括检查否定和确定关系等在内的少数问题),规则以两种方式生成:手动添加和通过数据集的训练自动生成。附加规则的扩展可以在一定程度上提高基于规则系统的性能,但这又往往导致大量 FP 信息的产生。由于为特定数据集生成的规则不能推广到其他系统,因此基于规则的系统往往会给出高精度但召回率低的结果。不过,可以通过放宽约束条件或通过从训练数据中自动学习规则的方式,来改善这种系统的召回率。

7.3.2.2 基于模式的算法

从临床文本中提取信息还有一种流行的方法,即基于模式的算法。这种算法是对生物医学实义单词和单词之间的关系模式进行编码,提取特定的相互联系。这些关联可以从简单的句子,也可以从更高级的、带有附加语言信息的 POS 标记中提取。与基于规则的方法类似,任何基于模式的算法中所定义的模式要么是通过手动添加的,要么是依靠适当的算法(如自举)自动生成的。由人工手动添加到 NLP 系统的模式都需要相应领域的专家对相关的模式进行定义。概念知识、不同概念之间的排序及其 POS 标记对于生成更复杂的模式是必需的。很少有系统会试图利用句子的句法分析来定义模式,例如 POS 标记和短语结构(如名词/动词/介词短语)。总体而言,手动添加的模式总会偏向于产生高精度但低召回率的结果。当应用于新领域,或者在所处理文本的信息与任何已定义模式都无法匹配时,此类模式就不能发挥良好的性能。

7.3.2.3 机器学习算法

Tom Dietterich 称机器学习的目标是为了建立能够自适应并根据经验进行自我学习的计算机系统[25]。机器学习是一种人工智能,它能在没有明确编程的条件下,让计算机具有学习的能力。机器学习的子领域包括有监督学习、无监督学习、半监督学习、强化学习、学会学习和发展性学习。一般来说,任何机器学习系统都需要一组输入变量$\{x_1, x_2, \cdots, x_m\}$,并且在从输入变量中学习到隐藏模式$\{h_1, h_2, \cdots, h_k\}$之后,给出一组输出变量$\{y_1, y_2, \cdots, y_n\}$(图 7.3)。在所有的系统变量(输入、输出和隐藏)之间的关联都明确之后,机器学习也就告一段落了。然而,在几乎所有真实系统中,情况并非如此。在临床文本挖掘中有着丰富多样的机器学习方法和成功的应用,其中,CRF 在命名实体识别领域性能良好,而支持向量机已被众多研究者证明是最好的分类器。

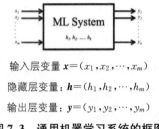

输入层变量 $\boldsymbol{x}=(x_1,x_2,\cdots,x_m)$

隐藏层变量:$\boldsymbol{h}=(h_1,h_2,\cdots,h_m)$

输出层变量:$\boldsymbol{y}=(y_1,y_2,\cdots,y_m)$

图 7.3　通用机器学习系统的框图

▶▶7.3.3　临床文本语料库和评价指标

电子病历在全世界医院中的广泛应用,促进了自然语言处理研究团体对临床文本语料库的开发建设,用于自然语言处理的评价。临床文本的语料库是用于特定 NLP 任务相关的实例手动注释的高质量黄金标准。任何自然语言处理系统的性能在很大程度上都由作为训练和测试素材的注释语料库决定。临床文本语料库是基于注释指南、识别要注释的相关特征以及语料库可用性的特征而开发的。Albright 等人[1]探讨了创建分层注释语料库和开发用于临床领域的自然语言处理组件的任务,他们的注释层包括由 POS、短语和函数标签组成的 Treebank 注释,以及树状结构中的空类别,还有用于标注句子的谓词参数结构的 ProBank 注释和语义标注的 UMLS 实体。

Chapman 等人提出的注释模式[16]包括 40 份用于训练的临床报告和 20 份用于测试的临床报告,重点放在重要单词的语义区分上。在对注释模式进行训练之后,研究者对语料库中注释器之间的协议进行了检查。决定语料库在数据挖掘应用中有用性的五个定性维度是焦点、极性、确定性、证据和方向性以及制定注释句子片段的指导方针[101]。不过,注释的难度很大程度上取决于标注的维度。黄金标准用于测试为特定临床任务开发的自然语言处理系统的性能和准确性,即自动检索一组相关文档。金标准和系统检索文档集之间的不匹配可能是由于系统错误以及原始文本和注释之间的语义不一致造成的。因此,显而易见,由于语言的复杂性,即使现有的黄金标准注释也很难根据系统生成的结果进行解释[60]。

质量的评估由三个参数决定,即语言的现实性、准确性和一致性。现实性是指基于语料库在句法分布、形态和语义的相似性,精心设计出一组由同一类别单词组成的标签。准确性指的是语料库中正确标注的词或标记的百分比,并计算为精确度和召回率。这里,精确度是指不正确的注释在输出中被拒绝的程度,而召回度是指所有正确的注释都在标注器输出的程度。在语料库标注中,"正确性"与允许和不允许标注方案有关,这一方案与识别的语言现实密切相关。注释器之间关于手动标记的协议是根据一致性度量定义的,以确定注释者所同意的允许和不允许的百分比。通过 kappa 系数(K)给出一种更复杂的注释器间一致性度量方法，用来度量随机分配标签的比例。

$$K = \frac{P(A) - P(E)}{1 - P(E)} \tag{7.1}$$

其中，$P(A)$ 是注释者同意的次数所占比例，$P(E)$ 是我们期望注释者偶然同意的次数比例[14]。

　　临床自然语言处理系统的准确性可以用八个标准来度量：精确度（precision）、召回率（recall）、F 值（F-measure）、冗余率（overgeneration）、不足率（undergeneration）、错误率（error）、准确度（accuracy）和偏差率（fallout）[68]。前三项是描述自然语言处理系统准确性时被广泛采用的最常见测量标准，它们被定义为：在针对文档检索的自然语言处理系统的精确率测量中，精确度量化检索到的文档中实际上相关的部分，即属于目标类（等式 7.2）；召回率表示检索到相关文档的哪个部分被检索到（等式 7.3）；F 值是两个度量分类器总体性能的调和平均值（等式 7.4）。同样的，其余的度量计算如下：冗余率为 1－精确度（方程 7.5），不足率为 1－召回率（方程 7.6），错误率（方程 7.7），准确度（方程 7.8）和偏差率（方程 7.9）。信息检索可以分为以下几类：当概念存在于文档中并且被系统发现时为真阳性（TP）；当系统发现文档中不存在的概念时为假阳性（FP）；当概念存在但系统没发现时为假阴性（FN）；而当概念不存在系统也没发现时则为真阴性（FN）。这四种检索结果可以作为对准确度的衡量。

$$\text{Precision（精确度）} = \frac{TP}{(TP+FP)} \tag{7.2}$$

$$\text{Recall（召回率）} = \frac{TP}{(TP+FN)} \tag{7.3}$$

$$F\text{-measure（}F\text{ 值量）} = \frac{2PR}{(P+R)} \tag{7.4}$$

$$\text{Overgeneration（冗余率）} = \frac{FP}{(TP+FP)} \tag{7.5}$$

$$\text{Undergeneration（不足率）} = \frac{FN}{(TP+FN)} \tag{7.6}$$

$$\text{Error（错误率）} = \frac{(FN+FP)}{(TP+FN+FP)} \tag{7.7}$$

$$\text{Accuracy（准确度）} = \frac{(TP+TN)}{(TP+FN+FP+TN)} \tag{7.8}$$

$$\text{Fallout（偏差率）} = \frac{FP}{(FP+TN)} \tag{7.9}$$

▶▶7.3.4　集成生物和临床信息学(i2b2)

　　整合生物和临床信息学(i2b2)是美国国家卫生研究院(NIH)资助的国家生物医学计算

中心(NCBC)(http//www. bisti. nih. gov/ncbc/)的学科之一,旨在开发可扩展的信息学框架,以桥接临床的研究数据和基础科学的研究数据。两者的结合能让我们更好地理解复杂疾病的遗传基础,且有助于为患有遗传疾病的病人设计靶向治疗方案。i2b2 的宗旨是服务各种各样的临床用户组,包括(1) 有兴趣使用 i2b2 内已有软件的临床研究人员;(2) 希望能够定制数据流和交互的生物信息学科专家;(3) 具有能够在计算机环境内开发可集成新软件能力的生物计算软件开发人员[72]。

2010 i2b2/VA 临床文本自然语言处理工作小组挑战研讨会着重强调了三个主要任务,即:(1) 概念提取任务;(2) 为医学问题概念区别关系类型的断言分类任务;(3) 关系分类任务,用于区分医疗问题、化验和治疗之间存在的关系类型。此外,i2b2 和 VA 小组为所有三个任务提供了注释的参考标准语料库。在研讨会上,共有 22 个概念提取系统,21 个断言分类系统,16 个关系分类系统。概念抽取被认为是一个 IE 任务,它用于识别和提取与语料库中存在的患者医疗问题、治疗和化验相对应的文本。我们期望现存的断言分类能够根据概念作出的断言,区分出患者是否有条件地罹患和没有罹患某种病症,或者有可能会在将来的某个时间点罹患某种病症,随后在患者报告中提及,但与其他患者相关。关系分类任务是用来区分句子中出现的标准概念对之间的关系的。总的来说,这些系统表明,在确定概念、断言和关系方面,我们是可以用基于规则的系统来拓展机器学习的[97]。

7.4　临床报告处理面临的大挑战

由于处理临床报告涉及多个方面的挑战,与一般自然语言处理相比,自然语言处理在临床领域的研究进展相对缓慢和滞后。临床自然语言处理发展的主要挑战在于:缺乏共享数据的访问,缺乏用于训练和基准测试的带注释的数据集,缺乏用于注释的通用协议和标准,可重复性差,协作有限,以及缺少以用户为中心的开发和可扩展性。共享任务,例如 i2b2/VA 挑战,通过向参与者提供带注释的数据集以寻找可能的解决方案,并有望以此攻克这些障碍[17]。

▶▶7.4.1　领域知识

对于参与开发临床报告系统的自然语言处理的研究人员来说,最重要的条件之一是在该领域具有足够的知识。许多自然语言处理系统都是以良好的专业知识作为支撑,针对目标领域进行建模活动,而后再用该模型实现语义分析。专业知识之所以如此重要,源于系统的输出结果必须要能够被用于服务医疗保健应用的这个事实。因此,对于预期的临床应用,系统总是被期望具有足够的召回率、精确度和 F 值,并可以根据应用的需要对性能进行可能的调整。有趣的是,自然语言处理技术也可以应用于获取自由文本中可用的专业知识,例如，用于自动获取自身相关领域知识的自然语言处理方法能够应用两步法，先在初级阶段提取概念的语言表示项，随后再进行语义关系提取[7]。

▶▶7.4.2　临床文本的保密性

自然语言处理系统的开发和测试需要训练数据集的样本，在临床中，训练用的数据集是由患者的在线电子病历构成的巨大集合。美国的健康保险流通与责任法案（HIPAA）旨在保护患者数据的隐私性。所以，为了使研究记录能够用于研究目的，必须对个人信息进行去识别处理。然而，自动检测诸如姓名、地址、电话号码等标识信息却是一项极具挑战性的任务，通常情况下，这需要手动检查[91]。如果严格按照 HIPAA[27] 的要求，临床文本中有 18 个个人信息标识符——统称为受保护健康信息（PHI），需要去标识，甄别和排除这些信息是一件既费时又费力的工作。表 7.4 显示与临床文本相关的 PHI 列表。

2006 年，i2b2"信息去识别挑战"为开发和评估自动去识别任务而耗费了巨大的精力[21]。现有的去识别方法包括：(1) 基于规则的方法，该方法利用字典和手工构建的规则来匹配 PHI 模式[31,71]；(2) 机器学习方法，该方法基于训练数据集[10,25,92]自动学习检测 PHI 模式；(3) 混合方法，该方法同时结合了前两种方法[69,96]。

表 7.4　与临床文本相关的 PHI 标识

PHI 标识
1. 病患姓名
2. 所有小于州的地理标识符（除邮政编码前三位外）
3. 日期（年除外）
4. 电话号码
5. 传真号
6. 电子邮件地址
7. 社会保障号码
8. 医疗记录号
9. 健康保险受益人编号
10. 账号
11. 证书/许可证号码
12. 车辆识别号码和序列号
13. 设备标识符和序列号
14. 网页链接
15. 互联网协议地址号/IP 地址
16. 生物特征、手指、视网膜和声音指纹等
17. 全脸摄影图像/任何可比图像
18. 除调查员分配给数据编制的唯一代码外，其他任何唯一的识别号码、特征或代码

▶▶7.4.3　缩写

可想而知，临床文本包含许多与医学领域相关的缩写，缩略语往往建立在医疗保健工作人员的专业知识之上，能够帮助他们更好地表意。然而，当临床自然语言处理系统试图从自由文本中提取临床信息时，这些缩略语的意义对机器而言则是高度模糊的。例如，临床文本中的缩写 PT 可以指患者、凝血酶原、物理治疗等。对临床缩略语的准确识别通常极具挑战性，它涉及两个主要任务：检测缩略语和选择正确的扩展形式。在临床上，最常用的检测缩略语的方法是辞典检索和基于形态学的匹配，而选择正确的扩展形式则需要借助机器学习。研究人员提出了几种方法来识别临床文本中存在的缩略语、构建临床缩略语知识库，并消除歧义[49]。此外，他们还开发了 MedLEE、MetaMap 等临床自然语言处理系统，用于从临床文本中提取医学概念和相关缩写。

▶▶7.4.4　不同格式

临床文本没有标准化的格式，尤其是患者的医疗报告。（1）临床文本通常以自由文本格式和伪表——即有意以表格形式出现的文本的形式包含信息。虽然伪表的内容很容易被人类理解，但是对于一般的自然语言处理程序来说，识别格式特征却是非常大的难题。（2）虽然报告的章节在许多应用程序里都受到了重视，但在许多情况下，章节标题要么被忽略，要么被合并成了类似的标题。（3）临床文本中常见的另一个问题是缺少或误用标点，比如，病历中经常使用换行代替句点，以表示句子的结束。临床文档体系结构（CDA）旨在建立临床报告结构的标准，它有效地解决了与临床文本相关的格式多变的问题[26]。

▶▶7.4.5　表现力

临床上的语言极其具有表现力，同样的医学概念可以用许多方式来描述，比如，癌症可以表述为肿瘤、病灶、肿块、转移物、赘生物等。类似的，用以修饰概念的术语也可以有很多，譬如，表达确定性的医学修饰词大概超过 800 个，这也使得检索的过程更加复杂。

▶▶7.4.6　内外互操作性

我们希望临床自然语言处理系统在不同的医疗保健和临床应用中都能很好地发挥作用，并且易于集成到临床信息系统中，这也就意味着系统需要有能力处理不同格式的临床文本。举例而言，出院小结、诊断报告和放射学报告的文本格式就互不相同。不仅如此，临床自然语言处理系统生成的输出结果，必须要能被存储到现有的临床知识库中。然而，由于输出结果的复杂性和嵌套关系，我们几乎不可能建立一种与临床数据库相映射的模式。此外，对临床自然语言处理系统输出结果的评估，通常需要通过对各种跨机构自动化应用程序的广泛比较，为了实现这一点，输出结果就需要同受控词库进行映射对比，如 UMIS、ICD-10、SNOMED-CT，以及域的标准表示。最后，建立代表模型被认为是解释临床信息和概念之间关系的关键，例如，药物与疾病之间的关系之一是"治疗"。

▶▶7.4.7　解释信息

对报告中临床信息的解释不仅需要理解报告结构，还需要额外的医学知识，如此才能将数据发现与可能的诊断联系起来。信息解释的复杂性高低取决于报告的类型和章节的多少，比如，检索关于接种疫苗的信息要比从一张光影斑驳（斑片状不透明）的放射科片子里检索信息更简单。用于解释某种疾病放射学片子的自然语言处理系统应当包含与查片相关的医学知识[30]。

7.5　临床应用

用于临床文本挖掘的自然语言处理系统和数据挖掘，被应用于从非结构化数据中发现和提取信息。从临床文本中挖掘信息包括通过应用 NLP、数据挖掘、文本挖掘，甚至是统计方法等技术，发现疾病-药物信息与出院小结等文本之间的关联模式。

▶▶7.5.1　广泛应用

NLP 与 IR、IE 一起，已被广泛用于各种临床应用，例如总结临床报告中的患者信息[47]、出院小结中的编码 ICD-10[8]、出院小结中的编码 SNOMED[100]、从放射学报告中提取与癌症相关的诊断[76]等。

▶▶7.5.2　电子病历与决策支持

在医院使用电子病历存储关于患者健康以及药物使用、副作用等细节的信息，需要执行 NLP 来处理大量数据，例如出院小结。电子病历中的临床信息作为听写转录、提供者直接录入以及使用语音识别程序的结果，往往是以自由文本的形式呈现。虽然自由文本中的信息便于概念和事件的表达，但在作为搜索、总结、决策支持和统计分析方面却显得更加复杂[26]。将 NLP 技术应用于电子病历时，它在减少错误和改进质量控制以及编码数据方面是非常成功的。近年来，研究人员已经开发出了很多 CDS 系统用以处理和提取电子病历中的信息。CDS 的目标是通过解释电子病历中已有的信息来帮助卫生专业人员作出临床决策，即确定某种疾病的最佳治疗方法。一般来说，CDS 是一种能够通过将单个电子病历中患者信息的特征（如实验室检查结果、医嘱、出院诊断、放射学报告、手术记录等）与为患者制定具体评估/建议的计算机数据库匹配，从而为临床决策提供支持的软件[44]。

电子病历中的患者病史包括实验室检查结果、医嘱、出院诊断等，临床医生可以将其手动输入 CDS 系统中。然而，NLP 需要从数据中检索所需的信息。此外，NLP 还能够以标准化的格式来注释临床信息和 CDS 干预[54,57,58]。换句话说，如果 CDS 系统依赖于 NLP，那就需要可靠的、高质量的 NLP 性能和模块化、灵活、快速的系统。这样的系统要么是能主动推送病人特定信息给用户的 NLP CDS 应用，要么是被动地需要用户输入再产生输出的 NLP CDS 应用。主动的 NLP CDS 包含了报警、监控、编码和提醒的功能，而被动的 NLP CDS 的主要功能则是提供信息和发现患者人群。虽然 NLP CDS 是为了满足临床医生检索信息的需求，但该系统的其他活跃用户还包括研究人员、患者、管理者、学生和程序员[22]。

▶▶ 7.5.3　监测

　　收集、整合和解释与特定疾病相关信息的过程称为监测。公共卫生专业人员的监测活动有不同的形式，从标准的流行病学实践到有着更复杂算法的先进技术系统，不一而足。卫生保健官员需要了解联邦、州和地方各级的监测项目。国家生物监测战略（NSB）统筹汇集了政府、私营部门、非政府组织和国际合作伙伴，它们在早期阶段识别和了解与健康相关的威胁，以提供准确和及时的信息。另一方面，县市卫生机构国家协会（NACCHO）也会通过共享关键信息系统和资源来有效、及时地识别并防范疾病的传播，以此支持本地监控。当人类要面对健康维护和疾病监控这一难题时，计算机在处理临床文本信息中能够高效执行重复性任务的优势便逐渐显现。例如，MedLEE 被广泛用于监测大范围的药物不良反应事件[67]。与此类似，Ⅳ 期监控是药物安全的一个关键组成部分，因为并不是所有与药物相关的安全问题都能在批准前就检测到。LePendu 等提出了一种处理临床文本以用于药物安全监测等用途的方法[56]。其他重要的任务包括关系到国家安全的症状监测和使用 MedLEE 从新生儿胸部 X 射线报告中获取肺炎相关信息的监测。

7.6　结论

　　本章总结了 NLP 和数据挖掘技术在临床文本中的应用。我们讨论了 NLP 的核心组件、信息提取、处理临床报告所涉及的问题，以及相关的临床应用。我们重点介绍了描述信息时的预处理、基于上下文的提取和代码提取，以及临床应用中的提取、电子病历、决策支持和监测。本章介绍了当前可用于处理自然文本的方法，以及临床文本词库和评估指标。我们还讨论了信息学借助集成生物学和临床医学（i2b2）后，在处理临床文本以支持临床医生对患者治疗和诊断决策方面的贡献。

　　处理临床文本涉及的问题很多，这些也为推动 NLP 共同体提供了足够的条件。我们已经讨论了领域知识、临床文本缩写、不同格式、表达能力、内外交互操作性，以及解释信息等重要的问题，这些讨论为了解复杂临床文本处理和各种有效途径提供了参考。从理解处理临床文本所涉及问题的角度来看，一个关键的研究课题是找到一种可处理不同格式的临床文本的方法，每种格式对 NLP 研究者来说都是一个挑战，我们可以用传统以及综合的方法进行探索。

参考文献

[1] D. Albright, A. Lanfranchi, A. Fredriksen, W. F. T. Styler, C. Warner, J. D. Hwang, J. D. Choi, D. Dligach, R. D. Nielsen, J. Martin, W. Ward, M. Palmer, and G. K. Savova. Towards comprehensive syntactic and semantic annotations of the clinical narrative. *J Am Med Inform Assoc*, 20 (5):922 – 30, 2013.

[2] Y. Altun, I. Tsochantaridis, and T. Hofmann. Hidden Markov support vector machines, *Proc ICML Washington*, DC, 2003.

[3] S. Ananiadou and J. McNaught. *Text Mining for Biology and Biomedicine*, volume 33. Artech House Publishers, 2005.

[4] D. B. Aronow, F. Fangfang, and W. B. Croft. Ad hoc classification of radiology reports. *J Am Med Inform Assoc*, 6(5):393 – 411, 1999.

[5] A. Aronson, O. Bodenreider, D. Fushman, K. Fung, V. Lee, J. Mork, A. Neveol, L. Peters, and W. Rogers. From indexing the biomedical literature to coding clinical text: experience with mti and machine learning approaches. In *Biological, Translational, and Clinical Language Processing*, pages 105 – 112. Association for Computational Linguistics.

[6] A. R. Aronson. Effective mapping of biomedical text to the UMLS metathesaurus: the MetaMap program. *Proc / AMIA ⋯ Annu Symp*. AMIA Symp, pages 17 – 21, 2001.

[7] A. Auger. Applying natural language processing techniques to domain knowledge capture. *In Internat Conf on Intell Anal*, pages 1 – 2.

[8] R. Baud. A natural language based search engine for ICD-10 diagnosis encoding. *Med Arh*, 58(1 Suppl 2):79 – 80, 2004.

[9] R. H. Baud, A. M. Rassinoux, J. C. Wagner, C. Lovis, C. Juge, L. L. Alpay, P. A. Michel, P. Degoulet, and J. R. Scherrer. Representing clinical narratives using conceptual graphs. *Methods Inf Med*, 34(1—2):176 – 86, 1995.

[10] A. Benton, S. Hill, L. Ungar, A. Chung, C. Leonard, C. Freeman, and J. H. Holmes. A system for de-identifying medical message board text. *BMC Bioinform*, 12 Suppl 3:S2, 2011.

[11] D. Bikel. Nymble: a high-performance learning name-finder. *Proc ANLC*, 194 – 201, 1997.

[12] O. Bodenreider. The unified medical language system (UMLS): integrating biomedical terminology. *Nucl Acids Res*, 32(Database issue):D267 – D270, 2004.

[13] A. C. Browne, G. Divita, A. R. Aronson, and A. T. McCray. Umls language and vocabulary tools. *AMIA Annu Symp Proc*, page 798, 2003.

[14] J. Carletta. Assessing agreement on classification tasks: the kappa statistic. *Comput Linguist*, 22(2):

249 - 54, 1996.

[15] W. W. Chapman, W. Bridewell, P. Hanbury, G. F. Cooper, and B. G. Buchanan. A simple algorithm for identifying negated findings and diseases in discharge summaries. *J Biomed Inform*, 34 (5):301 - 10, 2001.

[16] W. W. Chapman, D. Chu, and J. N. Dowling. Context: an algorithm for identifying contextual features from clinical text. *Proc NLP*, 81 - 88, 2007.

[17] W. W. Chapman, P. M. Nadkarni, L. Hirschman, L. W. D'Avolio, G. K. Savova, and O. Uzuner. Overcoming barriers to NLP for clinical text: the role of shared tasks and the need for additional creative solutions. *J Am Med Inform Assoc*, 18(5):540 - 3, 2011.

[18] K. Chard, M. Russell, Y. A. Lussier, E. A. Mendonca, and J. C. Silverstein. A cloud-based approach to medical NLP. *AMIA Annu Symp Proc*, 2011:207 - 16, 2011.

[19] B. Cohen and L. Hunter. Chapter 16: text mining for translational bioinformatics. *PLoS Comp Biol*, 9(4):e1003044, 2013.

[20] K. Crammer, M. Dredze, K. Ganchev, P. Talukdar, and S. Carroll. Automatic code assignment to medical text. In *Biological, Translational, and Clinical Language Processing*, pages 129 - 136, 2007. Association for Computational Linguistics.

[21] L. Deleger, K. Molnar, G. Savova, F. Xia, T. Lingren, Q. Li, K. Marsolo, A. Jegga, M. Kaiser, L. Stoutenborough, and I. Solti. Large-scale evaluation of automated clinical note deidentification and its impact on information extraction. *J Am Med Inform Assoc*, 20(1):84 - 94, 2013.

[22] D. Demner-Fushman, W. Chapman, and C. McDonald. What can natural language processing do for clinical decision support? *J Biomed Inform*, 42(5):760 - 72, 2009.

[23] J. C. Denny, J. F. Peterson, N. N. Choma, H. Xu, R. A. Miller, L. Bastarache, and N. B. Peterson. Development of a natural language processing system to identify timing and status of colonoscopy testing in electronic medical records. *AMIA Annu Symp Proc*, 2009:141, 2009.

[24] J. C. Denny, J. D. Smithers, R. A. Miller, and A. Spickard, "Understanding" medical school curriculum content using knowledgemap. *J Am Med Inform Assoc*, 10(4):351 - 62, 2003.

[25] T. Dietterich. Machine-learning research: four current directions. *AI Magazine*, 18:97 - 136, 1997.

[26] R. Dolin, L. Alschuler, C. Beebe, P. Biron, S. Boyer, D. Essin, E. Kimber, T. Lincoln, and J. Mattison. The HL7 clinical document architecture. *J Am Med Inform Assoc*, 8(6):552 - 69, 2001.

[27] D. A. Dorr, W. F. Phillips, S. Phansalkar, S. A. Sims, and J. F. Hurdle. Assessing the difficulty and time cost of de-identification in clinical narratives. *Meth Infor Med*, 45(3):246 - 52, 2006.

[28] J. S. Elkins, C. Friedman, B. Boden-Albala, R. L. Sacco, and G. Hripcsak. Coding neuroradiology reports for the northern manhattan stroke study: a comparison of natural language processing and manual review. *Comput Biomed Res*, 33(1):1 - 10, 2000.

[29] E. Apostolova, D. S. Channin, D. Demner-Fushman, J. Furst, S. Lytinen, and D. Raicu. Automatic segmentation of clinical texts. In *Proc 31st Annu Internat Conf of the IEEE EMBS Minneapolis*, Minnesota, USA, pages 5905 - 08.

[30] M. Fiszman and P. J. Haug. Using medical language processing to support real-time evaluation of pneumonia guidelines. *Proc / AMIA … Annu Symp. AMIA Symp*, pages 235 – 39, 2000.

[31] F. J. Friedlin and C. J. McDonald. A software tool for removing patient identifying information from clinical documents. *J Am Med Inform Assoc*, 15(5):601 – 10, 2008.

[32] C. Friedman. A broad-coverage natural language processing system. *Proc AMIA Symp*, pages 270 – 4, 2000.

[33] C. Friedman, S. B. Johnson, B. Forman, and J. Starren. Architectural requirements for a multipurpose natural language processor in the clinical environment. *Proc Annu Symp Comput Appl Med Care*, pages 347 – 51, 1995.

[34] C. Friedman, C. Knirsch, L. Shagina, and G. Hripcsak. Automating a severity score guideline for community-acquired pneumonia employing medical language processing of discharge summaries. *Proc AMIA Symp*, pages 256 – 60, 1999.

[35] H. Goldberg, D. Goldsmith, V. Law, K. Keck, M. Tuttle, and C. Safran. An evaluation of umls as a controlled terminology for the problem list toolkit. *Stud Health Technol Inform*, 52 Pt 1:609 – 12, 1998.

[36] A. Haghighi and D. Klein. Unsupervised coreference resolution in a nonparametric bayesian model. In *Proc 45th Annu Meeting Assoc Comput Ling*, pages 848 – 55. Association for Computational Linguistics.

[37] U. Hahn, M. Romacker, and S. Schulz. Creating knowledge repositories from biomedical reports: the medsyndikate text mining system. *Pacific Symp Biocomput*, pages 338 – 49, 2002.

[38] H. Harkema, A. Setzer, R. Gaizauskas, M. Hepple, R. Power, and J. Rogers. Mining and modelling temporal clinical data. In *4th UK e-Science All Hands Meeting*.

[39] P. J. Haug, S. Koehler, L. M. Lau, P. Wang, R. Rocha, and S. M. Huff. Experience with a mixed semantic/syntactic parser. *Proc Annu Symp Comput Appl Med Care*, pages 284 – 8, 1995.

[40] M. Hearst. Untangling text data mining. In *Proc 37th Annu Meeting Assoc Comput Ling*, volume 43, pages 3 – 10. Association for Computational Linguistics.

[41] J. R. Hobbs. Information extraction from biomedical text. *J Biomed Inform*, 35(4):260 – 64, 2002.

[42] G. Hripcsak, L. Zhou, S. Parsons, A. K. Das, and S. B. Johnson. Modeling electronic discharge summaries as a simple temporal constraint satisfaction problem. *J Am Med Inform Assoc*, 12(1):55 – 63, 2005.

[43] Y. Huang and H. J. Lowe. A novel hybrid approach to automated negation detection in clinical radiology reports. *J Am Med Inform Assoc*, 14(3):304 – 11, 2007.

[44] D. L. Hunt, R. B. Haynes, S. E. Hanna, and K. Smith. Effects of computer-based clinical decision support systems on physician performance and patient outcomes: a systematic review. *Jama*, 280 (15):1339 – 46, 1998.

[45] M. Jiang, Y. Chen, M. Liu, S. T. Rosenbloom, S. Mani, J. C. Denny, and H. Xu. A study of machine-learning-based approaches to extract clinical entities and their assertions from discharge

summaries. J Am Med Inform Assoc, 18(5):601 – 06, 2011.

[46] S. Jonnalagadda, T. Cohen, S. Wu, and G. Gonzalez. Enhancing clinical concept extraction with distributional semantics. *J Biomed Inform*, 45(1):129 – 40, 2012.

[47] S. R. Jonnalagadda, G. Del Fiol, R. Medlin, C. Weir, M. Fiszman, J. Mostafa, and H. Liu. Automatically extracting sentences from medline citations to support clinicians information needs. *J Am Med Inform Assoc*, 20(5):995 – 1000, 2013.

[48] S. R. Jonnalagadda, D. Li, S. Sohn, S. T. Wu, K. Wagholikar, M. Torii, and H. Liu. Coreference analysis in clinical notes: a multi-pass sieve with alternate anaphora resolution modules. *J Am Med Inform Assoc*, 19(5):867 – 74, 2012.

[49] Y. Kim, J. Hurdle, and S. M. Meystre. Using UMLS lexical resources to disambiguate abbreviations in clinical text. *AMIA Annu Symp Proc*, 2011:715 – 22, 2011.

[50] D. Klein and C. Manning. Accurate unlexicalized parsing. In *Proc 41st Annu Meeting Assoc Comput Ling—Volume 1*, pages 423 – 30. Association for Computational Linguistics.

[51] M. Krallinger, R. A. -A. Erhardt, and A. Valencia. Text-mining approaches in molecular biology and biomedicine. *Drug Discov Today*, 10(6):439 – 45, 2005.

[52] M. Krauthammer and G. Nenadic. Term identification in the biomedical literature. *J Biomed Inform*, 37(6):512 – 26, 2004.

[53] T. Kudo and Y. Matsumoto. Chunking with support vector machines. In *NAACL'01: Second Meeting N Am Chap Assoc Comput Ling Lang Techn 2001*, pages 1 – 8. Association for Computational Linguistics.

[54] I. J. Kullo, J. Fan, J. Pathak, G. K. Savova, Z. Ali, and C. G. Chute. Leveraging informatics for genetic studies: use of the electronic medical record to enable a genome-wide association study of peripheral arterial disease. *J Am Med Inform Assoc*, 17(5):568 – 74, 2010.

[55] J. D. Lafferty, A. McCallum, and F. C. N. Pereira. Conditional random fields: probabilistic models for segmenting and labeling sequence data *Proc ICML*, pages 282 – 89, San Francisco, CA, 2001.

[56] P. Lependu, S. V. Iyer, A. Bauer-Mehren, R. Harpaz, Y. T. Ghebremariam, J. P. Cooke, and N. H. Shah. Pharmacovigilance using clinical text. *AMIA Jt Summits Transl Sci Proc*, 2013: 109, 2013.

[57] L. Li, H. S. Chase, C. O. Patel, C. Friedman, and C. Weng. Comparing ICD9-encoded diagnoses and NLP-processed discharge summaries for clinical trials pre-screening: a case study. *AMIA Annu Symp Proc*, pages 404 – 8, 2008.

[58] K. P. Liao, T. Cai, V. Gainer, S. Goryachev, Q. Zeng-treitler, P. Raychaudhuri, P. Szolovits, S. Churchill, S. Murphy, I. Kohane, E. W. Karlson, and R. M. Plenge. Electronic medical records for discovery research in rheumatoid arthritis. *Arthritis Care Res (Hoboken)*, 62(8):1120 – 7, 2010.

[59] H. Liu, Y. A. Lussier, and C. Friedman. Disambiguating ambiguous biomedical terms in biomedical narrative text: an unsupervised method. *J Biomed Inform*, 34(4):249 – 61, 2001.

[60] K. Liu, K. J. Mitchell, W. W. Chapman, and R. S. Crowley. Automating tissue bank annotation

from pathology reports—comparison to a gold standard expert annotation set. *AMIA Annu Symp Proc*, pages 460 – 4, 2005.

[61] Y. Liu, R. Bill, M. Fiszman, T. Rindflesch, T. Pedersen, G. B. Melton, and S. V. Pakhomov. Using SemRep to label semantic relations extracted from clinical text. *AMIA Annu Symp Proc*, 2012: 587 – 95, 2012.

[62] S. Loh, J. P. M. De Oliveira, and M. A. Gameiro. Knowledge discovery in texts for constructing decision support systems. *Appl Intell*, 18(3):357 – 66, 2003.

[63] S. Mathur and D. Dinakarpandian. Finding disease similarity based on implicit semantic similarity. *J Biomed Inform*, 45(2):363 – 71, 2012.

[64] C. Mayr. Focusing bound pronouns. *Nat Lang Seman*, 20(3): 299 – 48, 2012.

[65] A. McCallum and W. Li. Early results for named entity recognition with conditional random fields, feature induction and web-enhanced lexicons, *Proc CONLL*, 4:188 – 91, 2003.

[66] A. T. McCray, A. M. Razi, A. K. Bangalore, A. C. Browne, and P. Z. Stavri. The UMLS knowledge source server: a versatile internet-based research tool. *Proc AMIA Annu Fall Symp*, pages 164 – 8, 1996.

[67] G. B. Melton and G. Hripcsak. Automated detection of adverse events using natural language processing of discharge summaries. *J Am Med Inform Assoc*, 12(4):448 – 57, 2005.

[68] S. Meystre and P. Haug. Natural language processing to extract medical problems from electronic clinical documents: performance evaluation. *J Biomed Inform*, 39(6):589 – 99, 2006.

[69] S. M. Meystre, F. J. Friedlin, B. R. South, S. Shen, and M. H. Samore. Automatic deidentification of textual documents in the electronic health record: a review of recent research. *BMC Med Res Methodol*, 10:70, 2010.

[70] S. M. Meystre, G. K. Savova, K. C. Kipper-Schuler, and J. F. Hurdle. Extracting information from textual documents in the electronic health record: a review of recent research. *Yrbk of Med Inform*, pages 128 – 41, 2008.

[71] F. P. Morrison, L. Li, A. M. Lai, and G. Hripcsak. Repurposing the clinical record: can an existing natural language processing system de-identify clinical notes? *J Am Med Inform Assoc*, 16 (1):37 – 9, 2009.

[72] S. N. Murphy, M. E. Mendis, D. A. Berkowitz, I. Kohane, and H. C. Chueh. Integration of clinical and genetic data in the i2b2 architecture. *AMIA Annu Symp Proc*, page 1040, 2006.

[73] P. G. Mutalik, A. Deshpande, and P. M. Nadkarni. Use of general-purpose negation detection to augment concept indexing of medical documents: a quantitative study using the UMLS. *J Am Med Inform Assoc*, 8(6):598 – 609, 2001.

[74] P. M. Nadkarni, L. Ohno-Machado, and W. W. Chapman. Natural language processing: an introduction. *J Am Med Inform Assoc*, 18(5):544 – 51, 2011.

[75] T.-V. T. Nguyen, A. Moschitti, and G. Riccardi. Convolution kernels on constituent, dependency and sequential structures for relation extraction, *Proc EMNLP*, 3: 1378 – 87, 2009.

[76] H. -S. Oh, J. -B. Kim, and S. -H. Myaeng. Extracting targets and attributes of medical findings from radiology reports in a mixture of languages, *Proc BCB*, pages 550 – 52, 2011.

[77] S. Pakhomov, J. Buntrock, and P. Duffy. High throughput modularized NLP system for clinical text, *Proc ACL*, pages 25 – 8, 2005.

[78] T. H. Payne and D. R. Martin. How useful is the UMLS metathesaurus in developing a controlled vocabulary for an automated problem list? *Proc Annu Symp Comput Appl Med Care*, pages 705 – 9, 1993.

[79] K. Raghunathan, H. Lee, S. Rangarajan, N. Chambers, M. Surdeanu, D. Jurafsky, and C. Manning. A multi-pass sieve for coreference resolution, *Proc EMNLP*, pages 492 – 501, 2010.

[80] L. Ratinov and D. Roth. Design challenges and misconceptions in named entity recognition, *Proc CoNLL*, 147 – 55, 2009.

[81] S. T. Rosenbloom, R. A. Miller, K. B. Johnson, P. L. Elkin, and S. H. Brown. Interface terminologies: facilitating direct entry of clinical data into electronic health record systems. *J Am Med Inform Assoc*, 13(3):277 – 88, 2006.

[82] P. Ruch, R. Baud, and A. Geissbühler. Using lexical disambiguation and named-entity recognition to improve spelling correction in the electronic patient record. *Artif Intell Med*, 29(1—2):169 – 84, 2003.

[83] N. Sager, C. Friedman, and E. Chi. The analysis and processing of clinical narrative. *Medinfo*, pages 1101 – 5, 1986.

[84] S. Sahay and A. Ram. Socio-semantic health information access. In *AI and Health Communication*, pages 57 – 60.

[85] G. K. Savova, J. J. Masanz, P. V. Ogren, J. Zheng, S. Sohn, K. C. Kipper-Schuler, and C. G. Chute. Mayo clinical text analysis and knowledge extraction system (cTAKES): architecture, component evaluation and applications. *J Am Med Inform Assoc*, 17(5):507 – 13, 2010.

[86] H. Shatkay and R. Feldman. Mining the biomedical literature in the genomic era: an overview. *J Comput Biol*, 10(6):821 – 55, 2003.

[87] C. Shearer. The CRISP-DM model: the new blueprint for data mining. *J Data Warehous*, 5(4):13 – 22, 2000.

[88] S. Sohn, K. B. Wagholikar, D. Li, S. R. Jonnalagadda, C. Tao, R. Komandur Elayavilli, and H. Liu. Comprehensive temporal information detection from clinical text: medical events, time, and tlink identification. *J Am Med Inform Assoc*, 20(5):836 – 42, 2013.

[89] W. Soon, H. Ng, and L. Daniel Chung Yong. A machine learning approach to coreference resolution of noun phrases. *Comput Linguist*, 27(4):521 – 44, 2001.

[90] J. Strötgen and M. Gertz. Heideltime: High quality rule-based extraction and normalization of temporal expressions, *Proc SemEval*, *pages 322 – 4*, 2010.

[91] L. Sweeney. Weaving technology and policy together to maintain confidentiality. *J Law, Med & Ethics*, 25(2—3):98 – 110, 1997.

[92] G. Szarvas, R. Farkas, and R. Busa-Fekete. State-of-the-art anonymization of medical records using an iterative machine learning framework. *J Am Med Inform Assoc*, 14(5):574 - 80, 2007.

[93] H. D. Tolentino, M. D. Matters, W. Walop, B. Law, W. Tong, F. Liu, P. Fontelo, K. Kohl, and D. C. Payne. A UMLS-based spell checker for natural language processing in vaccine safety. *BMC Med Inform Decis Mak*, 7:3, 2007.

[94] M. Torii, K. Wagholikar, and H. Liu. Using machine learning for concept extraction on clinical documents from multiple data sources. *J Am Med Inform Assoc*, 18(5):580 - 7, 2011.

[95] M. C. Tremblay, D. J. Berndt, S. L. Luther, P. R. Foulis, and D. D. French. Identifying fallrelated injuries: text mining the electronic medical record. *Inf Technol and Mgmt*, 10(4):253 - 65, 2009.

[96] O. Uzuner, Y. Luo, and P. Szolovits. Evaluating the state-of-the-art in automatic deidentification. *J Am Med Inform Assoc*, 14(5):550 - 63, 2007.

[97] Ö. Uzuner, B. R. South, S. Shen, and S. L. DuVall. 2010 i2b2/va challenge on concepts, assertions, and relations in clinical text. *J Am Med Inform Assoc*, 18(5):552 - 56, 2011.

[98] M. Verhagen and J. Pustejovsky. Temporal processing with the tarsqi toolkit, *Proc COLING*, pages 189 - 92, 2008.

[99] S. J. Wang, D. W. Bates, H. C. Chueh, A. S. Karson, S. M. Maviglia, J. A. Greim, J. P. Frost, and G. J. Kuperman. Automated coded ambulatory problem lists: evaluation of a vocabulary and a data entry tool. *Int J Med Inform*, 72(1—3):17 - 28, 2003.

[100] H. Wasserman and J. Wang. An applied evaluation of SNOMED-CT as a clinical vocabulary for the computerized diagnosis and problem list. *AMIA Annu Symp Proc*, pages 699 - 703, 2003.

[101] J. Wilbur, A. Rzhetsky, and H. Shatkay. New directions in biomedical text annotation: definitions, guidelines and corpus construction. *BMC Bioinform*, 7(1):356, 2006.

[102] H. Xu, M. Markatou, R. Dimova, H. Liu, and C. Friedman. Machine learning and word sense disambiguation in the biomedical domain: design and evaluation issues. *BMC Bioinform*, 7:334, 2006.

[103] J. Zelingher, D. M. Rind, E. Caraballo, M. S. Tuttle, N. E. Olson, and C. Safran. Categorization of free-text problem lists: an effective method of capturing clinical data. *Proc Annu Symp Comput Appl Med Care*, pages 416 - 20, 1995.

[104] J. Zheng, W. W. Chapman, R. S. Crowley, and G. K. Savova. Coreference resolution: a review of general methodologies and applications in the clinical domain. *J Biomed Inform*, 44(6):1113 - 22, 2011.

[105] L. Zhou, S. Parsons, and G. Hripcsak. The evaluation of a temporal reasoning system in processing clinical discharge summaries. *J Am Med Inform Assoc*, 15(1):99 - 106, 2008.

[106] Q. Zou, W. W. Chu, C. Morioka, G. H. Leazer, and H. Kangarloo. Indexfinder: a method of extracting key concepts from clinical texts for indexing. *AMIA Annu Symp Proc*, pages 763 - 7, 2003.

[107] P. J. Hayes and J. Carbonell, Natural language understanding. *Encyclopedia of Artificial Intelligence*, pp. 660 - 77, 1987.

[108] Angel X C and C. Manning. SUTime: A library for recognizing and normalizing time expressions. *Language Resources and Evaluation* (LREC 2012); Istanbul, Turkey. pp. 3735 - 40.

第 8 章

挖掘生物医学文献

Claudiu Mihăilă

曼彻斯特大学文本挖掘国家中心,英国曼彻斯特 claudiu. mihaila@manchester. ac. uk

Riza Batista-Navarro

曼彻斯特大学文本挖掘国家中心,英国曼彻斯特 riza. batista@manchester. ac. uk

Noha Alnazzawi

曼彻斯特大学文本挖掘国家中心,英国曼彻斯特 noha. alnazzavi@cs. man. ac. uk

Georgios Kontonatsios

曼彻斯特大学文本挖掘国家中心,英国曼彻斯特 georgios. kontonatsios@cs. man. ac. uk

Ioannis Korkontzelos

曼彻斯特大学文本挖掘国家中心,英国曼彻斯特 ioannis. korkontzelos@manchester. ac. uk

Rafal Rak

曼彻斯特大学文本挖掘国家中心,英国曼彻斯特 rafal. rak@manchester,ac. uk

Paul Thompson

曼彻斯特大学文本挖掘国家中心,英国曼彻斯特 paul. thompson@manchester. ac. uk

Sophia Ananiadou

曼彻斯特大学文本挖掘国家中心,英国曼彻斯特 sophia. ananiado@machestere. ac. uk

8.1　简介

　　人类语言是一种复杂的、极其强大的交流体系,虽然人类本身具有惊人的沟通能力,但理解自然语言对计算机来说却是一项艰巨的任务。主要的困难在于,虽然自然语言让我们具备了发送信号的能力,但语言的使用者能够使用既有的语言表达无数新的含义。自然语言本质上是有歧义的,这导致计算机无法掌握复杂的上下文语境。

众所周知,自计算语言学和自然语言处理(NLP)技术诞生伊始,科学用语就具有区别于一般语言的特性[100]。这种差异可以在不同的层次上观察到,例如词汇、语义关系,在某些情况下甚至是语法[89],除此之外,计算机常常还需要相关领域的专业知识来辅助分析。

语言是进行健康科学教育、研究和实践的媒介之一。临床上使用的语言通常被称为生物医学语言,它也可以被视为一种分支语言进行研究[164,179]。因此,生物医学研究人员在考虑 NLP 技术的实际应用时,需要意识到不同领域的应用的重要性。

除了语言本身的差异之外,还有一个问题是生物医学文献的指数级增长以及高通量方法实施后产生的实验数据,对此,研究人员需要开发有效的技术,用于智能内容的创建和管理,同时支持知识的获取、共享和重用。生物医学应用文本挖掘方法长期保存、获取和使用数字化可用资源是必须依赖科学文献的必要条件。文本挖掘方法和工具为生物医学领域利用新的知识信息提供了新的途径。这类工具提供了搜索、提取、组合、分析和总结大文本数据的有效方法,从而在知识发现和生成方面为研究人员提供了支持[5,45,115,255,325]。

生物医学文本挖掘带来了许多挑战,机会也随之而来。多学科性质便是其中挑战之一。例如,生物学家常常使用商品名称来描述化合物,而化学家则通常使用不那么含糊的符合 IUPAC 标准的名称或明确的描述符,如国际化学标识符。由于文本挖掘技术需要从文献中提取不太精确的定义及其关系,而后者可以更精确地指代分子实体,所以也更容易用化学信息学工具进行处理。此外,为了支持生物信息学的研究,研究人员需要公开的数据库,以便从文献中找到生物医学的实体以及实体之间的关系[7]。由于管理这些数据库的成本太高,文本挖掘手段为它们的有效汇聚、更新和集成提供了新的机会。但是,如果在不同区分等级上发掘特定实体及实体间关系的工具需要针对不同的领域接受适应性的调整。文本挖掘通过将文本线索与生物医学手段相联系,降低专业知识验证的成本,生成假设,以此为生物医学的研究带来某些利好。通过发现从前未知的联系,提供一种通用方法来加强生物医学知识的组织方式。

本章旨在总结生物医学文本挖掘的研究热点。我们首先在 8.2 节中介绍各种资源(例如,语料库),它们作为专业领域内的知识来源,支持着文本挖掘技术手段的开发。第 8.3 节概述了术语获取和管理的基本任务。文本挖掘的核心是在信息提取任务中对非结构化数据的事实进行自动提取。在这章中,我们关注命名实体和事件提取以及语篇解释,它们分别是 8.4 节和 8.5 节的重点。在 8.6 节中,我们概述了促进各种生物医学文本挖掘工具集成的不同软件环境。第 8.7 节讨论了文本挖掘的几种应用,这些应用满足了生物医学研究中一些最紧迫的信息需求,而第 8.8 节则阐述了如何将生物医学文本挖掘方法应用于临床。最后,在 8.9 节中,我们总结了当前生物医学文本挖掘面临的一些挑战,并提出了解决这些挑战的前瞻性方法,最终目标是推进这一重要的研究领域发展。

8.2　资源

目前,我们已经拥有了大量的词汇库、本体库和生物医学知识编码数据库,然而生物医学语言是发展最快的专业语言之一,有些陈旧的术语已经不再使用,每天都有新的术语被创造出来。由于人类无法处理如此大量的既有资源,所以人工维护这样的知识库正在变得越来越困难,这导致研究人员无法跟上相关文献的步伐——即使是小众的专精主题也一样[6]。例如,仅在 2012 年 MEDLINE 上就发表了 50 多万篇文章。因此,设法教导机器自动完成让人类专家们感觉枯燥的工作显得十分重要,只有这样才能让各领域的专家们把时间用于推进科学的进步上。为了支持它们的学习,机器需要接触大量经过人类标注的数据集合,以便辨识真和伪的情况。这些数据集(或语料库)得是机器可读的语言素材集合,它们需要作为生物医学某个领域的代表,方能被文本挖掘工具[6] 所使用。例如,GENIA 语料库收集了2000 份分子生物学领域的期刊摘要,并且标注了其中与人类血细胞转录因子相关的术语和它们之间的关联[128]。

通常而言,生物医学语料库从 MEDLINE①[美国国家医学图书馆(NLM)维护]的文献数据库中提取的只是摘要,不过,现有的某些研究已经证实了在信息提取任务中使用全文文献而不是摘要的好处[46,262,265]。他们的发现引起了人们对开发包含全文文献的语料库的兴趣,例如 BioScope[307]、CRAFT[12]和 BioNLP 2011 年传染病数据集[233]。PubMed Central② 的开放访问子集是公开获取完整论文的主要来源之一。

8.2.1　语料库类型和格式

生物医学文献语料库可以根据不同的维度进行表征。这种维度可以是各个语料库所代表的领域(例如分子生物学、解剖学、化学)、基础文件的类型(例如临床报告、科学文献、微文本)和预期的语言处理应用和使用方式,也就是信息提取(IE)或信息检索(IR)[252]。标注是在不同层次的分析文档上添加信息比如句法(如句子[133]、令牌[276]、相关性[230])、语义(如命名实体[133]、关系[233]、事件[128,283])和语篇(如语篇关系[180,227])。图 8.1 展示了在不同层次标注的句子。由于大多数语料库都是根据特定项目(例如 GENIA[128] 和 PennBioIE[150])或共享任务(例如来自 BioCreative I[275] 的 GENETAG)的需求进行标注的,所以目前可用的生物医学文档集合是高度异构的。图 8.1 根据上述标准对一些著名的生物医学语料库进行了比较。

---

① http://www.nlm.nih.gov/bsd/pmresources.html
② http://www.ncbi.nlm.nih.gov/pmc/tools/openftlist

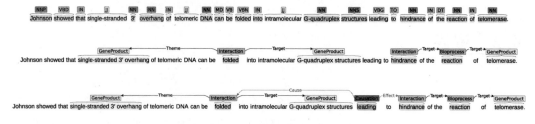

图 8.1　一个带有相关信息的句子

(a)语法,即 Penn Treebank 标记集[277]中定义的部分词性,(b)语义,即命名实体和事件,和(c)话语,即因果关系。

此外,生物医学语料库在标注文档的编码格式上存在差异。该领域被广泛接受的标识是基于边界符号的标识,其中任何一组预定义标签被分配给一个基本单元(例如令牌),以指示其相对于被标注的元素(例如命名实体)的位置。BIO(begin-inside-outside)[242]和 BILOU (begin-inside-last-outside-unit length)[244]就是这种标识的例子,它们被用来编码词性、短语和命名实体标注[137,129]。虽然它的简便性造就了其广泛的可用性,但是它们的线性性质使得它不适用于更复杂的结构化标注,例如嵌套的实体、依赖树关系和事件。此外,即使在极少数情况下,它们可以处理字符偏移,但是重构原始源代码还需要额外的工作。

在一些语料库中,会用标记语言(如 XML、SGML)对标注进行编码。保存带有标注信息的实例,实例内包含已定义的标记语言元素,再以内联或间隔方式添加到源文档中。内联需要在实际文本中穿插标注,而间隔使用允许单独存储元素的索引机制来保持源文档不变。带有标注部分的 GENIA 语料库[276]、命名实体[133]和核心表达式[75]在内联 XML 中进行编码,然而 GENIA 事件应该存储为隔离的 XML 元素[128]。其他基于 XML 的标识包括通用 XML 元数据交换(XMI)标准和受生物医学启发的 BioC 格式[49]。虽然基于逻辑树的模型有助于存储层次和结构化标注(例如依赖树、事件),但标记语言需要开发符合标准的解析器以处理编码文档。由于标记语言的规范性,只要文本内容带有交叉内容,就不太可能对其进行编码。

一种更为简单而灵活的标注编码方法是采用分隔符分隔值(DSV)。与间隔的标记语言元素一样,DSV 格式的索引标注不会影响原始文本,并且可以是高度结构化的。此外,它还具有允许部分重叠/交叉标注的额外灵活性。日益流行的 BioNLP 共享任务(BioNLP ST)格式③就是这样一种格式。

表 8.1 的最后一列罗列了用于编码的特定生物医学语料库格式。

---

③　http://2013.bionlp-st.org/file-formats

表 8.1　部分生物医学语料库及其特点

语料库	域	文档	注释	格式
GENETAG[275]	分子生物学	20,000 sent	实体	s/o DSV
CRAFT[12]	基因组学	97 art	实体	s/o XML
PennBioIECYP[150]	分子基因组学	1,100 abstr	POS,实体,关系	s/o XML
BioNLP REL	分子生物学	1,210 abstr	实体,关系	s/o DSV
GENIA[128]	分子生物学	2,000 abstr	POS,实体,关系	i/l XML
BioCause[180]	分子生物学	19 art	话语关系否定	s/o DSV
BioScope[307]	放射学 & 分子生物学	1,954 rad. rep, 9 art,1273 abstr	不确定性和它们的作用域	i/l XML

补充:s/o＝间隔,i/l＝内联。所有列出来的语料库都支持信息提取。

▶▶8.2.2　标注方法

就所需的工作而言,语料库中包含的信息可以通过两种方式进行标记:一种是通过自动化方法(使用工具自动生成标注),另一种是通过手工标注(具有高素质的管理员从头开始添加标注)。后者进一步分为三种不同的方案:

1. 传统的标注。该方案在几乎所有大型语料库的开发中都得到了应用,并取得了成功。标注团队通常由至少两名标注人员、指导设计人员、领域专家和技术支持人员组成。标注过程的详细指南是在标注阶段开始之前制定的,并在必要时对其进行修订。例如,为了构建基因调控事件(GREC)语料库[283],在领域专家对生物医学事件进行标注之前,就已经准备了一套全面的指导方针,该方针通常涉及与任务相关的生物医学和语言学方面的内容。不过,这种方法在时间和人员方面代价高昂,因此,就有了如下所述的两种备选方法[317]。

2. 众包。在这个方案下,标注是由在线劳动力市场的成员执行的,例如亚马逊的 Mechanical Turk。这种方法在不需要高水平行业专家参与的任务中表现得很好。由于它不像传统方案那样昂贵,NLP 研究人员可以为同一个文档支付多个标注的预算。在所有标注工作完成后,研究人员便可以使用投票机制获得统一的标注。该方案在针对医疗条件、药物和实验室程序相关的临床试验文件标注中得到了成功的应用[322]。

3. 团体标注。这种方法需要标注指南和一些种子标注,随后这些标注将被发布到研究社区,然后,多个研究人员通过贡献自己的标注来支持当前任务的完成。基于此方案,i2b2 在 2009 年的语料库挑战项目中由任务组织者(提供初始标注)和参与团队共同标注。如果配合良好,这种方法将是快速、可靠和廉价的[317]。

一方面,尽管自动化方法能在最少的时间内生成统一的标注,但是标注的质量却不能得到保证;另一方面,通过人工标注虽然可以保证标注的高质量,但又要花费大量的时间和人力[209]。将这两种方法结合起来则可以取长补短[10,209]。通过两者交互的方式,由人工手动纠正自动生成的标注,如此便可以提高人工标注率,降低成本,提高标注的一致性[10,68,209]。

支持语料库开发的是各种标注工具,对于给定的标注任务,任何工具的适用性都取决于所使用的标注方法。例如,传统的标注手段可能对实时协作特性的需求不高,但在众包和团体标注中,这种特性很可能是必需的。与此同时,对于旨在降低时间和人员成本的标注工作,借助能够自定义的自动化工具(例如 WordFreak[195]、MMAX[196]、GATE Teamware[30]、brat[272]和 Argo[239])集成平台是十分有必要的,因为它们能够自动生成标注,以供人工验证。表 8.2 展示了在生物医学语料库开发中所使用的知名标注工具,以及它们各自的特性。

表 8.2 不同标注工具的比较

	WF [195]	C [63]	XConc [88]	MMAX [196]	K [218]	GT [30]	BN [38]	brat [272]	Argo [239]
基于网络	✗	✗	✗	✗	✗	✓	✓	✓	✓
复杂注释结构	✓	✓	✓	✓	✓	✓	✗	✓	✓
自定义自动工具	✓	✗	✗	✓	✗	✓	✗	✗	✓
探索	✓	✓	✓	✓	✓	✓	✗	✓	✗
实时合作	✗	✗	✗	✗	✗	✓	✓	✓	✓
灵活输出格式	✓	✓	✗	✓	✗	✗	✗	✗	✓
生产样本语料库	[284]	[3]	[128]	[85]	[12]		[211]	[233]	[238]

注释: WF=WordFreak, C=Callisto, K=Knowtator, GT=GATE Teamware, BN=BioNotate.

▶▶8.2.3 标注的可靠性

标注对文本挖掘技术的发展有两方面的贡献:首先,它们提供的示例使工具能够有效地学习任务;其次,它们是评价已有挖掘技术的黄金标准[317]。因此,确保生成的标注具有高质量是至关重要的。

虽然语言学家能够在一定程度上对生物医学文本进行可靠的识别,例如与否性和推测[307]——这一点已经得到研究的证实,但他们也还是很可能在尝试理解语义时遇到不知所措的情况。确定语句实体、实体之间如何交互以及哪些实体(或其他事件)受到哪些事件的影响是一项艰巨的任务,因为它需要广泛的、特定领域的背景知识和对主题几近完全的理解。由于生物医学是高度专业化的,标注者有必要拥有相关领域的专业知识。此外,在理想情况下,标注者要对目标语言具有接近母语的语言能力,例如英语。

然而,由于教育和专业背景的不同,人类在判断和理解上可能会有不同的偏差。为了避免任何潜在的偏见,通常至少会雇佣两名专家为同一组文档提供标注。现已证明,语料库的可靠性随着参与标注工作的标注者(如程序员)数量的增加而增加[10]。同样会对程序员产生影响的因素还有在标注工作之前就制定的指南、概述说明、可能出现歧义的情况以及针对这些问题的解决方案。指南越全面,新建标注里不一致的情况就越少,语料库的可靠性也就越高[6,209]。

为了量化标注的可靠性,我们设计了一种被称为标注一致性(inter annotator agreement,IAA)的度量值。它是对多个独立执行标注任务的程序员生成的标注结果一致性的评估。计算 IAA 最简单的方法是统计一致性的绝对百分比,即标注者认同的条目数与条目总数[10]的比率。然而,这个比例并没有考虑到偶然一致的情况,这通常会造成误导的结果,因为两个标注之间的一致性很可能只是随机产生的[108]。

在考虑偶然一致性存在的情况下,Cohen's kappa 系数 κ 是在评估标注语料库的可靠性时,使用最广泛的一致性系数,它在计算观察一致性基础上,加入了对偶然一致性的修正,如公式 8.1 所示。

$$\kappa = \frac{P(A) - P(E)}{1 - P(E)} \tag{8.1}$$

$P(E)$ 是标注者之间偶然达成的预期一致性,$P(A)$ 是观察到的绝对一致性。如果标注者总是达成相同的标注,则 κ 的结果值为 1;如果观察到的一致性偶然大于预期,则 κ 为正数;而如果观察到的一致性意外小于预期,则 κ 为负数[6]。

在一些情况下,上述的一致性系数并不适用,因为在这些情形里我们事先并不知道标注项的总数。因此,通过考虑一组标注作为参考(即黄金标准),另一组作为对照。IAA 采用精确度(P)、召回率(R)和平衡 F 值(F_1)等标准指标进行计算。精确度与在响应中识别的相关实例的比率有关(根据参考文献),而召回率对应于在响应中识别的相关实例的比率。为了计算这两个指标的值,首先计算以下频率:

- TP 是引用中在响应中正确标识的实例数量(真阳性)。
- FP 是引用中在响应中被错误识别的实例数量(假阳性)。
- FN 是引用中在响应中被错误拒绝的实例数量(假阴性)。

然后分别用公式 8.2 和 8.3 计算精确度和召回率:

$$P = \frac{TP}{TP + FP} \tag{8.2}$$

$$R = \frac{TP}{TP + FN} \tag{8.3}$$

这两个指标的组合通常表示为 F_1 评分(或平衡 F 值),这是精确度和召回率的调和平均值(公式 8.4)。

$$F_1 = 2 \cdot \frac{P \cdot R}{P + R} \tag{8.4}$$

这些指标在一组文档上的值可以通过微平均和/或宏平均的方式呈现。通过对所有文档进行 TP、FP 和 FN 的累加,并根据累加值计算精确度(micro-P)和召回率(macro-R),然后计算微平均 F 值(micro-F_1)作为 micro-P 和 micro-R 的调和平均值。同时,在宏平均中,计算每个文档的精确度和召回率。宏平均度量(macro-P 和 macro-R)的值是通过对整个文档集的精确度和召回值进行平均得到的。计算 macro-P 和-R 结果与宏观平均值 F 的调和均值。

8.3 术语采集和管理

在本节中,我们将讨论术语采集和管理中涉及的两个任务,即术语提取和术语对齐。术语提取是自动识别术语的过程,这是一项基本的自然语言处理任务,主要目的是用新引入的术语充实现有的本体,或为新领域和未开发的语言创建词汇库。由于已识别的术语在各种文本挖掘应用中——如文档分类、命名实体识别、关系提取和事件提取等,都具有丰富的语义内容,所以这些应用都将术语提取作为预处理步骤。术语对齐是指从源语言到目标语言的术语之间提取翻译对应关系的过程。术语对齐技术被自动或半自动地用于技术术语的双语词典创建中。这些资源在计算机辅助翻译(CAT)[55,80]、统计机器翻译(SMT)[216]和跨语言信息检索(CLIR)[15]等各种应用中都发挥着重要作用。

▶▶ 8.3.1 术语提取

术语是指与科学或技术领域密切相关的概念词或概念词组[118,70]。术语与特定领域文本中经常出现的其他词组的区别在于:术语对应于概念,即在特定领域内或辞典中所描述的特定内容。生态金字塔、分子和蛋白质是生物学术语,而广场恐惧症、双向情感障碍和群体动力学是心理学和精神病学术语。同时,湮灭、宇宙审查、白矮星和黄矮星都是天文学领域的术语。值得注意的是:术语是相对于领域而言的,即一个领域内的术语并不是另一个领域内的术语。不仅如此,一个领域内的特定术语可能也与另一个特定领域或者平常领域的含义不同。例如,与在天文学中的意义不同,白矮星和黄矮星是童话世界里的两种微小生物。除了领域之外,对于文本还有几个重要的方面需要考虑,以便我们能够进行术语提取,其中语言和样式是最重要的。显然,不同语言有各自不同的术语。此外,文本样式——无论是正式的、口语的还是非正式的,都可能影响同义词的意义选择。

提取术语的一种简单方法是使用对应特定领域的辞典或术语列表,并将列表中出现的单词和序列标识为术语。但是这种方法有几个缺点:它不能用于没有参考辞典的领域和语言,也不能用于新创建的术语。由于这些原因,提取术语的任务通常无具体指定方法。根据参考信息的类型不同,术语提取方法可分为语言学、基于词典、统计和综合方法。

语言学方法是指检查与单词和单词序列相关的词形、语法和语义,以此识别词汇。语言学方法通常结合语言工具,如禁用词表、分词器、部分词性标记器、归类器、解析器和部分词性(POS)模式。相比之下,基于字典的提取法则使用现有的字典或术语列表来识别文本中的术语[145]。LEXTER 正是这种方法的一个例子[31]。

统计方法利用了文本中单词或序列出现的统计特性。它们分为基于术语和基于统一术语[118,261]两种。基于统一术语的方法测量的是候选术语之间的连接强度。换句话说,它们量化了单词或序列的出现频率,以此衡量其出现率是否高于偶然率。为了达到这个目的,最直接的度量方式是计算发生频率。除此之外还有更复杂的方法,如假设检验,它可以用来衡量词序成分共现的显著性。基于术语的方法是指度量一个单词或序列对特定本体概念的引用程度。基于术语的方法有 C-值和 NC-值[76]、统计屏障法[202]和 Shimohata 方法等[267]。大多数统计方法都需要与某种语言处理手段相结合,比如考虑特定词性的词。综合方法是语言、辞典和统计方法的组合,有时综合方法也会结合分类模型。Maynard 和 Ananiadou[169] 和 Vivaldi 等人[309]给出了综合方法的例子。

术语提取器的输出是候选术语的列表。一些术语提取器(如统计提取器)通常为每个候选术语提供一个分数,代表其显著性或置信度。这个术语列表可以被其他文本挖掘组件进一步利用,例如命名实体识别器、关系提取器或事件提取器。命名实体识别器将评估候选项是否为某种类型的命名实体,即人名、位置、蛋白质、细胞等。然后,关系提取器将接收命名实体,也可能接收未被识别为命名实体的术语为候选对象,并识别它们之间的关系。同样,事件提取器将识别候选对象之间的复杂关系,即事件。没有命名实体的术语可能被标识为事件的功能部分,比如触发器。除了这些用途之外,术语提取器的输出还可以被多语言术语提取器或术语对齐工具利用,该工具可以识别不同语言中术语的对应关系。

▶▶8.3.2　术语对齐

现有技术环境下术语双语词典的覆盖面较低,而且只能提供有限数量的语言对。例如,图 8.2 显示了在 UMLS 词典(生物医学领域一种流行的多语言术语资源)中,各种目标语言的术语翻译数量占英语术语总数的比例。可以看到,UMLS 中覆盖率最广的西班牙语,其翻译术语也仅占英语词汇总数的 14.2%。考虑到 UMLS 索引的英语词汇超过 100 万,我们可以计算出大约有 86 万西班牙术语的翻译缺口。因此,为了自动扩充现有的词典,我们需要使用术语对齐手段来扩充新的术语翻译。

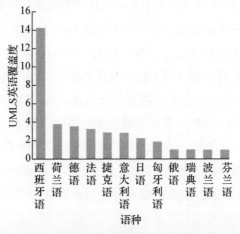

图 8.2　在 UMLS 元同义辞典中被翻译成外语的英语术语的百分比

在过去 20 年里,研究人员提出了各种不同的术语对齐方法。现有的术语对齐方法可以粗略地分为第一代方法(旨在从并行语料库中提取双语词汇)和第二代的改良技术(侧重于可比语料库)。

并行语料库是源语言中文本的集合,它们与目标语言中的直接翻译相匹配。并行语料库被认为是机器翻译的宝贵资源,因为目前最先进的方法,如 SMT,只能用这种类型的数据进行训练。此外,早期术语对齐算法也曾使用并行语料库来编写技术术语的双语词典。在 AT&T 实验室,Dagan 和 Church 介绍了 Termight[55]——一个多词术语对齐工具。Termight 最初从并行语料库[56]中提取双语单词辞典。对于每个源多词术语,Termight 会建议候选翻译,即针对多词术语,其首词和末词与源词中的所有词对齐。虽然 Termight 提取的词典中包含了无效翻译(在英德平行语料库中,最好的候选译文的翻译准确率为 40%),但它在人工翻译中还是被证实对人类翻译者有帮助。从平行语料库获得术语对齐的其他方法还利用了统计的手段。他们依赖于一种简单的观察,即一个词和它的翻译倾向于同时出现在一个平行的、句子对齐的语料库中。相关的例子包括基于骰子系数[271]、共现频率[299]和互信息[43]的方法。

由于源文档直接用目标语言翻译,所以并行语料库是挖掘两种语言之间翻译关系的优秀资源。除此之外,句子对齐可以用来缩小候选翻译的搜索空间。为了便于翻译任务的进行,翻译应该出现在相应的目标句中。然而,这样的资源构建起来很昂贵,并且不是每个域或语言对都可用。由于这个原因,术语对齐的重点已经转移到可比较语料库,这些语料库更大、更便宜、更容易被研究人员获取。与并行语料库相比,可比较语料库的文档不是相互翻译的,而是共享一个或多个共同特征(例如主题或领域)。第二代术语对齐算法对可比较语料库的处理算法可以粗略地分为基于上下文算法和复合的翻译算法。

基于上下文(或上下文投射)的算法是假设一个术语及其翻译倾向于出现在类似词汇的上下文中[81,243]。一个单词 s 的“上下文注入”被定义为在 s 周围包含 N 个单词的一组单词(即上下文向量)。如此一来,源项和目标项的上下文向量就可以直接比较了。上下文投影法可能是可比语料中使用最广泛的术语对齐方法了,不过它的性能在很大程度上依赖于一些需要仔细调校的变量。种子字典的大小就是这样一个变量。一般来说,种子字典越大,性能越好,因为用更大的种子字典就可以翻译更多的目标词汇上下文[194]。可比较语料库的质量是直接影响上下文向量性能的第二个因素。Li 和 Gaussier 提出了语料库可比性的测度,这个指标代表每个源词在目标语料库中找到对应翻译的概率[156]。他们提出,对于可比性较高的可比语料库,上下文向量的性能也会相应提高。最后,在翻译高频术语时,上下文投影方法具有很强的鲁棒性,但对于罕见的术语,其翻译精度明显下降。例如,Chiao 和 Zweigenbaum 在翻译词频达到 100 次或 100 次以上的词语时,其准确率达到 94%(排名前 20 位)[40],而 Morin 和 Daille 报告说,在翻译词频为 20 次或更少的多词词语时,其准确率仅为 21%[192]。

上下文投影法是利用术语的周围语境来寻找翻译对应关系的,而组合翻译算法则利用了术语的内部结构。根据复合性的性质[122]，他们假设一个术语的翻译是其部分翻译的函数（例如，词、语素、词缀、字符 n-grams）。因此，如果我们知道基本构件（即文本单元）我们就可以提取源项的对应翻译。表 8.3 给出了一个组合翻译算法的训练和预测过程的例子。在这个小示例中，组合算法在两个英-希和英-罗马尼亚实例上接受训练，学习如何翻译 cardio（心）和 vascular（血管）。一旦经过训练，这个模型就会使用以前学习过的文本单元间的关联来提取新的术语翻译，例如 cardio-vascular，$\kappa\alpha\rho\delta\iota$-$\alpha\gamma\gamma\epsilon\iota\alpha\kappa\sigma$，cardio-vascular。

表 8.3 组合方法的训练和预测过程示例

	英文	希腊语	罗马尼亚语
训练	**cardio**-myopathy	$\mu\upsilon o$-$\kappa\alpha\rho\delta\iota o$-$\pi\alpha\theta\epsilon\iota\alpha$	**cardio**-miopatie
	extra-**vascular**	$\epsilon\xi\omega$-$\alpha\gamma\gamma\epsilon\iota\alpha\kappa o'$	extra-**vascular**
预测	**cardio**-**vascular**	$\kappa\alpha\rho\delta\iota$-$\alpha\gamma\gamma\epsilon\iota\alpha\kappa o'$	**cardio**-**vascular**

复合翻译方法可以根据其所考虑的基本翻译单元将其分解为词法和子词法。词法算法利用词的对应关系来对齐多词词汇[192,193]，而子词汇方案[67]则用于单词词汇的词法翻译。Morin 和 Daille 介绍了一种使用双语词典来翻译源多词的单个词的词汇构成方法[192]。候选译文是通过考量所有词的可能翻译而组合产生的，而后再选择出现最频繁的候选词作为正确的翻译。作者指出，基于字典方法的性能与种子字典的覆盖范围有关。为此，他们采用了将未知单词映射到种子字典的形态句法规则。在最近的一项研究中，Morin 和 Daille 使用了一种基于上下文的方法，用新的翻译对扩充双语词典[193]。通过增加种子词典的覆盖范围，他们的翻译性能得到了显著提高。Delpech 等人采用了与以往的单字词汇构成方法相同的方法进行单字词汇的翻译，将词素代替词作为基本翻译单元[67]。报告结果显示，30％的未翻译术语可以归咎为字典的覆盖率低。

Kontonatsios 等人提出了一种有监督的机器学习方法，即随机森林（random forest，RF）分类器，它能够在源语言和目标语言之间学习子词汇单元的翻译对应关系，即字符 n-grams[143]。RF 分类器是对最流行的类进行投票的决策树集合（即，无论输入术语是否是翻译项）。决策树是允许模型在源语言和目标语言之间学习字符 n-grams 映射的基本机制，决策树的分支将字符 n-grams（节点）连接在一起。此外，RF 模型使用分类置信度对候选译文进行排序。作者将他们的方法应用于维基百科中与乳腺癌医学子领域相关的文章。结果表明 RF 分类器在翻译稀有术语时的表现在很大程度上胜过了基于上下文的方法，而对于频繁使用的术语，这两种方法的性能基本相同。从廉价的可比较语料库中提取技术术语、建立双语词典的想法确实很有吸引力。在过去 20 年里，一些研究人员提出了解决这个问题的方法。然而，据我们所知目前还没有大规模的实验。以前的工作限制了评价任务，只翻译了 100[67] 或 1000[143] 个术语，与西班牙 UMLS 缺少的 86 万译文相比，这是微不足道的。因此，如何利用可比语料库自动更新现有的双语术语资源还有待证实。

▌8.4 信息提取

MEDLINE 是美国国家医学图书馆的文献参考书目数据库,目前有 2200 万次引用[292]。在过去五年中,MEDLINE 每年平均被引用 74 万次。基于每年新发表的生物医学文章数量的持续增长,这一平均数字在未来几年会进一步增加。

文本挖掘系统在生物医学文献的信息自动提取方面起着重要作用。为了最终消除读者手动检查文本以获取有用信息的需求,大多数文本挖掘方法都集中在信息提取(IE)上,这是所有涉及从非结构化数据中自动提取信息的任务的总称。与由用户提供搜索条件,而后查询与之匹配的文档的信息检索(IR)不同,IE 的功能是从文本中选择特定的事实,以及它们的人工和机器可读形式。在本节中,我们将阐述三个基本的信息提取任务,即:命名实体识别、指代消解和关系/事件提取。

▶▶8.4.1 命名实体识别

命名实体(NEs)是表示生物医学术语(如蛋白质、基因、疾病、药物、细胞、化学物质)[6]的短语或短语组合。自动提取它们的任务被称为命名实体识别(NER),该过程涉及对特定语义类型(如蛋白质)的实体名称进行分类。它会根据名词在文本中的位置生成对应的标注,标注的内容是预定义的语义类别。在图 8.3 中显示的句子中,所有疾病、蛋白质和药物的名称都被标注了。

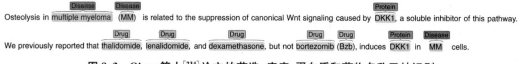

图 8.3 Qiang 等人[234]论文的节选,疾病、蛋白质和药物名称已被识别

命名实体识别是其他任务——如信息提取,摘要和问题回答[57]的基础。生物医学实体的成功识别让进一步提取文本中描述的有用关联成为可能,如蛋白质-蛋白质相互作用、分子事件[44]。

8.4.1.1 命名实体识别方法

NER 的方法可以分为基于字典的方法、基于规则的方法、基于机器学习的方法和混合方法。

基于字典的方法是 NER 方法中最基本的一种。它们依赖于对现有生物医学资源的使用,这些资源包含一个全面的术语列表,并决定文本中的表达式是否与参考列表中的某一生物医学术语相匹配[270]。为了在专利中识别化学物质的名称,Kemp 和 Lynch[123]编写了停用词表和化学名称片段词典。任何化学名称候选项一旦与停用字(例如,情节和恐惧症)的文本标记相匹配则立即被删除,剩下的候选项如果与片段列表中的条目相匹配,则作为化学名称返回,例如乙醇、碳酸钾、溴化正丙酯。

基于词典的方法通常具有精准率高、召回率低的特点[270]。低召回率可以用词汇变化或者生物医学术语有多个同义词(如心脏病发作和心肌梗死)来解释。Tuason 等[290]论证了基因名称的变形,如词序(如整合素 alpha 4,alpha4 整合素)、标点(如 bmp-4,bmp4)、拼写和更复杂的同义词,占到假阴性原因的 79%[148]。此外,生物医学领域的重大进展往往以致新生物医学术语的数量迅速增加,导致现有资源在某些领域的覆盖率变得相对较低。也有一些方法是通过模糊而不是精确匹配生物医学资源中的术语和提及它们的文本(如 BLAST)以改进召回率[270]。还有一些其他的方法则是通过为参考资料中的术语预先生成拼写变体而扩展字典[289]。除了这些改进之外,基于字典的方法还经常与使用规则和机器学习的其他方法相结合[148]。然而,由于生物医学术语与普通英语词汇(如背侧、黄色)的词义表达相同,这些方法仍容易出现精准率低的问题[148,106,270]。例如,文本中物种名称(如大肠杆菌、金黄色葡萄球菌)的缩写可以通过相应的规则提取,这个规则要求第一个标记必须是大写的单字符名词,第二个标记必须是句号,最后一个标记必须是另一个名词。规则的表达方式取决于是否和基于规则的 NER 相符。例如,在 Cafetière 系统[27]中,前面给出的规则可以用以下表达式表示:[orth=capitalized,syn=NN,token="?"],[token=". "],[syn=NN]。

最早的 NER 系统使用基于规则的方法,在这种方法中,手工编写的规则囊括了常见的结构和模式[79,82,110]。虽然这些方法在同一个语料库上展现了令人满意的性能,但它们难以适应其他词库,语料库的规模越大,相对的性能表现也越差。例如,当 Proux 等人[228]在包含 25000 个摘要语料库上测试他们方法的性能时,精确度从 91% 下降到 70%[201]。虽然方法本身很简单,但是规则的构建却非常耗时,需要大量的人力投入,并且这种方法本身也无法识别以前从未见过的术语[201]。

基于机器学习的方法分为有监督法、半监督法和无监督法。在各种标注生物医学语料库的支持下,有监督的机器学习方法因其令人满意的性能而变得越来越流行。大多数基于机器学习的 NER 都使用了隐马尔可夫模型(HMMs)[48,191],支持向量机(SVMs)[121],以及条件随机场(CRFs),这在生物医学领域中的表现显得尤为可靠[172,154,19]。机器学习方法的性能高低依赖于所使用的特征,如正字法、形态学、词法和语义特征[19]。在以往的工作中,特征选择与算法选择同样重要[321]。

由于有监督的机器学习方法依赖于有标注的语料库来进行培训和评估,所以最近人们对半监督的方法产生了兴趣——这类方法只需要较少的标注示例。半监督的方法使用大量未标记的样本,而标记的样本仅占了其中一小部分。许多半监督的方法被用来处理 NER 任务,包括联合训练[29]、自我训练[293]、主动学习[198]和自举法[310]。半监督学习方法比有监督学习方法更受欢迎的原因有两个:由于训练是基于大量的无标记数据,所以它们对人工工作的需求量达到了最低；此外，它们通常能比完全监督学习获得更好的分类性能[29,310]。

结合不同技术的组合方法也已成功被应用于命名实体识别。例如，Nichalin 等人将半监督和有监督方法（bootstrapping 和 CRFs）结合在一起，用以从文献中识别疾病名称，他们还证实在同一任务中，使用组合方法比单纯监督的 CRFs 表现更好[273]。在另一项工作中，基于规则、字典和机器学习（即 SVMs）的三种手段被结合起来用以识别蛋白质的名称[181]。

8.4.1.2　进展和挑战

生物医学文本挖掘社区以共享任务的形式进行评价，结果表明生物医学工作者已经取得了令人满意的成绩。例如，在 2004 年 JNLPBA 生物实体[129]和 2011 年 BioNLP 细菌识别任务[130]中，F 评分分别为 73％和 77％。此外，在 BioCreative Ⅱ 基因提取任务中排名最高的系统[147]是获得了 87％正确率的 F 评分，BioCreative Ⅳ[19]中也有对化合物识别系统的报道。

然而，这种技术手段的进一步发展也面临着一些障碍。第一个挑战是新生物医学术语的快速增长，导致了生物医学资源的不断更新、日新月异；同义词（例如 PTEN 和 MMAC1 指的是同一基因）是另一个挑战。不仅如此，缩写和首字母缩写的使用也造成了类似的问题。还有一些生物医学术语由多个单词组成[如 congestie heart failure（充血性心力衰竭）]，这使得识别术语边界的任务更加复杂。为了应对首字母缩略词、缩写词和同义词带来的挑战，人们提出了一种标准化技术，它可以区分在文本应用中相似的生物医学术语和概念[153,106]。

NER 方法的性能通常采用精准率、召回率和 F 评分等标准指标进行评估。评估是基于已有的标准标注语料库进行的，评估通常有严格和宽松两种标准。在严格的评估中，只有当一个实体的左、右边界与基本参照完全一致时，它才被算作一个真正的正确实义单词。相比之下，宽松的匹配只要求被识别的实义单词与作为参照的实例相符。

▶▶8.4.2　指代消解

作者经常使用各种语言构成要素来提高文章的可读性和信息性。一方面，避免过度重复的写作风格能够增强文本的可读性，例如，用代词代替前文提到的名字。另一方面，通过关联名词短语（如：同位语）在语篇中引入新的信息，这有助于提高信息性。然而，用这些元素编写的文本对于自动化系统来说可能很难解释。这个问题在一个自然语言处理任务中被称为引用解析，解析的目的是通过确定引用所指的概念（指称）来揭示它所指代（指称表达）的意义。引用解析涉及共指和回指的研究。共指的特征是共指表达式，即无论指代的形式如何，它们都指向一个特定的指称；相比之下，回指仅涉及一种被称为回指的引用表达，其解释依赖于被称为先行词的表达[117]。

互引用的文本表达式可以在一个称为互引用链的列表中链接在一起，而这一任务的自动化被称为指代消解,自动确定一个照应器的前因变量被称为回指消解。前者能够生成一组共指用链,而后者则能够生成照应先行词对。然而,我们可以在这些任务的结果之间观察到有一些重叠。在许多情况下,一个后指词和它的前代共指词或有相同的指称物,因而属于同一链条。从下面的例(8.1)中,可以形成如下的共指链:{Krabbe 病,退行性紊乱},{半乳糖神经酰胺酶,这个酶}和{髓磷脂}。可以观察到,每个回指对{这种酶,半乳糖基神经酰胺酶}和{退行性紊乱,甲贝病}的回指和先行词都属于同一个链,因此是相互关联的。

(8.1)甲拉贝病与半乳糖神经酰胺酶缺乏有关,缺乏这种酶会导致髓磷脂的合成受损,并导致退行性疾病的症状。

但是在某些情况下,例如示例(8.2)情况就不同了。虽然两者在指代和结构上是回指关系,但它们不一定是共指关系,因为化合物 3 的化学结构可能与用数字 2 表示的化合物的结构完全不同。

(8.2)通过核磁共振波谱分析阐明化合物 3 的结构,用质谱法测定化合物 2 的结构。

相反,回指关系并不总是存在于一对回指表达式之间。不同文献中出现的两次指代可能具有相同的指称对象,但是因为它们来自多个语篇环境中,所以机器并不能通过回指关系将它们联系起来。在本节中,我们将重点放在单个文本水平的引用解析上,这样,我们就可以将任何符合条件的两个指代认定为回指。从这个意义上来说,回指本身也就是共指的一种情况。因此,下面关于指代消解的讨论也涉及回指消解。

关于引用解析的开创性工作主要是在通用域文档上进行的,大多数研究人员是在 1990 年代中期随着第六届信息理解会议(MUC-6)的组织而出现的,该会议引入了一项全社区共享的任务,重点是解决有关劳动纠纷谈判和公司管理层继任问题的新闻报道中的相互参照表达[90]。随后的会议——MUC-7 也涉及了同样的任务,但它关注的焦点变成了飞机起飞和坠毁相关的新闻[166]。此后很久,研究人员才开始认识到开发生物医学参考解析方法的必要性,这是一项至今仍未解决的任务。以下是生物医学指代消解技术的概况,涉及已知的资源和方法。

8.4.2.1 生物医学指代标注语料库

为了支持生物医学指代消解技术的发展,各种标注语料库应运而生。来自分子生物学领域的 MEDILINE 摘要,MEDSTRACT[229] 和 MEDCo[75] 语料库都有标注,它们以凑对的方式代表相关的表达,即通过将回指与它们各自的先行词联系起来。基于类似方案的还有 DrugNerAr 语料库中的回指关系标注[263]。由于生物医学文本挖掘社区逐渐意识到了在全文文本中调查相关引用[173] 的必要性,所以包含完整文章的语料库也相继出现。例如,MEDCo 得到了一系列可引用的带标注全文的扩充,而 FlySlip[85] 和 HANAPIN[18] 语料库则完全由专注于果蝇基因组学和药物化学的完整论文组成。另一个全文文本集合是科罗拉多州的全文(CRAFT)语料库[47]，它的独特之处是在表示引用错误时使用了引用链(而不是回照句对)。表 8.4 展示了上述生物医学相关标注语料库的更多细节,展示的内容包含了以下几个方面:主题域、规格大小、编码格式和互标注协议(inter-annotator agreement,IAA)。

表 8.4　共引用标注生物医学语料库比较

语料库	领域	规格大小	编码	IAA
MEDSTRACT	分子生物学	100 abstracts	in-line XML	unknown
MEDCo abstracts	分子生物学	1,999 abstracts	in-line XML	83% α
MEDCo articles	分子生物学	1,999 articles	in-line XML	80.7% α
FlySlip	基因组学	5 articles	in-line XML	83% κ
HANAPIN	药物化学	20 articles	in-line XML	84% α
CRAFT	基因组学	97 articles	stand-off XML	61.9% α
DrugNerAr	药理学	49 nano-texts	stand-off XML	unknown

8.4.2.2　生物医学指代消解方法

指代消解第一步是指代提取,即对所有目标文本进行识别的任务[151]。根据手头任务的范围,指代可能包括广义的指代类型,如姓名、代词、完整的短语和缩写。此外,这些表达可能只与名词有关,也可能包括其他种类的词性,例如动词,它被事件共指[47]所覆盖。这些自动生成的指代(通常称为系统指代)之间的链接随后由相关引用或回指解析方法创建。

研究人员提出了生物医学指代消解的各种方法,其中最常见的是采用指代对分类(MPC)的方法,该方法在活动指代(例如,正在解析的表达式)和每个候选引用之间形成指代对,然后,用二进制分类器对每一对数据进行分析,判断这两个指代的数据是否相关。例如,Pustejovsky 等人[229]和 Liang 和 Lin[161]开发了基于规则的系统,使用显著性评分来判断两个给定的表达式是否有引用关系。BioAR[134]同样使用基于规则的评分,但也结合了中心理论(CT)的思想[91]。同样利用上述话语理论的还有基于规则的 DrugNerAr[264],它是一种用来解决与药理学物质相关的指代表达的工具。在各种 MPC 方法中,Gasperin 和 Briscoe[84]提出的基于机器学习方法独树一帜,它的独特之处在于利用了一个带有特定域特征的朴素贝叶斯模型。

与此同时,其他的方法也将相关的指代消解问题作为指代对排序(MPR)任务。这些方法的目的不是确定指代对是否成立,而是对已经定性的指代对进行排序,以确定最相关的候选对象。这样,与 MPC 方法不同的是,主动指代的候选引用就被转化成了一种竞争关系。Nguyen 和 Kim[213]、Torii 和 Vijay-Shanker[287]研究了最大熵排序模型来完成这项任务。

与 MPC 和 MPR 方法有很大不同的是:一直以来,MCC 都采用链分类的方法。尽管与MPC 在分类算法中的应用类似,MCC 使用部分完成的链来表示主动指代的候选引用——

而不仅仅是指代。因此,分类实例由指代链对组成。与指代对相比,这种表示法的一个优点是增加了表达能力。由于数个表达式的特性,一个可引用链可能包含更多独特的信息。例如,Yang 等人[319]在他们的 MPC 和 MCC 成功实现了决策树的应用,并证明后者明显优于前者。

　　表 8.5 进一步总结了上述每一种方法的细节。对于报告性能的评估,我们指出了一个范围,研究人员需要针对特定的指代类型来评估他们的方法,如代词、词汇名词短语。我们希望读者参阅引用中的文献,以获得有关评估的更多信息。到目前为止,在评价指代消解方法性能的标准问题上,研究人员还没有达成一致意见。虽然为 MUC 会议制定的计分方案[306]已经流行起来,但它没有考虑到单一个体(即单成员链),这促进了旨在弥补这一弱点的度量标准的开发,包括 B3[14]、BLANC[247]和 CEAF[165]。

表 8.5　生物医学指代消解方法的比较

方法	建议者/制度	核心理念	评估语料库	Reported performance
MPC	Castaño et al.	显著性评分	MEDSTRACT	$74\%\sim75\%$ F_1
MPC	Liang & Lin	显著性评分	MEDSTRACT	$78\%\sim92\%$ F_1
MPC	BioAR	显著性评分,中心理念	120 MEDLINE interactions	$61\%\sim64\%$ F_1
MPC	DrugNerAr	中心理念	DrugNerAr	$56\%\sim91\%$ F_1
MPC	Gasperin & Briscoe	朴素贝叶斯模型	FlySlip	68% F_1
MPR	Nguyen & Kim Briscoe	最大熵排序模型	MEDCo abstracts	80.85% success rate
MPR	Torii & Vijay-Briscoe	最大熵排序模型	297 MEDLINE abstracts	74% F_1
MCC	Yang et al.	决策树	100 MEDCo abstracts	81% F_1

注:MPC=指代对分类,MPR=指代对排序,MCC=指代链分类。

8.4.2.3　推进生物医学指代消解

　　生物医学指代消解被认为是一个尚未解决的文本挖掘问题,而在其他领域中使用的各种方法(生物医学应用仍未开发)可能成为潜在的解决方案。其中一个例子是在另一篇[17]文献中提出的指代链排序,该排序是通用域的指代消解[235],并且适用于药物化学领域。通过将候选对象表示为链,并在实例中引入一个排名,它结合了 MCC 的表达能力和 MPR 的能力转化候选结果之间的竞争关系。另一种类型的方法在通用域指代消解方面获得了令人鼓舞的结果,这种方法使用了图划分算法[214]。利用这种方法,文档被表示为一个图形,其节点对应于要消解的指代关系。在每一次操作的步骤中(即没有分类和排序的中间步骤),这些节点采用无监督方法进行聚类,如 k 近邻[167]和谱聚类[36]。每个产生的节点分区对应于一个引用链。

指代消解在许多其他生物医学自然语言处理任务中都有应用,包括关系或事件提取[185]。为了改善事件提取的结果,在 BioNLP 2011 共享任务中组织了一项以蛋白质/基因指代消解为重点的支持任务[212]。然而,从各个参与该任务的系统所展现的性能水平来看,在生物医学指代消解方法的准确性方面,相关技术仍有很大的提高空间。

▶▶8.4.3　关系和事件提取

如前几节所述,生物医学文本挖掘研究对生物医学实义单词各种不同形式的自动识别、分类和规范化有广泛的关注,不仅如此,它们还试图将这些实义单词与特定数据库中的惟一标识符进行映射。这些任务现在可以以相当高的精确度自动地执行,它们不需要人工就可以改善基于实义单词的文档检索,这比简单的基于关键字的检索(例如 KLEIO[215]、GeneView[281])要有效得多。

然而,在搜索文献时,生物学家感兴趣的通常不是检索所有指代某个特定实义单词的文本实例,而是查找涉及文献引用的某个特定的知识片段,因为这有助于他们回答研究相关的问题。类似问题的一个例子是譬如哪些蛋白质受到 IL-2 正调控。基于实义单词的搜索仅能够检索包含 IL-2 或其变体的所有文本。然而,使用这种搜索机制不可能对涉及实义单词的关系类型加以限制。例如,为了回答上面的问题,研究人员只对那些探讨正调控的文档感兴趣,更具体地说,是那些提到 IL-2 对调控"负责"的文档。其中一个符合研究者信息需求的例子如下:在正常的人类 T 淋巴细胞中,IL-2 可以激活 p21ras 蛋白。为了使搜索系统的结果更接近生物学家的需要,针对关系和事件提取的研究旨在对文本进行更深入的分析,以确定和/或描述文本中所包含的关系和实义单词。这类分析的输出结果可以作为开发高级语义检索系统的基础,这种系统允许用户根据结构化知识而不是关键字或实义单词执行查询,这反过来又有助于检索更集中的结果集。

检测潜在关系的一种简便方法是寻找不同类型的实义单词和/或交互指示动词同时出现的句子或摘要[83,225]。这种方法在发现不同生物医学概念之间的未知联系方面非常有效,且已经在许多语义搜索应用程序中被使用,其中包括 iHOP[107]和 FACTA+[288]。iHOP 的长处在于根据基因检索句子中的名词和动词。FACTA+系统通过在整个 MEDLINE 抽象数据库中发现抽象级别的共现,计算并可视化搜索词与其他重要概念(如基因、疾病和化合物)之间的关联强度。FACTA+的检索还可以通过在检索摘要中指定应该出现的关系类型而细化,例如,添加"正调控"的条件。虽然这些方法可以识别用户感兴趣的关系,但它们也可能会检索到许多非有效关系的结果,例如,在同一句子中出现的一对蛋白质名称,实际上仅有 30% 存在相互之间的作用[41]。只有对文本的结构特征进行更深入的分析,才能提高关系检测的准确性。

为了更准确地检测文本中生物医学实义单词之间的关系,相关的研究已经从使用简单的共现方法转向检测文本中更复杂、更结构化的行为、关系、过程或状态。这种被称为"事件[258]"的形式通常由文本中的数个片段组成,这些片段被分类并链接在一起,以创建一个面向语义的结构。事件叙述中包含的文本片段通常由触发器——即代表事件发生的词或短语(通常是名词或动词)和参与者——与事件相关的实义单词或次要事件,或在事件描述中重要的其他短语组成。参与者的例子包括事件的起因,事件中发生变化的主体、位置/地点和实验条件。参与者通常根据它们在事件描述中所扮演的角色而被区分为语义角色(如AGENT、LOCATION)。每个事件通常有指定的类型(通常来自本体)来表示自身所描述过程的性质(例如,正调控或约束)。图 8.4 展示了一个简单的生物医学事件示例。触发器(binding)使得区分特定类型的语义事件成为可能。本例中的参与者——p53——被识别为一个蛋白质类型的实义单词,并被赋予语义角色,因为它是事件组成部分,并且经历了变化。

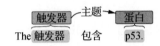

图 8.4　简单生物医学事物示例

图 8.5 显示了一个更复杂的示例,它涉及两个事件。首先,以"IL-10 蛋白"为主题简单表达事件。动词"上调(upregulates)"是第二个复杂事件的触发器,该事件被指定为"正调控"的语义事件类型。这个活动有两个参与者:LMP1 蛋白被确认为正调控事件的原因,而主题是前面提到的表达事件。图 8.6 的句子较长,它展示了事件结构如何对复杂的语义进行编码,并在不同的语言表达方式(例如,两个不同的表达事件)上进行规范化。

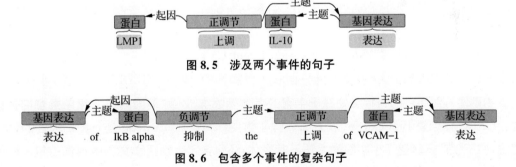

图 8.5　涉及两个事件的句子

图 8.6　包含多个事件的复杂句子

从上面的例子中可以看出,分析文本结构对事件自动化检测至关重要。事件的参与者通常在结构上与作为触发器的动词或名词毗邻,例如,在事件中扮演代词角色的是实义单词,通常是动词触发器的主语,而主题通常是对象。在复杂的生物医学描述中,检测触发器和参与者之间的恰当关联正变得越来越实际和可行,这是由于语言处理工具的准确性和稳健性得到了提高,类似的工具已经被应用到了生物医学文本中,例如深度语法分析器(例如Enju[188])。

要完成事件提取的过程,就必须将文本的结构分析映射到适当的语义表示中。这种过程必须进行数种类型的映射,例,确定不同的触发词和短语如何表示不同的事件类型,根据文本上下文语境,结论可能会有所不同。此外,必须在触发器的句法参数和语义参与者类型之间确定对应关系。虽然存在一些句法和语义级别之间的"典型"映射,比如上面着重展示的那些,但它们并不是通用的。映射规则可以根据事件的语义类型和用于指代事件的特定动词或名词的特殊行为而变化。

为了解决从表面文本结构到语义事件表示的映射问题,研究人员已经创建了各种资源,这为事件如何在文本中表示提供了直接证据。事件标注语料库是领域专家手动识别和标记事件的文本集合。语料库被用于培训事件提取系统,基本的做法通常是用注释数据配合机器学习技术。除此之外,它们也可以作为评估事件提取系统输出结果质量的黄金标准[104]。生物医学事件标注语料库的属性可以向多个方面延展,包括文章的大小、标注信息的复杂性和生物医学子领域。

在以研究大肠杆菌模型为基础的 314 份 MEDLINE 摘要中,GeneReg 语料库[35] 识别了 1770 对基因与调控因子之间的两两关系,相关关系对应于基因调控关联[21] 中的三类。BioInfer[230] 语料库更大(2 662 个事件),也更复杂,这是因为 BioInfer 拥有多达 60 个不同的事件分类类别,用以对文本中的事件进行区分,这些分类可以包含两个以上的不同参与者。GENIA 事件语料库[128] 还使用了相当复杂的 36 个事件类型的本体,主要基于来自基因本体论[11] 的 casses 子集。作为世界上最大的生物事件语料库之一,该语料库包含了 1 000 篇关于人类血细胞转录因子的摘要,注释了 36 858 个事件。参与者包括地点、时间和实验环境,以及主题和原因。与否性和猜测信息也进行了注释。多层次事件提取(Multi-Level Event Extraction,MLEE)[232] 旨在通过对从分子到整个有机体的多层次生物组织信息的注释,以提高事件提取系统的覆盖率。

基因调控事件语料库(Gene Regulation Event Corpus,GREC)[283] 在范围、大小和事件类型方面受到的限制更大(涉及大肠杆菌和人类物种的 240 份 MEDLINE 文摘,涉及 3067 个生物事件),然而它的独特之处在于丰富的事件参数集,13 种不同的语义角色类型均有标注。GREC 在创建 BioLexicon[284] 方面发挥了重要作用。BioLexicon 是一种综合性的词汇资源,它不仅广泛涵盖了生物医学术语及其变体,还包含了生物医学文本中动词的句法和语义行为。因此,生物词典可以成为事件提取过程中的宝贵资源。

随着面向生物医学的语言处理工具和相关支持资源的日益普及,自动事件提取技术已进入生物医学 TM 研究的快速成熟阶段。该阶段研究热点背后的主要推动力是 BioNLP 社区共享任务(STs)[132,208]。自 2009 年以来,两年一轮的 STs 制定的任务越来越雄心勃勃,它的目标是拓宽事件提取研究的视野,并鼓励研究人员开发实用而覆盖广泛的事件提取系统。这些任务的另一个主要贡献是创建和发布了 11 个新的事件标注语料库,这些语料库对上面介绍的语料库进行了补充,同时涵盖了不同的文本类型(即全文和摘要),新的生物医学子领域和各种目标应用。

　　贯穿每个 ST 的共同主题是一个被称为 GE(GENIA Event)的任务,它涉及与原始 GENIA Event 语料库以及原始事件类型的一个子集。BioNLP'09 GE 任务[132]主要是基于原始 GENIA 事件语料库的一个简化子集[128],它只使用了最初 36 个事件类型中的 9 个。随后的 GE 任务在复杂性上有所增加,通过用完整的论文补充摘要(BioNLP'11)[135],或者专门的全文语料库,扩展事件类型标注(BioNLP'13)[131]的范围。BioNLP'11 和 BioNLP'13 STs 的任务进一步集中在不同的生物医学子领域和/或目标应用领域,每个领域都定义了一组定制的事件类型,这些包括表观遗传学和翻译后修饰(EPI)、感染性疾病(ID)[233](BioNLP 11)、癌症遗传学(CG)[231]和通路治疗(PC)[219](BioNLP'13)。

　　根据任务和领域的不同,提取 GENIA-style 事件系统的最高性能可以达到 50%～57% 的 F 评分。两个最新 ST 中的各种任务展示了事件提取技术的灵活性,按照已有的研究发现,即使被应用于全文而不是摘要、新领域或大大扩展范围的事件类型,表现最好的事件提取系统依旧可以保持相当水平的 GE 任务完成度。此外,用于这些任务的评估标准比 GE 任务的要求更高。

　　大多数最先进的事件提取系统都可以执行基于机器学习的流程,该流程将事件提取过程划分为一系列步骤进行,每个步骤以不同的模块实现,即:a) 识别事件触发器;b) 检测与这些触发器相关的每个参与者;c) 从参与者-参数对构建复杂事件的结构。采用这种通用方法的系统(特别是那些使用 SVM 作为学习模型的系统),在许多不同的事件提取任务中表现得非常稳定。还有一些其他的方法也在特定的任务中表现出了相当的竞争力,例如基于规则的方法(BioSEM[33])和具有最小领域适应性的联合模型(UMass 系统[249])。后者与斯坦福基于解析器的模型[171]结合,对基于堆栈的 FAUST 系统[170]中的信息尤其有效。

　　EventMine[184]和 Turku 事件提取系统(Turku Event Extraction System,TEE)[25]都使用基于 SVM 的管线(每个管线都使用不同的特性集),它们通过对不同的语料库进行训练,提高了新任务的可移植性。这种灵活性使这两个系统能够适应 BioNLP STs 中多个不同的任务。最近,移植这两个系统到新任务和领域所需的开销都得到了大大的减少,由此,它对额外编程的需求[26,182]便大大降低了。这些系统的鲁棒性已经通过在大量生物医学文献中的应用而得到了证明。上述两个系统已经处理了整个 PubMed 中超过 2 000 万篇的生物医学摘要,同时,TEE 还被应用于 PubMed 中心开放存取数据库的 46 万篇全文文献[300,301,302]。

　　在三个 ST 中,TEES 都参与了大部分任务,在其中几个任务中取得了最好的性能,包括 BioNLP'09 和 BioNLP'13 的 GE 任务、BioNLP'11 的 EPI 任务和 BioNLP'13 的 GE 任务。EventMine 仅正式参与了 BioNLP'13 ST 的 PC 和 CG 任务,并分别获得了第一名和第二名,它拥有最高的召回率[182]。在 BioNLP'09 ST 之后,EventMine 能够获得比任何最初参与系统更好的结果,包括对复杂事件(包括其他活动的参与者)的提取的显著改进。后续整合新的共指检测系统和域适应技术[185],允许将多个注释语料库的特征纳入训练模型,这可以进一步改善 BioNLP'09 ST 数据的结果,其在 BioNLP'11 GE 和标识任务中的表现优于所有原始参与者。为了消除给每个新领域训练新版本系统的麻烦,EventMine 在最近的改进后,允许创建一个具有广泛语义覆盖的单个事件提取系统,实现的方法是对具有部分语义注释重叠的多组语料库进行训练[182]。

8.5　话语解释

正如本章前几节所述,关于生物医学文本挖掘的研究主要集中在涉及实义单词和关系/事件的提取工作上。虽然事件检索与传统的关键字检索相比,能够检索更多的相关文档,并从文本中提取目标事件,但是这种事件表示(以及基于这种表示的事件提取系统)没有考虑对所有可用信息和相关事件的解释。同样重要的是,考虑到生物医学研究文章具有语篇结构,因此提取出有关信息的解释通常会受到其所处语境的影响,忽略这种上下文可能导致重要信息的丢失,并可能导致对提取的信息做出错误的假设。此外,可以通过将新提取的事件与已有信息联系起来,从而获得新的信息。

▶▶8.5.1　话语的关系识别

上下文之间的连接,也称作文章篇章结构。语篇的衔接和连贯可以更好地传达要点,便于理解。尽管在一般领域,针对文章篇章结构的研究已经存在了很长时间,但是关于特定关系集合的共识还没有出现。众多理论从不同的抽象层次,由笼统到具体,对关系进行定义。

文章篇章结构通常由三个要素组成:话语连接和两个论点。这些关系可以是明晰的,也可以是隐含的,两者的区别在于它们是否有明显的话语连接词(也称为触发器词)。参照例子(8.3)所展示的两个句子,它们之间存在规范的关系,但是并没有用连接词进行明确的标记。

(8.3)IL-10 信号在慢性暴露于炎性细胞因子如 TNF-α 和 IL-1 和免疫复合物时在巨噬细胞中受损。

由于 TNF-α、IL-1 和粒细胞巨噬细胞集落刺激因子的存在,树突状细胞中 IL-10R1 的细胞表面降低。

在生物医学领域,对文章篇章结构的研究兴趣是最近才出现的。2011 年 Prasad 等人发表了 BioDRB 资料库[227],包含 24 个全文文章,手动注释了 16 个文章篇章结构,与 PDTB 类似[226]。按照类似的方法,BioCause 资料库[180]仅包含 19 篇全文文章中的因果关系注释。这个资料库与 BioDRB 的不同之处在于:它在文章中不允许连接词和参数的不连续。

流行病学家可利用此类信息来进行模式识别并预测疾病暴发,医疗保健专业人员根据患者病史等提供个性化治疗。然而,在尝试识别它们的文章篇章结构时,仍然有两个主要的困难:一个与话语连接词有关,还有另一个则与文章的论点有关。

首先,话语连词是高度具有歧义和高度可变的。例如,下面的例子(8.4),标记和表达因果关系。然而,在大多数情境中,相同的标记没有因果意义,仅代表连词。

(8.4)SSRB 与 SPI-2 结合,激活 SPI-2 基因的转录。

这是大多数封闭类词性词汇的常见情况,例如连词和状语。触发类型的其他更常见的示例是因果连接词,它们大多是开放类的词性,多为建议、命令和让步语气。例如,实例(8.5)包含两个指示,但它们都不暗示话语的因果关系

(8.5)缓冲液处理的对照细胞显示用 syto9 强烈的绿色染色(表明存活力)和缺乏 PI 染色(指示没有死亡/垂死的细胞 或 DNA 释放)。

此外,由于名词和动词的开放性属性,它们的可变性导致相同连词的多种用途。举个例子(8.6),结果暗示了一个因果关系。

(8.6)实时 PCR 检测的 hilE mRNA 水平也显示 SR1304 中 hilE 表达增加了约两倍。

这结果暗示 Mlc 可以作为 hilE 的负调节器。

同样的想法可以用这些词的同义词来表达,比如观察、实验、指示、展示、证明等等。高度的可变性也意味着较低的召回率,因为结果中会有很多的假阴性。

关于这两个论点,它们比连接词更难识别。首先,构成论点的文本的容量是任意长度的,在不同的情况下差异很大。对于原因,论点的长度可以达到 100 个标记;对于结果[180],则达到 70 个标记。

其次,围绕连接词的两个论点的位置可以改变。尽管大多数关系遵循 ARG1-CONN-ARG2 模式,但是仍然有相当一部分关系,大约 20%,不遵循这个规则[180]。不仅如此,在不同的句子中几乎一半的关系有一个论点。因此,搜索空间显著增加,导致正确识别的难度也增加。通过允许不连续跨度,如 BioDRB 中的那些问题,它们的复杂性进一步提高。

这就引出了第三个问题,即触发器与论点之间的距离长短。在大约一半的案例里,论点位于触发器前的一个句子中,但也有两者相差十句[180]的情况。

尽管存在前面提到的两个资料库以及任务重要性和难度,但是目前还没有专门为生物医学文献设计的从端到端的话语分析器。大多数现有的研究一直致力于话语连接词,性能达到大约 0.80 的 F 评分。然而,它没有能够解决在多种关系类型之间消除歧义的这个问题,而且仅限于跨文本识别连接词[113,241]。Mihaila 和 Anaaniadou 进一步尝试使用各种机器学习算法来识别因果语篇连接词[178],然后使用基于规则的启发式方法来识别它们的论点[177]。

▶▶8.5.2　功能语篇标注

连贯的篇章结构是写出有说服力的研究论文的重要因素,作者不仅需要解释他们在研究中进行了哪些工作/实验,而且必须使读者相信他们研究的意义和新颖性。这在一定程度上是通过适当的上下文"构架"来实现的,例如,通过介绍背景知识作为新研究的坚实基础,或者与先前发表的研究发现相比较。此外。实验的结果必须进行解释和分析以得出适当的结论。为了最大限度地发挥结论的意义和影响,作者还需要仔细地"推销"他们的解释。这需要考虑各种相互关联的因素,进而导致信息呈现方式的细微差别。通常,作者把"对冲",即不确定性,纳入他们对实验结果的描述,其程度和性质可能取决于作者对自己所用方法的正确性或对其实验解释可靠性的信心。

因此,文本可以沿着多个不同的维度分类,区分的依据是:

a) 修辞功能,例如,篇章节中的信息是否涉及知识、先前研究的结果或分析、方法、新的实验结果或针对这些结果的分析。

b) 文章逻辑相关的特征,例如,不确定性的存在和其程度(用于支持陈旧论点的证据类型等)。

8.5.2.1　注释方案和语料库

目前已经有数种不同的注释方案用以编码部分或所有以上类型的信息。这些方案的变化有众多影响因素,包括方案所应用的文本单元的视角、复杂性和粒度,范围从完整的句子到事件,其中单个句子中可能存在多个事件。

就句子的修辞功能而言,一种常见的方法是将句子的作用按照文档的逻辑结构分类其中最简单的是生物医学摘要,其中少数反映了摘要信息集中和相对固定的性质,例如,目标、方法、结果、结论。通过增加假设、策略、实验和讨论等类别,以摘要为导向的模型经过扩展,可以涵盖全文所提供的、更广泛的信息范围[65,158]。前者允许分配新的/旧的属性,以区分新知识和与以前研究相关的知识。论证区划(The Argumentative Zoning,AZ)模型[279]在很大程度上与知识归因有关,其主要目的是区分与当前研究中之外的其他工作相关的背景知识和作者对自己新工作的描述。编码作者对他人工作的态度也是该方案的内容之一。AZ方案最初是为一般的科学学术写作而设计的,但后来被扩展并成为针对生物医学研究文章[189]的应用。特别的是,关于作者自己研究的各种典型信息类型激发了子类别的创建,这些子类别被分配到与方法、结果、见解和暗示相对应的句子中。

还有其他的方案和资料库被创建,以辨别其他特定类型的话语特征,包括根据句子是否表达否定[2],或猜测[162,175],或否定/猜测范围的识别[307]而对句子进行分类。

虽然大多数方案是在句子层面上进行分类,但也有人承认,在一个句子内部,通过从句或句子片段的修改,也可能使之发生语篇级别的改变。考虑下面的例子(8.7):

(8.7) 用 PD98059 抑制 MAP 激酶级联反应，MAPK 激酶 1 的特异性抑制剂可以阻止 α2 整合素亚单位的快速表达。

虽然这句话的主要目的是报告推测性分析，即抑制 MAP 激酶可能阻止 α2 整合素单元的表达，但它也包含事实信息——PD98059 是 MAPK 激酶 1 的特异性抑制剂。在 Wilbur 等人的例子中[313]，只要话语层面的信息发生变化，就创建一个新的片段。这个方案也比每个文本片段引入五个不同特征，即焦点（修辞功能的简化分类）、极性、确定性、证据类型和方向/趋势（数量/质量增加或减少）更复杂。

将话语层面的信息按事件分配也需要特别考虑。由于单个句子中可能有多个事件，每个事件可能有不同的解释，研究表明，事件层面的话语特征不能直接继承包含它们的文本跨度的特征。例如在 Bio-Scope 资料库中，通过 GENIA 资料库中的事件注释与语言范围注释的比较表明，属于推测短语的语言范围内的事件通常不一定是其本身推测的[308]。

对此，第 8.4.3 节中介绍的几个事件注释资料库将基本文章逻辑特征与注释事件相关联，尽管这些通常仅限于是否针对事件指定了否定或推测。然而，针对生物医学事件定制的更详细的方案[207]认识到可以在事件的文本上下文中指定几种不同类型的信息，这可以影响它们的话语解释。与 Wilbur 等人的方案相同[313]，这种编码生物事件解释的元知识方案是多维的，它编码五种不同类型的信息，即：知识类型（例如，事实，观察，分析）、确定性水平、信息源（事实涉及当前或先前的研究）、极性（正/负）和生物方式（生物相互作用的速率/强度）。该手段已被应用于创建 GENIA-MK 资料库[285]，它是原始 GENIA 资料库的扩展版本，并且还可以用于注释根据该方案注释的一系列全文文献[204]。虽然知识类型维度可以对与事件的修辞功能相关的信息进行编码，但其价值比那些通常由句子层次结构所赋予的更抽象，而句子层次结构与文章的结构方面联系更紧密。因此，正如 Liakala 等[160]所证实的那样，事件级语篇信息可以借助更精细的分析来补充每句话的信息。

8.5.2.2 话语线索

现已证实，特定提示词和短语是对生物医学句子是否表达推测进行分类的重要依据[162,175]。基于资料库的生物学模糊限制语（如推测性陈述）研究文本[111,112]强调了这一点，因为有 85% 的模糊限制语是通过词汇的形式呈现的——即通过使用特定的单词和短语，这与一般的学术写作不同。情态动词（例如，可能，也许，会）的作用更小，而其他动词、形容词和副词的作用则更重要[112]。除了推测，特定的词汇标记可以表示与识别各种语篇信息相关的其他类型的信息[25]。作为词汇线索在语篇解释中作用的一个例子，考虑以下句子，每个句子包含相同的事件，但是语篇解释却不同：

（a）已知 narL 基因产物激活硝酸还原酶操纵子。

（b）我们检查了 narL 基因产物是否激活了硝酸还原酶操纵子。

（c）narL 基因产物未激活硝酸还原酶操纵子。

(d) 这些结果表明,narL 基因产物可能被硝酸还原酶操纵子激活。

(e) 以前的研究表明,narL 基因产物可以激活硝酸还原酶操纵子。

在句子(a)中,"已知"告诉我们该事件是一个被普遍接受的事实;而在(b)中,"检查"这个单词说明该事件正在调查中,因此该事件的真实性是未知的;句子(c)中的"未"表示该事件被否定了;在句子(d)中,"表明"一词表示该事件是基于某种试探性的分析进行陈述的,而"可能(might)"的存在进一步强调了推测的程度;最后,(e)中"以前的研究"表明该事件是基于先前发表的论文中提供的信息,而不是与当前研究中的新信息有关。de Waard 和 Pander Maat[66]认识到与话语相关的词汇线索结构通常出现在某些公式化的短语中,他们称之为"调节片段",因为它们调节了话语流,例如已知用于引入事实信息的短语。各种基于资料库的研究已经收集了与识别文本的各种话语特征相关的单词和短语。这些词汇项目前已被证实是域依赖的,至少在一定程度上依赖[282],并且是可扩展的。例如,Kilicoglu 和 Bergler[124]确定了 190 种用于生物医学研究文章的不同模糊性线索。然而,对这些线索的解释可以依赖于上下文[256],这为它们在语料库中的注释提供了支持,以促进学习和消除上下文相关的歧义。以上介绍的少量语料库中都有这样的注释。词汇线索以外的特征在确定话语功能和特征时非常重要。例如,句子中的主要动词、时态、章节类型、段落中句子的位置以及句子中引用的存在,都被确定为潜在的重要特征[189]。

8.5.2.3　语篇信息的自动识别

如今已经有各种方法将话语信息自动分配给文本片段和事件。摘要句子分类的方法采用了一系列不同的学习方法(例如 Naïve Bayes[254],SVM$_s$[174]和 CRF$_s$[103])。不仅如此,它们通常使用一组相当简单的特征,主要基于任何一种词袋中的单词或 n-grams(可能带有词组),结合关于句子的位置信息,以及可能分配给前一句子的类别[103]。在预测某些句子类别时,所有系统都能够达到 0.85 或更高的 F 评分,而在所有情况下,确定句子位置对于提高分类准确性至关重要。

这些旨在区分全文中修辞句类别的系统采用了更广泛的特征类型。Teufel 和 Moens[280]使用 Naïve Bayes 分类器来预测 AZ 类别,它使用 16 个特征,包括句子的位置和长度、重要术语的存在、动词语法特征和前一句句子的类别。如上所述,通常在不同句子类型中使用的短语和短语的分类列表强调了词汇线索的重要性。根据所预测的类别,该系统能够实现高达 0.61 的 F 评分。一组类似的特征被用于训练 SVM 和 CRF 分类器以预测 CoreSC 方案的 11 个类别[159]。根据不同的类别,F 评分从 0.18 到 0.76 不等,在 SVM 和 CRF 性能表现之间只观察到很小的差异。研究中发现,最重要的特征是 n-grams、语法关系、特定动词的存在、词汇线索和以章节标题的形式。抽象句子的分类任务也被发现受益于这样一组扩展的特征,SVM 分类器实现了不同类别平均 0.91 的 F 评分[94]。主动学习的使用已经被证实是一种有希望减少摘要句子分类所需训练量的方法[95]。

就语篇相关特征的自动检测而言,大多数研究都集中在与否性和推测的检测。例如,Agarwal 和 Yu[1]开发了一种基于 CRF 的分类器来检测与否性的范围,它使用单词和词性作为特征。23 个小组参加了 CONLL-2011 关于检测模糊性及其范围的合作任务,这激发了该领域大量的新研究。研究中涉及的各种方法,包括纯粹基于规则[126]、纯机器学习[190,157]或将机器学习分类器与手工制定的规则相结合的混合方法[248,305]。

Nawaz[205]等人转向识别事件的话语信息,解决了在预注释事件结构中检测否定的问题。他们发现使用各种句法、语义和词汇特征的随机森林分类器,加上一系列领域特定的提示词,会比其他的学习算法表现更好,在解决事件并为其分配否定和推测信息这一更复杂的任务中,BioNLP'009 数据集获得了 0.70 的 F 评分。这种相当低的表现水平被认为是由于训练资料库[132]中缺少带注释的提示词和短语。基于规则的系统和依赖语法分析器输出[125],实现了 BIONLP'09-ST(F 评分分别为 0.23 和 0.25)中的否定事件和推测事件以及 BioNLP-11 GE 任务中的推测事件的最佳结果(F 评分 0.27)[127]。最近投入使用的 SVM 分类器在性能上以微弱的优势胜出[26,182]。

EventMine-MK[186]结合了一个基于 SVM 的模块来为上面介绍的五个不同元知识维度分配特征。该模块中使用的特征包括事件参与者和元知识线索表达之间的最短依赖路径、句子位置和引文信息。不同维度的宏观平均 F 评分介于 0.59 和 0.80 之间,而且系统在检测否定和推测事件时可能优于 BIONLP'09 ST 的原始参与者。独立研究[203,206]表明,使用自定义特征集来预测不同的元知识维度可以获得更好的结果。

复杂性相似的问题是根据 Wilbur 等人[313]提出的方案的五个维度对文本片段进行分类的。通过 SVM 分类器,使用文本片段中出现的术语作为特征,性能水平提高到 0.64~0.97 之间[266]。

8.6　文本挖掘环境

高级文本挖掘方法通常建立在现有的预处理工具和公式化方法之上,即文本挖掘工作流程,例如,语法分析必须在词性标记之前,通过解析命名以识别实体等等。因此,将单个组件链接到工作流中的能力是开发复杂文本挖掘应用程序的必要条件。文本挖掘环境降低了对编程和技术技能的要求,并允许用户在工作流程中"混合和匹配"组件。此外,文本挖掘环境通过定义用于开发流水线应用程序的通用和标准规则来实现工具和资源的交互操作性。出于这些理由,越来越多的工作流构建环境或平台正在为社区所用。

文本工程的通用架构(GATE)[53]是一个长期的工作流构建环境,已被用于开发各种生物医学文本挖掘应用。它集成了大量的文本挖掘组件,还针对生物医学领域进行了调整[54]。GATE 具有图形用户界面(GUI)和集成开发环境(IDE),旨在协助编程任务。此外,

GATE 还实现了工作流管理模块,这是文本挖掘环境的中央模块,负责协调管道中的组件和资源以及工作流的执行。然而,GATE 只能提供有限的工作流管理,缺乏管道的迭代、并行或嵌套执行[16]。

非结构化信息管理架构(UIMA)[72]是一个 OASIS 标准,它是一个强大而灵活的框架,关注的重点在于语言资源(LRs)的可重用性和互操作性。UIMA 最初由 IBM 开发,随后作为 Apache 的开源项目被捐赠。底层基础架构实现了复杂的工作流管理,允许开发有条件的、迭代的和并行的工作流。除此之外,UIMA 还定义了一个分析交互操作机制和遵循注释模式或类型系统的通用数据结构。GATE 和 UIMA 的比较研究在 Bank 和 Schiere[16]的调查中有翔实报道。

在 UIMA 框架交互操作性的基础上,许多研究人员将他们自己的文本挖掘存储库贡献给了 UIMA,例如 U-Compare[119],DKPro[97],BioNLP UIMA[20],JCoRe[98]和 cTAKES[259]。

U-Compare[119]是一个建立在 UIMA 之上的图形化文本挖掘平台。U-Compare 主要关注生物医学文本挖掘工作流程的开发,但也支持构建许多通用应用程序,如机器翻译、自动摘要和文本到语音的转换[144]。U-Compare 拥有自己的类型系统,涵盖了许多文本挖掘组件通用的注释类型。此外,U-Compare 还实现了一种比较和评估机制,用于调整文本挖掘工作流的性能。例如 Kolluru 等[141]的工作表明,标记化是化学命名实体识别(NER)的重要预处理组件。使用 U-Compare 的比较机制,他们能够评估使用不同标记器的 NER 工作流程,并为他们的任务确定最佳途径。

另一个符合 UIMA 标准的文本挖掘平台是基于网络的 Argo 工作台[239]。它让用户可以对各种基本 NLP 组件进行访问,这些组件可以通过方框图工具安排到可定制的工作流程中。虽然在可用生物医学组件的子集和工作流程评估支持方面类似于 U-Compare,但 Argo 的功能是独一无二的,它允许复杂的、类似图形的工作流程以及自动生成注释的手动验证。它灵活地支持类型系统自定义[240],与此同时,也可以通过不同类型系统之间的转换来促进交互操作性[237]。

一些通用的科学工作流构建平台也为文本处理和分析提供了支持,其中包括 Konstanz Information Miner(KNIME)[22]和 PipelinePilot[304]。然而,工作流构建软件的依赖对文本挖掘方案的广泛适用性构成了障碍,虽然这些平台具有共享和导入/导出工作流的功能,但这种转换性通常仅限于相同的框架间。因此,这类平台需要进行大量的开发工作,以将工作流程与外部系统集成。为了克服这些问题,越来越多的开发人员将 Web 服务作为部署文本挖掘解决方案的手段。由于它们的公共可用性和对普适标准[例如,代表性状态转移(Representational State Transter,REST)体系结构]的遵从性,Web 服务已经被广泛使用和接受,这促使了 Web 服务注册表的出现。例如 BioCatalogue[23]——一个生物信息学工具库及一个名为 Whatizit 的生物医学概念识别库[246]。

虽然使用文本挖掘平台构建工具有助于定制并消除对高技术技能的需求,但它们作为

Web 服务促进了跨平台的可重用性和交互操作性。这些注意事项促使 U-Compare 发布了一种新机制,将仅支持 UIMA 的独立工作流转换为基于开放标准(REST 和 SOAP 协议)构建的 Web 服务[142]。Argo 的 Web 服务读取器和编译器组件也允许将其工作流调用为 Web 服务。通过这种方式,UIMA 工作流程得以同它们本身的平台脱离。这些基于 Web 的工作流程可以在符合上述开放标准的任何应用程序中重复使用。Taverna[220] 是一个应用程序的示例,其中包含了用于构建由第三方 Web 服务组成的工作流 GUI。表 8.6 总结了刚才描述的各种平台的功能。

表 8.6 平台与文本挖掘功能的比较

	GD	U-Compare	Argo	KNIME	Taverna	PP
基于标准互操作性框架	✕	✓	✓	✕	✕	✕
基于 Web	✕	✕	✓	✕	✕	✕
基于 GUI 的工作流程构建	✓	✓	✓	✓	✓	✓
内置的组件库	✓	✓	✓	✓	✕	✓
组件实现独立	✕	✕	✕	✕	✕	✓
专注于文本挖掘	✓	✓	✓	✕	✕	✕
专注于生物医学应用	✓	✓	✓	✕	✓	✕
工作流共享	✓	✓	✓	✓	✓	✓
Web 服务部署	✕	✓	✓	✓	✓	✓

注意:GD=GATE Developer,PP=PipelinePilot。

8.7 应用

前面的章节介绍了促进文本挖掘的不同资源和方法,本节中我们将展示它在解决不同信息需求方面的重要性。具体来说,我们将讨论三个即时的应用程序,即:语义搜索、统计机器翻译和数据管理。

▶▶8.7.1 语义搜索引擎

将 EventMine 和 TEES 应用于 PubMed 文档集合的技术已被用于支持不同的语义搜索应用程序。在 EVEX 系统[301]中,用户首先从搜索基因开始,该搜索行为将导致系统给出所有涉及目标基因的事件类型。然后,用户可以通过多种方式进一步“挖掘”感兴趣的信息,例如,寻找包含特定原因和主题的特定事件类型的实例,或者寻找有特定基因/蛋白质参与的不同类型的事件。EventMine 提取结果已被用于创建 MEDIE 搜索系统的增强版本。虽然 MEDIE[187] 的原始版本允许以<subject,verb,object>的形式进行结构化查询,并通过应用

PubMed 摘要的深层语法分析器来调整针对生物医学领域[99]的检索,但 EventMine 生成的事件提取模板——通过初始选择事件类型来指定查询,并能够指定对事件参与者的进一步限制,有助于提供更加语义导向的搜索结果,对文本结构进行进一步的抽象。基于事件的 MEDIE 搜索结果也被用于 Path Text 2[183],这是一个将生物学技术与文献中的支持知识联系起来的综合搜索系统。正式路径模型被转换为 MEDLINE 操作的三个语义搜索系统,即 KLEIO,FACTA+ 和 MEDIE(原始版本和基于事件的版本)。基于事件的 MEDIE 检索方法的准确性依赖于通过该方法检索的文档在系统中的排名。

EvidenceFinder 是一个更先进的搜索系统,利用 BioLexicon 中的信息,用户可以在欧洲 PubMed Central 数据库中包含的 260 多万篇文章中对搜索结果进行基于事件的筛选,并有效地定位信息。当一个实义单词被作为搜索词输入时,系统会生成一个问题列表[28]来说明搜索的实义单词参与基础文档集合的最常见事件类型。事件是通过许多特定领域的工具和资源来提取的,即适用于生物医学领域的 Enju Parser[99]、命名实体识别器[257]以及 BioLexicon 的有关动词行为模式的信息。

再回到语篇分析,自动检测修辞类别和话语特征可以通过在与作者研究问题相关的已发表文章中找到句子,或者通过生成信息摘要[50,96]来帮助研究人员撰写文献综述。对于数据库使用者来说,能够帮助他们找到包含新实验证据和方法的话语分析显得尤为重要[320],不仅如此,对话语特征的分析有助于将新知识与先前报道的知识区分开来。识别新知识在建立和更新生物过程模型(如途径)时也很重要[217]。话语层面的信息对于帮助研究人员找到文献中的不一致或矛盾,即通过寻找具有相似参与者但又冲突的元知识事件,也相当重要。

语篇级信息已被合并到许多语义搜索应用程序中。作为其高级搜索条件的一部分,MEDIE 允许用户将搜索的对象限制为以下类型之一:标题、目标、方法、结果或结论。分类是根据在文献[103]中描述的方法进行。此外,EvidenceFinder 是一种针对解剖实义单词的系统,它最近发布的更新使得其能够自动将元知识信息分配给所识别的事件。通过用提问式的条件检索将事件与它们的话语级特征相匹配,而一个或多个元知识特征可以作为筛选检索初级结果集的手段。

▶▶8.7.2　统计机器翻译

20 世纪 90 年代初,IBM 实验室的 Jelinek 小组提出了机器翻译统计方法(MT)[32],即统计机器翻译(SMT),区别于现有的基于规则的 MT[303]。二十多年来,SMT 已被 MT 社区广泛采用,研究人员为第一批 IBM 模型做出了重大贡献。SMT 研究中一些最重要的进展包括:(a)使用 BLEU 分数自动评估 MT 系统[222];(b)翻译模型[140]从基于单词[32]到基于短语的演变,这导致了翻译准确性的实质性提高;(c)发布 Europarl 平行资料库[138],为大多数欧洲语言提供免费数据,用以培训 SMT 系统和(d)Moses[139]的发布。这是一种很流行的开源

SMT 工具包,用作基准测试的基线系统。

虽然 SMT 的研究正在迅速发展(仅在 2013 年就发表了 400 多篇研究论文),但因为它们建立在相同的原则之上,所以绝大多数最先进的 SMT 方法都有着同样的缺点。首先,SMT 系统只能在仅适用于有限数量的语言对和域的并行数据上进行训练(有关并行和可比较资料库的详细比较,请参阅术语对齐的子部分)。为此,研究人员提出了从可比较的资料库中自动挖掘平行句子[199,200,245]的方案。其次,当前的 SMT 技术不能翻译未曾见过的/词典外(OOV)词,即在训练数据中不出现的词。Daum'e Ⅲ 和 Jagarlamudi[61]的研究表明,当其应用于新领域时,从未见过的单词错误占 SMT 系统所犯错误的一半。为了解决 OOV 问题,术语对齐技术被用于从可比较的资料库中挖掘 OOV 翻译,然后将提取的字典集成在 SMT 的短语表中[114,143]。报告的结果显示,与仅使用并行数据的基线 SMT 系统相比,上述工作改善了 0.5~1.5 个 BLEU 点。

在生物医学领域中使用 MT 技术具有许多潜在的好处。美国 2000 年人口普查[268]统计显示,大约 4 700 万居住在美国的人在家使用的语言不是英语,而且约有 1 900 万人的英语水平有限。这种现象在医患对话中造成了严重的限制。Flores 等人[74]指出,63% 的翻译错误可能会造成临床上的严重后果。因此,针对专业医学语言的 SMT 系统可以促进医生和患者之间的沟通。此外,MT 技术通过将大量英语出版的生物医学文献翻译成母语,可以在很大程度上使非英语人口受益。

最近,有多种方法对 MT 技术在生物医学领域的应用进行了研究。Wu 等人[316]为 6 种语言建立了生物医学 SMT 系统。从他们的报告中可以看出,该研究对高质量资源语言对的翻译结果令人满意。例如英语－西班牙语,这两种语言的生物医学领域中存在足够的并行数据。但是,当只有有限的训练资料库可用时,例如对于英语-匈牙利语,SMT 系统的翻译性能就急剧下降。Zeng Treitle 等[324]研究一般 MT 工具的使用,即 Babel Fish,用它将英文病例翻译成了四种语言。他们的研究结果表明,76%~92% 的翻译结果是不可理解的。所以,在应用于特定域资料库之前,需要调整通用 MT 工具,即域适应。例如,Eck 等人[71]使用领域特定词典,即 UMLS,以适应 SMT 系统的领域来翻译医患对话,获得的结果显示翻译性能有了改善。Pecina 等[224]使用语言模型来识别碰巧发生在域外资料库中的域内并行句子,在翻译医学领域的用户搜索查询时,他们经过训练的 SMT 系统在很大程度上优于基线通用系统。

EMEA 是最大的、提供免费的生物医学平行资料库之一。EMEA 是来自欧洲药品管理局的 22 种欧洲语言的并行文件的集合,这个资料库使用自动工具进行句子对齐,并可用于训练 SMT 系统。MuchMore 是一个期刊医学文摘的平行资料库,仅供英语－德语的翻译使用。专利自动翻译在 SMT 中是一个具有挑战性的主题,因为专利文献往往包含长句[278]。在生物医学领域,现有的专利相关平行资料库有:COPPA(英语-法语)和 PatTR(英语-法语,英语-德语)。最后,第 9 届统计机器翻译研讨会(ACL 2014 WMT)组织了一项特别关注医学领域的共同任务,结果尚待报告。研讨会将在其结果中汇报医学 SMT 的最新技术,并提供基准评估数据集。

▶▶8.7.3　半自动数据监管

大多数生物医学研究人员都需要依赖于存储在大型结构化信息源(即数据库)中的知识来指导他们的工作。为了满足他们的信息需求,在过去几年中已经有许多生物数据库得到了开发和更新,它们支持生物医学相关领域的科学研究工作,从蛋白质组学(如 ExPASy[86])和基因组学(如 Ensembl Genome[73])到代谢组学(如人类代谢物组学数据库[314])和系统发育学(如,PhylomeDB[109]),再到化学信息学(例如,ChEMBL[87])。读者可以参考 Nucleic Acids Research journal[4] 的注册表,获取当前可用的生物数据库列表。

数据库是结合科学实验和高通量计算的结果,已发表的科学文献是这些数据库中主要的信息来源之一。按照传统的过程,文献中的数据通常是以完全手工的方法进行管理,再由领域专家亲自挑选和审查并发布在科学出版物上,并选择值得列入目标数据库的具体信息。然而,生物医学的不断发展导致大量科学出版物的积压,为了减少管理者的工作量,文本挖掘方法已被纳入数据管理流程。例如,关系提取系统被用于生物分子相互作用网络数据库(BIND)[13]的管理,这使管理者的工作量减少了 70%[69]。与此同时,在将基因名称识别器[120]纳入 FlyBase 管道[51]后,用于管理的时间减少了 20%。类似的,通过 Textpresso 文本挖工具[197]的概念提取器,C. 秀丽隐杆线长蛋白质(C. elegans protein)制备的效率提高了 8 倍[297]。其他由文本挖掘工具半自动填充的数据库还包括 BRENDA[260],比较毒物基因组数据库(CTD)[62],STITCH[149]和 SuperTarget[93]。

典型数据管理流程中已经有三个任务被确定为最需要文本挖掘的重点领域,即文档分类、标记相关生物医学概念以及注释两者相互之间的关系[105]。为了促进自动执行这些功能的工具的进步,生物医学 NLP 社区的成员组织了共享任务(例如,BioCreative 2012[8]和 BioCreative Ⅳ[168]研讨会的互动任务),以此鼓励支持文本挖掘的管理平台的开发。除了自动支持之外,交互式界面是任何平台都需要的功能,它允许人类管理者对自动生成的结果进行验证。随着几个国际研究小组迎接挑战,最近几年出现了一系列多样化的文本挖掘辅助生物管理平台。一些参与系统具有文档分类功能,例如 PubTator[312],T-HOD[59],Acetylation miner[274],BioQRator[152]和 SciKnowMine[34];有些则支持概念识别的信息提取任务(例如,PCS[52],tagtog[39],T-HOD[59],TextPresso[298],CellFinder[210],Egas[37],BioQRator[152],MarkerRIF[58],RLIMS-P[286],Argo[238])和相互作用提取(例如,PPInterFinder[236],eFIP[291],MarkerRIF[58],ODIN[250])。虽然大多数提议的系统都是高度针对特定领域的,并且与某些文本挖掘分析紧密结合,但其中少数系统却很灵活,允许自定义注释类型(例如 tagtog,SciKnowMine,Egas 和 Argo)和底层自动工具(例如,MarkerRIF,Egas 和 Argo)。不过,值得注意的是,这些工具只是为了协助人类管理者,而不是取代他们的作用。手动验证文本挖掘产生的结果对于确保高质量的科学信息管理是必不可少的。

8.8　临床文本挖掘集成

在过去的十年中,信息技术已在医疗保健领域得到了广泛应用,医学界越来越意识到数字化医疗记录的适用性和实用性。病人的纸质临床数据正在迅速转变为电子病历(EHRs)[77,78]。电子病历包含丰富的患者信息,它们可能涉及医疗保健的各个方面[116]。

电子病历的信息可以分为结构化和非结构化。结构化部分描述了患者病史细节,如用药、实验室结果、影像和药房订单[92]。电子病历的这一部分由医学信息片段组成,每个片段可以从一些医学控制词汇表中分配唯一的概念标识符,例如国际疾病分类(ICD-10)。

电子病历的非结构化部分包含各种内容的自由叙述文本:病程记录、出院小结、病理报告、手术报告和其他[253]。通常而言,临床医生可以在非结构化部分中输入自然语言文本来描述患者的状况。例如,他们可以总结身体检查的结果,或者解释为什么在处方中开出或停用特定药物[253]。临床医生更喜欢在撰写报告时使用自由文本,因为他们可以无拘无束地使用自然语言的词汇,而无需映射到本体论概念。因此,电子病历的非结构化部分通常包含了结构化格式中无法描述的、有价值的诊断信息[92]。以自由文本表达的有价值信息的例子包括家族史、风险因素、体征和症状[315]。例如,射血分数是患有充血性心力衰竭患者的强指标,而与射血分数相关的信息通常以自由文本表示。

在医疗记录中使用自由文本为许多医疗保健专业人员、临床研究人员、医生、护士和治疗师[101]创造了丰富的资源,它可以发掘隐藏的医疗记录文本信息,服务临床从业者和软件应用程序[163]。

例如,可用自动处理结构化医疗记录的方式概括患者的病史,并将患者与具有相同或相似病史的其他患者进行比较。结构化医疗记录也可用于临床研究。将多个存储库中的大量临床记录结合起来,就可以研究相应的问题,例如,"有多少接受他莫昔芬治疗的 2 期腺癌患者在 5 年后无症状?"更进一步,让系统识别特定的模式并且提出新的假设,以便日后在临床试验中进行探索和验证[253]。此外,有了电子病历后,寻找符合条件的临床试验候选者会变得更加简单和快捷[223]。

循证医学(EBM)是指从最适合特定患者的文献中识别、采用和整合科学证据。2000 年 AMIA 春季研讨会的证据和决策支持分会表明,临床决策支持系统(CDSS)和循证医学的整合非常有前景,并且可能有助于改善医疗质量和实践[269]。目前,循环医学在应用上存在一些阻碍,包括大量的非结构化形式的临床信息、临床医生的经验不足以及没有时间寻找和综合科学文献中的证据[311]。

文本挖掘方法可用于促进循证医学,挖掘电子病历的临床叙述中丰富而有价值的临床信息。然后,提取的信息可以与文献相联系,以构建和生成临床医生可能感兴趣的关联,这种关联可用于辅助临床决策和基于证据的医疗保健。在过去十年中,生物医学文本挖掘取得了重大进展,而临床文本挖掘受到的关注却较少,主要原因是文本挖掘工具的开发或改进在很大程度上依赖于已有的、带注释的训练资料库。但是,由于隐私和保密性问题,只有有限的资料库可用于文本挖掘[176]。临床文本挖掘中的大多数研究工作都集中在构建医疗记录上。记录中发现的医学概念通过 MetaMap[9],cTAKES[259],i2b2 HITEx[323] 和 MedLEE[77] 等工具映射到医学术语。只有少数研究利用基于统计机器学习的方法从电子病历中提取医疗信息,大多数研究都是在 i2b2[294,295,296] 和 ShARe / CLEF eHealth 共享任务[155]的背景下进行的。

整合来自诸如电子病历和科学文献的、不同来源的生物医学信息可以扩展和拓宽关于患者健康信息的知识,例如疾病的病因学和药物再利用。PhenoCHF[4]是整合来自临床记录和生物医学文献的表型信息的资料库中的一个例子,它与表型信息的识别有关,资料库包括充血性心力衰竭(CHF)的原因、风险因素体征和症状的注释。它整合了 PubMed Central Open Access 数据库中的电子病历(300 份出院摘要)和科学文献文章(5 篇全文)。相关的研究还侧重于将文本挖掘方法应用于临床试验方案。自动术语提取、无监督聚类和分布语义已被用于分析和构建协议中的自由文本,以支持临床医生有效地搜索现有试验并设计新的试验[146]。此外,在临床试验中可视化信息[102]、将临床试验方案与期刊出版物[64,136]关联、对临床试验或其部分进行分类[42,221,318]都是已经被研究过的重要主题。

8.9　结论

本章总结了生物医学文本挖掘领域中一些最活跃的研究课题。我们研究了各种信息提取任务的方法,如命名实体识别、指代消解和事件提取,以及话语解释方法。尽管在生物医学文本挖掘方面投入了大量精力,但到目前为止,研究人员所进行的研究仍然留下了与技术和资源有关的几个亟待解决的问题。然而,它们也为有趣的进一步研究铺平了道路。

例如,尽管研究人员已经为从文献中提取生物医学事件做了大量工作,但表现仍然不令人满意。几个共享任务一直尝试解决这个问题,但是目前尚不清楚是否需要更多的数据,这意味着当前的资源仍然不足或太稀疏,抑或需要探索并发展不依赖于大量标记数据的其他方法。在生成大量注释数据时,可以利用诸如众包和社区注释之类的协作注释方法来分发所需的手动工作并降低成本。如果协调良好,这种注释工作可以生成大量高质量的注释。解决数据不足这个问题的另一种方法是使用无监督、半监督和深度学习的方法,这些方法仅使用少量标记样本就可以发现生物医学文本中的模式。

此外,除了本章简要总结的工作外,还有一些有价值的研究点。例如,在生物医学领域,流行病学家的任务是研究特定人群中健康和疾病状况的模式以及因果关系,因此,流行病学是公共卫生的核心,确定预防性医疗保健的目标和疾病的风险因素对卫生政策决策和循证实践至关重要。快速分析大量文件并正确识别相关事实之间因果关系的能力可以显著提高公众的决策速度和质量。为了实现这一点,自动识别、提取和分析目标群体中的发生模式显得至关重要。为了使该机制以实用的方式起作用,需要将若干信息源集合在一起并相互配合。仅考虑研究科学论文是不够的,因为这些论文的发表时间距离首次观察往往有几个月的延迟,而且它们通常只描述在受控条件下进行的实验室现象,以此研究较大问题的特定方面。与 Facebook 和 Twitter 等社交媒体的整合是很有必要的,因为这些社交媒体能够提供现实世界中最新的情况。用户可以提供与他们的健康状况、正在服用药物的主要或不良反应有关的信息,以及疾病流行的位置等第一手资料。这一步骤尤为重要,特别是在今年(2017 年)移动媒体的消费份额急剧增加的情况下,在接下来的几年会延续这种趋势[60]。

　　然而,大多数影响事件,无论是疾病还是死亡,都不是由单一原因引起的,而是由一系列因素引起的,或者在大多数情况下是由许多因果条件造成的。举例来说,目前仍然不可治愈的疾病,例如癌症,就不是由单一原因造成的。更具体地,就肺癌而言,尽管吸烟对此难辞其咎,但不能仅仅归因于这一个因素。因此,我们需要将各种因素相互联系以分析因果关系,最终的目标是自动创建具有不同粒度的复杂因果网络。这些网络可以在一定程度或粒度上解释日常生活的各个方面。在高度抽象的层面上,网络主要针对普通公众,倡导个人措施,如饮食改变,也提倡公司措施,再如对垃圾食品征税和禁止其广告。在更小的分子水平上,因果网络主要被用于生物化学、分子生物学、表观遗传学等方面进行的研究。分子和信号传导途径可以自动创建和管理,并与文献中的支持证据相关联。

参考文献

[1] S. Agarwal and H. Yu. Biomedical negation scope detection with conditional random fields. *Journal of the American Medical Informatics Association*, 17(6):696-701, 2010.

[2] S. Agarwal, H. Yu, and I. Kohane. BioN0T: A searchable database of biomedical negated sentences. *BMC Bioinformatics*, 12(1):420, 2011.

[3] B. Alex, C. Grover, B. Haddow, M. Kabadjov, W. Klein, M. Matthews, S. Roebuck, R. Tobin, and X. Wang. The ITI TXM corpora. In *Proceedings of the Sixth International Conference on Language Resources and Evaluation*, 2008.

[4] N. Alnazzawi, P. Thompson, and S. Ananiadou. Building a semantically annotated corpus for congestive heart and renal failure from clinical records and the literature. In *Proceedings of the 5th International Workshop on Health Text Mining and Information Analysis*, pages 69-74, 2014.

[5] S. Ananiadou, D. B. Kell, and J. Tsujii. Text mining and its potential applications in systems biology.

Trends in Biotechnology, 24(12):571 - 579, 2006.

[6] S. Ananiadou and J. McNaught, editors. *Text Mining for Biology and Biomedicine*. Artech House, Inc., 2006.

[7] S. Ananiadou, P. Thompson, R. Nawaz, J. McNaught, and D. B. Kell. Event based text mining for biology and functional genomics. *Briefings in Functional Genomics*, 2014.

[8] C. Arighi, B. Carterette, K. Cohen, M. Krallinger, J. Wilbur, and C. Wu. An overview of the BioCreative Workshop 2012 Track III: Interactive text mining task. In *Proceedings of the 2012 BioCreative Workshop*, pages 110 - 120, 2012.

[9] A. Aronson. Effective mapping of biomedical text to the UMLS Metathesaurus: The MetaMap program. In *Proceedings of the AMIA Symposium*, page 17, 2001.

[10] R. Artstein and M. Poesio. Inter-coder agreement for computational linguistics. *Computational Linguistics*, 34(4):555 - 596, 2008.

[11] M. Ashburner, C. Ball, J. Blake, D. Botstein, H. Butler, M. Cherry, A. Davis, K. Dolinski, S. Dwight, J. Eppig, M. Harris, D. Hill, L. Issel-Tarver, A. Kasarskis, S. Lewis, J. Matese, J. Richardson, M. Ringwald, G. Rubin, and G. Sherlock. Gene ontology: Tool for the unification of biology. *Nature Genetics*, 25:25 - 29, 2000.

[12] M. Bada, M. Eckert, D. Evans, K. Garcia, K. Shipley, D. Sitnikov, W. Baumgartner, K. Cohen, K. Verspoor, J. Blake, and L. Hunter. Concept annotation in the CRAFT corpus. *BMC Bioinformatics*, 13(1):161, 2012.

[13] G. Bader, D. Betel, and C. Hogue. BIND: The Biomolecular Interaction Network Database. *Nucleic Acids Research*, 31(1):248 - 250, 2003.

[14] B. Baldwin, T. Morton, A. Bagga, J. Baldridge, R. Chandraseker, A. Dimitriadis, K. Snyder, and M. Wolska. Description of the UPENN CAMP system as used for coreference. In *Proceedings of the 7th Conference on Message Understanding*, 1998.

[15] L. Ballesteros and B. Croft. Phrasal translation and query expansion techniques for crosslanguage information retrieval. *SIGIR Forum*, 31(SI):84 - 91, 1997.

[16] M. Bank and M. Schierle. A survey of text mining architectures and the UIMA standard. In *Proceedings of the Eighth International Conference on Language Resources and Evaluation*, pages 3479 - 3486, 2012.

[17] R. T. Batista-Navarro and S. Ananiadou. Adapting the cluster ranking supervised model to resolve coreferences in the drug literature. In *Proceedings of the Fourth International Symposium on Languages in Biology and Medicine*, 2011.

[18] R. T. Batista-Navarro and S. Ananiadou. Building a coreference-annotated corpus from the domain of biochemistry. In *Proceedings of the 2011 Workshop on Biomedical Natural Language Processing*, pages 83 - 91, 2011.

[19] R. T. Batista-Navarro, R. Rak, and S. Ananiadou. Chemistry-specific features and heuristics for developing a CRF-based chemical named entity recogniser. In *BioCreative Challenge Evaluation*

Workshop vol. 2, page 55, 2013.

[20] W. Baumgartner, K. Cohen, and L. Hunter. An open-source framework for large-scale, flexible evaluation of biomedical text mining systems. *Journal of Biomedical Discovery and Collaboration*, 3 (1):1, 2008.

[21] E. Beisswanger, V. Lee, J. Kim, D. Rebholz-Schuhmann, A. Splendiani, O. Dameron, S. Schulz, and U. Hahn. Gene Regulation Ontology (GRO): Design principles and use cases. *Studies in Health Technology and Informatics*, 136:9 - 14, 2008.

[22] M. Berthold, N. Cebron, F. Dill, T. Gabriel, T. Kötter, T. Meinl, P. Ohl, C. Sieb, K. Thiel, and B. Wiswedel. KNIME: The Konstanz Information Miner. In *Studies in Classification*, *Data Analysis*, *and Knowledge Organization*, 2007.

[23] J. Bhagat, F. Tanoh, E. Nzuobontane, T. Laurent, J. Orlowski, M. Roos, K. Wolstencroft, S. Aleksejevs, R. Stevens, S. Pettifer, R. Lopez, and C. Goble. BioCatalogue: A universal catalogue of web services for the life sciences. *Nucleic Acids Research*, 38(suppl 2):W689 - W694, 2010.

[24] P. Bhowmick, P. Mitra, and A. Basu. An agreement measure for determining inter-annotator reliability of human judgements on affective text. In *Proceedings of the Workshop on Human Judgements in Computational Linguistics*, pages 58 - 65, 2008.

[25] J. Björne, J. Heimonen, F. Ginter, A. Airola, T. Pahikkala, and T. Salakoski. Extracting complex biological events with rich graph-based feature sets. *In Proceedings of the Workshop on Current Trends in Biomedical Natural Language Processing*: *Shared Task*, pages 10 - 18, 2009.

[26] J. Björne and T. Salakoski. TEES 2.1: Automated annotation scheme learning in the BioNLP 2013 shared task. In *Proceedings of the BioNLP Shared Task 2013 Workshop*, pages 16 - 25, 2013.

[27] W. J. Black, R. Procter, S. Gray, and S. Ananiadou. A data and analysis resource for an experiment in text mining a collection of micro-blogs on a political topic. In *Proceedings of the Eighth International Conference on Language Resources and Evaluation* (*LREC* 2012), pages 2083 - 2088, May 2012.

[28] W. J. Black, C. J. Rupp, C. Nobata, J. McNaught, J. Tsujii, and S. Ananiadou. High-precision semantic search by generating and testing questions. In *Proceedings of the UK e-Science All Hands Meeting*, 2010.

[29] A. Blum and T. Mitchell. Combining labeled and unlabeled data with co-training. In *Proceedings of the Eleventh Annual Conference on Computational Learning Theory*, pages 92 - 100, 1998.

[30] K. Bontcheva, H. Cunningham, I. Roberts, A. Roberts, V. Tablan, N. Aswani, and G. Gorrell. GATE Teamware: A web-based, collaborative text annotation framework. *Language Resources and Evaluation*, 47(4):1007 - 1029, 2013.

[31] D. Bourigault. Surface grammatical analysis for the extraction of terminological noun phrases. In *Proceedings of the 14th Conference on Computational Linguistics*, pages 977 - 981, 1992.

[32] P. Brown, J. Cocke, S. Pietra, V Pietra, F. Jelinek, J. Lafferty, R. Mercer, and P. Roossin. A statistical approach to machine translation. *Computational linguistics*, 16(2):79 - 85, 1990.

[33] Q. Bui, D. Campos, E. van Mulligen, and J. Kors. A fast rule-based approach for biomedical event extraction. In *Proceedings of the BioNLP Shared Task 2013 Workshop*, pages 104 – 108, 2013.

[34] G. Burns, M. Tallis, H. Onda, K. Cohen, J. Kadin, and J. Blake. Supporting document triage with the SciKnowMine system in the Mouse Genome Informatics (MGI) curation process. In Proceedings of the Fourth BioCreative Challenge Evaluation Workshop vol. 1, pages 234 – 240, 2013.

[35] E. Buyko, E. Beisswanger, and U. Hahn. The GeneReg corpus for gene expression regulation events—an overview of the corpus and its in-domain and out-of-domain interoperability. In *Proceedings of the Seventh International Conference on Language Resources and Evaluation* (LREC'10), 2010.

[36] J. Cai and M. Strube. End-to-end coreference resolution via hypergraph partitioning. In *Proceedings of the 23rd International Conference on Computational Linguistics*, pages 143 – 151, 2010.

[37] D. Campos, J. Lourencc? o, T. Nunes, R. Vitorino, P. Domingues, S. Matos, and J. Oliveira. Egas—Collaborative biomedical annotation as a service. In *Proceedings of the Fourth BioCreative Challenge Evaluation Workshop vol.1*, pages 254 – 259, 2013.

[38] C. Cano, T. Monaghan, A. Blanco, D. P. Wall, and L. Peshkin. Collaborative text-annotation resource for disease-centered relation extraction from biomedical text. *Journal of Biomedical Informatics*, 42(5):967 – 977, 2009.

[39] J. Cejuela, P. McQuilton, L. Ponting, S. Marygold, R. Stefancsik, G. Millburn, B. Rost, and the FlyBase Consortium. Tagtog: Interactive human and machine annotation of gene mentions in PLoS full-text articles. In *Proceedings of the Fourth BioCreative Challenge Evaluation Workshop vol.1*, pages 260 – 269, 2013.

[40] Y. Chiao and P. Zweigenbaum. Looking for candidate translational equivalents in specialized, comparable corpora. In *Proceedings of the 19th International Conference on Computational Linguistics Vol.2*, pages 1 – 5, 2002.

[41] H. Chun, Y. Tsuruoka, J. Kim, R. Shiba, N. Nagata, T. Hishiki, and J. Tsujii. Extraction of gene-disease relations from medline using domain dictionaries and machine learning. In *Proceedings of the Pacific Symposium on Biocomputing* (PSB) 11, pages 4 – 15, 2006.

[42] G. Chung. Sentence retrieval for abstracts of randomized controlled trials. *BMC Medical Informatics and Decision Making*, 9(1):10+, 2009.

[43] K. Church and P. Hanks. Word association norms, mutual information, and lexicography. *Computational Linguistics*, 16(1):22 – 29, 1990.

[44] A. Cohen and W. Hersh. A survey of current work in biomedical text mining. *Briefings in bioinformatics*, 6(1):57 – 71, 2005.

[45] K. Cohen and L. Hunter. Getting started in text mining. *PLoS Computational Biology*, 4(1): e20, 2008.

[46] K. Cohen, H. Johnson, K. Verspoor, C. Roeder, and L. Hunter. The structural and content aspects of abstracts versus bodies of full text journal articles are different. *BMC Bioinformatics*, 11(1): 492, 2010.

[47] K. Cohen, A. Lanfranchi, W. Corvey, W. A. Jr. Baumgartner, C. Roeder, P. V. Ogren, M. Palmer, and L. E. Hunter. Annotation of all coreference in biomedical text: Guideline selection and adaptation. In *Proceedings of the Second Workshop on Building and Evaluating Resources for Biomedical Text Mining*, pages 37 – 41, 2010.

[48] N. Collier, C. Nobata, and J. Tsujii. Extracting the names of genes and gene products with a hidden Markov model. In *Proceedings of the 18th Conference on Computational Linguistics Vol. 1*, pages 201 – 207, 2000.

[49] D. Comeau, R. Islamaj Dogan, P. Ciccarese, K. Cohen, M. Krallinger, F. Leitner, Z. Lu, Y. Peng, F. Rinaldi, M. Torii, A. Valencia, K. Verspoor, T. Wiegers, C. Wu, and J. Wilbur. BioC: A minimalist approach to interoperability for biomedical text processing. *Database*, 2013. doi: 10. 1093/database/bat064

[50] D. Contractor, Y. Guo, and A. Korhonen. Using argumentative zones for extractive summarization of scientific articles. In *COLING*, pages 663 – 678, 2012.

[51] M. Crosby, J. Goodman, V. Strelets, P. Zhang, W. Gelbart, and The FlyBase Consortium. FlyBase: Genomes by the dozen. *Nucleic Acids Research*, 35(suppl 1):D486 – D491, 2007.

[52] H. Cui, J. Balhoff, W. Dahdul, H. Lapp, P. Mabee, T. Vision, and Z. Chang. PCS for phylogenetic systematic literature curation. In *Proceedings of the BioCreative 2012 Workshop*, 2012.

[53] H. Cunningham, D. Maynard, K. Bontcheva, and V. Tablan. GATE: A framework and graphical development environment for robust NLP tools and applications. In *Proceedings of the 40th Anniversary Meeting of the Association for Computational Linguistics*, 2002.

[54] H. Cunningham, V. Tablan, A. Roberts, and K. Bontcheva. Getting more out of biomedical documents with GATE's full lifecycle open source text analytics. *PLoS Comput Biol*, 9(2):e1002854, 2013.

[55] I. Dagan and K. Church. Termight: Identifying and translating technical terminology. In *Proceedings of the Fourth Conference on Applied Natural Language Processing*, ANLC'94, pages 34 – 40, 1994.

[56] I. Dagan, K. Church, and W. Gale. Robust bilingual word alignment for machine aided translation. In *Proceedings of the Workshop on Very Large Corpora*, pages 1 – 8, 1993.

[57] H. Dai, J. Lin, C. Huang, P. Chou, R Tsai, and W. Hsu. A survey of state of the art biomedical text mining techniques for semantic analysis. In Sensor Networks, Ubiquitous and Trustworthy Computing, 2008. SUTC'08. *IEEE International Conference on*, pages 410 – 417, 2008.

[58] H. Dai, C. Wu, W. Lin, R. Tsai, and W. Hsu. MarkerRIF: An interactive curation system for biomarker. In *Proceedings of the Fourth BioCreative Challenge Evaluation Workshop vol. 1*, pages 224 – 233, 2013.

[59] H. Dai, J. Wu, R Tsai, W. Pan, and W. Hsu. T-HOD: A literature-based candidate gene database for hypertension, obesity and diabetes. *Database*, 2013. doi: 10. 1093/database/bas061

[60] T. Danova. The mobile revolution is the biggest tech shift in years, and companies are in a race to keep up. *Business Insider*, 2014.

[61] H. Daumé III and J. Jagarlamudi. Domain adaptation for machine translation by mining unseen words. In *Proceedings of the 49th Annual Meeting of the Association for Computational Linguistics: Human Language Technologies: Short papers-Vol. 2*, pages 407 – 412, 2011.

[62] A. P. Davis, T. C. Wiegers, R. J. Johnson, J. M. Lay, K. Lennon-Hopkins, C. Saraceni-Richards, D. Sciaky, C. G. Murphy, and C. J. Mattingly. Text mining effectively scores and ranks the literature for improving chemical-gene-disease curation at the comparative toxicogenomics database. *PLoS ONE*, 8(4):e58201, 2013.

[63] D. Day, C. McHenry, R. Kozierok, and L. Riek. Callisto: A configurable annotation workbench. In *LREC*, 2004.

[64] B. de Bruijn, S. Carini, S. Kiritchenko, J. Martin, and I. Sim. Automated information extraction of key trial design elements from clinical trial publications. *Proceedings of AMIA Annual Symposium*, 2008.

[65] A. de Waard, L. Breure, J. Kircz, and H. Van Oostendorp. Modeling rhetoric in scientific publications. In *International Conference on Multidisciplinary Information Sciences and Technologies*, 2006.

[66] A. de Waard and H. Pander Maat. Categorizing epistemic segment types in biology research articles. In *Workshop on Linguistic and Psycholinguistic Approaches to Text Structuring*, pages 21 – 23, 2009.

[67] E. Delpech, B. Daille, E. Morin, and C. Lemaire. Extraction of domain-specific bilingual lexicon from comparable corpora: Compositional translation and ranking. In *Proceedings of COLING 2012*, pages 745 – 762, 2012.

[68] R. Doğan, R. Leaman, and Z. Lu. NCBI disease corpus: A resource for disease name recognition and concept normalization. *Journal of Biomedical Informatics*, 2014.

[69] I. Donaldson, J. Martin, B. de Bruijn, C. Wolting, V. Lay, B. Tuekam, S. Zhang, B. Baskin, G. Bader, K. Michalickova, T. Pawson, and C. Hogue. PreBIND and Textomy—mining the biomedical literature for protein-protein interactions using a support vector machine. *BMC Bioinformatics*, 4(1): 11, 2003.

[70] P. Drouin. Term extraction using non-technical corpora as a point of leverage. *Terminology*, 9 (1), 2003.

[71] M. Eck, S. Vogel, and A. Waibel. Improving statistical machine translation in the medical domain using the unified medical language system. In *Proceedings of the 20th International Conference on Computational Linguistics*, page 792, 2004.

[72] D. Ferrucci and A. Lally. UIMA: An architectural approach to unstructured information processing in the corporate research environment. *Natural Language Engineering*, 10(3—4):327 – 348, 2004.

[73] P. Flicek, M. Ridwan Amode, D. Barrell, K. Beal, K. Billis, S. Brent, D. CarvalhoSilva, P. Clapham, G. Coates, S. Fitzgerald, L. Gil, C. Girn, L. Gordon, T. Hourlier, S. Hunt, N. Johnson, T. Juettemann, A. Khri, S. Keenan, E. Kulesha, F. Martin, T. Maurel, W. McLaren,

D. . Murphy, R. Nag, B. Overduin, M. Pignatelli, B. Pritchard, E. Pritchard, H. Riat, M. Ruffier, D. Sheppard, K. Taylor, AN. Thormann, S. Trevanion, A. Vullo, S. Wilder, M. Wilson, A. Zadissa, B. Aken, E. Birney, F. Cunningham, J. Harrow, J. Herrero, T. Hubbard, R. Kinsella, M. Muffato, A. Parker, G. Spudich, A. Yates, D. Zerbino, and S. Searle. Ensembl 2014. *Nucleic Acids Research*, 42(D1):D749 – D755, 2014.

[74] G. Flores, B. Laws, S. Mayo, B. Zuckerman, M. Abreu, L. Medina, and E. Hardt. Errors in medical interpretation and their potential clinical consequences in pediatric encounters. *Pediatrics*, 111 (1):6 – 14, 2003.

[75] Institute for Infocomm Research. MEDCo Annotation Project. http://nlp. i2r. astar. edu. sg/medco. html. Accessed: August 2013.

[76] K. Frantzi, S. Ananiadou, and H. Mima. Automatic recognition of multi-word terms: The C-value/ NC-value method. *International Journal on Digital Libraries*, 3(2):115 – 130, 2000.

[77] C. Friedman, P. Alderson, J. Austin, J. Cimino, and S. Johnson. A general natural-language text processor for clinical radiology. *JAMIA*, 1(2):161 – 174, 1994.

[78] C. Friedman, C. Knirsch, L. Shagina, and G. Hripcsak. Automating a severity score guideline for community-acquired pneumonia employing medical language processing of discharge summaries. In *Proceedings of the AMIA Symposium*, page 256, 1999.

[79] K. Fukuda, T. Tsunoda, A. Tamura, T. Takagi, et al. Toward information extraction: identifying protein names from biological papers. In *Pacific Symposium on Biocomputing*, *volume* 707, pages 707 – 718, 1998.

[80] P. Fung and K. McKeown. A technical word-and term-translation aid using noisy parallel corpora across language groups. *Machine Translation*, 12(1—2):53 – 87, 1997.

[81] S. Fung. Factors associated with breast self-examination behaviour among Chinese women in Hong Kong. *Patient Education and Counseling*, 33(3):233 – 243, 1998.

[82] R. Gaizauskas, D. Demetriou, P. Artymiuk, and P. Willett. Protein structures and information extraction from biological texts: The PASTA system. *Bioinformatics*, 19(1):135 – 143, 2003.

[83] Y. Garten and R. Altman. Pharmspresso: A text mining tool for extraction of pharmacogenomic concepts and relationships from full text. *BMC Bioinformatics*, 10(Suppl 2):S6, 2009.

[84] C. Gasperin and T. Briscoe. Statistical anaphora resolution in biomedical texts. In *Proceedings of the 22nd International Conference on Computational Linguistics*, pages 257 – 264, 2008.

[85] C. Gasperin, N. Karamanis, and R. Seal. Annotation of anaphoric relations in biomedical full-text articles using a domain-relevant scheme. *Proceedings of DAARC*, vol. 2007.

[86] E. Gasteiger, A. Gattiker, C. Hoogland, I. Ivanyi, R. Appel, and A. Bairoch. ExPASy: The proteomics server for in-depth protein knowledge and analysis. *Nucleic Acids Research*, 31(13):3784 – 3788, 2003.

[87] A. Gaulton, L. Bellis, A. Bento, J. Chambers, M. Davies, A. Hersey, Y. Light, S. McGlinchey, D. Michalovich, B. Al-Lazikani, and J. Overington. ChEMBL: A large-scale bioactivity database for drug discovery. *Nucleic Acids Research*, 2011.

[88] GENIA Project. XConc Suite. http://www. nactem. ac. uk/genia/tools/xconc. Accessed: July 2013.

[89] R. Grishman. Adaptive information extraction and sublanguage analysis. In *Proceedings of Workshop on Adaptive Text Extraction and Mining at Seventeenth International Joint Conference on Artificial Intelligence*, pages 1 – 4, 2001.

[90] R. Grishman and B. Sundheim. Message Understanding Conference-6: A brief history. In *Proceedings of the 16th Conference on Computational Linguistics*, vol. 1, pages 466 – 471, 1996.

[91] B. Grosz, S. Weinstein, and A. Joshi. Centering: A framework for modeling the local coherence of discourse. *Computational Linguistics*, 21:203 – 225, 1995.

[92] M. Gundersen, P. Haug, A. Pryor, R. van Bree, S. Koehler, K. Bauer, and B. Clemons. Development and evaluation of a computerized admission diagnoses encoding system. *Computers and Biomedical Research*, 29(5):351 – 372, 1996.

[93] S. Günther, M. Kuhn, M. Dunkel, M. Campillos, C. Senger, E. Petsalaki, J. Ahmed, E. Garcia Urdiales, A. Gewiess, L. Jensen, R. Schneider, R. Skoblo, R. Russell, P. Bourne, P. Bork, and R. Preissner. SuperTarget and Matador: Resources for exploring drug-target relationships. *Nucleic Acids Research*, 36(Database-Issue):919 – 922, 2008.

[94] Y. Guo, A. Korhonen, M. Liakata, I. Silins, L. Sun, and U. Stenius. Identifying the information structure of scientific abstracts: An investigation of three different schemes. In *Proceedings of the 2010 Workshop on Biomedical Natural Language Processing*, pages 99 – 107, 2010.

[95] Y. Guo, A. Korhonen, I. Silins, and U. Stenius. Weakly supervised learning of information structure of scientific abstracts—Is it accurate enough to benefit real-world tasks in biomedicine? *Bioinformatics*, 27(22):3179 – 3185, 2011.

[96] Y. Guo, I. Silins, U. Stenius, and A. Korhonen. Active learning-based information structure analysis of full scientific articles and two applications for biomedical literature review. *Bioinformatics*, 29(11):1440 – 1447, 2013.

[97] I. Gurevych, M. Mühlhäuser, C. Müller, J. Steimle, M. Weimer, and T. Zesch. Darmstadt knowledge processing repository based on UIMA. In *Proceedings of the First Workshop on Unstructured Information Management Architecture at Biannual Conference of the Society for Computational Linguistics and Language Technology*, 2007.

[98] U. Hahn, E. Buyko, R. Landefeld, M. Mühlhausen, M. Poprat, K. Tomanek, and J. Wermter. An overview of JCoRe, the JULIE lab UIMA component repository. In *LREC'08 Workshop "Towards Enhanced Interoperability for Large HLT Systems: UIMA for NLP,"* pages 1 – 7, 2008.

[99] T. Hara, Y. Miyao, and J. Tsujii. Adapting a probabilistic disambiguation model of an HPSG parser to a new domain. In R. Dale, K. F. Wong, J. Su, and O. Y. Kwong, editors, *Natural Language Processing IJCNLP* 2005, volume 3651, pages 199 – 210. Springer-Verlag, 2005.

[100] Z. Harris. *Mathematical Structures of Language*. John Wiley and Son, New York, 1968.

[101] P. Haug, S. Koehler, L. Lau, R. Wang, R. Rocha, and S. Huff. A natural language understanding system combining syntactic and semantic techniques. In *Proceedings of the Annual*

Symposium on Computer Application in Medical Care, page 247, 1994.

[102] M. Hernandez, S. Carini, M. Storey, and I. Sim. An interactive tool for visualizing design heterogeneity in clinical trials. *Proceedings of AMIA Annual Symposium*, 2008.

[103] K. Hirohata, N. Okazaki, S. Ananiadou, and M. Ishizuka. Identifying sections in scientific abstracts using conditional random fields. In *Proceedings of the 3rd International Joint Conference on Natural Language Processing (IJCNLP 2008)*, pages 381 – 388, 2008.

[104] L. Hirschman and C. Blaschke. Evaluation of text mining in biology. In S. *Ananiadou and John McNaught*, editors, *Text Mining for Biology and Biomedicine*, pages 213 – 245. Artech House, Boston/London, 2006.

[105] L. Hirschman, G. Burns, M. Krallinger, C. Arighi, K. Cohen, A. Valencia, C. Wu, A. Chatr-Aryamontri, K. Dowell, E. Huala, A. Lourenco, R. Nash, A. Veuthey, T. Wiegers, and A. Winter. Text mining for the biocuration workflow. *Database: The Journal of Biological Databases and Curation*, http://database. oxfordjournals. org/ cgi/doi/10. 1093/database/bas020, 2012.

[106] L. Hirschman, M. Colosimo, A. Morgan, and A. Yeh. Overview of BioCreAtIvE task 1b: Normalized gene lists. *BMC Bioinformatics*, 6(Suppl 1):S11, 2005.

[107] R. Hoffmann and A. Valencia. Implementing the iHOP concept for navigation of biomedical literature. *Bioinformatics*, 21(suppl 2):ii252 – ii258, 2005.

[108] G. Hripcsak and D. Heitjan. Measuring agreement in medical informatics reliability studies. *Journal of Biomedical Informatics*, 35(2):99 – 110, 2002.

[109] J. Huerta-Cepas, S. Capella-Gutierrez, L. Pryszcz, I. Denisov, D. Kormes, M. MarcetHouben, and T. Gabaldón. PhylomeDB v3. 0: An expanding repository of genome-wide collections of trees, alignments and phylogeny-based orthology and paralogy predictions. *Nucleic Acids Research*, 39 (suppl 1):D556 – D560, 2011.

[110] K. Humphreys, G. Demetriou, and R. Gaizauskas. Two applications of information extraction to biological science journal articles: Enzyme interactions and protein structures. In *Pacific Symposium on Biocomputing*, vol. 5, pages 505 – 516, 2000.

[111] K. Hyland. Talking to the academy forms of hedging in science research articles. *Written Communication*, 13(2):251 – 281, 1996.

[112] K. Hyland. Writing without conviction? Hedging in science research articles. *Applied linguistics*, 17(4):433 – 454, 1996.

[113] S. Ibn Faiz and R. Mercer. Identifying explicit discourse connectives in text. In O. Zaïane and S. Zilles, editors, *Advances in Artificial Intelligence*, *volume 7884 of Lecture Notes in Computer Science*, pages 64 – 76. Springer Berlin Heidelberg, 2013.

[114] A. Irvine and C. Callison-Burch. Combining bilingual and comparable corpora for low resource machine translation. In *Proceedings of the Eighth Workshop on Statistical Machine Translation*, pages 262 – 270, 2013.

[115] L. Jensen, J. Saric, and P. Bork. Literature mining for the biologist: From information retrieval to

biological discovery. *Nature Reviews Genetics*, 7(2):119 – 129, 2006.

[116] P. Jensen, L. Jensen, and S. Brunak. Mining electronic health records: Towards better research applications and clinical care. *Nature Reviews Genetics*, 13(6):395 – 405, 2012.

[117] D. Jurafsky and J. H. Martin. Computational discourse. In *Speech and Language Processing: An Introduction to Natural Language Processing, Computational Linguistics, and Speech Recognition*, chapter 21. Prentice Hall, Upper Saddle River, New Jersey, USA, 2nd edition, 2008.

[118] K. Kageura and B. Umino. Methods of automatic term recognition: A review. *Terminology*, 3(2): 259 – 289, 1996.

[119] Y. Kano, M. Miwa, K. Cohen, L. E. Hunter, S. Ananiadou, and J. Tsujii. U-Compare: A modular NLP workflow construction and evaluation system. *IBM Journal of Research and Development*, 55(3):11:1 – 11:10, 2011.

[120] N. Karamanis, I. Lewin, R. Seal, R. Drysdale, and E. Briscoe. Integrating natural language processing with flybase curation. In *Pacific Symposium on Biocomputing*, pages 245 – 256, 2007.

[121] J. Kazama, T. Makino, Y. Ohta, and J. Tsujii. Tuning support vector machines for biomedical named entity recognition. In *Proceedings of the ACL-02 workshop on Natural language processing in the biomedical domain-Vol. 3*, pages 1 – 8, 2002.

[122] E. Keenan and L. Faltz. *Boolean Semantics for Natural Language*, vol. 23. Springer, 1985.

[123] N. Kemp and M. Lynch. Extraction of information from the text of chemical patents. 1. Identification of specific chemical names. *Journal of Chemical Information and Modeling*, 38(4): 544 – 551, Jan 1998.

[124] H. Kilicoglu and S. Bergler. Recognizing speculative language in biomedical research articles: A linguistically motivated perspective. *BMC Bioinformatics*, 9(Suppl 11):S10, 2008.

[125] H. Kilicoglu and S. Bergler. Syntactic dependency based heuristics for biological event extraction. In *Proceedings of the Workshop on Current Trends in Biomedical Natural Language Processing: Shared Task*, pages 119 – 127, 2009.

[126] H. Kilicoglu and S. Bergler. A high-precision approach to detecting hedges and their scopes. In *Proceedings of the Fourteenth Conference on Computational Natural Language Learning — Shared Task*, pages 70 – 77, 2010.

[127] H. Kilicoglu and S. Bergler. Biological event composition. *BMC Bioinformatics*, 13 (11): 1 – 19, 2012.

[128] J. Kim, T. Ohta, and J. Tsujii. Corpus annotation for mining biomedical events from literature. *BMC Bioinformatics*, 9(1):10, 2008.

[129] J. Kim, T. Ohta, Y. Tsuruoka, Y. Tateisi, and N. Collier. Introduction to the bio-entity recognition task at JNLPBA. In *Proceedings of the International Joint Workshop on Natural Language Processing in Biomedicine and Its Applications*, pages 70 – 75, 2004.

[130] J. Kim, S. Pyysalo, T. Ohta, R. Bossy, N. Nguyen, and J. Tsujii. Overview of BioNLP shared task 2011. In *Proceedings of the BioNLP Shared Task 2011 Workshop*, pages 1 – 6, 2011.

[131] J. Kim, Y. Wang, and Y. Yasunori. The GENIA event extraction Shared Task, 2013 edition—overview. In *Proceedings of the BioNLP Shared Task 2013 Workshop*, pages 8 - 15, 2013.

[132] J. -D. Kim, T. Ohta, S. Pyysalo, Y. Kano, and J. Tsujii. Extracting bio-molecular events from literature: The BioNLP'09 Shared Task. *Computational Intelligence*, 27(4):513 - 540, 2011.

[133] J. -D. Kim, T. Ohta, Y. Tateisi, and J. Tsujii. GENIA corpus: A semantically annotated corpus for bio-textmining. *Bioinformatics*, 19(suppl 1):i180 - i182, 2003.

[134] J. -J. Kim and J. C. Park. BioAR: Anaphora resolution for relating protein names to proteome database entries. In *Proceedings of the Workshop on Reference Resolution and Its Applications*, pages 79 - 86, 2004.

[135] J. D. Kim, N. Nguyen, Y. Wang, J. Tsujii, T. Takagi, and A. Yonezawa. The GENIA event and protein coreference tasks of the BioNLP Shared Task 2011. *BMC Bioinformatics*, 13(Suppl 11):S1, 2012.

[136] S. Kiritchenko, B. de Bruijn, S. Carini, J. Martin, and I. Sim. ExaCT: Automatic extraction of clinical trial characteristics from journal publications. *BMC Medical Informatics and Decision Making*, 10(1):56+, 2010.

[137] R. Klinger, C. Kolárik, J. Fluck, M. Hofmann-Apitius, and C. M. Friedrich. Detection of IUPAC and IUPAC-like chemical names. *Bioinformatics*, 24(13):i268 - i276, 2008.

[138] P. Koehn. Europarl: A parallel corpus for statistical machine translation. In *MT Summit*, vol. 5, pages 79 - 86, 2005.

[139] P. Koehn, H. Hoang, A. Birch, C. Callison-Burch, M. Federico, N. Bertoldi, B. Cowan, W. Shen, C. Moran, R. Zens, et al. Moses: Open source toolkit for statistical machine translation. In *Proceedings of the 45th Annual Meeting of the ACL on Interactive Poster and Demonstration Sessions*, pages 177 - 180, 2007.

[140] P. Koehn, F. Och, and D. Marcu. Statistical phrase-based translation. In *Proceedings of the 2003 Conference of the North American Chapter of the Association for Computational Linguistics on Human Language Technology-Vol. 1*, pages 48 - 54, 2003.

[141] B. Kolluru, L. Hawizy, P. Murray-Rust, J. Tsujii, and S. Ananiadou. Using workflows to explore and optimise named entity recognition for chemistry. *PLoS ONE*, 6(5):e20181, 2011.

[142] G. Kontonatsios, I. Korkontzelos, B. Kolluru, P. Thompson, and S. Ananiadou. Deploying and sharing U-Compare workflows as web services. *Journal of Biomedical Semantics*, 4:7, 2013.

[143] G. Kontonatsios, I. Korkontzelos, J. Tsujii, and S. Ananiadou. Using a random forest classifier to compile bilingual dictionaries of technical terms from comparable corpora. In *Proceedings of the 14th Conference of the European Chapter of the ACL*, vol. 2: *Short Papers*, pages 111 - 116, 2014.

[144] G. Kontonatsios, P. Thompson, R. T. B. Batista-Navarro, C. Mihăilă, I. Korkontzelos, and S. Ananiadou. Extending an interoperable platform to facilitate the creation of multilingual and multimodal NLP applications. In *Proceedings of the 51st Annual Meeting of the Association for Computational Linguistics: System Demonstrations*, pages 43 - 48, 2013.

[145] I. Korkontzelos. *Unsupervised Learning of Multiword Expressions.* PhD thesis, University of York, York, UK, 2011.

[146] I. Korkontzelos, T. Mu, and S. Ananiadou. ASCOT: A text mining-based web-service for efficient search and assisted creation of clinical trials. *BMC Medical Informatics and Decision Making*, 12 (Suppl 1)(S3), 2012.

[147] M. Krallinger, A. Morgan, L. Smith, F. Leitner, L. Tanabe, J. Wilbur, L. Hirschman, and A. Valencia. Evaluation of text-mining systems for biology: Overview of the second BioCreative community challenge. *Genome Biol*, 9(Suppl 2):S1, 2008.

[148] M. Krauthammer and G. Nenadic. Term identification in the biomedical literature. *Journal of Biomedical Informatics*, 37(6):512 – 526, 2004.

[149] M. Kuhn, D. Szklarczyk, A. Franceschini, C. von Mering, L. Jensen, and P. Bork. STITCH 3: zooming in on protein – chemical interactions. *Nucleic Acids Research*, 40(database issue): D876 – 880, 2011.

[150] S. Kulick, A. Bies, M. Liberman, M. Mandel, R. McDonald, M. Palmer, A. Schein, L. Ungar, S. Winters, and P. White. Integrated annotation for biomedical information extraction. In L. Hirschman and J. Pustejovsky, editors, *HLT-NAACL* 2004 *Workshop: BioLINK* 2004, *Linking Biological Literature*, *Ontologies and Databases*, pages 61 – 68, 2004.

[151] J. Kummerfeld, M. Bansal, D. Burkett, and D. Klein. Mention detection: Heuristics for the ontonotes annotations. In *Proceedings of the Fifteenth Conference on Computational Natural Language Learning: Shared Task*, pages 102 – 106, 2011.

[152] D. Kwon, S. Kim, S. Shin, and W. Wilbur. BioQRator: A web-based interactive biomedical literature curating system. In *Proceedings of the Fourth BioCreative Challenge Evaluation Workshop vol.* 1, pages 241 – 246, 2013.

[153] R. Leaman, R. Do ? gan, and Z. Lu. DNorm: disease name normalization with pairwise learning to rank. *Bioinformatics*, 29(22):2909 – 2917, 2013.

[154] R. Leaman, G. Gonzalez, et al. BANNER: An executable survey of advances in biomedical named entity recognition. In *Pacific Symposium on Biocomputing*, vol. 13, pages 652 – 663, 2008.

[155] R. Leaman, R. Khare, and Z. Lu. NCBI at 2013 ShARe/CLEF eHealth Shared Task: Disorder normalization in clinical notes with DNorm. http://www. ncbi. nim. nih. gov/CBBresearch/Lu/ elef13task. pdf

[156] B. Li and E. Gaussier. Improving corpus comparability for bilingual lexicon extraction from comparable corpora. In *Proceedings of the 23rd International Conference on Computational Linguistics*, pages 644 – 652, 2010.

[157] X. Li, J. Shen, X. Gao, and X. Wang. Exploiting rich features for detecting hedges and their scope. In *Proceedings of the Fourteenth Conference on Computational Natural Language Learning—Shared Task*, pages 78 – 83, 2010.

[158] M. Liakata, S. Saha, S. Dobnik, C. Batchelor, and D. Rebholz-Schuhmann. Automatic recognition

of conceptualisation zones in scientific articles and two life science applications. *Bioinformatics*, 28 (7): 991 - 1000, 2012.

[159] M. Liakata, S. Saha, S. Dobnik, C. Batchelor, and D. Rebholz-Schuhmann. Automatic recognition of conceptualization zones in scientific articles and two life science applications. *Bioinformatics*, 28 (7):991 - 1000, 2012.

[160] M. Liakata, P. Thompson, A. de Waard, R. Nawaz, H. Pander Maat, and S. Ananiadou. A three-way perspective on scientic discourse annotation for knowledge extraction. In *Proceedings of the ACL Workshop on Detecting Structure in Scholarly Discourse*, pages 37 - 46, 2012.

[161] T. Liang and Y.-H. Lin. Anaphora resolution for biomedical literature by exploiting multiple resources. In *R. Dale, K. -F. Wong, J. Su, and O. Kwong, editors, Proceedings of the Second International Joint Conference on Natural Language Processing*, vol. 3651 of *Lecture Notes in Computer Science*, pages 742 - 753. Springer Berlin Heidelberg, 2005.

[162] M. Light, X. Qiu, and P. Srinivasan. The language of bioscience: Facts, speculations, and statements in between. In *HLT-NAACL 2004 Workshop: BioLINK 2004, Linking Biological Literature, Ontologies and Databases*, pages 17 - 24, 2004.

[163] R. Lin, L. Lenert, B. Middleton, and S. Shiffman. A free-text processing system to capture physical findings: Canonical phrase identification system (CAPIS). In *Proceedings of the Annual Symposium on Computer Application in Medical Care*, page 843, 1991.

[164] T. Lippincott, D. Seaghdha, and A. Korhonen. Exploring subdomain variation in biomedical language. *BMC Bioinformatics*, 12(1):212, 2011.

[165] X. Luo. On coreference resolution performance metrics. In *Proceedings of the Conference on Human Language Technology and Empirical Methods in Natural Language Processing*, pages 25 - 32, 2005.

[166] E. Marsh and D. Perzanowski. MUC-7 evaluation of IE technology: Overview of results. In *Proceedings of the Seventh Message Understanding Conference*, 1998.

[167] S. Martschat. Multigraph clustering for unsupervised coreference resolution. In *Proceedings of the 51st Annual Meeting of the ACL Proceedings of the Student Research Workshop*, pages 81 - 88, 2013.

[168] S. Matis-Mitchell, P. Roberts, C. Tudor, and C. Arighi. BioCreative IV interactive task. In *Proceedings of the Fourth BioCreative Challenge Evaluation Workshop*, vol. 1, pages 190 - 203, 2013.

[169] D. Maynard and S. Ananiadou. TRUCKS: A model for automatic term recognition. *Journal of Natural Language Processing*, 8(1): 101 - 125, 2000.

[170] D. McClosky, S. Riedel, M. Surdeanu, A. McCallum, and C. Manning. Combining joint models for biomedical event extraction. *BMC Bioinformatics*, 13(Suppl 11):S9, 2012.

[171] D. McClosky, M. Surdeanu, and C. Manning. Event extraction as dependency parsing. In *Proceedings of the 49th Annual Meeting of the Association for Computational Linguistics: Human*

*Language Technologies - Vol.*1, pages 1626 - 1635, 2011.

[172] R. McDonald and F. Pereira. Identifying gene and protein mentions in text using conditional random fields. *BMC Bioinformatics*, 6(Suppl 1):S6, 2005.

[173] T. McIntosh and J. Curran. Challenges for automatically extracting molecular interactions from full-text articles. *BMC Bioinformatics*, 10(1):311, 2009.

[174] L. McKnight and P. Srinivasan. Categorization of sentence types in medical abstracts. In *AMIA Annual Symposium Proceedings*, volume 2003, page 440, 2003.

[175] B. Medlock and T. Briscoe. Weakly supervised learning for hedge classification in scientific literature. In *Proceedings of ACL*, vol. 2007, pages 992 - 999, 2007.

[176] S. Meystre, G. Savova, K. Kipper-Schuler, J. Hurdle, et al. Extracting information from textual documents in the electronic health record: A review of recent research. *Yearbook of Medical Informatics*, 35:128 - 144, 2008.

[177] C. Mihăilă and S. Ananiadou. A hybrid approach to recognising discourse causality in the biomedical domain. In *Proceedings of the IEEE International Conference on Bioinformatics and Biomedicine (BIBM)* 2013, pages 361 - 366, 2013.

[178] C. Mihăilă and S. Ananiadou. Recognising discourse causality triggers in the biomedical domain. *Journal of Bioinformatics and Computational Biology*, 11(6):1343008, 2013.

[179] C. Mihăilă, R. T. B. Batista-Navarro, and S. Ananiadou. Analysing entity type variation across biomedical subdomains. In *Proceedings of the Third Workshop on Building and Evaluating Resources for Biomedical Text Mining (BioTxtM* 2012), pages 1 - 7, May 2012.

[180] C. Mihăilă, T. Ohta, S. Pyysalo, and S. Ananiadou. BioCause: Annotating and analysing causality in the biomedical domain. *BMC Bioinformatics*, 14(1):2, 2013.

[181] S. Mika and B. Rost. Protein names precisely peeled off free text. *Bioinformatics*, 20(suppl 1):i241 - i247, 2004.

[182] M. Miwa and S. Ananiadou. NaCTeM EventMine for BioNLP 2013 CG and PC tasks. In *Proceedings of the BioNLP Shared Task* 2013 *Workshop*, pages 94 - 98, 2013.

[183] M. Miwa, T. Ohta, R. Rak, A. Rowley, D. B. Kell, S. Pyysalo, and S. Ananiadou. A method for integrating and ranking the evidence for biochemical pathways by mining reactions from text. *Bioinformatics*, 29(13):i44 - i52, 2013.

[184] M. Miwa, R. S? tre, J.-D. Kim, and J. Tsujii. Event extraction with complex event classification using rich features. *Journal of Bioinformatics and Computational Biology*, 8(1):131 - 146, 2010.

[185] M. Miwa, P. Thompson, and S. Ananiadou. Boosting automatic event extraction from the literature using domain adaptation and coreference resolution. *Bioinformatics*, 28(13):1759 - 1765, 2012.

[186] M. Miwa, P. Thompson, J. McNaught, D. B. Kell, and S. Ananiadou. Extracting semantically enriched events from biomedical literature. *BMC Bioinformatics*, 13:108, 2012.

[187] Y. Miyao, T. Ohta, K. Masuda, Y. Tsuruoka, K. Yoshida, T. Ninomiya, and J. Tsujii. Semantic retrieval for the accurate identification of relational concepts in massive textbases. In *Proceedings of*

COLING-ACL 2006, pages 1017 - 1024, 2006.

[188] Y. Miyao and J. Tsujii. Feature forest models for probabilistic HPSG parsing. *Computational Linguistics*, 34(1):35 - 80, 2008.

[189] Y. Mizuta, A. Korhonen, T. Mullen, and N. Collier. Zone analysis in biology articles as a basis for information extraction. *International Journal of Medical Informatics*, 75(6):468 - 487, 2006.

[190] R. Morante, V. Van Asch, and W. Daelemans. Memory-based resolution of insentence scopes of hedge cues. In *Proceedings of the Fourteenth Conference on Computational Natural Language Learning—Shared Task*, pages 40 - 47, 2010.

[191] A. Morgan, L. Hirschman, A. Yeh, and M. Colosimo. Gene name extraction using FlyBase resources. In *Proceedings of the ACL 2003 Workshop on Natural Language Processing in Biomedicine - Vol.* 13, pages 1 - 8, 2003.

[192] E. Morin and B. Daille. Compositionality and lexical alignment of multi-word terms. *Language Resources and Evaluation*, 44(1—2):79 - 95, 2010.

[193] E. Morin and B. Daille. Revising the compositional method for terminology acquisition from comparable corpora. In *Proceedings of COLING 2012*, pages 1797 - 1810, 2012.

[194] E. Morin and E. Prochasson. Bilingual lexicon extraction from comparable corpora enhanced with parallel corpora. In *Proceedings of the 4th Workshop on Building and Using Comparable Corpora : Comparable Corpora and the Web*, pages 27 - 34, 2011.

[195] T. Morton and J. LaCivita. WordFreak: An open tool for linguistic annotation. In *Proceedings of the 2003 Conference of the North American Chapter of the Association for Computational Linguistics on Human Language Technology: Demonstrations - Vol.* 4, pages 17 - 18, 2003.

[196] C. Müller and M. Strube. Multi-level annotation of linguistic data with MMAX2. In S. Braun, K. Kohn, and J. Mukherjee, editors, *Corpus Technology and Language Pedagogy: New Resources, New Tools, New Methods*, pages 197 - 214. Peter Lang, Frankfurt a. M., Germany, 2006.

[197] H. Müller, E. Kenny, and P. Sternberg. Textpresso: An ontology-based information retrieval and extraction system for biological literature. *PLoS Biol*, 2(11):e309, 2004.

[198] T. Munkhdalai, M. Li, U. Yun, O. Namsrai, and K. Ryu. An active co-training algorithm for biomedical named-entity recognition. *Journal of Information Processing Systems*, 8(4): 575 - 588, 2012.

[199] D. Munteanu, A. Fraser, and D. Marcu. Improved machine translation performance via parallel sentence extraction from comparable corpora. In *HLT-NAACL*, pages 265 - 272, 2004.

[200] D. Munteanu and D. Marcu. Processing comparable corpora with bilingual suffix trees. In *Proceedings of the ACL-02 Conference on Empirical Methods in Natural Language Processing - Vol.* 10, pages 289 - 295, 2002.

[201] D. Nadeau and S. Sekine. A survey of named entity recognition and classification. *Lingvisticae Investigationes*, 30(1):3 - 26, 2007.

[202] H. Nakagawa. Automatic term recognition based on statistics of compound nouns. *Terminology*, 6

(2):195 – 210, 2000.

[203] R. Nawaz, P. Thompson, and S. Ananiadou. Identification of manner in bio-events. In *Proceedings of the Eighth International Conference on Language Resources and Evaluation* (*LREC* 2012), pages 3505 – 3510, 2012.

[204] R. Nawaz, P. Thompson, and S. Ananiadou. Meta-knowledge annotation at the event level: Comparison between abstracts and full papers. In *Proceedings of the Third Workshop on Building and Evaluating Resources for Biomedical Text Mining* (*BioTxtM* 2012), pages 24 – 31, 2012.

[205] R. Nawaz, P. Thompson, and S. Ananiadou. Negated bioevents: Analysis and identification. *BMC Bioinformatics*, 14(1):14, 2013.

[206] R. Nawaz, P. Thompson, and S. Ananiadou. Something old, something new: Identifying knowledge source in bio-events. In *International Journal of Computational Linguistics and Applications*, vol. 4, pages 129 – 144, 2013.

[207] R. Nawaz, P. Thompson, J. McNaught, and S. Ananiadou. Meta-knowledge annotation of bio-events. In *Proceedings of the Seventh International Conference on Language Resources and Evaluation* (*LREC* 2010), pages 2498 – 2505, 2010.

[208] C. Nédellec, R. Bossy, J. Kim, J. Kim, T. Ohta, S. Pyysalo, and P. Zweigenbaum. Overview of BioNLP shared task 2013. In *Proceedings of the BioNLP Shared Task* 2013 *Workshop*, pages 1 – 7, 2013.

[209] A. Névéol, R. Dogan, and Z. Lu. Semi-automatic semantic annotation of PubMed queries: A study on quality, efficiency, satisfaction. *Journal of Biomedical Informatics*, 44(2):310 – 318, 2011.

[210] M. Neves, J. Braun, A. Diehl, G. Hayman, S. Wang, U. Leser, and A. Kurtz. Evaluation of the CellFinder pipeline in the BioCreative IV User interactive task. In *Proceedings of the Fourth BioCreative Challenge Evaluation Workshop vol.* 1, pages 204 – 213, 2013.

[211] M. Neves, A. Damaschun, N. Mah, F. Lekschas, S. Seltmann, H. Stachelscheid, J. Fontaine, A. Kurtz, and U. Leser. Preliminary evaluation of the CellFinder literature curation pipeline for gene expression in kidney cells and anatomical parts. *Database*, 2013. doi: 10. 1093/database/bat020

[212] N. Nguyen, J. Kim, and J. Tsujii. Overview of BioNLP 2011 protein coreference shared task. In *Proceedings of the BioNLP Shared Task* 2011 *Workshop*, pages 74 – 82, 2011.

[213] N. L. T. Nguyen and J. -D. Kim. Exploring domain differences for the design of pronoun resolution systems for biomedical text. In *Proceedings of the 22nd International Conference on Computational Linguistics*, vol. 1, pages 625 – 632, 2008.

[214] C. Nicolae and G. Nicolae. BestCut: A graph algorithm for coreference resolution. In *Proceedings of the 2006 Conference on Empirical Methods in Natural Language Processing*, pages 275 – 283, 2006.

[215] C. Nobata, P. Cotter, N. Okazaki, B. Rea, Y. Sasaki, Y. Tsuruoka, J. Tsujii, and S. Ananiadou. KLEIO: A knowledge-enriched information retrieval system for biology. In *Proceedings of the 31st Annual International ACM SIGIR Conference on Research and Development in*

Information Retrieval, pages 787 – 788, 2008.

[216] F. Och and H. Ney. A systematic comparison of various statistical alignment models. *Computational Linguistics*, 29(1):19 – 51, 2003.

[217] K. Oda, J. Kim, T. Ohta, D. Okanohara, T. Matsuzaki, Y. Tateisi, and J. Tsujii. New challenges for text mining: Mapping between text and manually curated pathways. *BMC Bioinformatics*, 9(Suppl 3):S5, 2008.

[218] P. Ogren. Knowtator: A protége plug-in for annotated corpus construction. In *Proceedings of the 2006 Conference of the North American Chapter of the Association for Computational Linguistics on Human Language Technology: Companion Volume: Demonstrations*, pages 273 – 275, 2006.

[219] T. Ohta, S. Pyysalo, R. Rak, A. Rowley, H.-W. Chun, S. J. Jung, S. P. Choi, and S. Ananiadou. Overview of the pathway curation (PC) task of BioNLP Shared Task 2013. In *Proceedings of the BioNLP Shared Task 2013 Workshop*, pages 67 – 75, 2013.

[220] T. Oinn, M. Greenwood, M. Addis, N. Alpdemir, J. Ferris, K. Glover, C. Goble, A. Goderis, D. Hull, D. Marvin, P. Li, P. Lord, M. Pocock, M. Senger, R. Stevens, A. Wipat, and C. Wroe. Taverna: Lessons in creating a workflow environment for the life sciences. *Concurrency and Computation: Practice and Experience*, 18(10):1067 – 1100, 2006.

[221] H. Paek, Y. Kogan, P. Thomas, S. Codish, and M. Krauthammer. Shallow semantic parsing of randomized controlled trial reports. *Proceedings of AMIA Annual Symposium*, 2006.

[222] K. Papineni, S. Roukos, T. Ward, and W. Zhu. BLEU: A method for automatic evaluation of machine translation. In *Proceedings of the 40th Annual Meeting on Association for Computational Linguistics*, pages 311 – 318, 2002.

[223] C. Parker and D. Embley. Generating medical logic modules for clinical trial eligibility criteria. *Proceedings of AMIA Annual Symposium*, 2003.

[224] P. Pecina, O. Dušek, L. Goeuriot, J. Hajič, J. Hlavácová, G. Jones, L. Kelly, J. Leveling, D. Marecek, M. Novák, et al. Adaptation of machine translation for multilingual information retrieval in the medical domain. *Artificial Intelligence in Medicine*, 61(3): 165 – 185, 2014.

[225] C. Plake, T. Schiemann, M. Pankalla, J. Hakenberg, and U. Leser. AliBaba: PubMed as a graph. *Bioinformatics*, 22(19):2444 – 2445, 2006.

[226] R. Prasad, N. Dinesh, A. Lee, E. Miltsakaki, L. Robaldo, A. Joshi, and B. Webber. The Penn Discourse TreeBank 2. 0. In *Proceedings of the 6th International Conference on Language Resources and Evaluation (LREC)*, 2008.

[227] R. Prasad, S. McRoy, N. Frid, A. Joshi, and H. Yu. The biomedical discourse relation bank. *BMC Bioinformatics*, 12(1):188, 2011.

[228] D. Proux, F. Rechenmann, L. Julliard, V. Pillet, B. Jacq, et al. Detecting gene symbols and names in biological texts: A first step toward pertinent information extraction. *Genome Informatics Series*, pages 72 – 80, 1998.

[229] J. Pustejovsky, J. Castañno, R. Saurí, A. Rumshinsky, J. Zhang, and W. Luo. Medstract:

Creating large-scale information servers for biomedical libraries. In *Proceedings of the ACL* 2002 *Workshop on Natural Language Processing in the Biomedical Domain*, *volume* 3, pages 85 – 92, 2002.

[230] S. Pyysalo, F. Ginter, J. Heimonen, J. Bjorne, J. Boberg, J. Jarvinen, and T. Salakoski. BioInfer: A corpus for information extraction in the biomedical domain. *BMC Bioinformatics*, 8(1): 50, 2007.

[231] S. Pyysalo, T. Ohta, and S. Ananiadou. Overview of the cancer genetics (CG) task of BioNLP Shared Task 2013. In *Proceedings of the BioNLP Shared Task* 2013 *Workshop*, pages 58 – 66, 2013.

[232] S. Pyysalo, T. Ohta, M. Miwa, H. Cho, J. Tsujii, and S. Ananiadou. Event extraction across multiple levels of biological organization. *Bioinformatics*, 28(18):i575 – i581, 2012.

[233] S. Pyysalo, T. Ohta, R. Rak, D. Sullivan, C. Mao, C. Wang, B. Sobral, J. Tsujii, and S. Ananiadou. Overview of the Infectious Diseases (ID) task of BioNLP Shared Task 2011. In *Proceedings of the BioNLP Shared Task* 2011 *Workshop*, pages 26 – 35, 2011.

[234] Y. W. Qiang, B. Hu, Y. Chen, Y. Zhong, B. Shi, B. Barlogie, and J. D. Shaughnessy Jr. Bortezomib induces osteoblast differentiation via Wnt-independent activation of β-catenin/TCF signaling. *Blood*, 113(18):4319 – 4330, 2009.

[235] A. Rahman and V. Ng. Supervised Models for Coreference Resolution. In *Proceedings of the* 2009 *Conference on Empirical Methods in Natural Language Processing*, pages 968 – 977, 2009.

[236] K. Raja, S. Subramani, and J. Natarajan. PPInterFinder—a mining tool for extracting causal relations on human proteins from literature. *Database*, 2013. doi: 10. 1093/database/bas052

[237] R. Rak and S. Ananiadou. Making UIMA truly interoperable with SPARQL. In *Proceedings of the* 7th *Linguistic Annotation Workshop and Interoperability with Discourse*, pages 88 – 97, 2013.

[238] R. Rak, R. T. B. Batista-Navarro, A. Rowley, J. Carter, and S. Ananiadou. Customisable Curation Workflows in Argo. In *Proceedings of the Fourth BioCreative Challenge Evaluation Workshop*, *vol.* 1, pages 270 – 278, 2013.

[239] R Rak, A Rowley, W Black, and S Ananiadou. Argo: An integrative, interactive, text miningbased workbench supporting curation. *Database: The Journal of Biological Databases and Curation*, 2012. doi:10. 1093/databse/bas010

[240] R. Rak, A. Rowley, J. Carter, R. T. B. Batista-Navarro, and S. Ananiadou. Interoperability and customisation of annotation schemata in Argo. In *Proceedings of the* 9th *Conference on Language Resources and Evaluation*, 2014.

[241] P. Ramesh, R. Prasad, T. Miller, B. Harrington, and H. Yu. Automatic discourse connective detection in biomedical text. *Journal of the American Medical Informatics Association*, 19(5):800 – 808, 2012.

[242] L. Ramshaw and M. Marcus. Text chunking using transformation-based learning. In *Proceedings of the Third ACL Workshop on Very Large Corpora*, 1995.

[243] R. Rapp. Automatic identification of word translations from unrelated English and German corpora. In *Proceedings of the 37th Annual Meeting of the ACL on Computational Linguistics*, pages 519 - 526, 1999.

[244] L. Ratinov and D. Roth. Design challenges and misconceptions in named entity recognition. In *Proceedings of the Thirteenth Conference on Computational Natural Language Learning*, pages 147 - 155, 2009.

[245] S. Rauf and H. Schwenk. Parallel sentence generation from comparable corpora for improved SMT. *Machine Translation*, 25(4):341 - 375, 2011.

[246] D. Rebholz-Schuhmann, M. Arregui, S. Gaudan, H. Kirsch, and A. Jimeno. Text processing through web services: Calling whatizit. *Bioinformatics*, 24(2):296 - 298, 2008.

[247] M. Recasens and E. H. Hovy. BLANC: Implementing the Rand index for coreference evaluation. *Natural Language Engineering*, 17(4):485 - 510, 2011.

[248] M. Rei and T. Briscoe. Combining manual rules and supervised learning for hedge cue and scope detection. In *Proceedings of the Fourteenth Conference on Computational Natural Language Learning—Shared Task*, pages 56 - 63, 2010.

[249] S. Riedel and A. McCallum. Robust biomedical event extraction with dual decomposition and minimal domain adaptation. In *Proceedings of the BioNLP Shared Task 2011 Workshop*, pages 46 - 50, 2011.

[250] F. Rinaldi, A. Davis, C. Southan, S. Clematide, T. Ellendorff, and G. Schneider. ODIN: A customizable literature curation tool. In *Proceedings of the Fourth BioCreative Challenge Evaluation Workshop vol.1*, pages 219 - 223, 2013.

[251] V. Rizomilioti. Exploring epistemic modality in academic discourse using corpora. In *Information Technology in Languages for Specific Purposes*, volume 7, pages 53 - 71, 2006.

[252] A. Roberts, R. Gaizauskas, M. Hepple, G. Demetriou, Y. Guo, I. Roberts, and A. Setzer. Building a semantically annotated corpus of clinical texts. *Journal of Biomedical Informatics*, 42(5):950 - 966, 2009.

[253] A. Roberts, R. Gaizauskas, M. Hepple, G. Demetriou, Y. Guo, I. Roberts, and A. Setzer. Building a semantically annotated corpus of clinical texts. *Journal of Biomedical Informatics*, 42(5):950 - 966, 2009.

[254] P. Ruch, C. Boyer, C. Chichester, I. Tbahriti, A. Geissbühler, P. Fabry, J. Gobeill, V. Pillet, D. Rebholz-Schuhmann, C. Lovis, and A. Veuthey. Using argumentation to extract key sentences from biomedical abstracts. *International Journal of Medical Informatics*, 76(23):195 - 200, 2007.

[255] A. Rzhetsky, M. Seringhaus, and M. Gerstein. Seeking a new biology through text mining. *Cell*, 134(1):9 - 13, 2008.

[256] Á. Sándor. Modeling metadiscourse conveying the author's rhetorical strategy in biomedical research abstracts. *Revue Française de Linguistique Appliquée*, 12(2):97 - 108, 2007.

[257] Y. Sasaki, Y. Tsuruoka, J. McNaught, and S. Ananiadou. How to make the most of NE

dictionaries in statistical NER. *BMC Bioinformatics*, 9(Suppl 11):S5, 2008.

[258] R. Saurí and J. Pustejovsky. FactBank: A corpus annotated with event factuality. *Language Resources and Evaluation*, 43(3):227 – 268, 2009.

[259] G. Savova, J. Masanz, P. Ogren, J. Zheng, S. Sohn, K. Kipper-Schuler, and C. Chute. Mayo clinical Text Analysis and Knowledge Extraction System (cTAKES): Architecture, component evaluation and applications. *Journal of the American Medical Informatics Association*, 17(5):507 – 513, 2010.

[260] I. Schomburg, A. Chang, C. Ebeling, M. Gremse, C. Heldt, G. Huhn, and D. Schomburg. BRENDA, the enzyme database: Updates and major new developments. *Nucleic Acids Research*, 32 (suppl 1):D431 – D433, 2004.

[261] P. Schone and D. Jurafsky. Is knowledge-free induction of multiword unit dictionary headwords a solved problem? In L. Lee and D. Harman, editors, *Proceedings of EMNLP*, pages 100 – 108, 2001.

[262] M. Schuemie, M. Weeber, B. Schijvenaars, E. van Mulligen, C. van der Eijk, R. Jelier, B. Mons, and J. Kors. Distribution of information in biomedical abstracts and full-text publications. *Bioinformatics*, 20(16):2597 – 2604, 2004.

[263] I. Segura-Bedmar, M. Crespo, C. de Pablo-Sanchez, and P. Martinez. Resolving anaphoras for the extraction of drug-drug interactions in pharmacological documents. *BMC Bioinformatics*, 11(Suppl 2):S1, 2010.

[264] I. Segura-Bedmar, P. Martínez, and C. de Pablo-Sánchez. A linguistic rule-based approach to extract drug-drug interactions from pharmacological documents. *BMC Bioinformatics*, 12(S—2):S1, 2011.

[265] P. Shah, C. Perez-Iratxeta, P. Bork, and M. Andrade. Information extraction from full text scientific articles: Where are the keywords? *BMC Bioinformatics*, 4(1):20, 2003.

[266] H. Shatkay, F. Pan, A. Rzhetsky, and J. Wilbur. Multi-dimensional classification of biomedical text: Toward automated, practical provision of high-utility text to diverse users. *Bioinformatics*, 24 (18):2086 – 2093, 2008.

[267] S. Shimohata, T. Sugio, and J. Nagata. Retrieving collocations by co-occurrences and word order constraints. In *P. Cohen and W. Wahlster*, editors, *Proceedings of the 35th ACL and 8th EACL*, pages 476 – 481, 1997.

[268] H. Shin and R. Bruno. *Language Use and English-Speaking Ability*, 2000. US Department of Commerce, Economics and Statistics Administration, US Census Bureau, 2003.

[269] I. Sim, P. Gorman, R. Greenes, B. Haynes, B. Kaplan, H. Lehmann, and P. Tang. Clinical decision support systems for the practice of evidence-based medicine. *JAMIA*, 8(6):527 – 534, 2001.

[270] M. Simpson and D. Demner-Fushman. Biomedical text mining: A survey of recent progress. In *Mining Text Data*, pages 465 – 517. Springer, 2012.

[271] F. Smadja, K. McKeown, and V. Hatzivassiloglou. Translating collocations for bilingual lexicons:

A statistical approach. *Computational Linguistics*, 22(1):1 - 38, 1996.

[272] P. Stenetorp, S. Pyysalo, G. Topic, T. Ohta, S. Ananiadou, and J. Tsujii. brat: A web-based tool for NLP-assisted text annotation. In *Proceedings of the Demonstrations at the 13th Conference of the European Chapter of the Association for Computational Linguistics*, pages 102 - 107, 2012.

[273] N. Suakkaphong, Z. Zhang, and H. Chen. Disease named entity recognition using semisupervised learning and conditional random fields. *Journal of the American Society for Information Science and Technology*, 62(4):727 - 737, 2011.

[274] C. Sun, M. Zhang, Y. Wu, J. Ren, Y. Bo, L. Han, and D. Li. Searching of information about protein acetylation system. In *Proceedings of the BioCreative 2012 Workshop*, 2012.

[275] L. Tanabe, N. Xie, L. Thom, W. Matten, and J. Wilbur. GENETAG: A tagged corpus for gene/protein named entity recognition. *BMC Bioinformatics*, 6(Suppl 1):S3, 2005.

[276] Y. Tateisi and J. Tsujii. Part-of-speech annotation of biology research abstracts. In *Proceedings of 4th LREC*, *vol. IV*, pages 1267 - 1270, 2004.

[277] A. Taylor, M. Marcus, and B. Santorini. The penn treebank: An overview. In A. *Abeill, editor, Treebanks, volume 20 of Text, Speech and Language Technology*, pages 5 - 22. Springer Netherlands, 2003.

[278] E. Terumasa. Rule based machine translation combined with statistical post editor for japanese to english patent translation. In *Proceedings of the MT Summit XI Workshop on Patent Translation*, *vol. 11*, pages 13 - 18, 2007.

[279] S. Teufel. *Argumentative Zoning*. PhD thesis, University of Edinburgh, 1999.

[280] S. Teufel and M. Moens. Summarizing scientific articles: Experiments with relevance and rhetorical status. *Computational Linguistics*, 28(4):409 - 445, 2002.

[281] P. Thomas, J. Starlinger, A. Vowinkel, S. Arzt, and U. Leser. GeneView: A comprehensive semantic search engine for PubMed. *Nucleic Acids Research*, 40(W1):W585 - W591, 2012.

[282] P. Thompson, P. Cotter, J. McNaught, S. Ananiadou, S. Montemagni, A. Trabucco, and G. Venturi. Building a bio-event annotated corpus for the acquisition of semantic frames from biomedical corpora. In *Proceedings of the 6th LREC*, pages 2159 - 2166, 2008.

[283] P. Thompson, S. Iqbal, J. McNaught, and S. Ananiadou. Construction of an annotated corpus to support biomedical information extraction. *BMC Bioinformatics*, 10(1):349, 2009.

[284] P. Thompson, J. McNaught, S. Montemagni, N. Calzolari, R. del Gratta, V. Lee, S. Marchi, M. Monachini, P. Pezik, V. Quochi, C. J. Rupp, Y. Sasaki, G. Venturi, D. RebholzSchuhmann, and S. Ananiadou. The BioLexicon: A large-scale terminological resource for biomedical text mining. *BMC Bioinformatics*, 12:397, 2011.

[285] P. Thompson, R. Nawaz, J. McNaught, and S. Ananiadou. Enriching a biomedical event corpus with meta-knowledge annotation. *BMC Bioinformatics*, 12:393, 2011.

[286] M. Torii, G. Li, Z. Li, I. Çelen, F. Diella, R. Oughtred, C. Arighi, H. Huang, K. Vijay-Shanker, and C. Wu. RLIMS-P: Literature-based curation of protein phosphorylation information.

In *Proceedings of the Fourth BioCreative Challenge Evaluation Workshop vol.* 1, pages 247 – 253, 2013.

[287] M. Torii and K. Vijay-Shanker. Sortal anaphora resolution in MEDLINE abstracts. *Computational Intelligence*, 23(1):15 – 27, 2007.

[288] Y. Tsuruoka, M. Miwa, K. Hamamoto, J. Tsujii, and S. Ananiadou. Discovering and visualizing indirect associations between biomedical concepts. *Bioinformatics*, 27(13):i111 – i119, 2011.

[289] Y. Tsuruoka and Junichi Tsujii. Improving the performance of dictionary-based approaches in protein name recognition. *Journal of Biomedical Informatics*, 37(6):461 – 470, 2004.

[290] O. Tuason, L. Chen, H. Liu, J. Blake, and C. Friedman. Biological nomenclatures: A source of lexical knowledge and ambiguity. In *Proceedings of the Pacific Symposium of Biocomputing*, number 9, page 238, 2003.

[291] C. Tudor, C. Arighi, Q. Wang, C. Wu, and K. Vijay-Shanker. The eFIP system for text mining of protein interaction networks of phosphorylated proteins. *Database*, 2012. doi: 10. 1093/ database/bas044

[292] U. S. National Library of Medicine. Statistical Reports on MEDLINE/PubMed Baseline Data. http://www. nlm. nih. gov/bsd/licensee/baselinestats. html. Accessed: May 2014.

[293] Y. Usami, H. Cho, N. Okazaki, and J. Tsujii. Automatic acquisition of huge training data for biomedical named entity recognition. In *Proceedings of BioNLP* 2011 *Workshop*, pages 65 – 73, 2011.

[294] Ö. Uzuner. Recognizing obesity and comorbidities in sparse data. *JAMIA*, 16(4):561 – 570, 2009.

[295] Ö. Uzuner, I. Goldstein, Y. Luo, and I. Kohane. Identifying patient smoking status from medical discharge records. *JAMIA*, 15(1):14 – 24, 2008.

[296] Ö. Uzuner, B. South, S. Shen, and S. DuVall. 2010 i2b2/VA challenge on concepts, assertions, and relations in clinical text. *JAMIA*, 18(5):552 – 556, 2011.

[297] K. Van Auken, J. Jaffery, J. Chan, H. Müller, and P. W. Sternberg. Semi-automated curation of protein subcellular localization: a text mining-based approach to gene ontology (GO) cellular component curation. *BMC Bioinformatics*, 10:228, 2009.

[298] K. Van Auken, Y. Li, J. Chan, P. Fey, R. Dodson, A. Rangarajan, R. Chisholm, P. Sternberg, and H. Müller. Textpresso text mining: Semi-automated curation of protein subcellular localization using the gene ontology's cellular component ontology. In *Proceedings of the BioCreative* 2012 *Workshop*, 2012.

[299] P. van der Eijk. Automating the acquisition of bilingual terminology. In *Proceedings of the Sixth Conference on European Chapter of the ACL*, pages 113 – 119, 1993.

[300] S. Van Landeghem, J. Björne, T. Abeel, B. De Baets, T. Salakoski, and Y. Van de Peer. Semantically linking molecular entities in literature through entity relationships. *BMC Bioinformatics*, 13(Suppl 11):S6, 2012.

[301] S. Van Landeghem, J. Björne, C. Wei, K. Hakala, S. Pyysalo, S. Ananiadou, H. Kao, Z. Lu, T. Salakoski, Y. Van de Peer, and F. Ginter. Large-scale event extraction from literature with

multi-level gene normalization. *PLOS ONE*, 8(4):e55814, 2013.

[302] S. Van Landeghem, F. Ginter, Y. Van de Peer, and T. Salakoski. EVEX: A PubMed-scale resource for homology-based generalization of text mining predictions. In *Proceedings of BioNLP 2011 Workshop*, pages 28 - 37, 2011.

[303] B. Vauquois and C. Boitet. Automated translation at Grenoble University. *Computational Linguistics*, 11(1):28 - 36, 1985.

[304] S. G. Vellay, Miller E. Latimer, and G. Paillard. Interactive text mining with pipeline pilot: A bibliographic web-based tool for PubMed. *Infectious Disorders Drug Targets*, 9(3): 366 - 374, 2009.

[305] E. Velldal, L. Ø vrelid, and S. Oepen. Resolving speculation: Maxent cue classification and dependency-based scope rules. In *Proceedings of the Fourteenth Conference on Computational Natural Language Learning—Shared Task*, pages 48 - 55, 2010.

[306] M. Vilain, J. Burger, J. Aberdeen, D. Connolly, and L. Hirschman. A model-theoretic coreference scoring scheme. In *Proceedings of the 6th Conference on Message Understanding*, pages 45 - 52, 1995.

[307] V. Vincze, G. Szarvas, R. Farkas, G. Mora, and J. Csirik. The BioScope corpus: Biomedical texts annotated for uncertainty, negation and their scopes. *BMC Bioinformatics*, 9(Suppl 11):S9, 2008.

[308] V. Vincze, G. Szarvas, G. Möra, T. Ohta, and R. Farkas. Linguistic scope-based and biological event-based speculation and negation annotations in the BioScope and GENIA event corpora. *Journal of Biomedical Semantics*, 2(5):1 - 11, 2011.

[309] J. Vivaldi, L. Màrquez, and H. Rodríguez. Improving term extraction by system combination using boosting. *Lecture Notes in Computer Science*, 2167:515 - 526, 2001.

[310] A. Vlachos and C. Gasperin. Bootstrapping and evaluating named entity recognition in the biomedical domain. In *Proceedings of the HLT-NAACL BioNLP Workshop on Linking Natural Language and Biology*, pages 138 - 145, 2006.

[311] X. Wang, G. Hripcsak, M. Markatou, and C. Friedman. Active computerized pharmacovigilance using natural language processing, statistics, and electronic health records: A feasibility study. *JAMIA*, 16(3):328 - 337, 2009.

[312] C. Wei, H. Kao, and Z. Lu. PubTator: A web-based text mining tool for assisting biocuration. *Nucleic Acids Research*, 41(W1):W518 - W522, 2013.

[313] J. Wilbur, A. Rzhetsky, and H. Shatkay. New directions in biomedical text annotation: Definitions, guidelines and corpus construction. *BMC Bioinformatics*, 7(1):356, 2006.

[314] D. S. Wishart, C. Knox, A. C. Guo, R. Eisner, N. Young, B. Gautam, D. D. Hau, N. Psychogios, E. Dong, S. Bouatra, R. Mandal, I. Sinelnikov, J. Xia, L. Jia, J. A. Cruz, E. Lim, C. A. Sobsey, S. Shrivastava, P. Huang, P. Liu, L. Fang, J. Peng, R. Fradette, D. Cheng, D. Tzur, M. Clements, A. Lewis, A. De Souza, A. Zuniga, M. Dawe, Y. Xiong, D. Clive, R. Greiner, A. Nazyrova, R. Shaykhutdinov, L. Li, H. J. Vogel, and I. Forsythe. HMDB: A

knowledgebase for the human metabolome. *Nucleic Acids Research*, 37 (Suppl 1): D603 – D610, 2009.

[315] A. Wright, E. Chen, and F. Maloney. An automated technique for identifying associations between medications, laboratory results and problems. *Journal of Biomedical Informatics*, 43(6):891 – 901, 2010.

[316] C. Wu, F. Xia, L. Deleger, and I. Solti. Statistical machine translation for biomedical text: Are we there yet? *In AMIA Annual Symposium Proceedings*, vol. 2011, page 1290, 2011.

[317] F. Xia and M. Yetisgen-Yildiz. Clinical corpus annotation: Challenges and strategies. In *Proceedings of the Third Workshop on Building and Evaluating Resources for Biomedical Text Mining (BioTxtM'2012)*, 2012.

[318] R. Xu, K. Supekar, Y. Huang, A. Das, and A. Garber. Combining text classification and hidden Markov modeling techniques for categorizing sentences in randomized clinical trial abstracts. *Proceedings of AMIA Annual Symposium*, 2006.

[319] X. Yang, J. Su, G. Zhou, and C. L. Tan. An NP-cluster based approach to coreference resolution. In *Proceedings of the 20th COLING*, 2004.

[320] A. Yeh, L. Hirschman, and A. Morgan. Evaluation of text data mining for database curation: Lessons learned from the KDD Challenge Cup. *Bioinformatics*, 19(suppl 1):i331 – i339, 2003.

[321] A. Yeh, A. Morgan, M. Colosimo, and L. Hirschman. BioCreAtIvE task 1a: Gene mention finding evaluation. *BMC Bioinformatics*, 6(Suppl 1):S2, 2005.

[322] M. Yetisgen-Yildiz, I. Solti, F. Xia, and S. Halgrim. Preliminary experience with Amazon's Mechanical Turk for annotating medical named entities. In *Proceedings of the NAACL HLT* 2010 *Workshop on Creating Speech and Language Data with Amazon's Mechanical Turk*, pages 180 – 183, 2010.

[323] Q. Zeng, S. Goryachev, S. Weiss, M. Sordo, S. Murphy, and R. Lazarus. Extracting principal diagnosis, co-morbidity and smoking status for asthma research: Evaluation of a natural language processing system. *BMC Medical Informatics and Decision Making*, 6(1):30, 2006.

[324] Q. Zeng-Treitler, H. Kim, G. Rosemblat, and A. Keselman. Can multilingual machine translation help make medical record content more comprehensible to patients? *Studies in Health Technology and Informatics*, 160(Pt 1):73 – 77, 2009.

[325] P. Zweigenbaum, D. Demner-Fushman, H. Yu, and K. Cohen. Frontiers of biomedical text mining: Current progress. *Briefings in Bioinformatics*, 8(5):358 – 375, 2007.

第 9 章

医疗健康社交媒体分析

Alexander Kotov

计算机科学部门

韦恩州立大学

美国密歇根州，底特律市

kotov@ wayne.edu

▌9.1　简介

　　以社交网站、博客/微博、论坛、问答服务、在线社区和百科全书形式出现的社交媒体资源,通常统称为 Web 2.0,标志着互联网用户从被动消费转向多样化地主动创作媒体内容。与新闻专栏文章不同,社交媒体不仅可以陈述事实、描述事件,还可以提供关于医疗保健在内的几乎任何主题的丰富公众舆论信息。根据最近的研究报道[38,39],61%的美国成年人在网上搜集健康资讯,37%的人在网上查阅或发布健康信息,除此之外,在成人社交媒体用户中,23%的人关注他们朋友的个人健康状况,17%的人使用社交媒体来记录自身特殊的健康状况,15%从社交媒体网站获取健康资讯[7]。

　　Web 2.0 服务平台鼓励人们在各种问题上积极表达自己的想法和意见,对于人们生活中随时会遇到的事情也希望他们公开表达意见和交流思想。网络服务还可以衡量以前无法衡量的内容,并进一步阐明公共卫生中的重要问题。过去对这些问题的讨论要么过于费时费力,要么完全无法回答,例如人口中健康信息的分布,跟踪健康信息趋势并确定健康信息供求之间的差距。社交媒体数据的细粒度和普及性模拟了以前无法实现的内容,如某个人患病的可能性。尽管大多数个人社交媒体帖子和消息都很少包含有价值的信息,但数百万这样的消息聚集在一起可以获取重要的信息。例如,基于某个人的社交网站知道其感染流感,一个人感染流感虽然影响较小,但数百万量级的信息就可以用来追踪一个州或一个国家的流感趋势。

　　本章概述了将社交媒体数据用于构建人口健康描述和预测模型的最新研究进展,将其用于卫生健康领域模型和知识挖掘,提高公共卫生监测和分析的整体效率,并显著减少信息的延迟时间。关于医疗健康社交媒体分析的先前研究工作主要集中在以下三个领域:

1. 研究从社会媒体数据中获取总体健康趋势的方法,如传染病的暴发,以及分析传染病传播的潜在机制;
2. 研究细粒度分析和处理社交媒体数据方法,例如检测药物不良相互反应和不良医疗事件报告的方法,以及对个人的健康状况和幸福状况进行建模;
3. 研究如何有效地将社交媒体用作患者之间以及患者与医生之间的沟通媒介,如何有效地在干预和健康教育活动中利用社交媒体。

　　我们在第 9.2 节中介绍的第一项重点内容是通过社交媒体、主流网络搜索引擎的搜索日志或医疗网站的访问日志来检测和估计特定地理区域的传染病暴发情况。该方法将 Web 2.0 用户视为信息意义上的疾病暴发的第一响应者,并试图捕获来自这些用户的网络信息以实现更快的流感暴发监测。及时发现传染病暴发可以显著降低其负面影响,同时根据社交媒体和医疗保健机构的数据分析建模,通过对"假设"情景设计应急预案,降低公共卫生响应时间并提高效率。在这个方向上,早期提出的大多数方法都有一个共同主题,即建立从社会媒体和联邦、州以及地方的官方公共卫生统计中提取的数据之间的关联度。

我们在第 9.3 节介绍的第二项重点内容是从社交媒体中提取知识。这些知识可用于解决特定的医疗问题,例如检测不良医疗事件的报告、总结消遣性毒品使用的影响、预测某个人何时会患上疾病。将大型社交媒体挖掘与在线社交网络分析、人口统计分析和风险行为预测建模相结合,可以提高我们对流行病学机制的理解,并使公共卫生专业人员能够"量体裁衣",设计出更有效的干预措施并更好地预测其结果。

我们在第 9.4 节中概述的第三项工作重点内容是研究如何将社交媒体作为健康信息的来源,例如如何使用社交媒体回答普通人和医疗保健专业人员与健康相关的问题或报告他们处理医疗问题的经验。特别讨论了受广大患者和医疗保健专业人员欢迎的热门在线社区,并概括这些网上社区的发现内容。

为分析以上三个方向的研究问题,学者们提出的绝大多数方法是将社会网络分析、机器学习、统计建模和计算机语言与流行病学、社会学、经济学和公共卫生研究相结合。Sadilek 和 Kautz[71] 提出的公共卫生金字塔模型可以很好地说明这些方法的应用,金字塔的底部是整个人口,金字塔中间是在线社交媒体的用户,其数据是公开的,金字塔的顶部是一个规模较小但针对性地选择的一般人群(包括一些社交媒体用户)个人样本集合,他们有详细的健康记录。该样本包括愿意与他人分享个人健康信息的受试者,他们配合完成在线医学调查、主动监测其在家中或在附近的医学实验室的健康状况(例如,通过使用血糖或血压监测仪和 HIV 快速检测等)。流行病学传统研究基于从该金字塔顶部收集的数据。虽然本章讨论的大部分工作都使用金字塔中间的数据,但机器学习和统计建模技术可以让金字塔中任何层的数据渗透到模型中。例如,通过应用机器学习技术,我们可以从金字塔的顶端引导分析,对金字塔底部的一般人群做出有根据的预测,这将从实时数据中详细的为流行病学模型注入更多的结构和参数,从而减少需要通过模拟建模的因素。信息还可以渗透到金字塔中的每一层,其中一般人群的潜在行为可能影响预测,即使对于顶部的个人也会发生影响。在以下部分中,我们将详细研究上述三个方向的内容。

9.2　传染病暴发的检测和跟踪

传染性流行病如流感和霍乱是一个难以预测和模拟的重大公共卫生问题[86]。季节性流感疫情每年导致全球约 300 万～500 万例的严重疾病和约 250000～500000 例死亡。虽然流感在每个季节有规律地反复发生,但每次暴发的地理位置、时间和规模各不相同,这导致使用传统方法进行时间序列分析来对流感活动进行可靠和及时的预测变得复杂。一般而言,卫生组织需要准确和及时的疾病监测技术来应对新出现的流行病,以便更好地规划患者就诊,准备治疗用品和传播公共卫生信息。对疾病流行率上升趋势的更多早期了解可以让患者有所准备和增发适当疫苗或其他药物,而对下降趋势的了解可以反映这些努力的有效性。

公共卫生监测传统上依赖于问卷调查和汇总医疗服务提供者、药剂师的原始数据(例如,医疗保健专业人员的临床诊疗数据、病假和药物处方数据)。监测对公共健康有重大影响的临床综合,偶发性和广泛性感染,如季节性流感尤其需要症状监测。许多传染病监测系统包括美国疾病控制和预防中心(CDC)、加拿大公共卫生署、日本传染病监测中心、英国卫生防护局、瑞典传染病控制研究所和欧洲流感监测体系,不断收集指定实验室和医生的病毒学和临床报告,这一过程被称为哨点监测。例如,CDC 运营美国门诊患者流感样疾病监测网络(ILINet),并通过 FluView① 在线发布收集和汇总的数据。ILINet 是最有效的疾病监测系统之一,它为 2 700 名门诊医疗服务提供监测哨点,并每周发布与疑似流感疾病(ILI)症状相关的所有访问者比例分析报告(温度大于等于 100 华氏度,是否咳嗽,没有任何明显原因的咽喉痛)。尽管基于调查的监测系统是发现疾病暴发的有效工具,但它们通常会在报告疫情时产生高昂的运营成本且时间滞后,因为只有在患者就诊后才记录传染病病例,并将相关流感信息发送给相关的公共卫生机构。就美国疾病预防控制中心而言,流感报告的典型滞后时间为一到两周,对于不太常见的疾病,滞后时间更长[29]。诸如霍乱等致命的传染病暴发期间,这种延迟可能阻碍早期流行病学评定,并导致更多的死亡事件。以前在流行病学方面的工作[34]也表明,在城市地区抗击流行病的最有效方法是迅速将感染者限制在家中,由于这种策略只有在早期应用时才有效,因此能够尽快发现城市地区传染病的暴发变得非常重要。一般来说,早期暴发检测的方法可以让公共卫生管理人员有更多的时间来部署干预措施,可降低由于监测报告滞后引起的发病率和死亡率。基于哨点的监测系统也会受到人口抽样不全的影响,哨点机构不能发现那些没有积极寻求治疗的人或者对问卷调查没有回应的人群数据,而哨点监测倾向于过度报告更易受疾病影响的人群。相比之下,社交媒体数据几乎可以实时获得疾病信息,因此可以提供对流行病的规模和动态的早期评估。社交媒体平台,如 Twitter,提供几乎无限量的公开数据和人口样本量,其数量超过纸质调查几个数量级。利用在线社交网络数据,还可以更有效、更及时地找到关键症状的个体以及可能已经感染疾病的其他人。此外,与一些社交媒体帖子相关的坐标形式的地理元数据可在监测流行病的影响和地理分布方面发挥重要作用。在本节中,我们仅基于利用对社交媒体信号的分析,对近期提出的检测和跟踪传染病暴发的方法进行了全面概述。

▶▶9.2.1 暴发检测

在 Web 2.0 和社交媒体出现之前,已经进行了就诊前"健康信息调查",进行综合征监测的非常规方法的实验。例如过去已经引入了几个监测系统来监测流感活动的间接信号,例

---

① http://www.cdc.gov/flu/weekly

如电话健康咨询热线的数量[23,33]、非处方药销售[57]和学校缺勤率[55]。搜索引擎和 Twitter、Facebook 等社交媒体平台等在线服务的出现和迅速普及，使得可以基于对这些服务数据的分析，对基于互联网的疾病暴发进行近乎实时的监测。这促成了计算机科学和公共卫生交叉领域研究的出现，该学科被称为"信息学（infodemiology）或流行病学信息学（information epidemiology)"[35]。Infodemiology 是研究公共卫生领域的健康信息要素和分布方法的总称，旨在：

- 制定方法和措施，了解一般公共卫生研究的模式和趋势；
- 根据趋势分析确定疾病的暴发；
- 研究和量化知识转化裂隙；
- 了解搜索和内容生成行为对症状监测和新发疾病早期检测的预测价值。

因此，最近的几项工作重点是利用来自不同类型的在线服务如查询日志、微博和博客等数据，挖掘检测传染病暴发的新方法。

9.2.1.1 使用搜索查询和网站访问日志

全世界越来越多的人正在利用互联网检索和传播与健康有关的信息，人们出于对自己、家人或朋友的担忧而搜索健康信息。据美国国家医学图书馆估计，美国约有 1.13 亿人使用互联网查找与健康有关的信息，每一天都有多达 800 万人搜索与健康有关的信息[60]。每年约有 9 000 万美国成年人搜索关于特定疾病或医疗问题的在线信息，网络搜索成为关于健康趋势和重大事件如流行病的独特信息来源。因此，从计算机科学和公共卫生角度来看，一个有趣的研究问题是：随着时间的推移，追踪人们的健康信息是否可用于一般的公共卫生特别是症状监测。

通常来说，基于搜索引擎查询日志分析的公共卫生监测方法的总体思路是：公众是否对某个公共卫生主题感兴趣，可以通过与该主题相关的搜索查询活动来近似模拟，因此，健康信息的查询行为可以转化为疾病活动的监测指标。由于某些搜索查询数据也包含地理信息（通常从某台计算机基于 IP 地址发出特定查询），因此也可以检测到简单的地理空间信息。Eysenbach[36]研究了基于互联网搜索趋势的自动分析是否有助于预测传染病如流感的暴发，他创建了一个谷歌广告宣传活动，广告由流感相关搜索词触发，并试验不同的多元模型，根据广告宣传统计数据预测 ILI 病例数。他发现，在线广告的点击次数与传统的监测值的相关性最高。他还观察到，每周流感相关广告点击次数与下周的哨兵医生的 ILI 病例报告具有更高的相关性。患者常常在寻求医生帮助前在互联网上查询相关信息，以此推断，搜索引擎日志的系统挖掘是对传统的疾病监测方式的强有力补充。

疾控中心和雅虎联合进行的一项研究表明，网络上对特定癌症的搜索与它们的预测发病率、死亡率和相关新闻报道数量[22]相关。他们得出的结论是：媒体报道似乎对推动在线搜索癌症信息发挥了强大的作用。Ginsberg 等[45]对 2003—2008 年之间提交给谷歌搜索引擎的数以千亿计的搜索查询日志进行处理,并估算了一个简单的线性回归模型,仅基于相同地理位置的 ILI 相关查询的对数概率来预测地理区域中 ILI 相关的医生就诊百分比的对数概率。该模型得出的估计结果与 CDC 报告的 ILI 统计数据的 Pearson 相关系数为 0.97。这项工作促成了谷歌流感趋势服务的创建[1],该服务基于对谷歌搜索引擎的搜索量来估计目前全球流感活动。谷歌流感趋势被成功用来跟踪每日流感率,比 CDC 的[31]流感监视图快 7～10 天。不过,与哨点监视类似,基于搜索引擎查询日志分析的系统也存在群体偏差,因为它们仅限于生病时会在互联网上搜索特定类型的内容的个人样本。

Pelat 等人[66]将三种传染病相关的网络搜索趋势数据与法国哨兵网络的临床监测数据进行了比较,并报告流感样疾病的相关系数为 0.82、胃肠炎为 0.9、水痘为 0.78。他们的结论是:对于这三种传染病中的每一种,一个经过精心选择的查询足以提供搜索的时间序列,与通过前哨监测系统报告的疾病的实际发病率高度相关。流感和胃肠炎的相关性最高,没有任何时间延迟,而水痘的搜索时间序列比发病率时间序列滞后一周。

Seifter 等[80]探讨了使用 Google 趋势分析莱姆病的季节和地理模式的效果,他们发现查询"莱姆病"的搜索流量反映了春季和夏季暴露于这种疾病的可能性增加,并且莱姆病往往是该查询的搜索流量最高的城市和州的地方性流行病。遵循类似的想法,Hulth 等人[50]探讨了使用瑞典医疗网站[2]的查询数据进行流感暴发检测任务的可行性,并观察到某些与流感相关的查询遵循与两个标准监测系统获得的数据相同的模式(基于实验室验证的流感病例数和 ILI 相关患者访问哨兵全科医生的比例)。特别地,他们使用偏最小二乘回归来识别与流感相关的最具指示性的查询,与前哨数据的相关系数为 0.9、与实验室数据的相关系数为 0.92。Johnson 等人[51]使用来自 Healthlink 医疗网站[3]的访问日志来衡量该网站上流感相关网页的访问次数与 CDC 的流感监测数据之间的相关性,并将这种相关性总结为中等强度。

虽然搜索数据容易被媒体报道和"恐惧流行病"所混淆,但即便原始(未经调整)有关健康主题的搜索活动的激增不是由真正的大流行疾病引发的,这仍然是政府卫生机构和政策制定者的重要措施,因为,即使没有真正的流行病,也需要对增加的信息需求做出响应。但是,搜索查询日志方法的局限性在于它们不提供任何其他上下文信息,因此难以回答诸如为什么信息搜索出现在第一个地区的原因。

9.2.1.2 使用 Twitter 和博客

Twitter[4]的出现和迅速普及为基于互联网的疾病监测开辟了一个新的研究方向。Twitter 是一个社交网络和微博平台,使用户能够创建限制为 140 个字符的帖子,并与普通

---

[1] http://www.google.org/flutrends
[2] http://www/vardguiden.se
[3] http://www.healthlink.com
[4] http://www.twitter.com

大众共享或仅与指定为"粉丝"的特定人群共享用户信息。虽然 Twitter 信息流包括大量无用的聊天、自我推销消息和用户之间的对话,这些信息仅包含各自感兴趣的信息,但由于推文量很大,它就包含足够的有用信息,可用于任何任务。例如,Twitter 数据被用来衡量政治观点[59]、民族情绪[4]和与股票价格相关的公众焦虑[44]以及监测地震的影响[74]。与基于搜索查询和访问日志的方法相比,基于 Twitter 的疾病暴发检测方法的优势是双重的。首先,尽管 Twitter 消息相当短,但它们仍然比搜索引擎查询更具描述性,并提供更多的上下文信息;其次,Twitter 个人档案通常包含与用户相关联的丰富元数据(例如地理位置、性别、年龄和社交网络圈),从而实现更复杂和详细的分析。Twitter 还具有优于其他社交媒体服务的优势,因为它提供了大量公开可用的消息。截至 2014 年 1 月,Twitter 全球估计有超过 6 亿活跃注册用户,每天创建 5 800 万个微博帖子。高频更新率和公共数据可用性,为近乎实时的、基于人口统计和地理位置的疾病监测提供了机会。

　　Ritterman 等人[68]最早使用 Twitter 进行传染病监测。他们使用了两个月内收集的 4800 万条推文组成的数据集,时间跨度从第一次有关 H1N1(或猪流感)病毒暴发的新闻到世界卫生组织于 2009 年 5 月 11 日正式宣布 H1N1 流行。他们利用 Hubdub⑤(一个在线预测市场)的数据,使用支持向量机(SVM)回归对 H1N1 将成为大流行病的公众认知建模,分析得出了两个主要结论。第一个结论是:在不同粒度(1 天、3 天、1 周、整个流行病历史)下,从 Twitter 消息内容中提取的简单双向特征可以准确地预测与公众健康相关的观点和期望;第二个结论是:将基于 Twitter 消息内容的特征与来自 Hubdub 数据的特征相结合,可以产生比仅依赖于预测市场数据的预测模型更准确的预测模型。Quincey 和 Kostkova[31]通过收集和描述一周内有关 H1N1 的 135000 多个帖子,证明了 Twitter 检测传染病暴发的潜力。Culotta[29]通过应用简单和多元逻辑回归的文档分类器,使用预定义关键词如"流感"、"咳嗽"、"咽喉痛"和"头痛"等作为数据集的特征来识别 Twitter 上持续 10 周的超过 500000 个与流感相关的帖子。在多元回归模型中,每个关键字具有不同的权重,而在简单回归模型中,所有关键字具有相同的权重。随后,他计算了在 Twitter 帖子的每日总体量中流感相关信息的对数概率,与疾控中心报告的 ILI 相关症状的所有门诊访问的对数概率之间的皮尔逊相关系数。尽管多元回归优于简单回归,但他发现当使用过多关键词时,多元回归开始过度拟合,构建的最优模型与 CDC 统计数据的相关系数达到了 0.78。Culotta[30]应用类似的方法,通过与饮酒相关的推文量估算酒精销售量,并发现最准确的模型是仅依赖关键词"醉酒"的模型,该模型与美国人口普查局的数据达到0.932 的相关系数。因此,Twitter 也可以被公共卫生研究人员用作监测酒精消费趋势的有用来源。Signorini 等[83]从 2009 年 4 月 29 日至 6 月 1 日 H1N1 大流行期间发布的 334840972 条推文中,筛选出包含与流感相关的关键词("H1N1","猪","感冒","流感")的 951697 条推文,并观察到此类推文的百分比

---

⑤　http://www.hubdub.com

随着越来越多的 H1N1 病例被报道而迅速下降。他们还构建了与 H1N1 流行病特定子主题相关的每日推文的时间序列,如措施(手部卫生、防护面罩)、治疗(用于治疗流感的抗病毒药物)、旅行相关问题、疫苗接种和疫苗接种副作用(格林-巴利综合征)以及食品消费相关的问题,并发现没有证据表明 Twitter 用户在大流行期间对这些话题持续感兴趣。他们还应用基于词袋特征向量的支持向量机回归来估计国家 ILI 水平以及特定地理区域(州)的 ILI 水平,通过基于用户档案的推文地理定位来实现,并发现两种类型预测估计均达到非常高的准确度。

Lampos 和 Cristianini[53] 提出了一种以推文的 n-gram 作为特征(或术语中的"文本标记")来计算给定推文(或推文语料库)的流感评分。首先从关于流感的维基百科文章中提取一组 1560 个的候选特征,并登陆在线医疗网站来获得流感症状描述以及患有流感的患者的评论;然后使用英国健康保护局每日流感报告评分作为因变量,通过最小角度回归模型(LASSO 的变体)选择最重要的特征。回归估计模型用于确定预计的流感率,其与实际比率的相关系数为 0.94。此外,他们还对推文进行了地理定位,并对所有其他地区的回归模型进行了交叉验证,并报告了总平均相关系数为 0.89。

基于 Twitter 帖子的早期大多数传染病监测方法依赖于相对简单的方法(例如,基于 n-gram 的模型将推文分类为与流感相关或不相关)。尽管这些方法能够相对准确地将推文分类为与流行性感冒相关或无关,且具有良好的监测结果,但它们忽略了许多流感相关推文之间的细微差别。例如,许多与流感有关的推文表达了与流感感染相关的认识,预防性流感方法(例如,流感疫苗)或关注感染增加的意识,包括担心感染流感、流行病引起的大众恐慌,这些内容都不是与实际的感染相关的信息。与搜索引擎查询不同,Twitter 帖子提供了更多由于在流感季节期间对主题的关注度增加以及大流行期间的民众恐慌而产生的上下文,自然语言处理工具可利用这些上下文来将更多信息性的"自我诊断"帖子从一般性讨论和意见中分离出来。为了提升基于 Twitter 监测的准确性,Lamb 等人[52] 提出了两种基于大量词法、句法和样式特征的细粒度分类方法。一种方法将流感认知推文与流感感染相关的推文区分开来,而另一种方法则将实际感染者自报流感病例的推文与健康人创建的推文(指其他流感患者)区分开来。基于他们的方法识别与流感相关的推文监测流感效果,实现了与 CDC ILI 数据的更高相关性,比仅使用词汇特征的效果更好。Achrekar 等人[1] 从不同的角度探讨了从 Twitter 数据中提高流行病学信号提示质量的问题,他们观察到来自同一用户的转发和发帖可能会影响自我报告流感感染病例的真实数量,排除这些信息会改善 Twitter 用户自我报告感染流感数据和 CDC 统计数据进行统计的相关系数和线性回归的均方根误差。他们还提出了一个自动回归模型,将本周的 Twitter 数据与两周前的 CDC 数据相结合(模拟 CDC 数据报告中典型的 2 周延迟),以预测本周 ILI 相关访问的百分比,观察到与过去仅使用 CDC 数据相比,添加 Twitter 数据后提高了预测的准确性。

Li 和 Cardie[56] 在最近的一项工作中专注研究流感大流行的早期发现,引入了基于时空的马尔可夫网络的贝叶斯方法［他们称之为 Flu Markov Network（流感马尔可夫网络）］，该方法考虑了空间信息以及每日推文发布数量的波动，用于早期无人监督的流感检测。空间接近度是早期流感检测的一个重要因素，因为非流行区域附近的流感暴发可能表明该地点即将暴发流行病，推文数量的每日波动，取决于某一天是在工作日、周末还是节假日，这是社交媒体分析中的一个已知现象，需要考虑 Twitter 信号的准确解读。空间和时间信息被纳入一个包括四个状态的马尔可夫链，其中的状态包括非流行阶段、流行趋势上升阶段、流行病不扩散阶段和不断下降阶段，以此模拟典型大流行的进展。非流行和平稳阶段与流感相关的推文数量被建模为高斯过程模型，而在流行趋势上升和流行趋势下降阶段，推文的数量被建模为包含日常效应的自回归过程。与标准隐马尔可夫相比，在流感马尔可夫网络中，给定时间点和位置的马尔可夫链的状态不仅取决于相同位置的马尔可夫链的状态，而且还取决于在先前时间戳处的该位置附近区域的马尔可夫链状态。例如，一个州或国家中与 ILI 相关推文的数量，受邻近州或国家中与 ILI 相关的推文数量的影响。利用基于一元分词和搭配特征的多项式核函数支持向量机对流感相关推文进行过滤，去除同一用户的推文和转发，部分地理区域的 CDC 数据报告相关系数超过 0.98。Aramaki 等[2]用大量的标准分类器和特征生成技术进行实验，以确定最精确的方法来识别关于流感感染自我报告病例的推文，并将其与基于频率和搜索日志分析的简单方法进行比较。他们将流感季节划分为过度和非过度新闻报道的时段，发现基于 Twitter 的监测方法的表现对新闻报道的强度很敏感，特别是在非过度新闻报道期间，基于 Twitter 的方法略优于谷歌流感趋势（达到 0.89 比 0.847 的相关系数）。然而，基于 Twitter 的监控方法在新闻报道过度的时期表现出了显著的性能下降，表明其易受"新闻报道偏见"的影响。风险框架的社会放大效应支持了这一现象，该框架假定心理、社会、文化和制度因素与紧急事件相互作用，并强化或削弱风险感知。他们还发现，基于 Twitter 的监测方法在流感季节高峰期之前优于谷歌流感趋势，但在流感季节之后却没有，这表明基于 Twitter 的监测方法更适合于早期流感监测。

虽然大多数此类的研究都以回顾性研究将社交媒体信号与流感流行指标联系起来，但 Broniatowski 等人[8]证明了在流感季节开始之前建立和部署流感监测系统的可能性。他们发现大多数社交媒体监控系统的准确性随着媒体的关注而下降。之所以出现这样的情况，是因为媒体集中报道导致 Twitter 用户"喋喋不休"，热烈讨论与流感相关、但与实际感染无关的话题。他们使用分阶段二元分类器，首先确定推文是否与健康相关，然后确定其是否与流感有关，最后确定其是否是实际感染的报告。他们还将通过所有过滤器的推文的每周计数与 2012—2013 流感季节的 CDC ILI 数据相关联，计算出的相关系数为 0.93。相比之下，美国卫生和公共服务部提供的含有流感关键词的每周推文数量与 CDC 数据的相关系数仅为 0.75。他们还在市政当局采用了该方法，并报告了通过所有过滤器的每周推文数量与纽约市地理位置相关的相关系数为 0.88，报告的每周 ILI 相关急诊部门访问次数是从纽约市卫生和心理卫生部门获得的，基于关键字的推文选择导致相关系数下降到 0.72。此外，他们使用 Box-Jenkins 程序分析了国家疾病预防控制中心 ILI 患病率的时间序列和与流感感染有关的、含有流感相关关键词的推文,发现滞后一周时在统计上有显著相关性,而滞后两周或更长时间时关联较小。

Chew 和 Eysenbach[15]开发了一种开源信息监控系统⑥,可以不断收集与流感相关的推文,自动将它们分类为预定义的内容类别,并确定每个类别的时间趋势。根据由三个维度组成的编码方案来进行分类:推文的内容(推文是否包含到信息资源、表达意见、包含笑话或个人经历等的链接);如何表达内容(幽默、信仰、低估风险、关注、挫折等);链接的类型,推文是否包含任何一种(新闻、政府网站、在线商店、博客等),使用基于推文匹配的方法将推文与每个内容类别预定义关键字、表情符号或示例短语相匹配。尽管简单,但该方法能够与大多数手动创建的内容类别的黄金标准实现显著重叠。此外,自动分类的推文显示了不同内容类别随时间的显著线性趋势,这通常与手动分类的推文方向一致。他们还发现,每个内容类别中的推文数量与 CDC 报告的 ILI 病例数之间的相关系数根据内容类别而又有很大差异(从个人经历的相关系数 0.77,到关注内容的相关系数 0.39)。对不同类别趋势的进一步比较显示关注 H1N1 的个人账户随着时间的推移而增加,而幽默评论的数量减少可能是由于情况的严重性增加以及该主题的普及程度下降。对不同内容类别的趋势分析表明,感知的流感严重性、新闻报道、病毒传播信息和 Twitter 活动对推文量和发布行为的影响相当大。在这项工作中报告的另一个有趣的观察结果是,与普遍认为社交媒体中的错误信息量巨大相反,只有 4.5% 的推文被手动归类为可能的错误信息或推测,而 90.2% 的推文提供了对信息来源的参考,使其他人得以确认其可信度。总而言之,这项研究证明了使用 Twitter 研究流行病期间的公众态度、观念和行为的潜力。

Chunara 等[19]估计了 Twitter 帖子的数量、HealthMap 的新闻媒体报道与 2010 年海地霍乱暴发前 100 天海地公共卫生部报告的数据之间的相关性,确定来自这些非正式来源的信息量与暴发初期阶段的官方报告显著相关(与滞后 1 天的 HealthMap 数据和 Twitter 数据的相关系数分别为 0.76 和 0.86)。他们还提供了实验结果表明社交媒体可用于准确估计流行病的繁殖数量,从而确定需要接种疫苗以控制流行病的人口比例或将被感染的比例,达到该疾病的地方性平衡。

Corley 等人[25]对 4400 万篇博客文章进行了几类分析,以研究将其用于疾病监测的可行性。首先,他们比较了不同类型的博文每天发文数量的变化趋势,观察到一般博文和流感相关博文都有一个周期性的规律,即博主在工作日比周末创建的帖子多,通过拟合一个具有统计学意义的周时滞的自相关函数支持了这一点。其次,他们报告了流感相关博客帖子与 CDC ILI 统计数据之间的相关系数为 0.767。他们还提出了一种识别博客社区的方法,该方法基于亲密度、中心性和网页排名。亲密度由博客通过链接与可以访问的所有其他博客之

---

⑥ http:www.infovigil.com

间的最短路径(测地距离)平均值确定。中心性衡量人际影响力,更具体地说,如果博客位于其他博客之间的大量最短路径上,那么该博客就是中心。网页排名衡量博客的重要性,假设从更多中心博客指向它的链接对其排名的贡献超过指向较少中心节点的链接,这种方法可以识别有影响力的博客,这些博客可以快速传播和促进各自社区的响应策略和干预措施。这些有影响力的博客读者可以触发信息串联、加快接种疫苗程度、隔离和关闭公共场所。具有高度中心性的博客可以在社区之间传递信息、同步知识,而具有更高亲密度和网页级别的博客可以快速传播疫情响应策略。

尽管基于互联网的监测方法可以克服传统的基于哨兵系统的某些局限性,但新方法与传统方法的整合可以为未来流感监测和其他传染病检测带来巨大希望。此外,社交媒体本质上结合了三种不同类型的数据(文本、地理和网络),为研究人类流动性、社会结构和疾病传播之间的相互作用开辟了独特的机会。虽然基于互联网的数据流以及对临床数据进行症状监测利用可填补传统早期疾病暴发检测方法中的一些关键空白(例如,社区级传播的第一例或早期报告),它们无法完全描述新出现传染病的流行病学表现及全球影响。由于人口统计学因素和病死率的变化,仍然需要传统监测来估计发病率、死亡率和疾病发病率的变化,总的来说,使用社交媒体进行症状监测是电子病历(EMR)数据实时监控的前沿技术。

▶▶9.2.2 暴发跟踪与分析

除了通过检测自我报告的传染病病例,对其进行近实时监测外,社交媒体分析还可用于分析和跟踪流行病的传播。由于缺乏及时数据,以及对日常人际交往中全球流行病的了解有限,因此监测和预测传染病的全球传播非常困难。以往流行病学的研究通常使用合成数据,主要集中在人口的粗粒度统计分析。虽然基于社交媒体的监测方法可以有效地执行被动监测并产生粗略的综合统计数据,例如城市或州内流感患者的预期人数,但它们的预测能力由于总体方法分辨率低而受到严重限制。因此,另一项工作重点是开发新技术,提供传染病传播机制的具体说明,并在给定流行病的情况下预测其传播速度和传播途径。

在文献[6,72,73]中提出的自下而上的方法包括两个阶段,该方法兼顾到个体之间的细粒度相互作用。在第一阶段,基于其推文的内容用分类器来检测病人;在第二阶段,通过在线活动估计病人和健康人之间的互动,预测这些互动对公共健康的大规模影响。

Brennan 等人[6]特别提出了一种通过模拟该地区居民与外界的细粒度行为和相互作用的方法,准确预测某地理区域(如城市)中传染病的流行程度。在该方法的第一阶段,基于某个人的推文内容,使用支持向量机将其分类为健康或患病。在第二阶段,个人用户的分类结果被汇总成两个概率变量,基于个人用户的推文的 GPS 坐标和公共航空旅行统计数据,跟踪人们的地理位置,捕获健康和患病旅行者的流向以及他们在预定义地理位置内的交流互动。研究发现,第一个变量对应于给定地理区域内某一特定日期病人数量的预期,其与 CDC 统计数据的相关系数为 0.8,与谷歌流感趋势的相关系数为 0.87。此外,他们发现在回归模型中仅使用旅行统计数据解释了谷歌流感趋势中 56% 的方差,而增加预期的病人数量将解释 73% 的方差。包括的第二个变量——它根据同时前往同一机场的人的交互次数作为函数进行建模,解释了另外 5% 的方差。

Sadilck 等人[72]对传染病的传播进行了细致的分析,并研究了它是如何受到地理位置、社会联系和人际交往的影响。在他们的方法中,如果两个人在同一时间窗口内访问相同的100 米×100 米区域,则认为他们在同一位置。为了识别推文发布者在发布时感染了流感的推文,他们提出了一个训练 SVM 分类器的级联过程,该分类器仅使用优化的词袋特征(unigrams,bigrams 和 trigrams)来克服正负样本之间的不平衡,并使 ROC 曲线下的面积最大化(即同时具有高准确率和召回率)。在确定了受感染者可能发布的推文之后,使用了这些推文的 GPS 坐标和发布者在 Twitter 上是否互相关注来量化地理位置和社会关系的影响。在这两种情况下,他们观察到强烈的指数依赖关系:在同一位置的情况下,与病人身体接触和随后患病之间,患病的朋友数量与自身患病概率之间。例如,他们发现在一小时内与患病的人进行 40 次接触或在某一天有 10 个生病的朋友会使第二天患病的概率为 20%;同时,处于任何健康状态的朋友数量(即一个人的朋友圈的大小)对该人的健康状况没有影响。

Sadilek 等人[73]基于前期的工作[72]提出了一个模型,除了预测一个人是否会生病之外,还可以预测什么时候会发生这种情况。他们的方法关注综合作用的效果、在疾病传播上的持续时间,以及传染和症状出现之间的延迟。他们应用支持向量机,根据其帖子内容来检测个人是否会感染流感,使用过去 7 天同区域的流感事件,接触到的生病者和 Twitter 上患病的好友作为计算特征输入,使用一个动态条件随机场(CRF)模型来预测一个人的未来健康状况。他们观察到,CRF 的表现得到了显著提高,不仅包括基于 Twitter 朋友的健康状况,还包括与已经患病的且有症状的个人,非朋友的会面也在内。此外,单独在使用社会关系和共同地点时,CRF 在对未来作出预测时表现不一致。相比之下,当同时考虑社会关系和共同地点时,使用 Viterbi 算法来推断一个人随着时间的推移最可能的健康状态,CRF 的表现会得到提升并变得稳定,达到 0.94 的准确率和 0.18 的召回率。作者解释了低召回率的原因,大约 80% 的感染在社交媒体中没有任何证据。他们得出结论:尽管许多复杂的事件和互动发生在“幕后”,并且没有直接在社交媒体上被记录下来,但他们仍然可以反映在样本人群的活动中。例如,尽管 Twitter 的好友关系本身并不会导致或甚至促进感染的传播,但它们可以是一组可能无法直接获得复杂现象的代理和指示器。例如,朋友经常一起外出吃饭、在课堂上碰面、分享物品、一起旅行,而大多数这些活动在网上从未被明确提及,从疾病传播的角度来看,它们是至关重要的。

这些结果可能对公共卫生产生直接和即刻的影响。例如,一个被预测感染流感高风险的人被鼓励去接种流感疫苗;此外,还可以对那些有高危险的地方提出建议;最后,提出的模型不仅限于医疗领域,类似的方法可以用来建模和预测政策传播、购买偏好和许多其他复杂的行为现象。

▶▶9.2.3　基于社交媒体的症状监测系统

我们在本节中概述的许多技术已在现有的在线症状监测系统中得到了实现。InSTEDD'sRiff[⑦] 是一个用于检测、预测和应对与健康相关的事件(如疾病暴发)和人道主义灾难的开源的在线平台。Riff 从各种来源(如新闻、社交媒体、博客)综合了有关公共卫生事件的信息，并在地图上可视化它们，以协助公共卫生机构调查和回应(图 9.1)。

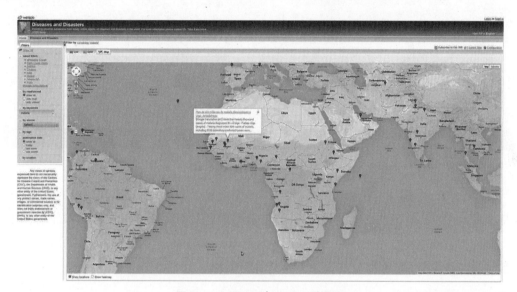

图 9.1　InSTEDD's Riff 系统界面

HealthMap[⑧][40,41] 是一个监控全球媒体资源(如新闻网和网站)的系统，可以全面了解全球正在发生的疾病活动(图 9.2)。它将全天候的自动化进行数据收集和处理，与专家审查和分析相结合。该网站的访问者可以根据疑似或确诊的疾病死亡病例过滤报告，并选择一个时间间隔来显示其传播。所有报告都会与其地理位置一起输入 HealthMap 系统，以便轻松跟踪传染病的区域和全球传播情况。在 2009 年 H1N1 大流行期间，HealthMap 创建了一个互动地图[10]，使用非正式来源(例如新闻媒体、邮件列表和个人用户的投稿)的信息和正式公告(主要来自世界卫生组织、疾病控制和预防中心和加拿大公共卫生机构)。Brownstein 等人[10]分析了 H1N1 传播的地理格局，并观察到作为国际旅游中心的国家(例如法国和英国)报告的流感感染早于国际交通量较少的国家(例如东欧国家)。他们还发现，人均国内生产总值高的国家在 H1N1 流感感染疑似和确诊病例报告的发布日期之间往往有较短的时间滞后。HealthMap 允许任何拥有移动电话的人提供相关信息，参与应对流行病或人道主义

---

⑦　http://instedd.org/technologies/riff

⑧　http://www.healthmap.org

危机。例如,在 2010 年海地地震和霍乱暴发期间,HealthMap 允许受此危机影响的个人发布有关失去亲人的信息,并跟踪他们社区的疾病活动。

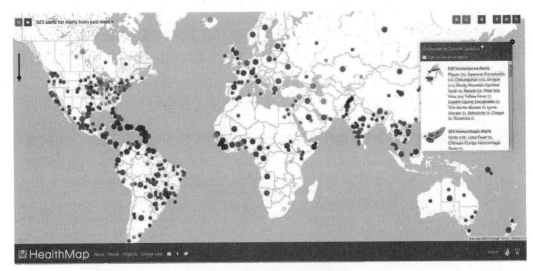

图 9.2 HealthMap 系统界面

FluNearYou[9] 是一个在线系统,它整合了不同类型的数据(由志愿者完成的每周调查,疾病预防控制中心的流感活动数据和 Google 流感趋势的 ILI 数据),将美国和加拿大当前和回顾性的流感活动进行可视化(图 9.3)。这是 HealthMap、美国公共卫生协会、斯科尔应对全球威胁基金和波士顿儿童医院的一个联合项目。

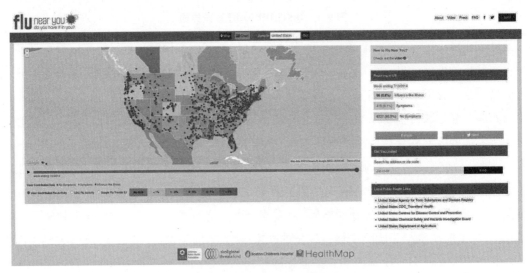

图 9.3 FluNearYou 系统界面

---

⑨ http://rlunearyou.org

Crowdbreaks[10] 是一个监控系统,它可以自动收集与疾病相关的推文、确定位置并在地图上可视化(图 9.4)。它使用机器学习算法来评估一条给定的推文是否包含一种疾病的报告病例。通过要求网站访问者回答关于随机选择的推文的简单问题,Crowdbreaks 使用众包来生成该算法的训练数据。这个系统认为社交媒体数据不仅是由人群提供的,还可以由人群进行评估和管理,以了解它们与当前问题的相关性。

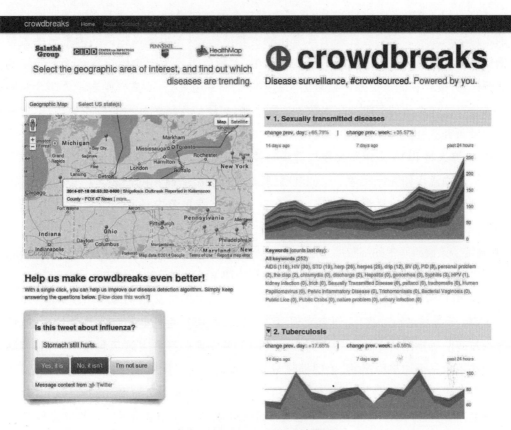

图 9.4　Crowdbreaks 系统界面

9.3　公共卫生社交媒体分析

尽管最近有关医疗保健方面的社交媒体分析工作主要集中在识别与特定疾病相关的帖子,并将其数量与政府医疗机构报告的数据相关联,但利用社交媒体分析对医疗保健的影响可能远远超过疾病监测。社交媒体帖子不是孤立的文本片段,它们是由不同社会经济地位的用户在特定的时间和地点创建的。在这一节中,我们将基于社交媒体用户生成的内容及

---

⑩　http://www.crowdbreaks.com

其在线社交网络结构进行分析,概述针对不同公共卫生研究问题提出的解决方法。

▶▶9.3.1 健康内容主题模型

收集数以百万计的社交媒体用户所分享的跟医疗保健相关的内容,提供关于人口健康和不同人口特征的大量实时信息,这对公共卫生研究人员来说是无价的。主题模型,如Latent Dirichlet Allocation(LDA)[5]是概率潜在变量生成模型,它将隐藏的变量与文档集合中的术语联系起来。它们旨在揭示其潜在的主题结构,以一组语义相关的词来总结大型文本语料库中的信息。在主题模型的生成过程中,主题被表示为一个给定集合词汇表中的多项式分布,分配给在同一文档中频繁出现的单词的概率值更高,而文档则表示为多个主题的多项式分布。作为一种有效的文本数据探索机制,广泛应用新的和已有的主题模型,促进对卫生保健研究的社交媒体数据的分析。

Prier 等人将 LDA 应用于大量与健康相关的推文中,并确定了几个流行的话题:体育活动、肥胖、药物滥用和医疗保健。他们观察到:与肥胖和减肥有关的话题与广告相对应,而医疗保健话题大多与政治话语相对应。除了在 Twitter 信息流中识别与健康相关的话题外,他们还利用基本的关键词进行过滤,创建了一个只包含与烟草使用相关的推文组成的语料库,并确定了该语料库中的细粒度主题。通过研究这些话题,他们发现除了烟草促销、吸烟、雪茄和药物滥用(如吸食大麻和可卡因),Twitter 用户通常还会讨论戒烟和戒除烟瘾的方法。

Paul 和 Dredze[61]也将 LDA 标准应用到与健康相关的推文语料库中(使用基于单词特征的 SVM 分类器进行过滤)。研究发现,尽管 LDA 能够产生一些与疾病相关的主题,但大多数都没有明确指出特定的疾病。例如,尽管 LDA 发现的许多主题包含手术术语,但尚不清楚这些手术是否与某种疾病、生理损伤或癌症有关。为了解决这个问题,他们提出了"疾病主题方面模型(ATAM)"。该模型假定每个健康相关的推文都与潜在的疾病(如流感、过敏或癌症)相对应。对于一组给定的推文,ATAM 确定一个背景主题,一般健康相关的话题,以及一般的、症状或治疗相关的潜在的疾病。与标准 LDA 类似,主题和疾病方面(子主题)对应于单词的多项分布。ATAM 包括不同的主题类型来说明关于健康主题的推文中,用户经常提供额外的上下文,这可能不符合症状-治疗-疾病的主题结构(例如,在一条推文中"今天生病了,所以玩电子游戏")。为了确定每个单词被分配到哪个主题类型,模型依赖于两个二项分布的潜在开关变量,第一个开关变量决定一个单词是否来自一个背景主题。如果不是,那么第二个开关将决定一个单词是由一个一般的健康主题产生的,还是由与推文相关疾病的主题产生的。

Paul 和 Dredze 后来提出了 ATAM+[62],这是 ATAM 的一个扩展,它包含了先前的拥有多项语言模型形式的知识,这与在 WebMD. com 上获得的 20 种疾病症状和治疗方法的文章相对应,作为 ATAM 中相关疾病方面的不对称 Dirichlet 先验。CDC ILI 数据统计和ATAM 计算推文数据的相关系数为 0.935,而与 ATAM+ 的相关系数为 0.968,而 Google

流感趋势数据和同一时期的疾病预防控制中心统计数据之间的相关系数是 0.932。他们还评估了将 ATAM+ 应用于几个人口健康分析任务的可行性,其中一项任务是通过地理区域监测行为风险因素。为了证明 ATAM+ 在这项任务中的潜力,他们计算了每个美国州给特定 ATAM 疾病的推特分布数据与(由疾病预防控制中心国家慢性病预防和健康促进中心出版数据集 BRFSS[①])中相应变量代表的同一疾病状态风险因子率之间的相关系数。每个州吸烟居民的比例与癌症疾病之间的正相关最强,而最强烈的负面相关性出现在锻炼和任何疾病相关的推文,这表明在美国,人们通常锻炼得多而不容易生病。另一项任务包括地理综合征监测,当这些疾病在时间和地理区域被追踪时(ATAM+ 能够检测出几种已知的过敏模式),并分析症状、治疗与疾病之间的相关性。后一项任务尤其重要,因为在许多健康状况下,患者不愿意去看医生,而是自己处理疾病。对于不去医疗机构的人来说,疾病、症状和选择的治疗方法仍然没有得到报道,获得这些统计数据需要大量的人口调查。因此,ATAM 提供了一种可以快速、轻松地从 Twitter 收集这些统计数据的方法。然而,ATAM 和 ATAM+ 的一个常见缺点是它们需要预先指定一般健康主题和疾病的数量,而这并不总是可行的。

　　社交媒体也可以成为关于消遣性药物的准确和最新信息的来源,例如它们的使用概况和副作用,这对支持广泛的卫生保健活动至关重要,包括成瘾治疗计划、毒素诊断、预防和警示宣传活动以及公共政策。消遣性药物使用是一个重要的公共卫生问题,因为它给企业(员工旷工或出勤)、医疗基础设施和整个社会带来了巨大的负担。Paul 和 Dredze 提出阶乘 LDA(f-LDA)[64]主题模型,每个单词与一个 K-tuple 潜在因素(如主题、角度)相关联,区别于与 LDA 只有一个潜在的主题变量单词关联方式。在 f-LDA,每个 K-tuple 对应自己在集合词汇表上的多项式分布,每个文档都表示为所有可能 K-tuple 的多项式分布,K-tuples、f-LDA 可以共同捕捉这些因素以及它们之间的有趣交互,产生细粒局部用户讨论的摘要与特定组合。F-LDA 使用了一种区别于模型的新的层次结构,可以用来自动提取与细粒度信息模式对应的文本片段,这是一种简单的提取多文档摘要的形式。在文献[63]和[65]中,Paul 和 Dredze 报道运用 f-LDA 从网上论坛挖掘消遣性药物使用趋势的结果,特别是他们收集了来自 drugs-forum.com 的数据和组织三类 f-LDA 主题:药物类型(例如安非他明、beta-ketones、迷幻药等)、摄入途径(注射、口服、吸烟等)和药理方向(文化背景、药物药理学、用法和副作用)。例如,在他们的三维模型中,一个元组(大麻、吸烟、效果)对应于一个吸食大麻对健康影响的主题。最近的研究发现,他们关注的四种药物(mephedrone、溴-蜻蜓、香料/k2 和鼠尾草),使用了由 f-LDA 估计的特定单词分布,对使用这些药物的各个方面进行总结。

---

　　① http://apps.nccd.cdc.gov/gisbrfss/

▶▶9.3.2　不良医疗事件和药物反应报告

药物不良反应(ADR)被定义为"一种有害的反应,是由使用医疗产品进行干预引起的,它预测未来服用的危害并保证特定治疗的预防、剂量方案的改变或产品从市场上完全撤出"[32]。ADR 和与药物有关的不良医疗事件对使用过该药品的患者构成了巨大风险,因为该药品使他们的医疗状况复杂化,增加患者住院的可能性,甚至导致死亡。尽管上市后进行了药物监测,但在美国,药物不良反应仍然是第四大致死原因。大量的不良医疗事件被归因于不同药物之间的不良反应,而这些不良反应往往是由它们的共同作用机制和代谢途径引起的。未知的药物间相互作用(DDI)构成了一个重大的公共卫生问题,因为它们占意外药物不良反应事件的 30%。大多数发现的不良反应将增加额外的处方预防和禁忌,甚至是完全从市场上禁止药物使用。传统上,ADR 和 DDI 的发现有四类数据来源:临床试验数据、化学或药理学数据库、电子病历系统 EMR 和自我报告系统 SRS,这些系统是由世界各地的不同国家开发和部署的,作为其药物警戒过程的一部分。SRS 主要依赖于患者的自我报告,主要包含:美国食品和药物管理局的 MedWatch 网站[12]、不良事件报告系统(AERS)、欧洲药物局的 EudraVigilance 网站以及世界卫生组织的国际药物警戒系统。所有这些来源都有内在的局限性,因为临床试验受到了群体偏见和自发报告被动性质的影响,这些局限性导致了较低的报告比率(只有 1%~10% 的 ADR 是通过 MedWatch 报告的)。尽管制药公司被要求报告所有已知的不良事件和反应,但大多数此类事件都是由医生和病人发现的,对他们来说,报告是自愿的。因此,许多严重或罕见的 ADR 或 DDI 可能无法及时检测,其总数量可能被大大低估了[92]。

由于高频率、多样性、公共可用性和数量多,社交媒体平台上的用户帖子有很大的可能成为基于互联网的即时药物警戒的新资源,补充现有的基于自然语言处理技术分析电子病例的监测方法[41]。特别值得一提的是,Chee 等人[14]提出了一种机器学习方法,用于从雅虎健康小组信息中识别潜在的观察列表药物。他们尝试了通过标准分类器(朴素贝叶斯和支持向量机 SVM)和两个特性集组成的集合方法(词袋词汇特征,基于药物和副作用词汇表的扩展集以及情绪词汇表),识别真正从市场中退出的药物。Bian 等人提出了一种从推特上大规模挖掘不良药物事件的方法,包括两个分类步骤:第一步,确定发布感兴趣的研究药物推文的用户;第二步,访问这些用户的历史帖子,识别他们之前关于使用这些药物副作用的推文。他们将 SVM 与高斯径向基核作为一种分类模型,并将推文术语映射到统一的医学语言系统元词库(UMLS)[77]的概念代码中,对标准的词汇特性和语义特征进行实验。使用标准技术来优化分类模型,如缩放、基于网格的内核参数搜索和使用单向方差分析进行特征选择,只能够在分类的第一步达到分类精度 0.74 和 AUC 平均值 0.82,分类的第二步仅达到

---

⑫　http://www.fda.gov/Safety/MedWatch/

分类精度 0.74 和 AUC 平均值 0.74。分类模型的性能相对较低是由于 Twitter 数据的噪音大(大量的碎片、句子不讲语法、拼写错误和缩写),这降低了标准的词性标注器的性能,对医疗文本进行训练,并将推文中医疗文件的术语映射到 UMLS 概念。Scanfeld 等人[76]对提及抗生素的推文进行了分析,以确定其正确使用的类型以及误解和误用。Yang 和 Yang 等人[92]提出了一种直接从社交媒体内容中识别 DDI 的方法。特别的是,他们首先从 MedHelp 在线病人社区药物论坛上的文章和评论提取 n-gram,通过匹配 n-gram 与维基上消费者健康词库中的药物不良反应库(Consumer Health Vocabulary, CHV)⑬,确定药物名称和药物反应。CHV 是非专业人士引用医学概念术语和短语常用的集合(例如"不规则心跳"表述为"心律不齐"),由卫生保健专业人员编译、审查和验证。在提取药物名称和反应后,通过应用关联规则挖掘来确定不良的 DDI。该方法利用药物数据库中的数据作为一种黄金标准,能够以 100% 的召回率和 60% 的精确度识别 10 种已知受欢迎药物之间的不良反应。

Frost 等人[43]建议使用在线患者社区来确定标签药物与非标签药物使用的流行程度(当医疗服务提供者开具非 FDA 标准的药物开处方时)。特别地,他们检查了阿米替林和莫达非尼(这两种药物被广泛使用)的病人数据,对患者使用这些药物的报告进行了事后分析,使人们对这些已经很了解的药物有了更广泛的理解。Nakhasi 等人[58]提供了一份关于可预防不良医疗事件的分析报告,这些事件被报告并明确归因于在 Twitter 上的卫生保健专业人员的行动。他们根据类型(程序和药物)和来源(医生、护士或外科医生)分类这些错误,并报告了每个错误类的比例。他们还发现,大多数此类事件要么是病人自己报告,要么是由亲属报告的,这表明了利用社交媒体平台可以获取患者对不同层次医疗系统错误的第一手看法。这些信息对于制定改善整个卫生保健团队的患者安全程序策略非常有价值。他们还发现,病人和亲属对安全错误的反应是多种多样的,虽然有些人对错误的反应表达了愤怒和沮丧,但也有人觉得他们很幽默,而且很快就会转移情绪,或者将幽默作为一种应对机制。

▶▶9.3.3 描述生活方式和幸福感

虽然心理学家一直在争论应该如何定义幸福,但很少有人会否认人们渴望幸福。世界各国政府正开始越来越多地努力衡量各自国家的主观幸福感,而不仅仅局限于国内生产总值等经济基础指标。盖洛普(Gallup)和政府机构等组织的调查越来越多地将一个或多个主观幸福感问题纳入他们的调查问卷。以生活满意度衡量的主观幸福感也是一个重要的公共卫生问题,它的重要性远远超出了积极情绪的明显吸引力,因为它影响着整体的健康、生产力和其他积极的生活结果。研究生活满意度和幸福感在概念上不同于预测流感或过敏,因为它的目标不仅是预测幸福感的地区差异,还能了解促成它的因素和机制。特别的是,Schwartz 等人[79]通过研究幸福的语言,把注意力集中在对总体生活满意度的认知评估上。

---

⑬ http://consumerhealthvocab.chpc.utah.edu/CHVwiki/

他们在将近一年的时间里收集了 10 亿条推文,并将它们映射到推文发送至美国的各个县。他们使用了 LASSO 线性回归来预测从问卷中得出的主观生活满意度分数,使用了从 Facebook 状态更新中获得的语义相关词汇,或者使用 LDA 或手工构建的单词列表(基于 LIWC[87] 和 PERMA[82] 字典)作为特征,并控制人口信息(年龄、性别、种族)和社会经济地位的指标(收入和教育)。在对估计模型进行分析的基础上,确定社会经济地位控制变量比单纯的社交媒体特定 LDA 主题的术语更具有预测性,这比从 LIWC 和 PERMA 字典中手工制作的单词列表更有用,然而,这三种特性集组合产生的结果比它们中的任何一个都要准确得多。因此,在推特上的单词比控制变量能传递更多的信息。这项工作的关键结论是:在一个特定社区(例如县)创建的社会媒体帖子中使用的词语反映了属于这个社区个人的幸福指数。尤其是使用的文字属于某类别和主题相关的身体活动和运动("培训""健身房""健身""尊巴舞")、社会活动("钱""支持""捐赠")、社区参与("会议""委员会""董事会")、工作和成就("技能""管理""学习")、宗教和精神("宇宙""存在""精神""自然")等是最积极的预测,而与脱离相关的单词(如"困倦""疲倦""无聊")是对生活满意度最强烈的负面预测。

尽管到目前为止已经有丰富的行为科学研究了面对面互动和现实生活中的社交网络影响人的行为(如饮酒[70] 和肥胖[16])和情感(如幸福、孤独[37][12] 和抑郁[69])以及个人生活变化,但很少有学者研究在线社交网络的类似影响。Sadilek 和 Kautz[71] 的研究是一个值得关注的例外,他们使用来自位于纽约市的 630000 个独特用户创作的 1600 万个地理标记的推文文本以及该样本的社交网络结构,生成 62 个特征用回归决策树进行建模,以预测 Twitter 用户的患病概率,根据日历天数,在这期间他们至少发布过一条"生病"字样的推文。他们使用了几种不同的生活和幸福方面的特征:个人的在线社会地位、其行为和生活方式、社会经济特征、与病人接触的强度以及暴露于污染程度。个人的在线社交状态的测量是基于他们的 Twitter 社交网络的属性,如网页排名,互相关注度,各种中心措施(程度、可通信性、特征向量、中间性、负荷、流量和亲密度)和与其他用户交互(例如,一个人的信息被转发或"喜欢"的次数,以及其他人在他们的信息中提到这个人的次数),用户的生活方式和行为获取(比如他们多久一次去酒吧而不是健身房,以及他们花了多少时间在拥挤的公共交通工具上),衡量对比纽约市 tweet 的 GPS 坐标和 25000 个不同场所和主要公共交通路线数据库。这项工作的主要发现是:不同的时间窗口(1、4、12、24 小时)与接触的病人数是强烈负相关的,而在线社交状态与一个人的健康状况是强烈正相关的。除此之外,污染源的距离和对污染城市的访问是两个单一的特征,它们分别与健康状况有最强的正相关和负相关。此外,社会等级的衡量标准是高度交叉相关的,具有几乎相同的高预测能力,共同解释了超过 24% 的健康状况差异。其他高度预测的特征包括生活方式、污染、生病的朋友的数量以及与病人的接触。与此同时,贫困、教育和种族等基于人口普查特征的影响很小,仅占其他因素无法解释部分的 8.7%。

9.4　医疗保健中社交媒体使用情况分析

病人和临床医生之间的交流是医疗保健的关键。社交网络、即时通讯平台和视频聊天等新的社交媒体资源的出现,有可能彻底改变医生和病人之间的互动方式。Hawn[48]指出使用社交媒体进行健康教育是"关于改变对患者的控制点",并改变护理人员和护理对象之间的关系,在病人门户网站、EHR 平台、博客和微博不会完全替代与医生的多次一对一接触,但也允许更深的医患间的关系。除了有助于建立更好的医患关系之外,利用医疗保健中的社交媒体也有以下好处:

- 社交媒体平台可以让那些在家或卧病在床的重症患者更容易与他们的医生进行定期沟通,因为书面交流可能比电话需要更少的精力,如果病人需要在交流中休息一下,可以暂停;
- 这样的平台可以缩小医疗机构和患者之间的信息鸿沟,使患者更多地参与到他们的医疗管理和决策中;
- 通过社交媒体进行交流,也将有利于患者为他们的健康状况咨询在不同地区甚至不同国家的专家。

公共卫生界也在考虑如何利用社交媒体传播健康信息,包括健康教育和推广,在更大规模的场景下,患者可以与他们的医生"交朋友",并不断与他们分享健康信息并接受建议。

9.4.1　公共卫生信息来源:社交媒体

个人健康数据历来被认为是私人的,然而随着专门针对医疗保健的协作生成内容的健康平台的出现,这种观点需要改变。虽然卫生信息系统在复杂性和目的上各不相同,但主要的模式是,对在临床环境(健康史、诊断、过敏、当前治疗)中产生的所有诊疗信息的集中存储,只有患者和他们的医疗服务提供者才能安全地查看这些信息。虽然病人对自己的健康数据的需求越来越大,但如果健康信息可以公开,我们不知道其他有类似医疗问题的人如何有效地使用这些数据。一个医学信息学工作组断言,理想的个人健康记录不仅是一个用于病人数据存储的静态存储库,它应该将数据、知识和软件工具结合起来,帮助病人成为他们关心的医疗问题的积极参与者。在分享个人健康信息的过程中,建立在线病人互动的过程,促成了与卫生保健相关的 Web2.0 社区的出现,在这个社区中,成员们交换他们的知识和经验,互相教育。通过这种方式,患者可以被看作是个人数据存储,如果与在线社交网络联系在一起,就可以成为一个全球、动态和共享的医疗知识存储库的一部分。

社交媒体资源的流行可以用来干预健康信息传播和行为指导。例如,在皮肤病学领域,苏兹伯格(Sulzberger)皮肤教育研究所正在赞助一场网络竞赛,寻找宣传防晒行为最佳视频。其他的例子包括致力于特定医疗领域的 Twitter 小组(例如,患有注意力缺陷障碍的儿童母亲小组),YouTube 戒烟和宣传人乳头瘤病毒疫苗接种的视频。Vance 等人[88]分析了利用社交媒体向年轻人传播公共健康信息的利弊,得出的结论是:这些优点包括低成本和快速传播,而缺点包括未知的作者身份、缺乏来源引用以及频繁地将观点当作事实来陈述。

Verhaag[89]研究了 84 个卫生保健组织使用社交媒体进行外部交流的经验、期望和策略,特别是她研究了这些组织在 Facebook、Twitter、LinkedIn、YouTube、Google+、Pinterest以及博客上的活动、受欢迎程度和参与度。研究发现,不同的社交媒体平台没有得到同等的利用,这些平台上组织的活动也因其特定领域而有所不同。她发现健康组织通常至少有一个 Facebook 或 Twitter 账户,然而,其他社交媒体平台,如 Google+、博客和 YouTube 几乎都不被使用,此外,卫生组织最常使用社交媒体传播有关自己的信息。对卫生机构负责社交媒体平台账号运营的员工的采访表明,有必要建立"封闭平台",在这些平台上,用户对内容有不同级别的访问权限,这样的平台将更适合卫生保健行业常见的私人和敏感信息。

随着行为干预在公共卫生领域变得越来越重要,使用社交媒体来研究在大量人群中传播健康行为、情绪和谣言的潜力巨大。Salathé 和 Khandelwal[75]对 H1N1 大流行期间疫苗接种情绪的传播进行了评估,发现反对疫苗接种情绪可以在不同时间内被可靠地评估,而这些情绪往往集中在在线社交网络的某些圈子。他们的分析还表明,负面情绪比积极情绪传播更有效,且反对疫苗接种情绪和疾病预防中心对 H1N1 疫苗接种率的估计之间存在很强的正相关关系(即:在具有更积极情绪的地区,疫苗接种覆盖率更高)。

▶▶9.4.2　在线医生和病人社区数据的分析

快速而便捷地获取在线健康信息,导致患者比医生更频繁地依赖社交媒体和互联网,将其视作获取健康信息的来源。特别地,Lau 等人[54]对 Y 一代社会经济地位低下的人群和慢性病患者的社交媒体使用进行了广泛的研究。新兴的卫生保健相关的社交媒体平台在在线健康搜索中也扮演着越来越重要的角色。在许多情况下,出于某些原因人们倾向于求助于社交媒体小组、讨论论坛和患者社区,来表达和讨论他们的恐惧和担忧。患者可能不愿意向医务人员透露他们的恐惧,也可能希望有类似情况的其他人会倾听彼此的意见,提供支持,解决他们的日常问题和医务人员可能没有意识到的恐惧,这一点尤其适用于传统上的容易被耻辱、嘲笑和排斥有关的问题。通过计算机媒介的通信服务进行社会互动类似于面对面的交流,但提供了更大的匿名性和亲密感,这反过来又导致了更高层次的信任。

患者和医生都自然地寻求其他患者和医生的互动,希望能够分享他人知识经验,或者接受支持和建议。现在这种类型的动态在线交流(与 Web2.0 类比,称为 Health 2.0)为患者提供了一个独特的机会来了解他们的疾病,并从具有类似经验的人那里获得支持和建议。因此,在线患者社区可以作为临床数据的来源,以及病人对医疗系统不同角度的认识理解。这些平台基于两个假设:首先,考虑到适当的工具,患者将能够从他们自己和他人的健康数据中进行认识和学习;其次,分享个人健康数据,建立共同审查和纠正机制,增强每个贡献者的数据有效性。表 9.1 提供了一个流行的在线患者社区列表。

表 9.1 流行的在线患者社区

社区名称	内容	网址
PatientsLikeMe	在线社区,让病人分享他们的经验和进步,或从其他遭受同样情况的人那里得到帮助	www.patientslikeme.com
MedHelp	在线患者社区,与医院和医疗研究机构合作,提供关于各种医疗保健主题的在线讨论版	www.medhelp.org
DailyStrength	社交网络平台,以支持群体为中心,用户通过互相描述奋斗和成功经历来提供情感支持	www.dailystrength.org
Inspire	患者社区围绕与医疗状况相关的支持小组进行交流,这些支持小组以层次结构的形式出现	www.inspire.com
MediGuard	病人和消费者网络,帮助病人跟踪他们的药物并与他人交换信息	www.mediguard.org

　　PatientsLikeMe 是一个用于支持患者之间信息交流的在线平台,这些患者群是由特定条件下的患者社区组织起来的。PatientsLikeMe 公司有 20 多个疾病社区、超过 5 万名的患者,他们匿名分享复杂疾病的治疗方案、症状、进展和结果数据。为了使健康信息更容易获得,这个网站提供了可视化工具,帮助病人了解和分享他们的健康状况信息。加入该网站后,病人输入他们的健康状况和病史,其中包含结构化和非结构化的组合信息,这些信息会被处理并以一组图形的形式在个人资料上显示出来:个人照片、自传式的声明、将功能损害与身体特定部位对应的图表、诊断历史和一系列的图表。"金块"图显示了当前的功能得分,用颜色进行编码,映射到身体的受影响区域,以及患病年限,目前使用的设备的标志,而星星则显示了该网站的参与程度。每个成员还可以看到他们自己和其他人随时间变化的健康状况、治疗和症状的图形表示,并且可以查看聚合数据的报告。该网站包括一份关于患者在系统中添加的治疗药物和干预措施的交互式报告,这些报告包括服用剂量、治疗时间、包括疗效、副作用和经济负担的治疗评估。成员可以使用搜索和浏览工具找到其他情况相似、有共同医疗经验的患者,并通过论坛、私人信息和在彼此个人资料上发表的评论,讨论个人资料、报告和一般健康问题。Frost 和 Massagli[42] 发现并分析了 PatientsLikeMe 患有不治之症或危及生命的罕见疾病的使用者如何在病人与病人之间的对话中引用彼此的个人健康信息,并发现在该网站上的讨论分为三个主要类别:向有相关经验的其他患者提供针对性的问题、提供个人获得的疾病管理知识或应对策略、建立和巩固基于共同健康问题的关系。

　　在线病人网络开辟了测试治疗方法的新途径,可以加快新药临床试验的患者招募。最近的研究也表明,在临床研究中使用在线患者网络数据可以加速复杂病症相关的发现,如帕金森氏症[90]、肌萎缩性脊髓侧索硬化症(ALS)[91]和类风湿性关节炎[85]。这些平台还可以用于识别病人对公共卫生政策的认知和行为的变化。

Facebook 上出现了许多针对疾病的群体,代表了慢性病患者信息、支持和参与的重要来源。Greene 等人[46]研究了 15 个最大的糖尿病管理小组,并对其中的样本进行了评估。他们发现,Facebook 的糖尿病社区包含了许多参与者,包括患者、他们的家庭成员、广告商和研究人员,各自的兴趣和交流方式不同。他们使用 Facebook 来分享个人的临床信息,请求特定疾病的指导和反馈,并获得情感支持。他们还发现,用户对药物和膳食补充剂可能产生的副作用有所担忧,在网上试图寻找他们自己的经历是否与他人的经历相关。此外,近四分之一的帖子分享了糖尿病管理不太可能在医患互动中显现出来的敏感问题。

许多博客和 Twitter 社区也致力于特定的健康状况分享研究。Chung 等人[20]研究了 dietdiaries. com,这是一个专注于体重管理的博客社区,他们比较了两种方法在博客自然语言使用中预测减肥任务的有效性。第一种方法是根据博客文章报告的减重或增重程度手工分类,然后使用标准多项式朴素贝叶斯文本分类器和字袋特征将它们分类。第二种方法是基于对博客文章的语言进行利用语言查询和单词计数(LIWC)[87]类别详细分析。在这种方法中,文本特征向量被映射到已知与心理结构相关的语言类别中。该方法首先计算了 LIWC 类目与体重变化的相关性,然后利用线性回归,根据 LIWC 类目分布预测体重变化的百分比这些类目与体重变化具有统计的显著相关性。作者观察到基于 LIWC 的回归方法通常比基于朴素贝叶斯的分类方法好。特别是,他们发现使用更多情感悲伤的语言和更少的食物摄入相关词汇是减肥的显著预测因子,而体重的百分比变化与积极情绪的词(例如,"太棒了""快乐")健康词汇(例如,"恶心""生病"),或社交用语(例如,"朋友""拥抱")等的相关性不大。作者对这些结果的解释是:分享负面情绪是一种更成功的减肥策略,而不是简单地记录饮食摄入日记。Harris 等[47]利用描述性统计和指数随机图模型研究了 Twitter 上关于儿童肥胖的交流,考察了推文的内容、用户关于儿童肥胖的推文特征以及儿童肥胖推文的 Twitter 关注者的类型,他们得出的结论是:Twitter 可能为传统上难以接触的人群提供了一个重要接触渠道,这些人群包括收入较低、西班牙裔和非西班牙裔黑人群体,他们面临的儿童肥胖率远远高于收入较高和非西班牙裔白人群体。

一些研究人员还专注于研究在线戒烟社区的内容和社会网络结构。Selby 等[81]分析了 StopSmokingCenter. net 上的帖子内容,这是一个由训练有素的"治疗教育者"主持的在线社会支持网络,研究创建其用户特征,他们发现,大多数的活跃主题都是女性发布的,而这些帖子最常见的主题是寻求支持或建议戒烟。然而,只有15%的新成员至少发布过一篇文章,还有一小部分的用户是活跃的、始终如一的发帖,这表明其他自我退出计划方面(例如,培养强烈的社区意识)可能对参与者更有吸引力。其他分析表明,第一次发布的帖子中有50%是相对较快的(在加入网站后的三个小时内)。在他们的第一篇文章中,成员们最常说他们在寻求支持和建议。对其他支持小组成员的第一个帖子的回复也很快,在第一个帖子中,有25%

的人在 12 分钟内收到回复,50％的人在 29 分钟内收到回复。对于那些积极寻求支持的成员来说,他们的反应甚至更快,这表明支持小组委员会确实为成员提供了一个直接的支持来源,而这些支持在大多数传统的干预措施中是不可用的。Cobb 等人[21]使用网络分析技术来识别戒烟网[15]的结构和功能特征,戒烟网是最大也是最受欢迎的在线社区之一,其专注于戒烟。他们发现,在 OuitNet[14] 的社交网络中,那些紧密相连的核心成员大多是年龄较大的女性(超过 40 岁),她们成为活跃且戒烟一年多的社区成员。Corazza 等人[24]在最近的一项研究中发现,社交媒体也被用来研究一种新的药物——甲氧基胺。

　　Chuang 和 Yang[17,18]在 MedHelp 酗酒支持社区识别和比较了不同类型的社会支持(信息、情感和仪器)在三种不同类型的电脑媒介通信工具(论坛、个人日志和笔记)的应用水平,发现病人使用这些通讯工具出于不同的目的。论坛用户更可能寻求和提供信息支持,而日记和笔记主要用于表达更高层次的情感支持。在网上社区利用类似的定性内容分析健康状况,如肠易激综合征[26]、亨廷顿氏病[27]和艾滋病毒[28]已被证实在五类社会支持上(情感、信息、自尊和社交网络)表现显著,提供信息和情感支持的频率最高。Silenzio 等人[84]在 Twitter 上研究了年轻的女同性恋者、男同性恋者和双性恋人群的特征,并提出了几种有效的由同龄人驱动的信息传播和预防保健的方法,特别侧重于预防自杀。

　　除了病人社区外,还有越来越多的在线社区为卫生保健专业人员提供服务,促进对当前医疗实践、治疗和药物信息、见解和认识的交流,并生成流行病学和临床数据,这些数据之前是分散在医生图表、电子病历和临床病史之间。表 9.2 是专门针对卫生保健专业人员的流行在线社区进行的统计。Sermo 是最大的拥有超过 20 万注册 MD 和 DO 许可用户的社区。DataGenno 是供卫生保健专业人员和研究人员与患者及其亲属交流的门户网站,在该网站可交流有关罕见遗传和复杂疾病的信息。它提供了一个包含样本和疾病信息的数据库,以及每个症状或体征的图像,一个用于鉴别诊断的搜索引擎,以及用于医疗专业人员之间信息交换的功能。它旨在通过结合针对特定疾病的临床、基因和基因组信息,弥合医护人员、科学家、遗传咨询师、护士和患者之间的鸿沟。eMERGE 是一个由 NIH 资助的合作项目,将病历数据与基因组数据联系起来。

　　一个将传统的药物研究信息与 Web2.0 平台和强大的隐私保护功能结合的、以社区为基础的卫生专业人员社交网络,是促进具有相同兴趣的卫生保健专业人员之间更深入合作的关键[49]。

---

⑭　http://www.quitnet.com

表 9.2　服务医生和临床研究人员的流行在线社区

社区名称	内容	网址
DataGenno	交互式数据库,包含针对医疗保健专业人员、研究科学家和患者的疾病的分子和临床遗传信息	www. datagenno. com
eMERGE	电子病历和基因组学(emergence)网络,将 DNA 存储库与电子病历系统相结合,用于大规模的基因研究	emerge. mc. vanderbilt. edu
Sermo	在线网络医生与小组讨论的特定主题	www. sermo. com
Ozmosis	该网站让医生互相分享他们的知识和临床经验,提供了一些解决方案	www. ozmosis. com

9.5　结论和未来方向

正如我们在本章中所看到的,社会媒体被认为是一个全面的个人经历信息来源,供病人用于自我健康教育,或者为临床实践提供信息,作为大规模人口研究的一个几乎无限的数据来源。基于社交媒体的公共卫生研究方法的主要优势在于,它们不需要显著地招募参与者,并且可以在几乎没有成本的情况下,以近乎实时的方式提供大量的数据。它们的主要缺点是样本偏差和数据的可信度。

样本偏差的问题与以下事实有关,即社交媒体的人口统计数据并不能完全代表普通人群,其中老年人和幼儿的代表性尤其不足。例如,以前的研究报告说,Twitter 用户往往更年轻(近一半的人年龄在 35 岁以下,只有 2% 的人年龄在 65 岁或以上)。众所周知,Twitter 也以美国为中心:截至 2009 年 6 月,有 62% 的 Twitter 用户在美国,而且社交媒体用户的真实人口统计数据通常是未知的,而且难以估计。因此,人口偏移可能会限制公共卫生研究问题的类型,而这些问题可以在社交媒体数据的帮助下得到解答。因此,一个有趣的未来方向是研究如何从社会媒体中获得反映一般人群属性的估计值。

限制在医疗保健中使用社交媒体的另一个挑战是:现有的方法不能 100% 准确地识别所有与健康有关的帖子和信息,以及用户生成内容的一般可靠性。随着越来越多的人成为社交媒体的用户,传播渠道变得越来越分散,传播不准确或有问题的信息的可能性也相应增加。因此,社交媒体用户必须从多个来源收集往往相互矛盾的信息,并判断其可信度。众所周知,有些用户可能不管疾病多严重,永远不会自我报告任何健康状况,而另一些人可能事实上没有生病,也会报告生病的信息。虽然这种偏差可以用启发式的方法得到部分缓解,如计算用户帖子中"生病"推文的天数,但很难完全消除这种偏差。虽然为了识别一般人群的趋势和对流行病的重要见解,这种样本偏差可能不会产生很大影响,但由于缺乏对诊断的确认,对于验证、详细分析和解释小规模的基于社会媒体的研究结果提出了一定的挑战。公共卫生官员通常对是否将社交媒体数据整合到他们的报告中持保留意见,因为这可能会给他们的责任带来额外的负担。然而,社交媒体本质上是一个双向信息交换的场所,用户可以在那里验证和评估其他用户共享的信息质量。因此,许多现有的在线系统都在积极地利用社交媒体的这一特性,它要求版主(在公开发布之前或之后)对这些信息进行审查,并允许用户提供反馈,甚至是对提交的内容进行证实。这一策略在维基百科上被证明是成功的。本章广泛讨论了通过与官方来源交叉验证自动建立社会媒体数据可信度的初步工作,然而,这个问题远未得到解决,构成了另一个有趣且具有挑战性的未来研究方向。

尽管存在这些局限性,但基于社交媒体的方法可以成为传统公共卫生监测和分析系统的重要补充,这些技术揭示疾病背后的详细生物机制,并捕捉到目前太弱而无法被在线检测的信号。

参考文献

[1] Harshavardhan Achrekar, Avinash Gandhe, Ross Lazarus, Ssu-Hsin Yu, and Benyuan Liu. Predicting flu trends using Twitter data. In *Workshop on Cyber-Physical Networking Systems* (*CPNS 2011*), 2011.

[2] Eiji Aramaki, Sachiko Maskawa, and Mizuki Morita. Twitter catches the flu: Detecting influenza epidemics using Twitter. In *Proceedings of the Conference on Empirical Methods in Natural Language Processing* (*EMNLP'11*), pages 1568 – 1576, 2011.

[3] Jiang Bian, Umit Topaloglu, and Fan Yu. Towards large-scale Twitter mining for drug-related adverse events. In *Proceedings of the 2012 International Workshop on Smart Health and Well-being*, pages 25 – 32, 2012.

[4] CelesteBiever. Twitter mood maps reveal emotional states of America. *The New Scientist*, 207(2771): 14, 2010.

[5] David M. Blei, Andrew Y. Ng, and Michael I. Jordan. Latent Dirichlet allocation. *Journal of Machine Learning Research*, 3(12):993 – 1022, 2003.

[6] Sean Brennan, Adam Sadilek, and Henry Kautz. Towards understanding global spread of disease from everyday interpersonal interactions. In *Proceedings of the 23rd International Joint Conference on Artificial Intelligence* (*IJCAI'13*), pages 2783 – 2789, 2013.

[7] Joanna Brenner and Aaron Smith. 72% of online adults are social networking site users. http://www.pewinternet.org/2013/08/05/72-of-onlineadults-are-social-networking-site-users/, 2013. Accessed 08-08-2014.

[8] David A. Broniatowski, Michael J. Paul, and Mark Dredze. National and local influenza surveillance through Twitter: An analysis of the 2012 – 2013 influenza epidemic. *PLoS ONE*, 8(12):e83672, 2013.

[9] Catherine A. Brownstein, John S. Brownstein, Davis S. Williams, Paul Wicks, and James A. Heywood. The power of social networking in medicine. *Nature Biotechnology*, 27:888－890, 2009.

[10] John S. Brownstein, Clark C. Freifeld, Emily H. Chan, Mikaela Keller, Amy L. Sonricker, Sumiko R. Mekaru, and David L. Buckeridge. Information technology and global surveillance of cases of 2009 H1N1 influenza. *The New England Journal of Medicine*, 362(18):1731－1735, 2010.

[11] John S. Brownstein, Clark C. Freifeld, Ben Y. Reis, and Kenneth D. Mandl. Surveillance sans fronti `eres: Internet-based emerging infectious disease intelligence and the HealthMap project. *PLoS Medicine*, 5(7):e151, 2008.

[12] John T. Cacioppo, James H. Fowler, and Nicholas A. Christakis. Alone in the crowd: The structure and spread of loneliness in a large social network. *Journal of Personality and Social Psychology*, 97 (6):977－991, 2009.

[13] Herman Anthony Carneiro and Eleftherios Mylonakis. Google trends: A web-based tool for real-time surveillance of disease outbreaks. *Clinical Infectious Diseases*, 49(10):1557－1564, 2009.

[14] Brant W. Chee, Richard Berlin, and Bruce Schatz. Predicting adverse drug events from personal health messages. In *Proceedings of the 2011 AMIA Annual Symposium*, pages 217－226, 2011.

[15] Cynthia Chew and Gunther Eysenbach. Pandemics in the age of Twitter: Content analysis of tweets during the 2009 H1N1 outbreak. *PLoS ONE*, 5(11):e14118, 2010.

[16] Nicholas A. Christakis and James H. Fowler. The spread of obesity in a large social network over 32 years. *New England Journal of Medicine*, 357:370－379, 2007.

[17] Katherine Y. Chuang and Christopher C. Yang. Helping you to help me: Exploring supportive interaction in online health community. *Proceedings of the American Society for Information Science and Technology*, 47(1):1－10, 2010.

[18] Katherine Y. Chuang and Christopher C. Yang. Social support in online healthcare social networking. In *Proceedings of the 2010 iConference*, 2010.

[19] Rumi Chunara, Jason R. Andrews, and John S. Brownstein. Social and news media enable estimations of epidemiological patterns early in the 2010 Haitian cholera outbreak. *American Journal of Tropical Medicine and Hygiene*, 86(1):39－45, 2012.

[20] Cindy K. Chung, Clinton Jones, and Alexander Liu. Predicting success and failure in weight loss blogs through natural language use. In *Proceedings of the 2nd International AAAI Conference on Weblogs and Social Media* (*ICWSM'08*), pages 180－181, 2008.

[21] Nathan K. Cobb, Amanda L. Graham, and David B. Abrams. Social network structure of a large online community for smoking cessation. *American Journal of Public Health*, 100 (7): 1282－1289, 2010.

[22] Crystale Purvis Cooper, Kenneth P. Mallon, Steven Leadbetter, Lori A. Pollack, and Lucy A. Peipins. Cancer Internet search activity on a major search engine. *Journal of Medical Internet Research*, 7(3):e36, 2005.

[23] D. L. Cooper, G. E. Smith, V. A. Hollyoak, C. A. Joseph, L. Johnson, and R. Chaloner. Use of

NHS direct calls for surveillance of influenza—a second year's experience. *Communicable Diseases and Public Health*, 5(2):127 - 131, 2002.

[24] Ornella Corazza, Fabrizio Schifano, Pierluigi Simonato, Suzanne Fergus, Sulaf Assi, Jacqueline Stair, John Corkery, Giuseppina Trincas, Paolo Deluca, Zoe Davey, Ursula Blaszko, Zsolt Demetrovics, Jacek Moskalewicz, Aurora Enea, Giuditta di Melchiorre, Barbara Mervo, Lucia di Furia, Magi Farre, Liv Flesland, Manuela Pasinetti, Cinzia Pezzolesi, Agnieszka Pisarska, Harry Shapiro, Holger Siemann, Arvid Skutle, Elias Sferrazza, Marta Torrens, Peer van der Kreeft, Daniela Zummo, and Norbert Scherbaum. Phenomenon of new drugs on the Internet: The case of ketamine derivative methoxetamine. *Human Psychopharmacology: Clinical and Experimental*, 27(2):145 - 149, 2012.

[25] Courtney D. Corley, Armin R. Mikler, Karan P. Singh, and Diane J. Cook. Monitoring influenza trends through mining social media. In *Proceedings of the International Conference on Bioinformatics and Computational Biology* (*BIOCOMP'09*), pages 340 - 346, 2009.

[26] Neil S. Coulson. Receiving social support on-line: An analysis of a computer-mediated support group for individuals living with irritable bowel syndrome. *Cyberpsychology and Behavior*, 8(6):580 - 584, 2005.

[27] Neil S. Coulson, Heather Buchanan, and Aimee Aubeeluck. Social support in cyberspace: A content analysis of communication within a Huntington's disease online support group. *Patient Education and Counseling*, 68(2):173 - 178, 2007.

[28] Constantinos K. Coursaris and Ming Liu. An analysis of social support exchanges in on-line HIV/AIDS self-help groups. *Computers in Human Behavior*, 25(4):911 - 918, 2009.

[29] Aron Culotta. Towards detecting influenza epidemics by analyzing Twitter messages. In *KDD 1st Workshop on Social Media Analytics*, 2010.

[30] Aron Culotta. Lightweight methods to estimate influenza rates and alcohol sales volume from Twitter messages. *Language Resources and Evaluation*, 47:217 - 238, 2013.

[31] Ed de Quincey and Patty Kostkova. Early warning and outbreak detection using social networking websites: The potential of Twitter. In *2nd International eHealth Conference*, pages 21 - 24, 2009.

[32] I. Ralph Edwards and Jeffrey K. Aronson. Adverse drug reactions: Definitions, diagnosis and management. *The Lancet*, 356(9237):1255 - 1259, 2000.

[33] Jeremy U. Espino, William R. Hogan, and Michael M. Wagner. Telephone triage: A timely data source for surveillance of influenza-like diseases. In *Proceedings of the* 2003 *AMIA Annual Symposium*, pages 215 - 219, 2003.

[34] Stephen Eubank, Hasan Guclu, V. S. Anil Kumar, Madhav V. Marathe, Aravind Srinivasan, Zoltan Toroczkai, and Nan Wang. Modelling disease outbreaks in realistic urban social networks. *Nature*, 429(6988):180 - 184, 2004.

[35] Gunther Eysenbach. Infodemiology: The epidemiology of (mis)information. *The American Journal of Medicine*, 113(9):763 - 765, 2002.

[36] Gunther Eysenbach. Infodemiology: Tracking flu-related searches on the web for syndromic

surveillance. In *Proceedings of the* 2006 *AMIA Annual Symposium*, pages 244 – 248, 2006.

[37] James H. Fowler and Nicholas A. Christakis. Dynamic spread of happiness in a large social network: Longitudinal analysis over 20 years in the Framingham heart study. *BMJ*, 337:a2338, 2008.

[38] Susannah Fox. The social life of health information. http://www. pewinternet. org/ 2011/05/12/the-social-life-of-health-information-2011/, 2011. Accessed 08-08-2014.

[39] Susannah Fox and Sydney Jones. The social life of health information. http://www. pewinternet. org/ 2009/06/11/the-social-life-of-health-information/, 2009. Accessed 08-08-2014.

[40] Clark C. Freifeld, Kenneth D. Mandl, Ben Y. Reis, and John S. Brownstein. Healthmap: Global infectious disease monitoring through automated classification and visualization of Internet media reports. *Journal of the American Medical Informatics Association*, 15(2):150 – 157, 2008.

[41] Carol Friedman. Discovering novel adverse drug events using natural language processing and mining of the electronic health records. In *Proceedings of the 12th Conference on Artificial Intelligence in Medicine* (AIME'09), pages 1 – 5, 2009.

[42] Jeana Frost and Michael P. Massagli. Social uses of personal health information within PatientsLikeMe, an online patient community: What can happen when patients have access to one another's data. *Journal of Medical Internet Research*, 10(3):e15, 2008.

[43] Jeana Frost, Sally Okun, Timothy Vaughan, James Heywood, and Paul Wicks. Patient-reported outcomes as a source of evidence in off-label prescribing: Analysis of data from PatientsLikeMe. *Journal of Medical Internet Research*, 13(1):e6, 2011.

[44] Jim Giles. Blogs and tweets could predict the future. *The New Scientist*, 206(2675):20 – 21, 2010.

[45] Jeremy Ginsberg, Matthew H. Mohebbi, Rajan S. Patel, Lynnette Brammer, Mark S. Smolinski, and Larry Brilliant. Detecting influenza epidemics using search engine query data. *Nature*, 457(7232): 1012 – 1014, 2008.

[46] Jeremy A. Greene, Niteesh Choudhry, Elaine Kilabuk, and William H. Shrank. Dissemination of health information through social networks: Twitter and antibiotics. *Journal of General Internal Medicine*, 26(3):287 – 292, 2011.

[47] Jenine K. Harris, Sarah Moreland-Russell, Rachel G. Tabak, Lindsay R. Ruhr, and Ryan C. Maier. Communication about childhood obesity on Twitter. *American Journal of Public Health*, 104(7):e62 – e69, 2014.

[48] Carleen Hawn. Take two aspirin and tweet me in the morning: How Twitter, Facebook and other social media are reshaping health care. *Health Affairs*, 28(2):361 – 368, 2009.

[49] Moses Hohman, Kellan Gregory, Kelly Chibale, Peter J. Smith, Sean Ekins, and Barry Bunin. Novel web-based tools combining chemistry informatics, biology and social networks for drug discovery. *Drug Discovery Today*, 14(5—6):261 – 270, 2009.

[50] Anette Hulth, Gustaf Rydevik, and Annika Linde. Web queries as a source for syndromic surveillance. *PLoS ONE*, 4(2):e4378, 2009.

[51] Heather A. Johnson, Michael M. Wagner, William R. Hogan, Wendy Chapman, Robert T.

Olszewski, John Dowling, and Gary Barnas. Analysis of web access logs for surveillance of influenza. In 11*th World Congress on Medical Informatics* (*MEDINFO* 2004), pages 1202 – 1206, 2004.

[52] Alex Lamb, Michael J. Paul, and Mark Dredze. Separating fact from fear: Tracking flu infections on Twitter. In *Proceedings of the Conference of the North American Chapter of the Association for Computational Linguistics: Human Language Technologies* (*NAACL-HLT'*13), pages 789 – 795, 2013.

[53] Vasileios Lampos and Nello Cristianini. Tracking the flu pandemic by monitoring the social web. In *IAPR 2nd Workshop on Cognitive Information Processing* (*CIP* 2010), 2010.

[54] A. Y. S. Lau, K. A. Siek, L. Fernandez-Luque, H. Tange, P. Chhanabhai, S. Y. Li, P. L. Elkin, A. Arjabi, L. Walczowski, C. S. Ang, and G. Eysenbach. The role of social media for patients and consumer health. contribution of the IMIA consumer health informatics working group. *Yearbook of Medical Informatics*, 6(1):131 – 138, 2011.

[55] Dennis D. Lenaway and Audrey Ambler. Evaluation of a school-based influenza surveillance system. *Public Health Reports*, 110(3):333 – 337, 1995.

[56] Jiwei Li and Claire Cardie. Early stage influenza detection from Twitter. arXiv:1309.7340v3, 2013.

[57] Steven F. Magruder. Evaluation of over-the-counter pharmaceutical sales as a possible early warning indicator of human disease. *Johns Hopkins University APL Technical Digest*, 24:349 – 353, 2003.

[58] Atul Nakhasi, Ralph J. Passarella, Sarah G. Bell, Michael J. Paul, Mark Dredze, and Peter Pronovost. Malpractice and malcontent: Analyzing medical complaints in Twitter. In AAAI *Fall Symposium: Information Retrieval and Knowledge Discovery in Biomedical Text*, volume FS-12-05 AAAI Technical Report, 2012.

[59] Brendan O'Connor, Ramnath Balasubramanyan, Bryan R. Routledge, and Noah A. Smith. From tweets to polls: Linking text sentiment to public opinion time series. In *Proceedings of the 4th International AAAI Conference on Weblogs and Social Media* (*ICWSM'*10), pages 122 – 129, 2010.

[60] National Library of Medicine / National Institutes of Health. NLM technical bulletin: MLA 2006, NLM online users' meeting remarks. http://www.nlm.nih.gov/pubs/techbull/ja06/ja06_mla_dg. html, 2006. Accessed 04-20-2014.

[61] Michael J. Paul and Mark Dredze. A model for mining public health topics from Twitter. Technical report, Johns Hopkins University, 2011.

[62] Michael J. Paul and Mark Dredze. You are what you tweet: Analyzing Twitter for public health. In *Proceedings of the 5th International AAAI Conference on Weblogs and Social Media* (*ICWSM'*11), pages 265 – 272, 2011.

[63] Michael J. Paul and Mark Dredze. Experimenting with drugs (and topic models): Multidimensional exploration of recreational drug discussions. In *AAAI Fall Symposium: Information Retrieval and Knowledge Discovery in Biomedical Text*, 2012.

[64] Michael J. Paul and Mark Dredze. Factorial LDA: Sparse multi-dimensional text models. In *Proceedings of the Conference on Nueral Information Processing Systems* (*NIPS'*12), pages 2591 –

2599, 2012.

[65] Michael J. Paul and Mark Dredze. Drug extraction from the web: Summarizing drug experiences with multi-dimensional topic models. In *Proceedings of the Conference of the North American Chapter of the Association for Computational Linguistics: Human Language Technologies (NAACL-HLT'13)*, pages 168 - 178, 2013.

[66] Camille Pelat, Clement Turbelin, Avner Bar-Hen, Antoine Flahault, and Alain-Jacques Valleron. More diseases tracked by using Google trends. *Emerging Infectious Diseases*, 15 (8): 1327 - 1328, 2009.

[67] Kyle W. Prier, Matthew S. Smith, Christophe Giraud-Carrier, and Carl L. Hanson. Identifying health-related topics on Twitter: an exploration of tobacco-related tweets as a test topic. In *Proceedings of the 4th International Conference on Social Computing, Behavioral-Cultural Modeling and Prediction (SBP'11)*, pages 18 - 25, 2011.

[68] Joshua Ritterman, Miles Osborne, and Ewan Klein. Using prediction markets and Twitter to predict a swine flu pandemic. In *1st International Workshop on Mining Social Analytics*, 2010.

[69] J. Niels Rosenquist, James H. Fowler, and Nicholas A. Christakis. Social network determinants of depression. *Molecular Psychiatry*, 16:273 - 281, 2011.

[70] J. Niels Rosenquist, Joanne Murabito, James H. Fowler, and Nicholas A. Christakis. The spread of alcohol consumption behavior in a large social network. *Annals of Internal Medicine*, 152(7):426 - 433, 2010.

[71] AdamSadilek and Henry Kautz. Modeling the impact of lifestyle on health at scale. In *Proceedings of the 6th ACM International Conference on Web Search and Data Mining (WSDM'13)*, pages 637 - 646, 2013.

[72] Adam Sadilek, Henry Kautz, and Vincent Silenzio. Modeling spread of disease from social interactions. In *Proceedings of the 6th International AAAI Conference on Weblogs and Social Media (ICWSM'12)*, pages 322 - 329, 2012.

[73] Adam Sadilek, Henry Kautz, and Vincent Silenzio. Predicting disease transmission from geotagged micro-blog data. In *Proceedings of the 26th AAAI Conference on Artificial Intelligence (AAAI'12)*, pages 136 - 142, 2012.

[74] Takeshi Sakaki, Makoto Okazaki, and Yutaka Matsuo. Earthquake shakes Twitter users: Realtime event detection by social sensors. In *Proceedings of the 19th International Conference on World Wide Web (WWW'10)*, pages 851 - 860, 2010.

[75] Marcel Salathé and Shashank Khandelwal. Assessing vaccination sentiments with online social media: Implications for infectious disease dynamics and control. *PLoS Computational Biology*, 7 (10): e1002199, 2011.

[76] Daniel Scanfeld, Vanessa Scanfeld, and Elaine L. Larson. Dissemination of health information through social networks: Twitter and antibiotics. *American Journal of Infection Control*, 38 (3): 182 - 188, 2010.

[77] Peri L. Schuyler, William T. Hole, Mark S. Tuttle, and David D. Sherertz. The UMLS metathesaurus: Representing different views of biomedical concepts. *Bulletin of the Medical Library Association*, 81(2):217 – 222, 1993.

[78] H. Andrew Schwartz, Johannes C. Eichstaedt, Lukasz Dziurzynski, Margaret L. Kern, Martin E. P. Seligman, Lyle Ungar, Eduardo Blanco, Michal Kosinski, and David Stillwell. Toward personality insights from language exploration in social media. In *Proceedings of the 7th International AAAI Conference on Weblogs and Social Media* (*ICWSM'*13), pages 72 – 79, 2013.

[79] H. Andrew Schwartz, Johannes C. Eichstaedt, Margaret L. Kern, Lukasz Dziurzynski, Megha Agrawal, Gregory J. Park, Shrinidhi Lakshmikanth, Sneha Jha, Martin E. P. Seligman, Lyle Ungar, and Richard E. Lucas. Characterizing geographic variation in well-being using tweets. In *Proceedings of the 7th International AAAI Conference on Weblogs and Social Media* (*ICWSM'*13), pages 583 – 591, 2013.

[80] Ari Seifter, Alison Schwarzwalder, Kate Geis, and John Aucott. The utility of Google trends for epidemiological research: Lyme disease as an example. *Geospatial Health*, 4(2):135 – 137, 2010.

[81] Peter Selby, Trevor van Mierlo, Sabrina C. Voci, Danielle Parent, and John A. Cunningham. Online social and professional support for smokers trying to quit: An exploration of first time posts from 2562 members. *Journal of Medical Internet Research*, 12(3):e34, 2010.

[82] Martin E. P. Seligman. *Flourish: A Visionary New Understanding of Happiness and Wellbeing*. Free Press, 2011.

[83] Alessio Signorini, Alberto Maria Segre, and Philip M. Polgreen. The use of Twitter to track levels of disease activity and public concerns in the U. S. during the influenza a H1N1 pandemic. *PLoS ONE*, 6 (5):e19467, 2011.

[84] Vincent Michael Bernard Silenzio, Paul R. Duberstein, Xin Tu, Wan Tang, Naiji Lu, and Christopher M. Homan. Connecting the invisible dots: Network-based methods to reach a hidden population at risk for suicide. *Social Science and Medicine*, 69(3):469 – 474, 2009.

[85] Christof Specker, Jutta Richter, Ayako Take, Oliver Sangha, and Matthias Schneider. Rheumanet—a novel Internet-based rheumatology information network in Germany. *British Journal of Rheumatology*, 37(9):1015 – 1019, 1998.

[86] Donna F. Stroup, Stephen B. Thacker, and Joy L. Herndon. Application of multiple time series analysis to the estimation of pneumonia and influenza mortality by age 1962 – 1983. *Statistics in Medicine*, 7(10):1045 – 1059, 1988.

[87] Yla R. Tauszik and James W. Pennebaker. The psychological meaning of words: LIWC and computerized text analysis methods. *Journal of Language and Social Psychology*, 29 (1): 24 – 54, 2010.

[88] Karl Vance, William Howe, and Robert Dellavalle. Social Internet sites as a source of public health information. *Dermatologic Clinics*, 27(2):133 – 136, 2009.

[89] Melissa L. Verhaag. Social media and healthcare—hype or future? Master's thesis, University of

Twente，2014.

[90] Paul Wicks and Graeme J. A. MacPhee. Pathological gambling amongst Parkinson's disease and ALS patients in an online community (patientslikeme. com). *Movement Disorders*，24 (7)：1085 - 1088，2009.

[91] Paul Wicks，Timothy E. Vaughan，Michael P. Massagli，and James Heywood. Accelerated clinical discovery using self-reported patient data collected online and a patient-matching algorithm. *Nature Biotechnology*，29：411 - 414，2009.

[92] Haodong Yang and Christopher C. Yang. Harnessing social media for drug-drug interactions detection. In *Proceedings of the* 2013 *IEEE International Conference on Healthcare Informatics*，pages 22 - 29，2013.

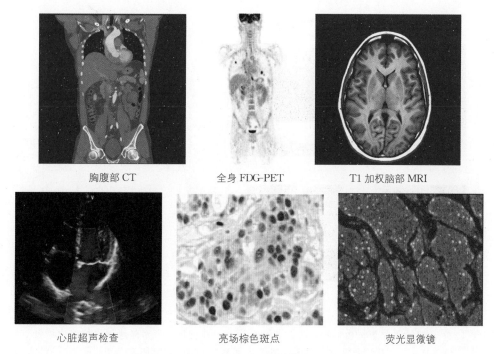

胸腹部 CT　　　　　　　全身 FDG-PET　　　　　　T1 加权脑部 MRI

心脏超声检查　　　　　　亮场棕色斑点　　　　　　荧光显微镜

图 3.1　来自不同医学形态的代表性图像

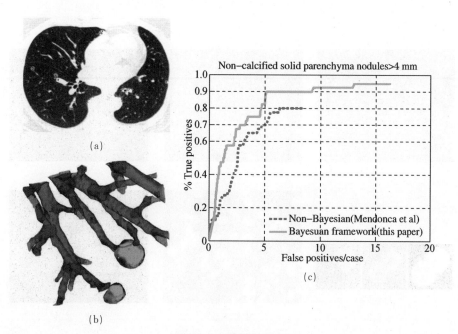

图 3.3　肺结节检测

(a) 高分辨率 CT 扫描的 2D 切片,在灰度图像上结节以绿色标签覆盖。(b) 来自同一案例的 3D
绘制的小块区域,分别标记显示结节(绿色)、血管(红色)和交叉点(蓝色)。(c) 贝叶斯体素标记
框架方法与基于曲率的非概率方法[31]的 fROC 曲线比较。

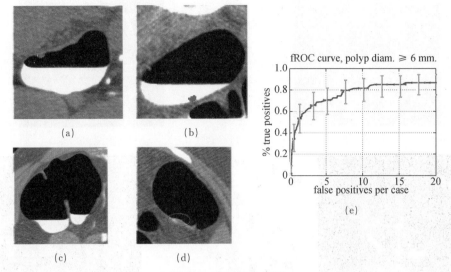

图 3.4　结肠息肉检测

空气(a)和流体(b)区域中正确检测到的息肉的例子。(c)中的图像显示算法错误标记的褶皱上的突出尖端(假阳性)。(d)描绘了算法遗漏的扁平无柄息肉。图(e)是 fROC 曲线,显示了 WRAMC (http://imaging. nci. nih. gov)数据集的算法性能。

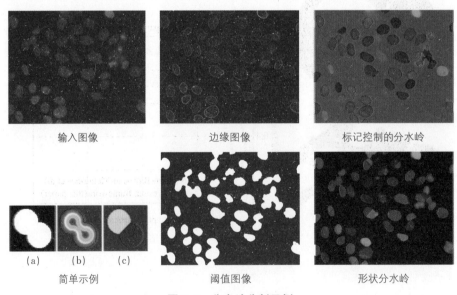

图 3.8　分水岭分割示例

上行:通过标记控制的分水岭进行分割。下行:按形状分水岭划分。

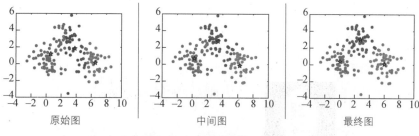

图 3.10 *K* 均值算法示例

随机初始化三个聚类,并将所有点分配给这些聚类中的一个。在每次迭代中,重新计算聚类中心,然后根据新的中心进行所有点的再分配,重复这些步骤直到收敛。数据点显示为彩色点,聚类中心显示为星号。

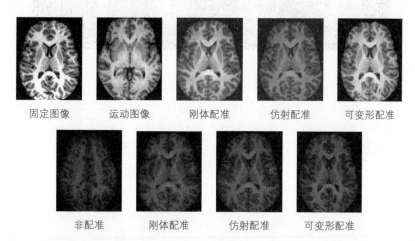

图 3.13 使用各种变换将运动图像配准到固定图像效果(显示的是来自 3D 体数据的一个切片)

上行:固定图像、运动图像以及分别使用刚体、仿射和可变形变换配准后的配准图像。下行:每幅图像中分别显示已配准图像和固定图像,以显示配准的准确性。图片由 GE 全球研究部的 Xiaofeng Liu 提供。

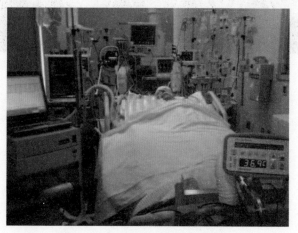

图 4.3 重症监护环境中的传感器

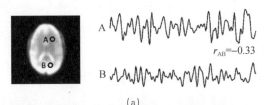

(a)

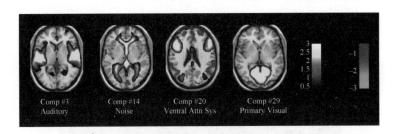

(b)

图 5.32　功能连通图

(a)中显示的 A 和 B 两个点之间的功能连通性是用某时间段内的相关系数计算的。可使用皮尔森相关系数计算所有体素与种子区域[在(b)中为绿点]的连通性并转换为 Z 值。通过将适当的位置作为种子来获得功能性网络。

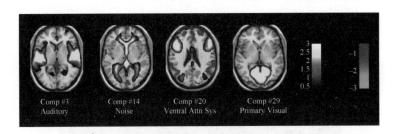

图 5.34　从 rs-fMRI 中选择典型 ICA 成分的子集

ICA 将 rs-fMRI 信号分离为独立的神经生理学意义的网络(信号源)。一部分来自神经元(成分 3, 20,29),一部分与噪声相关(成分 14)。红色和蓝色区域在信号调制中具有相反方向。

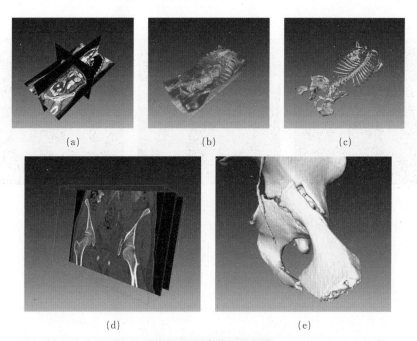

图 12.7 影像数据可视化

（a）一张 CT 影像使用轴向,矢状和冠状平面图展示。（b）相同数据集的体绘制图。（c）骨骼结构生成的 iso-surface。（d）髋部骨折的 3D X 射线影像。（e）同样数据集的 iso-surface,等值面可用于辨别髋部不同程度的骨折。图 12.7(d～e)显示了髋部骨折;当使用等值面可视化信息时,可迅速给出患处的治疗方案。

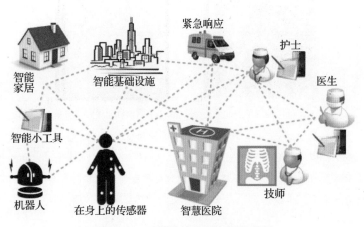

图 16.1 互联的智能健康服务世界

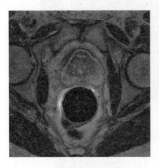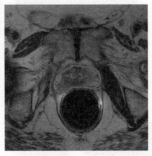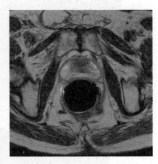

图 20.1　三个不同患者的前列腺 T2 MR 图像的示例

其中红色轮廓是由资深的放射肿瘤学家提供的真实分割。值得注意的是：在三名患者的图像中可以观察到明显的前列腺外观区别。

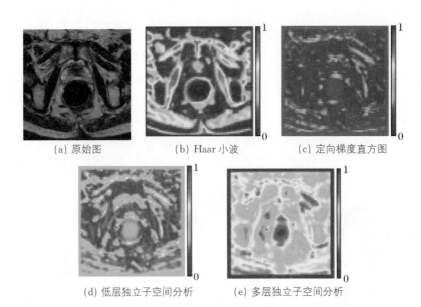

图 20.2　提取图像特征

(a) 原始前列腺图像，其中绿色十字表示参考体素。(b)、(c)、(d)和(e)是使用 Haar 小波特征[38]、HOG[16]、低层 ISA 特征[34]和多层 ISA 特征[34]，通过比较参考体素和所有其他体素之间的特征而获得的彩色编码差异图。

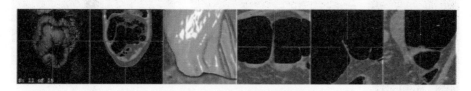

图 20.16　假阳性发现物的示例

在附加图像的帮助下，可以很容易地识别为褶皱。

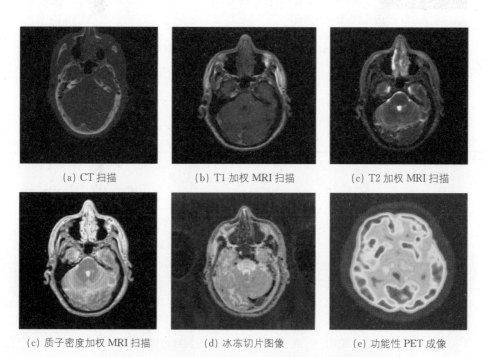

(a) CT 扫描　　　(b) T1 加权 MRI 扫描　　　(c) T2 加权 MRI 扫描

(c) 质子密度加权 MRI 扫描　　　(d) 冰冻切片图像　　　(e) 功能性 PET 成像

图 21.5　用不同的成像方式拍摄的男性横断面图像[56]

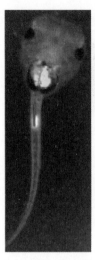

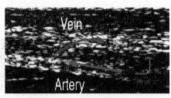

(b) OCT 假色彩图像(条表示 25 微米
垂直,100 微米水平)

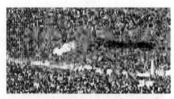

(c) 灰度假色彩 OCT 多普勒图像

(d) 基于多普勒彩色图的伪彩色 OCT
多普勒图像

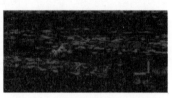

(e) 多普勒与常规 OCT 图像叠加

(a) 多普勒采集位置

图 21.7　假彩色和伪彩色化的图像可视化在青蛙胚胎 OCT 图像数据诊断中的应用[55]

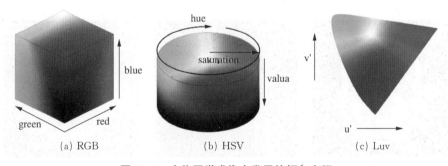

(a) RGB　　　　　　　(b) HSV　　　　　　　(c) Luv

图 21.8　生物医学成像中常用的颜色空间

红色、绿色、蓝色(RGB);色调、饱和度、值(HSV);以及 Luv,感知均匀的颜色空间(维基百科,修改)。

第二部分

医疗健康数据高级分析方法

第 10 章

临床预测模型的回顾

Chandan K. Reddy

计算机科学学院

韦恩州立大学

美国密歇根州，底特律市

reddy@ cs.wayne.edu

Yan Li

计算机科学学院

韦恩州立大学

美国密歇根州，底特律市

Rock_liyan@ wayne.edu

█ 10.1　简介

　　临床预测是医疗数据分析最重要的分支学科之一,本章将对机器学习中的监督学习进行全面阐述,这些机器学习方法已成功运用于各类临床项目中,其中,线性回归模型、logistic回归模型和贝叶斯模型已在众多统计学文献中有所探讨。机器学习和数据挖掘中一些更为复杂的学习方法,如决策树和人工神经网络,也已成功运用在临床项目。除此之外,被广泛应用于临床数据分析的还有生存模型,其旨在预测特定事件的发生时间。

　　监督学习方法通常分为两大类:分类模型和回归模型。这两类方法都着重强调协变量(属性和特征)和因变量(结果变量)之间的潜在关系。两者最大的区别在于:分类模型输出类标签,而回归模型预测实际值的结果。模型的选择是为了满足某一特定应用的需要,这主要取决于预测结局类型,可分为五大类:连续型结果、二分类结果、无序分类结果、有序分类结果和生存结果。

　　连续型结果通常应用于医疗费用的预测[1,2]和健康检查的预估[3]。这类问题可用线性回归模型和广义相加模型予以解决。二分类结果是在临床预测模型中最普遍的一类。疾病诊断[4]、病人死亡或风险预测[5]和医学图像分割[6]通常会归结为二分类问题。对于这类问题,可选用诸如 logistic 回归模型、二叉树模型和贝叶斯模型等统计和机器学习方法予以解决。

　　多分类结果通常产生于多分类问题,并且这些分类结果之间是无序的。在医疗卫生领域,无序分类结果常出现在多疾病诊断,如癌症[7]和肿瘤[8]的分类。在临床预测时,常选择多元 logistic 回归模型[9]和集成方法[7,10]用于预测无序分类结果。有序分类结果在临床预测中也很常见,在一些病例中常用于预测疾病的分级/危重程度。最后,生存结果仅产生于生存分析中,其目的是分析生存资料(time to event data),目标是预测目标事件发生时间。

　　本章将详细阐述这些模型及它们在临床医学中的应用。另外,我们也将讨论如何在实践中以不同的方法评价这些模型。本章的组织架构如下:10.2 节回顾统计预测模型;10.3节介绍机器学习方法;10.4 节讨论生存模型;10.5 节提出模型的评价与验证;10.6 节总结本章。

10.2 基础统计预测模型

本节将回顾在生物医学和临床领域中所广泛使用的几类基本统计模型。

10.2.1 线性回归

在线性回归中,因变量(或结局变量)被看作是估计的回归参数[12]和其对应的自变量的线性组合。在临床数据分析中,线性回归模型常用于临床费用的预测[1,2]及某些医疗检查结果的估计[3]。假设一组样本有 N 个个体,每个个体有 P 个特征,则可表示为 $N \times P$ 的矩阵 X,那么观测结果则可表示为:$Y^T = (y_1, y_2, \cdots, y_N)$。设 $X_i = (x_{i1}, x_{i2}, \cdots, x_{ip})$ 是协变量,那么对于任一特定个体 i,输出值则是以 Y_i 表示的连续实数。线性回归模型的数学表达式为:

$$\hat{y}_i = \alpha + \sum_{j=1}^{P} x_{ij}\beta_j \tag{10.1}$$

其中 $\beta^T = (\beta_1, \beta_2, \cdots, \beta_p)$ 是系数向量,α 是截距,$\hat{y}_i$ 是基于线性回归模型的估计值。注意:所有的输入协变量必须是数值型,否则无法进行协变量的加法和乘法计算。在监督学习中,参数估计在给定的训练数据集下可被看作是损失函数的最小值。在线性回归模型中,最小二乘法是最常用于参数估计的方法,其中的损失函数是残差平方和(RSS),定义为输出的观测值 Y 和 y 估计值 $\hat{Y}$ 的欧式距离平方。其表现形式如下:

$$RSS(\beta) = \sum_{j=1}^{N} (y_i - \hat{y}_i)^2 = \sum_{j=1}^{N} (y_i - \alpha + \sum_{j=1}^{P} x_{ij}\beta_j)^2 \tag{10.2}$$

式中 $RSS(\beta)$ 是关于 β 的二次方程,其最小值可通过令 $RSS(\beta)$ 的一阶导数等于 0 来求得。为方便起见,$RSS(\beta)$ 可写成矩阵形式:

$$RSS(\beta) = (Y - X\beta)^T (Y - X\beta) \tag{10.3}$$

注意:这里的 $=$ 与前文定义的 x_i 有所不同,它是个 $N \times (P+1)$ 矩阵,其中的单位列向量被加到原始输入矩阵 X 的左边,相应地,$\beta^T = (\alpha, \beta_1, \beta_2, \cdots, \beta_p)$ 是系数向量,$RSS(\beta)$ 的偏导数是:

$$\frac{\partial RSS}{\partial \beta} = -2X^T Y + 2(X^T X)\beta \tag{10.4}$$

令方程(10.4)等于 0,可以得出参数估计值:

$$\hat{\beta} = (X^T X)^{-1} X^T Y \tag{10.5}$$

为方便计算,输入协方差矩阵 X 通常会做归一化处理,因此,$X^T X = 1$,系数向量估计值可简化为:$\hat{\beta} = X^T Y$。

10.2.2 广义相加模型

对回归方程中的连续型结果进行建模,最常用的方法是广义相加模型(generalized

additive model,GAM)[13],它是光滑函数的线性组合。广义相加模型可处理非线性分布,因此也被看作是线性回归模型的一种变形。在广义相加模型中,对于每个个体 x_i,其连续型结果的估计值可表示为:

$$\hat{y}_i = \alpha + f_1(x_{i1}) + f_2(x_{i2}) + \cdots + f_p(x_{ip}) \tag{10.6}$$

式中 $f_i(\cdot)$ 是一组光滑函数,$i = 1, 2, \cdots, p$,p 是特征个数。

广义相加模型于 1985 年由 Leo Breiman 和 Jerome Friedman[14] 在研究向后拟合算法(backfitting algorithm)时首次提出的。尽管这种迭代方法可以处理大量的光滑函数,但是终止迭代的条件却很难选定,而且,几乎总是碰到过度拟合的情况。广义相加模型估算的另一个方法是利用半参数光滑函数,通过惩罚回归样条来拟合模型。文献[15]详细介绍了这些模型。

▶▶ 10.2.3　logistic 回归

logistic 回归是在临床预测[4,16,17]中最常用的一种二元分类方法。它不是基于自变量的线性组合来直接预测结果,而是假设各自变量与事件发生概率的对数值之间存在线性关系。简言之,假设一个二分类场景,有 N 个样本,对于任一样本个体 $X_i = (x_{i0}, x_{i1}, x_{i2}, \cdots, x_{ip})$,输出的观测值 y_i 为 0 或 1,那么,logistic 回归的数学表达式可写成:

$$\log \frac{Pr(y_i = 1 \mid X_i)}{Pr(y_i = 0 \mid X_i)} = \sum_{k=0}^{p} x_{ik}\beta_k = X_i\beta \tag{10.7}$$

式中,$x_{i0} = 1$,β_0 是截距。对于二分类问题,我们知道 $Pr(y_i = 1 \mid X_i) + Pr(y_i = 0 \mid X_i) = 1$,故由方程(10.7)可得出:

$$Pr(y_i = 1 \mid X_i) = \frac{\exp(X_i\beta)}{1 + \exp(X_i\beta)} \tag{10.8}$$

回归模型中的参数估计一般都是通过求取最大似然函数值来完成的。训练集中所有样本 N 的联合条件概率是:

$$Pr(y = y_1 \mid X_1) \cdot Pr(y = y_2 \mid X_2) \cdot \cdots \cdot Pr(y = y_N \mid X_N) = \prod_{i=1}^{N} Pr(y = y_i \mid X_i)$$
$$\tag{10.9}$$

式中 y_i,$i = 1, 2, \cdots, N$ 是训练集中的实际观测值,因此,N 个观测值的对数似然函数是:

$$\mathfrak{L}(\beta) = \sum_{i=1}^{N} \log[Pr(y = y_i \mid X_i)] \tag{10.10}$$

注意:在"(0,1)场景"中,个体 X_i 条件概率的对数变换是:

$$\log[Pr(y = y_i \mid X_i)] = \begin{cases} X_i\beta - \log[1 + \exp(X_i\beta)] & : \quad y_i = 1 \\ -\log[1 + \exp(X_i\beta)] & : \quad y_i = 0 \end{cases} \tag{10.11}$$

故,公式(10.10)可改写成:

$$\mathbf{L}(\beta) = \sum_{i=1}^{N} \{X_i\beta \cdot y_i - \log[1 + \exp(X_i\beta)]\} \tag{10.12}$$

Newton-Raphson 算法常用于求解极大对数似然函数,其中的模型系数是基于公式(10.13)进行迭代的:

$$\beta^{(t+1)} = \beta^{(t)} - \left[\frac{\partial^2 \mathbf{L}(\beta)}{\partial\beta\partial\beta^{\mathrm{T}}}\right]^{-1}\frac{\partial\mathbf{L}(\beta)}{\partial\beta} \tag{10.13}$$

其中:

$$\frac{\partial\mathbf{L}(\beta)}{\partial\beta} = \sum_{i=1}^{N} X_i\left(y_i - \frac{\exp(X_i\beta)}{1 + \exp(X_i\beta)}\right) \tag{10.14}$$

$$\frac{\partial^2\mathbf{L}(\beta)}{\partial\beta\partial\beta^T} = -\sum_{i=1}^{N} X_i X_i^{\mathrm{T}} \frac{\exp(X_i\beta)}{[1 + \exp(X_i\beta)]^2} \tag{10.15}$$

从 $\beta=0$ 开始迭代。尽管该算法会发生超调现象,但已证明其收敛于全局最优值。

10.2.3.1　多分类 logistic 回归

在多分类 logistic 回归[18]中,对于某样本个体,观测到结果变量 $y_i = j$ 的概率是:

$$Pr(y_i = j \mid X_i) = \frac{\exp(X_i\beta_j)}{\sum_{k \neq j}\exp(X_i\beta_k)} \tag{10.16}$$

其中,$j,k \in L$ 且 L 是标签集。有了这个定义,那么 N 个观测值的对数似然函数可写成:

$$\mathbf{L}(\beta) = \sum_{i=1}^{N}\left[(X_i\beta_j) - \log\left(\sum_{k \neq j}\exp(X_i\beta_k)\right)\right] \tag{10.17}$$

目标函数的最小化可通过 BFGS 算法(Broyden-Fletcher-Goldfarb-Shanno algorithm)[19]来实现。该算法由 Broyden,Flethcer,Goldfarb 和 Shannon 四个人分别提出,故称 BFGS 算法。其优化算法采用爬山法[20],具体为:在每次迭代中,利用从梯度向量中获取的信息不断迭代更新海森矩阵(Hessian)的近似矩阵,以解决非线性最优化的问题[18]。

10.2.3.2　多类结果变量的 logistic 回归

多类别 logistic 回归[21,22]用于处理多分类问题,它是基本 logistic 回归的延伸。当不存在预先定义好的分类顺序时,便可使用该回归模型。在临床分析中,一些复杂的数据集,如 CT 扫描[9]会用到该模型来处理。它会根据不同分类得出不同的回归系数集,换言之,就是每个自变量都有一个针对不同分类的系数值。该模型假设某一类的结果变量无法由自变量完全估计,它可看作是普通二分类结局的 logistic 回归的简单组合。对于一个 C 分类的问题,可建立个二元 logistic 回归模型。假设第 C 个类别是参照类,则会有如下方程:

$$\log \frac{Pr(y=1 \mid X_i)}{Pr(y=C \mid X_i)} = X_i\beta_1$$

$$\log \frac{Pr(y=2 \mid X_i)}{Pr(y=C \mid Xi)} = X_i\beta_2$$

$$\vdots$$

$$\log \frac{Pr(y=C-1 \mid X_i)}{Pr(y=C \mid X_i)} = X_i\beta_{C-1}$$

(10.18)

注意：对于个体 X_i，所有 C 个类别的后验概率之和应该等于 1，故得出各类结果的条件概率如下所示：

$$Pr(y=k \mid X_i) = \frac{\exp(X_i\beta_k)}{1+\sum_{j=1}^{C-1}\exp(X_i\beta_j)}, \quad k=1,2,\cdots,C-1 \qquad (10.19)$$

$$Pr(y=C \mid X_i) = \frac{1}{1+\sum_{j=1}^{C-1}\exp(X_i\beta_j)}$$

模型可通过最大后验概率估计求解。文献[23]详细介绍了其求解过程。

10.2.3.3　有序 logistic 回归

有序 logistic 回归，也是 logistic 回归模型的扩展，旨在预测有序结果变量。在此我们简要介绍最常见的两类 logit 模型：比例优势 logistic 回归和广义有序 logit 模型。

比例优势 logistic 回归　比例优势 logistic 回归[24]模型的提出基于以下假设：不同分类间差异均可由不同截距得到，同时所有等级的回归系数是相同的。文献[25]在 Meta 分析中运用了比例优势 logistic 回归来解决疾病和病症多样性的问题。考虑一个 C 个等级结果变量的例子，对于样本个体 X_i，其比例优势 logistic 回归的数学表达式是：

$$\text{logit}[Pr(y\leqslant j \mid X_i)] = \log \frac{Pr(y\leqslant j \mid X_i)}{1-Pr(y\leqslant j \mid X_i)} = \alpha_j - X_i\beta \qquad (10.20)$$

其中，$j=1,2,\cdots,C$ 且 $\alpha_1<\alpha_2<\cdots<\alpha_{C-1}$。需注意：系数向量 β 是一个 $P\times 1$ 的向量，其中的 P 是特征个数，且有 $X_i=(x_{i1},x_{i2},\cdots,x_{iP})$。很显然，这是一个高效的模型：通过训练数据，最终求得一组回归参数。但是该模型因其假设条件过于严苛，以至于很多问题都无法适用此类模型。

广义有序 logit 模型　广义有序 logit 模型[26]的数学表达式可定义为：

$$Pr(y_i>j \mid X_i) = \frac{\exp(X_i\beta_j)}{1+\exp(X_i\beta_j)} = g(X_i\beta_j), \quad j=1,2,\cdots,C-1 \qquad (10.21)$$

式中，C 表示有序分类的个数。从公式(10.21)，以 X_i 为条件，Y（取 1 至 C 中的每个值）的后验概率等于：

$$Pr(y_i=j \mid X_i) = \begin{cases} 1-g(X_i\beta_1) : j=1 \\ g(X_i\beta_{j-1})-g(X_i\beta_j) : j=2,\cdots,C-1 \\ g(X_i\beta_C-1) : j=C \end{cases} \qquad (10.22)$$

常用的统计分析软件 Stata 中的"gologit2"程序[27]能够有效适用该模型。

▶▶ 10.2.4 贝叶斯模型

贝叶斯定理是概率论和数理统计中最重要的准则之一,它在后验概率和先验概率之间架起了一座桥梁,因此我们可以看到某个随机事件前后的概率变化。贝叶斯定理的方程式如下:

$$Pr(Y|X) = \frac{Pr(X|Y) \cdot Pr(Y)}{Pr(X)} \tag{10.23}$$

式中,$Pr(Y|X)$ 表示在事件 X 的条件下,发生事件 Y 的概率。朴素贝叶斯(Naïve Bayes)和贝叶斯网络(Bayesian network)是基于这一理论广泛应用的例子。这两种方法常用于临床预测[28,29]。

10.2.4.1 朴素贝叶斯分类器

贝叶斯分类器的主要任务是对于不同的 $y \in Y$,比较 $Pr(Y=y|X_i)$(其中 Y 是一个标签集),同时选择一个最可能的标签(y_{chosen})作为样本个体 $X_i = (x_{i1}, x_{i2}, \cdots, x_{ip})$ 的估计标签。通过公式(10.23)可知,为了计算 $Pr(Y=y|X_i)$ 的值,需知道 $Pr(X_i|Y=y)$,$Pr(Y=y)$ 和 $Pr(X_i)$ 的值,在这三个表达式中,$Pr(Y=y)$ 可以通过训练数据集轻松获取,$Pr(X_i)$ 可忽略,因为当在比较不同 y 所对应的 $Pr(X_i|Y=y)$ 时,公式(10.23)的分母始终是常数。故贝叶斯分类器的主要任务就是选择一个合适的方法来估算 $Pr(X_i|Y=y)$。

在朴素贝叶斯分类器中,假设 $X_i(x_{i1}, x_{i2}, \cdots, x_{ip})$ 中的元素是条件独立的,那么,$Pr(X_i|Y=y)$ 可通过下列公式算出:

$$Pr(X_i \mid Y=y) = \prod_{k=1}^{p} Pr(x_{ik} \mid Y=y) \tag{10.24}$$

其中,每个 $Pr(X_i|Y=y)$,$k = 1, 2, \cdots, p$ 都可从给定的训练集中分别估算出来。因此,根据贝叶斯定理,对样本个体 X_i 进行分类并忽略 $Pr(X_i)$,标签集 Y 中每个可能输出 y 的条件概率可写成:

$$Pr(Y=y \mid X_i) \propto Pr(Y=y) \prod_{k=1}^{p} Pr(x_{ik} \mid Y=y) \tag{10.25}$$

最终,我们把最大化 $Pr(Y=y) \prod_{k=1}^{p} Pr(x_{ik}|Y=y)$ 的类标签 y_{chosen} 选定为输出。

10.2.4.2 贝叶斯网络

虽然朴素贝叶斯分类器是贝叶斯分类的直接实践,但在大多数现实场景中,各属性之间存在关联。因此贝叶斯网络引入有向无环图(directed acyclic graph,DAG),其节点表示一组随机变量,其边表示变量间依赖关系。每个节点对应一个概率函数,该概率函数以父节点的概率为条件给出当前节点概率。如果节点没有任何父节点,则概率函数将是当前节点的先验概率。

　　具体来说,在决策和预测问题上,贝叶斯网络可看作是分层结构。只有具有先验概率的独立属性才处于顶层。例如,在图 10.1 中,输出结果受五大属性影响:其中,"吸烟(属性 3)"和"心脏病家族史(属性 5)"没有父节点,故我们可以直接计算出 Pr(吸烟)和 Pr(心脏病家族史)的先验概率。"主动脉破裂(属性 1)"和"高血压(属性 4)"在第二层,条件概率分别为 Pr(心脏病家族史|吸烟)和 Pr(高血压|吸烟)。"中风(属性 2)"位于第三层,其条件概率是 Pr(中风|主动脉破裂,吸烟,高血压)。"心率(属性 6)"和"血压(属性 7)"是两项医学检验,而"心脏病"的发作则有待于我们的预测。

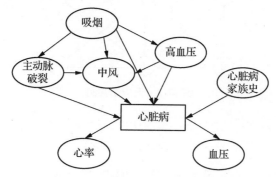

图 10.1　贝叶斯网络用于决策的案例

　　基于贝叶斯网络,联合概率函数可写成如下形式:

$$Pr(心脏病,1,2,3,4,5,6,7)=Pr(6|心脏病)\cdot Pr(7|心脏病)\cdot Pr(心脏病|1,2,3,4,5)\cdot$$
$$Pr(2|1,3,4)\cdot Pr(1|3)\cdot Pr(4|3)\cdot Pr(3)\cdot Pr(5)$$

$$(10.26)$$

　　基于方程(10.26),Pr(心脏病,1,2,3,4,5)值可通过这五种属性的特定组合计算得到。

▶▶ 10.2.5　马尔可夫随机场

　　在贝叶斯网络中,节点是基于因果关系连接起来的,但在实际应用中,因果联系不是唯一的关系。例如在临床检验检查中,尽管血液中白细胞的数量和 X 射线影像间不存在因果联系,但两者间却存在着相关性。在这种情况下,用有向无环图 DAG 来表示数据集就略显不足。此时需要使用无向图模型,即马尔可夫随机场(Markov random field,MRF)或马尔可夫网络。在医疗卫生领域,常采用马尔可夫随机场分析诸如核磁共振图像[30]、乳腺 X 影像[31]等医学图像。

　　给定一个无向图 $G=(V,E)$,其中,V 是顶点集,E 是边集。每个顶点($v\in V$)都表示了一个协变量向量 X_v。在马尔可夫随机场中,条件独立关系是通过无向图模型的拓扑图来定义的。马尔可夫属性共分为三类:全局马尔可夫属性、局部马尔可夫属性和成对马尔可夫属性。全局马尔可夫属性定义为:$X_A \perp X_B | X_C$,其中 $A\subset V$,$B\subset V$,且 $C\subset V$。即在无向图 G 中,子集 A 和子集 B 都分别条件独立于分离子集 C。也就是说,从 A 中的某一节点到子集

B 中某节点的每条路径都会通过 C。从全局马尔可夫属性中,我们可以推断:对于某一节点 $(X_v, v \in V)$,它的所有邻接节点 $(X_{ne(v)}, ne(v) \subset V)$ 都能将其从无向图 G 的其余节点中分离出来,这就称为局部马尔可夫属性,其表达式为 $(X_v \perp X_{rest} \mid X_{ne(v)})$。显然,两个非邻接的节点 $(X_v$ 和 $X_u)$ 都条件独立于无向图中的其他所有节点,这就是成对马尔可夫属性,其数学表达式为:$X_v \perp X_u \mid X_{rest}$。

为了更直观地描述马尔可夫属性,我们以图 10.2 为例说明这些条件独立关系。

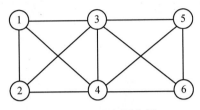

图 10.2　无向图实例

1. (1)全局马尔可夫属性——$\{1,2\} \perp \{5,6\} \mid \{3,4\}$。
2. (2)局部马尔可夫属性——$\{1\} \perp \{5,6\} \mid \{2,3,4\}$。
3. (3)成对马尔可夫属性——$\{1\} \perp \{6\} \mid \{2,3,4,5\}$.

10.3　其他临床预测模型

除了上一节中介绍的几种基本预测模型之外,机器学习和数据挖掘文献的相关成果使得生物医学研究人员能够在临床应用中运用其他预测模型,如决策树、人工神经网络。虽然许多其他传统预测模型也在某些特定的生物医学应用领域运用,但这些预测模型的完整阐述已经超出本章范畴。本节重点讨论使用最为广泛的预测模型。另外本节还将讨论在某些重大生物医学问题的预测过程中产生的代价敏感学习(cost-sensitive learning)这一重要概念。除了模型和算法,本节还将介绍一些更为先进的临床预测方法,如多示例学习、强化学习、稀疏模型和核方法。

▶▶10.3.1　决策树

决策树是在实践中运用最为普遍的一种临床预测模型[32]。在决策树模型中,预测是通过对测试集进行一系列精心设计的问题(分裂)来实现的。基于这些问题的答案,测试集会分层地落入每个较小的子组中,每个子组中的个体在预测结果上是彼此类似的。显然,选择一个合适的分割标准是构建决策树的关键组成部分。这些标准有助于我们找到局部最优解,即在当前的最小化节点内的同质性或最大化节点间的异质性。在 C4.5 算法[33]和 ID3 算法[34]中,信息熵用于确定最佳分割点并生成多个子节点。在只能产生二元分割节点的分类回归树(classification and regression tree,CART)中[35]，当 GINI 指数取最小值时，得到最佳分割点。卡方自动交互检测(Chi-square automatic interaction detection,CHAID)[36]运用卡方检验统计量作为其分割标准。通常决策树的建立是通过递归算法选择出最优属性，在满足终止条件之前，它不断地将数据拆分成新的子集，而终止条件旨在防止模型的过度拟合。

与其他模型相比，决策树更为直接，也更能真实反映出人类思考的过程。和参数方法(如线性回归、logistic 回归)相比，决策树的建立不需要知道样本数据的分布形态，而且决策树模型也便于处理输入的各种类型数据。因为寻找最优决策树是一个 NP 完全问题(NP-complete problem)，一般来说，决策树归纳算法是基于启发式算法的，因此也使得决策树非常不稳定[37]。尽管如此，决策树仍广泛应用于医疗决策当中[38,39]。

▶▶10.3.2　人工神经网络

受生物神经网络的启发，1958 年，弗兰克·罗森布兰特(Frank Rosenblatt)发表了关于人工神经网络(artificial neural networks,ANN)的首篇论文[40]。文中将简单的人工节点称为神经元(neurons)，这些神经元通过加权链进行组合，形成模拟生物神经网络的网络。神经元是由多组自适应权重组成的计算元件，它基于某个激活函数生成输出。一个只有输入层和输出层的简单人工神经网络，我们称作感知器。对于输入端的某个特定属性向量 X_i，感知模型可写成：$\hat{y}_i = \mathrm{sign}(X_i W)$，其中，$X_i = (x_{i0}, x_{i1}, \cdots, x_{ip})$ 是输入端的属性向量，W 是系数向量，符号函数 $\mathrm{sign}(\cdot)$ 是激活函数。我们发现，该方程与线性回归方程极为类似。然而该模型是通过迭代算法来拟合的，其迭代算法通过以下更新规则改变权重值：$w_j^{(t+1)} = w_j^{(t)} + \lambda(y_i - \hat{y}_i^{(t)})x_{ij}$，其中 λ 是参数——学习率。

广义人工神经网络则比感知器要复杂得多，它可由一个或多个中间层及多输出层组成，其中，中间层也被称为隐藏层。另外，广义人工神经网络可选择不同的映射函数作为其激活函数，如线性、logistic 或 tanh 函数。因此这种多层人工神经网络可以很好地处理输入和输出间的非线性关系，图 10.3 是一个多层人工神经网络的实例。

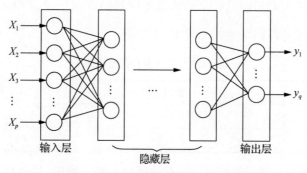

图 10.3　多层人工神经网络(ANN)的实例

在 ANN 学习中，求取代价函数最小值的常用方法是均方误差法，即估计值与实际值平方差的均值。但我们都知道，求取全局最小值非常复杂，因此引入梯度下降法，通过求取函数的局部最小值来求解代价函数最小值。因为隐藏节点不会对代价函数产生直接影响，而无结果输出也使我们无法识别出这些隐藏节点的影响，正因为如此，目前常用反向传播算法训练神经网络。人工神经网络以其对复杂映射函数的建模能力及其在机器学习领域中丰富的研究成果，使得该预测模型广泛运用于生物医学领域[41,42]，其中不乏很多突出应用，如：决策支持系统[43]、医疗干预[44]及医疗决策[45]。文献[16]将人工神经网络的（ANN）性能和logsitic回归模型两者进行了详细对比。

▶▶ 10.3.3 代价敏感学习

在医疗领域相关概念中，代价敏感学习（cost-sensitive learning）是非常流行的，某些临床预测模型[46]也可以看作是代价敏感模型。预测模型的学习过程是为了求解最小总代价。在不同的代价类型中[47]，计算代价和不稳定性代价是设计各种算法时需要考虑的两大重要因素。本节，我们仅重点关注在生物医学领域中常用的两类代价——误分类代价和测试代价。

误分类代价：是因误分类引起的，在实际情况中，与每个错误相关联的代价函数都是不同的，而且对于同一错误，其不同环境下的代价函数亦有所变化。譬如，疾病诊断中常会出现两类错误：一类是假阴性错误，即错误地预测患者是健康的；另一类是假阳性错误，即错误地预测健康人为患者。那么显然与假阳性错误相比，假阴性错误会是一个更大的错误，因为这会使患者处于非常危险的境地。

有相关文献[48,49]对误分类代价做了深入研究，其基本理念阐述如下：设 L 是标签集，$a \in L$ 是某个个体的实际标签，$P \in L$ 是预测标签。那么，对于 a 和 p 的每个组合，在代价矩阵 C 中都存在元素 c_{ap} 以表示错误分类代价值。假设一集合有 N 个个体，对于每个个体 $x_i, i=1,2,\cdots,N, y_i=a$ 是实际标签，$Pr(p|x_i,a)$ 是 X_i 属于 p 类的估计概率。那么，对于误分类代价而言，代价敏感学习的目的是使下列函数求得最小值：$\sum_{i=1}^{N}\sum_{p \in L}Pr(p \mid x_i,a)c_{ap}$. 。在二元分类的情况下，代价矩阵的结构如下表 10.1 所示。

表 10.1 二元分类代价矩阵

	预测阳性	预测阴性
实际阳性	c_{11}	c_{10}
实际阴性	c_{01}	c_{00}

代价矩阵既可以用在学习过程中，如：在决策树归纳过程中，重新选择阈值[49]并更改分割标准[50]；也可以用在学习阶段之后，我们在建模步骤[51]的性能评估阶段中，仅对代价矩阵和混淆矩阵[51]的相应元素做乘法计算，然后再求和。这种学习理念是一种成本敏感方式，

它与不平衡学习的问题有极大关系,这在生物医学文献[52]中有所探讨。样本较少的类别会有较大错误分类的代价。

测试代价:为了获得某些特征属性信息进行测试所产生的代价。例如:在疾病诊断中,一名患者已经进行过 X 射线检查,但尚未进行核磁共振检查。我们完全可以利用当前已有信息进行预测,但是核磁共振检查会提供更多信息,而且还会对预测模型的性能起到一定程度的改善。因此,我们必须在核磁共振的代价和利益上进行权衡。这种测试-代价敏感学习是一种特征选择,它可以考虑到每个属性的代价[53]。

▶▶ 10.3.4　高级预测模型

机器学习的最新研究进展使得临床研究人员能够运用复杂预测模型在特殊情况下仍能达到更佳的准确性,这些模型有:多示例学习、强化学习、稀疏方法和核方法。本节将对这些方法做简要讨论。

10.3.4.1　多示例学习

与其他预测方法不同的是,在多示例学习中[54],每个个体的确切标签实际上是未知的,是将训练数据打包成了一组标签集合。如果标签集内至少存在一个阳性实例,那么该集合则被标记为阳性;而只有当所有集合内的个体都是阴性时,该集合才被标记为阴性。多示例学习常运用于各个领域,如图像分类、文本挖掘和分子活动分析中。在临床领域,多示例学习常用于分析放射学图像,尤其是当每位患者都有数百张图像切片时。这些图像切片高度相关,即使单个图像切片发现有可疑肿块,患者也会被定为患有癌症。有研究人员[55]已经成功地将基于凸包的多示例学习算法部署到实用的计算机辅助诊断工具中,用以检测肺栓塞和结直肠癌[55]。在另一项 CT 肺血管造影的研究中,已采用多示例学习进行肺栓塞检测[56]。

10.3.4.2　强化学习

强化学习旨在最大化长期奖励,它特别适合于处理长、短期利益权衡的问题[57]。在强化学习中,智能体(agent)需要学习如何执行一个与其决策相对应的行动(action),而状态(state)则是智能体在做出决策时可能考虑的因素。同时基于一些状态和状态-动作对(state-action pairs),奖励函数成为对环境(environment)的客观反馈。函数往往是一个随机函数,它将可能的状态映射到可能的行动上,而价值函数则反映了长期奖励。Zhqo 等人[58]运用强化学习来探索个性化治疗方案,通过从单个纵向患者轨迹训练集中训练得到最优策略。Sahba 等人[59]提出了一种针对医学图像分割的强化学习框架。在医学计算机辅助检测(computer-aided detection,CAD)系统中,运用强化学习可以将从新患者身上获取到的知识融入旧模型之中。

10.3.4.3　稀疏方法

稀疏方法是通过将模型的系数向量转化为稀疏矩阵进行特征选择,换句话说,稀疏方法包含了许多零项。对于高维数据,在假设大多数特征属性不重要的情况下选择稀疏方法是很明智的,并且它可以用于识别最重要的特征[60]。当 $N \leqslant P$ 时(N 是训练样本的数量, P 是特征空间的维度),稀疏方法也可用于选择特征子集,以防止过度拟合。文献[61]记载了一项有关稀疏诱导范数及其在生物医学数据分析和预测问题中的实用性调查。近些年,随着一些高维基因组和临床数据的出现,稀疏方法在生物医学应用中得到广泛普及,如:惩罚函数的两大常用方法——套索算法(least absolute shrinkage and selection operator, LASSO)和弹性网络(Elastic Net)算法。

10.3.4.4　核方法

核方法将属性从初始特征空间映射到抽象空间,以便更容易区分出多个类[62]。核方法是通过将数据投射到一个更高维度的核空间来实现更好的性能,在更高维度的核空间中线性分类器可以将数据准确地分为多个类别。在这里,选择合适的核是一个具有挑战性的问题。在实践中,研究人员采用文献中提供的一些标准核,并根据实验结果调整其参数[18]。核(kernel)衡量两个数据对象之间的相似度:如果两个对象 X 和 X' 越相似,那么核 $K(X, X')$ 的值就越高。参考文献中已提到了几类核函数,多项式核函数适用于所有归一化的训练数据,其数学公式如下所示:

$$K(X, X') = (\alpha X^{\mathrm{T}} X' + c)^d \tag{10.27}$$

其中, α 是常系数, $c \geqslant 0$ 是常数项,它负责平衡多项式中高阶项与低阶项的影响, d 代表多项式的最高次数。高斯核函数是径向基函数(radial basis function, RBF)的一个例子[63],定义如下:

$$K(X, X') = \exp\left(-\frac{\|X - X'\|^2}{2\sigma^2}\right) \tag{10.28}$$

其中, σ^2 是带宽,它在高斯核的性能中起主要作用。

核方法是在异质性数据存在的情况下进行数据集成的有效替代方法。在这类问题中,我们无需在整合数据源之前进行显式特征提取。这种学习方法能够自动地学习每个数据源中合适的特征空间并进行有效整合,以提供比在单个数据源上构建的模型更为精确的稳健性预测模型。有研究者[64]在多个生物医学应用的例子中提出了一组实验结果的综合集,以体现多核学习的强大功能。这种多核学习方法属于中间集成类别,在这一类别中,预测模型在选取最优特征空间的同时,也从异质中进行学习。Wang 等人[65]提出了一种基于多核方法的结肠息肉检测模型,其中多核方法用来提取和整合不同数据源的特征(如:统计特征和几何特征)。

10.4　生存模型

生存分析[66,67]旨在对生存数据进行建模,从某一特定的开始时间开始观测,并将持续到某个事件发生或观察对象缺失为止。在医疗健康领域,观察的起始点通常是某个特定的医疗干预,如入院、服用某种药物或是诊断出某种疾病的时间起点。相关事件可能会是死亡、出院或是观测期内可能发生的任何其他感兴趣的事件。观察对象的缺失轨迹也是生存数据的重要特征,例如在给定的住院期间内,有些患者可能会发生转院现象,在这种情况下,转院患者的上一次住院情况在研究中便无法被观测到。当我们不仅对某一特定类型事件的发生频率感兴趣,而且对估计此类事件发生时间感兴趣时,生存分析不失为一种有效的方法。在医疗健康应用中,生存预测模型主要用于估计失效时间分布及评估不同变量(联合变量或独立变量)的预后(如生化、组织学和临床特征)[68]。

▶▶10.4.1　基本概念

本节将通过一些实例来介绍生存模型的基本概念及其特征。这些例子来自密歇根州东南部一家大型医院,该医院收集到的有关心力衰竭二次入院的患者数据。在这个案例中,生存分析用于估计患者从前一次出院到因心力衰竭诊断再次入院间的时间间隔。这里,研究者感兴趣的事件是再次入院,并从前一次住院治疗的出院开始进行事件观察。本节还将向读者介绍生存分析与一般预测模型之间的差异。

10.4.1.1　生存数据与截尾数据

在生存数据中,研究者在研究期内不是总能观测到他所感兴趣的事件。造成这种情况发生主要是因为时间限制,或者因其他不感兴趣的事件而导致观察对象缺失。这一特征就是数据截尾[66]。

我们考虑 N 个心衰患者中少数因心衰二次入院的问题,假设观测的结束时间是在出院后的 30 天,因此只有那些在结束点(本例中为 30 天)之前发生事件的受试者才能准确知道再次入院的时间,对于其余的那些受试者,我们只知道事件发生的时间大于观测时间。而在观测时间内,由于患者死亡、离开该地区或因其他原因住院,我们失去了这些患者的踪迹。在本例中,上述的这些情况都可视为截尾。图 10.4 以更直观的方式描述了数据截尾的概念。设 T 是观察者终点事件发生的时间,U 是截尾时间,它是观测撤销、观测丢失或观测结束时间。那么对于某个受试者,如果在研究期内仅能观察到 $Z = \min(T, U)$,这就是所谓的右截尾;反之,如果仅能观察到函数 $Z = \max(T, U)$,则成为左截尾。在卫生保健领域,绝大多数的生存数据都是右截尾[68]。

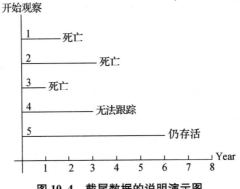

图 10.4　截尾数据的说明演示图

在生存分析中,生存数据通常由三个变量(X,Z,δ)表示,其中,X是特征向量,δ是指示符。当Z是终点事件发生的时间,则$\delta=1$;当Z是截尾时间,则$\delta=0$。为方便起见,Z通常称为观测时间[69]。表 10.2 是因心衰再入院的一个小型生存数据集案例。为简单起见,在这个数据集中,我们仅以患者的性别和年龄作为特征集(以符号X表示),"状态"是指示符δ,而"间隔"则是观测时间。

表 10.2　40 位心衰患者的生存数据分析

| | 特征 | | | | | 特征 | | | |
病人 ID	性别	年龄	观测时间	状态	病人 ID	性别	年龄	观测时间	状态
1	F	91	29	1	21	M	77	82	1
2	M	70	57	1	22	M	69	615	1
3	F	91	6	1	23	F	79	251	0
4	M	58	1091	1	24	M	86	21	1
5	M	43	166	1	25	M	67	921	0
6	F	43	537	1	26	F	73	904	0
7	F	90	10	1	27	F	55	354	0
8	M	53	63	1	28	F	76	896	1
9	M	65	203	0	29	F	58	102	1
10	F	91	309	1	30	M	82	221	1
11	F	68	1155	1	31	F	54	1242	1
12	M	65	40	1	32	F	70	33	1
13	F	77	1046	1	33	F	38	272	0
14	F	40	12	1	34	M	57	136	1
15	F	42	48	1	35	F	55	424	1
16	F	68	86	1	36	F	59	110	1
17	F	90	126	1	37	M	74	173	1
18	M	58	1802	1	38	M	48	138	1
19	F	81	27	1	39	M	55	105	1
20	M	61	371	1	40	F	75	3	1

10.4.1.2　生存函数与风险函数

生存分析的主要目的是估计生存函数,即终点事件的发生时间不早于某个特定时间 t 的概率[66,69]。通常,生存函数表示为 S,定义为:

$$S(t)=Pr(T\geqslant t) \tag{10.29}$$

在医疗保健领域中,生存函数必定是随着 t 值单调下降。当 $t=0$ 时,函数初值是 1,这表示观察开始时所有被观测对象都存活着的,即没有观察到任何终点事件发生。

相反,累积死亡分布函数 $F(t)$ 定义为 $F(t)=1-S(t)$,它代表了终点事件的发生时间小于 t 的概率。在连续场景中,死亡密度函数 $f(t)$ 定义为 $f(t)=\dfrac{\mathrm{d}}{\mathrm{d}t}F(t)$;而在离散场景中,则有 $f(t)=\dfrac{F(t+\Delta t)-F(t)}{\Delta t}$,其中 Δt 是非常短的时间间隔。图 10.5 清楚地展现了这些函数间的关系。

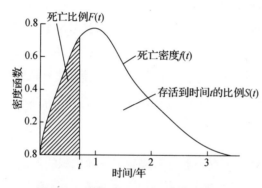

图 10.5　函数 $f(t)$,$F(t)$ 和 $S(t)$ 的关系

在生存分析中常用到的还有另一个函数——风险函数($\lambda(t)$),也称为死亡力、条件死亡率或瞬时死亡率[70]。风险函数不代表兴趣事件的概率,它表示当达到时间 t 或之后,观察对象在时间 t 仍然存活的概率。风险函数的数学表达式如下:

$$\lambda(t)=\lim_{\Delta t\to 0}\frac{Pr(t\leqslant T<t+\Delta t\,|\,T\geqslant t)}{\Delta t}=\lim_{\Delta t\to 0}\frac{F(t+\Delta t)-F(t)}{\Delta t\cdot S(t)}=\frac{f(t)}{S(t)} \tag{10.30}$$

跟函数 $S(t)$ 类似,函数 $\lambda(t)$ 也是非负函数。生存函数 $S(t)$ 的值随着时间推移而减少,其曲线则呈现多种形状。鉴于函数 $f(t)$ 的定义 $f(t)=-\dfrac{\mathrm{d}}{\mathrm{d}t}S(t)$,风险函数则写成:

$$\lambda(t)=\frac{f(t)}{S(t)}=-\frac{\mathrm{d}}{\mathrm{d}t}S(t)\cdot\frac{1}{S(t)}=-\frac{\mathrm{d}}{\mathrm{d}t}[\ln S(t)] \tag{10.31}$$

生存函数则可重新写成:

$$S(t)=\exp[-\Lambda(t)] \tag{10.32}$$

其中,$\Lambda(t)=\displaystyle\int_0^t\lambda(u)\mathrm{d}u$ 则成为累积风险函数(cumulative hazard function,CHF)[69]。

▶▶ 10.4.2 非参数法生存分析

非参数法或任意分布的统计方法非常简单,也易于应用。当生存时间遵循理论分布时,非参数法生存分析的效率要低于参数方法;而当没有合适的理论分布时,非参数法生存分析的效率更高。

10.4.2.1 Kaplan-Meier 生存曲线和临床寿命表

本节我们将介绍非参数方法来估计截尾数据的生存概率。在所有函数中,生存函数及其生存曲线(生存函数的图形表示)是应用最为广泛的一个。1958 年,Kaplan 和 Meier[71]发明了乘积极限法(或称为 Kaplan-Meier 生存曲线),根据实际观测时间的长度来估算生存函数。但是如果数据已经被分组成不同区间,或者如果样本量非常大,或者终点的事件发生在大量人群中,那么选择用临床寿命表(Clinical Life Table)来进行数据分析将会更加方便[72]。本节中,我们将讨论这两种方法。

Kaplan-Meier 生存曲线 设 $T_1 < T_2 < \cdots < T_K$,$K \leqslant N$ 是 N 个个体中观测到的一组不同的有序死亡(失效)时间。在某个时间点 $T_j (j=1,2,\cdots,K)$,观察到死亡的数量是 $d_j \geqslant 1$,而死亡或截尾时间大于或等于 T_j 的 r_j 个受试者被认为是"有风险的",显然超过时间 T_j 存活的条件概率可定义为:

$$p(T_j) = \frac{r_j - d_j}{r_j} \tag{10.33}$$

基于该条件概率,t 处的生存函数可写成如下连续求积的形式:

$$\hat{S}(t) = \prod_{j:T_j < t} p(T_j) = \prod_{j:T_j < t} \left(1 - \frac{d_j}{r_j}\right) \tag{10.34}$$

其方差定义成:

$$\mathrm{Var}(\hat{S}(t)) = \hat{S}(t)^2 \sum_{j:T_j < t} \frac{d_j}{r_j(r_j - d_j)} \tag{10.35}$$

值得注意的是,因为存在数据截尾,所以 r_j 不是简单地等于 r_{j-1} 和 d_{j-1} 之间的差值。r_j 的正确计算方法是:$r_j = r_{j-1} - d_{j-1} - c_{j-1}$,其中 c_{j-1} 是 T_{j-1} 和 T_j 之间的数据截尾例数。在这里,我们用生存数据集的例子来说明 Kaplan-Meier 生存曲线的计算,如表 10.2 所示,计算结果如表 10.3 所示,相应的 K-M 生存曲线如图 10.6 所示。

表 10.3 表 10.2 中 40 名心衰患者的 Kaplan-Meier 估计量

j	T_j	δ_j	d_j	c_j	r_j	K-M 估计量	
						$\hat{S}(t)$	标准差
1	3	1	1	0	39	0.975	0.025
2	6	1	1	0	38	0.95	0.034
3	10	1	1	0	37	0.925	0.042
4	12	1	1	0	36	0.9	0.047

j	T_j	δ_j	d_j	c_j	r_j	K-M 估计量	
						$\hat{S}(t)$	标准差
5	21	1	1	0	35	0.875	0.052
6	27	1	1	0	34	0.85	0.056
7	29	1	1	0	33	0.825	0.06
8	33	1	1	0	32	0.8	0.063
9	40	1	1	0	31	0.775	0.066
10	48	1	1	0	30	0.75	0.068
11	57	1	1	0	29	0.725	0.071
12	63	1	1	0	28	0.7	0.072
13	82	1	1	0	27	0.675	0.074
14	86	1	1	0	26	0.65	0.075
15	102	1	1	0	25	0.625	0.077
16	105	1	1	0	24	0.6	0.077
17	110	1	1	0	23	0.575	0.078
18	126	1	1	0	22	0.55	0.079
19	136	1	1	0	21	0.525	0.079
20	138	1	1	0	20	0.5	0.079
21	166	1	1	0	19	0.475	0.079
22	173	1	1	0	18	0.45	0.079
23	203	0	0	1	17	.	.
24	221	1	1	0	16	0.424	0.078
25	251	0	0	1	15	.	.
26	272	0	0	1	14	.	.
27	309	1	1	0	13	0.393	0.078
28	354	0	0	1	12	.	.
29	371	1	1	0	11	0.361	0.078
30	424	1	1	0	10	0.328	0.078
31	537	1	1	0	9	0.295	0.077
32	615	1	1	0	8	0.262	0.075
33	896	1	1	0	7	0.229	0.072
34	904	0	0	1	6	.	.
35	921	0	0	1	5	.	.
36	1046	1	1	0	4	0.184	0.071
37	1091	1	1	0	3	0.138	0.066
38	1155	1	1	0	2	0.092	0.058
39	1242	1	1	0	1	0.046	0.044
40	1802	1	1	0	0	0	0

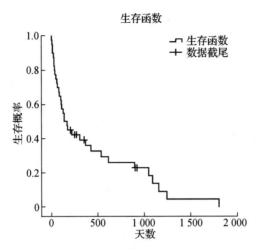

图 10.6   表 10.2 中 40 名心衰患者的 Kaplan-Meier 生存曲线图

临床寿命表   如上所述,临床寿命表是乘积极限法在生存数据区间分组上的应用推广。根据观测时间,将 N 个受试者划分为 J 个区间,那么,第 J 个区间(以 I_j 表示)定义为:$I_j = (t_j, t_{j+1})$,$j = 0, 1, \cdots, J-1$,同时 I_j 的长度是 $h_j = t_{j+1} - t_j$,对于 I_j,设:

r'_j＝第 J 个分组开始时的幸存者数量;

c_j＝在第 J 个分组内出现的截尾案例数;

d_j＝第 J 个分组内的死亡人数;

假设 $r_j = r'_j - c_j/2$ 是 J 个分组内幸存者的平均数。

那么,和 Kaplan-Meier 估计量的例子相类似,第 J 个分组内存活的条件概率可被估计为:

$$\hat{p}_j = 1 - \frac{d_j}{r_j} \tag{10.36}$$

同时,相应的生存函数通过乘积方式可写成:

$$\hat{S}(I_j) = \prod_{i; i < j} \left(1 - \frac{d_j}{r_j} \right) \tag{10.37}$$

并且,方程 $\hat{S}(I_j)$ 的标准差可以用在 K-M 曲线中类似的方法求得。表 10.4 展示了表 10.2 中 40 名心衰患者的临床寿命表的计算方法。在本例中,我们选择分组长度为 0.5 年(183 天),那么,所有的 40 名患者可分成 10 组。

表 10.4   40 名心衰患者的临床寿命表

j	第 j 间隔(天)	r'_j	c_j	r_j	d_j	$\hat{p}_j$	估计值 标准差	估计值 标准误
0	$0 \leqslant j < 183$	40	0	40	22	0.45	1	0
1	$183 \leqslant j < 366$	18	4	16	2	0.88	0.45	0.08
2	$366 \leqslant j < 549$	12	0	12	3	0.75	0.39	0.08
3	$549 \leqslant j < 732$	9	0	9	1	0.89	0.3	0.08
4	$732 \leqslant j < 915$	8	1	7.5	1	0.87	0.26	0.07

j	第 j 间隔(天)	r'_j	c_j	r_j	d_j	$\hat{p}_j$	估计值	
							标准差	标准误
5	$915 \leqslant j < 1\,098$	6	1	5.5	2	0.64	0.23	0.07
6	$1\,098 \leqslant j < 1\,281$	3	0	3	2	0.33	0.14	0.07
7	$1\,281 \leqslant j < 1\,464$	1	0	1	0	1	0.05	0.05
8	$1\,464 \leqslant j < 1\,647$	1	0	1	0	1	0.05	0.05
9	$1\,647 \leqslant j < 1\,830$	1	0	1	1	0	0.05	0.05

10.4.2.2　分层卡方检验

在临床研究中,我们不仅关注生存概率的估算,更多情况下,我们还关注两组或更多组的受试者在某一给定变量上的差异,或被随机分配到不同治疗分组中的对比研究。通常,我们采用非参数法来对比生存曲线。在所有非参数检验中,分层卡方检验(Mantel-Haenszel test,M-H test)[73]是用于医学报告中分析生存数据最常用的统计工具之一(如表 10.5 所示)。

表 10.5　两组间分层卡方检验

分组	死亡人数	存活人数	总数
0	d_{0j}	$r_{0j} - d_{0j}$	r_{0j}
1	d_{1j}	$r_{1j} - d_{1j}$	r_{1j}
总数	d_j	$r_j - d_j$	r_j

设 $T_1, T_2, \cdots, T_J$ 表示 J 个有序的且不同的死亡时间,且在第 J 个死亡时间内,有 r_j 名患者存活,d_j 名患者死亡。基于某些特征,假设将这些患者分为两组,那么 T_j 内的数据则可通过 2×2 列联表来表示。

Mantel 和 Haenszel 提出:被观测单元格频数的分布,是以在两组数据间无生存差异的零假设下观测到的边际合计数为条件的。在零假设下,d_{1j} 遵循超几何分布,故 d_{1j} 的期望函数是:

$$E(d_{1j}) = r_{1j} \cdot \frac{d_j}{r_j} \tag{10.38}$$

同时,d_{1j} 的方差是:

$$\mathrm{Var}(d_{1j}) = \left[r_{1j} \cdot \frac{d_j}{r_j} \left(1 - \frac{d_j}{r_j} \right) \right] \frac{r_j - r_{1j}}{r_j - 1} = \frac{r_{1j} r_{0j} d_j (r_j - d_j)}{r_j^2 (r_j - 1)} \tag{10.39}$$

该比率分布近似于具有一个自由度的卡方分布,因此,对于所有 J 个有序且不同的死亡时间,比率为:

$$X^2 = \frac{\left[\sum_{j=1}^{J} (d_{1j} - E(d_{1j})) \right]^2}{\sum_{j=1}^{J} \mathrm{Var}(d_{1j})} \tag{10.40}$$

除了分层卡方检验,还有一些其他非参数检验也可用于生存差异上的比较。1965 年,

Gehan[75]提出了广义 Wilcoxon 检验,这是基于截尾数据 Wilcoxon 检验的一种扩展。随后,Peto[76]提出了广义 Wilcoxon 检验的另一形式。当已知生存时间的基线分布时,这些非参数法的检验效率要比参数检验低,而当不知道合适的理论分布时,这些非参数法比参数检验的效率更高。

▶▶ 10.4.3　Cox 比例风险模型

Cox 比例风险模型[77]是在生存分析中最常用的模型。与参数检验不同的是,这种基于指数回归的模型不需要了解样本数据的基线分布。该模型的基线风险函数可以是任意非负函数,但不同个体的基线风险函数被认为是相同的。模型中参数的估算和假设检验可以通过对负偏似然函数而不是一般似然函数的最小化求得。

10.4.3.1　基本 Cox 模型

令 N 为生存分析受试者数量,如第 10.4.1 节中所述,每个样本个体可由一个三元组 (X, Z, δ) 表示。考虑到 Cox 模型中某一个体特定的风险函数 $\lambda(t, X_i)$,比例风险假设为:

$$\lambda(t, X_i) = \lambda_0(t) \exp(X_i \beta) \tag{10.41}$$

其中 $\lambda_0(t)$ 是基线风险函数,这是一个任意非负时间函数,对于 $i = 1, 2, \cdots, N$,$X_i = (x_{i1}, x_{i2}, \cdots, x_{ip})$ 是对应个体的协变量向量,$\beta^T = (\beta_1, \beta_2, \cdots, \beta_p)$ 是系数向量。Cox 模型是半参数模型,因为它没有指定 $\lambda_0(t)$ 的形式。事实上,风险比并不取决于基线风险函数。对于两个个体,风险比是:

$$\frac{\lambda(t, X_1)}{\lambda(t, X_2)} = \frac{\lambda_0(t) \exp(X_1 \beta)}{\lambda_0(t) \exp(X_2 \beta)} = \exp[(X_1 - X_2) \beta] \tag{10.42}$$

因为风险比是常数,并且所有受试者都有同一个基线风险函数,因此,Cox 是比例风险模型。基于这一 Cox 假设,给出如下生存函数:

$$S(t) = \exp[-\Lambda_0(t) \exp(X\beta)] = S_0(t)^{\exp(X\beta)} \tag{10.43}$$

其中,$\Lambda_0(t)$ 是累积基线风险函数,$S(t) = \exp[-\Lambda_0(t)]$ 是基线生存函数。

10.4.3.2　回归参数的估计

由于 Cox 比例风险模型中的基线风险函数 $\lambda_0(t)$ 未指定,因此无法通过一般似然函数来拟合模型。为了估算系数,Cox 模型[77]提出了偏似然函数——数据仅由 β 值决定。考虑到风险函数的定义,具有协变量 X 的个体未能在时间 t 内发生终点事件(在时间 t 仍存活)的概率可表示成:$\lambda(t, X) dt, dt \to 0$。同样的,设 N 个个体在观测期内发生了总数为 $J(J \leqslant N)$ 件终点事件,$T_1 < T_2 < \cdots T_j$ 是兴趣事件的不同有序时间。不考虑限制因素,令 X_j 是个体在时间 T_j 失效的危险因素,$R(T_j)$ 是在时间 T_j 的个体集合,那么以事件在 T_j 时刻发生为条件,个体相应的危险因素 X_j 可表示成:

$$\frac{\lambda(T_j, X_j) dt}{\sum_{i \in R(T_j)} \lambda(T_j, X_i) dt} \tag{10.44}$$

而偏似然函数是上述概率的乘积,考虑到 Cox 假设和截尾数据的存在,偏似然函数的定义如下:

$$L(\beta) = \prod_{j=1}^{N} \left[\frac{\exp(X_j\beta)}{\sum_{i \in R_j} \exp(X_i\beta)} \right]^{\delta_j} \tag{10.45}$$

需要注意的是这里的 $j = 1, 2, \cdots, N$。如果 $\delta_j = 1$,则连续乘积中的第 j 项是条件概率;反之,当 $\delta_j = 0$ 时,其相应项是 1 且不影响结果值。系数向量估计值 $\hat{\beta}$ 可通过最大化偏似然函数求得。为了获得更高的效率,通常通过最小化负对数偏似然函数法来等效地估算。

$$LL(\beta) = \sum_{j=1}^{N} \delta_j \left\{ X_j\beta - \log\left[\sum_{i \in R_j} \exp(X_i\beta) \right] \right\}. \quad (10.46) \tag{10.46}$$

10.4.3.3 惩罚 Cox 模型

当前,随着医疗过程和检测方法的发展,病例记录往往比以往具有更多的特征。在某些情况下,特征(P)的数量几乎等于甚至大于受试者的数量(N)。由于存在过度拟合的问题[78],构建具有所有特征的预测模型有可能无法给出准确的预测结果。在高维度里,假设大多数特征属性不重要,运用稀疏性诱导范数的主要动机是用于识别预测中的关键特征[60]。在生物医学分析中,稀疏性诱导范数也广泛用于惩罚预测模型的损失函数[61]。假设 L_p 范数惩罚,选择的 P 值越小,结果就越稀疏,但当 $0 \leqslant P < 1$ 时,惩罚函数不是凸函数,结果很难甚至无法获得。通常,惩罚方法用于 $N > P$ 场景下的特征选择。现在,我们将介绍三种常用的惩罚函数及其在 Cox 比例风险模型中的应用。

Lasso[79] 是 L_1 范数惩罚,它在估计回归系数时可以选择最多 $K = \min(N, P)$ 个特征。有研究者[80] 把 Lasso 惩罚和对数偏似然函数一起用于获取 Cox-Lasso 算法。

$$\hat{\beta}_{\text{lasso}} = \min_{\beta} \left\{ -\frac{2}{N} \left[\sum_{j=1}^{N} \delta_j X_j\beta - \delta_j \log\left(\sum_{i \in R_j} e^{X_i\beta} \right) \right] + \lambda P \sum_{p=1}^{P} | \beta_p | \right\} \tag{10.47}$$

弹性网络是 L_1 和 L_2 平方范数惩罚的融合,可用来获取稀疏性和处理相关特征空间[81]。Cox-弹性网络(Cox-Elastic Net)方法是由诺亚·西蒙(Noah Simon)等人[82] 提出,其将弹性网络惩罚项引入对数偏似然函数中。

$$\hat{\beta}_{\text{elastic net}} = \min_{\beta} \left\{ -\frac{2}{N} \left[\sum_{j=1}^{N} \delta_j X_j\beta - \delta_j \log\left(\sum_{i \in R_j} e^{X_i\beta} \right) \right] + \lambda \left[\alpha \sum_{p=1}^{P} | \beta_p | + \frac{1}{2}(1-\alpha) \sum_{p=1}^{P} \beta_p^2 \right] \right\}$$

$$\tag{10.48}$$

其中 $0 \leqslant \alpha \leqslant 1$。不同于 Cox-Lasso 算法,如果 $N \leqslant P$,那么 Cox-弹性网络可以选择多于 N 个特征。

岭回归最初是由 Hoerl 和 Kennard[83] 提出的,并由 Verweij 和 VanHouwelingen[84] 将其引入 Cox 回归之中。L_2 范数正则化倾向于选择所有相关变量,并缩小它们彼此之间的差异。Cox-岭的回归参数估算如下:

$$\hat{\beta}_{\text{岭}} = \min_{\beta} \left\{ -\frac{2}{N} \left[\sum_{j=1}^{N} \delta_j X_j\beta - \delta_j \log\left(\sum_{i \in R_j} e^{X_i\beta} \right) \right] + \frac{\lambda}{2} \sum_{p=1}^{P} \beta_p^2 \right\} \tag{10.49}$$

在以上三个方程(10.47),(10.48)和(10.49)中 $\lambda \geqslant 0$,用于调整惩罚项引入的影响。这些惩罚估计量的性能是由 λ 决定的,并通过交叉验证法来确定最优值 λ_{opt} 的选取。另外,最近有学者提出一些基于核和基于图形相似度的其他惩罚模型,用于解决在 Cox 比例风险模型下变量间的固有相关性问题[85]。

▶▶10.4.4　生存树

生存树是分类与回归树的一种,专门用于处理截尾数据。生存树模型直观的表现是基于特定的分裂标准递归地划分数据,并且同属一个节点的对象在观测者感兴趣的事件上是彼此相似的。最早尝试运用树型结构来分析生存数据的研究见文献[86]。

10.4.4.1　生存树构建方法

生存树和标准决策树间的主要区别是分裂标准选取的不同。生存树的分裂标准可分为两类:节点内同质性的最小化和节点间异质性的最大化。第一类方法基于节点内的同质性,最小化损失函数。Gordon 和 Olshen[87]通过 L_P(L_P Wasserstein metric)和被估计分布函数间的 Hellinger distances 来测算同质性。Davis 和 Anderson[88]基于 Cox 模型的残差之和,在递归分割中运用指数对数似然损失函数。LeBlanc 和 Crowley[89]根据完全似然估计过程的第一步来测量节点偏差。Cho 和 Hong[90]提出了 L_1 损失函数来测量节点内的同质性。

在第二类分裂标准中,Ciampi 等人[91]运用对数秩检验统计方法来检验节点间异质性的测量方法。后来 Ciampi 等人[92]提出了似然比统计量(likelihood ratio statistic,LRS)来衡量两个节点间的相异度。Segal[93]介绍了一种测量节点间相异度的方法,该方法基于两样本统计量的 Tarone-Ware 分类实现。

10.4.4.2　生存树的集成方法

为了克服单树的不稳定性,Breiman 提出的套袋法(bagging)[37]和随机森林(random forest)[94]常用于基于集成的模型构建。Hothorn 等人[95]提出了一种在 R 包"ipred"中实现一般套袋的方法。2008 年,Ishwaran 等人介绍了一种广义随机森林方法,称为随机生存森林(random survival forest,RSF)[96],并在 R 包"randomSurvivalForest"中实现。

套袋生存树　套袋法是最古老也是最常用的集成方法之一,通常可以减少所用基础模型的方差。在生存分析中,通过对每个生存树所做的预测求取平均值,而不是通过多数投票生成聚合生存函数[95]。套袋法的主要步骤如下:

1. 从原始数据集中抽取出 B bootstrap 样本;
2. 为每个 bootstrap 样本生成一个生存树,并确保在每个终节点中发生的事件数量不小于 d;
3. 通过对叶节点的预测值求平均,计算得到 bootstrap 聚合生存函数。

对于每个叶节点,通过卡普兰-梅尔估计估算得出生存函数[71],并假设同一节点内的所有个体都遵循相同的生存函数。

随机生存森林　随机森林是一种专为树状结构预测模型[94]设计的集合方法。它基于一个类似于套袋法的框架结构,两者间的主要区别在于:在某个节点,随机森林依据分裂标准,仅运用残差属性的一个随机子集而不是所有属性来选择属性。Breiman 证明了随机性可以降低树之间的相关性,从而提升预测性能。

在随机生存森林中,Nelson-Aalen[97,98]估计用于预测累积风险函数(cumulative hazard function,CHF),Nelson-Aalen 估计的定义如下:

$$\hat{\Lambda}(t) = \sum_{t_j \leqslant t} \frac{d_j}{r_j} \tag{10.50}$$

其中,d_j 是个体在时间 t_j 的死亡人数,r_j 是 t_j 时有风险的人数。依据累积风险函数的定义,袋外数据的集合风险函数可通过取各自相应的累积风险函数的平均值来计算[96]。

10.5　评价与验证

本节中,我们将介绍几种广泛用于临床医学研究的评价指标;另外,我们还将讨论获取这些评价指标有效估算的几种验证机制。

▶▶10.5.1　评价指标

当我们在设计和构建一个新的预测模型,或将现有模型运用于某一特定临床数据集时,了解该模型是否适合此数据至关重要,因此,需要一些评价指标来量化模型的性能。本节中,我们将介绍一些广泛用于评估临床预测模型性能的评价指标。

10.5.1.1　Brier 评分

以发明者格伦 W・布莱尔(Glenn W. Brier)命名的 Brier 评分,旨在评估预测模型的性能,其预测结果在本质上不是二分类就是多分类的。需要注意的是:Brier 评分只能用于评估具有概率结果的预测模型,即输出结果必须保持在[0,1]区间内,且某个个体所有可能的输出结果总和应为 1。考虑 N 个个体的样本,对于每个 $X_i, i=1,2,\cdots,N$,预测值是 $\hat{y}_i$,观察值是 y_i,因此,Brier 评分可通过下式给出:

$$\text{Brier 评分} = \frac{1}{N} \sum_{i=1}^{N} (\hat{y}_i - y_i)^2 \tag{10.51}$$

该表达式仅适合二分类结果,即 y_i 只能是 1 或是 0。由布莱尔[99]定义的 Brier 评分的初始形式如下:

$$\text{Brier 评分} = \frac{1}{N} \sum_{i=1}^{N} \sum_{c=1}^{C} (\hat{y}_{ic} - y_{ic})^2 \tag{10.52}$$

对于输出是多分类（C 分类）的情况，有 $\sum_{c=1}^{C} \hat{y}_{ic} = 1$ 和 $\sum_{c=1}^{C} y_{ic} = 1$。从上文对 Brier 评分的定义不难看出，它衡量的是预测值和观察值之间的均方差。所以，Brier 评分越低，模型的预测性能越好。

10.5.1.2 R^2

回归模型的性能是由决定系数[100]来衡量的，可写成以下形式：

$$R^2 = 1 - \frac{RSS(\hat{Y})}{\text{Var}(Y)} \tag{10.53}$$

其中，$RSS(\hat{Y})$ 是残差平方和，$Var(Y)$ 是观察值的方差。对于一个具有 N 个样本的数据集，这两项的数学表达式如下：

$$RSS(\hat{Y}) = \sum_{i=1}^{N} (y_i - \hat{y}_i)^2, \quad \text{Var}(Y) = \sum_{i=1}^{N} (y_i - \bar{y})^2 \tag{10.54}$$

其中，$\bar{y}$ 是观察值的平均值。另外，对于每个个体 X_i，y_i 是观察值，$\hat{y}_i$ 是估计值。显然，越好的预测模型 $RSS(\hat{Y})$ 越小。换句话说，R^2 的值越接近 1，预测模型的性能就越好。同时需要注意的是，当预测模型无法很好地拟合数据集的分布，甚至预测值比观察值的平均值更差时，那么 R^2 则有可能是负的[101]。

10.5.1.3 准确度

通常，测量精度定义为通过测量获取的数值与真实值之间的一致性程度[102,103]。这里，我们仅在二分类的情况下考虑准确度（Accuracy）的定义，用来衡量预测模型的性能。

表 10.6 二分类问题的混淆矩阵

	预测阳性	预测阴性
实际阳性	TP	FN
实际阴性	FP	TN

考虑一个如表 10.6 所示的二分类问题的混淆矩阵[104]，矩阵中的元素可分别定义如下：

1. 真阳性（true positive，TP）是正确预测为阳性的阳性个体数；
2. 假阳性（False positive，FP）是错误预测为阳性的阴性个体数；
3. 假阴性（false negative，FN）是错误预测为阴性的阳性个体数；
4. 真阴性（true negative，TN）是正确预测为阴性的阴性个体数。

基于这种混淆矩阵，准确度可写成如下形式：

$$\text{准确率} = \frac{TP + TN}{TP + FP + FN + TN} \tag{10.55}$$

这就是整个样本集中正确预测的比例。

10.5.1.4　基于混淆矩阵的其他评价指标

　　尽管准确度可以很好地估算模型性能,但当应用于医学问题时,它依旧存在一些缺点。比如,和阴性病例预测模型相比,人们也许对阳性病例的预测模型更感兴趣。同样,当类别分布不均衡时,如一类完全由另一类控制,那么,准确度将无法很好地估计模型性能。这种类别不平衡问题[105]在临床应用中非常常见。我们通过一个例子来说明在生物医学中类别不平衡的问题。世界卫生组织(world health organization,WHO)[106]表示,2008 年北美洲女性肺癌发病率为 36 例每 10 万人,男性为 49 例每 10 万人。在这个例子中,准确度不再适用。对于这样的肺癌诊断,预测没有人患肺癌的模型准确度非常接近 100%,但这显然不是一个很好的预测,因为我们对能够准确预测肺癌病例的模型更感兴趣,这一类在应用领域中是少数类。我们将介绍一些适用于此类问题,尤其是二分类问题的常用评价指标[51]。这些指标中定义的所有项式都已在上一节中有所定义。图 10.7 所示的是一些常用的评价指标以及它们从混淆矩阵组件中的派生方式。

		实际结果		
		阳性	阴性	
预测模型结果	阳性	真阳性 (*TP*)	假阳性 (*FP*)	阳性预测值(精度) *TP/(TP+FP)*
	阴性	假阴性 (*FN*)	真阴性 (*TN*)	阴性预测值 *TN/(TN+FN)*
		灵敏度= *TP/(TP+FN)*	特异度= *TN/(FP+TN)*	准确度= *(TP+TN)/(TP+FP+TN+FN)*

图 10.7　从混淆矩阵中派生出的各种评价指标

　　灵敏度　灵敏度也称为真阳性率(true positive rate,TPR)或召回率(recall),它是衡量正确识别出实际阳性的比率。灵敏度的数学定义如下所示:

$$TPR = \frac{TP}{TP+FN} \tag{10.56}$$

　　特异度　特异度也称为真阴性率(true negative rate,TNR),它是衡量正确识别出实际阴性的比率[107],这种测量指标可用在对阴性个体更感兴趣的问题中。它可以定义成如下形式:

$$TNR = \frac{TN}{TN+FP} \tag{10.57}$$

　　假阳性率　假阳性率(false positive rate,FPR)衡量的是错误识别出实际阴性的比率,它可以定义成如下形式:

$$FPR = \frac{FP}{TN+FP} \tag{10.58}$$

精确度 精确度也称阳性预测值（positive predictive value，PPV），衡量的是真阳性与预测阳性的比率[108]，这种测量适用于认为那些阳性个体比阴性个体更加重要的问题，其数学表达式可写成如下形式：

$$PPV = \frac{TP}{TP+FP} \tag{10.59}$$

F 值 F 值[109]是灵敏度和精确度的加权调和平均：

$$F = \frac{2 \times PPV \times TPR}{PPV + TPR} \tag{10.60}$$

因此，F 值越高，表明灵敏度和精确度都相应很高[51]。F 值在[0,1]范围内变化，其中当 F 值达到 1 时是最优值，当 F 值为 0 时是最差得分。

10.5.1.5 ROC 曲线

受试者工作特征曲线（receiver operating characteristic curve，ROC 曲线）能在整个可能的临界值内对模型的预测性能进行衡量及可视化[110]。在生物医学领域，ROC 曲线已用于疾病诊断的评估[111]。在 ROC 曲线中（如图 10.8 所示），x 轴是假阳性率（FPR），y 轴是真阳性率（TPR）。临界值在所有受试者被预测为阴性（TPR=0，FPR=0）的最高可能值和所有受试者被预测为阳性（TPR=1，FPR=1）的最低可能值之间变化，而在每个可能的临界值中，TPR 和 FPR 是基于相应的混淆矩阵计算求得的。

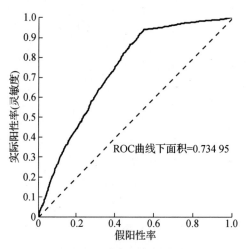

图 10.8 ROC 曲线的实例

对于理想模型而言，有 TPR=1 且 FPR=0，也就是说，ROC 曲线下面积（area under curve，AUC）[112]等于 1。文献[112,113]中详细讨论了 ROC 曲线下面积的含义，并证明了以条件为假设正样本得分应高于负样本时，AUC 值等于二元分类器给出任意正值高于给出任意负值的概率。随机分类器的 AUC 值等于 0.5，当 AUC 高于 0.5 时，AUC 的值越高，预测模型就越好。当 AUC 小于 0.5 时，并不意味着预测模型不好，而是这代表着模型的假设是错误的，为了解决这个问题，我们仅需要将正样本和负样本进行交换即可。

10.5.1.6　C -指数

C -指数即一致性概率,用于衡量回归模型性能[114]。起初,C -指数旨在评估生存对生存数据估计的表现[115,116]。考虑一对双变量观测值$(y_1, \hat{y}_1)$和$(y_2, \hat{y}_2)$,其中y_i是实际观测值,$\hat{y}_i$是预测值,那么一致性概率定义如下:

$$c = Pr(\hat{y}_1 > \hat{y}_2 \mid y_1 \leqslant y_2) \tag{10.61}$$

由此我们得知,如果y_i是二元变量,那么 C -指数就是 ROC 曲线下面积 AUC。上式的表达不够简洁明了,因此在实际情况中,还有很多途径来计算 C -指数。1982 年,Harrell 等人首次提出了 C -指数的概念[115]。随后,Heagerty 和 Zheng 在文献[117]中定义了c_τ,它是在所有可能的观察时刻基于 AUC 计算出来的。文献[118]设计了一个特定于 Cox 模型的 C -指数。以上这三种方法中,Harrell 等人的 C -指数[115]适用于所有情况。相反,在一些文献中[117-118],C -指数专为风险比例函数而设计,其中用$X_i\beta$(见 10.4.3 节)代替估计输出值$\hat{y}_i$。

▶▶ 10.5.2　验证

在第 14.6 节中,我们回顾了一些用于估计临床预测模型性能的量化指标,并且可以基于它们在未知测试数据上的性能来评估这些模型。本节回顾了一些常用的验证技术,这些技术可以为预测模型的评估提供无偏估计。通常,这些技术可分为两类:内部验证和外部验证。

10.5.2.1　内部验证方法

内部验证的工作原理是将训练数据和测试数据从数据集中随机分离,其中个体的标签值已知。我们简要介绍两种最常用的内部验证法:交叉验证法和 bootstrap 验证法。

交叉验证法　在k折交叉验证中,首先,基于样本均匀分布,将标记数据集随机分成k个等大小的子集。选择一个子集作为测试数据集,剩下的 k-1 个子集用于训练模型[119]。这一过程重复k次,而每次都是用不同的子集作为测试数据集。因此,每个子样本验证一次,而每次训练数据集和测试数据集都不同,最终,将根据k个子集的平均性能或所有样本的组合预测来估计模型。运用交叉验证方案,模型可通过完全运用所有数据集来实现相对高的性能,由于是多轮循环,估算的性能指标的方差值也趋于很低。通过实证分析,Kohavi 等人发现十折(tenfold)交叉验证在很多实际场景中是最佳选择[120]。

Bootstrap 验证法　在交叉验证法中,训练数据集中没有重复样本,而在 Bootstrap 验证中,训练记录采用有放回的抽样方式进行抽样,因此,bootstrap 样本中的数量与初始样本数是相同的[121]。在交叉验证中,抽样过程是基于均匀分布的,即假设训练数据和测试数据的数据分布是相同的,而模型性能指标的方差值是因不充分的采样而产生的。在 bootstrap 验证中,训练数据和测试数据的数据分布并不相同,但非常相似,训练样本遵循原始数据的经验分布。已经证明,如果原始样本的数量足够大,那么训练数据集将包含大约 63.2% 的原始样本,剩下 36.8% 的数据则称为袋外数据(out of bag,OOB)。在 Bootstrap 验证中,基于上述策略可重复生成 B 个 bootstrap 样本。在每个 bootstrap 样本中训练得到预测模型,并运用原始数据和相应的袋外数据评估模型,最终,预测模型的误差是训练误差和测试误差的结合。这种方法保证了 bootstrap 验证性能评估的稳定性。

10.5.2.2　外部验证方法

在临床数据分析中,外部验证方法也用于验证学习模型是否可以推广到其他情景或其他患者中[122]。例如,一个临床预测模型是从前面的患者中学习得到的,其性能可由最近治疗的患者得到验证,这种验证方法称为时间验证。地理验证是另一种常用到的外部验证方法,其中,训练数据和测试数据不是依据随机抽样,而是根据收集数据的地理位置进行区分。一旦从医院收集到的数据建立起预测模型之后,人们所感兴趣的是:该模型是否可以推广到一般模型以及该模型是否也同样适用于其他医院或其他地域? 因此,地理验证是必要的。一般来说,在模型性能相似的情况下,如果训练数据集和测试数据集之间的差异越大,那么模型就越通用。

10.6　总结

本章中,我们回顾了一些用于临床预测的监督学习方法,这些广泛使用的基本统计方法包括:(1) 用于估计连续结果的线性回归;(2) logistic 回归,一种线性二元分类方法;(3) 决策树,适合多分类输入和输出;(4) 生存模型,适用于生存分析。此外,我们还给出了这些模型的一些最新进展,包括:(1) 对于稀疏数据和高维问题的处理方法;(2) 核机制能有效地处理非线性数据分布;(3) 提升基础模型性能的集成方法;(4) 处理不平衡数据的解决方法——代价敏感学习。通过本章的学习,我们希望读者可以对不同的模型及所提到的参考文献有一大致了解,这些文献对预测模型在临床医学中的有效应用进行了详细阐述。此外,我们还讨论了一些常用的评价指标和验证机制,用于估计预测模型在医疗保健行业中应用时的准确性和实用性。

致谢

本项工作得到国家科学基金会(IIS-1231742)和国家卫生研究院(R21CA175974)经费支持。

参考文献

[1] Edwin Rietveld, Hendrik C. C. de Jonge, Johan J. Polder, Yvonne Vergouwe, Henk J. Veeze, Henriëtte A. Moll, and Ewout W. Steyerberg. Anticipated costs of hospitalization for respiratory syncytial virus infection in young children at risk. *The Pediatric Infectious Disease Journal*, 23(6): 523 - 529, 2004.

[2] Michael A. Cucciare and William O'Donohue. Predicting future healthcare costs: how well does risk-adjustment work? *Journal of Health Organization and Management*, 20(2):150 - 162, 2006.

[3] P. Krijnen, B. C. Van Jaarsveld, M. G. M. Hunink, and J. D. F. Habbema. The effect of treatment on health-related quality of life in patients with hypertension and renal artery stenosis. *Journal of Human Hypertension*, 19(6):467 - 470, 2005.

[4] Daryl Pregibon. logistic regression diagnostics. *The Annals of Statistics*, 9: 705 - 724, 1981.

[5] Taya V. Glotzer, Anne S. Hellkamp, John Zimmerman, Michael O. Sweeney, Raymond Yee, Roger Marinchak, James Cook, Alexander Paraschos, John Love, Glauco Radoslovich, et al. Atrial high rate episodes detected by pacemaker diagnostics predict death and stroke report of the atrial diagnostics ancillary study of the mode selection trial (most). *Circulation*, 107(12):1614 - 1619, 2003.

[6] Shijun Wang and Ronald M. Summers. Machine learning and radiology. *Medical Image Analysis*, 16 (5):933 - 951, 2012.

[7] Li M. Fu and Casey S. Fu-Liu. Multi-class cancer subtype classification based on gene expression signatures with reliability analysis. *FEBS Letters*, 561(1):186 - 190, 2004.

[8] Yongxi Tan, Leming Shi, Weida Tong, G. T. Gene Hwang, and Charles Wang. Multi-class tumor classification by discriminant partial least squares using microarray gene expression data and assessment of classification models. *Computational Biology and Chemistry*, 28(3):235 - 243, 2004.

[9] Anila Wijesinha, Colin B. Begg, H. Harris Funkenstein, and Barbara J. McNeil. Methodology for the differential diagnosis of a complex data set. a case study using data from routine CT scan examinations. *Medical Decision Making: An International Journal of the Society for Medical Decision Making*, 3 (2):133 - 154, 1982.

[10] Vladimir Vapnik. *The Nature of Statistical Learning Theory*. Springer, 2000.

[11] Frank E. Harrell, Peter A. Margolis, Sandy Gove, Karen E. Mason, E. Kim Mulholland, Deborah Lehmann, Lulu Muhe, Salvacion Gatchalian, and Heinz F. Eichenwald. Development of a clinical prediction model for an ordinal outcome: The World Health Organization multicentre study of clinical signs and etiological agents of pneumonia, sepsis and meningitis in young infants. *Statistics in Medicine*, 17(8):909 - 944, 1998.

[12] Trevor Hastie, Robert Tibshirani, and Jerome Friedman. Linear Methods for Regression.

Springer, 2009.

[13] Trevor Hastie and Robert Tibshirani. Generalized additive models. *Statistical Science*, 1(3): 297 – 310, 1986.

[14] Leo Breiman and Jerome H. Friedman. Estimating optimal transformations for multiple regression and correlation. *Journal of the American Statistical Association*, 80(391):580 – 598, 1985.

[15] Simon Wood. Generalized Additive Models: An Introduction with R. *CRC Press*, 2006.

[16] Stephan Dreiseitl and Lucila Ohno-Machado. logistic regression and artificial neural network classification models: A methodology review. *Journal of Biomedical Informatics*, 35 (5): 352 – 359, 2002.

[17] D. M. Wingerchuk, V. A. Lennon, S. J. Pittock, C. F. Lucchinetti, and B. G. Weinshenker. Revised diagnostic criteria for neuromyelitis optica. *Neurology*, 66(10):1485 – 1489, 2006.

[18] Kevin P. Murphy. *Machine Learning: A Probabilistic Perspective*. The MIT Press, 2012.

[19] Dimitri P. Bertsekas. *Nonlinear Programming*. Athena Scientific, 1999.

[20] Stephen M. Goldfeld, Richard E. Quandt, and Hale F. Trotter. Maximization by quadratic hill-climbing. *Econometrica: Journal of the Econometric Society*, 34(3): 541 – 551, 1966.

[21] J. Engel. Polytomous logistic regression. *Statistica Neerlandica*, 42(4):233 – 252, 1988.

[22] Balaji Krishnapuram, Lawrence Carin, Mario A. T. Figueiredo, and Alexander J. Hartemink. Sparse multinomial logistic regression: Fast algorithms and generalization bounds. *IEEE Transactions on Pattern Analysis and Machine Intelligence*, 27(6):957 – 968, 2005.

[23] Morris H. DeGroot. Optimal Statistical Decisions, volume 82. *Wiley-Interscience*, 2005.

[24] Rollin Brant. Assessing proportionality in the proportional odds model for ordinal logistic regression. *Biometrics*, 46(4): 1171 – 1178, 1990.

[25] Anne Whitehead, Rumana Z. Omar, Julian Higgins, Elly Savaluny, Rebecca M. Turner, and Simon G. Thompson. Meta-analysis of ordinal outcomes using individual patient data. *Statistics in Medicine*, 20(15):2243 – 2260, 2001.

[26] Richard Williams. Generalized ordered logit/partial proportional odds models for ordinal dependent variables. *Stata Journal*, 6(1):58 – 82, 2006.

[27] Richard Williams. Gologit2: Stata module to estimate generalized logistic regression models for ordinal dependent variables. *Statistical Software Components*, 2013.

[28] Igor Kononenko. Inductive and bayesian learning in medical diagnosis. *Applied Artificial Intelligence an International Journal*, 7(4):317 – 337, 1993.

[29] Margaret Sullivan Pepe. *The Statistical Evaluation of Medical Tests for Classification and Prediction*. Oxford University Press, 2003.

[30] Karsten Held, E. Rota Kops, Bernd J. Krause, William M. Wells III, Ron Kikinis, and H. W. Muller-Gartner. Markov random field segmentation of brain MR images. *IEEE Transactions on Medical Imaging*, 16(6):878 – 886, 1997.

[31] H. D. Li, M. Kallergi, L. P. Clarke, V. K. Jain, and R. A. Clark. Markov random field for tumor

detection in digital mammography. *IEEE Transactions on Medical Imaging*, 14(3):565 – 576, 1995.

[32] Mary Jo Aspinall. Use of a decision tree to improve accuracy of diagnosis. *Nursing Research*, 28(3): 182 – 185, 1979.

[33] John Ross Quinlan. C4. 5: *Programs for Machine Learning*, volume 1. Morgan Kaufmann, 1993.

[34] J. Ross Quinlan et al. *Discovering Rules by Induction from Large Collections of Examples: Expert Systems in the Micro Electronic Age*. Edinburgh University Press, 1979.

[35] L. Breiman J. H. Friedman R. A. Olshen and Charles J. Stone. *Classification and Regression Trees*. Wadsworth International Group, 1984.

[36] Gordon V. Kass. An exploratory technique for investigating large quantities of categorical data. *Applied Statistics*, 29(2): 119 – 127, 1980.

[37] Leo Breiman. Bagging predictors. *Machine Learning*, 24(2):123 – 140, 1996.

[38] S. S. Gambhir, C. K. Hoh, M. E. Phelps, I Madar, and J Maddahi. Decision tree sensitivity analysis for cost-effectiveness of FDG-PET in the staging and management of non-smallcell lung carcinoma. *Journal of Nuclear Medicine: Official Publication*, *Society of Nuclear Medicine*, 37(9):1428 – 1436, 1996.

[39] William J. Long, John L. Griffith, Harry P. Selker, and Ralph B. D'Agostino. A comparison of logistic regression to decision-tree induction in a medical domain. *Computers and Biomedical Research*, 26(1):74 – 97, 1993.

[40] Frank Rosenblatt. The perceptron: A probabilistic model for information storage and organization in the brain. *Psychological Review*, 65(6):386, 1958.

[41] Leonardo Bottaci, Philip J. Drew, John E. Hartley, Matthew B. Hadfield, Ridzuan Farouk, Peter W. R. Lee, Iain Macintyre, Graeme S. Duthie, and John R. T. Monson. Artificial neural networks applied to outcome prediction for colorectal cancer patients in separate institutions. *The Lancet*, 350 (9076):469 – 472, 1997.

[42] N. Ganesan, K. Venkatesh, M. A. Rama, and A Malathi Palani. Application of neural networks in diagnosing cancer disease using demographic data. *International Journal of Computer Applications*. http://www. ijcaonline. org/journal/number26/pxc387783. pdf, 2010.

[43] Paulo J. Lisboa and Azzam F. G. Taktak. The use of artificial neural networks in decision support in cancer: A systematic review. *Neural Networks*, 19(4):408 – 415, 2006.

[44] Paulo J. G. Lisboa. A review of evidence of health benefit from artificial neural networks in medical intervention. *Neural Networks*, 15(1):11 – 39, 2002.

[45] Maciej A. Mazurowski, Piotr A. Habas, Jacek M. Zurada, Joseph Y. Lo, Jay A. Baker, and Georgia D. Tourassi. Training neural network classifiers for medical decision making: The effects of imbalanced datasets on classification performance. *Neural Networks*, 21(2):427 – 436, 2008.

[46] Laurent G. Glance, Turner Osler, and Tamotsu Shinozaki. Intensive care unit prognostic scoring systems to predict death: A cost-effectiveness analysis. *Critical Care Medicine*, 26(11):1842 – 1849, 1998.

[47] Peter Turney. Types of cost in inductive concept learning. WCSL at ICML-2000. Stanford University, California.

[48] Pedro Domingos. Metacost: a general method for making classifiers cost sensitive. In *Proceedings of the Fifth ACM SIGKDD International Conference on Knowledge Discovery and Data Mining*, pages 155 - 164. ACM, 1999.

[49] Charles Elkan. The foundations of cost-sensitive learning. In *International Joint Conference on Artificial Intelligence*, volume 17, pages 973 - 978. Citeseer, 2001.

[50] Chris Drummond and Robert C. Holte. Exploiting the cost (in) sensitivity of decision tree splitting criteria. In *ICML*, pages 239 - 246, 2000.

[51] Pang-Ning Tan et al. Introduction to Data Mining. *Pearson Education*, 2005.

[52] Yusuf Artan, Masoom A. Haider, Deanna L. Langer, Theodorus H. van der Kwast, Andrew J. Evans, Yongyi Yang, Miles N. Wernick, John Trachtenberg, and Imam Samil Yetik. Prostate cancer localization with multispectral MRI using cost-sensitive support vector machines and conditional random fields. *IEEE Transactions on Image Processing*, 19(9):2444 - 2455, 2010.

[53] Susan Lomax and Sunil Vadera. A survey of cost-sensitive decision tree induction algorithms. *ACM Computing Surveys (CSUR)*, 45(2):16, 2013.

[54] Thomas G. Dietterich, Richard H. Lathrop, and Tomás Lozano-Pérez. Solving the multiple instance problem with axis-parallel rectangles. *Artificial Intelligence*, 89(1):31 - 71, 1997.

[55] Glenn Fung, Murat Dundar, Balaji Krishnapuram, and R. Bharat Rao. Multiple instance learning for computer aided diagnosis. *Advances in Neural Information Processing Systems*, 19:425, 2007.

[56] Jianming Liang and Jinbo Bi. Computer aided detection of pulmonary embolism with tobogganing and mutiple instance classification in ct pulmonary angiography. In *Information Processing in Medical Imaging*, pages 630 - 641. Springer, 2007.

[57] Richard S. Sutton and Andrew G. Barto. *Reinforcement Learning: An Introduction*, volume 1. Cambridge University Press, 1998.

[58] Yufan Zhao, Michael R Kosorok, and Donglin Zeng. Reinforcement learning design for cancer clinical trials. *Statistics in Medicine*, 28(26):3294 - 3315, 2009.

[59] Farhang Sahba, Hamid R. Tizhoosh, and Magdy M. A. Salama. A reinforcement learning framework for medical image segmentation. In *IJCNN'06. International Joint Conference on Neural Networks*, pages 511 - 517. IEEE, 2006.

[60] Trevor Hastie, Robert Tibshirani, and J. Jerome H. Friedman. *The Elements of Statistical Learning*, volume 1. Springer New York, 2001.

[61] Jieping Ye and Jun Liu. Sparse methods for biomedical data. *ACM SIGKDD Explorations Newsletter*, 14(1):4 - 15, 2012.

[62] Bernhard E. Boser, Isabelle M. Guyon, and Vladimir N. Vapnik. A training algorithm for optimal margin classifiers. In *Proceedings of the Fifth Annual Workshop on Computational Learning Theory*, pages 144 - 152. ACM, 1992.

[63] Bernhard Scholkopf, Kah-Kay Sung, Christopher J. C. Burges, Federico Girosi, Partha Niyogi, Tomaso Poggio, and Vladimir Vapnik. Comparing support vector machines with gaussian kernels to radial basis function classifiers. *IEEE Transactions on Signal Processing*, 45(11):2758 - 2765, 1997.

[64] Shi Yu, Tillmann Falck, Anneleen Daemen, Leon-Charles Tranchevent, Johan A. K. Suykens, Bart De Moor, and Yves Moreau. L2-norm multiple kernel learning and its application to biomedical data fusion. *BMC Bioinformatics*, 11(1):309, 2010.

[65] Shijun Wang, Jianhua Yao, Nicholas Petrick, and Ronald M. Summers. Combining statistical and geometric features for colonic polyp detection in CTC based on multiple kernel learning. *International Journal of Computational Intelligence and Applications*, 9(01):1 - 15, 2010.

[66] John P. Klein and Mei-Jie Zhang. *Survival Analysis Software*. Wiley Online Library, 2005.

[67] Rupert G. Miller Jr. *Survival Analysis*, volume 66. John Wiley & Sons, 2011.

[68] Ettore Marubini and Maria Grazia Valsecchi. *Analysing Survival Data from Clinical Trials and Observational Studies*. John Wiley & Sons, 414 pages ISBN 0 - 971-93987-0.

[69] Elisa T. Lee and John Wang. *Statistical Methods for Survival Data Analysis*, volume 476. Wiley. com, 2003.

[70] Olive Jean Dunn and Virginia A. Clark. *Basic Statistics: A Primer for the Biomedical Sciences*. Wiley. com, 2009.

[71] Edward L. Kaplan and Paul Meier. Nonparametric estimation from incomplete observations. *Journal of the American Statistical Association*, 53(282):457 - 481, 1958.

[72] Sidney J. Cutler and Fred Ederer. Maximum utilization of the life table method in analyzing survival. *Journal of Chronic Diseases*, 8(6):699 - 712, 1958.

[73] N. Mantel and W. Haenszel. Statistical aspects of the analysis of data from retrospective studies of disease. *Journal of the National Cancer Institute*, 22(4):719, 1959.

[74] Nathan Mantel. Chi-square tests with one degree of freedom: Extensions of the MantelHaenszel procedure. *Journal of the American Statistical Association*, 58(303):690 - 700, 1963.

[75] Edmund A. Gehan. A generalized Wilcoxon test for comparing arbitrarily singly-censored samples. *Biometrika*, 52(1—2):203 - 223, 1965.

[76] Richard Peto and Julian Peto. Asymptotically efficient rank invariant test procedures. *Journal of the Royal Statistical Society. Series A (General)*, pages 185 - 207, 1972.

[77] David R. Cox. Regression models and life-tables. Journal of the Royal Statistical Society. *Series B (Methodological)*, pages 187 - 220, 1972.

[78] Hans van Houwelingen and Hein Putter. *Dynamic Prediction in Clinical Survival Analysis*. CRC Press, Inc., 2011.

[79] Robert Tibshirani. Regression shrinkage and selection via the LASSO. *Journal of the Royal Statistical Society. Series B (Methodological)*, pages 267 - 288, 1996.

[80] Robert Tibshirani et al. The LASSO method for variable selection in the Cox model. *Statistics in Medicine*, 16(4):385 - 395, 1997.

[81] Hui Zou and Trevor Hastie. Regularization and variable selection via the elastic net. *Journal of the Royal Statistical Society: Series B (Statistical Methodology)*, 67(2):301 – 320, 2005.

[82] Noah Simon, Jerome Friedman, Trevor Hastie, and Rob Tibshirani. Regularization paths for Cox's proportional hazards model via coordinate descent. *Journal of Statistical Software*, 39(5):1 – 13, 2011.

[83] Arthur E. Hoerl and Robert W. Kennard. Ridge regression: Biased estimation for nonorthogonal problems. *Technometrics*, 12(1):55 – 67, 1970.

[84] Pierre J. M. Verweij and Hans C. Van Houwelingen. Penalized likelihood in Cox regression. *Statistics in Medicine*, 13(23—24):2427 – 2436, 1994.

[85] Bhanukiran Vinzamuri and Chandan K Reddy. Cox regression with correlation based regularization for electronic health records. In *IEEE 13th International Conference on Data Mining (ICDM)*, pages 757 – 766. IEEE, 2013.

[86] A. Ciampi, R. S. Bush, M. Gospodarowicz, and J. E. Till. An approach to classifying prognostic factors related to survival experience for non-Hodgkin's lymphoma patients: Based on a series of 982 patients: 1967 – 1975. *Cancer*, 47(3):621 – 627, 1981.

[87] L. Gordon and R. A. Olshen. Tree-structured survival analysis. *Cancer Treatment Reports*, 69(10): 1065, 1985.

[88] Roger B. Davis and James R. Anderson. Exponential survival trees. *Statistics in Medicine*, 8(8):947 – 961, 1989.

[89] Michael LeBlanc and John Crowley. Relative risk trees for censored survival data. *Biometrics*, pages 411 – 425, 1992.

[90] Hyung Jun Cho and Seung-Mo Hong. Median regression tree for analysis of censored survival data. *IEEE Transactions on Systems, Man and Cybernetics, Part A: Systems and Humans*, 38(3):715 – 726, 2008.

[91] Antonio Ciampi, Johanne Thiffault, Jean-Pierre Nakache, and Bernard Asselain. Stratification by stepwise regression, correspondence analysis and recursive partition: A comparison of three methods of analysis for survival data with covariates. *Computational Statistics & Data Analysis*, 4(3):185 – 204, 1986.

[92] A. Ciampi, C. H. Chang, S. Hogg, and S. McKinney. Recursive partition: A versatile method for exploratory-data analysis in biostatistics. In *Biostatistics*, 38: 23 – 50. Springer, 1986.

[93] Mark Robert Segal. Regression trees for censored data. *Biometrics*, pages 35 – 47, 1988.

[94] Leo Breiman. Random forests. *Machine Learning*, 45(1):5 – 32, 2001.

[95] Torsten Hothorn, Berthold Lausen, Axel Benner, and Martin Radespiel-Tröger. Bagging survival trees. *Statistics in Medicine*, 23(1):77 – 91, 2004.

[96] Hemant Ishwaran, Udaya B. Kogalur, Eugene H. Blackstone, and Michael S. Lauer. Random survival forests. *The Annals of Applied Statistics*, 2(3): 841 – 860, 2008.

[97] Wayne Nelson. Theory and applications of hazard plotting for censored failure data. *Technometrics*, 14

(4):945 - 966, 1972.

[98] Odd Aalen. Nonparametric inference for a family of counting processes. *The Annals of Statistics*, 6 (4):701 - 726, 1978.

[99] Glenn W. Brier. Verification of forecasts expressed in terms of probability. *Monthly Weather Review*, 78(1):1 - 3, 1950.

[100] R. G. D. Steel and J. H. Torrie. Principles and Procedures of Statistics with Special Reference to the Biological Sciences. *McGraw-Hill*, 484 pages, 1960.

[101] A. Colin Cameron and Frank A. G. Windmeijer. An R-squared measure of goodness of fit for some common nonlinear regression models. *Journal of Econometrics*, 77(2):329 - 342, 1997.

[102] ISO 35341:2006. *Statistics Vocabulary and Symbols Part 1: General Statistical Terms and Terms Used in Probability*. Geneva, Switzerland: ISO, 2006.

[103] Antonio Menditto, Marina Patriarca, and Bertil Magnusson. Understanding the meaning of accuracy, trueness and precision. *Accreditation and Quality Assurance*, 12(1):45 - 47, 2007.

[104] Stephen V. Stehman. Selecting and interpreting measures of thematic classification accuracy. *Remote Sensing of Environment*, 62(1):77 - 89, 1997.

[105] Nathalie Japkowicz and Shaju Stephen. The class imbalance problem: A systematic study. *Intelligent Data Analysis*, 6(5):429 - 449, 2002.

[106] J. Ferlay, H. R. Shin, F. Bray, D. Forman, C. Mathers, and D. M. Parkin. Globocan 2008 v1. 2, Cancer Incidence and Mortality Worldwide: IARC Cancerbase No. 10 [Internet]. International Agency for Research on Cancer, Lyon, France, 2011.

[107] Douglas G. Altman and J. Martin Bland. Diagnostic tests. 1: Sensitivity and specificity. *British Medical Journal*, 308(6943):1552, 1994.

[108] Robert H. Fletcher, Suzanne W. Fletcher, Grant S. Fletcher et al. *Clinical Epidemiology: The Essentials*. Lippincott Williams & Wilkins, 2012.

[109] Gerard Salton and Michael J. McGill. *Introduction to Modern Information Retrieval*. McGraw-Hill, 1986.

[110] Tom Fawcett. An introduction to ROC analysis. *Pattern Recognition Letters*, 27 (8): 861 - 874, 2006.

[111] Mark H. Zweig and Gregory Campbell. Receiver-operating characteristic (ROC) plots: A fundamental evaluation tool in clinical medicine. *Clinical Chemistry*, 39(4):561 - 577, 1993.

[112] J. A. Hanely and B. J. McNeil. The meaning and use of the area under a receiver operating characteristic (ROC) curve. *Radiology*, 143(1):29 - 36, 1982.

[113] Donald Bamber. The area above the ordinal dominance graph and the area below the receiver operating characteristic graph. *Journal of Mathematical Psychology*, 12(4):387 - 415, 1975.

[114] Frank E. Harrell, Kerry L. Lee, Robert M. Califf, David B. Pryor, and Robert A. Rosati. Regression modelling strategies for improved prognostic prediction. *Statistics in Medicine*, 3(2): 143 - 152, 1984.

[115] Frank E. Harrell Jr., Robert M. Califf, David B. Pryor, Kerry L. Lee, and Robert A. Rosati. Evaluating the yield of medical tests. *Journal of the American Medical Association*, 247(18):2543 – 2546, 1982.

[116] Michael J. Pencina and Ralph B. D'Agostino. Overall C as a measure of discrimination in survival analysis: Model specific population value and confidence interval estimation. *Statistics in Medicine*, 23(13):2109 – 2123, 2004.

[117] Patrick J. Heagerty and Yingye Zheng. Survival model predictive accuracy and ROC curves. *Biometrics*, 61(1):92 – 105, 2005.

[118] Mithat Gönen and Glenn Heller. Concordance probability and discriminatory power in proportional hazards regression. *Biometrika*, 92(4):965 – 970, 2005.

[119] Mervyn Stone. Cross-validatory choice and assessment of statistical predictions. *Journal of the Royal Statistical Society. Series B (Methodological)*, pages 111 – 147, 1974.

[120] Ron Kohavi et al. A study of cross-validation and bootstrap for accuracy estimation and model selection. In *IJCAI*, volume 14, pages 1137 – 1145, 1995.

[121] Bradley Efron and Robert Tibshirani. *An Introduction to the Bootstrap*, volume 57. CRC Press, 1993.

[122] Inke R. König, J. D. Malley, C. Weimar, H. C. Diener, and A. Ziegler. Practical experiences on the necessity of external validation. *Statistics in Medicine*, 26(30):5499 – 5511, 2007.

第 11 章

时域数据挖掘在医疗健康数据中的应用

Iyad Bata

机器学习实验室

通用电气全球研究院

圣拉蒙，加利福尼亚州

iyad.batal@ ge.com

▌11.1　简介

目前医院与卫生保健机构正收集大量的患者数据,这些医疗健康数据的应用需要具备先进的数据挖掘和分析能力,以将数据转化为有用的情报。这会对我们的社会产生深远的影响。最近一项研究[4]表明,多家医院通过结合当前的医疗技术,如自动记录和临床决策支持系统,有效降低死亡率、成本以及并发症。挖掘和理解医疗健康数据,使得医疗服务由被动提供向主动提供转变,同时也是实现这一转变目标的前提(如预测哪些患者易发生医疗并发症,并对这些患者尽早开始治疗)。

绝大部分医疗数据都包含时间信息,不考虑时间维度就不可能推理和挖掘数据,本章的目的是综述和总结医疗数据时域数据挖掘的相关文献。在深入研究不同方法和技术细节之前,首先描述医疗数据的主要类型及时间特征。为此,我们将医疗数据分为电子健康记录(Electronic Health Record,EHR)数据和传感器数据,并在下文进行描述。

在大多数医院和医疗实践中,EHR 正在变得司空见惯。事实上,美国政府在 2014 年底前推行了通用性 EHR,该 EHR 包含患者纵向健康信息,包括人口统计学、实验室检测结果、药物医嘱、医学诊断、手术操作、病程记录、放射学报告等。挖掘 EHR 数据的时域维度极具前景,因为它能够更精确地理解疾病的表现、进展以及对治疗的反应。然而,EHR 数据的几项特点使得传统方法不足以处理它们,具体如下:

1. 多元性:单个患者可能会有大量的临床数据(例如白细胞计数、肌酐值、胆固醇水平等)。

2. 异质性:数据包含多种类型的事件;一些事件有数值数据(例如实验室结果),一些事件有分类数据(例如诊断/病程代码),还有一些事件可能包含时间段数据(例如医嘱通常与患者应服药的时间间隔相关联)。

3. 时间不规律性:变量是以不规则的时段异步测量得到的(例如,无论患者何时就诊都有数据收集)。测量变量的时段在不同患者之间以及在特定患者内部可能会有很大差异。

4. 稀疏性:因为患者不会每次接受所有的检查,所以数据中包含很多未知数据或缺失值。

由于医疗传感器技术的进步,除了 EHR 数据,新的传感器数据来源正逐步出现。这些数据包括:

1. 生理参数:通常采集重症监护病房(intensive care units,ICU)重症患者的生理数据,包括体温、血压、血氧饱和度、呼吸频率和心率。

2. 心电图(electrocardiogram,ECG):一段时间内心电活动的记录。ECG 将由心脏组织的极化和去极化所产生的脉冲转换成波形,进而用于心律失常和心脏相关疾病的检测分析。

3. 脑电图(electroencephalogram,EEG):记录大脑在一段时间内的自发电活动(通常是20~30 分钟),该活动可通过在头皮上放置的电极检测得到。脑电图常用于研究神经系统疾病和评估认知功能。

与 EHR 数据不同的是,传感器数据通常为数字时间序列(事件是同质的),在高频下会被定期测量(例如生理参数的记录频率通常是几赫兹,而脑电图记录是几千赫兹)。此外,与纵向 EHR 数据(收集周期为全生命周期)相比,针对特定对象的传感器数据的测量周期更短(通常是几分钟到几天)。

由于 EHR 数据和传感器数据性质不同,它们适用的时域数据挖掘方法通常也不同。对于 EHR 数据,通常采用时域模式挖掘方法,它将数据实例(如患者记录)表示为离散事件序列(例如诊断编码、病程进展等),然后尝试查找和枚举数据中隐含的统计相关模式。另一方面,传感器数据经常通过信号处理和时间序列分析技术(例如小波变换、独立分量分析)进行分析。

本章其余内容组织如下:11.2 节通过描述关联分析方法,寻找医疗事件(例如药物和药物不良反应)间的强成对关联,并描述近期整合 EHR 数据的时域信息进行改进分析的最新方法。11.3 节详细讨论时域模式挖掘方法及其在 EHR 数据中的应用。首先描述序列模式挖掘,其适用于所有瞬时事件的数据(时间点事件),然后描述持续时间事件的处理方法。11.4 节介绍用于分析医疗保健传感器数据的技术。11.5 节描述近期采用其他策略对医疗保健数据的时间维度信息进行建模的方法。11.6 节向卫生健康数据的时域数据挖掘技术感兴趣的研究人员介绍有用的公共资源。11.7 节总结全章并讨论挑战及未来研究展望。

■ 11.2　关联分析

本节讨论旨在发现医学事件之间强成对关联的方法。这些方法被广泛应用于药物警戒,通过分析大量的药物暴露及后续的不良事件[48]组合来检测未知的不良反应(ADRs)。首先讨论非实时快照数据(例如药物不良反应的自发报告)处理的传统方法,之后介绍结合时间信息进行更精细的关联分析的方法。

▶▶11.2.1 经典方法

传统的关联分析,有时被称为比例失衡分析,通过处理 2×2 列联表中的频率数据,识别出经常发生比例失衡的事件-事件组合。例如,对于所讨论的每种药物-事件组合(例如,药物 i 和不良事件 j),在数据挖掘过程期间构建和评估表格(参见表 11.1)。文献中提出了几种比例失衡测量方法,通常分为两个主要类别:频率统计和贝叶斯统计,两者都依赖于上文提到的 2×2 列联表。在药物警戒中,最常用的频率法是比例报告率[17]和报告优势比[51];最流行的贝叶斯方法是贝叶斯置信传播神经网络法[9]和 Gamma-Poisson 收缩器[15]。

表 11.1 暴露药物 i 和发生药物不良反应(ADR)j 的 2×2 列联表

药物 i/发生药物不良反应 j	发生	未发生	总计
暴露	n_{11}	n_{10}	$n_{1.}$
非暴露	n_{01}	n_{00}	$n_{0.}$
总计	$n_{.1}$	$n_{.0}$	$n_{..}$

上述方法的主要局限性在于缺乏时间推理和假设潜在因果关系的能力。这就需要更先进的时间关联分析方法。

▶▶11.2.2 时域方法

Hanauer 和 Ramakrishnan[19]描述了一种探索性数据分析方法来建立成对时域关联模型,并将其应用于探寻 EHR 数据中 ICD-9(国际疾病分类,第 9 版)诊断代码间关系。本文使用以下简单逻辑来评估关联的时域方向:给定两个代码 X 和 Y,计算代码 X 出现在代码 Y 之前的次数,反之亦然(仅考察每个代码的初始情况);然后用假设成功概率为 0.5 的二项检验来比较这些统计结果。关联的方向由最先出现的代码决定,大小由二项式检验的 P 值表示。为了探索在不同时间尺度上的关系,针对每对代码间的差异使用多个时间框架进行分析,如:≥1 天、1~30 天、≥1 年等。例如当时间设置为≥1 年,只考虑一年或大于一年的时间差异(短于 1 年的所有时间差异并不计算在内)。

网络图将结果可视化,在这些图中,节点表示 ICD-9 代码,有向边表示两个代码间显著的时间关系,箭头指向后发生的代码。注意,有向边只能单独解释,而不能解释更长的级联链。例如,如果网络图包含链 $a \rightarrow b \rightarrow c$,代码 $a \rightarrow b$ 的患者与代码 $b \rightarrow c$ 的患者不一定有相同病症。将该方法应用于一个包含 160 万患者的 4 120 万条带时间戳的 ICD-9 编码数据集结果,发现了大约 40 万对高度关联的 ICD-9 编码,其强时间关联变化范围在≥1 天到≥10 年之间。

Norén 等人[36]提出了一种识别开立处方和药物不良反应间时间关联的方法。该方法利用信息组件(information component,IC)比例失衡测量法[9],将某一时间段 t 内观察到的药物不良反应数量与其他药物总体的不良反应事件频率的期望值进行对比。IC 是原始的观察值与期望值之比的正则化版本,其将罕见事件发生概率降低至接近 0,从而降低波动并实现更好的方差属性。

　　时域表可视化展示药物-药物不良反应的时间关联性,它展示了有关的药物处方在不同时间段的 IC 值(以及 95％的置信区间)(以图 11.1 为例)。时域表可以帮助识别不同类型的时间关联。例如在处方前 IC 值的瞬间增加可能表明医疗事件触发了处方,而在处方后的 IC 值立即增加可能表明药物触发了医疗事件。然而需要注意的是,这种时间关联并不一定意味着存在因果关系,因为可能有许多其他原因可以解释为什么这些事件会相继发生。

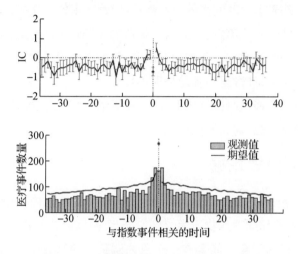

图 11.1　时域表样例(取自 Norén et al. 36)

上半图显示相应 IC 值变化情况,下半图显示与药物处方相关的不同时间段内医疗事件的观察值和期望值。

　　时域表只显示特定时间段的 IC 值而不考虑时间变化。为克服该缺点,作者介绍了 $IC_\triangle$ 测量方法,即两个时间段 IC 值的对比:随访期 u(药物处方开具后即刻开始)和与 u 相对比的对照期 v。$IC_\triangle$ 用于识别随访期(u)中比对照期(v)中出现更加频繁的医疗事件,其可能对应可疑的药品不良反应事件。

　　作者将该方法应用到 EHR 数据集上进行数据挖掘。该 EHR 数据集包含 3 445 种药物和 5 753 种医疗事件,其中包括诊断、临床症状、体征及管理记录等内容。其列举了从数据中发现的几个时间关联例子,这些数据包括可疑不良事件、药物潜在的有益影响、与潜在疾病相关的医疗事件、周期模式和趋势以及药物联合处方模式。

11.3　时域模式挖掘

　　上一节讨论的方法有局限性,它们只评估两个事件(例如一种药物和一种药品不良反应事件)之间的关联,然而在现实医疗数据中往往比简单的两两成对关联更为复杂(例如联合使用两种药物会带来安全风险,但单独使用其中一种药物并没有问题),因此开发工具和技术来挖掘隐藏在大量临床数据中的复杂时域模式是至关重要的。这种模式的例子包括针对特定疾病开出的常用的实验室测试/药物治疗序列[6]、临床相关的医学诊断序列[39]、指示疾病发生的时域模式[7]等。

时域模式挖掘(temporal pattern mining,TPM)的目标是在时域数据中找到相关的统计学模式,其中实例被表示为事件序列(离散符号)。第一类 TPM 方法称为序列模式挖掘,它适用对象为所有事件都表示为时间点的时域数据(即瞬时事件),例如临床诊断、实验室检查和门诊就诊通常表示为时间点事件。随后,一种新的 TPM 方法出现并用于处理具有持续时间的事件(时段事件)的时域数据。例如用药医嘱(例如在使用肝素药物期间)或从数据中派生的抽象事件(例如血小板计数呈下降趋势期间)。

本节剩余部分将介绍最流行的 TPM 方法,并概述它们在挖掘 EHR 数据方面的应用。首先讨论序列模式挖掘,然后讨论时段模式挖掘。

▶▶11.3.1　序列模式挖掘

序列模式挖掘(sequential pattern mining,SPM)问题首先由 Agrawal 和 Srikant[2] 提出,用于分析购物篮数据和顾客购物行为。例如,一个被标记的购物篮序列模式可能是这样的:"购买佳能数码相机的顾客可能会在一个月内购买一台惠普彩色打印机。"SPM 被应用于分析各种其他领域的时域数据,最近在医学数据挖掘领域得到了广泛的应用[12,26,21,6,39]。下文,我们首先介绍 SPM 的主要概念和定义,然后讨论在医疗数据中应用 SPM 的几篇文献。

11.3.1.1　概念和定义

在 SPM 中,每个数据实例 S_i 都被表示为时间戳事件序列:

$$S_i = \langle (e_1, t_1), (e_2, t_2), \cdots, (e_{|S_i|}, t_{|S_i|}) \rangle$$

其中 e_j 表示属于有限字母集合 Σ(所有可能的事件的空间)的特定事件,t_i 代表事件 e_j 出现在实例 S_i 中的时间。所有事件都是瞬时的(持续时间为零),且按照惯例 S_i 中的事件根据它们的时间戳进行排序,即 $t_j \leqslant t_j + 1$。例如,如果任务是分析临床诊断序列,S_i 代表第 i 个病人的病历,每个事件(e_j)则表示一个特定的诊断代码。

序列模式是一个事件序列 $P = \langle a_1, a_2, \cdots, a_k \rangle$,其中 $a_j \in \Sigma$。如果 P 中的事件在 S_i 中以相同的顺序出现,我们就说实例 S_i 支持(满足)P。此外,我们需要设置时间约束来进一步限制序列模式的定义。比如可以指定最大间隙约束来定义模式中连续事件之间的最大允许时间,例如可以指定模式中连续诊断代码之间的时间差不超过 6 个月。

序列模式 P 的支持度是数据中支持它的实例的占比。如果 P 的支持度至少等于最小支持度,则 P 是频繁的,其中最小支持度是挖掘过程中用户指定的参数。与项集[1]类似,序列模式遵循 apriori(向下封闭)属性,该属性表示频繁模式的所有子模式(泛化)也是频繁的。例如,如果序列$\langle A,D,B \rangle$是频繁的,那么它的所有子序列(例如,$\langle D,B \rangle$)也是频繁的。

一旦发现了频繁的序列模式,就可以识别有趣的序列规则。当 X 和 Y 都是频繁的序列模式且 Y 出现在 X 之后时,序列规则通常被定义为 $X \Rightarrow Y$。例如假设序列$\langle A,D,B \rangle$是频繁的,我们可以推导出$\langle A,D \rangle \Rightarrow B$ 规则,这意味着如果我们观测到序列$\langle A,D \rangle$,随后能观测到 B。规则的特征通常用支持度和置信度两种质量衡量手段进行描述。$X \Rightarrow Y$ 的支持度表示事件 Y 在事件 X 之后发生的支持度,即序列模式的支持度。$X \Rightarrow Y$ 的置信度由规则的支持度除以 X(前驱)的支持度得出,代表 Y 在 X 后发生的可能性(即 Y 在 X 下的条件概率)。支持度通常用于识别具有统计意义的显著规则,而置信度则表示规则的强度。注意:除了支持度和置信度之外,其他方法也被提出用于评估规则质量(请参阅文献[18]了解更多细节)。

为了有效地生成数据中的所有频繁序列模式,文献中提出了几种 SPM 算法。这些算法一般可以分为三大类:(ⅰ) 基于横向数据表示的逐层算法,如 GSP(Generalized Sequential Pattern)算法[46];(ⅱ) 基于纵向数据表示的逐层算法,如 SPADE(Sequential Pattern Discovery using Equivalent class) 算法[57];以及(ⅲ) 基于投影的模式增长算法,如 PrefixSpan(Prefix-projected sequential pattern growth)算法[40]。此外还介绍了将时域约束(例如最大间隙约束)有效引入挖掘的算法[41]。

11.3.1.2　医学应用

一些研究论文已经采用 SPM 来发现 EHR 数据中的序列模式,例如 SPM 已用于查找在特定情况下开立的医学检查共同集/序列,或查找与特定疾病相关的观察序列。此外,最初的 SPM 框架已经扩展应用到挖掘时间标注的序列模式、意外时域关联规则和偏序事件。

临床检查频繁序列　Baralis 等人[6]分析了患者的检查日志数据并从操作数据中重建了诊疗过程(临床路径)步骤的图像,用此方法分析了意大利当地卫生机构提供的糖尿病患者治疗数据,检测到的临床路径既包括经常共同执行的检查集也包括病人经常遵循的检查集序列。其提出的方法是基于改进版 PrefixSpan 算法的挖掘闭合序列模式[56],提取的知识可以突出适应特定疾病的典型临床路径。此外它还可以用来帮助识别因患者在遵循指定治疗中疏忽、不了解预定义医学指南或不正确的数据采集造成的不兼容路径(偏离预定义指南的路径)。

预测心血管疾病的序列模式　Klema 等人[26]将 SPM 应用于动脉粥样硬化的纵向预防研究,其中包括一系列记录危险因素和相关病症发展的长期观察数据。其目的是发现频繁的序列模式,并确定这些模式与心血管疾病发病的潜在联系。这篇论文比较了基于窗口、事件规则和归纳逻辑编程的三种 SPM 方法,每种方法挖掘的模式用于提取分类规则,以预测是否存在心血管疾病风险。实验表明,为了找到有用的模式,所有方法都需要大量的预处理工作(使用领域知识进行调参),没有一种方法明显优于其他方法。

医学数据挖掘的时间标注序列 Berlingerio 等人[12]认为经典的 SPM 仅考虑事件的顺序而没有指定连续事件之间的典型时间间隔,因此不足以描述医疗数据。为克服这一缺点,他们提出使用时间标注序列(time-annotated sequences,TAS)。这种模式通过典型转换时间标注两个事件,这种转换在数据中很常见。例如一个时间标注序列$\langle A[t_1, t_2]B\rangle$,其中 A 和 B 是事件,t_1 和 t_2 是在 A 和 B 之间最小和最大的允许时间延迟。他们将 TAS 挖掘法应用到一组肝移植患者的随访研究(涉及 50 个患者和 38 个临床变量)中,目的是评估体外光化学治疗(extracorporeal photopheresis,ECP)对预防实体器官移植排斥反应的有效性。由于提取的模式提供了应用治疗有效性的补充证据,该方法得到了医生的积极反馈。

药物反应检测的意外时域关联 在医学应用中,挖掘意外事件或许是有用的,但这些未预料到的事件通常是意外且不常见的,这使得标准的 SPM 技术(主要用于查找频繁模式)失效。通过挖掘意外时域关联规则 3.,Jin 等人[21]从医疗管理数据中检测到药物不良反应。提取的规则为 $A \Rightarrow C[T]$,这意味着事件 A(例如某种药物)意外地发生在另一事件 C(例如某个条件)之前的 T 时间段内。需要注意的是,挖掘意外时域关联会耗费大量计算资源,因为它需要探索许多不常见的模式,且不能应用频繁模式挖掘中常用的剪枝策略。为了使计算易于处理,作者将其规则长度限定为 2。

临床诊断的偏序事件集 Patnaik 等人[39]研究了如何提取嵌入 EHR 数据中的临床相关诊断编码序列。他们认为直接应用 SPM 并不能有效地解决这个问题,因为它会产生大量无法人工处理的序列,而且它们几乎是彼此交替排列(代表同一组代码集的几个交替序列化)。为了克服这一限制,作者提出使用以下三个步骤从频繁代码序列中挖掘偏序模式:

1. *挖掘并行事件集*:并行事件集非常类似于项集[1],但是它以约束期限的形式考虑了时间信息(期限约束 T 指定相邻两个模式符号出现的时间间隔不超过 T 个单位时间)。同时采用最大熵原理[50]将这些并行事件集按显著性大小进行排序。

2. *跟踪串行扩展*:挖掘频繁并行事件集网格后,再一次遍历数据以记录每个频繁并行事件集的不同串行扩展在数据中的出现次数。该步骤旨在挖掘数据中序列的潜在证据(或缺乏的证据)。

3. *学习偏序集*:使用专门的 PQ 树算法[13]将上一步中确定的所有串行扩展集压缩为一个偏序。这个步骤是交互式的,因为医疗专业人员可以迭代地概括或具体化偏序集以理解其潜在序列。

该挖掘系统被称为 EMRView,用于分析密歇根大学健康系统中超过 160 万名受试者的 EHR 数据,以发现 ICD-9 诊断代码频繁序列的偏序关系。

▶▶11.3.2 时段模式挖掘

前一节中描述的 SPM 方法仅处理时间点事件(即瞬时事件)。本节将介绍时段模式挖掘(Time-interval pattern mining,TIPM),这是一个相对较新的研究领域,旨在挖掘具有持续时间数据的事件(即事件有特定的开始时间和结束时间)。首先介绍主要概念和定义,之后针对几篇 TIPM 医疗领域的应用论文开展讨论。

11.3.2.1　概念和定义

在 TIPM 中,数据实例 S_i 表示时段事件序列:

$$S_i = \langle (e_1,s_1,f_1),(e_2,s_2,f_2),\cdots,(e_{|S_i|},s_{|S_i|},f_{|S_i|}) \rangle$$

e_j 表示有限字母集Σ中从开始时间 s_j 到结束时间 f_j 的一个特定事件。按照约定,事件 S_j 按照其开始时间进行排序[20],即 $S_j \leqslant S_{j+1}$,其中 $j \in \{1,\cdots\cdots,|S_i|-1\}$。连续事件的间隔不一定是不相交的(不要求 f_i 小于 S_{i+1})。时段事件在医学数据中大量出现,它们既可能是原始数据的一部分(例如癌症患者接受化疗的时间段),也可能是使用时域抽象法从数据中派生的数据。我们将在下面讨论这些数据。

时域抽象法(temporal abstractions,TA)是一种将原始数值时间序列变量转换为更高级别的定性形式的方法[43,44]。更具体地说,TA 将一个时间序列临床变量转换为一系列时段事件,其中每个事件代表时间序列的一个属性(例如相较于直接得到一系列血红蛋白测量值,TA 从中派生出"中度贫血 3 周"特征信息)。在文献[47]中可以找到在医学中使用时间抽象法的调查。最常用的 TA 类型有:

1. **趋势抽象法**:根据时间序列的局部趋势对时间序列进行分段,以捕获序列中的递增、递减或稳定的轨迹。趋势抽象法通常先用分段线性近似表示时间序列[24],然后根据拟合直线的斜率定义抽象结果。

2. **数值抽象法**:根据时间序列的数值对时间序列进行分段,每段建立对应的状态值(诸如低值、高值和正常值)。用于定义值抽象的阈值(例如认为血红蛋白的数值为"高"的阈值)既可以从医学专家处获得,也可以使用符号聚合近似法(symbolic aggregate approximation,SAX)[28]或持久化[33]等离散化技术从数据中自动提取。

图 11.2 显示了应用于血小板计数的趋势抽象法和数值抽象法的示例。下面,将描述如何结合基本的时间抽象创建时段模式,以便从患者数据中捕获复杂的多变量时间特征。

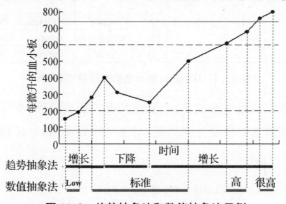

图 11.2　趋势抽象法和数值抽象法示例

　　相比时间点事件(即序列模式)定义时间的模式,时段事件的定义时间模式更为复杂。为说明这一点,我们考虑只描述两个事件之间的时间关系。如果事件是瞬时的,则关系可简单表示为:before、equals(同时)或 after;然而当事件时间是持续的,关系就变得复杂。通常时段关系是用 Allen 时间算子[3]进行描述的,主要包括以下 13 种关系:before、meets、overlaps、is-finished-by、contains、starts,以及这 6 类关系相应的反义词,加上 equals(参见图 11.3)共 13 种关系。

E_1 — E_2 —	E_1 before E_2	E_2 after E_1
E_1 — E_2 —	E_1 meets E_2	E_2 is-met-by E_1
E_1 — E_2 —	E_1 overlaps E_2	E_2 is-overlapped-by E_1
E_1 — E_2 —	E_1 is-finished-by E_2	E_2 finishes E_1
E_1 — E_2 —	E_1 icontains E_2	E_2 during E_1
E_1 — E_2 —	E_1 starts E_2	E_2 is-starterd-by E_1
E_1 — E_2 —	E_1 equals E_2	E_2 equals E_1

图 11.3　Allen 的时间关系

　　文献中提出了几种表示方法来描述多个时段事件组成的时间模式。这些表示方法包括嵌套 A1 模式法(nested A1 patterns)[23]、Höppner 表示法(Höppner's representaion)[20],时间序列知识表示法(time-series knowledge representation, TSKR)[31],区间边界序列模式法[55]和半区间序列模式法(semi-interval sequential patterns, SISP)[32]等。其中,由于 Höppner 表示法[20]明确、直观、易于解释,是当前最流行的表示方法。因此近年来几种 TIPM 方法都采用了 Höppner 表示法[7,8,34,37,54]。

　　根据 Höppner 的观点,时段模式 P 被定义为 $P=(\langle a_1\cdots,a_k\rangle,R)$,其中 $a_1,\cdots,a_k$ 是按归一化形式排序的模式时段事件①,而 R 为指定所有事件之间的 Allen 关系矩阵(即 $R_{i,j}$ 为事件 a_i 与事件 a_j 间的时间关系)。需要注意的是它只需指定每个事件和所有后续事件之间的关系(仅使用 R 的上三角矩阵),因为其他关系只是它们的倒数。图 11.4 显示了一个时段模式的示例$(\langle A,B,D\rangle,R_{1,2}=\text{overlaps},R_{1,3}=\text{before},R_{2,3}=\text{contains})$。

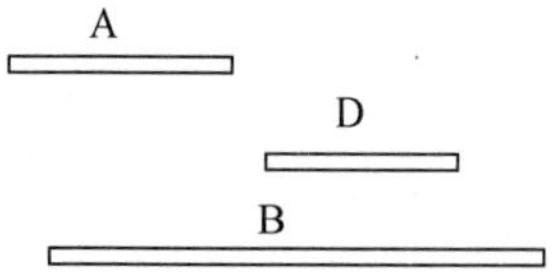

	A	B	D
A	Equals	**Overlaps**	**Before**
B	Overlapped-by	Equals	**Contains**
D	After	During	Equals

图 11.4　Höppner 表示法的时段模式示例

　　一旦定义了时段模式的表现形式,就可以定义模式的支持度(参见 11.3.1.1 节),并且设计挖掘频繁时段模式算法。需要注意的是,与序列模式类似,时段模式也遵循先验属性。

---

　　①　事件根据其开始时间、结束时间和值按递增索引进行排序。

例如如果图 11.4 中的模式是频繁的,那么它的所有子模式,例如($\langle B,D \rangle$,$R_{1,2}$=contains)都是频繁的。

11.3.2.2　医学应用

　　最近人们对应用 TIPM 处理 EHR 数据很感兴趣,原因是 EHR 数据的许多概念为无法使用 SPM 充分挖掘的时段事件。本节介绍在抽象数据中查找时间关联规则和频繁时段模式的方法,随后讨论一种挖掘简明的时间间隔模式集进行分类的方法,最后介绍一种有效的事件检测 TIPM 算法。

　　兴趣抽象的时域规则　Sacchi 等人[42]提出了一种从医学数据中挖掘时域关联规则的方法。在这种方法中,用户预先定义一组复杂兴趣模式,被称之为兴趣抽象(abstractions of interest,AoI),它们构成了规则构建的基础。$A \Rightarrow C$ 的挖掘规则方法指的是 A(前驱)是一组 AoIs,c(后继)是单个 AoI——称之为“Aprecedes(先于)c”。为了定义“precedes”关系,用户应该指定以下三个上下文相关的参数:(i)左移(left shift),指开始点 c 与 A 中模式最晚开始点的最大允许时间间隔;(ii)间隔(gap),指开始点 c 与 A 中模式最早结束点的最大允许时间间隔;(iii)右移(right shift),指结束点 c 与 A 模式中最早结束点的最大允许时间间隔(参见图 11.5)。一旦用户指定了 AoI 集合和“先于”关系的参数,一个类 apriori(apriori-like)算法就会搜索数据以找到强时域关联规则(即拥有高支持度和高置信度的规则)。作者应用该方法寻找血液透析过程中监测时间序列变量的时域规则,并从基因表达数据中重建基因调控关系。

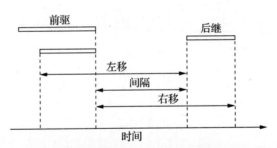

图 11.5　举例说明在前面关系中有两个兴趣抽象规则的三个参数

　　用于探索性分析的频繁时段模式　Moskovitch 和 Shahar[34]研究了挖掘抽象 EHR 数据中频繁发生时域模式所遇到的问题。该方法使用时域抽象法将原始的临床变量转换为时段事件,并使用 Höppner 表示法定义复杂的时段模式(参见图 11.4)。作者提出了一种名为karma-lego 的高效算法,用于构建包含所有频繁时段模式的枚举树(参见图 11.6 中的示例)。简单地说,该算法分为两个阶段运行:首先生成和建立所有 2 级频繁模式(由两个抽象组成)的索引,然后递归地将 2 级模式(2-sized patterns)扩展到更长的频繁模式树。作者将该方法应用于糖尿病患者的数据集,并开发了一个可视化工具方便探索和操作枚举树。

　　最小预测时域模式分类法　多数现有的 TIPM 方法[20,31,32,34,37,42,54,55]已经在无监督设置中生成所有频繁模式或找到强时域关联规则。与这些方法不同的是,Batal 等人[8]提出了一种挖掘时段模式的方法,这种模式是最有效的分类方法(例如很好地区分重症患者和普通患者的模式)。该方法应用于预测发生肝素诱导血小板减少症(HIT)风险的患者,HIT 是一种在接受肝素治疗患者中可能发生危及生命的情况[53]。

最小预测时域模式(minimal predictive temporal pattern,MPTP)挖掘框架试图找到一组最具预测类型变量能力的简洁模式集(例如患者是否会发生 HIT),同时在模式间包含低冗余。为了实现上述目标,MPTP 采用统计显著性检验,确保结果中每个模式预测类型标签的效果明显优于其所有子模式。例如模式 P＝"肝素治疗"先于"血小板减少"(给予肝素后血小板计数呈下降趋势),是预测 HIT 的 MPTP。与仅满足肝素摄入条件的人群、只满足血小板减少条件的人群以及数据中的整个人群相比,满足 P 的患者群体应该具有更高的 HIT率。一种直接挖掘 MPTP 的高效算法被提出来,该算法无需生成所有频繁时段模式(即算法采用剪枝策略,进一步减少频繁模式的搜索空间)。

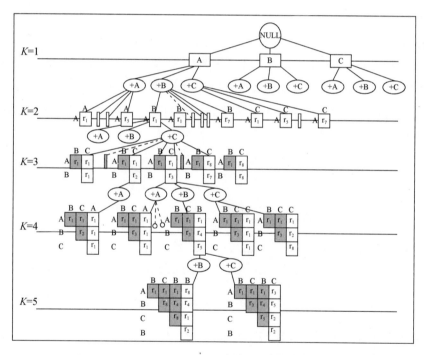

图 11.6　由 karma-lego 构建的枚举树(取自文献[34])

每个节点使用 Höppner 表示法表示时段模式(只显示时间关系矩阵的上三角矩阵)。级别 K 包含 K 个频繁时段模式。

不良事件检测的近期时域模式　Batal 等人[7]研究了应用 TIPM 尽早检测不良事件(如疾病或药物毒性的发作)的近期时域模式,在此设定中,不良事件与患者记录中的特定时间点相关(例如特定患者在住院的第五天出现药物不良反应)。研究目标是学习标示不良事件发展的时域模式,并使用这些模式来监测未来患者(即检测这种情况是否会发生在新病人身上)。

在事件检测中,临近事件发生之前所观察到的时域测量值通常是预测事件最重要的因素(例如最新的实验室值通常比旧的实验室值更能反映患者当前的健康状况)。为将决策的局部性融到 TIPM 中,作者引入了近期时域模式(recent temporal pattern,RTP)挖掘方法。该方法从事件发生前最近观察结果相关的频繁时段模式开始,在时间上后向挖掘频繁的时间间隔模式。由于采用了这种技术,那些延续到过去的模式对数据支持力度偏低,因此在挖掘过程中不会被考虑。

为了便于说明,参考图 11.7 中的示例,该示例显示了一个使用数值抽象法(参见 11.3.2.1节)对两个变量(肌酐 creatinine 和葡萄糖 glucose)进行抽象的 EHR 示例。例如,肌酐值从第 2 天到第 14 天"正常",之后"升高"。假设兴趣事件发生在例子的末尾(第 24 天的虚线)[①]。如果时段模式 P 在例子中是 RTP,则 P 的最后一个间隔应该"接近"例子的末尾(在特定时间间隙内),并且 P 的所有间隔应该彼此"接近"。例如假设最大时间间隙参数 g 为 3天。在 EHR 例子中模式"肌酐值正常,在葡萄糖值非常高之前"是一个 RTP,因为葡萄糖值非常高和例子结束之间的时间间隙小于 $g(24-23 \leqslant g)$,肌酐值正常和葡萄糖值非常高间的时间间隙也小于 $g(16-14 \leqslant g)$。另一方面,模式"葡萄糖值高,在葡萄糖值正常之前"不是一个 RTP,因为葡萄糖值正常与记录结束之间的时间间隙大于 $g(24-9 > g)$。

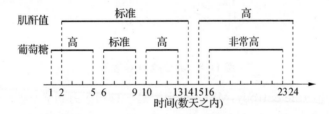

图 11.7　使用数值抽象法对两个变量(肌酐和葡萄糖)进行抽象的 EHR 示例

通过对包含 13 000 多个成人糖尿病患者记录的大规模数据进行 RTP 挖掘评价发现,该方法在发现时段模式方面具有优势,而这些模式对于检测和诊断与糖尿病相关的疾病(如心脏病、肾脏或神经系统疾病)具有重要意义。此外,结果还表明,与现有的 TIPM 方法相比,RTP 挖掘的可扩展性更强。

11.4　传感器数据分析

在前一节中讨论的 TPM 方法主要用于医疗健康领域,用于挖掘观察性 EHR 数据,而这些数据通常是异构的、不定期采样的和稀疏的。在本节中,我们将介绍用于分析传感器健康数据(如生理参数、脑电图信号等)的方法。与 EHR 数据不同的是,传感器数据通常以数

---

① 为了学习模式,我们只考虑事件发生时为止的 EHR 实例。

字时间序列(单变量或多变量)的形式表示,这些时间序列是在固定时段高频测量得到的,因此用于分析传感器数据的技术与用于分析 EHR 数据的技术是不同的。接下来我们将介绍几种成功应用于医疗传感器数据的信号处理和时间序列分析方法。

小波变换(wavelet transform)是一种流行的信号处理技术,它将信号从时域映射到一个时频联合域(即显示频率内容的同时保持时间局部特性)。通常小波使用扩张窗口对信号进行多分辨率分析,这样宽窗口提供较好的频率分辨率(和较差的时间分辨率),窄窗口提供较好的时间分辨率(和较差的频率分辨率)。在医疗领域,小波广泛应用于心电图信号分析,用于检测不同类型的心律失常(主要指危险的和可能导致死亡的异常心脏收缩率)。一个典型的心电信号特征由每个心脏搏动相关联的周期性波形构成,其由以下几个重要感知点组成:P、Q、R、S 和 T(见图 11.8)。心律失常在观察到的心电图信号中表现为变形或不规则波形。Joshi 等人[22]将小波变换和支持向量机制应用于心律失常的检测。Kim 和 Yang[25]使用小波和神经网络研究心电图特征:首先利用小波变换对信号进行预处理,然后利用反向传播算法进行分类。

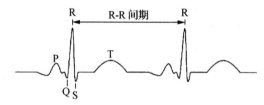

图 11.8　典型的 ECG 波形

多尺度熵(Multiscale entropy,MSE)分析[14]是一种用于分析多(时间)尺度上具有相关性信号复杂度的方法。MSE 的应用基于如下观察结果:真实世界复杂系统的输出并不是完全规律和完全随机这种两种极端情况,相反,这样的系统通常会表示为在多时间尺度上具有长期相关性的结构。在文献[5]中,将 MSE 应用于三种生理信号(心率、血压和肺活量)以区分健康受试者和慢性心力衰竭受试者,结果表明,MSE 能够在两个人群间产生具有统计学意义的差异。

分形几何是一种描述定量特征和描述复杂对象的工具。分形是指在不同尺度下看起来相似的一组对象(它们是埋藏在原始对象深处的自身复制品)。Paramanathan 和 Uthayakumar[38]将分形分析应用到脑电图时间序列数据分析中,发现每个电极位置的分形图案对于分析和理解不同的脑活动信号很有用。

独立成分分析(independent component analysis,ICA)是一种通过假设一个多元信号的子成分是非高斯(non-Gaussian)信号并且在统计上彼此独立,将多元信号分离为一组可加子成分的计算方法。在文献[30]中,Melissant 等人使用 ICA 检测标示阿尔茨海默病的脑电图模式。在分类之前,通常先用 ICA 从脑电图信号中去除不想要的伪影。实验表明,该预处理提高了分类准确率,特别是针对处于疾病初始阶段的患者。此外,ICA 还应用于功能性磁共振成像(fMRI)数据。fMRI 是一种功能性神经成像程序,它使用 MRI 技术来测量由于刺激而引起的脑内血流动力学变化(血液流动的变化)。数据可以被看作一个四维(三维空间＋时间)数据立方体(又称之为体素)。Esposito 等人[16]将 ICA 用于 fMRI 数据以揭示大脑活动模式的信号变化模式,并使用两种独立成分分析方法:空间独立成分分析和时间独立成分分析。利用基于 Pearson 相关系数的时、空相似性度量方法对数据进行聚类,这种方法的主要优点是利用多个特定个体模式共性的同时,解决了测量响应的主体间变异性。实验证明了该方法在提取有意义的活动和功能连接组方面的有效性。

11.5　其他时域建模方法

本节描述了一些最新的医疗健康数据时间维度建模方法,与前几节讨论的方法相比,这些方法使用了其他策略。本节概述了三种不同的方法:第一个方法使用优化框架提取事件模式,这些事件模式总结了 EHR 数据中(在卷积意义上)的重要时间关系;第二种方法是通过对与查询具有相似时间轨迹的患者进行推理(基于案例的推理)来达到患者预后的目的;第三种方法使用多任务回归来预测未来多个时间点的疾病进展(使用时间平滑假设进行预测)。

▶▶11.5.1　卷积事件模式发现

Wang 等人[52]提出了一种非负矩阵分解框架,该框架使用卷积方法来发现 EHR 数据中的时间模式。这种方法将每个患者的记录建模为一个图像矩阵,其中 x 轴对应时间戳,y 轴对应事件类型。如果第 i 个事件发生在 j 时刻,患者矩阵元素(i, j)为 1;否则为 0。需注意的是,这种方法只处理二进制事件值(例如它只对是否为患者安排了特定的实验室测试进行建模,而不对其实际值进行建模)。

基于此矩阵,作者提出了一种名为单边卷积非负矩阵因子分解(one-sided convolutional non-negative matrix factorization,OSC-NMF)的方法。该方法假设每个患者矩阵是由时间轴上一组时域模式矩阵的叠加和级联产生的,由于卷积只发生在时间轴上,而不发生在事件轴上,所以这种方法被称为单边卷积。图 11.9 给出了单边卷积过程的直观图示,其中底部图像(患者矩阵)通过左上角模式和右上角的时间向量单边卷积得到的。

为分解卷积,作者提出了最小化卷积矩阵和原始病人矩阵间的 β-散度值②,此方法为了获得非负约束下最优模式矩阵。此外,他们还提出了一种乘法更新过程来解决优化问题,并证明了其收敛性。

---

② β-散度是一系列代价函数,包含各种常见度量,例如欧几里得距离和特殊情况下的 KL-散度。

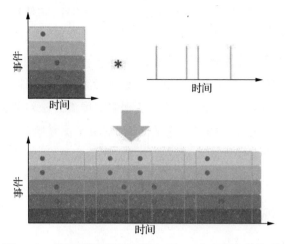

图 11.9　单边卷积的图示（摘自 Wang 等人的文献[52]）

OSC-NMF 已经在 EHR 数据集上进行了测试评估,该数据集包含了一年时间内收集的大约 21 000 名糖尿病患者的记录。评估是在一个分类设置中进行的,在此分类设置中,患者被分为以下三组:(ⅰ)无并发症的患者,(ⅱ)有慢性疾病并发症的患者,以及(ⅲ)有急性并发症的患者。结果表明,与只使用聚合特性而不考虑任何时域信息的简单基线相比,将 OSC-NMF 模式作为分类的附加特性可以提高性能。在一项与其相关的工作中,Lee 等人[27]使用 OSC-NMF 进行探索性分析,将医疗资源利用与糖尿病并发症的时间模式联系起来,以便更好地了解疾病严重程度与护理间的关系。

▶▶11.5.2　基于案例推理的病情预断

Nilsson 等人[35]介绍了一种临床决策支持系统,它帮助临床医生发现呼吸性窦性心律失常患者。他们使用小波变换(见 11.4 节)从序列中提取模式的方法,将它们与存储在数据库中的预分类案例进行相似度匹配。通过单个小波系数来实现案例的匹配。作者认为,较小的振荡通常更有助于发现信号中的不规则性,因此他们将更高的权重赋给更高的频带。具体来说,频带权重 ψ 定义如下:

$$W(\psi) = \frac{1}{2^{\psi}}$$

他们也尝试用傅立叶变换来提取模式,然而与使用小波相比,这样做降低了 20% 的检测率。

Sun 等人[49]提出了一种利用一组相似患者的健康状况的时间轨迹,来预测 ICU 患者未来健康状况的挖掘系统。该系统主要包括以下几个部分:

1. **特征提取**:利用小波变换和滑动窗口进行特征计算。更具体地说,每个滑动窗口上的每个 ICU 患者的原始生理参数都被转换成对应顶部 k 个小波系数的特征向量。
2. **离线数据分析**:该组件包括在患者相似性上下文中执行指标学习,并应用后续聚类促进在线数据分析的快速执行。为了捕捉相似标识,作者开发一种度量学习方法,称为局部监督度量学习。这种方法充分利用标记数据来学习距离度量,该距离度量可以最大化类内紧凑性(具有相同标记的患者聚在一起)和类间分散性(具有不同标记的患者分隔很远)。

3. **在线数据分析**:该组件基于相似患者的轨迹来评估查询患者的预后情况。当出现一个新的查询患者,且该患者在决策点之前有可用的观察结果时,系统执行以下步骤:(ⅰ)提取查询患者的特征;(ⅱ)检索相似患者的一个参考子集;(ⅲ)在查询患者和每个参考患者间实现时域配准,以识别参考患者历史记录中最佳匹配查询患者评估窗口的区域;(ⅳ)使用检索到的和已"正确配准"的参考患者的观察结果,来预测查询患者的预后。最后应用回归模型解释在预锚/决策点观察结果中患者的特征差异。

该系统在 MIMIC II 数据库(见 11.6 节)上进行了测试,该数据库包括 ICU 患者的生理波形和临床资料,并针对该数据库中 1 500 名患者进行了研究,将其分为两组:(ⅰ)急性低血压发作(Acute Hypotensive Episode,AHE)的患者;(ⅱ)没有发生急性低血压的患者。实验表明,与无监督学习方法相比,使用有监督学习可以提高分类和检索性能。

▶▶11.5.3　疾病进展的建模

Zhou 等人[59]提出了一种预测疾病进展的方法,并将其应用于预测阿尔茨海默病(Alzheimer's disease,AD)的进展。由于 AD 的明确诊断需要尸检证明,因此采用包括微型心理状态检查(mini mental state examination,MMSE)和阿尔茨海默病评估量表(Alzheimer's disease assessment scale cognitive subscale,ADAS-cog)在内的认知测量方法来评估患者的认知状态,即以 MMSE 和 ADAS-cog 作为临床诊断"可能的 AD"的标准。

该问题可表述为多任务回归,其中将每个时间点的认知得分(MMSE 或 ADAS-cog)预测作为一个任务。具体来说,表单的数据是 $\{(x_1,y_1),\cdots,(x_n,y_n)\}$,其中 $x_i \in \mathbf{R}^d$ 是第 i 个病人特征(例如其神经图像和基线临床评估),$y_i \in \mathbf{R}^d$ 是在未来不同时间对应的临床评分。其目标是通过数据了解如何预测新患者的未来临床评分(例如预测 ADAS-cog 在 6 个月后、12个月后的值等)。

为了获取不同任务在不同时间点之间的内在联系,在模型中加入了时间平滑先验。该先验惩罚了相邻时间点预测大的偏差,并得到以下公式:

$$\min_{W} \| XW - Y \|_F^2 + \lambda_1 \| W \|_F^2 + \lambda_2 \sum_{i=1}^{t-1} \| w^i \times w^{i+1} \|_2^2$$

其中,$\boldsymbol{X} = [x_1,\cdots,x_n]^T \in \mathbf{R}^{n \times d}$ 是数据矩阵,$\boldsymbol{Y} = [y,\cdots,y_n]^T \in \mathbf{R}^{n \times t}$ 是目标矩阵,$\boldsymbol{W} = [W_1,\cdots,W_n]^T \in \mathbf{R}^{d \times t}$ 是权重矩阵(用于线性模型预测),$\| \cdot \|_F$ 是矩阵的弗罗贝尼乌斯范数(the Frobenius norm)。值得注意的是,作者发现前两项最小的权重矩阵对应了标准岭回

归模型,该模型假设不同时间点的任务相互独立。通过添加最后一个矩阵,任务变得不独立,$\lambda_2 \geq 0$ 是一个控制时间平滑性假设的正则化参数。此外,作者提出了使用时域组套索正则化法($\ell_{2,1}$-范数惩罚)进行特征选择的方法,以确保回归模型在不同时间点共享一套共同的特性。实验评价结果表明,与学习独立模型相比,该方法能更好地获取 AD 的进展趋势,而且利用时域组套索法识别的特征与已有 AD 研究结果一致。

在一项相关的研究中,Zhang 等人[58]通过学习如何预测轻度认知障碍(mild cognitive impairment,MCI)患者的未来临床变化研究 AD 进展,包括定性变化(即从 MCI 到 AD 的转换)和定量变化(即 MMSE 和 ADSE-cog 的认知得分)。作者提出了一种跨多个时间点联合选择 AD 相关脑区的特征选择方法。具体来说,针对每个时间点使用图像数据和相应的临床评分,加上额外的"组正则化",将跨越多个时间点的相同脑区域对应的权重组合在一起后,共同训练稀疏线性回归模型。之后提取纵向特征,组合所选脑区域的特征进行预测(采用多核支持向量机进行分类)。该方法对 88 例 MCI 受试者进行评估,结果表明,与其他传统基线法相比,该方法在预测 MCI 患者未来临床变化方面具有更好的效果。

11.6 资源

PhysioNet(http://www.physionet.org)对医疗数据时域数据挖掘感兴趣的研究人员来说,是一个很好的资源。PhysioNet 是 PhysioBank 和 PhysioToolkit 的门户。前者是一个庞大且不断增长的数字化档案,记录了大量特征完善的生理信号及相关时域医疗保健数据集;而后者是数据分析和挖掘算法库。

PhysioBank 目前拥有超过 50 个来自不同医疗领域的公共数据集③。这些数据集有:

1. **MIMIC Ⅱ 临床数据库**:该数据集包含 32536 例临床记录。这些记录包含实验室检测结果、药物、ICD-9 诊断编码、入院记录、出院小结等。许多记录是一个患者的多次 ICU 入院记录,包括相邻两次 ICU 入院记录之间的可用病史记录。

2. **MIMIC Ⅱ 波形数据库**:该数据集包含大约 13500 名 ICU 患者的记录。记录集包括数字化信号,如心电图、动脉血压、呼吸和脉搏血氧测量,此外还包括在 ICU 病房治疗期间的生命体征时间序列。

3. **心电图数据集**:这些数据集包含已标记的心电图信号,用于研究不同心脏病类型相关的心律失常检测,如充血性心力衰竭和心房颤动。

4. **神经电数据集**:这些数据集包含用于评估各种认知功能的脑电图记录和其他大脑信号。

---

③ NIH 向 PhysioBank 提供支持允许免费访问这些数据库。

5. 步态与平衡数据库：这些数据库包含步态间隔（gait cycle duration）的时间序列，用于研究患有神经退行性疾病（如帕金森疾病）受试者的步态动力学。

PhysioToolkit 包含用于处理、可视化和分析生理、生物医学信号的开源算法。这些算法分为几大类，包括：生理信号处理（例如心电图 QRS 探测器或血压脉搏检测器）、通用信号处理（例如线性和非线性滤波器）、时间序列的频域分析（傅立叶和其他谱密度估计算法）和非线性时间序列的分析（例如多尺度熵分析和多重分形分析）。这些算法的统一主题是从生物医学信号中提取"隐藏"信息，并且这些信息可能在医学上具有诊断/预断病情价值，或者在基础研究中具有解释性/预测性。

11.7　总结

目前，医院收集的大量数据推动了从数据中提取有用和可操作知识的高级数据挖掘方法的发展。大多数医疗数据包含时间信息（例如按时间记录的实验室值和用药信息），因此挖掘算法必须充分表示数据的时域维度，以便发现有意义的模式，这些模式潜在地增强我们对疾病表现、进展和治疗反馈的认识。

在本章中，我们对医疗健康数据的时域数据挖掘方法进行了讨论和总结。首先讨论在医学事件（如药物和药物不良反应）之间寻找简单的成对时域关联方法，这些方法通常用于假设潜在的因果关系。之后我们讨论了用于发现电子健康档案中更复杂时间关系的时域模式挖掘方法，这些方法将数据实例（例如患者记录）表示为事件序列（例如诊断、治疗过程或实验室值的抽象），并寻找有用的时域模式（无论是顺序模式还是时段模式）进行各种数据挖掘任务，包括时域规则提取（例如描述医学事件间复杂的时间依赖性）、分类（例如区分患病患者和健康患者）、事件检测（例如疾病的早期检测）、数据汇总（例如总结最常见的医疗实践）或异常检测（例如识别偏离规范的实例）。我们还讨论了分析医疗传感器数据的方法，如生理、心电图、脑电图和功能磁共振成像信号，这些方法通常采用信号处理技术从高频信号中提取隐藏信息。最后，我们讨论了卷积事件模式发现、案例推理和疾病进展预测的方法。

尽管在挖掘和理解医疗数据方面取得了进展，但这一领域的研究和从业人员仍面临一些挑战。在接下来的章节中，我们将探讨面临的主要挑战，并指出未来的研究方向。

- **数据的海量性**：一个基本的挑战是如何扩展数据挖掘算法处理目前收集和存储的大量医疗健康数据。这需要研究新的数据挖掘技术，更好地利用分布式架构和并行计算等大数据技术处理爆炸式的数据，此外由于医疗数据在不断扩大（通过为患者增加新的实验室结果或心电图信号），我们需要能以低成本"动态"更新学习模型/模式方法，而不是重新学习整个数据。因此使用在线学习或流数据挖掘（例如从数据流[29]中挖掘时域模式）的方法可能会在医疗领域更流行。

- **数据的多样性**：医疗健康数据是多模式/多源数据的典型例子，包括：人口结构、测量值（例如实验室值）、传感器时间序列、文本报告（由医生或护士撰写的检查报告）、医学图像（例如 X 射线或 MRI 图像）和基因表达数据等。研究出能够理解和挖掘不同形式的医疗数据方法对于推进个性化医疗非常重要。例如最近有几项研究将 DNA 生物信息库与 EHR 数据相结合，以改进遗传风险评估、预防、诊断和治疗④。

- **不精确的真相**：医疗健康数据的挖掘经常会因为不能获得精确数据而受到影响[45]。例如学习疾病早期检测的任务通常假设有标记良好的数据，这些数据标明了不同患者的疾病在体内出现的时间，然而在现实生活中，获取这些数据是很困难的，因为医生只能根据他们的经验和病人接受检查的频率来估计患病的时间。此外，数据可能包含误诊实例（即不正确的标签）。因此数据挖掘方法对数据噪声的抗干扰能力是非常重要的。

- **数据偏向性**：医生不可能在他们的病人身上尝试不同的治疗方案以达到探索的目的。因此历史数据往往倾向于包含自然的偏向，这些偏向是由患者接受治疗的方式所驱动的[45]，这可能不是最优的（例如在某些情况下过于保守）。因此如果我们只是单纯地挖掘数据，我们将无法学到更有效、更个性化的治疗方案。一个重要的研究方向是设计计算方法，能够模拟替代性连续临床决策方案，同时获取医疗系统中各部分的冲突与合作[11]。在降低成本和提高患者预后方面，这种模拟模型可能比"常规治疗"方法更能改善决策。

- **解释和知识发现**：在医疗健康应用中，了解数据挖掘的结果尤为重要。例如对于临床实践中使用的决策支持系统，其输出（无论是预测还是推荐操作）必须方便领域专家解释，以便用现有的医学知识进行验证。因此基于时域模式挖掘（第 11.3 节）的方法在医学上经常受到青睐，因为它们以一种直观的和易于用户理解的形式呈现所发现的知识。然而由于这些方法搜索了大量可能的模式，自然会遇到多重比较问题[10]，这可能导致最终结果中的错误发现。这里要注意的是搜索空间越大，报告出错的机会就越大。例如考虑顺序模式和时间注释序列（time-annotated sequences，TAS）[12]之间的比较（在 11.3.1.2 节中有解释）：TAS 比序列模式更有表现力（即 TAS 可以代表更复杂的时间概念），然而 TAS 的搜索空间远远大于序列模式的搜索空间，它们更容易出现错误发现。因此为了选择合适的模式语言，在设计挖掘算法时引入领域知识是非常重要的。此外自动模式发现的结果必须被看作是假设的、探索性的，并经过仔细验证分析（包括统计和临床）后才能用于实际应用。

---

④　参见 eMERGE 网络：http://emerge.mc.vanderbilt.edu/

参考文献

［1］R. Agrawal, T. Imielinski, and A. Swami. Mining Association Rules between Sets of Items in Large Databases. In *Proceedings of the International Conference on Management of Data (SIGMOD)*, 1993.

［2］R. Agrawal and R. Srikant. Mining Sequential Patterns. In *Proceedings of the International Conference on Data Engineering (ICDE)*, 1995.

［3］F. Allen. Towards a General Theory of Action and Time. *Artificial Intelligence*, 23:123 – 154, 1984.

［4］R. Amarasingham, L. Plantinga, M. Diener-West, D. Gaskin, and N. Powe. Clinical Information Technologies and Inpatient Outcomes: A Multiple Hospital Study. *Archives of Internal Medicine*, 169(2), 2009.

［5］L. Angelini, R. Maestri, D. Marinazzo, L. Nitti, M. Pellicoro, G. D. Pinna, S. Stramaglia, and S. Tupputi. Multiscale Analysis of Short Term Heart Beat Interval, Arterial Blood Pressure, and Instantaneous Lung Volume Time Series. *Artificial Intelligence in Medicine*, 41:237 – 250, 2009.

［6］E. Baralis, G. Bruno, S. Chiusano, V. Domenici, N. Mahoto, and C. Petrigni. Analysis of Medical Pathways by Means of Frequent Closed Sequences. *Knowledge-Based and Intelligent Information and Engineering Systems*, 6278:418 – 425, 2010.

［7］I. Batal, D. Fradkin, J. Harrison, F. Moerchen, and M. Hauskrecht. Mining Recent Temporal Patterns for Event Detection in Multivariate Time Series Data. In *Proceedings of the International Conference on Knowledge Discovery and Data Mining (SIGKDD)*, 2012.

［8］I. Batal, H. Valizadegan, G. F. Cooper, and M. Hauskrecht. A Temporal Pattern Mining Approach for Classifying Electronic Health Record Data. *ACM Transaction on Intelligent Systems and Technology (ACM TIST)*, *Special Issue on Health Informatics*, 2013.

［9］A. Bate, M. Lindquist, I. R. Edwards, S. Olsson, R. Orre, A. Lansner, and R. M. de Freitas. A Bayesian Neural Network Method for Adverse Drug Reaction Signal Generation. *European Journal of Clinical Pharmacology*, 54(4):315 – 321, 1998.

［10］Y. Benjamini and Y. Hochberg. Controlling the False Discovery Rate: A Practical and Powerful Approach to Multiple Testing. *Journal of the Royal Statistical Society. Series B (Methodological)*, pages 289 – 300, 1995.

［11］C. Bennett and K. Hauser. Artificial Intelligence Framework for Simulating Clinical Decision-Making: A Markov Decision Process Approach. 1, 2013.

［12］M. Berlingerio, F. Bonchi, F. Giannotti, and F. Turini. Time-Annotated Sequences for Medical Data Mining. In *Proceedings of the 7th IEEE International Conference on Data Mining*, 2007.

［13］K. Booth and GeorgeLueker. Testing for the Consecutive Ones Property, Interval Graphs, and Graph

Planarity Using PQ-Tree Algorithms. *Journal of Computer and System Sciences*, 13(3): 335 – 379, 1976.

[14] M. Costa, A. L. Goldberger, and C. -K. Peng. Multiscale Entropy Analysis of Biological Signals. *Physical Review. E*, 71, 2005.

[15] W. DuMouchel. Bayesian Data Mining in Large Frequency Tables with an Application to the FDA Spontaneous Reporting System. *The American Statistician*, 53(3):177 – 190, 1999.

[16] F. Esposito, T. Scarabino, A. Hyvarinen, J. Himberg, E. Formisano, S. Comani, G. Tedeschi, R. Goebel, E. Seifritz, and F. D. Salle. Independent Component Analysis of fMRI Group Studies by Self-Organizing Clustering. *NeuroImage*, 25(1):193 – 205, 2005.

[17] S. J. Evans, P. C. Waller, and S. Davis. Use of Proportional Reporting Ratios (PRRs) for Signal Generation from Spontaneous Adverse Drug Reaction Reports. *Pharmacoepidemiology and Drug Safety*, 10(6):483 – 486, 2001.

[18] L. Geng and H. J. Hamilton. Interestingness Measures for Data Mining: A Survey. *ACM Computing Surveys*, 38(3): Article 9, 2006.

[19] D. A. Hanauer and N. Ramakrishnan. Modeling Temporal Relationships in Large Scale Clinical Associations. *Journal of the American Medical Informatics Association*, 20(2):332 – 341, 2013.

[20] F. Höppner. Discovery of Temporal Patterns. Learning Rules about the Qualitative Behaviour of Time Series. In *Proceedings of the European Conference on Principles of Data Mining and Knowledge Discovery (PKDD)*, 2001.

[21] H. Jin, J. Chen, H. He, G. J. Williams, C. Kelman, and C. M. O'Keefe. Mining Unexpected Temporal Associations: Applications in Detecting Adverse Drug Reactions. *IEEE Transactions on Information Technology in Biomedicine*, 12(4):488 – 500, 2008.

[22] A. Joshi, A. Rajshekhar, S. Chandran, S. Phadke, V. Jayaraman, and B. Kulkarni. Arrhythmia Classification Using Local Holder Exponents and Support Vector Machine. In *Proceedings of Pattern Recognition and Machine Intelligence*, 2005.

[23] P. -S. Kam and A. W. -C. Fu. Discovering Temporal Patterns for Interval-Based Events. In *Proceedings of the International Conference on Data Warehousing and Knowledge Discovery (DaWaK)*, 2000.

[24] E. Keogh, S. Chu, D. Hart, and M. Pazzani. Segmenting Time Series: A Survey and Novel Approach. Data Mining in Time Series Databases, World Scientific Publishing, 1993.

[25] M. S. Kim and H. Yang. A Study of ECG Characteristics by Using Wavelet and Neural Networks. In *Proceedings of the IEEE International Conference on Computer Systems and Applications*, 2007.

[26] J. Klema, L. Novakova, F. Karel, O. Stepankova, and F. Zelezny. Sequential Data Mining: A Comparative Case Study in Development of Atherosclerosis Risk Factors. *IEEE Transactions on Systems, Man, and Cybernetics, Part C*, 38(1):3 – 15, 2008.

[27] N. Lee, A. Laine, J. Hu, F. Wang, J. Sun, and S. Ebadollahi. Mining Electronic Medical Records to Explore the Linkage between Healthcare Resource Utilization and Disease Severity in Diabetic

Patients. In *Proceedings of the First IEEE International Conference on Healthcare Informatics, Imaging and Systems Biology*, 2011.

[28] J. Lin, E. J. Keogh, S. Lonardi, and B. Y. chi Chiu. A Symbolic Representation of Time Series, with Implications for Streaming Algorithms. In *Proceedings of the SIGMOD Workshop on Research Issues in Data Mining and Knowledge Discovery*, 2003.

[29] A. Marascu and F. Masseglia. Mining Sequential Patterns from Data Streams: A Centroid Approach. *Journal of Intelligent Information Systems*, 27(3):291–307, 2006.

[30] C. Melissant, A. Ypma, E. E. Frietman, and C. J. Stam. A Method for Detection of Alzheimer's Disease Using ICA-enhanced EEG Measurements. *Artificial Intelligence in Medicine*, 33(3):209–222, 2005.

[31] F. Moerchen. Algorithms for Time Series Knowledge Mining. In *Proceedings of the International Conference on Knowledge Discovery and Data Mining (SIGKDD)*, 2006.

[32] F. Moerchen and D. Fradkin. Robust Mining of Time Intervals with Semi-Interval Partial Order Patterns. In *Proceedings of the SIAM International Conference on Data Mining (SDM)*, 2010.

[33] F. Moerchen and A. Ultsch. Optimizing Time Series Discretization for Knowledge Discovery. In *Proceedings of the International Conference on Knowledge Discovery in Data Mining (SIGKDD)*, 2005.

[34] R. Moskovitch and Y. Shahar. Medical Temporal-Knowledge Discovery via Temporal Abstraction. In *Proceedings of the American Medical Informatics Association (AMIA)*, 2009.

[35] M. Nilsson, P. Funk, and N. Xiong. Clinical Decision Support by Time Series Classification using Wavelets. In *Proceedings of the 7th International Conference on Enterprise Information Systems*, 2005.

[36] G. Norén, J. Hopstadius, A. Bate, K. Star, and I. Edwards. Temporal Pattern Discovery in Longitudinal Electronic Patient Records. *Data Mining and Knowledge Discovery*, 20(3):361–387, 2010.

[37] P. Papapetrou, G. Kollios, S. Sclaroff, and D. Gunopulos. Discovering Frequent Arrangements of Temporal Intervals. In *Proceedings of the International Conference on Data Mining (ICDE)*, 2005.

[38] P. Paramanathan and R. Uthayakumar. Detecting Patterns in Irregular Time Series with Fractal Dimension. In *International Conference on Computational Intelligence and Multimedia Applications*, volume 2, pages 323–327, 2007.

[39] D. Patnaik, P. Butler, N. Ramakrishnan, L. Parida, B. J. Keller, and D. A. Hanauer. Experiences with Mining Temporal Event Sequences from Electronic Medical Records: Initial Successes and Some Challenges. In *Proceedings of the 17th ACM SIGKDD International Conference on Knowledge Discovery and Data Mining*, 2011.

[40] J. Pei, J. Han, B. Mortazavi-Asl, H. Pinto, Q. Chen, U. Dayal, and M. Chun Hsu. PrefixSpan: Mining Sequential Patterns Efficiently by Prefix-Projected Pattern Growth. In *Proceedings of the International Conference on Data Engineering (ICDE)*, 2001.

[41] J. Pei, J. Han, and W. Wang. Constraint-based Sequential Pattern Mining: The Pattern-growth Methods. *Journal of Intelligent Information Systems*, 28:133 - 160, 2007.

[42] L. Sacchi, C. Larizza, C. Combi, and R. Bellazzi. Data mining with Temporal Abstractions: Learning Rules from Time Series. *Data Mining and Knowledge Discovery*, 2007.

[43] Y. Shahar. A Framework for Knowledge-Based Temporal Abstraction. *Artificial Intelligence*, 90:79 - 133, 1997.

[44] Y. Shahar. Timing Is Everything: Temporal Reasoning and Temporal Data Maintenance in Medicine. In *Artificial Intelligence in Medicine*, volume 1620 *of Lecture Notes in Computer Science*, pages 30 - 46, 1999.

[45] D. Sow, D. Turaga, and M. Schmidt. Mining of Sensor Data in Healthcare: A Survey. In *Managing and Mining Sensor Data*, pages 459 - 504. Springer, 2013.

[46] R. Srikant and R. Agrawal. Mining Sequential Patterns: Generalizations and Performance Improvements. In *Proceedings of the International Conference on Extending Database Technology (EDBT)*, 1996.

[47] M. Stacey and C. McGregor. Temporal Abstraction in Intelligent Clinical Data Analysis: A Survey. *Artificial Intelligence in Medicine*, 39(1):1 - 24, 2007.

[48] M. Suling and I. Pigeot. Signal Detection and Monitoring Based on Longitudinal Healthcare Data. *Pharmaceutics*, 4(4):607 - 640, 2012.

[49] J. Sun, D. Sow, J. Hu, and S. Ebadollahi. A System for Mining Temporal Physiological Data Streams for Advanced Prognostic Decision Support. In *Proceedings of the* 10*th International Conference on Data Mining*, 2010.

[50] N. Tatti. Maximum Entropy Based Significance of Itemsets. *Knowledge and Information Systems*, 17(1):57 - 77, 2008.

[51] E. P. van Puijenbroek, A. Bate, H. G. Leufkens, M. Lindquist, R. Orre, and A. C. Egberts. A Comparison of Measures of Disproportionality for Signal Detection in Spontaneous Reporting Systems for Adverse Drug Reactions. *Pharmacoepidemiology and Drug Safety*, 11(1):3 - 10, 2002.

[52] F. Wang, N. Lee, J. Hu, J. Sun, and S. Ebadollahi. Towards Heterogeneous Temporal Clinical Event Pattern Discovery: A Convolutional Approach. In *Proceedings of the* 18*th ACM SIGKDD International Conference on Knowledge Discovery and Data Mining*, 2012.

[53] T. Warkentin. Heparin-Induced Thrombocytopenia: Pathogenesis and Management. *British Journal of Haematology*, 121:535 - 555, 2000.

[54] E. Winarko and J. F. Roddick. ARMADA — An Algorithm for Discovering Richer Relative Temporal Association Rules from Interval-based Data. *Data and Knowledge Engineering*, 63:76 - 90, 2007.

[55] S.-Y. Wu and Y.-L. Chen. Mining Nonambiguous Temporal Patterns for Interval-Based Events. *IEEE Transactions on Knowledge and Data Engineering*, 19:742 - 758, 2007.

[56] X. Yan, J. Han, and R. Afshar. CloSpan: Mining Closed Sequential Patterns in Large Datasets. In *Proceedings of the SIAM International Conference on Data Mining (SDM)*, 2003.

[57] M. J. Zaki. SPADE: An Efficient Algorithm for Mining Frequent Sequences. *Machine Learning*, 42: 31 - 60, 2001.

[58] D. Zhang and D. Shen. Predicting Future Clinical Changes of MCI Patients Using Longitudinal and Multimodal Biomarkers. *PLoS One*, 7, 2012.

[59] J. Zhou, L. Yuan, J. Liu, and J. Ye. A Multi-Task Learning Formulation for Predicting Disease Progression. In *Proceedings of the 17th ACM SIGKDD International Conference on Knowledge Discovery and Data Mining*, 2011.

第 12 章

医疗健康的可视化分析

David Gotz

北卡罗来纳州大学教堂山分校信息与科学图书馆学院

北卡罗来纳州教堂山

gotz@ unc.edu

Jesus Caban

美国国家无畏精神卓越中心（NICoE）

沃尔特里国家军事医学中心

马里兰州贝塞斯达

Jesus.j.caban.civ@ health.mil

Annie T. Chen

北卡罗来纳大学教堂山分校信息与科学图书馆学院

北卡罗来纳州教堂山

atchen@ email.unc.edu

12.1　简介

　　可视化分析是一门将交互式可视化界面与分析技术集成在一起，并通过了系统开发，对复杂的数据进行分析和推理的科学。随着与健康相关的信息以前所未有的速度持续增长，人类迫切需要研究出利用人机交互和图形界面来支持大数据分析的有效方法。这种需求在医疗健康组织中尤为明显，因为从数据到信息到知识的转化可能导致不同的诊断和解释。

　　信息过载指同时分析大量变量而超出了人类认知极限的问题。信息过载可能导致对数据的错误解释、对适度变化的遗漏以及因缺失值或噪声元素产生的混杂。任何大数据集都包括客观测量、冗余数据、无关变量、错误值、非标准化数据、缺失元素和主观评估。数据的多模态、异构和不确定属性，给用户获取并理解信息带来了巨大挑战。随着医疗中心、诊所和小型临床实践办公室采用健康信息技术（health information technology, HIT）并加入电子健康信息交换（health information exchange, HIE）计划，临床医生可用的数据量呈现前所未有的庞大，这可能导致信息过载。

　　心理学研究表明，人类可以正确地分析至多四个变量，这个上限随着变量关系复杂性的增加而降低[42]。在评估许多疾病时，临床医生将获得包含数百个临床和诊断变量的数据集。为了能够评估患者，临床医生会无意识地采用降维方法，例如分割或概念组块。分割是指将问题分解为不超过人工处理能力的较小组成部分,而概念组块是指独立分析不同概念以减少任务的维度。但不能简单降维,因为降维方法忽略了准确识别所必需的组成部分之间的关系。为有助于我们在对疾病有更深入的认识,以及识别可能影响临床工作的流程,分析和识别多模式临床数据中有意义的模式的能力必须得到解决。

医疗健康组织提供了大量的信息,这为设计新的交互式界面来探索大型数据库、验证临床数据和编码技术以及提高不同部门、医院和组织间的透明度提供了机会。

本章结构如下:第12.2节讨论了临床环境中常用的数据可视化技术;第12.3节描述了视觉分析在医疗领域的应用,包括可视化分析应用于公共卫生、患者、临床医生。最后,第12.4节总结了视觉分析在医疗健康领域对现在和未来的影响。

12.2　可视化分析和医学数据可视化简介

可视化分析提供了一种将人类认知的优势与交互式界面和数据挖掘技术相结合的方法,这些方法可以帮助探索复杂数据集。Joln W. Tukey[83]认为通过使用插图和其他交互式的方式来展示结果,对支持性数据分析具有重要作用。视觉分析工具日益普及,使用户能够有效检测出其他数据表示形式不能检测出的模式、相关性和异常。一般而言,人类大脑能够使用专家知识检测出有意义模式,可视化分析工具试图以这样的方式来呈现信息。在临床领域,这些工具的价值和可用性在于它们的中介作用,能够连接多元临床变量、数据库和临床医生或研究人员的特定研究目标。

为了成功地将可视化数据分析界面用于展示结果,必须结合来自多个学科的核心概念。这一事实使得视觉分析的研究成为一个高度跨学科的范畴,结合了各种相关研究领域,包括可视化、数据挖掘、数据处理、图形展示、数据融合、数据统计和认知分析。

来自信息和科学可视化的工具、技术和方法是创建有效的可视化分析界面,以探索复杂临床数据集的最重要组成部分。在过去十年中,许多图形和绘图软件应用程序,如 Excel,SAS,SPSS,Tableau,Spotire 和 Qlik View,已成功用于分析复杂数据集。然而,当说明三个以上变量之间的关系时,这些应用中大多数的作用是有限的,因为它们未针对临床和医疗保健应用进行优化。

以下三个小节将讨论临床系统或数据仓库中常见的数据类型,临床实践中经常使用的可视化技术,以及一些用于展现高维临床数据的可视化技术。

▶▶12.2.1　临床数据类型

在电子病历(electronic health records,EHRs)中,主要数据类型是非结构化自由文本,其通常需要用自然语言处理(natural language processing,NLP)或文本分析的进行标准化后,才为可计算形式。然而,在 EHRs 中也有几种形式的结构化数据:首先,定量数据是指用数字形式表示的元素和/或测量。这些是可以执行算术运算的值,例如血液测试结果或影像数据。有界数据是指日期范围(例如、月或年)或测试结果范围(高于正常、正常、低于正常)的数据类型,其包括一定范围内的有序的量化测量值。与有界数据类似,有序数据是指有序的测量值,例如将患者的病情分类为轻度、中度和重度。然而对于有序数据,有序值不必映射到特定的数值范围。类别数据是指没有排序的离散型的类别值,例如,患者性别和公民的国籍就是类别值。最后,分层数据可以用树状结构表示,树的父子结构表示了数据内的包含关系。例如,国际疾病分类第 9 版(ICD-9)是一种分层表示,其中主要疾病由编码的第一部分表示,次要特征由附加到主要编码的数字序列表示。例如,编码 ICD-9-722.52 的第一级是椎间盘疾病(722),第二级是腰椎间盘退变(722.5),第三级是退行性腰椎间盘疾病(722.52)。在临床环境中,这种分层模型是有效的,这样提供者可以增加诊断的特异性而不排除更高级别的解释、补充或分析。

▶▶12.2.2　医学数据可视化标准技术

医院使用的电子病历(electronic medical records,EMRs)、临床设备和许多软件应用程序可以提供基本的绘图功能,包括直方图、线图、饼图、散点图和其他展示临床数据的方式。此外,多数 EHR 中提供热力图、最大密度投影(MIP)和其他技术来说明表格和图像数据。

表格是电子病历中显示结构化临床数据的最常见技术。按行和列排列数据的主要好处是,它能够在单个表格结构中显示多个变量的结果。表格的好处是人们可以在混合不同类型和范围的变量时说明原始数据;但不利之处是,随着列数和行数的增加,很快就会被大量的信息所淹没。

为了克服这些不利因素,表格通常支持排序、过滤和标色等功能。热力图是数据的一种图形表示,其中每个单元被分配特定颜色。这种方法通常用于快速说明趋势并突出关键点。图 12.1(a)显示了经过 20 天强化治疗的给定患者的疼痛量表值。彩色图是一种显示数据的方法,可以快速地说明数据模式。

在绘图技术中,折线图是电子病历中最常用的可视化技术[80]。虽然电子病历供应商之间存在差异,但大多数平台可以绘制生命体征的测量结果,如体温、心率和血压等其他要素。图 12.1(b)显示经过 20 天强化治疗的特定患者的疼痛量表,该图可以帮助医生更好地了解治疗如何影响患者的整体疼痛。除了电子病历之外,许多广泛使用的医疗设备都采用基本的可视化技术来说明临床数据。例如,用于监测心脏电活动的心电图(EKG)设备和用于监测分娩期间收缩的心电图(CTG)设备,两者都是依赖于时间数据的线图来说明监测情况和显示模式[58]。

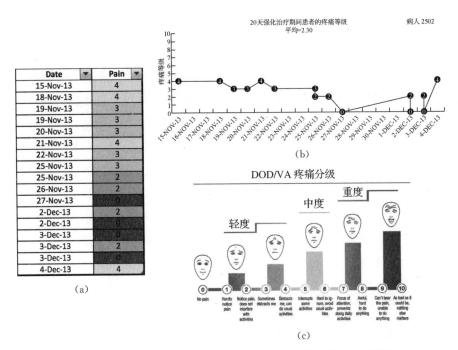

Date ▼	Pain ▼
15-Nov-13	4
18-Nov-13	4
19-Nov-13	3
19-Nov-13	3
20-Nov-13	3
21-Nov-13	4
22-Nov-13	3
25-Nov-13	3
25-Nov-13	2
26-Nov-13	2
27-Nov-13	0
2-Dec-13	2
2-Dec-13	0
3-Dec-13	0
3-Dec-13	2
3-Dec-13	0
4-Dec-13	4

(a)

图 12.1　在电子病历中显示结构化临床数据的最常见技术是表格

（a）颜色填充的表格显示了经过 20 天强化治疗的给定患者的疼痛量表值。（b）图形显示了经过 20 天强化治疗的特定患者的疼痛量表。（c）向患者展示的 DoD/VA 疼痛分级图，以更好地标准化疼痛的评估。

　　当基本的绘图技术（如线图）包含动态和交互式界面时，用户可以更加专注于数据分析，并能够更快地获得数据见解。图 12.2 显示了临床环境中使用的可视化分析工具，这些工具采用基本绘图来说明临床模式，并以交互方式允许用户探索更大的纵向数据集。图 12.2(a) 线图，说明了某医疗机构在 45 个月期间入院的特定患者的数量。这样的图可用于查看临床模式，衡量工作效率，并可证明临床资源分配的合理性。

　　一般来说，基本可视化技术用于显示单个变量或一组具有相同类型和范围的元素。但是也可以将多个基本图表合并到单个图中，从而能够同时说明多个变量或数据类型。例如，图 12.2(b) 结合了条形图和线图。条形图用于说明某医疗机构在 36 个月期间特定患者的数量，右侧轴线图表示这些患者的平均年龄。

　　在单个图表中显示多个变量的另一种常用方法是堆叠图。图 12.3(a) 显示了一个堆叠图，说明了在指定科室中与患者沟通的次数和与转科患者沟通的次数。通过将变量堆叠在单个图表中，用户可以获得三个测量值：(a) 在纳入计算的医院科室中医患沟通的次数；(b) 医生与转科患者沟通的次数；(c) 医患沟通总次数。此外，图表的时间维度帮助用户分析这三个测量中的每一个随时间的变化。

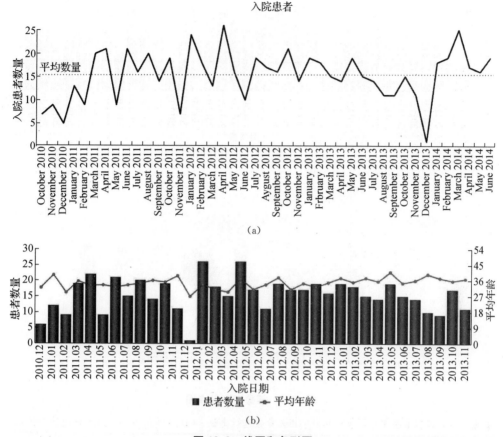

图 12.2 线图和条形图

临床环境中使用的可视化分析工具的样本,这些工具采用基本绘图技术来说明临床模式,并以交互方式允许用户探索更大的纵向数据集。(a)线图,说明了某医疗机构在 45 个月期间入院的特定患者的数量。(b)结合了条形图和线图。条形图用于说明在 36 个月期间访问某医疗机构的特定患者的数量,右侧轴线图表示这些患者的平均年龄。

　　另一个广泛用于比较两个相关变量的图表是散点图。图 12.3(b)运用了散点图说明了患者的特定分类。

　　临床因素具有复杂性、可变性和不确定性,这促使临床医生寻找一种有效的方式来表达结果、模式和询问患者问题。信息图表是信息的可视化表示,旨在将数据或问题简化为具有视觉吸引力且易于理解的内容。图 12.1 显示了美国国防部(DoD)和美国退伍军人协会(VA)如何使用信息图表方法,更好地对收集的数据点(如疼痛)标准化。

　　如本节所示,大多数广受欢迎的图表可以有效地说明一个、两个或三个变量,但去探索高维、多变量数据集还需要更先进的可视化技术来实现。

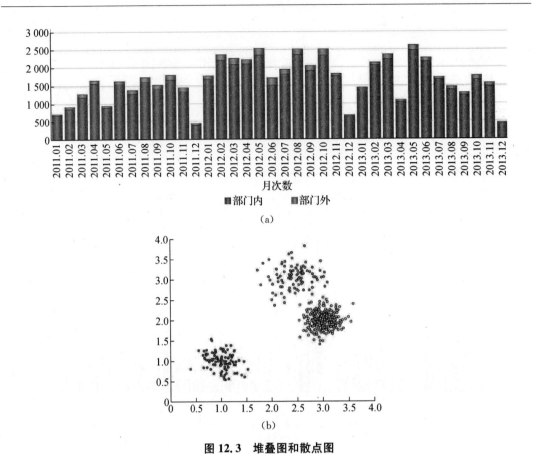

图 12.3　堆叠图和散点图

数据提供者通常会在单个图表中对两个相关变量进行比较。(a) 折叠的条形图用于说明三个值:给
定月份的医患沟通次数、科室内发生的总医患沟通次数、科室外发生的医患沟通次数。(b) 散点图,
说明了患者的特定分类。

▶▶12.2.3　高维数据可视化

在过去几年中,多种高维数据可视化技术被提出,包括平行坐标、星形图、树图、矩形式
树状结构图和从属图等,实现对复杂临床数据集的交互式探索,并帮助用户识别未知的
模式[44,88]。

平行坐标是多维数据可视化的一种高效方法。给定包含 M 个临床变量的 N 个患者的
$N \times M$ 电子表格,通过 M 个等间隔垂直轴来创建平行坐标可视化,N 个患者中的每一个被
表示为穿过每个轴的一条线。可视化技术允许用户以交互方式定义单个或多个变量(轴)的
范围,并探索所选患者的变量之间的相关性。

图 12.4(a)说明了如何创建和使用平行坐标图。该示例显示人眼如何快速查看多个变
量并找到超出正常范围的样本线(例如患者)。

图 12.4(b)显示了平行坐标探索成像和神经心理测量之间的关系。当用户选择具有特

定范围的脑损伤的对象时(参见箭头指向的灰色区域),我们可以看到只有这些与主题相对
应的线被突出显示,而其余的线是灰色的。然后,如果我们将描述脑部病变数量的第一轴与
描述神经心理学测试"符号搜索"的第二轴进行比较,我们可以看到这两个变量之间大多数
是线性相关的。因此,从这些数据看,随着病变数量的增加,受试者的 Symbol Search 得分
也会随之增高。此外,通过观察所选变量与"视觉谜题"(从第二轴到最后一轴)之间的关系,
我们可以看到患者数据聚集在 12~22 之间。然而,有一个得分为 70 的患者的异常值,这表
明平行坐标也可用于识别错误并研究可能需要额外关注的异常值。

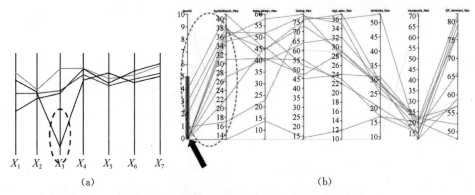

图 12.4　平行坐标可视化可用于同时分析多个数量

(a) 如何创建和使用平行坐标图的图解说明。示例标记了人眼如何快速查看多个变量并立即找
到超出正常范围的样本线。(b) 使用平行坐标探索成像和神经心理测量之间关系的结果。

　　另一种分析多变量之间关系的技术是弦可视化图[57]。这些图是通过创建有边界圆形
图生成的,其中每个边界都是一个变量。在边界之间绘制连接,每个连接的厚度表示相关的
强度。将鼠标悬停在连接上会显示相应的 R 值,以帮助研究人员了解各个变量之间的关联。

　　图 12.5(a)显示了如何使用弦可视化技术来研究多个临床变量之间的关联。该特定示
例显示了 18 个临床元素,并且说明了肺的预测体积容量(predVC)与其他临床元素之间的
关联。星形字形[82]是一种可视化技术,可用于同时比较多个变量。例如,给定患者的 M 个
临床变量,对于每个数据元素,通过在径向配置下创建 M 轴(即轴共享同一个的中心原点并
且像轮子上的轮辐那样分布)来构造星形图示。每个变量的值归一化到 0.0 到 1.0 之间,使
用一系列条形图或横穿字形中每个轴的单个连接形状绘制(也称为蜘蛛图表)。根据该图,
用户可以快速获得数据集(例如患者)中单个记录值的概述。图 12.5(b)显示了星形字形图
用于比较两个不同患者之间多个临床要素。从图中可以看到,两个主体具有相似的分布,从
而产生类似的形状。当两个图的图案或形状不同时,人眼可以快速注意到明显的不同并立
即分析患者之间的差异。相同的差异检测技术可以比较同一患者的两个数据样本(例如,在
两个不同时间点记录的样本以检查患者的稳定性)。

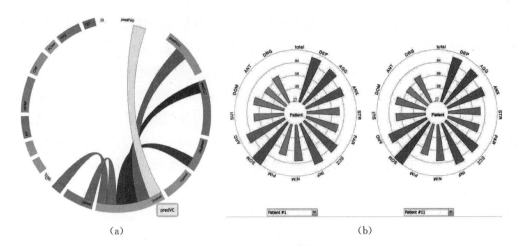

$$(a) \qquad\qquad\qquad\qquad (b)$$

图 12.5　弦可视化图

（a）弦可视化技术可用来研究多个临床变量之间的关联。在该特定示例中，显示了 18 个临床元素，并且说明了肺的预测体积容量（predVC）与其他临床元素之间的关联。（b）星形字形是一种可视化技术，可用于同时比较病人多个诊疗变量。

探索分层数据的两种最广泛使用的技术是分层树和树图。树形图可视化将数据的顶层（例如患者）放置在网格中作为单独的矩形。矩形的面积对应于给定的测量值，例如子树的高度或该特定节点下的数据量。点击特定矩形（即患者）可以放大相应的子树，从而生成表示该特定节点下变量的子图。图 12.6(a)显示了树形图可视化图表的示例。另一种可视化分层数据的方法是树图。图 12.6(b)显示了如何通过遍历树来探索大量数据的示例。

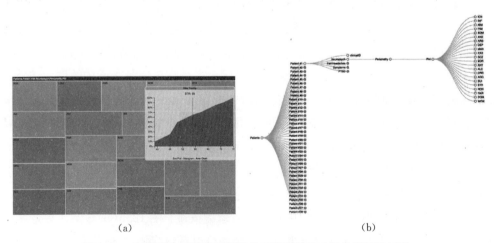

$$(a) \qquad\qquad\qquad\qquad (b)$$

图 12.6　两种最广泛使用的探索分层数据的技术是分层树和树图。

▶▶ 12.2.4　影像数据的可视化

大多数医院使用不同的系统来显示和分析医学影像，并且这些系统与电子病历无缝集成。图像存档和通信系统（picture archiving and communication system，PACS）是用于存储、操作和可视化临床扫描图像的主要系统。用于全面说明医学影像的可视化技术不在本章的范围内,读者可以参考此主题的有关出版物[14,43,72]。本章简要概述医学影像的一些最广泛使用的视觉分析技术,包括最大密度投影、X 射线呈现、直接体绘制和等值面等。

在医院中收集的大多数成像数据包括 2D 影像或 3D 立体,例如 MR、CT 或 PET 扫描。显示 3D 影像的最简单方法是通过可视化对应每个平面的三个影像:轴向、矢状和冠状。图 12.7(a)显示了使用三个影像平面展现的 CT 影像。

直接体绘制是一种用于构建 3D 影像的 2D 投影的技术,已经被证明在呈现不同材料方面是有效的。在体绘制中,为每个 3D 点(体素)分配颜色和不透明度的组合,以允许同时显示外部和内部结构。为了实现这一点,使用传递函数将影像的强度值映射到颜色值和不透明度,从而使用户可以定义体积的外观并创建可视化的效果,例如半透明皮肤、不透明头骨和红色血管。图 12.7(b) 显示了 CT 扫描的体绘制。用这种方法,我们可以同时可视化皮肤、内部器官和骨骼结构。

等值面可视化是一种使用体积的轮廓/边界来生成近似多边形结构和表面的技术。图 12.7(c)显示了为 CT 数据集的骨骼结构生成的等值面。

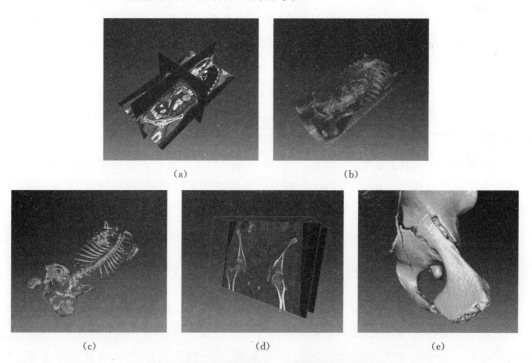

(a) (b)

(c) (d) (e)

图 12.7(见彩色插图) 影像数据可视化

(a) 一张 CT 影像使用轴向,矢状和冠状平面图展示。(b) 相同数据集的体绘制图。(c)骨骼结构生成的 iso-surface。(d)髋部骨折的 3D X 射线影像。(e) 同样数据集的 iso-surface,等值面可用于辨别髋部不同程度的骨折。图 12.7(d~e)显示了髋部骨折;当使用等值面可视化信息时,可迅速给出患处的治疗方案。

用于可视化 3D 医学影像的其他广泛使用的技术是最大强度投影（maximum intensity projection，MIP）和 X 射线呈现。最大强度投影是一种内插 3D 影像的方法，其中只有最大值被写入像素。它通常用于说明血管结构。另一种方法是 X 射线呈现，其提供概述影像，其中对插值样本简单求和。将 3D 体积数据映射到 2D 影像的一些限制因素是：可能会丢失大量的测量值、3D 结构和不同结构之间的关系。

12.3 医疗健康中的可视化分析

医学是由数据驱动的领域，医学基础研究是通过实验设计、数据收集、数据分析来实现的。研究人类健康的科学家广泛地收集各种类型的数据，包括从个人的基因特征到全球人口的大型调查数据。通过一段时间的数据收集后，进行分析、汇总、研究，找出具有临床意义的重要发现。这些重要的发现被用于临床，医疗保健机构会收集关于病人的更多数据，并且根据书籍文献来分析这些数据并做出治疗决策。决策者定义了各种指导准则和条例，开发实用的模式，并且设计诊疗流程。通过观察、分析收集到的数据并且（在最好的情况下）把发现反馈到医疗健康系统中，使得这个系统在监控之下不断地完善，以保障服务质量。

这个系统的中心是医疗健康专家，包括流行病专家、生物统计学家、患者及家庭、门诊医生、护士、社会工作者、主任医生和决策者。他们的任务是根据不断增长的、复杂的、甚至相互矛盾的电子病历数据，给出重要的诊疗决策。而正是这群人，而不是计算机或者自动的算法，负责做出影响个人和整个人群的临床重要决策。

之前描述的可视化分析技术提供了一个强有力的框架来支持各种类型的信息分析。这些技术在医疗领域中的应用被广泛地研究，从公共安全和人口研究、诊疗流程、临床诊断，到患者的参与和沟通。在本节里，我们将对这些领域中的可视化技术文献进行概述，并将已讨论过的各种研究主题进一步分类。

12.3.1 公共卫生和人口研究中的可视化分析

公共卫生和人口研究是医疗健康系统中最重要的组成部分。它们关注整体人群，或一些特定的子群体的健康状况，或关注某种医疗干预手段在这些群体中的实施效果。基于此，公共卫生和人口研究专家经常从诸如电子医疗系统、大规模的调查问卷、健康监测或者监控仪器等基础设施中收集大量的患者数据进行研究。

12.3.1.1 地理空间分析

为研究给定种群在地理区域中的空间分布，地理空间分析是在公共卫生领域应用最广泛的技术之一。最早的一个例子是在 1850 年，John Snow（他常被认为是现代流行病学奠基者)将霍乱病死者的地理位置标注出来。标注的结果如图 12.8 所示,已经成为在科学和大众的文献中最经典的例子,它说明了图例表示如何产生流行病学方面的启示[51]。

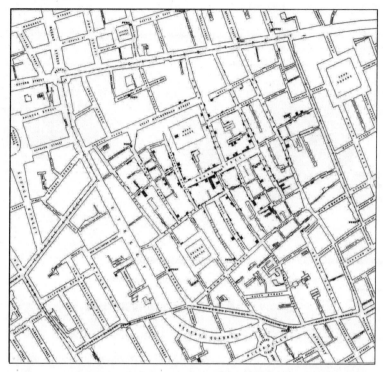

图 12.8　John Snow 标注的 1854 年伦敦暴发霍乱病死者的地理位置

　　Snow 的 Broad 街地图是一个散点图的例子,在散点中,类似的数据点被表示成重复的、空间位置确定的图形式标记,从而使得这些图形式标注的数量和位置能够传递这些数据的地理空间分布信息。在这个例子中,死亡的个人被表示成短的、黑的小线条,这些线条被排列成沿着街道的条状图,以表示在每个给定的位置死亡人数是多少。

　　对于包括数值太大以至于无法画出每个数据点的大数据集,散点图中的图形式标记可以用于表示一组数据点(例如,每个标记表示死亡人数为 1 000),而且,每个标记所表示的数据不一定像图 12.8 那样需要直接反映原始的数据。实际上,散点图可被用于表示任意的标量变量,无论是数据集中一个原始的数据属性,还是一个复杂的统计计算结果,这使得散点图技术非常地灵活。然而,当要显示非标量属性时,例如类别或者次序数值时,散点图就不是那么有效。

　　相比而言,等值线图可以用于表示各种数据,包括标量、次序、类别变量。等值线图的历史悠久,可追溯到 1938 年[96]。这个技术把一个图表示成一个非重叠的空间区域集合,每个空间区域用一种颜色(或者纹理)来渲染,以表示要可视化的数值。例如,图 12.9 的等值线图是美国健康计量与评价研究所的美国健康地图系统(US Health Map system)[2]的一部分。这个图是根据 2012 年的一个数据集,美国各县用某个指定的阴影颜色,以表示妇女的吸烟率。颜色的编码依照从蓝色到黄色到红色的梯度,同时通过相似颜色地区的聚集簇,地理位置空间上相近的县也展示出相似性。图 12.9 显示,阿巴拉契县的吸烟率较高,而在东北部、太平洋和西部以下地方的吸烟率较低。

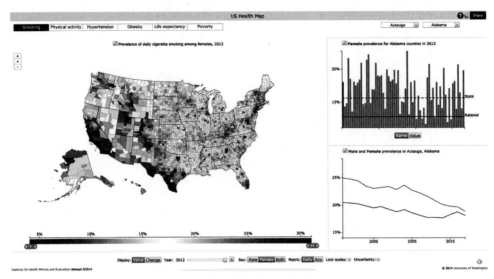

图 12.9   用等值线图显示的美国健康地图

静态点和等值线图是地理空间分析中有效的工具,因为它们利用了我们人类所拥有的强大的空间感知能力。通过高效的可视化表示,数据中的模式很快地变得清晰,甚至在静态形式下,这些技术的可用性也显而易见。然而,如美国健康图[2]这个例子所示,加入交互使得用户可以通过运用过滤器、比较子集、调整可视化参数(例如,颜色范围的最小和最大阈值)来动态地探索数据,将地理空间技术和传统的统计图表(包括折线图和条形图)结合起来——正如美国健康图和病症视图[27]那样——可以产生相互关联的视图,使得交互性更高的分析成为可能。

在实际应用中,这些地理空间表示方法通常与统计分析,或者与处理原始数据的自动数据挖掘/机器学习算法结合起来使用。例如,Lavrac 等人[59]把数据挖掘和统计分析技术与散点图和等值线图(同时还有其他的统计图表)结合起来,对医疗健康的可用性进行建模。Sopan 等人在他们的社会健康地图中也使用此方法[59]。

通过等值线图,地理区域在可视化图中得以保留,然而人口密度不是均匀分布的,结果导致这类等值线图有可能会产生误导,因此,有时候也会使用其他替代的方法。例如,Freifeld 等人[32]描述了一个用于监控全球传统传染病的系统,该系统用地图来显示自动分类算法用于在线媒体上(新闻故事,官方警告)得到的结果。该系统能够将事件以单个的形式(根据谷歌地图中流行的"图钉"比喻)或者是聚集方式(通过尺寸来编码的,根据其经纬度在地图上显示出来的圆圈)描绘出来。

分区统计图是另一种地理空间技术,用于解决地理区域和人口分布之间的不匹配问题。

基于分区统计图的技术把地理区域的边界弯曲起来,从而使得区域更紧密地表示人口,同时在弯曲的过程中保留区域的相邻情况。这种方法已经被用在例如 Merrill 等人[64]的儿童患癌率地理空间分析中。

12.3.1.2 时域分析

时间概念是很多与健康有关的分析中的核心和基本要素。在公共卫生领域,研究人员常常会关心人口是如何随着时间演变的,例如,某种疾病事件发生率是在上升还是下降? 疾病暴发相关的症状会随着时间改变吗? 对于给定的人群,某种干预手段的效果有多好?

鉴于时间在很多调查研究中的关键性,在计算机出现之前,为患者群体的时域数据画图已经有很多年的重要实践。例如,著名统计学家及现代护理学的创造 Florence Nightingale 使用了一种叫作玫瑰图(图 12.10)的独特时域数据可视化方法,它可以用来演示季节性变化对她所指挥的一个战地医院里士兵死亡率的影响。图表的径向特征反映了日历年份所展现的周期特性,这种技术现在仍旧被分析师用于寻找重复时域模式 (例如,以小时、天、月为单位)。

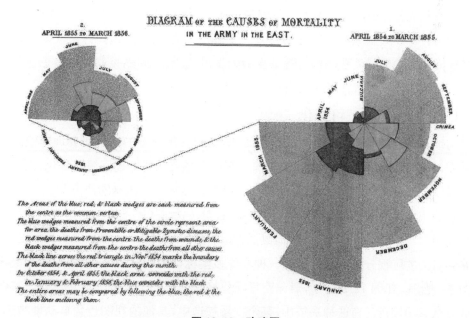

图 12.10 玫瑰图

然而,时域趋势并不总是与一种周期性时间结构相关联。许多时序模式在一个"起始事件"后随着时间会逐渐发展。这有可能是一种疾病暴发的首个记录案例,或者是基于人口的事件研究的诊断日期。在这些情况下,一种线性的、基于时间线的可视化技术是最有效的。与公共卫生应用最相关的可视化技术是能够处理大群体患者的,例如,Wang 等人[89-91]发明了 Lifelines 2 可视化分析方法,专门用于支持多个患者病历的校正和排序。除了支持在事件类型柱状图上的基本聚集功能外,这种方法可将每个患者可视化成单条水平时间线。当在同一时间察看多个患者时,它们相应的时间线会被垂直地堆叠起来,用户可以在堆叠中滚动查看各个时间线。

人们认识到对于大的种群,太长的堆叠时间线比较难于定位和解读,因此近来很多的研究探索了聚集的方法。通过将相似的患者时间线聚组成事件通道,而不再是用图来分别表示每个患者,从而获取人群比例。这些可视化方法[39,40,94,95]中的适用模式包括三个步骤:(a) 时间对齐,围绕一个共同时间零点来调整所有患者的时序排列;(b) 聚集步骤,通过数据处理和统计分析来发现共同的时序模式;(c) 支持探索分析的交互式可视化。

这些方法在大量人群应用上的可扩展性很好,但是在遇到包含有大量事件种类的数据集时仍然表现不佳。为了应对这个缺陷,简化方法被用于潜在的事件序列。这种方法被Monroe 等人[65]使用,他们提出了一系列的人工交互方法,用于不断地降低可视化后的聚集事件时间线的视觉复杂度。自动数据挖掘技术也可以被用来获得模式和时序的抽象,从而减少用于驱动可视化的聚集数据结构的复杂度[45,54]。

另一种用于事件序列聚集的技术是完全避开正规时间线的概念,而关注显示单个度量值随时间变化的分段时间线,例如,可以对在一段时间内同时发生的医疗事件进行分析,同时发生的事件可以绘制成线段图或者是基于矩阵的热力图[67]。这些方法使得分析师能够察看随时间变化的成对关系(例如,随着疾病的发展,症状之间的关联会变得更强),而不需要增加可视化描述连续事件顺序时所产生的复杂性。

12.3.1.3 超越"时空"可视化

目前很多在公共卫生领域的可视分析工作,集中在用先进的技术研究地理空间的和时空的数据,但也用其他类型的数据进行研究。另一个重要的领域是网络可视化,例如它可被用于查看社交网络结构、疾病传播模型[24,25]或者是在线社区中药物的使用[17]。

传统的统计图表的交互式变种类型包括散点图、树状图(用于层次结构),平行坐标也被广泛地使用[14,37]。最后,一些用于其他数据类型的更新颖的技术也被研究人员提出[36]。

最强有力的可视分析方法是通过一种叫作多坐标视图的技术,它使用了一种或多种可视化方法。例如,如图 12.9 所示,时—空可视化经常通过一个集成的用户界面与其他多种可视化方法共同使用。在这种系统中,某个视图被选中,其他的视图也会自动地被选中,结果是:用户可以快速地发现跨越数据集里其他视图的一些关联模式。这些解决公共卫生难题的集成系统包括 Livnat 等人[61]开发的 Epinome 系统和 Avruskin 等人[8]开发的空间-时间系统。

这些交互式的、相互关联的、多视图的可视分析环境,能够为相关领域专家提供强大的平台,用于探索性数据分析和决策制定。然而,跟所有面向用户的技术一样,它们必须经过精心设计,以达到目标用户的需求。以用户为中心的设计(user-centered design,UCD)方法可以有效地加以利用,以保证用户的需求得到满足。例如,UCD 被 Sutcliffe 等人[4]用于汇报他们的 ADVISES 设计,这是一种面向卫生专家的基于可视化的决策一支持工具,包括连接到其他类型交互式可视化部件的等值线图。

ADVISES 仅仅是可视化分析被结合到公共卫生专家的实践运用中的一个例子。为获得更全面的见解,Carroll 等人[21]把近三十多年来公共卫生文献中提出的方法进行了归类。除了特定的可视化和分析技术,Carroll 等人进一步发现了几个关键挑战,包括:(a) 理解用户的需求、视觉能力和计算能力;(b) 紧密集成到分析流程中;(c) 需要支持协作分析和多学科分析;(d) 不确定和缺失数据。毫不奇怪的是,这些挑战与 Thomas 和 Cook 所定义的可视化的现代概念分析研究日程中所关注的问题高度类似[81]。

在一个针对更大目标的研究工作中,Streit 等人[77]概括了一个模式驱动的设计过程,致力于在全面的多步分析过程中连接数据、视图、分析和任务。他们设计了一个面向生物医学数据的可视化分析原型系统,它能够把多个来源的数据连接起来,包括组织切片、MR/CT/X光、基因数据、实验室结果、生化通道等等。他们用这个系统来连接不同的数据源,运用一系列的分析算法,并定义了各种各样的关键数据视图来辅助决策制定。

这个例子说明了可用于分析的数据的丰富性,以及可视化类型的多样性,而这些可视化类型通常被定制用于某些特定类型的数据和分析任务。特别地,在公共卫生和结果型研究中,许多研究工作关注于人口普查数据、管理数据(例如声明)、电子病历以及基因组数据,这些数据正快速地成为数量大、价值高但又复杂的资源,因此,人们设计了许多可视化分析技术用于分析这些数据。详尽的文献回顾不属于本书的范畴,我们推荐读者去参阅 BioVis[1]和 VIZBI[3]的会议论文集。

▶▶ 12.3.2　临床工作流程的可视化分析

随着临床医疗中心不断地引入新的健康信息技术(health information technology, HIT),医院管理者和领导层更关注它们的总体流程,包括收费、编号模式、等待时间、患者结果、供应商的差异/相同点、特定诊断的出现频率、特定治疗的有效性,还有很多其他的能够用于获得洞察机构运营的细节。一些方法可以有效地获取这些信息、生成报告并识别出趋势,从而帮助医院管理者更好地分配资源,确定需要改进的地方,增加服务提供者与患者之间的透明度,比较不同部门之间的绩效,降低治疗的总体成本。

医院管理者是医疗机构中最愿意接受数据可视化工具和可视化分析的群体。在医院中,可视化分析系统通常被部署成商业智能(business intelligence, BI)仪表盘或者是临床决策仪表盘。这些运用可以显示不同资源(例如手术室、MRI 等)使用情况的实时数据,或者是显示某个特定时间段(例如每月、每季度)的数据并将其与历史标准数据进行比较。图 12.11 给出了一个仪表盘的例子。为了帮助用户使用数据和进行探索分析,临床仪表盘经常被设计成交互式工具,允许从宏观的概况信息深入到细节信息。设计这些概况信息的目的是提升护理质量,增加用药安全,管理患者的流向,监控部门之间患者的转移和其他更多的应用。

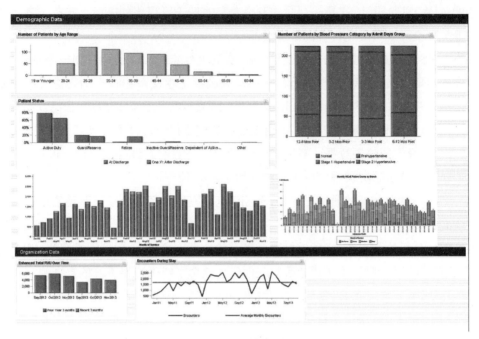

图 12.11　仪表盘

为了提供给医院管理层更多关于组织、临床工作流程、编码标准等可用于提升临床效率的信息，不同的视觉分析工具被结合到同一个仪表盘里。

　　例如，Aydin 等人[18]提出了一种利用可视化分析技术来监控和快速分析多种与护士相关指标的仪表盘。他们特别关注于用不同的方法来展示和报告加州护理成果联盟(CalNOC)数据，包括比较报告、统计概括、针对设备的报告以及趋势。他们的仪表盘中的指标包括每天工作时间、每个护士照看的患者数量、每个患者的护理时间和患者效果数据，例如出院后的跌倒次数。研究者解释了可视化分析如何有助于他们理解从职工和患者中收集的大量测量数据。

　　这些仪表盘技术被证明有助于很多的流程管理，例如，Dolan 等人[26]做了一项用户调查，来衡量可视化分析和交互式临床仪表盘在运营决策制定方面的有效性。他们发现交互式决策仪表盘在演示临床流程数据方面很有效，同时对促进知情决策制定过程有潜在用处。最重要的是，他们发现可视化分析技术可以减少理解医院日常工作所需的认知难度。

　　在相关的工作中，Ferrani 等人[31]在杜克大学卫生系统做了一个用户调查，来评价用于显示六个特定绩效改进指标的仪表盘的影响。研究结果和后续的分析估计显示，控制板的使用帮助系统每年鉴别并且预防了 157.8 个潜在的医院获得性艰难梭菌感染案例。而且，改善的不只是这些，例如，在一个案例研究中作者估计，仅仅在四个月时间里，系统发现过程缺陷并纠正后提高了财务绩效工作业绩，节省了几百万美元。

　　在其他的案例研究中，仪表盘被用于从外科手术到放射科等不同的场合。例如，Hugine 等人[47]展示了树状图，这项在 12.2.3 小节讨论过的层次可视化技术，可用于探索和分析手术质量数据,他们研究发现树状图有效地展示手术质量数据。然而,他们强调,仍需要更多的研究工作来发展多种技术,以便更灵活地用于支持基于效果的质量监控和分析。在一项类似的研究工作中,Kohli 等人[55]和 Nagy 等人[66]使用了基于网页可视化的仪表盘,来监控和提高放射部门的效率。

总之,通过可解释和可操作的方式来显示关键的运营措施,可视化分析正在改变卫生健康服务和管理。这些趋势在近几年来变得尤为明显,因为许多数据可视化系统和仪表盘出现并被用到了临床工作情景中[10,15,37,56,85,86,97]。这些系统对改善临床流程、诊疗效果和患者的安全有重要的作用。

▶▶12.3.3　面向临床医生的可视化分析

与本章之前所论述的应用不同,用于可视化分析的临床案例通常关注于单个的患者数据,此类指标患者通常在更大的背景群体中进行可视化,以演示与类似群体存在的偏差(或者是缺乏偏差),但是目标是给临床医生提供个性化的理解,并且(有可能)提供个性化的治疗决策。

12.3.3.1　时域分析

鉴于疾病和患者病情在病程中所呈现的时域特性,用于临床的许多可视化分析技术以患者数据的时域表示为核心。这些技术与 12.3.1.2 小节描述的时序方法有相似之处。然而,临床运用注重于单个患者,而不是注重广泛的群体。

例如,Plaisant 等人[69]在早期的开创性工作中,使用了一个多线程的层次图形时间线来概括单个患者的医疗记录。这个生命线方法使得临床医生可从分开显示在传统医疗记录用户界面的数据点中,找到随着时间变化的趋势。而且,可视化提供了一个核心位置,依此临床医生可以通过多种方式获取更详细的信息。例如,如图 12.12 所示,可以集成超声或 X 射线成像,以便在图形时间轴上进行动态查看。

近期的研究工作继续在探索使用可视化来融合多源数据[28],然后进行概括和诊断[71],最后对单个患者进行辅助决策支持[46,62]。例如 MidGaard[9]使用多种方法按照指导信息概括重症监护数据上时域趋势。这种方法包括运用一系列的时域图来显示大量数据流,这些时序图与传统的线型图相似。它们包括几种附加的特性,如平铺和缩放能力,用来支持在不同尺度下的时间维度上进行导航。它们也具有一个特别的可视化编码,用来支持语境聚焦,这种可视化分析技术使得小尺度的属性可视化的同时,大尺度的语境信息提供可解释的上下文语境。这个可以通过使用略有不同的多尺度可视化表示,而且当用户与可视化表示进行交互时,可以动态地在各种方法之间进行切换。

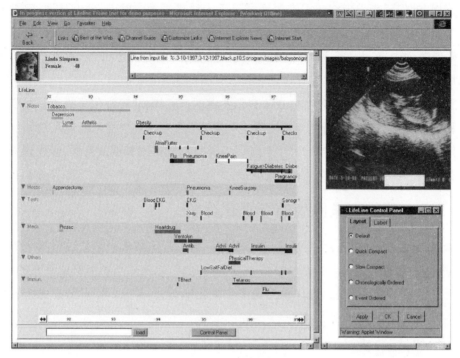

图 12.12　图形时间线

12.3.3.2　患者病情和指导

　　患者病情通常要在能够找到最好的护理和常见疾病的发展途径的临床指导下进行评估,因此,一些可视化分析技术应运而生,用来在指导信息下显示患者数据。这些技术经常与时序可视化分析方法一起使用。

　　例如 Aigner 和 Milksch 发明的 CareVis[7],这是一个交互式可视化分析环境,它使用多视图方法来显示患者护理计划的逻辑结构和顺序结构。这些方法通过同时嵌套的流程图表和与甘特图(通常出现在工程管理软件中)类似的时间线视图,来协同显示和浏览数据。CareVis 的一个主要特点是使用语境方法(Focus＋Context)方法。这个方法被同时用在护理计划结构图和时间线中,能够对庞大并且复杂的护理计划进行可视化分析。

12.3.3.3　其他的临床分析

　　由于时域可视化分析方法通常关注随时间的趋势和变化,另一个常见用途是用来理解在复杂、多变量信息空间中的当前数值集合。针对这个问题,一个通用的方法是多变量象形图[92]。象形图是图示对象,它们被映射到多变量数据上,从而使得图形表示的某些特定的属性能够由数据中单个维度值来确定。例如,VIE-VISU[93]系统使用基于象形图的方法来可视化 ICU 环境中多个连续的数据流。基于象形图的方法,其优势在于用户能够学会快速地、一目了然地能看到多维数据中的模式。这种方法非常适合于情景感知的应用,例如,通常在急诊场景中能够看到这种方法的使用。

象形图虽然有助于传递患者的当前状况,但是通常不足以用来做临床决策。情景化——将患者的数据放到他的既往史和与他类似的患者的情景下,这对于理解患者的病情是如何发展的非常重要。数据分析可以被用来处理大量的数据,并从相似的患者群体中提取统计指标,以便提供情景信息。这些情景信息可以与患者相关的数据结合起来进行可视化,以帮助解释各种患者的风险因素。ICDA[35]沿用了此模式,它是一种能够鉴别高危患者的可视化分析系统。ICDA 分析大量的患者群体,并给患者指定"简单易读"风险评分来衡量各种类型医疗风险的程度。两名患者可能有相同的风险感染一种特定的疾病,但却是由非常不同的原因造成的,需要使用不同的治疗干预手段。ICDA 提供了一套交互可视化工具来帮助传递这样的信息——在风险模式给出的简化风险指数下,为什么一个患者会处于风险之中。

ICDA 是围绕患者相似性概念而设计出来的一类可视化分析方法。这些方法都是旨在通过从一群相似患者历史病历记录中得出的数据,从而对正在接受临床护理的患者的数据进行语境化。例如,Stubbs 等人[78]使用一种高度交互、基于可视化的界面,使得临床医生能够通过查询、探索、分析并且比较一些相似的患者,来达到决策支持的目的。利用简单切换键用户能浏览多个多变量类别维度,从而快速高效地浏览数据。可视化中的交互元素,还可以让用户控制分析方法的参数,使得临床医生能够在判断不同干预措施的优点的同时,使用其他模型进行实验。

通过使用与 12.3.1.2 中所论述的相似的时序方法,相似性分析也被用来帮助理解心脏衰竭患者的症状进展和治疗效果[40,94]。基于象形图的方法也被用于患者的相似性分析。例如,DICON[38]使用基于树型图的象形图来表示相似患者中的子群体。象形图支持直接操控,允许临床医生能够基于专业知识和上下文指导来定义出一批相似的患者。通过使用简单的鼠标操作,临床医生可以把患者子群体进行合并,并使用聚类算法或者在其他的空间映射中定义锚点,以便于更好地了解相似患者的群体特征。

上述方法使用患者的相似性来为决策支持提供量化的证据。作为补充,最后一组临床可视化分析应用,侧重于通过提供更多丰富信息的方式,来展示医疗文献。例如,基于在二维空间中的元数据,从 PubMed 中返回的搜索结果能够被可视化,这有利于提高对搜索引擎返回的传统排名列表的认识和理解。例如,Boulous[16]演示了多种映射技术,每种技术把搜索结果投影到一个二维平面,以用于可视化。投影过程中对映射函数的一些特征能够进行控制,以优化某些信息约束条件(例如,地理空间的配置,或者是最大化对象之间的间隔)。相似的方法被 Sun 等人[79]使用,他们采用了多维缩放(multi-dimensional scaling,MDS)技术术来可视化在线医疗信息门户网站的数据。

▶▶12.3.4　面向患者的可视化分析

对患者有益的界面与对临床医生有益的界面有可能差异很大,主要是(界面的)用途不同,患者可视化界面主要的用途包括:协助患者理解健康信息,管理他们的健康状况、在特别的医疗情况下作为一个交流平台。

12.3.4.1　辅助理解

鉴于目前有巨量的健康信息可用,但患者可能无法自己处理这些信息,因此希望他们有方法能够帮助理解所有这些信息,特别是那些患有慢性病和隐性病况的患者,比如纤维肌痛[22]。对于那些存在相反观点的有争议问题,界面可能有助于患者梳理这些观点[63]。

可视化能够帮助患者理解健康信息。面向卫生健康消费者的网站,越来越多地选择以可视化显示为特色,来帮助患者理解他们自己的状况。例如,PatientsLikeMe 使用了"金块"(参见图 12.13)来概括和表示患者的当前状况,同时使用甘特图来显示他们的治疗和症状随时间的变化而产生的变化[33]。可视化也能够帮助患者对他们的行为与要达到的健康指标之间的关系进行思考,例如血糖。

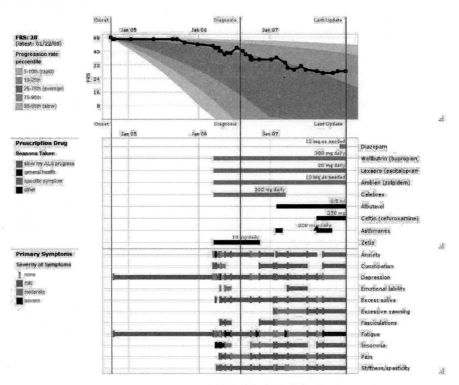

图 12.13　个人概括可视化试图

虽然个人的数据很重要,但如果不与其他来源的附加信息一起语境化,那么这些数据并没有什么价值。例如,Chun 和 MacKellar[5]提供了一个示例,他们演示了如何把从博客中得到的经验数据与其他诸如 PatientsLikeMe,WebMD 和 PubMed 的数据进行融合。在将来,把从不同来源的数据(包括患者生成的数据)和专家意见数据进行整合,可能会变得越来越普遍。

对于这个任务,现有的利用健康消费者的信息寻找模式和评估方式,将会变得特别重要。已有的研究工作指出,卫生健康消费者通常基于经验判断网站的可信度,例如存在导航菜单之类的结构化特性,存在指向外部网站的超链接[70];并且消费者通常寻找那些能够确认他们自己原有想法的信息[52]。与消费者共同协作来设计可视化界面,能够得到一些关于如何解读这些界面和使用界面来做医疗决策的启发。

12.3.4.2　健康管理

面向患者的可视化的其他重要的目标包括帮助患者去获取和管理他们日常生活中不同的方面[30]。可视化能够激励患者参与到他们自己的保健工作中。PatientsLikeMe 允许患者对诸如"凡事迟到"这一症状输入自定义的数值[19]。

使用可视化工具来促进追踪的一个应用例子是 PainSquad,这是一种用于青少年癌症患者的疼痛评估应用程序[76]。这个程序使用一个可选择的人体图和视觉模拟滑动条来帮助数据的收集。另外一个叫 BodyDiagrams 的工具使得患者能够通过画图和文字来可视化的描述他们的病症[50]。

在设计移动设备时,关键是把能够收集物理行为和社会交互信息的传感器整合进来。这些信息能够用于理解患者的诸如运动水平和睡眠模式等日常行为的各个方面。例如,内置有加速度测量器和安装有 Wellness Dairy 软件的手机,可用于支持门诊病人的心脏复苏[87]。患者通过他们的手机接收激励和教育方面的多媒体内容。这种手机帮助患者和私人医生之间定期交流,私人医生会帮助患者达到他们的目标。

近年来,一些手机应用程序的使用率得到了显著的增长,这些程序利用对某些期望行为进行奖励的游戏,促进使用者行为的改变,例如戒烟、饮食改变、坚持服药和锻炼[20]。在程序开发中,一个比较热门的领域是外围显示的设计,它只需要较低的认知就能够促进对自己行为的感知[11]。"一目了然的显示"方法能够直观清晰地提示人们进行锻炼或者是其他的有益健康的行为活动[53]。

手机程序也能有助于促进目标设定和进展评估。BeWell+程序使用一种环境设计,通过一种水生物生态系统可视化将幸福感得分传递给用户[60]。手机程序也能够协助用户克服决策惰症。当用户的血糖水平连接三天超出范围时,Bant 程序能够检测出来,帮助用户找到原因并调整他们的日常行为[20]。

12.3.4.3　集成到医疗健康场景中

信息技术能够被集成到医疗环境里,如便于患者了解他们在医院中相关活动的实时信息,患者也可以访问他们的护理团队,了解用药以及检验等信息。这些信息能够有助于减少患者在留院期间的焦虑感[68]。除了焦虑感的减少,患者也报告了(这些信息的)其他好处,例如理解更多、记忆更好,以及感觉到对信息的所有权等。

集成在医疗场景中的可视化界面也能够帮助患者去理解各种治疗和流程。在某个干预治疗中,有研究显示,接收到包含有可视化信息的患者,比那些没有看可视化效果的患者,在知识规模方面得到更高的评分[29]。在另外一个例子中，随身对话设备被用于给具有少量健康常识的患者提供信息[13]。两种不同的 ECA（随身对话设备），一种给白人，一种给非裔美国人，用于给患者提供医疗信息。手势和不同口音的语音也被用于帮助患者理解信息。患者喜欢随身对话设备，因为相比起面对门诊医生时他们感到的不自在，现在他们能够用更多的时间来理解信息。

最后一个例子是 InnoMotion，这是一种基于网页的程序，它整合运动感知技术来帮助进行职业病治疗的患者[23]。这个系统提供了不同级别的反馈，包括治疗时的即时反馈、治疗完成后的效果反馈，以及可用来察看整个过程的时间线可视化。这个系统也使得医疗保健提供者能够察看并且与患者对他们的进展进行沟通。

总之，为患者设计的可视化界面通常与为临床医生设计的可视化界面有很大不同。在很多情况下，关注点在于帮助患者去理解他们自己的数据和追踪他们自己诊疗情况的进展。目前也有非常多的手机应用程序，它们特别关注诸如饮食、锻炼、睡眠和戒烟等健康行为。对手机程序而言，人们关注传感器集成，以及能激励患者的界面设计和能否一目了然地提供大量信息。人们也为特定医疗环境中的患者设计界面，比如帮助他们在诸如医院等医疗环境中准备接收治疗，同时界面也会作为治疗的实际部分，正如在职业病治疗的例子一样。

对于辅助理解而言，未来面临的特殊挑战包括：如何有效地把语义信息与语境化的患者数据进行合并，以及如何协助患者去理解他们所看到的信息。对于移动设备的设计而言，目前的研究集中在如何最小化认知难度，同时激励患者参与到健康行为活动中。这些通常需要用到游戏和社交反馈。最后，在医疗环境中，以患者为中心的界面能够促进患者与他们的医疗团队之间的沟通。通过提供给患者更多关于他们接收到的诊疗信息，以及花费比门诊医生更多的时间为患者提供解释，从而填补信息的缺口。对于特殊的诊疗任务，例如职业病的治疗，界面也能够提供可视化的反馈。

12.4　结论

可视化分析技术将可视化交互式界面与分析技术相结合，创建可以促进复杂数据推理和解释的系统。鉴于在一系列医疗保健应用领域中使用的大量复杂、异构和高维数据，可视化分析技术已得到广泛运用。本章概述了可视化分析领域，并介绍了该领域常用的各种基本方法。

在总体介绍之后，本章对可视化分析的一系列医疗健康应用进行了调研，包括公共卫生和医学研究、临床工作流程、临床实践以及患者沟通和参与。正如这些部分中的许多示例，可视化和交互技术已成功应用于一系列复杂的信息问题，其中视觉分析方法促进了人类直接参与分析过程。当需要人工智能与计算能力相结合来分析和总结大量复杂数据时，这些方法被证明是最有效的:这些主题包括临床决策,医学研究中的假设制定以及患者与医生,信息源和同伴的沟通。当正确的方法应用于适当的问题时,结果可能是非常明显的。

尽管在开发可视化分析方法方面取得了很大进展,这些方法使得复杂的医疗健康信息在许多角色和用例中更容易被用户使用,但许多挑战仍未得到解决。随着医疗健康领域中电子数据的数量和复杂性的增长,作为从业者和研究者,我们也必须提高接触、探索和从数据中获得见解的能力,从而提高医疗决策和理解能力。随着我们开始采用更加循证的医疗健康系统,可视化分析能够发挥至关重要的作用。

参考文献

[1] About BioVis | BioVis, http://www.biovis.net, April 2014.

[2] US health map, http://viz.healthmetricsandevaluation.org/us-health-map/, March 2014.

[3] VIZBI—visualizing biological data, http://vizbi.org, April 2014.

[4] Alistair Sutcliffe, Oscar de Bruijn, Sarah Thew, et al. Developing visualization-based decision support tools for epidemiology. *Information Visualization*, 2012.

[5] Soon Ae Chun and Bonnie MacKellar. Social health data integration using semantic web. In *Proceedings of the 27th Annual ACM Symposium on Applied Computing*, pages 392 – 397. ACM, 2012.

[6] Wolfgang Aigner, Katharina Kaiser, and Silvia Miksch. Visualization methods to support guideline-based care management. *Studies in Health Technology and Informatics*, 139:140, 2008.

[7] Wolfgang Aigner and Silvia Miksch. CareVis: Integrated visualization of computerized protocols and temporal patient data. *Artificial Intelligence in Medicine*, 37(3):203 – 218, July 2006.

[8] Gillian A Avruskin, Geoffrey M Jacquez, Jaymie R Meliker, Melissa J Slotnick, Andrew M Kaufmann, and Jerome O Nriagu. Visualization and exploratory analysis of epidemiologic data using a novel space time information system. *International Journal of Health Geographics*, 3:26, November 2004.

[9] Ragnar Bade, Stefan Schlechtweg, and Silvia Miksch. Connecting time-oriented data and information to a coherent interactive visualization. In *Proceedings of the SIGCHI Conference on Human Factors in Computing Systems*, CHI '04, page 105 – 112, New York, NY, USA, 2004. ACM.

[10] Jakob E Bardram. Activity-based computing for medical work in hospitals. *ACM Transactions on Computer-Human Interaction*, 16(2):1 – 36, June 2009.

[11] Jared Bauer, Sunny Consolvo, Benjamin Greenstein, Jonathan Schooler, Eric Wu, Nathaniel F Watson, and Julie Kientz. ShutEye: Encouraging awareness of healthy sleep recommendations with a mobile, peripheral display. In *Proceedings of the 2012 ACM Annual Conference on Human Factors in Computing Systems*, page 1401 – 1410. ACM, 2012.

[12] Jacob Beutel, J Michael Fitzpatrick, Steven C Horii, Yongmin Kim, Harold L Kundel, Milan Sonka, and Richard L Van Metter. *Handbook of Medical Imaging*, Volume 3. *Display and PACS*.

Washington, DC: SPIE Press, 2002.

[13] Timothy W Bickmore, Laura M Pfeifer, and Brian W Jack. Taking the time to care: Empowering low health literacy hospital patients with virtual nurse agents. In *Proceedings of the SIGCHI Conference on Human Factors in Computing Systems*, page 1265 – 1274. ACM, 2009.

[14] Oliver Bieh-Zimmert, Claudia Koschtial, and Carsten Felden. Representing multidimensional cancer registry data. *Proceedings of i-Know' 13*, Article 35, ACM Press, 2013.

[15] Peter Bodesinsky, Paolo Federico, and Silvia Miksch. Visual analysis of compliance with clinical guidelines. In *Proceedings of the 13th International Conference on Knowledge Management and Knowledge Technologies*, i-Know '13, page 12:112:8, New York, NY, USA, 2013. ACM.

[16] Maged NK Boulos. The use of interactive graphical maps for browsing medical/health internet information resources. *International Journal of Health Geographics*, 2(1):1, January 2003.

[17] Brant W Chee, Richard Berlin, and Bruce R. Schatz. *Information Visualization of Drug Regimens from Health Messages*. pages 282 – 287, 2009.

[18] Diane Storer Brown, Carolyn E Aydin, and Nancy Donaldson. Quartile dashboards: Translating large data sets into performance improvement priorities. *Journal for Healthcare Quality*, 30(6):18 – 30, November 2008.

[19] Jed Brubaker, Caitlin Lustig, and Gillian Hayes. PatientsLikeMe: Empowerment and representation in a patient-centered social network. In *CSCW10; Workshop on Research in Healthcare: Past, Present, and Future*, 2010.

[20] Joseph A Cafazzo, Mark Casselman, Nathaniel Hamming, Debra K Katzman, and Mark R Palmert. Design of an mHealth app for the self-management of adolescent type 1 diabetes: A pilot study. *Journal of Medical Internet Research*, 14(3):e70, May 2012.

[21] Lauren N Carroll, Alan P Au, Landon Todd Detwiler, Tsung-chieh Fu, Ian S. Painter, and Neil F. Abernethy. Visualization and analytics tools for infectious disease epidemiology: A systematic review. *Journal of Biomedical Informatics*, 51:287 – 298, 2014.

[22] Annie T. Chen. Information seeking over the course of illness: The experience of people with fibromyalgia: Information seeking in people with fibromyalgia. *Musculoskeletal Care*, 10(4):212 – 220, December 2012.

[23] Luxi Chen, Ni Yan, Miranda Kiang, Anna S Muth, and Kruthi Sabnis Krishna. Innomotion: a web-based rehabilitation system helping patients recover and gain self-awareness of their body away from the clinic. *Proceedings of CHI EA '14*, pages 233 – 238. ACM Press, 2014.

[24] Nicholas A. Christakis and James H. Fowler. Social network visualization in epidemiology. *Norwegian Journal of Epidemiology*, 9(1):5 – 16, 2009.

[25] Victoria J Cook, Sumi J Sun, Jane Tapia, Stephen Q Muth, D Fermn Argello, Bryan L Lewis, Richard B Rothenberg, and Peter D McElroy. Transmission network analysis in tuberculosis contact investigations. *Journal of Infectious Diseases*, 196(10):1517 – 1527, November 2007.

[26] James G Dolan, Peter J Veazie, and Ann J Russ. Development and initial evaluation of a treatment

decision dashboard. *BMC Medical Informatics and Decision Making*, 13(1):51, April 2013.

[27] Timothy Driscoll, Joseph L Gabbard, Chunhong Mao, Oral Dalay, Maulik Shukla, Clark C Freifeld, Anne Gatewood Hoen, John S Brownstein, and Bruno W Sobral. Integration and visualization of hostpathogen data related to infectious diseases. *Bioinformatics*, 27(16):2279 – 2287, August 2011.

[28] B Drohan, G Grinstein, and K Hughes. Oncology lifeline — a timeline tool for the interdisciplinary management of breast cancer patients in a surgical clinic. In *Information Visualisation (IV)*, 2010 14*th International Conference*, pages 233 – 238, 2010.

[29] Manuel Enzenhofer, Hans-Bernd Bludau, Nadja Komm, Beate Wild, Knut Mueller, Wolfgang Herzog, and Achim Hochlehnert. Improvement of the educational process by computer-based visualization of procedures: Randomized controlled trial. *Journal of Medical Internet Research*, 6(2): e16, June 2004.

[30] Sarah Faisal, Ann Blandford, and Henry WW Potts. Making sense of personal health information: Challenges for information visualization. *Health Informatics Journal*, 19(3):198 – 217, 2013.

[31] Jeffrey M Ferranti, Matthew K Langman, David Tanaka, Jonathan McCall, and Asif Ahmad. Bridging the gap: Leveraging business intelligence tools in support of patient safety and financial effectiveness. *Journal of the American Medical Informatics Association*, 17 (2): 136 – 143, March 2010.

[32] Clark C Freifeld, Kenneth D Mandl, Ben Y Reis, and John S Brownstein. HealthMap: Global infectious disease monitoring through automated classification and visualization of internet media reports. *Journal of the American Medical Informatics Association*, 15(2):150 – 157, March 2008.

[33] Jeana H Frost and Michael P Massagli. Social uses of personal health information within PatientsLikeMe, an online patient community: What can happen when patients have access to one anothers data. *Journal of Medical Internet Research*, 10(3):e15, May 2008.

[34] Miguel García and Barry Harmsen. *QlikView* 11 *for Developers*. Packt Publishing Ltd, 2012.

[35] D Gotz, H Stavropoulos, J Sun, and F Wang. ICDA: A platform for intelligent care delivery analytics. In *AMIA Annual Symposium Proceedings*, 2012.

[36] D H Gotz, J Sun, and N Cao. Multifaceted visual analytics for healthcare applications. *IBM Journal of Research and Development*, 56(5):6:1 – 6:12, 2012.

[37] David Gotz, Cao Nan, Esther Goldbraich, and Carmeli Boaz. GapFlow: Visualizing gaps in care for medical treatment plans. In *IEEE VIS Posters*, 2013.

[38] David Gotz, Jimeng Sun, Nan Cao, and Shahram Ebadollahi. Visual cluster analysis in support of clinical decision intelligence. *AMIA … Annual Symposium Proceedings/AMIA Symposium*. 2011: 481 – 490, 2011.

[39] David Gotz, Fei Wang, and Adam Perer. A methodology for interactive mining and visual analysis of clinical event patterns using electronic health record data. *Journal of Biomedical Informatics*, 48: 148 – 159, April 2014.

[40] David Gotz and Krist Wongsuphasawat. Interactive intervention analysis. *AMIA … Annual*

Symposium Proceedings/AMIA Symposium. 2012:274 - 280, 2012.

[41] Graeme S Halford, Rosemary Baker, Julie E McCredden, and John D Bain. How many variables can humans process? *Psychological Science*, 16(1):70 - 76, 2005.

[42] Graeme S Halford, William H Wilson, and Steven Phillips. Processing capacity defined by relational complexity: Implications for comparative, developmental, and cognitive psychology. *Behavioral and Brain Sciences*, 21(06):803 - 831, 1998.

[43] Charles D Hansen and Chris R Johnson. *The Visualization Handbook*. Academic Press, 2005.

[44] Jeffrey Heer, Jock Mackinlay, Chris Stolte, and Maneesh Agrawala. Graphical histories for visualization: Supporting analysis, communication, and evaluation. *IEEE Transactions on Visualization and Computer Graphics*, 14(6):1189 - 1196, 2008.

[45] Tu Bao Ho, Trong Dung Nguyen, Saori Kawasaki, Si Quang Le, Dung Duc Nguyen, Hideto Yokoi, and Katsuhiko Takabayashi. Mining hepatitis data with temporal abstraction. In *Proceedings of the Ninth ACM SIGKDD International Conference on Knowledge Discovery and Data Mining*, page 369 - 377. ACM, 2003.

[46] W Hsu, R K Taira, S El-Saden, Hooshang Kangarloo, and A A T Bui. Context-based electronic health record: Toward patient specific healthcare. *IEEE Transactions on Information Technology in Biomedicine*, 16(2):228 - 234, March 2012.

[47] Akilah L Hugine, Stephanie A Guerlain, and Florence E Turrentine. Visualizing surgical quality data with treemaps. *Journal of Surgical Research*, 191(1):74 - 83, 2014.

[48] Tableau Inc. Tableau software: Business intelligence and analytics, May 2014.

[49] Alfred Inselberg and Bernard Dimsdale. *Parallel coordinates for Visualizing Multidimensional Geometry*. Springer, 1987.

[50] Amy Jang, Diana L MacLean, and Jeffrey Heer. *BodyDiagrams: Improving Communication of Pain Symptoms Through Drawing*, pages 1153 - 1162. ACM Press, 2014.

[51] Steven Johnson. *The Ghost Map: The Story of London's Most Terrifying Epidemic - and How It Changed Science, Cities, and the Modern World*. Riverhead Trade, New York, 1 reprint edition edition, October 2007.

[52] A Keselman, A C Browne, and D R Kaufman. Consumer health information seeking as hypothesis testing. *Journal of the American Medical Informatics Association*, 15(4):484 - 495, April 2008.

[53] Predrag Klasnja, Sunny Consolvo, David W McDonald, James A Landay, and Wanda Pratt. Using mobile & personal sensing technologies to support health behavior change in everyday life: lessons learned. In *AMIA Annual Symposium Proceedings*, volume 2009, page 338. American Medical Informatics Association, 2009.

[54] Denis Klimov, Yuval Shahar, and Meirav Taieb-Maimon. Intelligent visualization and exploration of time-oriented data of multiple patients. *Artificial Intelligence in Medicine*, 49 (1): 11 - 31, May 2010.

[55] Marc D Kohli, Max Warnock, Mark Daly, Christopher Toland, Chris Meenan, and Paul G Nagy.

Building blocks for a clinical imaging informatics environment. *Journal of Digital Imaging*, 27(2): 174 - 181, April 2014.

[56] Robert Kosara and Silvia Miksch. Metaphors of movement: A visualization and user interface for time-oriented, skeletal plans. *Artificial intelligence in Medicine*, 22(2):111 - 131, 2001.

[57] Martin Krzywinski, Jacqueline Schein, ˙ Inanc? Birol, Joseph Connors, Randy Gascoyne, Doug Horsman, Steven J Jones, and Marco A Marra. Circos: An information aesthetic for comparative genomics. *Genome Research*, 19(9):1639 - 1645, 2009.

[58] Mahantapas Kundu, Mita Nasipuri, and Dipak Kumar Basu. Knowledge-based ECG interpretation: A critical review. *Pattern Recognition*, 33(3):351 - 373, 2000.

[59] Nada Lavrač, Marko Bohanec, Aleksander Pur, Bojan Cestnik, Marko Debeljak, and Andrej Kobler. Data mining and visualization for decision support and modeling of public health-care resources. *Journal of Biomedical Informatics*, 40(4):438 - 447, August 2007.

[60] Mu Lin, Nicholas D Lane, Mashfiqui Mohammod, Xiaochao Yang, Hong Lu, Giuseppe Cardone, Shahid Ali, Afsaneh Doryab, Ethan Berke, and Andrew T Campbell. BeWell+: Multidimensional wellbeing monitoring with community-guided user feedback and energy optimization. In *Proceedings of the Conference on Wireless Health*, page 10. ACM, 2012.

[61] Y Livnat, T Rhyne, and M Samore. Epinome: A visual-analytics workbench for epidemiology data. *IEEE Computer Graphics and Applications*, 32(2):89 - 95, March 2012.

[62] Ketan K Mane, Chris Bizon, Charles Schmitt, Phillips Owen, Bruce Burchett, Ricardo Pietrobon, and Kenneth Gersing. VisualDecisionLinc: A visual analytics approach for comparative effectiveness-based clinical decision support in psychiatry. *Journal of Biomedical Informatics*, 45(1): 101 - 106, February 2012.

[63] Jennifer Mankoff, Kateryna Kuksenok, Sara Kiesler, Jennifer A Rode, and Kelly Waldman. Competing online viewpoints and models of chronic illness. In *Proceedings of the SIGCHI Conference on Human Factors in Computing Systems*, page 589 - 598. ACM, 2011.

[64] D W Merrill, S Selvin, E R Close, and H H Holmes. Use of density equalizing map projections (DEMP) in the analysis of childhood cancer in four california counties. *Statistics in Medicine*, 15(17—18):1837 - 1848, September 1996.

[65] Megan Monroe, Rongjian Lan, Hanseung Lee, Catherine Plaisant, and Ben Shneiderman. Temporal event sequence simplification. *Visualization and Computer Graphics*, *IEEE Transactions on*, 19(12): 2227 - 2236, 2013.

[66] Paul G Nagy, Max J Warnock, Mark Daly, Christopher Toland, Christopher D Meenan, and Reuben S Mezrich. Informatics in radiology: Automated web-based graphical dashboard for radiology operational business intelligence. *Radiographics: A Review Publication of the Radiological Society of North America, Inc.*, 29(7):1897 - 1906, November 2009.

[67] Adam Perer and Jimeng Sun. MatrixFlow: Temporal network visual analytics to track symptom evolution during disease progression. *AMIA Annual Symposium Proceedings*, 2012:716 - 725,

November 2012.

[68] Laura Pfeifer Vardoulakis, Amy Karlson, Dan Morris, Greg Smith, Justin Gatewood, and Desney Tan. Using mobile phones to present medical information to hospital patients. In *Proceedings of the 2012 ACM Annual Conference on Human Factors in Computing Systems*, page 14111420. ACM, 2012.

[69] C Plaisant, R Mushlin, A Snyder, J Li, D Heller, and B Shneiderman. LifeLines: Using visualization to enhance navigation and analysis of patient records. *Proceedings of the AMIA Symposium*, pages 76 - 80, 1998.

[70] Stephen A Rains and Carolyn Donnerstein Karmikel. Health information-seeking and perceptions of website credibility: Examining web-use orientation, message characteristics, and structural features of websites. *Computers in Human Behavior*, 25(2):544 - 553, March 2009.

[71] Alexander Rind, Wolfgang Aigner, Silvia Miksch, Sylvia Wiltner, Margit Pohl, Thomas Turic, and Felix Drexler. Visual exploration of time-oriented patient data for chronic diseases: Design study and evaluation. In *Information Quality in e-Health*, page 301 - 320. Springer, 2011.

[72] Richard A Robb. Biomedical Imaging, Visualization, and Analysis. *John Wiley & Sons, Inc.*, 1999.

[73] Jack Schryver, Mallikarjun Shankar, and Songhua Xu. Moving from descriptive to causal analytics: Case study of discovering knowledge from us health indicators warehouse. In *Proceedings of the 2012 International Workshop on Smart Health and Wellbeing*, SHB '12, page 18, New York, NY, USA, 2012. ACM.

[74] Mark Smith, Robert Saunders, Leigh Stuckhardt, and J Michael McGinnis. *Best Care at Lower Cost: The Path to Continuously Learning Health Care in America*. The National Academies Press, 2013.

[75] Awalin Sopan, Angela Song-Ie Noh, Sohit Karol, Paul Rosenfeld, Ginnah Lee, and Ben Shneiderman. Community health map: A geospatial and multivariate data visualization tool for public health datasets. *Government Information Quarterly*, 29(2):223 - 234, April 2012.

[76] Jennifer N Stinson, Lindsay A Jibb, Cynthia Nguyen, Paul C Nathan, Anne Marie Maloney, L Lee Dupuis, J Ted Gerstle, Benjamin Alman, Sevan Hopyan, Caron Strahlendorf, Carol Portwine, Donna L Johnston, and Mike Orr. Development and testing of a multidimensional iPhone pain assessment application for adolescents with cancer. *Journal of Medical Internet Research*, 15 (3): e51, March 2013.

[77] M Streit, H Schulz, A Lex, D Schmalstieg, and H Schumann. Model-driven design for the visual analysis of heterogeneous data. *IEEE Transactions on Visualization and Computer Graphics*, 18(6): 998 - 1010, June 2012.

[78] Brendan Stubbs, David C. Kale, and Amar Das. Sim TwentyFive: An interactive visualization system for data-driven decision support. In *AMIA Annual Symposium Proceedings*, volume 2012, page 891. American Medical Informatics Association, 2012.

[79] Jimeng Sun, David Gotz, and Nan Cao. A visualization tool for navigation of online disease literature. In *American Medical Informatics Association Annual Symposium Posters*, 2010.

[80] Rhys Tague, Anthony Maeder, and Quang Vinh Nguyen. Interactive visualisation of timebased vital signs. In *Advances in Visual Computing*, pages 545 – 553. Springer, 2010.

[81] James Thomas and Kristin Cook. Illuminating the Path: The Research and Development Agenda for Visual Analytics. *National Visualization and Analytics Center*, 2005.

[82] Christian Tominski, James Abello, and Heidrun Schumann. Axes-based visualizations with radial layouts. In *Proceedings of the 2004 ACM Symposium on Applied Computing*, pages 1242 – 1247. ACM, 2004.

[83] John W Tukey. *Exploratory Data Analysis*. Pearson, 1977.

[84] Kathleen Tyner. *Development of Mental Representation: Theories and Applications*. Psychology Press, 2013.

[85] Mithra Vankipuram, Kanav Kahol, Trevor Cohen, and Vimla L Patel. Visualization and analysis of activities in critical care environments. In *AMIA Annual Symposium Proceedings*, *volume* 2009, *page* 662. *American Medical Informatics Association*, 2009.

[86] Mithra Vankipuram, Kanav Kahol, Trevor Cohen, and Vimla L Patel. Toward automated work-flow analysis and visualization in clinical environments. *Journal of Biomedical Informatics*, 44(3):432 – 440, June 2011.

[87] Darren L Walters, Antti Sarela, Anita Fairfull, Kylie Neighbour, Cherie Cowen, Belinda Stephens, Tom Sellwood, Bernadette Sellwood, Marie Steer, and Michelle Aust. A mobile phone-based care model for outpatient cardiac rehabilitation: The care assessment platform (CAP). *BMC Cardiovascular Disorders*, 10(1):5, 2010.

[88] Jing Wang, Wei Peng, Matthew O Ward, and Elke A Rundensteiner. Interactive hierarchical dimension ordering, spacing and filtering for exploration of high dimensional datasets. In Information Visualization, 2003. INFOVIS 2003. *IEEE Symposium on*, pages 105 – 112. IEEE, 2003.

[89] Taowei David Wang, Catherine Plaisant, Alexander J Quinn, Roman Stanchak, Shawn Murphy, and Ben Shneiderman. Aligning temporal data by sentinel events: Discovering patterns in electronic health records. In *Proceedings of the SIGCHI Conference on Human Factors in Computing Systems*, page 457 – 466. ACM, 2008.

[90] Taowei David Wang, Catherine Plaisant, Ben Shneiderman, Neil Spring, David Roseman, Greg Marchand, Vikramjit Mukherjee, and Mark Smith. Temporal summaries: Supporting temporal categorical searching, aggregation and comparison. *Visualization and Computer Graphics*, *IEEE Transactions on*, 15(6):1049 – 1056, 2009.

[91] Taowei David Wang, Krist Wongsuphasawat, Catherine Plaisant, and Ben Shneiderman. Visual information seeking in multiple electronic health records: Design recommendations and a process model. In *Proceedings of the 1st ACM International Health Informatics Symposium*, IHI '10, page 46 – 55, New York, NY, USA, 2010. ACM.

[92] Matthew O Ward. Multivariate data glyphs: Principles and practice. In *Handbook of Data Visualization*, Springer Handbooks Comp. Statistics, pages 179 – 198. Springer Berlin Heidelberg,

January 2008.

[93] Christian Popow, Werner Horn, and Lukas Unterasinger, Metaphor graphics to visualize ICU data over time. In *Workshop Notes of the ECAI-98 Workshop*, 1998.

[94] Krist Wongsuphasawat and David Gotz. Exploring flow, factors, and outcomes of temporal event sequences with the outflow visualization. *Visualization and Computer Graphics*, *IEEE Transactions on*, 18(12):2659 – 2668, 2012.

[95] Krist Wongsuphasawat, John Alexis Guerra Gmez, Catherine Plaisant, Taowei David Wang, Meirav Taieb-Maimon, and Ben Shneiderman. LifeFlow: Visualizing an overview of event sequences. In *Proceedings of the SIGCHI Conference on Human Factors in Computing Systems*, CHI'11, page 1747 – 1756, New York, NY, USA, 2011. ACM.

[96] John Kirtland Wright. Problems in population mapping. In *Notes on Statistical Mapping*, *with Special Reference to the Mapping of Population Phenomena*. American Geographical Society; Population Association of America, 1938.

[97] K Zheng, H M Haftel, R B Hirschl, M O'Reilly, and D A Hanauer. Quantifying the impact of health IT implementations on clinical workflow: A new methodological perspective. *Journal of the American Medical Informatics Association*, 17(4):454 – 461, July 2010.

第 13 章

用于整合临床和基因组数据的
预测模型

Sanjoy Dey

计算机科学系

明尼苏达大学

明尼阿波利斯，MN

sanjoy@ cs.umn.edu

Rohif Gupta

计算机科学系

明尼苏达大学

明尼阿波利斯，MN

rohit@ cs.umn.edu

Michael Steinbach

计算机科学系

明尼苏达大学

明尼阿波利斯，MN

steinbac@ cs.umn.edu

Vipin Kumar

计算机科学系

明尼苏达大学

明尼阿波利斯，MN

kumar@ cs.umn.edu

13.1　简介

直到最近十年,临床护理和复杂疾病管理还主要依赖于各种临床及病理数据,比如体征和症状、人口统计学数据、病理结果和医学图像等。此外,医务工作者们通过收集患者的家族史,以获得疾病相关的遗传因素。并通过对大量人群进行的群组研究[115]来评估临床和组织病理学标记物的作用,研究结果编入临床指南用于人类疾病的诊断、预后、监测和治疗。例如,NPI[50]和 Adjuvant! Online[56,119]用于乳腺癌和 palmOne[12]用于前列腺癌。然而,这一方法仍存在不足,例如,一种药物对某些患者有效,却对有相同危险情况的其他患者产生了不良反应。这是因为一种药物不可能完全对所有类型患者都适用,这促使人们对基于群体试验得出的结论进行改进,以便可以在患者层面理解复杂疾病的潜在机制。

高通量技术的最新进展为个体在微观分子水平上提供了丰富的信息。大量的遗传、基因组和代谢组学数据用以捕捉揭示人类生理学不同方面的细胞学机制。例如 SNPs,它提供关于个体遗传多态性的信息;基因表达可以测量转录信息;以及蛋白质和代谢物丰度,能够捕获蛋白质丰度和翻译后的修改信息。这些高通量数据集有助于回答不同疾病的复杂的生物学问题,如评估预后[38,51,97,109]疾病的异位显性影响[5],发现复杂疾病的新亚型[58,4,9]。在流行病学中使用遗传信息有助于设计有效的诊断学方法、新疗法和新药物,从而引领近代的个性化医学(基因组医学)[112,40,118]。然而,单靠这些遗传因素并不能解释疾病错综复杂之处,例如,由于环境因素不同,不同国家的癌症发病率差别很大,甚至对于同一种族也是如此,不同种族的人从一个国家迁徙到另一个国家时发病率的变化就说明了这一点[99,133]。

最近的研究[101,87]表明大多数复杂疾病是由多种因素综合作用引起的,包括不同的遗传、基因组、行为和环境因素。例如,近几十年来研究最广泛的癌症,异质性极高。癌症的不同临床终点,如个体肿瘤的特性、手术治疗或化疗后患者的生存率、转移进程和药物治疗的有效性取决于不同的危险因素,包括:多种遗传因素的突变(比如 RAS,RTK,TGF-β,Wnt/信号通路等),行为因素(比如有无吸烟史、饮食习惯、生活方式等)[133],长期环境因素(比如压力、温度、辐射、氧浓度、湿度、营养、毒素等),以及遗传差异(比如 BRCA1/2 等)[134]。因此,临床病理和基因组数据以互补的方式(a complementary manner)而不是以补充的方式(a supplementary nature)捕捉这些不同因素对复杂疾病的不同影响。在更复杂的情况下,复杂的遗传网络可以在各种环境因素下进行动态演化[101]。利用这两种数据提供的两种不同层面的信息,可能会更详细地揭示疾病的复杂性。

因此,有必要建立考虑基因组数据和临床变量的整合模型,以便整合临床和基因组数据中的信息[101]。在大多数病例中,整合研究的目标是发现生物标志物,即发现与特定疾病表型相关的临床和基因组因素,如比较癌症与无癌、肿瘤与正常组织标本、转移与非复发癌、以及化疗后生存时间的差别。因此,每个数据集中的信息都是根据其预测疾病终点的能力来评估的,而整合研究主要是通过结合临床和基因组数据来建立预测模型,以便提供比单个数据集更精准的预测。这促进了结合临床和遗传数据的整合预测模型的一个新兴研究领域出现,我们将其称为临床基因组整合。在这篇综述中,我们不仅介绍这些临床基因组整合研究中存在的不同问题和挑战,而且还介绍解决这些问题的不同方法。最后,对本课题未来的研究方向进行总结。

▶▶13.1.1　什么是临床基因组整合

临床基因组整合是指通过整合临床数据和基因组数据来建立模型。临床数据指的是患者的病理、行为、人口统计学、家庭史、环境史和药物史等信息,而基因组数据则是指各种类型的患者基因组信息,包括 SNP、基因表达、蛋白质和代谢物谱(图 13.1)。

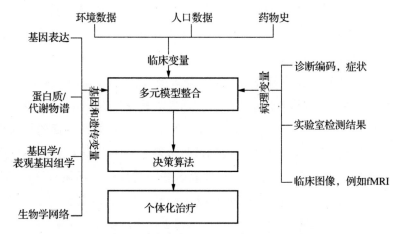

图 13.1　综合多种类型数据进行临床决策的多因素综合方法

临床基因组研究应该至少有一个临床数据集和一个基因组数据集,用于评估一组人的表型结果。此外,我们只研究侧重于发现生物标志物的整合模型,因此,每个数据集的样本都针对特定的疾病表型进行评估。该表型可以是二分类标签,如癌症与无癌症、肿瘤与正常组织样本、转移与非复发癌症,或如化疗后的存活时间或其他类型的治疗的连续变量。实现生物标志物发现的目标需要从与疾病表型显著相关的数据中识别临床和基因组特征。

▶▶13.1.2　临床基因组学研究的不同方面

生物多样性数据集的整合是一个广泛的研究课题,在许多不同的领域都得到了大量的研究。虽然研究人员在临床基因整合方面做了一些初步的探索,这些研究从临床的角度针对不同疾病表型而展开且这些研究多分散于文献中,此外,与这领域有关的难题尚未得到很好的处理,在本文中我们首先从方法论的角度(第 13.2 节)确定了该领域的总体问题和挑战,然后我们将讨论现有的临床基因组方法如何应对这些挑战(第 13.3 节和第 13.4 节),

特别地,我们将现有的预测模型分为两类:集成阶段(第 13.3.1 节)和分维度处理阶段(第 13.3.2 节)。文中还将讨论这些预测方法试图达到的不同目标(第 13.4 节)和每类中使用的验证技术(第 13.5 节)。此外,本文的讨论范围是利用临床和基因组数据开发整合模型,而不是简单地将基因组数据纳入临床实践中来研究基因组医学。

一些现有的文章侧重于临床基因组研究的几个方面,Boulesteix 和 Saerbrei[17]最近进行了一项研究,以外部数据为重点,验证基因组标记相对于传统临床变量的附加预测能力。然而他们的目的并不是回顾该主题所有类型的挑战和所有类型的预测性临床基因组模型,还有其他一些关于整合不同遗传、基因组、蛋白质组学、代谢组学、交互组学、系统发育学和表型数据(简称为组学数据)[22,60,67]的研究综述。然而,它们没有涵盖临床数据与基因组数据整合的问题。据我们所知,目前还没有从方法学的角度来回顾结合基因组和临床环境数据整合方法的研究。

13.2　整合临床和基因组数据的问题和挑战

基因组和临床研究的整合是困难的,因为这两个领域有不同的视角。几个关键的技术挑战描述如下:

- 数据集性质上的差异:由于集成的数据集是从两个不同的角度收集的,集成的数据的性质差异给集成模型的开发带来了挑战。首先,临床数据通常是基于记录的,其中每个病人都用临床变量的记录来表示;另一方面,遗传和基因组数据集在形式上差异很大,除了记录的数据外,还有许多来自网络的数据集,在这些数据中几个生物分子之间的关系表示为特征。第二,临床变量有多种数据类型,如文本、分类和数值,但基因组变量大多为数值。第三,一些数据集可能包含其他数据集中不存在的结构,例如跨时间或跨遗传序列的测量。第四,与通常包含 10~20 个变量的临床数据相比,基因组和遗传数据集是高维的。第五,遗传和基因组数据由于技术问题包含较多的缺失值[71],相反,临床数据易于收集,因而包含较少的缺失值。将具有不同格式、类型、结构、维度和缺失值的变量集成是数据挖掘和机器学习领域中具有挑战性的问题。

- 统计学意义:基因组数据集不仅维数高而且样本数低,这种特点给寻找具有统计学意义的生物标志物(经典统计 $n \ll p$ 问题)[137]带来了挑战。将这些高维特征与低维临床数据结合起来,对统计学和数据挖掘方法提出新的挑战。即使预先选择了重要的基因,而由于过拟合问题的存在,几百维的基因组特征仍然影响着通常只有十几维的传统临床变量。如果不精确设置整个实验,那么临床数据标记可能会在大量的基因组变量中丢失,从而导致高估基因组[16,121]的预测能力。

- 不同的偏差和假设:由于相关数据集是独立的数据集,实验设计和方案也不同,因此每个数据集的偏差和假设可能不同。例如,临床变量是在很长一段时间内进行系统性收集的,因此它们包含的噪声较小。此外,许多流行病学研究都严格地证实了临床变量/数据的有效性[16,91,123],而且,临床数据便宜易于收集[91]。相比之下,基因表达谱数据(以及其他基因组数据),由于微阵列的高噪声、不同的实验偏差、高维数和小样本量等原因,可重复性较低[27,42,43,89]。整合研究需要了解不同数据中的不同程度的信息,否则,与高噪声的基因组变量相比,临床变量在预后模型中的作用会被低估[123]。

- 可解释性:生物标志物研究面临的另一个普遍的挑战是:所获得的模型必须是可解释的,即必须识别个体标记物对疾病表型的影响,否则,该领域专家就不能使用潜在的风险因素进行进一步的验证。同样,临床基因组整合模型必须易于解释,以便作为生物标志物。例如,如果模型不能解释临床变量或原始基因,那么就不能设计针对这些基因或这些基因编码蛋白质的药物。

上面描述的一些技术挑战(例如数据的不同性质)是相当普遍的,适用于任何领域、任何类型的整合研究,而另一些挑战(例如由于高维和可解释性而具有的统计学意义)主要适用于生物标志物的发现。我们将首先在第13.3节描述临床基因组学研究如何解决这三个挑战。然后,我们将在第13.4节讨论不同目标下结合临床和基因组数据集的预测模型,主要是为了解决两个问题:一种是可解释性,另一种是两种数据集中呈现不同数量的信息。想要解决所有的挑战是很困难的,事实上,大多数临床基因组研究的目的仅仅是解决前面所述的几个挑战。其中一些研究来自不同研究群体的整合模型,包括生物统计学、数据挖掘和机器学习,它们能够处理上述一般性的挑战。当然,这些模型中有许多是经过进一步修改的,有时还设计了全新的方法来解决临床基因组数据集成的具体问题。本研究的主要目的是从方法学角度分析临床基因组学模型。

除了这些技术上的挑战外,还存在领域内的挑战。首先,流行病学和遗传学研究中使用的术语,甚至是对于同一主题也存在着差异。例如,关联研究(遗传学)和病例对照研究(流行病学)虽然术语不同,但都是用于发现致病因素的相同概念。这使得从医疗保健和遗传学数据中自动提取信息变得困难。其次,基因组数据仅仅是从研究的角度进行收集,依据坚实的科学理论和模型。然而,医疗数据以回顾性的方式在较长时间内缓慢得收集,来源广泛,如来自医学观察、患者管理数据、医疗保健提供者、医生笔记和患者的生活史。因此,从电子病历(EMR)收集的临床数据可能包含冗余信息,必须经过几个预处理步骤才能提取关于病人的有效信息,最终与基因组数据进行整合。最后,与医疗保健领域[69,88]相关的隐私问题严重限制了临床数据库的有效利用。数据收集相关的难点在于需要几个预处理步骤,比如构建数据库、集成多个数据源、提取信息、文本挖掘和自然语言处理(NLP)。因为本综述的重点是开发整合模型,这种数据收集和预处理步骤超出了本综述的范围,故在此不赘述。

13.3 整合的不同类型

在这一部分中,我们在生物标记物发现的背景下论述综合模型开发的若干方面。首先描述整合的不同阶段,以解决数据性质上的差异;其次,我们将说明临床基因组模型如何处理临床数据和基因组数据维度上的差异,以增强研究的统计学意义。此外,根据这些方面对现有的临床基因组研究进行分类,并讨论它们如何解决上一节所述的不同挑战。

13.3.1 数据整合的阶段

一般来说,根据数据在类型、格式、属性等方面的不同性质,多个异构数据集的整合可以分几个阶段进行。在建立模型之前,可以先整合成单个数据集,也可以整合来自每个数据集上构建的模型的决策。或者可以将每个数据集转换为一个公共的中间结构,如图形或内核,然后在开发模型之前合并这些结构。Pavlidis 等人[95]对这三种类型的整合进行了开创性的工作,并分别称它们为早期整合、后期整合和中间整合。图 13.2 显示了数据整合的三个阶段详细步骤,我们将把所有临床基因组整合归类到这三个广义的概念类别中。

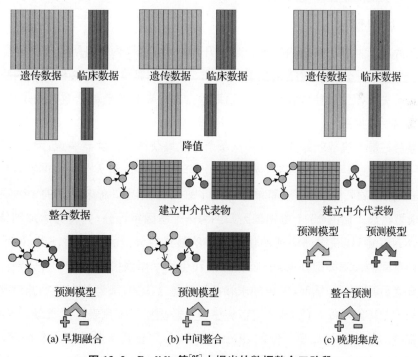

图 13.2　Pavlidis 等[95]人提出的数据整合三阶段

13.3.1.1　早期整合

通常,在执行任何类型的数据分析之前,早期的整合方法将独立的数据源合并在一起。在简单的情况下,如果两个数据集具有相同的样本集(或子集),则单个数据矩阵简单地组合成一个较大的矩阵。因此,单个数据集的整合(在我们的例子中是临床数据和基因组数据)是在总体分析的早期阶段进行的。一旦组合的数据矩阵准备好,就可以根据第13.4节所述临床基因组研究的两个目标开发任何类型的模型。这种整合的假设是:这两个数据集在性质上都是相似的,也就是数据集的主要属性如数据类型、格式、结构和维度,要么相似,要么经过预处理以尽可能类似。否则,在整合单个数据集之前,需要大量的预处理,比如降维、缺失值计算和数据离散化。

优点:早期整合是最简单的方法,因为在整合的数据集上可建立实现特定目标的标准模型。因此,大多数临床基因组研究都属于这一类(表13.1)。此外,它们还可以保存任何类型的数据间关系,例如,如果一些临床变量和基因组变量是相关的,那么经过数据整合后建立的模型可以考虑相关结构。

缺点:早期整合失去了每个数据集的独有属性,例如,当合并到一个增强的数据集中时,每个数据集的结构和信息化的程度也不同,增强的数据集的维度也在增加,因此,该模型也可能存在高维但统计显著性低的问题。

13.3.1.2　后期整合

后期整合首先为每个独立的数据源分别开发预测模型,然后将所有预测模型的各个决策合并为一个最终评分作为对结果变量的预测。与早期整合不同,这种类型的整合实际上整合了分类器决策,而不是原始数据集。后期整合的主要假设是单个数据集是独立的,不存在数据集间的相互关系。

后期整合的最大挑战就是如何合并从单个数据集获得的分类器决策,为此,可采用多数投票、线性聚合和加权平均等策略。例如,2008年Campone等人[24]和2009年Silhava and Smrz[106]进行的两项乳腺癌研究,简单地总结了来自基因组和临床数据的个体决定。应用Cox回归模型将最上面的15个鉴别基因归纳为一个基因组评分,并将其添加到传统的乳腺癌临床评分NPI中,以获得评估辅助化疗效果的最终评分。另一方面,Silhava和Smrz[106]应用了两种不同的预测模型:logistic回归模型和生物学增强模型(BB)[21],分别得到基因组和临床评分之后再求和。然而,简单的求和并不总是合适的,因为单个数据源对整个临床基因组模型的贡献可能不同。此外,还可以评估每个数据集对疾病表型的贡献,并相应地对从各个模型获得的分数进行加权。例如,Futschik等人[49]使用参数化学习将临床决策(贝叶斯分类器)和基因组数据进化模糊人工神经网络(EFuNN,见文献[74])合并为最终决策。此外,他们还使用相互信息[31]测试了两个独立模型结果输出的统计独立性,这是后期整合的关键假设。在一个更复杂的方案中,随着更多数据集被整合,当一些建立在单个数据集上的模型生成二分类决策,一些预测模型产生连续值记分时,问题会随之变多。在许多其他领域如图像处理和社交网络等,已经研究了包括多数票和称为共识学习[30]的通用版本等几种方法。

优点:由于模型是在每个数据集上单独开发的,因此每个数据集的结构和性质在后期被保留下来。而且,根据每个数据集的个体性质,不同的模型可以用于不同的数据集;尤其是当每个数据集完全异构时,即不能将数据集转换成一种通用的整合格式时,后期整合十分有用。

缺点:后期整合忽略了数据集之间可能存在的联系,如相关性或相互作用。此外,后期整合为每个数据集产生了不同的假设,而不是对整合数据集的单一假设,对这些不同类型假设的解释和验证并不容易。

13.3.1.3　中间整合

早期和后期整合在本质上是不一样的但有各自的优缺点。中间整合试图克服这两种方法的局限性,它首先用通用结构表示每个数据集,如图形或内核,然后在开发和建模之前合并表示,因此,它生成一个中间假设,但可以保留每个数据集的结构,并在一定程度上考虑到数据集之间可能存在的关系。在某种程度上,这种方法的主要假设是对于保留其个体属性的数据集都有一个适当的中间表示形式,而这些中间表示可以很方便地整合起来。

基于内核的中间整合技术已经成为许多领域中最流行的数据融合技术,原因有二:首先,内核可以很容易地保留数据的各个属性,可以根据数据集的属性来选择应用不同类型的内核;其次,从单个数据集获得的内核比在后期整合中合并决策要容易(更多关于内核融合方法的理论描述,请参阅综述论文[54])。继 Pavlidis 等人[95]的开创性工作之后,Daemen 等人[32]在临床基因组整合的背景下,将基于内核的中间整合理念用于乳腺癌转移与无复发的生存的分类。特别是针对临床和基因表达数据开发了两个标准化的线性内核,然后使用权重将这些内核融合在一起,最后应用于预测模型。这种基于内核的整合的一个优点是:与单个数据集对应的权重可以表示对最终预测的相对贡献。然而,为特定数据集选择合适的内核并不是小事一桩,而且内核不易解释,因此不容易用作生物标记。

基于图形的技术可以为中间集成提供更易解释的模型。Gevaert 等人在开发这类技术时,使用了贝叶斯网络作为中间表示。一个贝叶斯网络可以通过有向无环图(DAG)以概率的方式表示变量之间的依赖关系。简单地说,贝叶斯建模有两个独立的阶段:学习 DAG 的结构和学习概率分布的参数。作者使用贝叶斯学习的两个独立步骤尝试了三种类型的贝叶斯整合:早期、后期和部分整合。部分整合在概念上类似于中间整合。例如,首先,对两个数据集分别执行结构学习(使用启发式模型搜索算法 K2[29]),然后,这两个结构通过结果变量合并,结果变量是两个数据集中的唯一公共变量。在第二步中,使用 Dirichlet 分布执行模型的贝叶斯参数估计(条件概率表的学习)。最后,结果变量的 Marko 链中的因素被定义为生物标记。虽然这种基于图形的中间整合提供了更可解释的模型,但是合并从每个数据集获得的结构(DAG)并不像融合内核那样简单。在这两项研究中,中期、部分整合比早期和后期整合表现得更好。

优点:中间整合可以保存数据集的各个属性。此外,在最终的模型创建过程中,还可以考虑数据集间的关系,如相关性和冗余性,尽管这涉及许多问题,如内核的选择和如何在内核融合期间保持这种关系等多种问题。

缺点:找到合适的既可解释又容易整合的中间表示是困难的。此外,由于原始特征空间的转换,难以发现数据集之间的相互作用和因果关系。

▶▶13.3.2　降维阶段

临床基因组整合模型必须考虑临床数据和基因组数据的不同维度,否则,在数千个基因组变量中,低维的临床变量就会丢失[16]。我们根据现有临床基因组研究如何解决这一问题,以及其各自的假设、优点和缺点,将这些研究分为两类。

13.3.2.1　两步法

处理单个数据集不同维度的最简单方法是:首先分别对每个数据集进行降维,然后在第二步中对它们建立预测模型。在临床基因组整合的背景下,假设临床变量已经是低维,则将降维技术仅应用于基因组数据集。大多数技术选择最具鉴别性的基因组特征,而其他方法则将这些特征合并为未来模型开发的综合评分(文献[35]的附录详细描述临床基因组研究中使用的几个降维步骤)。第二步,将所选择的基因组变量与临床变量合并,在组合数据集上建立预后模型。

优点:两步模型非常灵活,任何类型的降维技术和任何预测建模技术都可以用于建立临床基因组模型。

缺点:两步法的缺点较少。首先,在第一步中确定合适数量的基因组特征是困难的,特征的数量可能会影响基因组变量和临床变量累加性能的比较。例如,如果从基因组数据中选择了太多的特征,它可能会在第二阶段临床基因组模型中过度拟合。另一方面,如果保留的基因组因子太少,那么基因组因子的预测能力就会被低估。如果降维技术在第一步中考虑了响应变量,那么这个过度拟合的问题就更严重了。在这种情况下,输入到第二阶段的基因组特征将对响应变量具有很强的预测能力。因此,将这些基因组特征与临床变量进行比较是不完全公平的[16]。第二,仅对基因组数据进行降维不能解释这两个数据集之间存在的相关性。例如,考虑到所使用的临床变量,即使在第一步中选择正确的基因组变量的数目在模型开发的第二步中变量也可能是多余的。此外,许多基因对预测的细微贡献也可能被与临床变量相关的显性基因组特征所忽略[15]。当目标是评估基因组数据对临床变量的附加影响时,这一点尤其重要(13.4.2节)。

13.3.2.2　联合临床基因组模型

第二种方法通过利用基于正则化的统计模型并进行可能的修改将降维和模型开发的两个步骤合并为一个步骤。正则化模型可以通过选择不太复杂的模型来提高预测模型的泛化性,从而有效地减少了高维数据(如基因表达谱数据)可能出现的过度拟合问题。通常,正则化技术除了目标函数的原始损失函数($P\lambda(\beta)$)外,还引入了模型复杂度($L(\beta|X)$)这一附加的惩罚项,如下所示:

$$\min_{\beta} L(\beta|X) + P\lambda(\beta) \tag{13.1}$$

这里,X 是临床基因组数据集,β 是表示 X 中每个变量的相应权重的系数,λ 是控制损失函数与模型复杂度之间的折中的正则化参数。统计学习中最常用的正则化方法是 L_2(ridge[64])和 L_1(Lasso[120])正则化,它们分别对方程 13.1 中回归系数的平方 ($P\lambda(\beta) = \lambda\sum_{i=1}^{p}\beta_i^2$) 和 ($P\lambda(\beta) = \lambda\sum_{i=1}^{p}|\beta_i|$) 绝对值进行惩罚。此外,$L_1$ 惩罚将回归模型的大部分系数缩减到零,因而它被广泛应用于同时进行特征选择和模型开发。然而,临床数据和基因组数据的不同维数对一般正则化问题提出了新的挑战。针对不同的数据集,本文提出了一些修改,以施加不同惩罚结构,并在第 13.4.1 节中进行讨论。

优点:单步模型的主要优点是它们可以隐式地利用基因组和临床数据集之间的冗余,因为在模型开发过程中两个数据集被一起考虑。这恰恰使得单步模型最适合于评估基因组特征相对于临床变量的附加预测性能[15]。此外,稀疏正则化模型的大部分系数为零,很少有非零项,排除了显式变量选择步骤,因此,模型开发所需保留的基因组特征数不需要预先指定。

缺点:每个正则化模型都有自己的模型假设,需要学习多个参数,这有时会导致更高的计算复杂度。此外,基于回归的模型主要适用于建立预测模型,使用这些模型很难找到数据集之间的关系,比如相关性。

13.4　整合研究的不同目标

在上一节中,我们根据几种集成方法是如何解决数据整合期望模型实现的目标,描述了它们之间的差异。此外,还可以根据希望通过使用这些模型实现的目标对临床基因组学集成方法进行分类。从医学的角度来看,临床基因组研究的总体目标大致可分为三大类。有些研究会在一项单独的研究中隐式或显式地实现一个以上的临床目标。

▶▶ 13.4.1　仅提高预后能力的整合研究

预测临床基因组模型的目的是通过整合临床和基因组数据来提高疾病的临床预测能

力,因此,这类临床基因组模型的主要研究问题是数据集是否包含互补信息。为了评估预后能力是否提高,将联合临床基因组方法与独立建立的临床或基因组数据的模型进行了比较。我们将首先描述执行显式降维的两步方法,然后介绍创建组合的单步预测模型。

13.4.1.1 两步线性模型

特定预测模型的选择取决于疾病的临床终点,即目标变量是离散的还是连续的。如果响应变量是连续的,如特定治疗后患者的生存或手术后的转移进展,则采用基于回归的方法进行模型开发。例如,Cox 比例风险模型使用两个参数估计与协变量相关的事件的生存时期(生存或失败):危险函数用于描述在协变量基线水平上的危险(风险)随时间的变化函数和另一种描述每个变量对生存影响的系数。在其中一项临床基因组研究中,Lexin Li[81]使用 Cox 模型分析了弥漫性大 B 细胞淋巴瘤(DLBCL)患者化疗后的生存率。除了基因组特征(通过简单的降维选择[80])外,他们还使用了一个成熟的临床因子,称为国际预后指数(IPI)[105],这个指数结合了 DLBCL 的不同临床因素。

当输出变量是离散类别时,使用分类技术建立临床基因组模型。输出变量为两类,例如疾病组与健康组、有效治疗组与无效治疗组、复发组与非复发组、生存组与在一定时间后死亡组以及转移组和无复发组。在众多的分类方案中,以学习判别函数为目标的判别模型被广泛应用。判别模型学习一个判别函数 $L=g(x)=w^{\mathrm{T}}x+w_0$,其中 w 是二维数据集 x 的每个变量的系数(如图 13.3 所示)(x 表示这里的基因组变量,但也可以表示临床变量 c 和临床基因组变量 z)。线性判别分析(LDA)选择参数 w 和 w_0,使这两类样本分离良好,类间方差最大化[11]。Sun 等人[114]使用 LDA[11]将目前关于乳腺癌预后的临床指南(如 St. Gallen[56,57]和 NIH[41])与基因组信息结合起来,以预测乳腺癌的生存率。

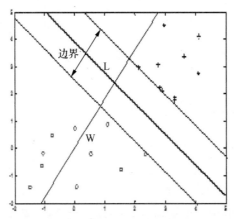

图 13.3 具有线性决策边界的判别模型,支持向量机最大限度分离两个类(红和黑)

除了学习线性决策边界外,logistic 回归[11,39]还通过 logistic 函数 $y=\mathrm{sigmoid}[g(x)]$ 学习结果变量的后验概率。logistic 回归是一种广义线性模型,它将所有预测因子的贡献加到一个变量中,再输入 sigmoid 传递函数中,生成结果事件 y 的预测概率。大多数临床基因组研究[112,7]采用逐步 logistic 回归模型,在模型中依次添加每个预测变量,直至得到最优模型。在其中一个模型中,Beane 等人[7]将支气管镜检查肺癌的潜在患者肺上皮细胞的基因表达谱与临床和人口统计学数据相结合,以做出更好的诊断决策。此外,Stephenson 等人[112]采用逐步 logistic 回归方法,利用一种名为“列线图”公开的临床标记[13,59,61,75,94]对前列腺癌根治术(RP)后复发进行预测,其中标记包括 PSA 水平、Gleason 分级、边缘状态和病理分期等诊断变量以及基因表达数据。为了避免模型过度拟合,采用了类似于 Akaikes 信息准则[3]的拟合优度来选择最优模型。

另一方面,支持向量机(SVM)试图学习决策边界,使这两个类之间的分离最大化(通过软边缘度量)。Li 等人[82]应用带线性核的 SVM 技术来预测晚期卵巢癌铂基化疗后的生存情况。

13.4.1.2　两步非线性模型

虽然 logistic 回归和 LDA 提供了更简单的判别模型,但通常仅限于寻找线性决策边界。支持向量机[130]可以利用核心算法的幂函数,绕过这个问题来学习更广义的非线性决策边界。该算法首先通过非线性映射函数将原始特征空间转换为高维空间,然后将线性 SVM 应用到高维空间中。因此,在高维空间中学习线性决策边界,可以在原始空间中得到非线性决策边界,用于开发前面描述的中间整合(第 13.3.1 节)。

其他类型的非线性模型也被用来整合,例如,基于树的方法[62]由于其两个优点而非常流行。首先,它们可以方便地表示为分类规则,临床医生可以理解这些规则,并且可以测试它们以推断新的领域知识。其次,这些方法基于将所有可用的样本递归地划分成相对于二元组的更均匀的子组,因此它们可以捕捉树变量之间的非线性相互作用。由于这两个特性,文献[135]使用多步决策树来找出 81 种临床变量与基因组变量之间的相互作用,从而预测哮喘患者。其他临床遗传学研究包括:在 2004 年 Pittman 等人[90,96]提高了乳腺癌患者相对于长期复发的预后能力, 在 2008 年 Clarke 和 West[28]进行卵巢癌的生存预测。基于树的方法的一个问题是:不存在单一的最优树,因为它们是通过启发式搜索建立的。为了解决这个问题,所有这些临床基因组学研究都使用了集成学习[68,76]和模型平均[65,93,98]的方法来生成随机森林,然后通过对每棵树的单项预测的加权平均值来估计最终预测得分。这种方法不仅结合了多个弱学习器(树)提高了预测性能,而且为单个模型的预测提供了一个置信区间。这一特性在整合临床基因组研究中非常有用,可用于捕捉因不同临床过程(如组织处理的可变性、杂交测量、小样本量和样本选择[90,96])而产生的临床不确定性[138,23]。此外,这种模型的不确定性可能得到临床因素和基因组因素之间潜在的相互冲突的预测,这对于复杂的异质性疾病来说是非常重要的。类似地,混合专家模型(ME)是另一种非线性方法,它使用专家树产生的所有输出的凸加权以及组合。然而,每个专家都可以在输入数据的不同分区上进行训练,其中可能存在重叠(软分割),而 CART 使用的数据是硬分割. Cao 等人[79]使用

ME方法直接将分类变量与连续值基因表达数据整合,而不产生任何离散化。此外,ME提供了比Boulesteix,Porzelius和Daumer[16]采用的基于随机森林的方法更好的结果。

13.4.1.3　单步稀疏模型

一些临床基因组研究利用稀疏建模技术的优势,通过考虑临床和基因组数据,在一个步骤中进行模型开发和特征选择。例如,在2007年Ma和Huang[85]将一种称为阈值梯度定向正则化(TGDR[48])的迭代增强方法推广到两个广义线性模型(logistic回归和Cox生存模型)的更广义框架(Cov-TGDR)中。Cov-TGDR迭代优化了公式13.1中作为损失函数($L(\beta|\chi)$)的负对数似然梯度,并且在每次迭代中,只对由正则化参数λ控制的少数变量进行分次梯度更新。因此,具有较低梯度值的分量不会在每次迭代中更新,这将导致解的稀疏表示(β)。另外,分别使用两个参数L_1和L_2对公式13.1中的两个数据集进行独立选择。最后,本研究将Cox比例模型应用于分析滤泡性淋巴瘤的生存情况[34]和logistic回归预测乳腺癌的转移进展[129]。

13.4.1.4　比较研究

M. H. van Vliet等人[128]最近对两步预测模型进行了一项比较研究,系统地评估了临床和基因组数据组合是否有助于提高乳腺癌的预测能力。他们考虑了三个简单的分类器,如最近均值分类器(NMC)、朴素贝叶斯分类器、最近邻分类器以及两个更复杂的如SVM(类似于[32])和基于树的分类器。所有这些模型都是在三个不同的阶段(早期、中期和后期)开发的,没有整合(建立在临床和基因组变量之上)。文献[96]提出的原始基于树的分类器被修改为通过在顶部节点限制一个数据集后进行中间集成,对于所有这些分类器,整合显著提高了乳腺癌的预测能力,并且简单分类器的性能优于复杂分类器(其中NMC和OR型后期集成表现最好)这可能是受小样本量的影响,而且无论是后期策略还是中间策略,效果都最好。这证实了先前的研究[32,53],与文献[129]以前的研究不同,本研究发现临床数据比基因组数据有更好的信息,他们认为这主要是由于更全面的临床特征,如基质信息、中央纤维化等。此外,本研究获得的基因组和临床特征表现优于前四项研究在不同细胞系[129,25,110,83]中发现的标记物表现。然而,他们没有在模型开发阶段评估不同的特征选择技术的效果。Bøvelstad等人[18]在生存研究中提供了用于Cox回归的不同降维技术,他们在模型开发中包括了两步和单步的方法(第13.3.2节),他们观察到:当应用于三种不同的临床基因组数据时,修正岭回归的效果最好,然而,他们没有将其与Cov-TGDR方法进行比较。

预测模型的优点和缺点:预测模型的主要优点是易于开发,而且从方法论的角度来看非常简单。可以将适用于临床或基因组数据的任何模型直接应用(对于两步方法)或对组合数据集稍加修改(对于正则化方法)。这些模型在临床和基因组数据集上建立无偏模型,没有任何先验知识,也没有对任何正在整合的数据集的偏见。因此,在提高组合模型的预测能力的基础上,预测模型可以检验被整合的数据集在本质上是否是互补的。然而,最终的临床基因组模型可能会选择一组与独立模型所选择的完全不同的临床和基因组变量。因此,在数据集水平上粗略地比较临床和基因组特征的预测能力无法直接评估给定传统临床变量拥有多少优秀的基因组特征。

▶▶ 13.4.2　评估临床变量对基因组因素的附加预后影响

到目前为止描述的通用预测临床基因组模型对临床和基因组数据集的处理过程类似。然而,许多研究认为临床变量比基因组变量更重要,原因有二:第一,与基因组元素不同,临床变量通过独立研究已得到了很好的验证,其次临床因素易于收集并在医疗保健系统中使用。重复使用临床变量也会降低医疗成本。因此相同对待这两个数据集可能会低估临床变量,并大大高估基因组变量的性能。Trutzner 等人[123]进行了一项系统研究,以评估基因组标记对临床变量的作用。利用整合的数据集,作者发现由无偏预测模型选择的基因在独立测试数据集中的重复性较差。他们同时使用了两步法和 13.3.2 节中描述的阈值梯度定向正则化(TGDR[48]),并得出结论:由于小样本具有大量的基因,估计的自由参数太多,从而使得对基因组数据的高估增加,包含单独的监督降维步骤的两步法更易导致高估的结果(第13.3.2 节),对于这种两步法,Tibshiani 和 Efron[121]进行了一些开创性的工作提出了预验证框架,以便更严格地将基因组特征与临床特征进行比较。特别是,他们认为应该由一个单独而不是使用相同的评估最终模型的预测性能的交叉验证框架来选择基因(更多细节见验证部分 13.5)。相比之下,对于单步联合临床基因组学研究建立的模型,消除这种高估现象并不困难。除了根据降维方法进行分类外,临床基因组研究还可以根据如何评估附加能力而进一步分为两组:一种类型的研究通过在模型发展阶段将临床变量(或其建立的临床指数)作为的强制性变量,建立偏向于临床标志物的临床基因组模型;第二种研究的重点是使用假设检验直接评估给定临床变量的基因组数据的附加能力。严格地说,他们回答的问题是:"与无附加价值的零假设相比较,基因组变量是否提高了给定临床变量模型的性能?"

13.4.2.1　开发偏向临床的临床基因组模型

寻找基因组数据对于单独临床数据的附加预测能力的最简单方法是,只对不能按临床变量分类的样本建立预测模型。一些研究[131,33,132,118,117,91]使用传统的临床变量(如年龄、肿瘤分级、肿瘤状态、肝脏血管入侵等)对乳腺癌人群进行分层,然后只将那些不能通过这些临床变量改善的患者纳入基因组变量。

Boulesteix 等人[16]使用 Tibshirani 等人提供的预验证框架开发了一个两步临床基因组模型,该模型可以使用两个单独的交叉验证循环(每个步骤一个)评估基因组数据的附加预测能力。第一次交叉验证中使用监督偏最小二乘(supervised partial least square,PLS)方法[136],将基因组特征简化为几个无偏先验成分[121];第二次验证中,他们建立了随机森林(a random forest)[20],该森林首先选择所有临床变量作为强制变量,然后只要使用自举策略

out-of-bag(OOB)误差[20]评估的预测能力有所提高,就逐个添加 PLS 基因组成分。因此,除了临床特征之外,还通过预测模型自动选择的基因组特征数量来评估附加的性能。在最近的另一项研究中,Choi 等人[26]开发了类似的基于 CV 的框架,用于消除基因组数据集的过度评价,在 Cox 模型中使用内部 CV 时,它在乳腺癌数据方面优于 ridge 和 Lasso Cox 模型。

　　如第 13.3.2 节所述,上述两步方法仅能部分消除临床和基因组特征之间存在的冗余。例如,在先前的研究中,与第一阶段可能被忽略的临床变量相比,一些具有边际预测能力的 PLS 成分是非冗余的。另外,Binder 和 Schumacher[10]提出了一种名为 CoxBoost 的单步稀疏 Cox 模型,使用基于分量偏移的增强方法进行生存研究[124]以评估基因组数据的附加能力。特别是,它们通过使用 Neuton-Raphson 方法对模型的对数似然性按分量的梯度增强方向进行更新,并将模型中所有临床变量作为强制性变量,使用自定义的零项对角线惩罚矩阵(方程 13.1 的第二项)对基因组特征进行特征选择,使用惩罚矩阵中的一个参数来评估附加预测能力。在类似的研究中,Kammers 等人[72]仅对基因表达数据使用了其他类型的稀疏模型,如 L1 和 L2 正则化技术,并将临床变量作为强制性变量纳入了模型。

13.4.2.2　假设检验框架

　　到目前为止所讨论的有偏临床基因组模型都通过模型中包含了多少基因组特征来间接评估基因组特征的附加能力。然而,一些选定的成分在统计上可能显得并不重要。解决这一问题的更有效的方法是在假设检验框架中评估基因的附加性能。在一项开创性的研究中,Tibshiani 和 Efron[121]首先使用预验证框架(LASSO 内部模型)将基因组变量归纳为一个单一的无偏基因组评分。第二步,基于建立的线性回归模型(或任何 GLM)设计一个假设检验框架。特别是通过基因组标记的回归系数($\beta_{PVG} > 0$)与零假设 $\beta_{PVG} = 0$ 的 t 检验或 z 检验相比较,来评估附加的预测能力。在后来的一项研究[66]中,Hofling 和 Tibshirani 表明,由于 PVG 框架中使用的采样过程违反了 i.i.d. 假设,导致这一检验结果有偏差。另外,他们提出了一种基于随机排列的经验 p 值估计的方法。而结果都证明,对于一项具有里程碑意义的乳腺癌研究中,预验证的基因组评分比没有使用预验证研究的基因组评分低[129],该研究实际上高估了基因表达数据的性能。尽管如此,任何两步方法都不能完全消除临床数据和基因组数据之间的潜在冗余(第 13.3.2 节)。例如,如果临床特征与基因组特征相关联,那么两种类型的特征都将具有显著的相关系数。

　　Boulesteix 和 Hothorn[15]提出了一个更严格的假设-检验框架,其方式类似 CoxBoost[10]同时考虑两种类型的数据集,以完全消除这两类变量之间的任何类型的冗余。该方法的主要思想是在临床基因组模型中不仅包括临床变量,而且要将这些临床变量的贡献作为临床基因组模型的强制变量,使基因组变量不能影响临床贡献。更具体地说,这种方法首先拟合临床变量广义线性模型,然后将临床预测器用于由最小二乘提升策略[47]建立的最终联合临床基因组模型,作为一个固定的偏移量,使其系数在迭代学习过程中不会发生变化。因此，与 CoxBoost 和预验证方法不同，基因组特征不会影响最终模型中临床特征的表达。最后，通过随机排列基因组变量来检验增强方法的似然性是否具有统计学意义，以估计与[66]相似的附加性能。虽然这种方法并没有对基因组特征进行类似于 CoxBoost 的特征选择，但它可以很容易地推广到基于正则化的框架中，这一点在最近的研究[92]中证实过。在最近的研究中，他们还通过生成几个临床标记和基因组标记之间具有不同相关性的合成数据集比较了预验证检验和全局 Boost 检验(Globalboosttest)。如预期的那样，如果信息基因与临床变量完全相关，则在选择基因组特征(p 值均匀分布在[0,1]中)时，全局 Boost 检验比预验证更为保守。注意，预验证框架不仅消除了与基因组变量相关的偏差，而且还可以更通用地比较这两个数据集。相反，全局 Boost 检验完全偏向于临床变量，其唯一目的是严格测试基因组标记的附加能力，但这两个数据集的相反特性不能被测试。

13.4.2.3　结合先验知识

将基因表达谱数据直接纳入模型的一个问题是，所选的基因不一定具有生物学可解释通路。此外，属于同一个通路的每一个基因都可能有弱关联，因此被模型所忽略，但它们整合起来会产生较大的关联作用。直接测试这些通路与疾病的关联，而不是在后处理阶段测试，已经成为帮助临床解释的方法[113]。Kammers 等人[72]最近还使用基因本体论(GO)对基因进行分组，然后将每一 GO 组的联合效应(由第一主成分评估)作为 Cox 生存模型中的预测指标。然而，一些 GO 组是非常通用的，由于疾病的异质性，在特定的疾病中只能激活 GO 过程的一部分[87]。另外，作者还将属于每个 GO 组的基因进一步聚为几个子组，然后将它们纳入模型。从方法的角度来看，他们采用了整合为一步模型开发，其中 L_1 和 L_2 惩罚方案(方程 13.1)通过将临床变量作为强制性变量来处理高维基因组数据。所有三种类型的基因组数据，即原始基因表达、GO 组和 GO 组预聚类。在整合临床变量时，提供了根据最终预后模型的 P 值和 Brier 评分，性能类似。由于预聚类技术是无监督的，而是由 GO 指导，因此也不需要预先验证式的框架来减少基因组数据的偏差。

优点和缺点：基于预验证的框架的主要优点是：它可以通过消除基因组特征和临床特征之间的任何冗余更直接地比较基因组和临床特征，从而以无偏的方式评估基因组特征的附加预测能力。然而，基于预验证的框架将基因组特征整合成一个或多个新开发的特征，这使得生物标记物发现的模型难以解释。这类模型的另一个问题是：它们假定临床变量是重要的，因此预测模型应偏向于临床变量。然而随着基因组数据变得更容易获得，并在多项独立研究中得到验证，这种假设在将来可能不成立。此外，有时临床变量，如病理和行为效应，可能是有因果关系的基因组特征的下游效应。在这种情况下，基因组特征可能无法提供对临床变异的附加预测能力。但是不同类型的标记之间的这种关系可能是有用的知识，原始预测模型和这些无偏模型都不是为了评估不同类型数据之间的关系。

13.5 验证

在本节中,我们将讨论到目前为止所描述的临床基因组模型的验证过程。因为所有这些临床基因组模型的主要目的是提高对疾病的预后能力,所以他们将已整合的临床基因组模型与仅仅基于基因组数据或仅基于临床数据基础上的模型进行了比较。我们将首先讨论用于此目的的几个性能指标,然后讨论不同的验证技术,以评估从临床基因组模型中获得的结果的有效性。

▶▶ 13.5.1 性能指标

基于二分类的模型[7,114]最常见的性能度量指标是准确性、精确性、召回度和 Roc 曲线下的面积[116]。另一方面,这项研究使用不同的指标希望能预测生存时间和无疾病进展概率(PFP)等连续结果变量,例如 C-指数,以评估[112]该模型在不同生存概率患者之间的区分程度。C-指数测量在 0~1 之间的预测和观测到的响应[61]之间的一致性[81]。使用的另一个流行的指标是文献[63]所定义的曲线下随时间变化的面积(AUC)。另一方面,Binder and Schumacher[10]没有使用交叉验证,而是使用了自举抽样策略,如文献[102],使用 Brier 得分[52]进行绩效评估。一些研究[7,121]也利用基因组和临床标记物的系数来估计它们对预测模型的相对贡献,然而性能增益可以通过随机伪影作为数据伪影来获得,因此除非它们被验证有统计意义或在多个数据集中反复观察,否则会产生过于乐观的结果[14]。基于置换的技术也被许多研究所采用,以获得观测结果的统计意义。例如,文献[66]随机置换一个基因组标记 X,以获得基因组标记的观察系数的统计显著性;同样,文献[112]对改变类标签重排序,以获得预测模型分类精度的统计意义。一些研究[7,82]还使用了标准假设检验——Wilcoxon 检验、t-检验和 z-评分,来获得组合模型在性能上比单个模型高的统计意义。除此之外,Kaplan-Meier 曲线[73]是一种流行的可视化技术,用来显示不同群体在时间进程上的生存概率。所有临床基因组存活研究都使用这一技术来可视化最终模型定义的亚群体的预后分离。

除了使用上述指标对预测模型的性能进行实证评估外,一些临床基因组研究也从领域的视角验证了其结果。一些研究希望通过整合临床和基因组标记来研究哪些群体的患者受益最大。例如,Stephenson 等人[112]观察到,他们的临床基因组模型可以显著提高对一个子样本(占整个前列腺癌数据集的 30%)的预测,在该子样本中,已确认临床预测在中等范围内预测(7 年 PFP,30%~70%)。另一方面,文献[7]通过三位专家肺内科医师验证了他们观察到的整合临床医学模型。一些研究,例如,文献[112],试图在以前的文献中找到关于所获得的预测因子的生物学信息。乳腺癌研究[28,96]发现,最顶端树选择的重要临床因素(淋巴结状态和雌激素受体[ER]状态)和突变基因在临床实践中得到了很好的认可,并通过先前的研究得到了验证。例如,所有这些研究都确定了一些与雌激素途径或生长信号通路有关的突变基因,或与 ER 状态相关。Sun 等人的乳腺癌研究[114]将所获得的模型与 Van't Veer. 等人建立的 70 个基因特征进行了比较[129]。Ma 和 Huang[85]也从以前的研究中证实了所获得的重要基因。

▶▶13.5.2　预测模型的验证程序

测试所获得的模型理想方法是使用独立于训练集的外部测试数据集[17]。例如,Beane 等人[7]比较了独立测试数据集上临床基因组模型的性能,这些数据集在支气管镜检查后没有明确诊断,支气管镜检查是作为肺癌诊断的一部分。然而,在大多数实际情况下,数据既稀缺,收集起来又昂贵,而且也很难设计类似的实验设置以无偏收集验证数据和训练数据。解决这个问题的最简单的方法是将原始数据分成两个不相交的集合:训练数据和测试数据,训练数据用于开发模型,而测试数据用于模拟独立的验证数据。例如,一些临床基因组研究[6,7,81]使用了一个基于先前研究的随机拆分可用数据的简单设置。另外,一些研究多次重复这种随机拆分,以避免选择偏差[18,28]。

K 折交叉验证[62,77]提供了一个更系统的框架,将可用数据划分为 K 个部分,其中一个部分被视为测试集,而其余($K-1$)个部分被视为训练集。Bootstrapping[62]是另一种有用的验证技术,它用替换的方法对原始数据进行采样,以估计结果的方差。将标准技术(如交叉验证或引导)应用于基于一步正则化的技术是很简单的。然而,将它们应用于两步方法并不简单,因为在最简单的设置中,存在独立的监督降维步骤。建立两步预测模型,第一步对整个数据集进行降维;第二步使用两个独立的数据集进行预测模型开发:一组用于学习模型的训练数据集,一组用于评估观测模型性能的测试数据集。然而,正如在文献[107,108]中提到的,对整个数据集执行有监督的降维会产生有偏差的结果,因为使用了测试数据集,在第二步中对最终预测模型的性能进行了估计。为了得到对性能的无偏估计,监督降维步骤和预测模型开发都应该只在训练数据集上执行(第 13.3.2 节)。更具体地说,整个预测建模的两步开发过程(即降维和建模)应该只对训练数据执行,如图 13.4 所示。特别是,降维仅针对基因组数据集进行,然后使用预测模式将所获得的特征(一些选定的基因或一些新开发的特征)与临床标记相结合。有几项研究[112]、[96]、[82]、[114]、[85]、[96]认识到了这一事实,并利用这一步骤正确地评估了预测模型。

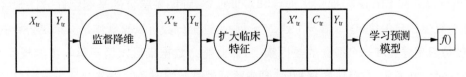

图 13.4　临床基因组的训练阶段

有时,模型本身有一些需要从数据中学习的参数,在这些情况下,再使用一个内部 CV

来为从外部 CV 框架用来获得的训练数据选择分类器的最佳参数[114]、[85]、[10]、[18]。在随后的讨论中,为了简单起见,我们将忽略这个内部 CV,并且假设只有一个 CV 来估计预测模型的最终性能。

▶▶ 13.5.3　评估附加预测值

以评估附加预测能力为目标的实验设计方法应谨慎执行,否则基因组标记物的预测效果可能被高估。例如,如果在降维步骤中使用了有监督的特征选择技术,则会产生另一个问题。具体来说,以这样一种方式选择或创建基因组特征,使它们成为原始基因组数据集中最具鉴别性的特征,将这些有区别的基因组特征与临床变量进行比较,会导致对基因组特征预测能力的高估。如果我们看模型开发的最后一个训练阶段,基因组数据 X_{tr} 已经看到了标签 Y_{tr},但临床特征还没有。

Tibshirani 和 Efron 提出了交叉验证框架的一个变量(称为预验证),以消除这种对基因组变量的偏见。特别是,在使用第二个 CV 框架开发预测模型之前,他们还提出了一个 k 折交叉验证来进行监督降维。如文献[121]所述,现有的培训数据(XIR)将进一步分为两组。其中一组将用于降维步骤,从原始数据中选择和/或创建基因组特征,然后将另一组数据用于建立整合临床和前一步获得的特征的预测模型。详细步骤如下(图 13.5):

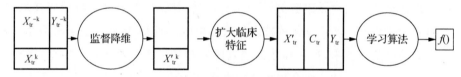

图 13.5　Tibshirani 和 Efron 提出的预验证示意图

前三个阶段在这里重复 k 次得到完整的 X 矩阵,这里 X_{tr}^k 表示训练集的第 k 部分。

1. 将现有训练数据分为 k 个部分。
2. 前 $(k-1)$ 部分用于学习降维,从原始数据中选择和/或创建基因组特征。
3. 随后,将相同的选择基因或特征创建规则应用于左切 k 样本,以预测它们的标签。
4. 对每 k 个样本重复步骤 2 和步骤 3,得到所有样本基因组变量的无偏预测值。
5. 整合临床和预验证的基因组特征,建立预测模型,并对临床因素和基因组因素进行比较。

Tibshirani 和 Efron[121] 提供了理论和实证证据,证明预验证的基因组评分比未经验证的版本有更少的自由度(理想情况下是 1)。因此,这个分数可以被看作是一个更公平的伪预测器,就像它是建立在一个独立的数据集上,因此整个数据集可以用于第 5 步的模型开发。他们也凭借经验表明,与临床数据相比,预先验证的基因组因子的显著性低于未预先验证的预测因子。虽然作者使用上述技术将所有基因组因素汇总成一个预测器,但可以很容易地将所有基因组因素概括为一个预测器,也可以很容易地推广到选择多个特征[16]。总之,开发预测模型和评估基因组特征的附加预测能力的正确设置如下：

1. 为了评估两步模型和监督降维技术的性能，需要将训练集和测试集分开，如图 13.4 所示。

2. 为了公平地比较临床因素和减少的基因组因素，应在单独的数据集中对基因组变量进行监督降维和与经典临床预测器的比较，或者使用预验证技术建立一个更公平的基因组预测器（图 13.5）。这一步骤对于评估基因组数据的附加性能增益至关重要。

这里，在训练集和测试集独立分开的两个步骤中，可以使用几种替代技术，如重复采样或增强，以及交叉验证。Boulesteix 等人[16]使用两个独立的交叉验证循环执行这两个步骤，第一个交叉验证用于 Tibshirani 和 Efron 提到的所选基因的预验证，而第二个交叉验证用于根据先前步骤选择的基因特征成分和临床数据的随机森林[20]模型的分类错误率。

▶▶13.5.4　临床基因组整合研究的可靠性

通常，从临床基因组研究中获得的标记在不同的研究中是不可复现的。特别是，基因组数据常常因在独立群体之间缺乏重复性而受到诟病。例如，观察到在文献[129]和[132]这两项著名乳腺癌研究和其他独立研究[27,42,43,89]中发现的生物标志基因之间存在的重叠基因很少。不同研究的基因组特征一致性差的主要原因是样本队列的规模小、样本包含和注释过程中的选择偏差、样本预处理和数据预处理的不同协议，以及不同研究的临床终点不同[104]。所以，整合同一类型患者的多个群体可以显著地增加样本数量，因此，开发可重复的基因组生物标记物很受欢迎[44]。这种多点集成可以通过多种方式实现：要么保留所有数据集中最常见的特性（数据层早期集成），要么通过学习一种更复杂的贝叶斯方法来整合各个数据集中可用的信息[122,78]。在这种多位点研究的启发下，一些临床基因组研究不仅整合了多个基因表达数据集，而且还整合了多个临床数据集来建立多位点通用临床基因组模型，并最终评估这些模型对单个多位点临床和基因组生物标志物预测能力的改善程度。

预测多位点研究使用一些可用的独立队列来开发临床基因组模型，然后使用其余的队列来测试预测模型的可重复性。现有的多位点临床基因组模型分两步进行：首先，大多数研究采取简单化的方法，只保留所有数据集（同质整合）中常见的特征（临床和基因组）；然后，使用先前描述的任何技术（异构整合）整合临床和基因组数据。例如，Teschendorff 等人[118]利用 5 个公开的基因表达数据集建立了一个通用的分子预后标记，包括他们自己收集的乳腺癌生存预测中的基因表达数据。他们使用 3 个队列来建立一个基于 Cox 回归的预测模型，并将其余三个作为独立的测试集。然而他们没有使用分类精度进行验证，而是使用最近开发的基于统计分布的 D-index 评估方法[100]，它只依赖于测试样本的相对风险排序，而不依赖于结果变量的绝对值。因此只要测试样本的相对排名不变，预测能力就保持不变。这一特性使得 D-index 适合于评估来自有着不同特征组的测试样本的性能。另一方面，Shedden 等人[104]试图通过使用统一、健壮和可复制的协议，从 6 个不同的机构直接生成自己的数据集，从而尽量减少多位点研究中的实验偏差[37]。此外，在收集的四组数据中，有两组采用不同的基因选择方法和不同的分类器来预测肺腺瘤患者的生存率。与大多数临床基因组研究相一致的是,癌症分期和年龄等临床变量一定程度上提高了基因表达的预测力,特别是对于更多异质性的 1 期肺癌患者。

13.6　小结及展望

临床基因组整合近年来受到不同群体的广泛关注,因为它在整合临床和基因组来源的多种视角在揭示复杂的疾病机制方面具有巨大的潜力。由于本主题具有多学科性质,这些临床遗传学研究虽然目的都是为了提高复杂疾病预测模型的预测能力,但是它们采取的方法却各不相同。在本文中,我们全面评述了这些研究,重点关注但又不局限于它们的方法论观点。我们旨在找出在整合临床和基因组数据等异构数据集方面存在的问题,并了解这些挑战是如何通过临床基因组中的方法来处理的。表 13.1 中对基于这些挑战的实例研究进行了分类。这一综述性研究也可能与其他一些整合研究相关联,因为这些研究面临的挑战与整合临床和基因组数据的挑战相似。例如,Hamid 等人[60]调查了整合不同类型基因组数据的研究,这些研究解决了临床基因组整合中常见的一些挑战,因此一些整合方法可以在这两个领域之间共享。

表 13.1　不同临床模型的分类

主要种类		预测模型	测试额外的功效
早期降值	早期整合	Regression (Li[81], Teschendorff et al.[118], Shedden et al.[104]); Classification (Stephenson et al.[112]; Sun et al. [114], Li et al.[82]; Beane et al. [7]); Tree—based method (Nevins et al.[90]; Pittman et al.[96], Clarke and West[28]; Cao et al.[79])	Tibshirani and Efron[121]; Hofling and Tibshirani[66]; Boulesteix et al.[16]; Acharya et al.[1]; Wang et al.[131]; Obulkashim et al.[91]
	中期整合	Daemen et al.[32]; Gevaert et al.[53],	
	后期集成	Campone et al.[24]; Silvaha and Smrz[106]; Futschik et al.[49]	
稀疏模型	早期整合	Bøvelstad et al.[18]; Ma and Huang[85]	Binder and Schumacher[10]; Boulesteix et al.[15]; Kammers and Hothorn[72]

注:缺少一些分支,表明在这一类别中没有观察到任何研究。

　　大多数临床研究的主要目的是通过整合建立一个更好的复杂疾病的预测模型。一般来说，大多数临床基因组研究在第一步就减少了数据的维数，然后基于选中的特征开发了一些预测模型。一些研究利用基于正则化的预测模型将这两个步骤合并为一个步骤。我们用几种统计指标比较了联合临床基因组模型与单用临床模型和基因组模型的预测性能。在大多数情况下，联合模型的预测能力比单个临床模型和基因组模型的预测能力都有所提高，这证明了联合的有效性。然而，在某些情况下，运用联合模型只获得预测能力微小的提升，有时基因组模型的表现甚至比已确定的临床预后指标还差，这意味着不能低估传统临床变量的价值。此外，与基因组变量不同，临床变量是通过多队列独立研究建立和验证的。这些观察促进了第二期临床基因组研究，旨在将基因组变量纳入预后模型，前提是它们能提供一些附加的预后能力。因此这些模型偏重于临床变量，然而，这些方法也有一些额外的问题，如果模型过于偏向临床变量，那么基因组数据的重要性就会降低，这将妨碍对复杂疾病的潜在新知识的发现，从而偏离了通过整合阐明新发现的主要目标，因此，在组合模型应多大程度上偏向于临床数据集之间存在权衡，决定这一权衡并非易事，需要进行更系统的研究。

　　每个被集成的数据源提供了的信息量是不同的，因此集成方法应该认识到数据集中在信息量和每个数据集中固有属性方面的差异。很少有研究像基于内核的方法[32]那样详细地保留每个数据源中可利用的各个属性。然而，这种方法只对临床数据和基因组数据使用基于向量的记录。另一方面，其他类型的医学、遗传和基因组数据中含有丰富的信息，这些信息具有不同类型的结构，如时间序列、网络结构和重复结构，整合这些不同类型的数据需要开发新的计算技术。

　　所获得的临床基因组模型的可解释性是个体化医疗的一个迫切需要的特性。然而，预测模型主要侧重于通过将临床数据和基因组数据相结合来提高预测能力，而不是可解释性。因此，大多数预测模型使用那些对提高预测能力更有用的模型，而不是产生能够推断有用知识的可解释模型。虽然基于树的模型已经在这种背景下得到了应用，但大多数研究都应用了更复杂的集成树模型，这些模型比原始的基于树的规则更难解释。此外，在建立临床基因组模型之前，单独的降维步骤也可能降低模型的可解释性。例如，所有这些研究都首先将基因组标记的效果结合起来，通过无监督的 PCA 技术或单独的预验证步骤，或者在开发任何临床基因组模型之前将一些有监督的技术（如 PLS）合并到一个单一的分数中。这些成分不提供关于获得的基因的信息，所以这些通路参与了疾病的进展，这对于确定药物靶点是很重要的。因此，将特征选择步骤的预验证框架结合起来是一个悬而未决的问题。

　　很少有研究能更全面地验证所获得的临床基因组模型，大多数研究没有将所获得的模型与其他临床基因模型进行比较，甚至没有对为同一疾病开发的模型进行比较。例如，在七项乳腺癌研究[114]中，只有一项与先前的研究[129,132,126]进行了比较。虽然多位点临床基因组研究旨在提高所获得标记的可靠性，但独立研究在实验设置和生物学条件上的差异可能导致探针设计和最终有效基因表达谱的差异。在所有多位点临床基因组研究中，在整合多个基因组数据集时都采取了一种简单化的方法,只将这些基因作为在所有队列中显著表达的特征(通过 t 检验或其他类似的统计测试进行)。然而,这大大减少了特征的数量,因为基因在所有独立队列中呈现同样表达程度的可能性很小。而这在生物学上是没有意义的,因为不同的病人可能会有不同的中断路径,甚至不同的基因组也可能在不同的环境因素下对相同的通路发生突变。因此,最好放宽一些限制,将没有显著表达的基因包括在内。更重要的是,如果基因属于已知的通路,但不满足统计意义的阈值,则可以从队列中选择它们。

大多数临床基因组研究不是从方法学的角度设计的,它们应用不同的简单统计和数据挖掘预测模型,而不是应用和比较不同的方法来获得最佳的预测模型。一些研究[104,18]试图比较基于回归的预测模型中的几种降维技术;另一方面,在降维后整合这些临床和基因组变量的最佳方法还不太清楚。一些研究提出了中间整合来应对异构数据整合的挑战。尽管理论上,基于内核的中间整合被认为是更普遍的,但它并没有在临床基因组环境中提供显著的改进[32]。此外,在中间整合过程中,还不清楚如何以最佳的方式使用中间形式来表示单个数据,基于内核的模型也无法在数据集中和数据集之间找到变量之间的关系。或者,可以使用一种基于图表的方法来解决这些问题。因此,需要在这一领域进行更多的系统研究,以开发新的方法来最佳地利用从临床和基因表达数据中获得的各种信息。

在临床数据和基因组数据之间可能存在多种类型的关系,从领域角度来看可能有不同的含义[36]。例如,如果两个数据集都包含许多相关变量,那么它们包含的类似的补充性信息无法为综合研究提供价值。这些类型的数据集之间的关联可以通过其他隐藏因素[16]来诱导。例如,药物在治疗过程中对基因表达的影响[109]。除了相关性外,临床变量和基因组变量之间也可能存在更复杂的关系,如相互作用或因果关系[101]。例如,某些基因组标记与环境因素之间复杂的相互作用会使疾病的表型比其附加水平更严重[84]。此外,可能有一些基因组因素对某些临床变量有因果关系。在这种情况下,药物可以在早期针对这些基因组变量进行更好的治疗设计。例如,如果某些肿瘤分级的致病基因能在乳腺癌的早期定位,就可以避免肿瘤手术。另一个有趣的原因是:与基因组因素不同,临床因素不是疾病的致病因素,相反,大多数临床病理变量是疾病表型的观察特征。除了所有这些数据集之间的关系之外,同一数据集内的变量之间也可能存在着关系,表示相似变量之间的交互作用或协同作用[19,70]。例如,家族性肥厚性心脏病是由编码肉瘤蛋白[84]的几个基因的突变引起的,其中单个基因或蛋白质几乎无法解释疾病的发生。虽然有些研究[15]即使在相关的变量存在的情况下时也在试图建立稳健的临床基因组模型,但没有任何临床基因组研究旨在阐明临床数据和基因组数据之间的这种相互关系和内部关系。在开发综合模型时,需要进一步的研究来理解和利用不同临床和基因组变量之间潜在的更广泛的关系。

大多数临床基因组研究的另一个重要问题是,这些模型大多只将基因表达数据视为来自广泛公开数据集的基因组数据。然而,基因表达数据仅包含有关转录调控的信息,因此无法提供关于转录后修饰、蛋白质合成和磷酸化、拷贝数变异、基因组随机突变等复杂细胞机制其他方面的任何信息。最近的技术进步导致各种高通量基因组数据的出现,如蛋白质丰度数据、全基因组关联(GWA)数据、遗传交互数据、蛋白质相互作用数据、表观基因组数据等等。需要注意的是,这些数据集具有内在的相关性,每个数据集都涵盖了细胞活动的一个特定方面。忽视内在联系可能导致发现生物学上的虚假联系,尽管这种联系在统计上是显著的。例如,如果由于转录后修饰而得到的蛋白不具有差异性丰度,则差异表达的基因可能是假的。将这些丰富的基因组数据与临床基因组研究结合起来讲构成进一步的挑战。例如,其他类型的基因组数据格式并不是一致的——基因表达或 SNP 是基于载体的,而 PPI 是基于网络的并包含不同基因组实体之间的关系。此外,有些数据集可能包含多个复制或时间点,将这些不同类型的数据与基于向量的临床数据集成起来并不是一件简单的事情,需要进一步的研究。

　　尽管临床基因组整合潜力巨大,但这一课题仍处于初级阶段。一般来说,整合临床和基因组数据等异构数据集是一个困难的问题,现有的临床基因组模型在一定程度上解决了这些挑战。对于处理变量和数据集之间的不同类型的关系,更详尽的研究是必要的:设计一个健全的模型来处理每个数据集中的不同性质、结构、维度和信息量;将先验知识纳入考虑范围;整合基因表达和组织病理学及人口学数据以外的不同基因组和医学数据;最后在多个独立的队列研究中对获得的临床基因组生物标志物进行严格验证,用于个体化医疗的最终实施方法。

▌参考文献

[1] C. R. Acharya, D. S. Hsu, C. K. Anders, A. Anguiano, K. H. Salter, K. S. Walters, R. C. Redman, S. A. Tuchman, C. A. Moylan, and S. Mukherjee. Gene expression signatures, clinicopathological features, and individualized therapy in breast cancer. *JAMA*, 299(13):1574, 2008.

[2] R. Agrawal, T. Imielinski, and A. Swami. Mining association rules between sets of items in large databases. *Proceedings of the 1993 ACM SIGMOD International Conference on Management of Data*, pages 207–216. ACM, 1993.

[3] H. Akaike. A new look at the statistical model identification. *IEEE Transactions on Automatic Control*, 19(6):716–723, 1974.

[4] A. A. Alizadeh, M. B. Eisen, R. E. Davis, C. Ma, I. S. Lossos, A. Rosenwald, J. C. Boldrick, H. Sabet, T. Tran, and X. Yu. Distinct types of diffuse large b-cell lymphoma identified by gene expression profiling. *Nature*, 403(67–69):503–511, 2000.

[5] D. Anastassiou. Computational analysis of the synergy among multiple interacting genes. *Molecular Systems Biology*, 3(1), 2007.

[6] E. Bair, T. Hastie, D. Paul, and R. Tibshirani. Prediction by supervised principal components.

Journal of the American Statistical Association, 101(473):119 – 137, 2006.

[7] J. Beane, P. Sebastiani, T. H. Whitfield, K. Steiling, Y. M. Dumas, M. E. Lenburg, and A. Spira. A prediction model for lung cancer diagnosis that integrates genomic and clinical features. *Cancer Prevention Research*, 1(1):56, 2008.

[8] M. Berlingerio, F. Bonchi, M. Curcio, F. Giannotti, and F. Turini. Mining clinical, immunological, and genetic data of solid organ transplantation. *Biomedical Data and Applications*, pages 211 – 236, 2009.

[9] A. Bhattacharjee, W. G. Richards, J. Staunton, C. Li, S. Monti, P. Vasa, C. Ladd, J. Beheshti, R. Bueno, and M. Gillette. Classification of human lung carcinomas by mRNA expression profiling reveals distinct adenocarcinoma subclasses. *Proceedings of the National Academy of Sciences of the United States of America*, 98(24):13790, 2001.

[10] H. Binder and M. Schumacher. Allowing for mandatory covariates in boosting estimation of sparse high-dimensional survival models. *BMC Bioinformatics*, 9(1):14, 2008.

[11] C. M. Bishop and SpringerLink. *Pattern Recognition and Machine Learning*, volume 4. Springer New York, 2006. (Online service).

[12] J. W. Blumberg. PDA applications for physicians. *ASCO News*, 16:S4 – S6, 2004.

[13] M. L. Blute, E. J. Bergstralh, A. Iocca, B. Scherer, and H. Zincke. Use of Gleason score, prostate specific antigen, seminal vesicle and margin status to predict biochemical failure after radical prostatectomy. *The Journal of Urology*, 165(1):119 – 125, 2001.

[14] A. L. Boulesteix. Over-optimism in bioinformatics research. *Bioinformatics*, 26(3):437, 2010.

[15] A. L. Boulesteix and T. Hothorn. Testing the additional predictive value of high-dimensional molecular data. *BMC Bioinformatics*, 11(1):78, 2010.

[16] A. L. Boulesteix, C. Porzelius, and M. Daumer. Microarray-based classification and clinical predictors: On combined classifiers and additional predictive value. *Bioinformatics*, 24 (15): 1698, 2008.

[17] A. L. Boulesteix and W. Sauerbrei. Added predictive value of high-throughput molecular data to clinical data, and its validation. *Briefings in Bioinformatics*, 12(3):215 – 229, 2011.

[18] H. Bøvelstad, S. Nyg? ard, and O. Borgan. Survival prediction from clinico-genomic models—A comparative study. *BMC Bioinformatics*, 10:413, 2009.

[19] R. Braun, L. Cope, and G. Parmigiani. Identifying differential correlation in gene/pathway combinations. *BMC Bioinformatics*, 9(1):488, 2008.

[20] L. Breiman. Random forests. *Machine Learning*, 45(1):5 – 32, 2001.

[21] P. Buhlmann and T. Hothorn. Boosting algorithms: Regularization, prediction and model fitting. *Statistical Science*, 22(4):477 – 505, 2007.

[22] E. Bullmore and O. Sporns. Complex brain networks: Graph theoretical analysis of structural and functional systems. *Nature Reviews Neuroscience*, 10(3):186 – 198, 2009.

[23] M. Calnan. Clinical uncertainty: Is it a problem in the doctor-patient relationship? *Sociology of*

Health and Illness, 6(1):74 - 85, 2008.

[24] M. Campone, L. Campion, H. Roch, W. Gouraud, C. Charbonnel, F. Magrangeas, S. Minvielle, J. Genve, A. L. Martin, and R. Bataille. Prediction of metastatic relapse in nodepositive breast cancer: establishment of a clinicogenomic model after FEC100 adjuvant regimen. *Breast Cancer Research and Treatment*, 109(3):491 - 501, 2008.

[25] J. T. Chi, Z. Wang, D. S. A. Nuyten, E. H. Rodriguez, M. E. Schaner, A. Salim, Y. Wang, G. B. Kristensen, A. Helland, and A. L. Brresen-Dale. Gene expression programs in response to hypoxia: Cell type specificity and prognostic significance in human cancers. *PLoS Medicine*, 3(3): e47, 2006.

[26] I. Choi, M. W. Kattan, B. J. Wells, and C. Yu. A hybrid approach to survival model building using integration of clinical and molecular information in censored data. *IEEE/ACM Transactions on Computational Biology and Bioinformatics* (*TCBB*), 9(4):1091 - 1105, 2012.

[27] H. Y. Chuang, E. Lee, Y. T. Liu, D. Lee, and T. Ideker. Network-based classification of breast cancer metastasis. *Molecular Systems Biology*, 3(1), 2007.

[28] J. Clarke and M. West. Bayesian weibull tree models for survival analysis of clinico-genomic data. *Statistical Methodology*, 5(3):238 - 262, 2008.

[29] G. F. Cooper and E. Herskovits. A Bayesian method for the induction of probabilistic networks from data. *Machine Learning*, 9(4):309 - 347, 1992.

[30] N. M. Correa, T. Adali, Y. O. Li, and V. D. Calhoun. Canonical correlation analysis for data fusion and group inferences. *Signal Processing Magazine*, *IEEE*, 27(4):39 - 50, 2010.

[31] T. M. Cover and J. A. Thomas. *Elements of Information Theory*. Wiley, 2006.

[32] A. Daemen, O. Gevaert, and B. De Moor. Integration of clinical and microarray data with kernel methods. *Proceedings of the Annual International Conference of the IEEE Engineering in Medicine and Biology Society*, pages 5411 - 5415, 2007.

[33] H. Dai, L. van't Veer, J. Lamb, Y. D. He, M. Mao, B. M. Fine, R. Bernards, M. van de Vijver, P. Deutsch, and A. Sachs. A cell proliferation signature is a marker of extremely poor outcome in a subpopulation of breast cancer patients. *Cancer research*, 65(10):4059 - 4066, 2005.

[34] S. S. Dave, G. Wright, B. Tan, A. Rosenwald, R. D. Gascoyne, W. C. Chan, R. I. Fisher, R. M. Braziel, L. M. Rimsza, and T. M. Grogan. Prediction of survival in follicular lymphoma based on molecular features of tumor-infiltrating immune cells. *New England Journal of Medicine*, 351(21): 2159, 2004.

[35] S. Dey, R. Gupta, M. Steinbach, and V. Kumar. Integration of clinical and genomic data: A methodological survey. Technical Report, Department of Computer Science and Engineering, University of Minnesota, 2013.

[36] S. Dey, K. Lim, G. Atluri, A. MacDonald III, M. Steinbach, and V. Kumar. A pattern mining based integrative framework for biomarker discovery. In *Proceedings of the ACM Conference on Bioinformatics*, *Computational Biology and Biomedicine*, pages 498 - 505. ACM, 2012.

[37] K. K. Dobbin, D. G. Beer, M. Meyerson, T. J. Yeatman, W. L. Gerald, J. W. Jacobson, B. Conley, K. H. Buetow, M. Heiskanen, and R. M. Simon. Interlaboratory comparability study of cancer gene expression analysis using oligonucleotide microarrays. *Clinical Cancer Research*, 11(2): 565, 2005.

[38] K. Driouch, T. Landemaine, S. Sin, S. X. Wang, and R. Lidereau. Gene arrays for diagnosis, prognosis and treatment of breast cancer metastasis. *Clinical and Experimental Metastasis*, 24(8): 575 - 585, 2007.

[39] R. O. Duda, P. E. Hart, and D. G. Stork. *Pattern Classification*, 2nd edition, WileyInterscience, Citeseer, 2001.

[40] P. Edn, C. Ritz, C. Rose, M. Fern, and C. Peterson. Good old clinical markers have similar power in breast cancer prognosis as microarray gene expression profilers. *European Journal of Cancer*, 40 (12):1837 - 1841, 2004.

[41] P. Eifel, J. A. Axelson, J. Costa, J. Crowley, W. J. Curran Jr, A. Deshler, S. Fulton, C. B. Hendricks, M. Kemeny, and A. B. Kornblith. National institutes of health consensus development conference statement: Adjuvant therapy for breast cancer, November 1 - 3, 2000. *Journal of the National Cancer Institute*, 93(13):979, 2001.

[42] L. Ein-Dor, I. Kela, G. Getz, D. Givol, and E. Domany. Outcome signature genes in breast cancer: Is there a unique set? *Bioinformatics*, 21(2):171, 2005.

[43] L. Ein-Dor, O. Zuk, and E. Domany. Thousands of samples are needed to generate a robust gene list for predicting outcome in cancer. *Proceedings of the National Academy of Sciences USA*, 103(15): 5923 - 5928, 2006.

[44] C. Fan, D. S. Oh, L. Wessels, B. Weigelt, D. S. A. Nuyten, A. B. Nobel, L. J. van't Veer, and C. M. Perou. Concordance among gene-expressionbased predictors for breast cancer. *New England Journal of Medicine*, 355(6):560 - 569, 2006.

[45] G. Fang, R. Kuang, G. Pandey, M. Steinbach, C. L. Myers, and V. Kumar. Subspace differential coexpression analysis: Problem definition and a general approach. *Pacific Symposium on Biocomputing*, 15:145 - 56, 2010.

[46] G. Fang, G. Pandey, W. Wang, M. Gupta, M. Steinbach, and V. Kumar. Mining low-support discriminative patterns from dense and high-dimensional data. *IEEE Transactions on Knowledge and Data Engineering*, 24(2):279 - 294, 2010.

[47] J. Friedman, T. Hastie, and R. Tibshirani. Additive logistic regression: A statistical view of boosting (with discussion and a rejoinder by the authors). *The Annals of Statistics*, 28(2):337 - 407, 2000.

[48] J. Friedman and B. E. Popescu. Gradient directed regularization for linear regression and classification. Stanford University Department of Statistics. Technical Report, 2004.

[49] M. E. Futschik, M. Sullivan, A. Reeve, and N. Kasabov. Prediction of clinical behaviour and treatment for cancers. *Applied Bioinformatics*, 2:53 - 58, 2003.

[50] M. H. Galea, R. W. Blamey, C. E. Elston, and I. O. Ellis. The Nottingham prognostic index in

primary breast cancer. *Breast Cancer Research and Treatment*, 22(3):207 - 219, 1992.

[51] M. E. Garber, O. G. Troyanskaya, K. Schluens, S. Petersen, Z. Thaesler, M. PacynaGengelbach, M. Van De Rijn, G. D. Rosen, C. M. Perou, and R. I. Whyte. Diversity of gene expression in adenocarcinoma of the lung. *Proceedings of the National Academy of Sciences of the United States of America*, 98(24):13784, 2001.

[52] T. A. Gerds and M. Schumacher. Consistent estimation of the expected Brier score in general survival models with right-censored event times. *Biometrical Journal*, 48(6):1029 - 1040, 2006.

[53] O. Gevaert, F. D. Smet, D. Timmerman, Y. Moreau, and B. D. Moor. Predicting the prognosis of breast cancer by integrating clinical and microarray data with Bayesian networks. *Bioinformatics*, 22 (14):e184, 2006.

[54] M. Gnen and E. Alpaydn. Multiple kernel learning algorithms. *Journal of Machine Learning Research*, 12:2211 - 2268, 2011.

[55] K. I. Goh, M. E. Cusick, D. Valle, B. Childs, M. Vidal, and A. L. Barabsi. The human disease network. *Proceedings of the National Academy of Sciences*, 104(21):8685, 2007.

[56] A. Goldhirsch, A. S. Coates, R. D. Gelber, J. H. Glick, B. Thrlimann, and H. J. Senn. Firstselect the target: Better choice of adjuvant treatments for breast cancer patients. *Annals of Oncology*, 17(12):1772, 2006.

[57] A. Goldhirsch, W. C. Wood, R. D. Gelber, A. S. Coates, B. Thurlimann, and H. J. Senn. Meeting highlights: Updated international expert consensus on the primary therapy of early breast cancer. *Journal of Clinical Oncology*, 21(17):3357 - 3365, 2003.

[58] T. R. Golub, D. K. Slonim, P. Tamayo, C. Huard, M. Gaasenbeek, J. P. Mesirov, H. Coller, M. L. Loh, J. R. Downing, and M. A. Caligiuri. Molecular classification of cancer: Class discovery and class prediction by gene expression monitoring. *Science*, 286(5439):531, 1999.

[59] M. Graefen, P. I. Karakiewicz, I. Cagiannos, E. Klein, P. A. Kupelian, D. I. Quinn, S. M. Henshall, J. J. Grygiel, R. L. Sutherland, and P. D. Stricker. Validation study of the accuracy of a postoperative nomogram for recurrence after radical prostatectomy for localized prostate cancer. *Journal of Clinical Oncology*, 20(4):951, 2002.

[60] J. S. Hamid, P. Hu, N. M. Roslin, V. Ling, C. M. T. Greenwood, and J. Beyene. Data integration in genetics and genomics: Methods and challenges. *Human Genomics and Proteomics*, 2009. doi:10. 4061/2009/869093

[61] F. E. Harrell Jr., R. M. Califf, D. B. Pryor, K. L. Lee, and R. A. Rosati. Evaluating the yield of medical tests. *JAMA*, 247(18):2543, 1982.

[62] T. Hastie, R. Tibshirani, and J. H. Friedman. *The Elements of Statistical Learning: Data Mining, Inference, and Prediction*. Springer Verlag, 2009.

[63] P. J. Heagerty, T. Lumley, and M. S. Pepe. Time-dependent ROC curves for censored survival data and a diagnostic marker. *Biometrics*, 56(2):337 - 344, 2000.

[64] A. E. Hoerl and R. W. Kennard. Ridge regression: Biased estimation for nonorthogonal problems.

Technometrics, 12(1):55 - 67, 1970.

[65] J. A. Hoeting, D. Madigan, A. E. Raftery, and C. T. Volinsky. Bayesian model averaging: A tutorial. *Statistical Science*, 14(4):382 - 401, 1999.

[66] H. Hofling and R. Tibshirani. A study of pre-validation. Annals, 2(2):643 - 664, 2008.

[67] C. J. Honey, O. Sporns, Leila Cammoun, Xavier Gigandet, Jean-Philippe Thiran, Reto Meuli, and Patric Hagmann. Predicting human resting-state functional connectivity from structural connectivity. *Proceedings of the National Academy of Sciences*, 106(6):2035 - 2040, 2009.

[68] T. Hothorn, P. Buhlmann, S. Dudoit, A. Molinaro, and M. J. Van Der Laan. Survival ensembles. *Biostatistics*, 7(3):355 - 373, 2005.

[69] V. Hristidis. *Information Discovery on Electronic Health Records*. Chapman and Hall, 2009.

[70] T. H. Hwang, H. Sicotte, Z. Tian, B. Wu, J. P. Kocher, D. A. Wigle, V. Kumar, and R. Kuang. Robust and efficient identification of biomarkers by classifying features on graphs. *Bioinformatics*, 24(18):2023, 2008.

[71] J. P. Ioannidis. Microarrays and molecular research: Noise discovery? *Lancet*, 365(9458):454, 2005.

[72] K. Kammers, M. Lang, J. G. Hengstler, M. Schmidt, and J. Rahnenfhrer. Survival models with preclustered gene groups as covariates. *BMC Bioinformatics*, 12(1):478, 2011.

[73] E. L. Kaplan and P. Meier. Nonparametric estimation from incomplete observations. *Journal of the American Statistical Association*, 53(282):457 - 481, 1958.

[74] N. K. Kasabov. On-line learning, reasoning, rule extraction and aggregation in locally optimized evolving fuzzy neural networks. *Neurocomputing*, 41(1—4):25 - 45, 2001.

[75] M. W. Kattan, T. M. Wheeler, and P. T. Scardino. Postoperative nomogram for disease recurrence after radical prostatectomy for prostate cancer. *Journal of Clinical Oncology*, 17(5):1499, 1999.

[76] J. Kittler. Combining classifiers: A theoretical framework. *Pattern Analysis and Applications*, 1(1):18 - 27, 1998.

[77] R. Kohavi. A study of cross-validation and bootstrap for accuracy estimation and model selection. *Proceedings of the 14th International Joint Conference on Artificial Intelligence*, pages 1137 - 1145, 1995.

[78] P. A. Konstantinopoulos, S. A. Cannistra, H. Fountzilas, A. Culhane, K. Pillay, B. Rueda, D. Cramer, M. Seiden, M. Birrer, and G. Coukos. Integrated analysis of multiple microarray datasets identifies a reproducible survival predictor in ovarian cancer. *PloS One*, 6(3):e18202, 2011.

[79] K. A. Le Cao, E. Meugnier, and G. J. McLachlan. Integrative mixture of experts to combine clinical factors and gene markers. *Bioinformatics*, 26(9):1192 - 1198, 2010.

[80] K. C. Li. Sliced inverse regression for dimension reduction. *Journal of the American Statistical Association*, 86(414):316 - 327, 1991.

[81] L. Li. Survival prediction of diffuse large-b-cell lymphoma based on both clinical and gene expression information. *Bioinformatics*, 22(4):466, 2006.

[82] L. Li, L. Chen, D. Goldgof, F. George, Z. Chen, A. Rao, J. Cragun, R. Sutphen, and J. M.

Lancaster. Integration of clinical information and gene expression profiles for prediction of chemo-response for ovarian cancer. *Conference Proceedings: Annual International Conference of the IEEE Engineering in Medicine and Biology Society*, 5:4818 - 4821, 2005.

[83] R. Liu, X. Wang, G. Y. Chen, P. Dalerba, A. Gurney, T. Hoey, G. Sherlock, J. Lewicki, K. Shedden, and M. F. Clarke. The prognostic role of a gene signature from tumorigenic breast-cancer cells. *New England Journal of Medicine*, 356(3):217 - 226, 2007.

[84] J. Loscalzo, I. Kohane, and A. L. Barabasi. Human disease classification in the postgenomic era: A complex systems approach to human pathobiology. *Molecular Systems Biology*, 3(1), 2007.

[85] S. Ma and J. Huang. Combining clinical and genomic covariates via Cov-TGDR. *Cancer Informatics*, 3:371, 2007.

[86] V. Maojo and F. Martin-Sanchez. Bioinformatics: Towards new directions for public health. *Methods of Information in Medicine*, 43(3):208 - 214, 2004.

[87] J. McClellan and M. C. King. Genetic heterogeneity in human disease. *Cell*, 141 (2): 210 - 217, 2010.

[88] M. Meingast, T. Roosta, and S. Sastry. Security and privacy issues with health care information technology. *Conference Proceedings: Annual International Conference of the IEEE Engineering in Medicine and Biology Society*, 1:5453 - 5458, 2006.

[89] A. Naderi, A. E. Teschendorff, N. L. Barbosa-Morais, S. E. Pinder, A. R. Green, D. G. Powe, J. F. R. Robertson, S. Aparicio, I. O. Ellis, and J. D. Brenton. A gene-expression signature to predict survival in breast cancer across independent data sets. *Oncogene*, 26(10):1507 - 1516, 2006.

[90] J. R. Nevins, E. S. Huang, H. Dressman, J. Pittman, A. T. Huang, and M. West. Towards integrated clinico-genomic models for personalized medicine: Combining gene expression signatures and clinical factors in breast cancer outcomes prediction. *Human Molecular Genetics*, 12(Review Issue 2): R153, 2003.

[91] A. Obulkasim, G. A. Meijer, and M. A. van de Wiel. Stepwise classification of cancer samples using clinical and molecular data. *BMC Bioinformatics*, 12(1):422, 2011.

[92] M. R. Oelker and A. L. Boulesteix. On the simultaneous analysis of clinical and omics data-a comparison of globalboosttest and pre-validation techniques. *Proceedings of the 8th Scientific Meeting of the Classification and Data Analysis Group of the Italian Statistical Society*, pages 259 - 268, 2013.

[93] J. J. Oliver and D. J. Hand. On pruning and averaging decision trees, In *Proceedings of the 12th International Conference on Machine Learning*, pages 430 - 437, Morgan Kaufman, 1995.

[94] A. W. Partin, J. L. Mohler, S. Piantadosi, C. B. Brendler, M. G. Sanda, P. C. Walsh, and J. I. Epstein. Selection of men at high risk for disease recurrence for experimental adjuvant therapy following radical prostatectomy. *Urology*, 45(5):831 - 838, 1995.

[95] P. Pavlidis, J. Weston, J. Cai, and W. N. Grundy. Gene functional classification from heterogeneous data. In *Proceedings of the 5th Annual International Conference on Computational Biology*, April

22 - 25, 2001, pages 242 - 248.

[96] J. Pittman, E. Huang, H. Dressman, C. F. Horng, S. H. Cheng, M. H. Tsou, C. M. Chen, A. Bild, E. S. Iversen, and A. T. Huang. Integrated modeling of clinical and gene expression information for personalized prediction of disease outcomes. *Proceedings of the National Academy of Sciences of the United States of America*, 101(22):8431, 2004.

[97] A. Potti, S. Mukherjee, R. Petersen, H. K. Dressman, A. Bild, J. Koontz, R. Kratzke, M. A. Watson, M. Kelley, and G. S. Ginsburg. A genomic strategy to refine prognosis in early-stage non-small-cell lung cancer. *New England Journal of Medicine*, 355(6):570, 2006.

[98] A. E. Raftery, D. Madigan, and J. A. Hoeting. Bayesian model averaging for linear regression models. *Journal of the American Statistical Association*, 92(437):179 - 191, 1997.

[99] D. E. Redmond Jr. Tobacco and cancer: The first clinical report, 1761. *New England Journal of Medicine*, 282(1):18 - 23, 1970.

[100] P. Royston and W. Sauerbrei. A new measure of prognostic separation in survival data. *Statistics in Medicine*, 23(5):723 - 748, 2004.

[101] E. E. Schadt. Molecular networks as sensors and drivers of common human diseases. *Nature*, 461 (7261):218 - 223, 2009.

[102] M. Schumacher, H. Binder, and T. Gerds. Assessment of survival prediction models based on microarray data. *Bioinformatics*, 23(14):1768, 2007.

[103] E. Schwarz, F. M. Leweke, S. Bahn, and P. Li. Clinical bioinformatics for complex disorders: A schizophrenia case study. *BMC Bioinformatics*, 10(Suppl 12):S6, 2009.

[104] K. Shedden, J. M. G. Taylor, S. A. Enkemann, M. S. Tsao, T. J. Yeatman, W. L. Gerald, S. Eschrich, I. Jurisica, T. J. Giordano, and D. E. Misek. Gene expressionbased survival prediction in lung adenocarcinoma: A multi-site, blinded validation study. *Nature Medicine*, 14 (8): 822 - 827, 2008.

[105] M. A. Shipp, D. P. Harrington, J. R. Anderson, J. O. Armitage, G. Bonadonna, G. Brittinger, F. Cabanillas, G. P. Canellos, B. Coiffier, and J. M. Connors. A predictive model for aggressive non-hodgkins lymphoma the international non-hodgkins lymphoma prognostic factors project. *New England Journal of Medicine*, 329(14):987 - 994, 1993.

[106] J. Silhava and P. Smrz. Additional predictive value of microarray data compared to clinical variables. *4th IAPR International Conference on Pattern Recognition in Bioinformatics*, 2009.

[107] R. Simon, M. D. Radmacher, K. Dobbin, and L. M. McShane. Pitfalls in the use of dna microarray data for diagnostic and prognostic classification. *Journal of the National Cancer Institute*, 95(1):14, 2003.

[108] P. Smialowski, D. Frishman, and S. Kramer. Pitfalls of supervised feature selection. *Bioinformatics*, 26(3):440, 2010.

[109] C. Sotiriou and M. J. Piccart. Taking gene-expression profiling to the clinic: when will molecular signatures become relevant to patient care? *Nature Reviews Cancer*, 7(7):545 - 553, 2007.

[110] C. Sotiriou, P. Wirapati, S. Loi, A. Harris, S. Fox, J. Smeds, H. Nordgren, P. Farmer, V. Praz, and B. Haibe-Kains. Gene expression profiling in breast cancer: understanding the molecular basis of histologic grade to improve prognosis. *JNCI Cancer Spectrum*, 98(4):262, 2006.

[111] A. Spira, J. E. Beane, V. Shah, K. Steiling, G. Liu, F. Schembri, S. Gilman, Y. M. Dumas, P. Calner, and P. Sebastiani. Airway epithelial gene expression in the diagnostic evaluation of smokers with suspect lung cancer. *Nature Medicine*, 13(3):361 – 366, 2007.

[112] A. J. Stephenson, A. Smith, M. W. Kattan, J. Satagopan, V. E. Reuter, P. T. Scardino, and W. L. Gerald. Integration of gene expression profiling and clinical variables to predict prostate carcinoma recurrence after radical prostatectomy. *Cancer*, 104(2):290, 2005.

[113] A. Subramanian, P. Tamayo, V. K. Mootha, S. Mukherjee, B. L. Ebert, M. A. Gillette, A. Paulovich, S. L. Pomeroy, T. R. Golub, and E. S. Lander. Gene set enrichment analysis: A knowledge-based approach for interpreting genome-wide expression profiles. *Proceedings of the National Academy of Sciences of the United States of America*, 102(43):15545, 2005.

[114] Y. Sun, S. Goodison, J. Li, L. Liu, and W. Farmerie. Improved breast cancer prognosis through the combination of clinical and genetic markers. *Bioinformatics*, 23(1):30, 2007.

[115] M. Szklo. Population-based cohort studies. *Epidemiologic Reviews*, 20(1):81, 1998.

[116] P. N. Tan, M. Steinbach, and V. Kumar. *Introduction to Data Mining. Pearson Addison Wesley Boston*, 2006.

[117] A. E. Teschendorff, A. Miremadi, S. E. Pinder, I. O. Ellis, and C. Caldas. An immune response gene expression module identifies a good prognosis subtype in estrogen receptor negative breast cancer. *Genome Biol*, 8(8):R157, 2007.

[118] A. E. Teschendorff, A. Naderi, N. L. Barbosa-Morais, S. E. Pinder, I. O. Ellis, S. Aparicio, J. D. Brenton, and C. Caldas. A consensus prognostic gene expression classifier for ER positive breast cancer. *Genome Biology*, 7(10):R101, 2006.

[119] D. Thomas. Geneenvironment-wide association studies: Emerging approaches. *Nature Reviews Genetics*, 11(4):259 – 272, 2010.

[120] R. Tibshirani. Regression shrinkage and selection via the lasso. *Journal of the Royal Statistical Society Series B (Methodological)*, 58:267 – 288, 1994.

[121] R. Tibshirani and B. Efron. *Pre-Validation and Inference in Microarrays*. Stanford University, Department of Biostatistics, 2002.

[122] O. G. Troyanskaya, K. Dolinski, A. B. Owen, R. B. Altman, and D. Botstein. A Bayesian framework for combining heterogeneous data sources for gene function prediction (in saccharomyces cerevisiae). *Proceedings of the National Academy of Sciences of the United States of America*, 100 (14):8348, 2003.

[123] C. Truntzer, D. Maucort-Boulch, and P. Roy. Comparative optimism in models involving both classical clinical and gene expression information. *BMC Bioinformatics*, 9(1):434, 2008.

[124] G. Tutz and H. Binder. Boosting ridge regression. *Computational Statistics and Data Analysis*, 51

(12):6044 - 6059, 2007.

[125] I. Ulitsky, R. Karp, and R. Shamir. Detecting disease-specific dysregulated pathways via analysis of clinical expression profiles. *Research in Computational Molecular Biology*, 4955: 347 - 359. Springer, 2008.

[126] M. J. van de Vijver, Y. D. He, L. J. van't Veer, H. Dai, A. A. M. Hart, D. W. Voskuil, G. J. Schreiber, J. L. Peterse, C. Roberts, and M. J. Marton. A gene-expression signature as a predictor of survival in breast cancer. *The New England Journal of Medicine*, 347 (25): 1999, 2002.

[127] S. Van Dongen. A cluster algorithm for graphs. *Report-Information Systems*, (10):1 - 40, 2000.

[128] M. H. van Vliet, H. M. Horlings, M. J. van de Vijver, M. J. T. Reinders, and L. F. A. Wessels. Integration of clinical and gene expression data has a synergetic effect on predicting breast cancer outcome. *PloS One*, 7(7), 2012.

[129] L. J. van't Veer, H. Dai, M. J. Van de Vijver, Y. D. He, A. A. M. Hart, M. Mao, H. L. Peterse, K. van der Kooy, M. J. Marton, A. T. Witteveen, G. J. Schreiber, R. M. Kerkhoven, and C. Roberts. Gene expression profiling predicts clinical outcome of breast cancer. *Nature*, 415 (6871):530 - 536, 2002.

[130] V. N. Vapnik. *The Nature of Statistical Learning Theory*. Springer Verlag, 2000.

[131] S. M. Wang, L. L. P. J. Ooi, and K. M. Hui. Identification and validation of a novel gene signature associated with the recurrence of human hepatocellular carcinoma. *Clinical Cancer Research*, 13(21):6275, 2007.

[132] Y. Wang, J. G. M. Klijn, Y. Zhang, A. M. Sieuwerts, M. P. Look, F. Yang, D. Talantov, M. Timmermans, M. E. Meijer-van Gelder, and J. Yu. Gene-expression profiles to predict distant metastasis of lymph-node-negative primary breast cancer. *The Lancet*, 365(9460):671 - 679, 2005.

[133] R. A. Weinberg. *The Biology of Cancer*. Garland Science, 2007.

[134] M. West, G. S. Ginsburg, A. T. Huang, and J. R. Nevins. Embracing the complexity of genomic data for personalized medicine. *Genome Research*, 16(5):559, 2006.

[135] C. R. Williams-DeVane, D. M. Reif, E. C. Hubal, P. R. Bushel, E. E. Hudgens, J. E. Gallagher, and S. W. Edwards. Decision tree-based method for integrating gene expression, demographic, and clinical data to determine disease endotypes. *BMC Systems Biology*, 7 (1): 119, 2013.

[136] H. Wold. Partial least squares. In *Encyclopedia of Statistical Sciences*, 6:581 - 591. S. Kots and N. L. Johnson (Eds). Wiley, 1985.

[137] L. Zhang and X. Lin. Some considerations of classification for high dimension low-sample size data. *Statistical Methods in Medical Research*, 22(5):537 - 550, 2013.

[138] W. Zhou, G. Liu, D. P. Miller, S. W. Thurston, L. L. Xu, J. C. Wain, T. J. Lynch, L. Su, and D. C. Christiani. Gene-environment interaction for the ERCC2 polymorphisms and cumulative cigarette smoking exposure in lung cancer. *Cancer Research*, 62(5):1377 - 1381, 2002.

第 14 章

医疗信息检索

William R. Hersh

医学信息与临床流行病学系（DMICE）

俄勒冈健康与科学大学

波特兰市，俄勒冈州

hersh@ ohsu.edu

14.1 简介

虽然大多数医疗数据分析的工作都集中在从患者身上挖掘和分析数据,但在这个过程中可供使用的另一个庞大的信息来源包括科学数据和文献。当今最常用的访问技术包括那些来自信息检索(IR)领域的方法,有时也称为搜索。IR 是与基于知识的信息的采集、组织和搜索有关的领域,该类信息通常被定义为从观察或实验研究中导出和组织的信息[60,66]。尽管传统上生物医学中的 IR 集中于从生物医学文献中检索文本,但亿万涵盖内容的范围已扩展到包括图像、视频、化学结构、基因和蛋白质序列等新型媒体,以及大量关于生物医学教育、研究和病人护理的数字媒体。随着 IR 系统和在线内容的激增,以及新的数字图书馆的出现,图书馆的概念也发生了根本性的变化[90]。

图 14.1 显示了 IR 过程的基本概况,并构成了本章大部分的基础。IR 过程的总体目标是找到满足个人信息需求的内容。首先向 IR 系统提出检索要求,搜索引擎通过元数据将检索式与内容项匹配。IR 有两种智能过程:索引是将元数据分配给内容项的过程,而检索则是用户输入查询项和检索内容项的过程。

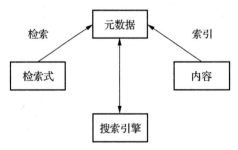

图 14.1 信息检索(IR)过程的基本概述(来自 William Hersh)

IR 系统的使用已经基本上无处不在。据估计,在美国使用互联网的人中,有超过 80% 的人使用它来搜索个人健康信息[50]。几乎所有的医生都使用互联网[102]。此外,对系统的访问已经超越了传统的个人计算机,并扩展到新设备,如智能手机和平板设备。

其他证据同样表明 IR 对生物医学的重要性。当前有学者把生物学定义为"信息科学"[76]，也有其他学者注意到制药公司在竞争情报学和图书馆专业的人才[28]。临床医生不再能够跟上文献的增长速度，平均每天有 75 例临床试验和 11 例系统综述发表[9]。搜索甚至是"有意义的使用"(meaningful use)计划的一部分，目的是鼓励采用电子健康病历，因为电子病历上的文本搜索是获得激励资金的要求[94]。

14.2　基于知识的医疗保健和生物医学信息

IR 倾向于关注基于知识的信息，这是基于科学研究的信息，并且区别于病人护理中产生的患者特定信息。基于知识的信息通常被细分为两类：基于信息的初级知识(也被称为初级文献)是在期刊、书籍、报告和其他来源中出现的原始研究，这种类型的信息报告健康知识的最初发现，通常是原始数据或数据的再分析(例如，系统评论和 meta 分析)。基于次级知识的信息包括评论、浓缩和/或综合初级文献的文章，这种类型的著作最常见的例子是书籍、专著、期刊和其他出版物的评论文章。次级文献还包括基于观点的文章，如社论和立场或政策文件，它也包括临床实践指南、叙事评论和网页上的健康信息。此外，它还包括很多口袋册，这是以前许多专业领域从业人员的必备品。后面将会看到，次级文献是医师所使用的最常见的文献类型。次级文献还包括越来越多的通过网络获得的患者/消费者导向的健康信息。

▶▶14.2.1　信息需求与寻求

设计 IR 系统时重要的是要考虑不同用户的需求，以及他们给系统提出问题的类型。根据所需要的信息特性和资源可用性，知识信息的不同用户有不同的需求。医生的信息需求和信息寻求得到了最广泛的研究，Gorman 和 Helfand[57]阐明了临床方面信息需求的四种情况：

- 未认识到的需求——临床医生未意识到的信息需求或知识缺乏。
- 认识到的需求——临床医生意识到需要，但未必寻求它。
- 追求的需求——信息寻求发生，但未必成功。
- 被满足的需求——信息寻求成功。

医生信息需求的研究发现，他们可能只追求少数悬而未决的问题。几十年来的各种研究显示，医生在实践中大约每看三个病人就有两个问题没有得到满足的信息，并且只寻求约 30% 问题的答案[25,39,57]。研究表明，当实际回答问题时，问题答案的最常见来源是同事，其次是纸质教科书，因此，满足信息需求的障碍存在就不足为奇[40]。随着电子健康病历(EHR)的广泛使用以及便携式智能手机和平板电脑的普及，现在医生可能比早期研究发现更多地使用电子资源。降低知识型信息障碍的一个可能的方法是将它与 EHR 中患者情景更直接地关联起来[22]。

对于其他使用者信息需求的研究得不太充分,如上所述,调查发现约 80％的互联网用户曾经搜索过个人健康信息[50]。对网络搜索引擎的所有查询中,约 4.5％是与健康相关的[43]。分析显示,消费者倾向于搜索以下几类主题[49]:

- 特定的疾病或医疗问题——66％
- 一定的医疗处置或过程——56％
- 医生或其他卫生专业人员——44％
- 医院或其他医疗设施——36％
- 健康保险,私人或政府——33％
- 食品安全或回收——29％
- 环境健康危害——22％
- 怀孕和分娩——19％
- 医学检验结果——16％

▶▶ 14.2.2　出版业的变革

近年来,知识型信息发布发生了深刻的变化,现在几乎所有的科学期刊都是电子出版形式。此外,人们对电子期刊的可用性也有极大的热情,正如图书馆所提供的书目数量不断增加所证明的那样。当电子形式可用时,期刊内容的获取就更加简单和方便了。此外,由于大多数科学家都希望广泛宣传他们的工作,因此他们愿意促进论文电子化。电子化不但增加了再版重印的便利性,而且有研究发现,在网络上免费使用的文献比那些非电子化的被引用的可能性更高[12]。由于引文对学术推广和基金资助的重要性,作者们愿意最大限度提高其发表作品的可及性。

电子学术出版物面临的技术挑战已经被经济和政治方面的问题所取代。印刷和邮寄已经不再是电子出版需要的任务,在期刊出版商的"附加价值"占了相当大的部分[69,113]。然而,出版商仍有附加价值,比如雇佣和管理编辑人员来制作期刊,以及管理同行评审过程。即使众所周知的出版公司消失了,期刊的生产仍然存在一定的成本。因此,尽管电子期刊的制作成本可能更低,但它不是零,即使期刊内容被"免费"转载,也必须有人支付生产成本。电子出版的经济问题是谁将为期刊的生产付费[113]。这也引入了一些政治问题。其中一个关注的焦点是:许多研究是受联邦机构如美国国立卫生研究院(NIH)和国家科学基金会(NSF)的基金公开资助,在当前的系统中,特别是在生物医学领域(以及少数其他科学领域),研究者将其著作权转交给期刊出版商,政治上的担忧是,公共基金资助这项研究,由大学来执行,但是个人和图书馆必须从出版商那里买回来,因为他们(大学)愿意把版权让给出版商。图书馆经费的普遍下降加剧了这一问题。

"开放获取"学术出版模式的提出使科学存档保持免费可用[98,121,129]。开放存取出版的基本原则是作者和/或他们的机构在同行评审过程中接受稿件后,支付稿件的生产成本。论文发表后,就可以在网上免费获得。由于大多数研究通常是由基金资助的,开放获取出版的成本应该包括在补助预算中。坚持开放获取模式的出版商不多,最突出的是生物医学中心Biomed Central(BMC,www. biomedcentral. com)和公共科学图书馆 Public Library of Science(PLoS,www. Pors. org)。

另一个已经出现的模式是公共医学中心 PubMed Central(PMC,pubmedcentral. gov)。PMC 是生命科学研究的一个储存库,提供免费访问,同时允许出版商保持版权,甚至可以选择将文件保存在自己的服务器上,允许长达 6 个月的延迟时间,使期刊可以获得最初出版所带来的收入。美国国立卫生研究院(NIH,www. NIH. gov)现在要求所有资助的研究都提交给 PMC,要么是由出版商出版的形式,要么是在期刊接受(publicaccess. nih. gov)之前的最后稿件的 PDF。出版商已经表示,版权使期刊对他们发表的论文的完整性有更大的控制权[35]。非商业化出版商(通常是专业社团)倡导的另一种方法是免费访问科学的 DC 原则(www. dcprinciples. org),它提倡收入再投资以支持科学,使用业务限制所允许的开放档案,如 PMC,对低收入国家承诺一些免费出版物,更多的开放获取,并免费为作者发表。

14.3 基于知识的信息资源的内容

本章的前几节描述了在生物医学中基于知识的信息的生产和使用的一些问题和关注点。对信息进行分类有助于更好地理解信息的结构和功能,在这一节中,我们将内容划分为书目、全文、注释和整合几个类别,尽管有些内容可能并不十分适合。

▶▶14.3.1 书目内容

第一类包括书目内容。它包括了几十年来 IR 系统的支柱:文献参考数据库。也称为书目数据库,该内容由医学文献(即期刊文章)的引文或指引组成。最著名且最广泛使用的生物医学书目数据库是 MEDLINE,它包含了大约 5 000 份科学期刊中所有生物医学文章、社论和编辑来信的参考书目。这些期刊由 NIH 召集的学科专家咨询委员会筛选出来。目前,每年约有 750 000 篇参考文献被添加到 MEDLINE,它现在包含超过 2 200 万个参考文献。一个专门用于 MEDLINE 大小和搜索统计的网页是 https://www. nlm. nih. gov/bsd/bsd_key. html。

MEDLINE 记录可以包含多达 49 个字段。只想对主题进行概述的用户可能只对这些字段中的一小部分感兴趣,例如标题、摘要和索引项,但其他字段包含特定信息,这对于其他读者来说可能非常重要,例如,基因组研究者可能对链接基因组数据库的补充信息(SI)字段非常感兴趣。然而,临床医生可能从一些其他字段获益。例如,发布类型(PT)字段可以辅助 EBM 的应用,例如当一个人正在搜索实践指南或随机对照试验。MEDLINE 可以通过多种方式访问,并且可以通过 PubMed 系统(http://pubmed.gov)免费使用,PubMed 系统是由美国国立医学图书馆(NLM)附属美国生物技术信息中心(NCBI)研制的,NLM 也提供对其他数据库的访问。许多其他信息供应商,如 Ovid Technologies(www.ovid.com)和 Aries Systems(www.ariessys.com),允许访问 MEDLINE 和其他数据库的内容,并提供可以由个人和机构付费访问的增值服务。

MEDLINE 只是 NLM 研制的众多数据库中之一,还有其他更专业的数据库可用,包括教科书、基因序列、蛋白质结构等等。有几个非 NLM 书目数据库往往更倾向于关注主题或资源类型。护理领域的主要非 NLM 数据库是护理和相关卫生文献的信息系统(CINAHL,CINAHL Information Systems,http://www.ebscohost.com/cinahl/),其中包括护理和相关的健康文献,包括物理疗法、职业疗法、实验室技术、健康教育、医生助手和医疗记录。

另一个著名的书目数据库是 EMBASE(www.embase.com),有时被称为"欧洲 MEDLINE"。它包含了超过 2 400 万条记录,涵盖了许多和 MEDLINE 相同的医学期刊,但包含更多的国际焦点,包括更多的非英语语言期刊。这些期刊对于那些进行荟萃分析和系统评价的人来说是很重要的,他们需要获得全世界范围内的所有研究资料。

第二类更现代的书目内容类型是网页目录。越来越多这样的目录,由指向其他网页和网站链接的网页组成。应该注意的是:网页目录和整合内容(第四类)之间有一个模糊的区别,通常,前者只包含与其他页面和网站的链接,而后者包含与其他资源高度集成的实际内容。一些知名的网页目录包括:

- 健康发现者 HealthFinder(www.healthfinder.gov)——由美国卫生和人类服务部疾病预防和健康促进办公室维护的以面向消费者的健康信息。
- HON Select(www.hon.ch/HONselect)——一个来源于网上健康基金会(The Health On the Net Foundation,简称 HON)的质量评价、面向临床医生的网站内容的欧洲目录。
- 研究转化为实践 Translating Research into Practice(TRIP,www.tripdatabase.com)——被视为满足 EBM 高标准的内容数据库。
- 开放目录 Open Directory(www.dmoz.org)—具有重要健康内容的通用网页目录。

另一个现代书目资源是国家指南交换所 National Guidelines Clearinghouse(NGC,www.guideline.gov)。它由医疗保健研究和质量机构(AHRQ)研制,包含关于临床实践指南的详尽信息。一些指南是免费提供的,由电子和/或纸质形式出版,其他的是专有的,在这种情况下,网页提供链接到指南可以订购或购买的位置。NGC 的总体目标是使循证临床实践指南和相关的摘要、简介和比较材料广泛地提供给医疗保健和其他专业人员。

最后一类书目内容由 RSS 提要组成,它们是网页内容的简短摘要:通常是新闻、期刊文章、博客帖子和其他内容。用户可以通过网页浏览器、电子邮件客户端或独立软件设置一个 RSS 聚合,配置所需的 RSS 提要,并为特定内容添加过滤器的选项。RSS 有两个版本(1.0 和 2.0),但都提供:

- 标题——项目名称
- 链接——链接到内容的网址
- 概述——内容的简要描述

▶▶ 14.3.2　全文内容

第二种类型的内容是全文内容,该内容的一个很大的组成部分是在线版本的书籍和期刊。如前所述,大多数传统的纸质医学文献,从教科书到期刊,现在都是电子化的。电子版本可以通过在期刊文章中提供补充数据、教科书中增加链接和多媒体内容的措施来增强。这个类别最终由网站组成。诚然,网站上信息的多样性是巨大的,网站可能包括本章中描述的所有其他类型的内容。然而,在这一类别下,“网站”指的是在离散网络站点上的大量静态和动态网页。

期刊的电子出版物具有印刷领域所不具备的附加功能。期刊网站可以提供结果、图像甚至原始数据的补充资料。期刊网站还允许更多关于文章的对话框,而不是印刷期刊中的“给编辑来信”部分。电子出版物也允许真实的书目链接,既可链接到其他全文文章,也链接到 MEDLINE 记录。

网络还允许从书目数据库直接链接到全文。PubMed 保留全文文章的网址的字段,当 PubMed 记录显示时,该链接是激活的,但是如果文章不是免费可用,用户可能会遇到“付费墙”。许多网站允许用户订阅或按次付费,许多学术机构现在对教师、职员和学生提供大量的期刊订阅。其他出版商,如 Ovid 和 MDConsult(www. mdconsult. com),在他们自己的密码保护接口中提供访问,授权许可在他们系统中使用的期刊文章。

最常见的二次文献来源是传统教科书,它基本上已经完全过渡到电子形式的出版物。教科书中常用的方法是捆绑它们,有时带有捆绑文本的链接。一个早期的教科书捆绑者是 Stat! Ref(Teton Data Systems,www. statref. com),和许多出版商一样,起于 CD-ROM 产品,然后转移到网络。Stat! -Ref 提供超过 30 本教科书,大多数其他出版商也同样整合了他们的教科书和其他内容的图书馆。另一个教科书的收集是 NCBI Bookshelf,它包含了许多关于生物医学研究主题的书籍(http://www. ncbi. nlm. nih. gov/books)。以前由 NCBI 生产的教科书现在是一个独立的网站,即在线的人类孟德尔遗传(Online Medelian Inheritance in Man),它不断更新关于人类疾病的基因组病因的新信息。

电子教科书比打印版本提供了更多附加功能,虽然许多印刷教材确实具有高质量的图像,但电子版本提供了更多图片和插图的能力,它们也可以提供声音和视频。与全文期刊一样,电子教科书可以链接到其他资源,包括期刊参考文献和全文。许多基于网络的教科书网站也提供访问继续教育自我评估问题和医学新闻的链接。最后,电子教科书允许作者和出版商提供更频繁的信息更新,而不是通常的印刷版本周期,印刷新版本每2~5年才出版一次。

如上所述,网站是全文信息的另一种形式,也许最有效的基于网络的健康信息提供者是美国政府。它们不仅生产书目数据库,而且 NLM、AHRQ、国家癌症研究所(NCI)、疾病控制中心(CDC)以及其他机构也在为医疗保健提供者和消费者提供全面的全文信息方面有所创新。一个例子是流行的 CDC 旅游网站(http://www.cdc.gov/travel/)。其中一些将被稍后描述为整合,因为它们提供了许多不同类型的资源。

近年来出现了大量的商业生物医学和健康网站。在消费者方面,它们不仅包括文本的集合,还包括与专家、在线商店和与其他网站链接的目录的交互。其中最著名的是 Intelihealth(www.intelihealth.com)和 NetWellness(www.netwellness.com)。还有来自医疗机构或公司的网站,它们提供面向医疗保健提供者的信息,通常是疾病的概述、诊断和治疗的概述,也提供医疗信息和提供者的其他资源。

在线健康相关内容的其他来源包括百科全书、知识体、博客或网志。著名的、带有大量健康相关信息的在线百科全书是维基百科,其特点是一个分布式的作者过程,其内容已被发现是可靠的[56,99],并经常出现在健康相关的网站搜索顶部[86]。越来越多的组织拥有知识体,例如美国健康信息管理协会(AHIMA,http://library.ahima.org/bok/)。博客往往带意识流,但通常含有高质量的信息。

▶▶ 14.3.3　注释内容

第三种类型由注释内容构成。这些资源通常不作为独立的网页存储,而是经常存放在数据库管理系统中。该内容可进一步细分为不同信息类型:

- 图像数据库——从放射学、病理学和其他领域收集图像。
- 基因组学数据库——信息来自基因测序、蛋白质鉴定和其他基因组研究。
- 引文数据库——科学文献目录链接。
- EBM 数据库——高度结构化的临床证据集合。
- 其他数据库——各种其他集合。

大量的生物医学图像数据库可在网络上获得,包括:

- Visible Human——http://www.nlm.nih.gov/research/visible/visible_human.html
- Lieberman's eRadiology——http://eradiology.bidmc.harvard.edu
- WebPath——http://library.med.utah.edu/WebPath/webpath.html
- Pathology Education Instructional Resource(PEIR)——www.peir.net
- DermIS——www.dermis.net
- VisualDX——www.visualdx.com

许多基因组学数据库可在网上获得。每年《核酸研究》(NAR)杂志的第一期都会对这些数据库进行分类和描述,现已可以通过访问的方式获得[55]。NAR 还维护着这些持续收集的数据库,即分子生物学数据库集合(http://www.oxfordjournals.org/nar/database/a/)。这些数据库中最重要的是来自 NCBI 的数据库[111]。所有的数据库都与 PubMed 和 OMIM 相互连接,并且可以通过 GQuery 系统搜索(http://www.ncbi.nlm.nih.gov/gquery/)。

　　引文数据库为引用科学文献的文章提供链接。最早的引文数据库是科学引文索引(SCI,Thomspon-Reuters)和社会科学引文索引(SSCI,Thomspon-Reuters),它们现在是更大的科学网的一部分。生物医学和健康主题的两个著名书目数据库也有引文链接,包括SCOPUS(www.scopus.com)和 Google Scholar(http://scholar.google.com)。近来这三个引文数据库常被比较其特点和覆盖率[80]。最后值得注意的一个引文数据库是 CiteSeer(http://citeseerx.ist.psu.edu/),它专注于计算机和信息科学,包括生物医学信息学。循证医学(EBM)数据库致力于提供注释的循证信息。示例包括:

- Cochrane 系统评价数据库——系统评论的原始集合之一(www.cochrane.org)。
- Clinical Evidence——一个"证据处方集"(www.clinicalevidence.com)。
- UpToDate——围绕临床问题的内容(www.uptodate.com)。
- InfoPOEMS——"以病人为中心的证据"(www.infopoems.com)。
- ACP 智能医学(前医师信息与教育资源,PIER)"实践指导声明",每一个测试和处理都有支持他们的证据的相关评级(pier.acponline.org)。

　　基于临床决策支持顺序集、规则和健康/疾病管理模板的相关类型的基于证据的内容有越来越多的市场。出版商包括 EHR 供应商,以及其他供应商如 Zynx(www.zynxhealth.com)和 Thomson Reuters Cortellis(http://cortellis.thomsonreuters.com)。

　　还有各种其他注释内容。ClinicalTrials.gov 数据库,开始作为 NIH 赞助的临床试验数据库,近年来,它已扩大其范围到临床试验登记[30,82],并包含实际的试验结果[131,130]。另一个重要数据库是 NIH RePORTER(http://projectreporter.nih.gov/reporter.cfm),该数据库是 NIH 资助的所有研究的数据库。

▶▶14.3.4　整合内容

　　最后一类是前三个类别内容的汇总。这种类别和上面描述的一些高度关联的内容类别之间的区别是公认的模糊,但整合通常具有多种多样不同类型的信息,服务于不同的用户需求。整合的内容已经被开发用于从消费者到临床医生、到科学家的所有类型的用户。

　　NLM 的 MedlinePlus(http://medlineplus.gov)可能是最大的消费者信息资源库。MedlinePlus 包含先前描述的所有类型的内容,聚合后以便于访问给定主题。MedlinePlus包含健康主题、药物信息、医学词典、目录和其他资源。每个主题包含 NIH 和其选择器视为可信的其他来源的健康信息链接;也有链接到当前的健康新闻(每日更新)、医学百科全书、药物参考文献和目录,以及与主题相关的预先设定的 PubMed 搜索。

也有为临床医生开发的内容整合。大多数主要出版商现在把他们所有的内容打包集中给临床医生。临床医生的另一种聚集资源是 Merck Medicus(www. merckmedicus. com),由著名出版商和制药公司开发,可免费向所有认证的美国医师提供,并包括许多著名的资源,其中包含上面描述的一些资源。

基因组学研究人员的另一组知名内容的集合是模型生物数据库。这些数据库汇集了文献数据库、全文以及基因组数据高度特征化的生物的序列、结构和功能的数据库。最古老和最发达的模型生物数据库是小鼠基因组信息资源(www. informatics. jax. org)。

14.4　索引

正如本章开头所述,索引是将元数据分配给内容以便于检索。大多数现代商业内容的索引方式有两种:

1. 人工索引——人工索引器通常使用受控术语,将索引项和属性分配给文档,通常遵循特定的协议。
2. 自动索引——在计算机进行索引分配时,通常限于将文档(或文档的一部分)中的每个单词作为索引项进行拆分。

手工索引最常用于书目数据库和注释内容。在电子内容日益丰富的时代,如在线教科书、实践指南和多媒体收藏,人工索引已经变得过于昂贵或完全不可行,因为目前可用的材料数量大和变化多样,因此,有越来越多的数据库仅通过自动化手段来索引。在详细介绍这些类型的索引之前,让我们首先讨论受控术语。

14.4.1　受控术语

受控术语包含可应用于任务的一组术语,例如索引。当术语定义术语时,它通常被称为词汇表。当它包含术语的变体或同义词时,它也被称为词库。在讨论实际术语之前,定义一些术语是有用的。概念是发生在世界上的思想或物体,例如人类血压升高的状况。术语是代表一个概念的一个或多个词的实际组合,例如高血压或高的血液压力。这些字符串形式中的一种是优选的或规范的形式,例如在本示例中的高血压。当一个或多个术语可以表示概念时,不同的术语被称为同义词。

受控术语通常包含一系列术语,这些术语是概念的规范表述。如果是同义词库,则包含术语之间的关系,这些术语通常分为三类:

- 层次的——更宽或更窄层次的术语。层次组织不仅提供对词库结构的概述,而且可用于增强搜索(例如,MeSH tree 扩增增加了整个层次结构中的术语,以增加搜索)。
- 同义词——同义词的术语,允许索引器或搜索器用不同的词表达概念。

- 相关的——不是同义的或层次的术语,但在某种程度上是相关的。这些通常提醒搜索者不同但相关的术语,可以加强搜索。

MeSH 术语用于手动索引大多数由 NLM 产生的数据库[23]。最新版本包含超过 26 000 个主题标题（"MeSH"用于其概念的规范表达）。它也包含了超过 170 000 个同义词,这些术语在 MeSH 术语中被称为款目词。此外,MeSH 包含了前一段中描述的三种关系:

- 层次的 ——MeSH 分层组织成 16 棵树,如疾病、有机体、化学品和药品。
- 同义词——MeSH 包含大量的款目词,它们是标题的同义词。
- 相关的——那些适合搜索者在适当的时候添加到搜索中的术语,建议用于许多标题。

MeSH 术语文件、相关数据和支持文档可在 NLM 的 MeSH 网站上获得（http://www. nlm. nih. gov/mesh/）。还有一个浏览器有助于术语的搜索（http://www. nlm. nih. gov/mesh/MBrowser. html）。图 14.2 通过 MeSH 层次显示了某些心血管疾病的切片。

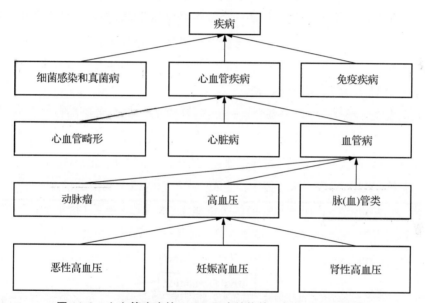

图 14.2　心血管病的 MeSH 层次结构的一部分（NLM 提供）

设计一些 MeSH 特点,以帮助索引器使文档更易于检索。其中一个是副标题,它是主题词的限定词,它缩小了术语的焦点。例如,在高血压病中,文章的重点可能是诊断、流行病学或病症的治疗。帮助检索的 MeSH 的另一个特性是检查标签。这些是 MeSH 术语,代表医学研究的某些方面,例如年龄、性别、人类或非人类以及资助的类型。与检查标签相关的是 Z tree 中的地理位置。索引器还必须包括这些,如检查标签,因为研究的定位必须被标志（例如,俄勒冈）。对于 EBM 和其他目的,另一个越来越重要的特性是出版物类型,它描述了出版物类型或研究类型。一个搜索者想要一个主题的评论可以选择出版类型的评论或评论文献。或者,为了找到能提供最佳疗法证据的研究,可以使用出版物类型的 Meta 分析、随机对照试验或对照临床试验。

MeSH 不是唯一用于索引生物医学文档的词库。许多其他叙词表用于索引非 NLM 数据库。例如,CINAHL 使用 CINAHL 主题标题,其基于 MeSH 但添加了附加的域特定术语。EMBASE 有一个名为 EMTREE 的术语,它具有许多类似于 MeSH 的特征(http://www.embase.com/info/helpfiles/emtree-tool/emtree-thesaurus)。

受控术语的一个问题,不限于 IR 系统,而是它们的扩散,不同术语之间的联系是非常必要的。这是统一医学语言系统项目(UMLS,http://www.nlm.nih.gov/research/umls/)的主要目的,该项目是在 20 世纪 80 年代为解决这一问题而开展的[74]。UMLS 知识来源有三个组成部分:元词表、UMLS 语义网络和专业词典。UMLS 的元词表组件链接超过 100 个术语的部分或全部内容[13]。

在元词表中,概念上相同的所有术语都作为一个概念链接在一起,每个概念可以具有一个或多个术语,每个术语表示源术语中概念的表达,源术语不只是简单的词汇变体(即仅在词尾或次序上变化),每个术语可以包括一个或多个字符串,这些字符串表示源术语中表示该术语的所有词汇变体。每个术语的字符串之一被指定为首选形式,并且首选术语的首选字符串被称为概念的规范形式。有确定规范形式的优先规则,主要的规则是:如果概念的源术语之一是 MeSH,则使用 MeSH 标题。

每个元词表概念都有一个单一概念唯一标识符(CUI)。每个术语都有一个术语唯一标识符(LUI),所有这些标识符都链接到与它们关联的一个(或多个)CUI。同样,每个字符串都有一个字符串唯一标识符(SUI),它们同样链接到它们所在的 LUI。此外,每个字符串都有一个原子唯一标识符(AUI),它表示来自每个词汇表中字符串的每个实例的信息。图 14.3 描述了元词表概念心房颤动(atrial fibrillation)的英语概念、术语和字符串(每个字符串可以出现在一个以上的词汇表中,在这种情况下,每个字符串都是一个原子),概念的规范形式及其术语之一是 atrial fibrillation。在这两个术语中有几个字符串,它们在词序和大小写上有所不同。

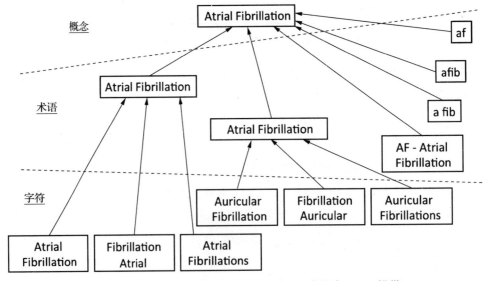

图 14.3 心房颤动的统一医学语言系统元词表概念(NLM 提供)

元词表包含大量的附加信息。除了前面描述的概念、术语和字符串之间的同义关系，概念之间还有非同义关系。概念、术语、字符串和原子有很多属性，比如定义、词汇类型以及各种数据源中的出现。元词表还提供了一个单词索引，该索引将每个单词连接到它所在的所有字符串，以及它的概念、术语、字符串和原子标识符。

▶▶ 14.4.2　手动索引

手动索引通常用于书目和注释，有时也用于其他类型的内容。手动索引通常是通过术语和属性的受控术语来完成的。大多数使用人工索引的数据库通常有一个详细的协议，用于从叙词表中分派索引项。MEDLINE 数据库也不例外，MEDLINE 索引的原理在两卷 MEDLARS 索引手册中列出[21]。多年来，随着 MEDLINE、其他数据库和 MeSH 的改变，出现了后续的修改。文章的主要概念，通常是从两个到五个标题，被设计为主标题，并在 MEDLINE 记录中用星号指定。索引器还需要分配适当的子标题。最后，索引器还必须作为检查标记、地理位置和发布类型的标志。尽管 MEDLINE 索引仍然是手工的，但是索引器可以借助各种电子工具来选择和分配 MeSH 术语。

很少有全文资源是手工索引的。在全文资源中，特别是在打印领域中，一种常见的索引类型是书后的索引。然而，在 IR 系统中，这种信息很少见；相反，大多数在线教科书仅依赖于自动索引（参见下文）。其中一个例外是 MDConsult，它使用书后索引来指向在线图书中的特定章节。

手动索引网页内容是具有挑战性的。数十亿页的内容，手工索引哪怕一小部分都是不可能的；另一方面，缺乏一致的索引使得搜索更加困难，尤其是在寻找特定资源类型时。网页的简单手动索引形式发生在前面描述的网页目录和聚合的开发中。这些目录不仅包含关于主题和其他属性的显式索引，而且还包含关于给定资源的质量的隐式索引，这是通过决定是否将其包括在目录中来实现的。

人工索引的两种主要方法已经在网络上出现，它们通常是互补的。第一种方法是将元数据应用于网页和站点，都柏林核心元数据倡议（DCMI，www.dublincore.org）[125]就是一个例子。第二种方法是建立内容目录，最初是由雅虎搜索引擎（www.yahoo.com）推广。开放式分类目录（www.dmoz.org）采用了一种更加开放的方法来建立目录，它通过世界各地的志愿者进行目录的结构和内容的录入。

DCMI 的目标是开发一组标准数据元素，网页资源的创建者可以使用这些元素，将元数据应用到他们的内容中。DCMI 已被国家信息标准组织（NISO）批准为 Z39.85 标准，它也是国际标准组织（ISO）的标准、ISO 标准 15836:2009。该规范有 15 个定义的元素：

- D.C. 名称——资源名称
- DC. 创建者——主要负责创建资源的知识内容的个人或组织
- DC. 主题——资源主题

- DC. 描述——对资源内容的文本描述
- DC. 出版者——负责以现有形式提供资源的实体
- DC. 日期——与资源的创建或可用性相关联的日期
- DC. 贡献者——在创作者要素中未指明的个人或组织,其对资源做出了重大智力贡献,但其贡献次于创作者要素中指明的任何人或组织
- DC. 类型——资源类别
- DC. 格式——资源的数据格式,用于标识显示或操作资源可能需要的软件和可能的硬件
- DC. 标识符——用于唯一标识资源的字符串或数字
- DC. 来源——从当前资源中导出的第二资源的信息
- DC. 语言——资源知识内容的语言
- DC. 关系——第二资源及其与当前资源关系的标识符
- DC. 覆盖范围——资源知识含量的时空特征
- DC. 权限——权限管理语句、链接到权限管理语句的标识符或链接到提供关于资源的权限管理的信息的服务的标识符

DCMI 已经有了一些医学上的适应性调整,其中发展最好的是法语系目录索引(CISMeF,www. cismef. org)[27]。作为网络上的法语卫生资源目录,CISMeF 使用 DCMI 对40000 多个网页进行编目,包括信息资源(例如实践指南、共识发展会议)、组织(例如医院、医学院校、制药公司)和数据库。主题领域不仅使用法语翻译的 MeSH,还包括英语翻译。对于类型而言,列举了常见网络资源列表。

虽然都柏林核心元数据最初被设想包含在超文本标记语言(HTML)网页中,但是很显然,网页上存在许多非 HTML 资源,并且有理由将元数据存储在网页外部。例如,网络页面的作者可能不是索引页面的最佳人选,或者其他对象可能希望通过自己的内容索引来增加价值。编目元数据的标准是资源描述框架(RDF)[1],RDF 是用于描述和交换元数据的框架,通常用可扩展标记语言(XML)表示。XML 是网络上数据交换的标准。RDF 还形成了某些人称之为网页未来的基础,即不仅作为内容的存储库,而且作为知识的存储库,也称为语义网[1]。都柏林核心元数据(或任何类型的元数据)都可以用 RDF 来表示。

手动索引有许多限制,其中最显著的是不一致性。Funk 和 Reid[54]通过识别 760 篇已经被 NLM 索引两次的文章来评估 MEDLINE 中的索引不一致性。最一致的索引出现在检查标签和中心概念标题中,它们的索引一致性只有 61% 到 75%;最不一致的索引出现在子标题中,尤其是那些分配给非中心概念标题的索引,其一致性小于 35%。近期该项目的重复研究也发现相似结果,手动索引也需要花费大量时间。虽然 NLM 索引 MEDLINE 的大型资源或许可行,但随着网站和其他全文资源上内容的增加,也许就行不通了。的确,NLM 已经认识到继续对不断增长的生物医学文献进行索引的挑战,并且正在研究这样做的自动化

和半自动化手段[7]。

▶▶ 14.4.3　自动标引

在自动标引中,索引是由计算机完成的。虽然自动标引过程的机械运行缺乏认知输入,但是系统开发中可能已经投入了大量人工工作,所以这种形式的标引仍然具有人工过程。在本节中,我们将重点介绍在操作性 IR 系统中使用的自动索引,即根据文档包含的词对文档进行索引。

有些人可能不会想到将文档中的所有单词都提取为"索引",但是从 IR 系统的角度来看,单词是文档的描述符,就像人工指定的索引术语一样。大多数检索系统实际上使用人工和词语索引混合的方式,人工指定的索引词语成为文档的一部分,然后可以通过使用文档中的整个受控术语或单个词语来搜索该文档。大多数 MEDLINE 实现始终允许结合人工索引术语和参考文献中的标题及摘要中的单词进行组合搜索。随着 20 世纪 80 年代和 90 年代全文资源的发展,只允许单词索引的系统开始出现,这种趋势随着网络的到来而增加。

通常来说,单词索引是通过将空格(包括空格、标点、回车和其他非字母数字字符)之间的所有连续字母数字序列定义为单词来完成的。系统必须特别注意对文档和用户查询应用相同的过程,尤其是对连字符和撇号等字符。许多系统不仅对单词进行简单识别,还试图在文档中表示其重要性的单词分配权重[107]。

许多使用单词索引的系统采用了删除常用单词或将单词合并为通用形式的过程。前者包括过滤去掉停用词,停用词是经常出现且在搜索中价值较小的常用词。停用词列表,也称为否定字典,大小从原始 MEDLARS 停用列表的 7 个单词(and,an,by,from,of,the,with)到更常使用的 250~500 个单词的列表不等。后者的实例有 van Rijsbergen 的 250 个单词列表、Fox 的 471 个单词列表[48]和 PubMed 停用列表[3]。单词与其常用形式的合并是通过词干提取来实现的,其目的是确保具有复数词缀和常用后缀(例如,-ed,-ing,-er,-al)的单词总是由它们的词干形式来索引[51]。例如,cough,coughs 和 coughing 这些词都是通过他们的词干 cough 来索引的。停用词删除和次干提取都可以减少索引文件的大小,从而提高查询处理的效率。

术语加权的一种常用方法是 TF-IDF 加权,它结合了反向文档频率(IDF)和术语频率(TF)。IDF 是文档总数与出现该术语的文档数量之比的对数,在数据库中为每个术语分配一次,并且它与整个数据库中术语的频率成反比。常用的公式是:

$$IDF(术语) = \log \frac{数据库中的文档总数}{包含该术语的文档数} + 1 \qquad (14.1)$$

TF 是对给定文档中术语出现频率的度量,并且按照常用公式分配给每个文档中的每个术语:

$$TF(术语,文档) = 术语在文档中出现频率 \qquad (14.2)$$

在 $TF*IDF$ 加权中,将两个术语组合以得到索引权重,权重($WEIGHT$):

$$WEIGHT(术语,文档) = TF(术语,文档) * IDF(术语) \tag{14.3}$$

文本检索会议(TREC, trec. nist. gov)的实验(见第 14.6 节)发现了另外两种术语加权方法,这些方法产生了持续改进的结果。第一种是基于泊松分布的统计模型,通常被称为 BM25 加权[105]。这种加权方案是一种改进的文档规范化方法,使得在各种 TREC 集合中,平均精度(MAP)提高了 50%[104]。BM25 的 TF 的一个版本是:

$$BM25TF = \frac{(f_{td})(k_1+1)}{k_1(1-b)+k_1b\dfrac{文档长度}{文档平均长度}+f_{td}} \tag{14.4}$$

f_{td}——文档中术语的频率。

变量 k_1 和 b 是基于集合的特征进行设置的参数。k_1 的典型值在 $1\sim2$ 之间,而 b 在 0.6 $\sim$0.75 之间。这种加权的进一步简化形式常被使用[104]:

$$BM25TF = \frac{f_{td}}{0.5+1.5\dfrac{文档长度}{文档平均长度}+f_{td}} \tag{14.5}$$

f_{td}——文档中术语的频率。

Okapi 加权在概率 IR 中有其理论基础,简短地被描述。因此,它的 $TF*IDF$ 加权使用 IDF 的"概率"变体:

$$BM25IDF = \log\frac{t_d-包含该术语的文档数}{0.5\,包含该术语的文档数+0.5} \tag{14.6}$$

t_d——文件总数。

概率模型带来了术语加权的最新理论方法,即语言建模,稍后将在本节进行描述。术语加权的其他技术已经实现了不同程度的成功。一种被称为潜在语义索引(LSI)的方法旨在捕获文档集合中单词的语义等价性,它使用一种复杂的数学技术,名为奇异值分解(SVD)[31]。在 LSI 中,首先创建术语和文档的初始二维矩阵,其中术语在一个维度中,文档在另一个维度中。SVD 过程创建三个中间矩阵,其中最重要的两个是术语到中间值的映射,中间值可以被认为是表示术语语义的中间度量,以及将这个值映射到文档中。中间值的数量可以较小,允许将大量术语映射到数量适中的语义类或维度(即数百个),结果是具有相似语义分布的术语(即,在相似文档上下文中同时出现的分布)被映射到相同的维度。因此,即使一个术语与另一个术语没有同时出现在一个文档中,如果它出现在相似类型的文档中,那么它也很可能具有相似的语义。虽然最佳维度数未知,但对于一些小的标准测试集合来说,几百个维度就足够了[31]。一些早期的评估研究显示,对于具有小文档集合的 LSI,性能提升很小[31,73],但是对于较大的集合如 TREC[36],性能并没有提升。这种技术更好的应用可能是同义词的自动发现[83]。

术语加权的另一种方法是采用概率论。这种方法未必与向量空间模型不一致,事实上,它的加权方法可以合并到向量空间模型中。概率 IR 的理论基础是一个基于贝叶斯的模型,它对可能出现在相关文档中而不可能出现在非相关文档中的术语赋予更多权重。贝叶斯定理是一种常见的概率度量，它基于先前情况和新数据指示事件的可能性。概率 IR 主要是一种相关反馈技术，因为需要一些关于文档中术语的相关信息。然而，在六个旧的测试集合中它没有显示出向量修改技术的改进[108]。如前所述，在 TREC 实验中，通过添加查询扩展[15,24,81,104,124]，概率方法的一些变体比向量空间相关反馈具有更好的性能。

Turtle 和 Croft[119]的推理模型对概率 IR 进行了修改，该模型根据文档推断它们与用户查询的相关性从而对文档进行排序。这种方法也不一定与向量空间模型不兼容，并且在某些方面只是对 IR 问题提供了不同的视角。推理模型的一个优点是能够将应该由用户查看的多种类型的"证据"组合，包括使用自然语言和布尔运算符（Boolean operators）的查询，以及其他属性，如其他引文。结合本章后续描述的一些语言技术，对 TF * IDF 加权、段落检索和查询扩展稍加修改，这种方法在 TREC 实验中一直表现良好[15]。

概率 IR 一个最新的应用是语言建模[70]。该方法适用于其他计算机任务，如语音识别和机器翻译。在这些任务中，概率原理用于将声信号分别转换为单词和一种语言到另一种语言的单词。语言建模方法的一个关键方面是"平滑"概率，使之远离以二进制方式表示文档中出现或不出现术语的纯确定性方法。从理论上讲，语言建模方法测量给定相关文档的查询项的概率。

Ponte 和 Croft[101]将语言建模引入 IR 社区，使用 TREC 集合时该方法显示出适度的性能提高，随后学者们发现了各种改进措施以进一步提高检索性能[11]。Zhai 和 Laffrty[132]研究了平滑模型，并提出了一些关于这种 IR 方法的新结论。随后的工作基于统一医学语言系统（UMLS）元词表术语的映射，将文本处理为主题签名，并使用这些术语代替单词，发现使用 TREC 基因组学任务临时检索数据时性能提高 10%～20%[134]。

语言模型还允许对查询"清晰度"的测量，该测量被定义为查询和一般集合模型中文档语言模型之间的偏差[26]。Cronen Townsendet 等发现查询清晰度是 TREC 临时测试集合中主题检索结果的良好预测器，尽管将该技术应用于来自 TREC 交互任务的真实用户查询时未能达到这种效果[118]。

另一种预计算文档元数据的自动化方法使用了基于链接的方法，并因为 Google 搜索引擎（www.google.com）的使用而广为人知。这种方法根据页面被其他页面引用的频率来赋予页面权重。PageRank(PR)算法在数学上是复杂的，但是可以根据链接到它的其他页面的数量赋予网页更多的权重[14]。因此，NLM 或主要医学杂志的主页可能具有很高的 PR 值，而较不知名的页面 PR 值将更低。Google 还必须开发新的计算机体系结构和算法，以保持与网络索引的同步，从而产生用于这种大规模处理的新范例，称为 MapReduce[29,89]。

可以简单将 PR 看作是根据链接到它的其他页面的数量来赋予网页更多的权重，因此，NLM 或 JAMA 的主页很可能具有非常高的 PR，而更不知名的页面将具有较低的 PR。PR 算法是由 Brin 和 Page[14]开发的。为了计算一个给定页面 A 的 PR，假设有一系列的页面

$T1,\cdots,Tn$ 链接到 A。还有另一个函数 $C(A)$ 表示页面 A 外部链接数量计数。还有一个"阻尼因子"d，被设置在 $0\sim1$ 之间，默认为 0.85。A 的 PR 计算如下：

$$PR(A)=(1-d)+d\left(\frac{PR(T_1)}{C(T_1)}+\cdots+\frac{PR(T_n)}{C(T_n)}\right) \tag{14.7}$$

该算法先为每个页面分配一个基线值（例如阻尼因子），然后周期性地迭代。当在中等性能的工作站上有效地执行时，可以为大量网页计算 PR。

人们常简单地称，PR 是测量指向页面的程度或链接数量的一种形式。事实上，PR 更为复杂，给那些自身具有较高 PR 的页面所指向的页面提供了额外的权重。Fortunato 等[47]评估了 PR 的近似程度，发现该近似是相对准确的，从而允许网络内容创建者通过知道其页面的程度来估计其内容的 PR。

通用搜索引擎如 Google 和 Microsoft Bing（www. bing. com），使用基于单词的方法和 PageRank 算法的变体进行索引。他们通过"爬虫"网络，收集和标引他们在网上找到的每个对象，从而在搜索系统中积累内容。这不仅包括 HTML 页面，还包括其他文件，包括微软 Word、便携文档格式（PDF）和图像。

单词标引有许多限制，包括：

- 同义词——不同的词可能具有相同的意义，例如高的和高层的。这个问题可能延伸到没有共同单词的短语，例如同义词高血压（hypertension）和高血流压力（high blood pressure）。
- 多义词——同一个词可能有不同的含义或意义。例如，"引线"（lead）可以指心电图机的一个元件或一部分。
- 内容——文档中的单词可能无法反映它的焦点。例如，一篇描述高血压的文章可能提到了其他概念，如充血性心力衰竭（CHF），但这些不是该文的重点。
- 语境——词汇含义以周围的词语为基础。例如，在高血压（high blood pressure）这个词组中，相对常见的单词高的（high）、血流（blood）、压力（pressure），在共同出现具有额外的意义。
- 词态——词可以具有不改变基本含义的后缀，如复数指示符、各种分词、名词的形容词形式和形容词的名词化形式。
- 粒度——查询和文档可以描述不同层次的概念。例如，用户可以在治疗特定感染时查询抗生素，但是文档可以描述特定抗生素本身，例如青霉素。

索引的第二个目的是建立结构，以便计算机程序能够快速确定哪些文档使用哪些索引术语。无论是按词典术语还是单词的标引，只有当它们能够快速处理用户的查询时，IR 系统才是可行的。对索引文本数据库进行及时的顺序搜索对于任何大型文档集合来说都是不可行的。在 IR 中，通常的方法包括使用倒排文件，其中术语被"反转"以指向它们出现的所有文档。用于构建和维护这些结构的算法已经使用了几十年[52]。如图 14.4 所示，一个示例文件集合的倒排文件组被存储在计算机磁盘上。

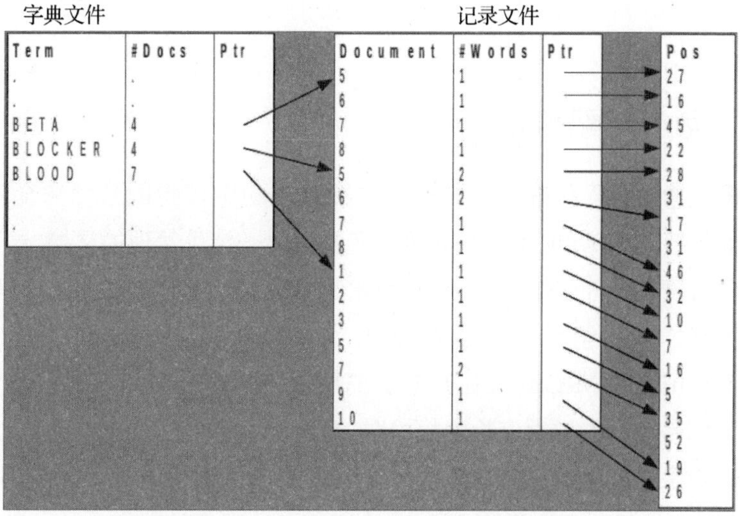

图 14.4 信息检索系统使用的倒排文件结构

文档集合中的每个术语都出现在字典文件中，字典文件具有指向记录文件的指针，字典文件具有指向记录文件中单词在文档中的每个位置的指针（版权所有，William Hersh）。

第一个文件是字典文件 dictionary file，它包含每个索引项，和一个数字，该数字表示有多少文档包含该索引项，以及一个指向记录文件的指针。记录文件 postings file 由包含索引项的所有文档的顺序列表组成。如果希望为索引项保留位置信息（以便允许近距离搜索），那么记录文件还将包含指向位置文件的指针，该指针按顺序列出文档中每个索引项的位置。位置文件的结构取决于实际保存的位置信息。最简单的位置文件只包含文档中的单词位置，而更复杂的文件可能不仅包含单词编号，还包含文档中的句子和段落编号。

倒排文件的最后一个部分是一种快速查找字典文件中术语的机制。这通常是用 B-tree 来完成的，它是一种基于磁盘的方法，用于最小化索引中查找一个词所需的磁盘访问的数量，从而实现快速查找。B-tree 是数据库管理系统中常用的键。快速术语查找的另一种方法是散列法[52]。

当然，由于每分钟需要处理数百万个查询，仅仅拥有一个高效的文件和查找结构是不够的，系统必须分布在不同地理位置的多台服务器上。虽然其方法的细节是私有的，但是 Google 已经发表了一些关于如何维持对全球查询的亚秒级响应时间的文章[8,29]。

14.5 检索

检索有两大类方法。一方面，完全匹配搜索允许用户精确控制检索的项目；另一方面，部分匹配搜索会考虑索引和检索的不精确性,尝试返回按以用户查询接近程度进行排名的用户内容。在对这些方法进行一般性解释之后,我们将描述访问不同类型的生物医学内容的实际系统。

▶▶ 14.5.1　完全匹配检索

在精确匹配搜索中,IR 系统为用户提供与搜索语句中指定的条件完全匹配的所有文档。由于布尔运算符 AND,OR 和 NOT 通常需要创建一组可管理的文档,这种类型的搜索通常被称为布尔搜索。此外,由于用户通常构建使用布尔运算符处理的文档集,此方法也称为基于集合的搜索。20 世纪 50 年代至 70 年代,大多数早期运行的 IR 系统使用了精确匹配方法,在此期间,Salton 和 McGill 正在开发研究系统中的部分匹配方法[110]。在现代,精确匹配搜索往往与和带注释的数据库检索相关联,而部分匹配方法往往使用全文检索。

检索的第一步是选择术语来构建集合。其他属性,例如作者姓名、出版物类型或基因标识符(在 MEDLINE 的辅助源标识符字段中)也可以被选择来构建集合。一旦搜索词和属性被选中,它们将与布尔运算符结合使用。布尔 AND 运算符通常用于缩小检索集,仅包含具有两个或更多概念的文档。该当存在多种表达概念的方式时,通常使用布尔 OR 运算符。布尔 NOT 运算符通常用作减法运算符,必须应用于另一个集合。有些系统更准确地称之为 ANDNOT 运算符。

一些检索系统允许使用通配符扩展搜索中的术语,将以字母开头的单词添加到搜索中,直到通配符结束。这个方法也被称为截断。但不幸的是,没有使用通配符的标准方法,因此它们的语法因系统而异。例如,PubMed 允许单词末尾的单个星号表示通配符,因此,查询 can* 会将 cancer 和 candid 等词添加到搜索中。

▶▶ 14.5.2　部分匹配检索

尽管部分匹配搜索很早就被概念化了,但直到 20 世纪 90 年代 Web 搜索引擎的出现,它才在 IR 系统中得到广泛使用。这很可能是因为精确匹配搜索往往是"高级用户"的首选,而部分匹配搜索则为新手搜索者喜欢。精确匹配搜索需要理解布尔值运算符和数据库的底层结构(例如,MEDLINE 中的许多字段),而部分匹配搜索允许用户简单地输入几个术语并开始检索文档。

部分匹配搜索的发展通常归因于 Salton 和 McGill[110],他们在 20 世纪 60 年代开创了这种方法。虽然部分匹配搜索不排除使用文档的非术语属性甚至不排除使用布尔值运算符(例如,文献[109]),但这种类型搜索的最常见用途是使用少量的查询词,也称为自然语言查询。因为 Salton 的方法是基于矢量数学的,它也被称为 IR 的矢量空间模型。在部分匹配方法中,文档通常按其与查询的匹配程度进行排序,也就意味着包含更多查询词的文档可能会排名更高,因为查询词更多的文档通常,更可能与用户相关。结果导致该过程被称为相关性排名。整个方法也被称为词汇统计检索。

在部分匹配搜索中最常见的文档排名方法是根据文档和查询共有术语权重之和为每个文档打分。文档中的术语通常从上述 $TF * IDF$ 计算中得出其权重。如果术语存在,则查询的权重通常为 1;如果不存在,则为 0。然后可以使用公式计算所有查询字词的文档权重:

$$\text{文档权重} = \sum_{\text{所有检索术语}} WT_q * WT_d \tag{14.8}$$

WT_q——查询中的术语权重;

WT_d——文档中术语的权重。

这可以被认为是所有查询术语的"或"运算,并且按权重对匹配文档排序。通常的方法是系统执行与索引过程相同的停用词移除和查询词干提取(必须对文档和查询执行等价的词干提取操作,以便匹配互补的词干)。$TF * IDF$ 加权的一个问题是较长的文档会累积更多的权重,只是因为它们有更多的单词。因此,一些方法将文档的权重"标准化"。最常见的方法是余弦归一化:

$$\text{文档权重} = \frac{\sum\limits_{\text{所有检索术语}} WT_q * WT_d}{\sqrt{\left(\sum\limits_{\text{所有检索术语}} WT_q^2\right) * \left(\sum\limits_{\text{所有文档中术语}} WT_q^2\right)}} \tag{14.9}$$

WT_q——查询中的术语权重;

WT_d——文档中术语的权重。

现已开发了基本部分匹配检索方法的各种其他变体。一个重要的补充是相关反馈,它允许根据新文档与用户认为相关的文档的相似性将新文档添加到输出中。此方法还允许重新加权已检索的相关文档到输出列表上的更高位置。最常见的方法是 Buckley 等人采用的改进的 Rocchio 方程[17]。在此等式中,查询中的每个术语都通过对相关文件中出现的词进行加值和对非相关文档中出现的词进行减值来重新加权。有三个参数:α、β 和 γ,它们分别为原始权重增加的相关值,相关文件增加的权重、不相关文件减去的权重。在此方法中,通常通过从相关文档向查询添加指定的查询术语词(从 0 到几千个)来扩展查询的查询项数。每个查询项基于以下公式获取新值:

$$\text{新的检索权重} = \alpha * \text{原始检索权重} + \beta * \frac{1}{\text{相关文档数}} * \sum_{\text{所有相关文档}} \text{文档中权重} -$$

$$\gamma * \frac{1}{\text{不相关文档数}} * \sum_{\text{所有不相关文档}} \text{文档中权重} \tag{14.10}$$

令参数 α、β、γ 为 1,则公式可简化为:

新检索权重＝原始检索权重＋

相关文档中的平均术语权重－非相关文档中的平均术语权重 $\qquad$ (14.11)

许多 IR 系统提供了相关反馈的变体,可以找到与一个指定文档类似的文档。PubMed 允许用户从任何给定的文章中获得"相关文章",其方法类似于相关反馈,但使用不同的算法[127]。一些网络搜索引擎允许用户类似地从指定的网页获取相关文章。一种经久不衰的成功检索技术是查询扩展,即在没有相关信息的情况下使用相关反馈技术。相反,假设一定数量的排名靠前的文件是相关的,并应用相关反馈方法。查询扩展技术已被证明是提高TREC 性能最一致的方法之一。在 TREC-3 中,Buckley 等人[18]使用 Rocchio 公式,参数为8,8 和 0(其中扩展项的重新加权比前面引用的相关性反馈实验少)加上前 500 个术语和 10个短语,实现了 20% 的性能提升。TREC 的其他研究人员也已经从这种方法中受益[15,18,42,78,104]。Mitra 等人[95]的研究已经表明使用手动创建的布尔查询、基于通道的近邻约束(即布尔约束必须在 50~100 个单词内)和术语共现(当查询术语共同出现时,文档被赋予更多权重)提高了 MAP 性能。查询扩展(以及其他方法)的价值已由 Buckley[16]验证,他构建了一个表格,比较了 TREC 系统与每年的临时检索集的不同特征(第 311 页)。

　　无论是使用精确匹配还是部分匹配方法,合并文档集或根据权重对单个文档进行排序都可以通过上述倒排文档来有效地实现。在字典文件中可以快速找到索引项,通过布尔运算合并文档集,也可在记录文件中对部分匹配加权。

▶▶14.5.3　检索系统

　　有许多不同的检索接口,其中一些功能反映了底层数据库的内容或结构。如上所述,PubMed 是 NLM 中的系统,对 MEDLINE 和其他书目数据库进行检索。虽然仅向用户展示了一个简单的文本框,但 PubMed 对用户的输入进行了大量处理,以识别 MeSH 术语、作者姓名、常用短语和期刊名称(在 PubMed 的在线帮助系统中有介绍)。在这个自动术语映射中,系统尝试将用户输入依次映射到 MeSH 术语、期刊姓名、常用短语和作者。PubMed无法映射的剩余文本被当作文本单词(即任何 MEDLINE 字段中出现的单词)进行检索。图 14.5 显示了 PubMed 搜索结果。该系统允许基本搜索,然后提供围绕结果的大量特性的访问。屏幕的左侧允许设置限制,例如研究类型(例如随机对照试验),物种(例如人或其他)和年龄组(例如年龄>65 岁)。右侧为免费的全文文章和评论过滤器,以及包括搜索的详细信息在内的其他功能。与大多数书目系统一样,用户可以通过构建搜索集来搜索 PubMed,然后将它们与布尔运算符组合以进行定制搜索。这被称为 PubMed 的“高级搜索”或“搜索构建器”,如图 14.6 所示。PubMed 还为临床医生提供专门的查询界面以寻求最佳临床证据(称为临床查询),以及允许通过移动设备访问的一些“应用程序”(例如 iOS 或 Android)。

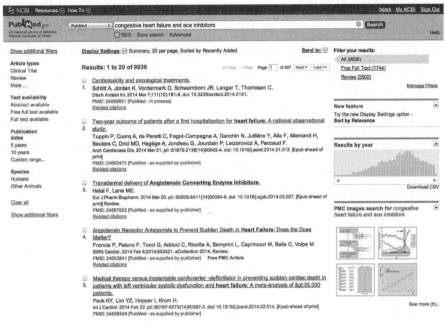

图 14.5　PubMed 搜索的屏幕截图（由 NLM 提供）

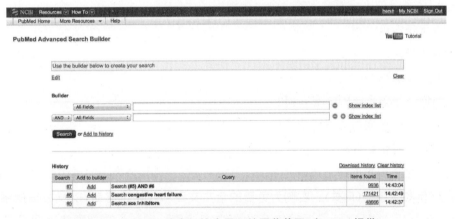

图 14.6　PubMed 的高级搜索界面的屏幕截图（由 NLM 提供）

　　PubMed 的另一个新增功能是能够按相关性排名对搜索结果进行排序而不是长期默认的反向时间顺序。选择此选项后，MEDLINE 记录会根据公式进行排序，该公式包含 IDF、TF、单词位置（更多用于标题和摘要）和出版物的新进度[4]。

　　如前所述，许多生物医学期刊使用 Highwire 系统在线获取全文。Highwire 系统提供了一个搜索检索界面，可以给定期刊的完整在线内容，用户可以搜索作者、限于标题和摘要的词汇、整篇文章中的文字以及日期范围内的文字，界面还允许通过引用来输入卷号和页面进行检索，并可以搜索使用 Highwire 的整个期刊集合。用户可以浏览特定问题以及收集的资源。

　　找到文章后，就可以获得许多其他功能。首先，文章以 HTML 和 PDF 格式呈现，后者提供更易读和可打印版；还提供了与期刊相关的文章以及 PubMed 参考文献及其相关文章的链接；同样链接的还有期刊中引用这篇文章的所有文章，当有新文章引用所选的文章时，网站可以设置通知电子邮件。最后，Highwire 软件提供"快速回复"，这是给编辑的在线信件。在线格式允许的回复数量远远超过纸质版期刊的数量。其他期刊出版商也使用类似的方法。

越来越多的搜索引擎允许搜索许多资源。通用搜索引擎 Google，Microsoft Bing 和其他搜索引擎允许通过网络爬虫检索任何类型的文档。其他搜索引擎允许搜索各种聚合来源，如 NLM 的 GQuery(https：//www. ncbi. nlm. nih. gov/gquery/gquery. fcgi)，它允许在一个简单的界面中搜索所有 NLM 数据库和其他资源。

14.6 评估

多年来，人们对 IR 系统的评估进行了大量研究。与许多研究领域一样，哪种评估搜索系统的方法最佳存在争议。研究者已经开发了许多评价结果的框架。其中一个框架围绕着提倡使用 IR 系统的人可能会问的六个问题组织了评估[68]：

1. 系统是否被使用？
2. 系统被用于做什么？
3. 用户满意吗？
4. 他们使用该系统的情况如何？
5. 哪些因素与成功或不成功使用该系统有关？
6. 系统是否有影响？

然而，一个更简单的评估方法是将方法和研究进行分组，分为面向系统的(即关注 IR 系统评价)和面向用户的(即关注用户)。

▶▶14.6.1 面向系统的评估

有许多方法可以评估 IR 系统的性能，其中使用最广泛的是基于相关性的召回率和精确率。这些措施量化了用户从数据库和他(或她)的搜索中检索到相关文档的数量。召回率是从数据库中检索的相关文件的比例：

$$召回率 = \frac{检索出的相关文档数}{数据库中的相关文档数} \tag{14.12}$$

换句话说，对于给定的搜索，召回率回答了一个问题，即所有相关文档中有多少是从数据库中获得的？

公式(14.5)的一个问题是分母意味着查询的相关文档总数是已知的。但是，除了最小的数据库,对其他所有数据库而言,成功识别出所有相关文档的可能性不大,甚至不可能。因此,大多数研究使用相对召回率的概念,其中分母被重新定义为通过对查询主题的多次搜索而识别出的相关文档的数量。

精确率是检索到的相关文档比例:

$$精确率 = \frac{检索出的相关文档数}{检索出的信息总量} \tag{14.13}$$

精确率回答了这样一个文集,即对于给定的搜索,检索出的哪些内容是相关的?

当比较使用排名的系统与没有使用排名的系统时,会出现一个问题:通常使用布尔搜索的非排名系统倾向于检索一组固定的文件,因此有固定的召回率和精确率。另一方面,根据系统(或用户)选择显示的检索集的大小,具有相关性排名的系统具有不同的查全率和精确率。我们常常试图创建一个综合的统计,结合召回率和精确度。评估性研究中最常见的方法可能是平均精度(MAP),其中精度是在相关的每个点测量,并通过对整个查询的这些点进行平均来获得 MAP 测量。

IR 中的大量评估是通过挑战评估完成的,其中一项是常见的 IR 任务定义、并开发文档、主题和相关性判断的测试集合。该相关性判断定义哪些文档与任务中的每个主题相关,允许不同研究人员将他们的系统与同一任务的其他系统比较并进行改进。IR 中运行时间最长、最著名的挑战评估是文本检索会议(TREC,trec. nist. gov),由美国国家标准与技术研究所组织(NIST,www. nist. gov)。TREC 于 1992 年开始提供评估测试平台和论坛用于呈现结果。TREC 是指定任务的年度活动并向参与者提供查询和文件,参与团体向 NIST 提交系统"运行"结果,NIST 对其性能指标进行计算。TREC 被划分为针对不同特定方向的任务。曾有一本书总结了 TREC 的前十年,它将所有任务归为 IR 的一般任务[122]:

- 静态文本—临时检索
- 流式文本—路由,过滤
- 人机回圈——互动
- 英语之外(跨语言)—西班牙语,中文和其他
- 超文本—光学字符识别(OCR),语音,视频
- 网络搜索—非常大的语料库
- 答案,而不是文件——问答
- 特定领域—基因组学,法律

虽然 TREC 主要关注一般主题领域,但有一些任务专注于生物医学领域。这样做的第一条任务是基因组学任务,它专注于文章的检索以及该领域的问答[64]。第二个任务专注于从医疗记录中检索,其任务是根据从医疗记录中识别的标准来确定哪些患者可能是临床研究的候选对象[123]。

TREC 基因组学任务最初专注于改进 MEDLINE 检索。临时的检索任务使用 IR 系统

来访问生物医学科学文献,为具有信息需求的用户的情况建模。文件收集基于 MEDLINE 的十年子集。使用 MEDLINE 的理由是尽管处于一个全文期刊唾手可得的时代(通常需要订阅),许多用户仍然通过搜索 MEDLINE 获取生物医学文献,因此,仍然有很强的动机去改善搜索 MEDLINE 的效率。

MEDLINE 子集包括来自数据库从 1994 年到 2003 年共 10 年的引文,共提供了 4591008 条记录,约占完整 MEDLINE 数据库的三分之一。数据包括 MEDLINE 基线记录中标识的所有 PubMed 字段。未压缩文件的大小约为 9.5 千兆字节。在这个子集中,有 1209243 (26.3%)条没有摘要的记录。

临时检索任务的主题基于从真实生物学家收集的信息需求。对于 2004 年和 2005 年的任务,性能的主要衡量指标是 MAP。研究小组还被要求将其运行分为三类:

- 自动——无需手动干预构建查询
- 手动——手动构建查询,但没有进一步的人工交互
- 交互式——完全交互式的查询构建以及与系统的进一步交互

在 2004 年的任务中,最好的结果是通过组合 Okapi 加权(对术语频率采用 BM25 算法,具有标准倒排文档频率),Porter 词干提取、、通过 LocusLink 和 MeSH 记录扩展的符号、查询扩展以及主题的所有三个字段的使用(标题、需求和上下文)[53]得到的。这些达到了 0.4075 的 MAP。当语言建模时 Dirichlet 先验平滑的技术被添加,甚至获得了更高的 MAP 为 0.4264。另一组通过综合使用各种方法,包括 Okapi 加权、查询扩展和各种形式的特定领域查询扩展(包括词汇变体的扩展以及首字母缩略词、基因和蛋白质名称同义词)[19]。试图映射到受控词汇表术语的方法也不太成功[6,97,112]。与以往的 TREC 一样,许多团体尝试了各种方法,无论是有益的还是其他方法,但通常没有比较共同的基线或进行详尽的实验,使其难以准确辨别哪些技术是有益的。

在 2005 年的任务中出现了类似的结果。与 2004 年一样,参数良好的基本 Okapi 为许多组提供了好的基线性能。尽管自动查询扩展效果不佳[2,5],但手动同义词扩展查询的 MAP 最高为 0.302,见文献[72]。相关反馈被认为是有益的,但在没有术语扩展的情况下效果最佳[133]。

TREC Genomics Track 临时检索测试集的后续研究已经取得了许多成果。一项研究评估了单词标记化、词干提取和取出停用词,发现第一种策略的变化会对性能产生实质性影响,而后两者产生的影响很小。由于使用各种符号、包括数字、连字符、超级和下标以及非英语语言(例如希腊语)[77],基因组学文本中的标记化可能具有挑战性。

另一个 TREC 任务专注于生物医学领域的,即 TREC 医疗记录任务[123],于 2011 年推出,并在 2012 年再次启动。TREC 医疗记录任务的用例是从医疗记录集合中识别可能是临床研究候选人的患者。这是一个现实世界的任务,自动检索系统可以为临床研究、质量测量和改进或临床数据的其他"二次利用"[106]提供极大的帮助。归一化分布式累积增益

(infNDCG)指标用于评测检索结果,它考虑了其他一些因素,例如所有研究组对全部文件的检索判断都不完整。

　　该任务的数据是由匹兹堡大学开发的一组未经鉴定的病历。记录包含数据、文本和 ICD9 代码,按"就诊"或患者与卫生系统的接触分组。由于取消身份识别过程,无法知道同一患者是否可能进行一次或多次就诊,共有 93 551 个文档被映射为 17 264 次就诊。许多研究小组使用了各种技术,例如同义词和查询扩展、机器学习算法,并与 ICD9 代码匹配,但结果仍然并不比 NLM[32] 或 OHSU[10] 的团队使用的手动构建的查询更好(尽管 NLM 系统具有许多高级功能,例如文档字段搜索[75])。虽然任务中系统的性能良好,但它们也表明即使对于自动化系统,识别患者群组也是一项具有挑战性的任务。一些成功率参差不齐的自动化特征包括文档部分聚焦、术语扩展、术语归一化(映射到受控术语)。

　　已经发现许多方法来实现结果的适度改善,包括:

- 查询标准化术语[103]和相关术语[20,79,87]的扩展
- 检测记录中的否定性[88]
- 使用机器学习算法对输出进行排名[88,135]

　　对 2011 年任务数据的失败分析证明了为什么还存在很多需要克服的挑战[37],该分析发现了一系列关于检索经常不相关的原因:

- 记录包含与主题非常相似的术语
- 过去完成的主题症状/状况/程序
- 大多数(但不是全部)标准存在
- 所有条件都存在但不在主题描述的指定时间/顺序中
- 未来可能提及的主题术语
- 主题词不存在——无法确定捕获记录的原因
- 记录与主题术语无关的引用
- 主题词被拒绝或排除

分析还发现了很少被检索到的访问实际上确实相关的原因:

- 主题词存在于记录中但在搜索中被忽略
- 访问记录使用了主题术语的同义词
- 主题词未命名且必须派生
- 主题术语出现在诊断列表中但不包括就诊记录

　　一些研究人员批评或指出了基于相关性的度量的局限性,而没有人否认用户希望系统检索相关文章,目前尚不清楚检索到的相关文件数量是否能够完全衡量系统的性能[115,58]。Hersh[65]指出,临床用户只需寻求临床问题的答案而不太可能在意这些度量,无论他们错过多少其他相关文档(降低召回率)或他们检索出多少不相关的文档(降低精确)。

　　除了基于相关性的度量之外,还有哪些方法可以用来确定搜索的性能? Harter 认为,如

果不能开发出更符合情境的相关性观点用于评估用户交互,那么召回率和精确率可能是唯一的选择。一些替代方案侧重于用户能够使用 IR 执行各种信息任务,例如寻找问题的答案[38,61,63,96,128]。多年来,TREC 一直采用交互式任务,让参与者使用相同的文档和查询进行用户实验[62]。下一节将介绍以用户为导向的生物医学 IR 评估。

▶▶14.6.2　面向用户的评估

多年来,人们一直在进行一系列面向用户的生物医学信息评估,这些研究大部分都集中在临床医生身上。

Haynes 等人进行了一项测量临床环境搜索性能的原始研究[59],该研究比较了图书管理员和临床医师搜索的能力。在这项研究中,经验丰富的临床医生和医学图书管理员随机选择 78 个搜索进行复制。在这项研究中,每个原始("新手")用户都被要求在进入搜索程序之前输入简要的信息需求声明。这个声明是给经验丰富的临床医师和图书管理员在 MEDLINE 上搜索使用的。每个搜索的所有检索结果都被提供给主题领域专家,而不考虑哪个搜索者检索了那个引用。计算每个查询的召回率和精确度并进行平均。该结果显示,经验丰富的临床医生和图书馆员的召回率在 50% 左右,但图书馆员的精确度更高。新手临床医师搜索者的召回率和精确度比其他任何一组都低。这项研究还评估了新手用户的满意度,尽管他们的召回率和精确率不高,但表示他们对搜索感到满意结果。研究人员没有评估新手是否获得了足够的相关文章来回答问题,或者他们是否会从被遗漏的文章中发现额外价值。

一项后续研究得出了有关搜索者的一些其他见解[93]。如上所述,不同的搜索者倾向于在给定主题上使用不同的策略。不同的方法复制了过去其他搜索研究中已知的发现,即搜索者之间缺乏对整体检索引用和相关引用的重叠。因此,即使是新手搜索者的召回率较低,他们确实获得了许多未被专家检索到的相关引文。此外,所有相关引文中只有不到 4% 被三个搜索者检索出来。尽管三类用户的搜索策略和检索集存在很大差异,但整体召回率和精确率却非常相似。

认识到召回率和精确率在评估临床相关 IR 系统方面的局限性,Hersh 和同事[67]已经开展了许多评估系统能力的研究以帮助学生和临床医生回答临床问题。这些研究的基本原理是:通常用户使用 IR 系统的目的是找到问题的答案。由于用户必须找到与回答这个问题有关的文件,因此是否成功回答所有问题比文件数量更重要。事实上召回率和精确率可以放在其中许多其他因素中,这些因素可能与成功完成任务的能力有关。

该小组的第一项研究使用面向任务的方法,比较了教科书《科学美国医学》的布尔与自然语言搜索[61]。十三名医科学生被要求回答 10 个简答题并评价他们对答案的信心。然后将学生随机分配到一个或另一个界面,并要求搜索五个他们最没信心的问题。研究表明两组在搜索前的正确率都很低(平均 1.7 分,满分 10 分),但大多能够通过检索回答问题(平均 4.0 分,满分 5 分)。回答问题的能力没有界面差别。大多数答案是在第一次搜索教科书时找到的。对于回答错误的问题,用户实际上在三分之二的时间内检索到了正确答案的文档,并且查看了超过一半的时间。

另一项研究将 MEDLINE 的布尔和自然语言搜索与两种商业产品 CD Plus(现为 Ovid)和 KF 进行了比较[63]。这些系统代表了在人工索引的同义词典术语(Ovid)上使用布尔检索与在标题、摘要和索引术语(KF)上使用自然语言检索。他们招募了十六名医学生并将其随机分配到两个系统的一个,让他们回答三个临床的"是/否"问题。学生们能够成功地使用每个系统,搜索前正确回答率为 37.5%,搜索后正确率为 85.4%。系统在时间、检索的相关文章或用户满意度方面没有显著的差异。这项研究表明,只需很少的培训,两种类型的系统都可以同样使用。

一项更全面的研究着眼于医学生和护士(NP)学生回答临床问题的 MEDLINE 搜索。共有 66 名医学和 NP 学生搜索了 5 个问题[67]。该研究使用多项选择格式来回答问题,包括对答案证据的判断。要求受试者从三个答案中选择一个:

- 有充分的证据判断为"是"。
- 证据不足以回答问题。
- 有充分的证据判断为"否"。

两组在机会相等的问题上达到了预先搜索的正确率(医学生为 32.3%,NP 学生为 31.7%)。然而,医学生通过搜索提高了他们的正确性(达到 51.6%),而 NP 学生几乎没有提高正确率(达到 34.7%)。

这项研究还试图衡量哪些因素可能影响搜索。众多因素例如年龄、性别、计算机经验和搜索时间,与成功回答问题无关。然而,成功的回答与在搜索之前正确的回答有关,空间可视化能力(通过有效的仪器测量)、搜索经验和 EBM 问题类型(预测问题最容易,伤害问题最难的)有关。对每个搜索问题的召回率和精确率的分析表明它们与回答这些问题的能力完全没有关联。

两项研究以各种方式扩展了这种方法。Westbook 等[126]对使用在线证据系统进行评估,发现医生在使用前正确回答了 37% 的问题,使用后正确回答了 50% 的问题,专业护士正确回答了 18% 的问题,之后也是 50%。那些在搜索之前得到正确答案的人对他们的答案更有信心,但那些不知道答案的人最初对他们答案的信心没有差别。McKibbon 和 Fridsma[92]进行了类似的研究,允许医生用他们通常使用的资源来回答 Hersh 等人的问题[67]的问题。这项研究发现答案正确性在使用搜索系统前后没有差异。显然,这些研究显示了不同的 IR 系统、任务和用户的各种影响。

Pluye 和 Grad[100]进行了一项定性研究,评估 IR 系统对医生的实践影响。该研究梳理出医生提到的 4 个主题:

- 回忆——被遗忘的知识。
- 学习——新知识。

- 确认——现有知识。
- 挫折——系统使用不成功。

研究人员还指出了另外两个主题：

- 消除疑虑——确保该系统可用。
- 改进实践——患者与医生的关系。

最近大多数医生用户研究都集中在用户回答临床问题的能力上。Hoogendam 等将 UpToDate 与 PubMed 中内科住院医师和主治医师在病人护理中出现的问题进行比较[71]。对于 1 305 个问题，他们发现这两种资源在 53％的时间内提供了完整的答案，但 UpToDate 在提供部分答案方面更好（UpToDate 有 83％全部或部分答案，而 PubMed 为 63％）。

一项类似的研究比较了 Google，Ovid，PubMed 和 UpToDate 回答受训者和主治医生在麻醉和危重病医疗方面问题的情况[117]。允许用户选择使用某个工具来回答第一组四个问题，而 1～3 周之后，他们被随机分配一个工具来回答另一组八个问题。对于第一组问题，用户最常选择 Google（45％），其次是 UpToDate（26％），PubMed（25％）和 Ovid（4.4％）。在第一组中答题正确率最高的是 UpToDate（70％），其次是 Google（60％），Ovid（50％）和 PubMed（38％）。UpToDate（3.3 分钟）回答这些问题的时间最短，其次是谷歌（3.8 分钟），PubMed（4.4 分钟）和 Ovid（4.6 分钟）。在第二组问题中，最有可能通过 UpToDate（69％）获得正确答案，其次是 PubMed（62％），谷歌（57％）和 Ovid（38％）。被随机分配工具后，除了 Ovid 这个例外，受试者的情况大致相等。

另一项研究比较了 44 名住院医生在信息掌握课程结束时使用 UpToDate 和 PubMed 进行检索的情况[41]。受试者被随机分到一个系统并回答两个问题，然后另外一个系统回答另外两个问题。使用 UpToDate 检索的正确率答案占 76％，而 PubMed 临床检索的正确率仅占 45％。UpToDate 回答问题的平均时间（17 分钟）少于 PubMed 临床查询时间（29 分钟）。UpToDate 的用户满意度更高。

评估非临床医生搜索健康信息的研究较少。Lau 等人发现使用面向消费者的医疗搜索引擎，包括 PubMed，Medline-PLUS 和大学本科生使用的其他资源，搜索后的正确率（82.0％）高于搜索前的正确率（61.2％）[84,85]。从之前的搜索中提供反馈摘要提高了使用该系统的成功率，达到 85.3％。对自己答案的信心与答案的正确性没有很高的联系，对于那些得到其他搜索者反馈的人来说，可能会增加信心。

尽管搜索系统无处不在，但许多用户在搜索时都会遇到与技能相关的问题。van Duersen 在荷兰随机选择受试者，并评估了他们与计算机相关和与内容相关的技能[120]。年龄较大、文化程度较低与技能降低有关，包括使用搜索引擎。虽然年轻的受试者比年长的受试者更有可能拥有更好的计算机和搜索技能，但他们更有可能使用不相关的搜索结果和不可靠的来源来回答与健康相关的问题。后一种现象也出现在健康领域之外的"千禧一代"，他们有时被称为"数字原生代"[116]。

14.7　研究方向

上述评估研究表明,IR 系统仍有很大的提升空间,此外,还会有越来越多的信息量、新设备和其他新技术的不断增长将带来新的挑战。

其他与 IR 相关的领域正在进行更大范围的研究,以帮助所有与生物医学和健康相关的人——从患者到临床医生再到研究人员,更好地利用信息系统和技术,以改善知识的应用从而改善健康。这会导致研究发生在与 IR 相关的许多领域,其中包括:

- 信息提取和文本挖掘——通过使用自然语言处理(NLP)从文本中提取事实和知识。最近的系统综述所示这些技术经常用于从 EHR 中提取信息,具有各种精确度,如[114]。这些技术最成功的用途是研究识别与基因组变异相关的疾病[33,34]。
- 摘要——提供自动摘录或摘要,总结更长的内容文件[46,91]。
- 问答——超越文件检索而提供实际的答案,例如 IBM 公司正应用于医学的 Watson 系统[44,45]。

14.8　结论

IR 方面已取得了相当大的进展。当前,定期进行在线信息搜索的不仅有临床医生和研究人员,还有患者和消费者,要使这项活动对用户更有成效,仍面临相当大的挑战。这些挑战包括:

- 我们如何在繁忙的临床环境中降低临床医生快速获取所需信息的工作量?
- 研究人员如何从可获得的大量知识中提取新知识?
- 消费者和患者如何找到适合他们的高质量信息以了解健康和疾病?
- 在使信息更易获得的同时,出版过程中增加的价值能否在制作过程中得到保护和报酬更多信息?
- 索引过程如何变得更加准确和有效?
- 可以在不放弃灵活性和功能的情况下简化检索接口吗?

尽管搜索已成为许多人普遍活动,但仍需要进行研究才能回答这些问题,将交互移动到新设备上,并发现如何在未来出现的不可预见的计算进步中实现搜索。

▍参考文献

[1] R. Akerkar. Foundations of the Semantic Web: XML, RDF & Ontology. *Alpha Science International*, Ltd., 2009.

[2] R. K. Ando, M. Dredze, and T. Zhang. TREC 2005 Genomics Track experiments at IBM Watson. In *TREC*, 2014. http://trec. nist. gov/pubs/trec14/papers/ibm-tjwatson. geo. pdf

[3] Stopwords. In *PubMed Help*. National Library of Medicine, Bethesda, MD, 2007. http://www. ncbi. nlm. nih. gov/books/bv. fcgi? highlight=stopwords&rid=helppubmed. table. pubmedhelp. T43

[4] PubMed Help, 2014. http://www. ncbi. nlm. nih. gov/books/NBK3827/

[5] A. R. Aronson, D. Demner-Fushman, S. M. Humphrey, J. J. Lin, P. Ruch, M. E. Ruiz, L. H. Smith, L. K. Tanabe, W. J. Wilbur, and H. Liu. Fusion of knowledge-intensive and statistical approaches for retrieving and annotating textual genomics documents. In TREC, 2005. http://trec. nist. gov/pubs/trec14/papers/nlm-umd. geo. pdf

[6] A. R. Aronson, S. M. Humphrey, N. C. Ide, W. Kim, R. R. Loane, J. G. Mork, L. H. Smith, L. K. Tanabe, W. J. Wilbur, N. Xie, et al. Knowledge-intensive and statistical approaches to the retrieval and annotation of genomics MEDLINE citations. In *TREC*, 2004. http://trec. nist. gov/pubs/trec13/papers/nlm-umd-ul. geo. pdf

[7] A. R. Aronson, J. G. Mork, C. W. Gay, S. M. Humphrey, and W. J. Rogers. The NLM Indexing Initiative's Medical Text Indexer. *Medinfo*, 11(Pt 1):268 - 272, 2004.

[8] L. A. Barroso, J. Dean, and U. Holzle. Web search for a planet: The Google cluster architecture. Micro, IEEE, 23(2):22 - 28, 2003.

[9] H. Bastian, P. Glasziou, and I. Chalmers. Seventy-five trials and eleven systematic reviews a day: How will we ever keep up? 1, 7(9):e1000326, 2010.

[10] S. Bedrick, T. Edinger, A. Cohen, and W. Hersh. Identifying patients for clinical studies from electronic health records: TREC 2012 Medical Records Track at OHSU. In The Twenty-First Text REtrieval Conference Proceedings (TREC 2012) [NIST Special Publication: SP 500-298]. *National Institute of Standards and Technology-NIST*, 2012. http://trec. nist. gov/pubs/trec20/papers/OHSU. medical. update. pdf

[11] A. Berger and J. Lafferty. Information retrieval as statistical translation. In *Proceedings of the 22nd Annual International ACM SIGIR Conference on Research and Development in Information Retrieval*, pages 222 - 229. ACM, 1999.

[12] B. -C. Björk and D. Solomon. Open access versus subscription journals: A comparison of scientific impact. *BMC Medicine*, 10(1):73, 2012. http://www. biomedcentral. com/1741- 7015/10/73

[13] O. Bodenreider. The Unified Medical Language System (UMLS): Integrating biomedical terminology.

Nucleic Acids Research, 32(suppl 1):D267 - D270, 2004.

[14] S. Brin and L. Page. The anatomy of a large-scale hypertextual web search engine. *Computer Networks and ISDN Systems*, 30(1):107 - 117, 1998.

[15] J. Broglio, J. Callan, W. Croft, and D. Nachbar. Document retrieval and routing using the Inquery system. In *D. Harman, editor, Overview of the Third Text REtrieval Conference (TREC-3)*, pages 29 - 38, Gaithersburg, MD, 1994. National Institute of Standards and Technology.

[16] C. Buckley. The Smart project at TREC. *Voorhees and Harman* [2005], 2005.

[17] C. Buckley, G. Salton, and J. Allan. The effect of adding relevance information in a relevance feedback environment. In *Proceedings of the 17th Annual International ACM SIGIR Conference on Research and Development in Information Retrieval*, pages 292 - 300. SpringerVerlag New York, Inc, 1994.

[18] C. Buckley, G. Salton, J. Allan, and A. Singhal. Automatic query expansion using SMART: TREC 3. *NIST special publication*, pages 69 - 80, 1994.

[19] S. Buttcher, C. L. Clarke, and G. V. Cormack. Domain-specific synonym expansion and validation for biomedical information retrieval (Multitext experiments for TREC 2004). In *Proceedings of the 13th Text Retrieval Conference*, 2004.

[20] P. Callejas, A. Miguel, Y. Wang, and H. Fang. Exploiting domain thesaurus for medical record retrieval. In *The Twenty-First Text REtrieval Conference Proceedings (TREC 2012) [NIST Special Publication: SP 500-298]*. National Institute of Standards and TechnologyNIST, 2012. http://trec. nist. gov/pubs/trec21/papers/udel fang. medical. nb. pdf

[21] T. Charen. MEDLARS Indexing Manual. Part 1: Bibliographic Principles and Descriptive Indexing. *National Library of Medicine*, 1977.

[22] J. Cimino and G. Del Fiol. Infobuttons and point of care access to knowledge. *Clinical Decision Support—The Road Ahead*, pages 345 - 372, 2007.

[23] M. H. Coletti and H. L. Bleich. Medical Subject Headings used to search the biomedical literature. *Journal of the American Medical Informatics Association*, 8(4):317 - 323, 2001.

[24] W. Cooper, A. Chen, and F. Gey. Experiments in the probabilistic retrieval of documents. In *D. Harman, editor, Overview of the Third Text REtrieval Conference (TREC-3)*, pages 127 - 134, Gaithersburg, MD, 1994. National Institute of Standards and Technology.

[25] D. G. Covell, G. C. Uman, and P. R. Manning. Information needs in office practice: Are they being met? *Annals of Internal Medicine*, 103(4):596 - 599, 1985.

[26] S. Cronen-Townsend, Y. Zhou, and W. B. Croft. Predicting query performance. In *Proceedings of the 25th Annual International ACM SIGIR Conference on Research and Development in Information Retrieval*, pages 299 - 306. ACM, 2002.

[27] S. Darmoni, J. Leroy, F. Baudic, M. Douyere, J. Piot, and B. Thirion. CISMEF: A structured health resource guide. *Methods of Information in Medicine*, 39(1):30 - 35, 2000.

[28] K. Davies. Search and deploy. Bio - IT World, October 16, 2006. http://www. bioitworld. com/

issues/2006/oct/biogen-idec/

[29] J. Dean and S. Ghemawat. MapReduce: Simplified data processing on large clusters. *Communications of the ACM*, 51(1):107 - 113, 2008.

[30] C. D. DeAngelis, J. M. Drazen, F. A. Frizelle, C. Haug, J. Hoey, R. Horton, S. Kotzin, C. Laine, A. Marusic, A. J. P. Overbeke, et al. Is this clinical trial fully registered?: A statement from the International Committee of Medical Journal Editors. *JAMA*, 293(23):2927 - 2929, 2005.

[31] S. C. Deerwester, S. T. Dumais, T. K. Landauer, G. W. Furnas, and R. A. Harshman. Indexing by latent semantic analysis. *Journal of the American Society for Information Science*, 41(6):391 - 407, 1990.

[32] D. Demner-Fushman, S. Abhyankar, A. Jimeno-Yepes, R. Loane, F. Lang, J. G. Mork, N. Ide, and A. R. Aronson. NLM at TREC 2012 medical records track. In *The Twenty-First Text REtrieval Conference Proceedings* (*TREC* 2012) [*NIST Special Publication*: *SP* 500-298]. National Institute of Standards and Technology-NIST, 2012. http://trec. nist. gov/pubs/trec21/papers/NLM. medical. final. pdf

[33] J. C. Denny. Mining electronic health records in the genomics era. *PLoS Computational Biology*, 8 (12):e1002823, 2012. http://www. ploscompbiol. org/article/ info%3Adoi%2F10. 1371%2Fjournal. pcbi. 1002823

[34] J. C. Denny, L. Bastarache, M. D. Ritchie, R. J. Carroll, R. Zink, J. D. Mosley, J. R. Field, J. M. Pulley, A. H. Ramirez, E. Bowton, et al. Systematic comparison of phenome-wide association study of electronic medical record data and genome-wide association study data. *Nature Biotechnology*, 31(12):1102 - 1111, 2013.

[35] J. M. Drazen and G. D. Curfman. Public access to biomedical research. *New England Journal of Medicine*, 351(13):1343 - 1343, 2004.

[36] S. T. Dumais et al. Latent semantic indexing (LSI): TREC-3 report. *Overview of the Third Text REtrieval Conference*, pages 219 - 230, 1994.

[37] T. Edinger, A. M. Cohen, S. Bedrick, K. Ambert, and W. Hersh. Barriers to retrieving patient information from electronic health record data: failure analysis from the TREC Medical Records Track. In *AMIA Annual Symposium Proceedings*, *volume* 2012, pages 180 - 188. American Medical Informatics Association, 2012.

[38] D. E. Egan, J. R. Remde, L. M. Gomez, T. K. Landauer, J. Eberhardt, and C. C. Lochbaum. Formative design evaluation of Superbook. *ACM Transactions on Information Systems* (*TOIS*), 7 (1):30 - 57, 1989.

[39] J. W. Ely, J. A. Osheroff, M. H. Ebell, G. R. Bergus, B. T. Levy, M. L. Chambliss, and E. R. Evans. Analysis of questions asked by family doctors regarding patient care. *BMJ*, 319(7206):358 - 361, 1999.

[40] J. W. Ely, J. A. Osheroff, M. H. Ebell, M. L. Chambliss, D. C. Vinson, J. J. Stevermer, and E. A. Pifer. Obstacles to answering doctors' questions about patient care with evidence: Qualitative

study. *BMJ*, 324(7339):710, 2002.

[41] L. S. Ensan, M. Faghankhani, A. Javanbakht, S. -F. Ahmadi, and H. R. Baradaran. To compare PubMed clinical queries and UpToDate in teaching information mastery to clinical residents: A crossover randomized controlled trial. *PLoS ONE*, 6(8):e23487, 2011.

[42] D. Evans and R. Lefferts. Design and evaluation of the CLARIT TREC-2 system. *NIST special publication*, pages 137 - 150, 1993.

[43] G. Eysenbach and C. Köhler. Health-related searches on the internet. *JAMA*, 291(24):2946 - 2946, 2004.

[44] D. Ferrucci, E. Brown, J. Chu-Carroll, J. Fan, D. Gondek, A. A. Kalyanpur, A. Lally, J. W. Murdock, E. Nyberg, J. Prager, et al. Building Watson: An overview of the DeepQA project. *AI Magazine*, 31(3):59 - 79, 2010.

[45] D. Ferrucci, A. Levas, S. Bagchi, D. Gondek, and E. T. Mueller. Watson: Beyond Jeopardy! *Artificial Intelligence*, 199 - 200:93 - 105, 2013.

[46] M. Fiszman, T. C. Rindflesch, and H. Kilicoglu. Summarization of an online medical encyclopedia. *Medinfo*, 11(Pt 1):506 - 510, 2004.

[47] S. Fortunato, M. Boguna, A. Flammini, and F. Menczer. How to make the top ten: Approximating PageRank from in-degree, 2005. http://arxiv. org/ pdf/cs. IR/0511016

[48] C. Fox. Lexical analysis and stoplists. In *Information Retrieval*, pages 102 - 130. PrenticeHall, Inc., 1992.

[49] S. Fox. Health topics. *Pew Internet & American Life Project*, 2011. http:// www. pewinternet. org/Reports/2011/HealthTopics. aspx

[50] S. Fox and M. Duggan. Health online. *Health*, 2013. http://www. pewinternet. org/Reports/2013/ Health-online. aspx

[51] W. Frakes. Stemming algorithms. In *Information Retrieval*, pages 131 - 160. Prentice-Hall, Inc., 1992.

[52] W. B. Frakes and R. Baeza-Yates. *Information Retrieval: Data Structures and Algorithms*, Prentice Hall, 1992.

[53] S. Fujita. Revisiting again document length hypotheses—TREC 2004 Genomics Track experiments at Patolis. In *TREC*, 2004. Available at http://trec. nist. gov/ pubs/trec13/t13 proceedings. html

[54] M. Funk and C. Reid. Indexing consistency in MEDLINE. *Bulletin of the Medical Library Association*, 71(2):176 - 183, 1983.

[55] M. Y. Galperin and G. R. Cochrane. The 2011 nucleic acids research database issue and the online Molecular Biology Database Collection. *Nucleic Acids Research*, 39(suppl 1):D1 - D6, 2011.

[56] J. Giles. Internet encyclopaedias go head to head. *Nature*, 438(7070):900 - 901, 2005.

[57] P. N. Gorman and M. Helfand. Information seeking in primary care how physicians choose which clinical questions to pursue and which to leave unanswered. *Medical Decision Making*, 15(2):113 - 119, 1995.

[58] S. P. Harter. Psychological relevance and information science. *Journal of the American Society for Information Science*, 43(9):602 – 615, 1992.

[59] R. B. Haynes, K. A. McKibbon, C. J. Walker, N. Ryan, D. Fitzgerald, and M. F. Ramsden. Online access to MEDLINE in clinical settings: A study of use and usefulness. *Annals of Internal Medicine*, 112(1):78 – 84, 1990.

[60] W. Hersh. *Information Retrieval: A Health and Biomedical Perspective*. Springer, 2009.

[61] W. Hersh and D. Hickam. An evaluation of interactive Boolean and natural language searching with an on-line medical textbook. *Journal of the American Society for Information Science*, 46:478 – 489, 1995.

[62] W. Hersh and P. Over. Interactivity at the Text REtrieval Conference (TREC). *Information Processing & Management*, 37(3):365 – 366, 2001.

[63] W. Hersh, J. Pentecost, and D. Hickam. A task-oriented approach to information retrieval evaluation. *Journal of the American Society for Information Science*, 47(1):50 – 56, 1996.

[64] W. Hersh and E. Voorhees. TREC Genomics special issue overview. *Information Retrieval*, 12(1): 1 – 15, 2009.

[65] W. R. Hersh. Relevance and retrieval evaluation: perspectives from medicine. *Journal of the American Society for Information Science*, 45(3):201 – 206, 1994.

[66] W. R. Hersh. Information retrieval and digital libraries. In *Biomedical Informatics: Computer Applications in Healthcare and Biomedicine*, pages 613 – 641. Springer, 2014.

[67] W. R. Hersh, M. K. Crabtree, D. H. Hickam, L. Sacherek, C. P. Friedman, P. Tidmarsh, C. Mosbaek, and D. Kraemer. Factors associated with success in searching MEDLINE and applying evidence to answer clinical questions. *Journal of the American Medical Informatics Association*, 9 (3):283 – 293, 2002.

[68] W. R. Hersh and D. H. Hickam. How well do physicians use electronic information retrieval systems? A framework for investigation and systematic review. *JAMA*, 280(15):1347 – 1352, 1998.

[69] W. R. Hersh and T. C. Rindfleisch. Electronic publishing of scholarly communication in the biomedical sciences. *Journal of the American Medical Informatics Association*, 7 (3): 324 – 325, 2000.

[70] D. Hiemstra and W. Kraaij. A Language-Modeling Approach to TREC. In *TREC: Experiment and Evaluation in Information Retrieval*. E. Voorhees and D. Harman (editors). MIT Press, Cambridge, MA. 2005.

[71] A. Hoogendam, A. F. Stalenhoef, P. F. de Vries Robb'e, and A. J. P. Overbeke. Answers to questions posed during daily patient care are more likely to be answered by UpToDate than PubMed. *Journal of Medical Internet Research*, 10(4):e29 – e29, 2008.

[72] X. Huang, M. Zhong, and L. Si York University at TREC 2005: Genomics Track. In *The Fourteenth Text REtrieval Conference Proceedings (TREC 2005)*. National Institute of Standards & Technology, 2005. http://trec. nist. gov/pubs/trec14/papers/yorku-huang2. geo. pdf

[73] D. Hull. Improving text retrieval for the routing problem using latent semantic indexing. In *SIGIR*'94, pages 282 - 291. Springer, 1994.

[74] B. L. Humphreys, D. A. Lindberg, H. M. Schoolman, and G. O. Barnett. The Unified Medical Language System: An informatics research collaboration. *Journal of the American Medical Informatics Association*, 5(1):1 - 11, 1998.

[75] N. C. Ide, R. F. Loane, and D. Demner-Fushman. Essie: A concept-based search engine for structured biomedical text. *Journal of the American Medical Informatics Association*, 14(3):253 - 263, 2007.

[76] T. R. Insel, N. D. Volkow, T. -K. Li, J. F. Battey Jr., and S. C. Landis. Neuroscience networks. *PLoS Biology*, 1(1):e17, 2003.

[77] J. Jiang and C. Zhai. An empirical study of tokenization strategies for biomedical information retrieval. *Information Retrieval*, 10(4—5):341 - 363, 2007.

[78] D. Knaus, E. Mittendorf, and P. Sch'auble. Improving a basic retrieval method by links and passage level evidence. *TREC* 3, pages 241 - 246, 1994.

[79] B. Koopman, G. Zuccon, A. Nguyen, D. Vickers, L. Butt, and P. D. Bruza. Exploiting SNOMED CT concepts and relationships for clinical information retrieval: Australian ehealth Research Centre and Queensland University of Technology at the TREC 2012 Medical Track. In *The Twenty-First Text REtrieval Conference Proceedings* (*TREC* 2012)[*NIST Special Publication*: *SP* 500-298]. National Institute of Standards and Technology-NIST, 2012. http://trec. nist. gov/pubs/trec21/papers/ AEHRC. medical. nb. pdf

[80] A. V. Kulkarni, B. Aziz, I. Shams, and J. W. Busse. Comparisons of citations in Web of Science, Scopus, and Google Scholar for articles published in general medical journals. *JAMA*, 302(10):1092 - 1096, 2009.

[81] K. L. Kwok, L. Grunfeld, D. D. Lewis TREC-3 ad-hoc, routing retrieval, and thresholding experiments using PIRCS. *TREC* 3, pages 247 - 255, 1994.

[82] C. Laine, R. Horton, C. D. DeAngelis, J. M. Drazen, F. A. Frizelle, F. Godlee, C. Haug, P. C. H'ebert, S. Kotzin, A. Marusic, et al. Clinical trial registration: Looking back and moving ahead. *JAMA*, 298(1):93 - 94, 2007.

[83] T. K. Landauer and S. T. Dumais. A solution to Plato's problem: The latent semantic analysis theory of acquisition, induction, and representation of knowledge. *Psychological Review*, 104(2): 211 - 240, 1997.

[84] A. Lau, T. Kwok, and E. Coiera. How online crowds influence the way individual consumers answer health questions - an online prospective study. *Applied Clinical Informatics*, 2:177 - 189, 2011.

[85] A. Y. Lau and E. W. Coiera. Impact of web searching and social feedback on consumer decision making: A prospective online experiment. *Journal of Medical Internet Research*, 10 (1): e2 - e2, 2008.

[86] M. R. Laurent and T. J. Vickers. Seeking health information online: Does Wikipedia matter?

Journal of the American Medical Informatics Association, 16(4):471 – 479, 2009.

[87] N. Limsopatham, C. Macdonald, and I. Ounis. Inferring conceptual relationships to improve medical records search. In Proceedings of the 10th Conference on Open Research Areas in *Information Retrieval*, pages 1 – 8, 2013.

[88] N. Limsopatham, C. Macdonald, and I. Ounis. Learning to handle negated language in medical records search. In *Proceedings of the 22nd ACM International Conference on Information & Knowledge Management*, pages 1431 – 1440. ACM, 2013.

[89] J. Lin and C. Dyer. *Data-Intensive Text Processing with MapReduce*. Morgan & Claypool, San Rafael, CA, 2010.

[90] D. A. Lindberg and B. L. Humphreys. 2015-The future of medical libraries. New England *Journal of Medicine*, 352(11):1067 – 1070, 2005.

[91] I. Mani. Automatic Summarization, Volume 3. *John Benjamins Publishing*, 2001.

[92] K. McKibbon and D. B. Fridsma. Effectiveness of clinician-selected electronic information resources for answering primary care physicians? *Information needs*. *Journal of the American Medical Informatics Association*, 13(6):653 – 659, 2006.

[93] K. McKibbon, R. B. Haynes, C. J. Walker Dilks, M. F. Ramsden, N. C. Ryan, L. Baker, T. Flemming, and D. Fitzgerald. How good are clinical MEDLINE searches? A comparative study of clinical end-user and librarian searches. *Computers and Biomedical Research*, 23(6):583 – 593, 1990.

[94] J. Metzger and J. Rhoads. Summary of Key Provisions in Final Rule for Stage 2 HITECH Meaningful Use. Falls Church, VA. *Computer Sciences Corp*, 2012. http://assets1. csc. com/health services/downloads/CSC Key Provisions of Final Rule for Stage 2. pdf

[95] M. Mitra, A. Singhal, and C. Buckley. Improving automatic query expansion. In *Proceedings of the 21st Annual International ACM SIGIR Conference on Research and Development in Information Retrieval*, pages 206 – 214. ACM, 1998.

[96] B. T. Mynatt, L. M. Leventhal, K. Instone, J. Farhat, and D. S. Rohlman. Hypertext or book: Which is better for answering questions? In *Proceedings of the SIGCHI Conference on Human Factors in Computing Systems*, pages 19 – 25. ACM, 1992.

[97] P. Nakov, A. S. Schwartz, E. Stoica, and M. A. Hearst. Biotext team experiments for the TREC 2004 Genomics Track. http://trec. nist. gov/pubs/trec13/papers/ucal-berkeley. geo. pdf

[98] C. Neylon. Science publishing: Open access must enable open use. *Nature*, 492 (7429): 348 – 349, 2012.

[99] D. T. Nicholson. *An Evaluation of the Quality of Consumer Health Information on Wikipedia*. PhD thesis, Oregon Health & Science University, 2006.

[100] P. Pluye and R. Grad. How information retrieval technology may impact on physician practice: An organizational case study in family medicine. *Journal of Evaluation in Clinical Practice*, 10(3): 413 – 430, 2004.

[101] J. M. Ponte and W. B. Croft. A language modeling approach to information retrieval. In

Proceedings of the 21st Annual International ACM SIGIR Conference on Research and Development in Information Retrieval, pages 275 – 281. ACM, 1998.

[102] K. Purcell, J. Brenner, and L. Rainie. Search engine use 2012. 2012. http://www. pewinternet. org/Reports/2012/Search-Engine-Use-2012. aspx

[103] Y. Qi and P. -F. Laquerre. Retrieving medical records with sennamed: NEC Labs America at TREC 2012 Medical Records Track. In *The Twenty-First Text REtrieval Conference Proceedings (TREC 2012) [NIST Special Publication: SP 500-298]*. National Institute of Standards and Technology-NIST, 2012. http://trec. nist. gov/ pubs/trec21/papers/sennamed. medical. final. pdf

[104] S. E. Robertson, S. Walker, S. Jones, M. M. Hancock-Beaulieu, and M. Gatford Okapi at TREC-3. In *Overview of the Third Text REtrieval Conference (TREC-3)*. National Institute of Standards and Technology, 1994.

[105] S. E. Robertson and S. Walker. Some simple effective approximations to the 2-Poisson model for probabilistic weighted retrieval. In *Proceedings of the 17th Annual International ACM SIGIR Conference on Research and Development in Information Retrieval*, pages 232 – 241. Springer-Verlag New York, 1994.

[106] C. Safran, M. Bloomrosen, W. E. Hammond, S. Labkoff, S. Markel-Fox, P. C. Tang, and D. E. Detmer. Toward a national framework for the secondary use of health data: An American Medical Informatics Association white paper. *Journal of the American Medical Informatics Association*, 14 (1):1 – 9, 2007.

[107] G. Salton. Developments in automatic text retrieval. *Science*, 253(5023):974 – 980, 1991.

[108] G. Salton and C. Buckley. Improving retrieval performance by relevance feedback. *Journal of the American Society for Information Science*, 41(4):288 – 297, 1990.

[109] G. Salton, E. A. Fox, and H. Wu. Extended Boolean information retrieval. *Communications of the ACM*, 26(11):1022 – 1036, 1983.

[110] G. Salton and M. McGill. *Introduction to Modern Information Retrieval*. McGraw-Hill, New York, 1983.

[111] E. W. Sayers, T. Barrett, D. A. Benson, E. Bolton, S. H. Bryant, K. Canese, V. Chetvernin, D. M. Church, M. DiCuccio, S. Federhen, et al. Database resources of the National Center for Biotechnology Information. *Nucleic Acids Research*, 39(suppl 1):D38 – D51, 2011.

[112] K. Seki, J. C. Costello, V. R. Singan, and J. Mostafa. TREC 2004 Genomics Track experiments at IUB. In *TREC*, 2004. http://trec. nist. gov/pubs/trec13/papers/indianau-seki. geo. pdf

[113] H. C. Sox. Medical journal editing: Who shall pay? *Annals of Internal Medicine*, 151(1):68 – 69, 2009.

[114] M. H. Stanfill, M. Williams, S. H. Fenton, R. A. Jenders, and W. R. Hersh. A systematic literature review of automated clinical coding and classification systems. *Journal of the American Medical Informatics Association*, 17(6):646 – 651, 2010.

[115] D. R. Swanson. Historical note: Information retrieval and the future of an illusion. *Journal of the*

American Society for Information Science, 39(2):92 - 98, 1988.

[116] A. Taylor. A study of the information search behaviour of the millennial generation. *Information Research: An International Electronic Journal*, 17(1):n1, 2012. http://informationr. net/ir/17-1/paper508. html

[117] R. H. Thiele, N. C. Poiro, D. C. Scalzo, and E. C. Nemergut. Speed, accuracy, and confidence in Google, Ovid, PubMed, and UpToDate: Results of a randomised trial. *Postgraduate Medical Journal*, 86(1018):459 - 465, 2010.

[118] A. Turpin and W. Hersh. Do clarity scores for queries correlate with user performance? In *Proceedings of the 15th Australasian Database Conference-Volume 27*, pages 85 - 91. Australian Computer Society, 2004.

[119] H. Turtle and W. B. Croft. Evaluation of an inference network-based retrieval model. *ACM Transactions on Information Systems (TOIS)*, 9(3):187 - 222, 1991.

[120] A. J. van Deursen. Internet skill-related problems in accessing online health information. *International Journal of Medical Informatics*, 81(1):61 - 72, 2012.

[121] R. Van Noorden. The true cost of science publishing. *Nature*, 495(7442):426 - 429, 2013.

[122] D. Hiemstra and W. Kraaij. A language-modeling approach to trec. In *E. Voorhees and D. Harman, editors, TREC: Experiment and Evaluation in Information Retrieval*. MIT Press, Cambridge, MA, 2005.

[123] E. M. Voorhees. The TREC Medical Records Track. In *Proceedings of the International Conference on Bioinformatics, Computational Biology and Biomedical Informatics*, pages 239 - 246. ACM, 2013.

[124] N. Walczuch, N. Fuhr, M. Pollmann, and B. Sievers. Routing and ad-hoc retrieval with the TREC-3 collection in a distributed loosely federated environment. *TREC-3*, 135 - 144.

[125] S. L. Weibel and T. Koch. The Dublin Core Metadata Initiative. *D-lib Magazine*, 6(12), 2000.

[126] J. I. Westbrook, E. W. Coiera, and A. S. Gosling. Do online information retrieval systems help experienced clinicians answer clinical questions? *Journal of the American Medical Informatics Association*, 12(3):315 - 321, 2005.

[127] W. J. Wilbur and Y. Yang. An analysis of statistical term strength and its use in the indexing and retrieval of molecular biology texts. *Computers in Biology and Medicine*, 26(3):209 - 222, 1996.

[128] B. M. Wildemuth, R. de Bliek, C. P. Friedman, and D. D. File. Medical students' personal knowledge, searching proficiency, and database use in problem solving. *Journal of the American society for Information Science*, 46(8):590 - 607, 1995.

[129] A. J. Wolpert. For the sake of inquiry and knowledge? The inevitability of open access. *New England Journal of Medicine*, 368(9):785 - 787, 2013.

[130] D. A. Zarin and T. Tse. Trust but verify: Trial registration and determining fidelity to the protocol. *Annals of Internal Medicine*, 159(1):65 - 67, 2013.

[131] D. A. Zarin, T. Tse, R. J. Williams, R. M. Califf, and N. C. Ide. The clinicaltrials. gov results

database? Update and key issues. *New England Journal of Medicine*, 364(9):852 – 860, 2011.

[132] C. Zhai and J. Lafferty. A study of smoothing methods for language models applied to information retrieval. *ACM Transactions on Information Systems (TOIS)*, 22(2):179 – 214, 2004.

[133] Z. Zheng, S. Brady, A. Garg, and H. Shatkay. Applying probabilistic thematic clustering for classification in the TREC 2005 Genomics Track. In *TREC*, 2005.

[134] X. Zhou, X. Hu, and X. Zhang. Topic signature language models for ad hoc retrieval. *IEEE Transactions on Knowledge and Data Engineering*, 19(9):1276 – 1287, 2007.

[135] D. Zhu and B. Carterette. An adaptive evidence weighting method for medical record search. In *Proceedings of the 36th Annual International ACM SIGIR Conference on Research and Development in Information Retrieval*, pages 1025 – 1028. ACM, 2013.

第 15 章

医疗隐私保护数据发布方法

Yubin Park

奥斯汀得克萨斯

奥斯汀得克萨斯大学

电子与计算机工程系

yubin.park@ utexas.edu

Joydeep Ghosh

奥斯汀得克萨斯

奥斯汀得克萨斯大学

电子与计算机工程系

ghosh@ ece.utexas.edu

15.1　简介

　　2009 年,美国政府颁布了《卫生信息技术促进经济和临床健康法案》(HITECH),其中包括一项总计达 270 亿美元的激励计划,该计划用于采用和有意义地使用电子病历(EHR)。卫生信息交流已然出现并促进对过去离散型的卫生信息进行更有价值的共享和交换。根据 HITECH,有效使用 EHR 可以帮助"提高护理服务协调度,减少分支,让病人及家属参与进来,改善人口和公共健康问题"[12]。只有仔细控制个人健康信息的共享和交换,遵守现行规章,如《健康保险携带和责任法案》(HIPAA),才能实现有意义的使用,否则会严重侵犯患者隐私。可能是由于医疗机构数据泄露事件频繁发生[21],美国 75％的病人担心他们的健康信息在不知情的情况下被共享[44]。

　　分享个人健康信息会带来巨大的经济效益。事实上,有些法律理论家认为我们高估了隐私。波斯纳法官认为,隐私可以被用于"通过有选择地披露事实来操纵周围的世界"[41]。爱泼斯坦教授指出,关于数据隐私的规定会创造出"一套精心设计的、在各方之间转移财富时会降低社会财富总体水平的集合"[22]。然而,在一个复杂的医疗系统中,开放健康信息带来的负面后果远高于理想的经济效益[53],例如,保险公司和雇主可能会恶意利用这些数据增加收入,将不健康的人群区分开来。因此,效益和隐私之间存在一个微妙的平衡点,而取极端情况不能算作解决方案。

　　隐私是一个主观且情景化的概念,在不同领域有不同的内涵和解释,例如,银行和医疗行业关注的隐私不同方面[20]。在医疗行业,隐私通常被定义为"个人控制其个人健康信息披露的权利和愿望"[47],其中健康信息的类型涉及从个人身份到疾病/药物史。有时健康数据隐私概念的覆盖面扩大到组织信息,如医院和保险公司,而不仅仅是患者信息[7]。与系统的医疗隐私观点相反,计算机科学和统计学文献中经常从信息论的角度来探讨隐私,试图量化隐私的水平[6,60]。流行的隐私度量包括 k 匿名性[55], l 多样性[34]和 ε 差分隐私[19]。假定不同隐私度量有不同的访问设置和攻击场景:例如, k 匿名性和 l 多样性适用于数据发布设置 ε 差分隐私源于统计数据库文献。隐私,特别是医疗行业的隐私,应该从系统和信息的角度来解释,以便清楚了解潜在违规行为和后果[28]。

　　此外,不同隐私度量的合理性与设置也需要仔细考虑。例如,诸如美国 HIPAA 安全港规则的法律框架通常需要保护识别患者身份的数据。如果使用差分隐私,即使 ε 值相同,根据实际数据值识别的概率也差别很大。此外,这种隐私度量与个人推断私人数据值的能力不太一致。经有力论证,诸如根据特异性差分相关替代措施更适用于此类隐私标准[29]。此外,数据访问还应取决于其他各种方面,如来源、查看者以及查看目的等。有一份报告[42]提出了基于可拓展标示语言(XML)的隐私保护方法,其中标签捕获了适当的访问和发布数据所需的所有细微差别。

本章,我们主要关注隐私保护算法在医疗数据的应用,以进行二次使用数据发布。我们将使用得克萨斯州住院公共使用数据的子集,逐步演示如何应用隐私保护算法,同时解释其用处和含义。尽管细节可能有所不同,一般来说,隐私保护数据发布算法的步骤如下:

1. 为特定访问设置和数据特征确定适当的隐私衡量标准和级别;

2. 使用一个或多个隐私保护算法达到期望的隐私级别;

3. 对处理后的数据进行效用分析;

4. 重复此循环(从步骤 1 到步骤 3)直到同时满足期望效用和隐私级别。

在实践中,数据在发布之前都会应用多种隐私保护算法。例如,医疗保险中心和医疗补助服务机构①最近发布通过下列 6 种方法处理的合成数据:(1)变量缩减;(2)抑制;(3)替代;(4)归因;(5)数据微扰;(6)粗化[11]。我们还将应用一系列隐私保护算法:从变量缩减和粗化开始,然后进行泛化/抑制,最后应用归因和微扰技术。

15.2　数据综述和预处理

本文使用得克萨斯州健康医疗局住院患者公共使用数据文件[56]详述各种方法。从 1999 年至 2007 年的医院账单记录可通过其公开网站查阅。每年的数据集包含约 280 万个事件,超过 250 个特征。除豁免医院外,得克萨斯州的所有医院都向 DSHS 报告出入院情况。本章使用 2006 年第四季度的住院记录,重点关注帕克兰纪念医院的自然分娩事件,数据集已经匿名化脱敏处理,不包含任何可识别信息,比如姓名、社保号码和驾照号码。

异常值删除、变量缩减及粗化。一组研究人员提交了一个关于人口因素(性别、地址)、保险和医院费用之间关系模型化的试验研究方案,我们的任务是发布这个数据集用于特定研究目标,同时保护患者隐私。我们首先删除了除性别(婴儿)、邮编、支付来源(基本保险)、住院时间和总费用 5 个研究相关变量之外的无关变量。在应用实际隐私保护算法之前,第一步是检查数据特征。图 15.1 显示了原始数据的交叉散点图。由图可知,有一条丢失的邮政编码记录(邮政编码=0),并且很少有患者支付超过 10 000 美元。这样的异常值和稀有事件可能会受到链接攻击的影响(见第 15.3.1 节),因此我们过滤掉这些记录。"总费用"变量包含原始数值美元值,这样的数值变量有许多独特条目,也易遭受链接攻击,因此我们将总费用的原始数值划为 20 个范围:$[0, 500), [500, 1\,000), \cdots, [9\,500, 10\,000)$。

表 15.1 阐明了该预处理数据集的总体统计。1 432 例患者中有 1 298 例接受了医疗补

---

① http://www.cms.gov/Research-Statistics-Data-and-Systems/Statistics-Trends-and-Reports/SynPUFs/Down loads/Syn PUF_DUG.pdf

助计划(pay_src=MC),155 例自付(pay_src=0.9)。患者平均停留 1.068 天(los 平均值＝1.068),并支付 1160 美元(平均费用总额＝1 160)。图 15.2 显示了预处理数据的交叉散点图,通过粗化和截断数据,我们有效删除了易识别的数据点。

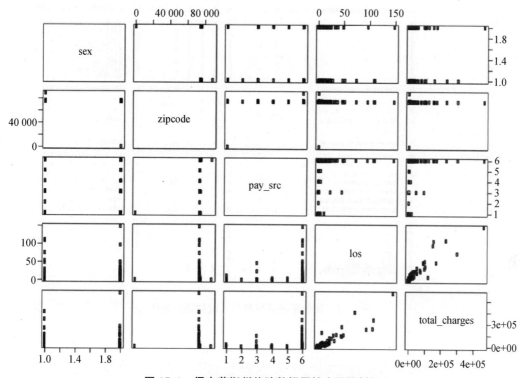

图 15.1　得克萨斯州住院数据原始交叉散射图

表 15.1　得克萨斯州住院数据概要统计

sex	zipcode	pay_src	los	total_charges
F:648	75 217:82	09:155	Min. :0.000	Min. :0
M:844	75 211:79	11:1	1st Qu. :1.000	1st Qu. :1 000
	75 220:79	12:30	Median:1.000	Median:1 000
	75 061:68	15:3	Mean:1.068	Mean:1 160
	75 228:54	HM:5	3rd Qu. :1.000	3rd Qu. :1 000
	75 231:54	MC:1 298	Max. :6.000	Max. :9 500
	(Other):1 076			

然而,这些简单程序对于全面的隐私保护是不够的,例如,由图表信息可知,只有一个患者是通过非联邦程序支付的(pay_src=lti)。可想如果黑客从非联邦项目中获得受益人名单,那么患者身份记录极易遭受攻击。图 15.3 显示了数据集中重复记录的直方图。在 5 个变量的充分组合下,134 个(约 10%)记录是独特的。群体唯一性是隐私保护算法中的一个重要概念。第 15.3.1 节将说明独特记录的潜在威胁,以及防止此类攻击的算法。

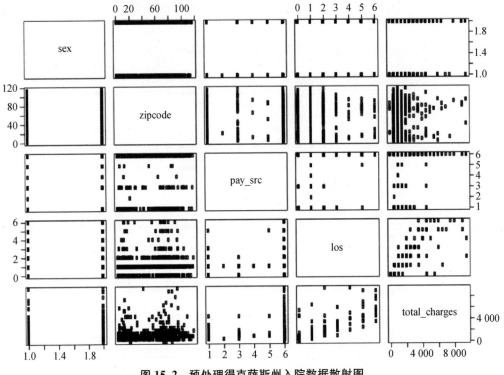

图 15.2   预处理得克萨斯州入院数据散射图

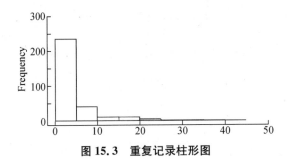

图 15.3   重复记录柱形图

15.3   隐私保护发布方法

本节使用三种不同的隐私保护算法:泛化/抑制、合成数据创建和合成数据干扰。首先,我们展示如何将泛化/抑制技术应用到得克萨斯住院患者数据的分类变量中;使用泛化/抑制数据,合成数字列:停留时长和总费用。最后,我们引入一种前沿合成技术,可以合成分类和数值变量,同时遵循 ε 差分隐私标准。

▶▶ 15.3.1　泛化和抑制

在发布敏感数据之前,最基本的步骤是删除任何个人可识别变量,如姓名、电话号码、社保号码和驾照号码。关于得克萨斯州住院数据,得克萨斯州健康医疗局已经删除了这些显式标识,并为每行随机分配了记录号。另外一个例子来自医疗保险和医疗补助服务中心的合成数据,它用随机散列码替换了可识别变量,以便用户可以链接和匹配同一患者的记录,但不能与外部数据源相匹配。然而,这看似直观的过程并不足以保护患者身份不受链接攻击。

Sweeney[54,55]通过链接两个数据集提供了一个简单示例:来自马萨诸塞州团体保险委员会(GIC)的数据集和剑桥的选民名单,GIC 数据集不包括显式标识,但是选民登记列包含;它包含名字和地址。这两个数据集有三个共同变量:邮政编码、出生日期和性别。使用这三个变量链接这两个数据集,Sweeney 证实了可以从 GIC 数据中识别出马萨诸塞州州长。这类隐私攻击称为链接攻击,图 15.4 形象表示两个数据集之间的潜在链接。链接攻击难以预测预防,因为在发布之前几乎无法对所有外部链接数据集进行检查。

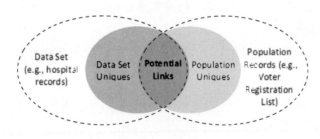

图 15.4　链接攻击

来源:http://www.hhs.goc/ocr/privacy/hipaa/understanding/coveredentities/De-identification/guidance.html

泛化和抑制技术减轻了链接攻击可能导致的泄露风险[51,54]。泛化用一个语义相同但较为宽泛的值,例如,邮政编码可以推广到城市或县。另一方面,抑制将值替换为非信息值,例如,70512→∗。在图 15.5 中,我们演示了两类泛化:市级泛化,以及通过移除后两位数实现的三位数邮政编码泛化。帕克兰纪念医院位于达拉斯,当然大多数患者住在达拉斯(达拉斯的邮政编码开头三位是 752)。由图可知,达拉斯人口为两个条形图上的峰值。然而,我们更感兴趣的是低数值范围,如韦科和 761∗∗(高风险值)。

即使从数据集中删除可识别变量,如姓名或社保号码,变量的某些组合是唯一的,这可能导致隐私泄露。从抑制例子来看,只有一位女性生活在 761∗∗(压缩邮政编码)。市级泛化数据集也不例外,数据集显示只有一位男性在韦科。利用市级泛化数据,攻击者极易识别在韦科的这名男性是谁,以及支付了多少医院费用。

由此得出,数据唯一性可能来自一组看似非私有的变量。达伦纽斯(1986)将此类变量的集合形式定义为"准标识符"。

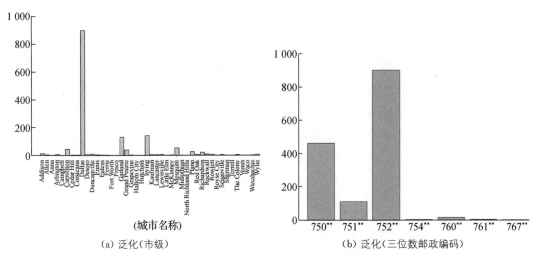

(a) 泛化(市级)　　　　　　(b) 泛化(三位数邮政编码)

图 15.5　得克萨斯州住院数据邮政编码泛化

定义 15.3.1(准标识符)　准标识符指数据集中经实证具有唯一性的一组变量。因此，原则上，这样的准标识符可以用作唯一的人口单元标识。

作为说明性示例，在我们得克萨斯州数据集的示例中，准标识符可以是一组性别、地理代码和支付来源的集合。

Sweeney[54,55]提出了 k-匿名性以规范和量化独特人群的信息披露风险。k-匿名性的定义如下：

定义 15.3.2(k-匿名性)　当且仅当表的准标识符至少出现 k 次时，表才满足 k-匿名性。

换言之，为了遵循 k-匿名性原则，数据集中的每一行应该至少和 $k-1$ 个其他行不可区分。

假设我们想要发布一个满足 3-匿名性的数据集。图 15.6 显示了两种不同的邮政编码泛化方法下准标识符的马赛克图。马赛克图将多列联表可视化。纵轴(y 轴)表示广义的邮政编码，横轴(x 轴)表示性别(顶部)和支付来源(底部)的交叉表。矩形区域指定具有相应属性值的条目数；较大的矩形意味着更多数据点。例如，在图 15.6(a)中，达拉斯的医疗保险人口显示为两个大框，HMO 人口显示为小框(⊙表示没有条目)。马赛克图不仅在分类变量分析中有用，而且在数据隐私评估的可视化诊断中是有用的。有关马赛克图的更多信息，请参见文献[24,25]。可以看到，即使我们将地址变量泛化到城市或三位数的邮政编码，也存在许多唯一的数据点。三位数的邮政编码泛化具有较少的唯一数据点，比如小矩形，但地址分辨率变得过于粗糙。

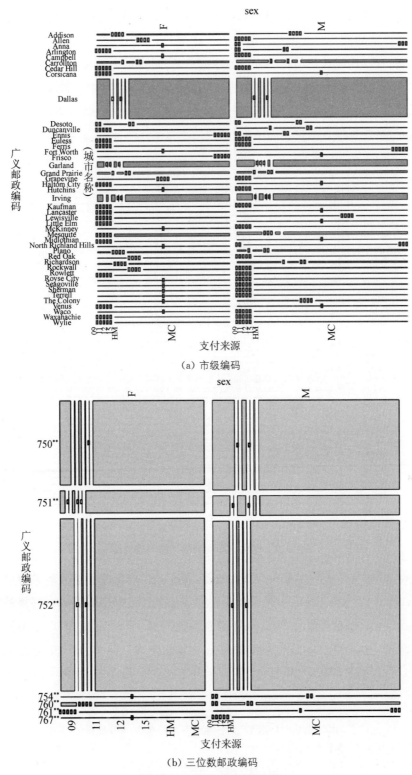

图 15.6　准标识符马赛克图

为了实现 3-匿名性($k=3$)，我们将泛化和抑制结合起来。使用市级广义数据，收集唯一或只出现两次的数据点。我们抑制这些稀有数据点 ∗，图 15.7 显示了泛化和抑制准标识符的马赛克图。可以看出，不再存在唯一的数据点，同时合理地保留了原始数据属性。注意泛化和抑制不应滥用，否则会严重损坏数据的实用性。作为说明性示例，通过将地址变量泛化为状态级变量，或抑制所有行，极易获得具有较高 k 值的 k-匿名性；地址变量将不包含任何信息。因此，在使变换数据满足 k 匿名性时，应尽量最小限度地应用泛化和抑制。

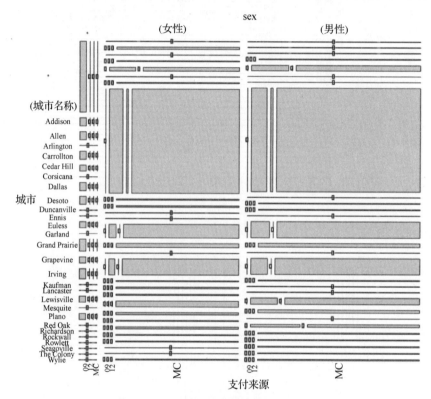

图 15.7　泛化和抑制准标识符马赛克图

实现最优 k-匿名性实际上是一个 NP 问题，因此人们已经提出了几种启发式算法和贪婪算法。Sweeney[54,55] 开创性地引入了优选的最小泛化算法（MinGen）。该算法的主要思想是用：(1) 最小泛化；(2) 最小失真，来转换原始数据集。为了正式解决最小泛化的概念，需要引入泛化层次这一概念。泛化层级只是泛化概念的语义结构。例如，我们示例中的邮政编码变量，可以通过地理层次概括如下：

$$\text{邮政编码} \rightarrow \underbrace{\text{市}}_{} \rightarrow \underbrace{\text{县}}_{} \rightarrow \underbrace{\text{州}}_{} \rightarrow \underbrace{\text{国}}_{}$$
$$\underbrace{}_{0\text{级-地理}} \quad 1\text{级-地理} \quad 2\text{级-地理} \quad 3\text{级-地理} \quad 4\text{级-地理}$$

同样，支付来源变量分组如下：

$$\underbrace{\text{支付来源编码}}_{0\text{级-支付}} \rightarrow \underbrace{\text{国家/个人}}_{1\text{级-支付}}$$

这是一个简单的两级层次结构。基于这两个变量,可以得到 10 个不同的广义数据集(包括原始数据集):

- (lv0-geo, lv0-pay):原始数据集
- (lv1-geo, lv0-pay):市级地理代码及原始支付来源编码
- (lv2-geo, lv0-pay):县级地理代码及原始支付来源编码
- (另外 7 种组合)

显然,(lvl-geo, lv0-pay)数据集没有(lv2-geo, lv0-pay)数据集那么泛化。如果两个数据集都满足 k-匿名,那么(lv1-geo, lv0-pay)数据集被称为 K-最小广义数据集。

值得注意的是,在 k-极小泛化这一概念中,可以有多个 k-最小广义数据集。例如,有可能(lv1-geo, lv0-pay)和(lv1-geo, lv1-pay)可以是 k-极小广义。为了在多个 k-极小广义数据集之间进行区分,Sweeney[54,55] 提出了使用精确度量来测量泛化引起的单元失真。(如果广义数据集与原始数据集分辨率相同,则精度值为 1,如果广义数据集不提供可区分的行,则精度值为 0。)如果两个数据集都满足 k-极小泛化原理,则需要选择精度较高的数据集。使用最小泛化和最小失真这两个概念,MinGen 算法概述如下:

1. 构造准标识符的泛化层次结构。
2. 基于泛化层次结构生成所有可能的广义数据集。
3. 选择 k-最小广义数据集。
4. 测量所选数据集的精度。
5. 选择精度最高的广义数据集。

可以看出,算法与变量的数量成指数关系。甚至 Sweeney 自己也写道:"就复杂性而言,MinGen 并没有声称有效[54]。

随后,几种更实用的算法被提出,例如,隐式算法[30] 和蒙德里安[31]。满足 k-匿名性并非一种理想的保护方案,存在多种失效模式。Machanavajjhala 等人[34] 发现 k-匿名性可能失败的两种攻击场景:同质性攻击和背景知识攻击,并提出了一种扩展的隐私度量,即 l-多样性。Xiao 和 Tao[61] 提出了一种满足 l-多样性的线性时间算法。Li 等[32] 提出了克服 k-匿名性和 l-多样性限制的隐私度量 t-亲密性,Xiao 和 Tao[62] 提出了一个通用原则,m-不变性,它迎合了微数据重新发布这一问题。

▶▶15.3.2 利用多重插补合成数据

生成合成数据[49] 是数据转换公开技术的另一种(有时是补充)方法。多重插补最初是为了替代调查结果中的缺失值而开发的[48],也可以用来生成部分或完全合成的数据。Abowd 和 Woodcock[2] 合成了一个法国纵向链接数据库,Raghunathan 等[43] 提供了使用多重插补数据获得有效推断的一般方法,典型的抽样方法有马尔可夫链、蒙特卡洛理论模拟方法和广义线性模型。决策树模型,如分类回归树(CART)和随机森林算法,也可作为多重插补[9,45] 的替代模型。一些说明性的实证研究使用了美国人口普查数据[18]、德国商业数据

库[46]和美国社区调查[50]。

从缺失值的插补设置出发。考虑两个变量 x 和 z，$\mathcal{D}=\{(x,z)\}$，其中一些 x 的对应值缺失。设 x_{obs} 为 x 的可观察子集。在多重插补方法中，未观测的对应值用预测后验模型的样本替代，如下所示：

$$x \sim \Pr(x \mid x_{\text{obs}}, z)$$

值得注意的是，可以使用观测子集对预测后验模型进行建模，并且通常使用广义线性模型、贝叶斯自举方法或马尔可夫链蒙特卡罗模拟来获得[51,52]。例如，R 语言对于链式方程[58]多元插补的软件包提供了 9 种不同的插补模型，包括预测均值匹配、贝叶斯线性回归、线性回归、无条件均值插补等。这个框架下可以直接生成完全合成数据②。首先从 $\Pr(z)$ 中提取 z，然后从预测后验分布中提取 x。通常情况下。整个过程独立重复 k 次，得到 k 个不同的合成数据集。

Raghunathan 等人[43]表明，从多个插补合成数据中可以得到有效推断。设 Q 是 (x,z) 的函数，例如，Q 可以表示 (x,z) 的总体平均值或 x 在 z 上的总体回归系数。设 q_i 和 v_i 为从第 i 个合成数据集获得的 Q 的估值及其变量，然后，Q 的有效推论如下：

$$\bar{q}K = \sum_{i=1}^{K} q_i / K$$

$$T_s = \left(1 + \frac{1}{K}\right) b_K - \bar{v}_K$$

其中，$b_K = \sum_{i=1}^{K} (q_i - \bar{q}_K)^2 / (K-1)$，$\bar{v}_k = \sum_{i=1}^{K} v_i / K$。这两个值 $\bar{q}_K$ 和 T_S 估计样本中的原始 Q 和方差。

对得克萨斯住院病例，可以基于线性回归建立简单的插补模型。注意，理论上，完全/部分合成数据的多重插补需要从预测后验分布中采样，并且其方法可以被视为伪多重插补的实现③。我们建立了停留时长及总费用两个回归模型。其他三个变量性别、支付来源和地址是分类变量，也可以使用广义线性模型建模，但是我们跳过这个过程，因为（1）拟合的广义线性模型的拟合优度测量不佳，并且（2）这三个变量已经是 k-匿名性了。具体来说，对于这两个数值变量，我们建立如下回归模型：

停留时长～性别＋支付来源＋城市＋总费用

总费用～性别＋支付来源＋城市＋停留时长(los)

表 15.2（停留时长）和表 15.3（总费用）列出了回归系数和剩余方差。可以看出，停留时长变量的长度主要取决于总费用这一变量，反之亦然。有趣的是，总费用受城市变量的轻微影响，例如，城市德索托和城市普莱诺的系数。男性婴儿通常花费更多，因为他们中的许多人接受包皮环割术。图 15.8 显示回归模型的拟合优度：拟合值（y 轴）和原始值（x 轴）。拟

---

② 要查看部分合成数据集和完成合成数据集之间的差异，参见文献[17]。

③ 多重插补是一种复杂的贝叶斯方法，与我们给出的例子有几个不同方面，我们的例子旨在传达多重插补的总体思想，有关详细信息参见[17]。

合数据中,可以通过加入高斯噪声和估计的剩余方差来获取合成数据。

表 15.2　"停留时长"模型回归系数

	估计值	标准差	t 值	概率
(截距)	0.175 9	0.088 9	1.98	0.048 1
女性	−0.004 9	0.100 2	−0.05	0.961 0
男性	−0.119 8	0.100 7	−1.19	0.234 2
支付来源 09	0.010 1	0.047 0	0.21	0.830 2
支付来源 12	−0.100 5	0.148 9	−0.67	0.499 9
cityAddison	0.101 5	0.183 9	0.55	0.581 3
cityAllen	0.066 6	0.270 3	0.25	0.805 3
cityArlington	0.272 9	0.247 1	1.10	0.269 6
cityCarrollton	0.126 3	0.147 3	0.86	0.391 3
cityCedar Hill	0.147 5	0.308 0	0.48	0.632 1
cityCorsicana	0.071 5	0.323 9	0.22	0.825 3
cityDallas	0.081 2	0.132 7	0.61	0.540 5
cityDesoto	−0.705 4	0.207 2	−3.40	0.000 7
cityDuncanville	−0.165 7	0.224 1	−0.74	0.459 7
cityEnnis	0.267 3	0.324 0	0.82	0.409 6
cityEuless	−0.347 6	0.308 2	−1.13	0.259 6
cityGarland	0.137 4	0.139 4	0.99	0.324 5
cityGrand Prairie	0.104 8	0.145 9	0.72	0.472 7
cityGrapevine	0.192 9	0.308 1	0.63	0.531 4
cityIrving	0.039 4	0.136 3	0.29	0.772 5
cityKaufman	0.129 0	0.247 2	0.52	0.601 9
cityLancaster	0.044 3	0.264 5	0.17	0.867 0
cityLewisville	0.015 3	0.219 6	0.07	0.944 4
cityMesquite	0.099 9	0.149 8	0.67	0.505 2
cityPlano	0.122 7	0.159 3	0.77	0.441 4
cityRed Oak	0.324 0	0.324 1	1.00	0.317 6
cityRichardson	0.173 8	0.174 8	0.99	0.320 3
cityRockwall	−0.076 3	0.224 0	−0.34	0.733 3
cityRowlett	0.102 5	0.234 3	0.44	0.661 8
citySeagoville	0.110 7	0.264 7	0.42	0.676 0
cityThe Colony	−0.146 9	0.324 1	−0.45	0.650 4
cityWylie	0.096 0	0.224 1	0.43	0.668 4
总费用	0.000 8	0.000 0	48.54	0.000 0

表 15.3 "总费用"模型回归系数

	估计值	标准差	t 值	概率
（截距）	359.137 3	91.920 7	3.91	0.000 1
女性	27.381 7	103.923 1	0.26	0.792 2
男性	174.879 6	104.384 8	1.68	0.094 1
支付来源 09	−48.582 2	48.706 5	−1.00	0.318 7
支付来源 12	95.421 4	154.470 6	0.62	0.536 8
cityAddison	−234.429 0	190.756 8	−1.23	0.219 3
cityAllen	−174.507 9	280.384 2	−0.62	0.533 8
cityArlington	−297.428 7	256.387 9	−1.16	0.246 2
cityCarrollton	−159.310 4	152.767 4	−1.04	0.297 2
cityCedar Hill	−112.964 8	319.576 8	−0.35	0.723 8
cityCorsicana	−201.889 6	336.057 0	−0.60	0.548 1
cityDallas	−175.018 1	137.592 5	−1.27	0.203 6
cityDesoto	897.379 9	214.559 6	4.18	0.000 0
cityDuncanville	−76.437 3	232.530 5	−0.33	0.742 4
cityEnnis	−287.844 4	336.188 2	−0.86	0.392 0
cityEuless	35.739 2	319.875 2	0.11	0.911 1
cityGarland	−196.928 4	144.568 7	−1.36	0.173 4
cityGrand Prairie	−98.293 4	151.395 2	−0.65	0.516 3
cityGrapevine	−341.174 6	319.578 2	−1.07	0.285 9
cityIrving	−192.854 0	141.330 2	−1.36	0.172 6
cityKaufman	−275.638 5	256.403 3	−1.08	0.282 5
cityLancaster	−64.963 7	274.404 2	−0.24	0.812 9
cityLewisville	−118.726 0	227.839 1	−0.52	0.602 4
cityMesquite	−204.353 8	155.365 6	−1.32	0.188 6
cityPlano	−264.594 3	165.162 1	−1.60	0.109 4
cityRed Oak	−535.222 9	336.057 0	−1.59	0.111 5
cityRichardson	−226.120 9	181.320 5	−1.25	0.212 6
cityRockwall	−67.154 5	232.441 9	−0.29	0.772 7
cityRowlett	−312.549 7	243.017 9	−1.29	0.198 6
citySeagoville	−249.387 5	274.601 1	−0.91	0.363 9
cityThe Colony	−77.597 3	336.302 6	−0.23	0.817 6
cityWylie	−231.575 8	232.400 9	−1.00	0.319 2
停留时长	815.370 6	16.796 7	48.54	0.000 0

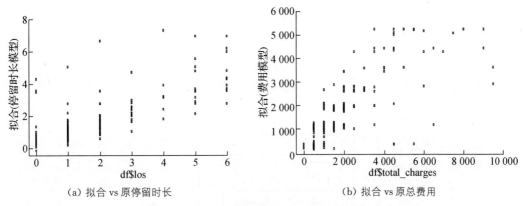

(a) 拟合 vs 原停留时长　　　　　　　　(b) 拟合 vs 原总费用

图 15.8　合成数据原始数据及拟合数据散布图

▶▶ 15.3.3　PeGS：摄动吉布斯采样器

公众使用数据的两个相互竞争的要求也适用于合成数据披露。合成数据需要足够精确才能在不向第三方透露私人信息的情况下回答相关的统计查询。合成数据的统计特性主要由插补模型[45]确定，并且过于精确的模型往往会泄漏私密信息[1]。

通常在生成合成数据集之后，对多重插补合成数据集进行公开风险测量，即事后风险分析。多重插补是一种一般的插补方法，后验模型的选择通常取决于统计学家。这种灵活性使得在统一的框架下应用和分析严格的隐私措施很难，例如差分隐私和 l-多样性。Park 和 Ghosh(2014)能够通过使用简单的非参数模型导出拉普拉斯平滑(Laplace smoothing)的量与隐私度量（差分隐私中的 ε 值，l-多样性中的 l 值）之间的关系来解除这个限制，然后，他们直接将这些隐私措施结合到合成过程中，保证合成数据所需的级别或隐私。

所得到的 PeGS 是一个实用的多维分类数据合成器，满足 ε-差分隐私。它可以处理不切实际的多维数据，这些数据表示为列联表。在我们的例子中，从多维采样联合分布，PeGS 利用吉布斯抽样的过程如下：

$$性别 \sim \Pr(性别|支付来源,地址,los,费用)$$
$$支付来源 \sim \Pr(支付来源|性别,地址,los,费用)$$
$$地址 \sim \Pr(地址|性别,地址,los,费用)$$
$$los \sim \Pr(los|性别,支付来源,地址,费用)$$
$$费用 \sim \Pr(费用|性别,支付来源,地址,los)$$

该迭代机制的样本渐渐接近原联合分布的样本。为满足 ε-差分隐私，每个条件分布由 $\alpha = f(\varepsilon)$ 推导而出：

$$性别 \sim \Pr_\alpha(性别|支付来源,地址,los,费用)$$
$$支付来源 \sim \Pr_\alpha(支付来源|性别,地址,los,费用)$$
$$地址 \sim \Pr_\alpha(地址|性别,地址,los,费用)$$

$$\text{los} \sim \text{Pr}_a(\text{los}|\text{性别},\text{支付来源},\text{地址},\text{费用})$$

$$\text{费用} \sim \text{Pr}_a(\text{费用}|\text{性别},\text{支付来源},\text{地址},\text{los})$$

该迭代机制得到的样本满足 ε-差分隐私。图 15.9 列出了 PeGS 的总体算法步骤。统计构建块参考估计的条件分布，噪声注入步骤为 $\text{Pr} \rightarrow \text{Pr}_a$，最终合成步骤如吉布斯采样步骤所示。

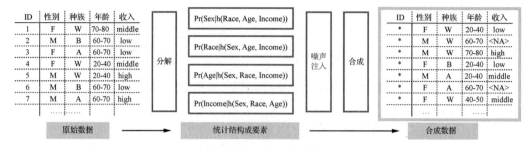

图 15.9　PeGS 概念图

差分隐私[19]是一种量化统计函数公开风险的隐私数学度量。为了满足 ε-差分隐私，在数据中包含或排除任何特定记录不会对函数的结果产生很大影响。具体而言，如果随机化函数 $f:\mathcal{D} \rightarrow f(\mathcal{D})$ 满足以下条件，则它提供 ε-差分隐私：

$$\frac{\text{Pr}(f(\mathcal{D}_1) \in S)}{\text{Pr}(f(\mathcal{D}_2) \in S)} \leqslant \exp(\varepsilon)$$

对于$\mathcal{D}$中所有可能的$\mathcal{D}_1,\mathcal{D}_2$，它们最多有一个元素不同，存在 $\forall S \in \text{Range}(f(\mathcal{D}))$. 对于合成样本而言，定义如下[37]：

$$\frac{\text{Pr}_{\mathcal{D}_1}(\boldsymbol{x})}{\text{Pr}_{\mathcal{D}_2}(\boldsymbol{x})} \leqslant \exp(\varepsilon) \tag{15.1}$$

其中 $\boldsymbol{x}$ 表示合成器合成的随机样本。换言之，如果$\mathcal{D}_1$和$\mathcal{D}_2$生成 $\boldsymbol{x}$ 的概率接近 $\exp(\varepsilon)$，则数据合成器 $\text{Pr}\,\mathcal{D}(\boldsymbol{x})$ 是 ε-差分隐私的。

目前已经开发了几种实现差分隐私的机制。对于数值输出，最流行的技术是添加平均值为 0 和尺度参数为 $\Delta f/\varepsilon$ 的拉普拉斯噪声，其中 Δf 是函数 f 的 L_1 灵敏度。指数机制[38]是可应用于非数值输出的一般差分隐私机制。对分类数据来说，狄利克雷先验可以作为实现差分隐私[33,37]的噪声机制。PeGS 还使用这个狄利克雷先验机制，也称为拉普拉斯平滑，以实现 ε-差分隐私。

图 15.10 比较了三个数据集：原始的 k-匿名数据、多重插补合成数据和 PeGS 合成数据。可以看出，多重插补合成数据遵循指定的加性高斯噪声线性模型。另一方面，PeGS 合成数据捕获原始数据中的非线性关系。此外，我们可以观察到 PeGS 数据点比原始数据点更分散（微扰）。该微扰可以经过仔细校准以满足指定的差分隐私级别。

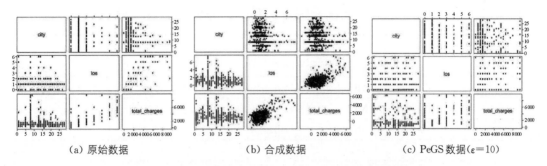

（a）原始数据　　　　（b）合成数据　　　　（c）PeGS 数据（ε＝10）

图 15.10　原始数据、多重替代合成及 PeGS 合成数据散布图

与一般的合成机制不同，PeGS 提供了额外的调控 $\alpha=f(\varepsilon)$，可以在合成数据点时控制隐私级别。图 15.11 显示了具有不同隐私级别规范的两个合成数据集：ε＝100（效用导向）和 ε＝1（隐私导向）。ε 的取值范围为 0～∞。较小的 ε 值会产生更多微扰合成数据点，从而保证更好的机密性和隐私保护。另一方面。较大的 ε 值合成与原始数据点类似的数据点，从而显示低级别的隐私保护但增强的实用性。

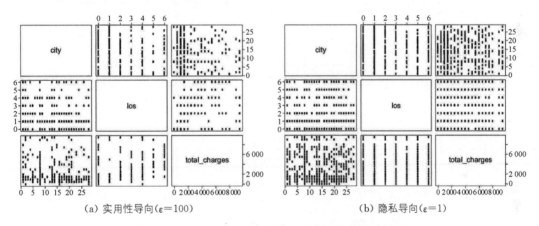

（a）实用性导向（ε＝100）　　　　　　　（b）隐私导向（ε＝1）

图 15.11　PeGS 可以通过改变隐私参数控制隐私级别

随机微扰是 PeGS 算法的一个重要组成部分。表 15.4 显示了来自原始和 PeGS 合成数据点的前 10 个数据点。如图所示，一些数据点变为新点，而有些则没有。例如，第一行的五个特性（F、MC、0.00、500.00）更改为全新的数据（M、09、Garland、1.00、1000.00）。另一方面，第十行保持不变。由于合成过程是随机的，所以攻击者无法确定哪一行是不变的，哪一行是完全合成的。因此，这种随机微扰增强了免受链接攻击的能力。图 15.12 显示了城市值与原始城市值的比较。如图 15.12(a)所示，没有微扰的情况下，图应该显示一个厚的对角带。PeGS 的随机微扰分散了数据值，因此，在图 15.12(b)中，我们得到了一个平滑的对角带。请注意，分散度是由隐私参数决定的，$\alpha=f(\varepsilon)$。

表 15.4　原始及 PeGS 合成数据

原始数据					
row id	性别	支付来源	城市	停留时长	总费用
1	F	MC	Dallas	0.00	500.00
2	M	MC	Grand Prairie	2.00	4 500.00
3	M	MC	Dallas	0.00	5 500.00
4	*	*	*	0.00	4 500.00
5	F	MC	Dallas	3.00	3 000.00
6	M	MC	Dallas	1.00	1 000.00
7	M	MC	Dallas	1.00	1 000.00
8	F	MC	Garland	6.00	7 500.00
9	F	MC	Dallas	6.00	4 500.00
10	F	MC	Garland	1.00	1 000.00
吉布斯合成数据					
row id	性别	支付来源	城市	停留时长	总费用
1	M	09	Garland	1.00	1 000.00
2	M	MC	Grand Prairie	5.00	4 500.00
3	M	MC	Dallas	1.00	500.00
4	*	*	*	1.00	5 000.00
5	M	MC	Dallas	2.00	2 000.00
6	M	MC	Dallas	1.00	1 000.00
7	F	MC	Grand Prairie	1.00	1 000.00
8	M	MC	Garland	6.00	7 500.00
9	F	MC	Irving	3.00	9 500.00
10	F	MC	Garland	1.00	1 000.00

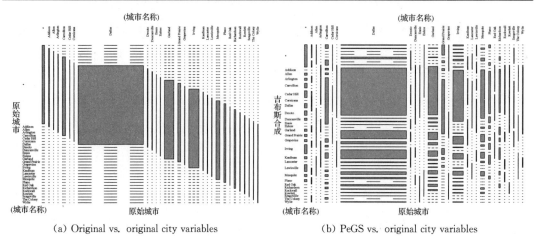

(a) Original vs. original city variables　　(b) PeGS vs. original city variables

图 15.12　原始及微扰数据

▶▶15.3.4　随机化方法

合成数据的产生可以看作是"随机化方法"的一个特例。虽然"随机化方法"一词常用于调查设计中[59],但在本章中,随机化方法指的是一种隐私保护算法,涉及一定程度的随机性[6]。例如,加性噪声、概率值映射和抑制,以及来自(微扰)分布的采样。然而,与多重插补和其他综合数据机制不同,随机化方法主要用于数据库和数据挖掘领域。

虽然随机化方法简单易行,但很难量化隐私级别。受 k-匿名性的启发[5],随机化方法量化了保证隐私级别所需的随机化程度,即 k-随机化。作者指出,这样的随机化方法可能对异常值和数据特定属性较敏感。

随机数据的实用性可以通过使用特殊类型的数据挖掘算法来增强。文献[4]证明了原始数据的实际分布可以由随机化数据重建。此外,作者还表明,合理的决策树也可以在这样的随机数据上训练[3],通过应用期望最大化算法来扩展该重构框架。

▶▶15.3.5　数据交换

虽然在实践中很少使用,但是数据交换是一个重要的算法,它已经影响了随后的各种隐私保护算法。数据交换的原始思想是[14]作为一种保持分类数据集机密性的方法而提出的。在数据交换中,敏感值在个体之间交换,同时维持低阶频率计数和边缘。这种转换不仅通过将敏感值与其他值解除关联来保护机密性,而且通过保存数据的摘要统计信息来保持一定程度的数据实用性。文献[23]广泛调查了数据交换在统计披露限制领域的影响,随后的变化包括:秩交换[39]、简化的秩交换[15,16]、对连续变量和序数变量进行的数据交换[10],以及后随机化方法(PRAM)进行的数据交换[26]。

我们已经研究了各种类型的隐私保护算法,从泛化和抑制到数据交换,每种方法实用性和风险各有不同。在实践中,我们建议从业者使用多种隐私保护方法组合来减轻潜在风险。

15.4　医疗数据面临的挑战

目前为止,我们已经使用得克萨斯州出院数据集演示了各种统计披露限制技术,然而,在实践中,医疗数据隐私不仅与统计可识别性有关,还需要仔细考虑其所在医疗体系的影响。本节我们简要讨论其中一些挑战:

1. 与其他类型数据集相比,医疗数据集是否更易遭受隐私攻击?
2. 我们是否可以估计 HIPAA 法规中的重新识别风险?
3. 是否有替代安全港标准的方法?
4. 医疗数据隐私研究的未来方向是什么?

与其他类型的数据集相比,医疗数据集本身包含更多隐私敏感变量,并且更倾向于针对个人,因此,第一个问题是医疗数据集是否比其他类型的数据集更危险。文献[21]从资料库(IEEE Xplore)、全文数据库(ACM Digital Library)及文献数据库(PubMed)收集了 1 498篇与重识别相关的学术论文。作者仔细挑选了 14 篇最相关的文章,其中 6 篇是关于医疗数据重识别的。虽然医疗数据的平均重识别率略高于其他文章(0.34 比 0.26),但他们观察到重识别率在小规模研究中占主导地位。最值得注意的是,作者发现"大多数重新识别的数据并没有按照现有标准去识别。"

《健康保险携带和责任法案》(HIPAA)隐私规则描述了几种去识别医疗数据的途径。其中,HIPAA 中的安全港标准是匿名二次使用数据集的"易于遵循的方法",它基本上去除了 18 种可识别变量,包括名字、国家以下地理分区、与个人相关的所有日期。然而,在许多情况下,该指南常常在不知道"重识别"风险的情况下应用。文献[8]通过链接选民登记列表来估计数据共享政策的重识别风险。作者分别测量了每个州数据集的重识别率,发现如果应用安全港标准,测量的重新识别率的范围在 0.01%～0.25%之间。人口稀少的州,如特拉华州和罗得岛州,经证实更易受到隐私攻击。作者的结论是:全面保护政策,如安全港标准,应根据当地情况进行重新识别风险研究,以准确量化潜在的隐私风险。

安全港标准的另一条替代途径是统计标准。根据 HIPAA 识别标准④(§164.514(b)),该标准定义如下:

具备适当知识和经验的人,了解普遍接受的统计科学原则及方法,解读不能单独识别的信息:

1. 应用这些原则和方法,确定信息可被预期接收者单独或与其他可合理获得的信息结合使用用于识别作为信息主体的个人的风险很小;
2. 记录分析的方法和结果,以证明该决定的合理性。

这一规定指向本章涵盖的各种统计方法,包括抑制、泛化、随机化及微扰。文献[35]设计了 5 种不同于安全港标准的替代方案,并比较了六个不同的隐私处理数据集(包括安全港标准)的重新识别风险。作者发现,这些替代方案显示出不高于安全港标准的重识别风险。替代方案的优势在于它们可以提供不同粒度的患者人口统计信息。例如,安全港标准规定,任何超过 90 岁的年龄都必须被抑制,而替代规则允许在 5 岁和 10 岁内浮动,但抑制其他变量,如种族和性别。使用这些替代方案,卫生组织可以应用适合特定研究目标的去识别化标准。

值得注意的是,本章特别关注用于发布二次使用医疗数据的隐私保护算法。在最近一期《美国医学信息学协会期刊》关于生物医学数据隐私的专题中[36],基于医疗数据生命周期的概念对三类不同的隐私进行了分类:

---

④　http://www. hhs. gov/ocr/privacy/hipaa/understanding/coveredentities/De-identification/guidance. html ♯ guidancedetermination

- **收集区的隐私**涉及可以收集医疗信息的人,收集多少信息,何时收集以及目的。
- **使用区的隐私**与保密性和安全性密切相关。
- **二次使用区的隐私**关注匿名和去识别方法。可以看出,医疗数据隐私的范围是广泛且跨学科的。隐私研究,尤其是在医疗领域的隐私研究,应该全面涵盖所有方面。此外,隐私研究应该关注云计算[57]和移动设备等新技术的出现和采用,因为它们正在改变数据收集和存储的方式。最后,将美国制度与国外的司法管辖区关于隐私的法律法规进行比较是非常有价值的。

15.5　总结

在这一章中,我们简要地介绍了基本的隐私保护数据转换技术:变量约简,消除罕见情况,粗化,泛化和抑制,以及插补。每种方法的实用性和风险各有不同,在实践中,该领域专家和统计学家应根据发布目标谨慎选择隐私保护算法。例如,泛化和抑制技术可以提供真实数据,但是所得变量分辨率对于某些应用可能无用。合成数据可以保留原始变量的分辨率,但是如果要获得有效的推论,还需要更多的努力。

隐私是一个基于情境的主观概念,"效用"亦然。效用可以以多种方式衡量,这取决于研究目标。对于得克萨斯州住院病人,如果我们想找出影响医院费用的相关变量及其系数,可以用如下方法测量效用:

$$效用＝指数(－\|\beta_{原始数据}－\beta_{合成数据}\|^2)$$

其中 $\beta_{原始数据}$ 和 $\beta_{合成数据}$ 分别是来自原始数据和合成数据的回归系数。当 $\beta_{原始数据}＝\beta_{合成数据}$ 时,效用最大化。这里的效用度量是可以测量相似量的许多其他效用度量之一。此外,如果汇总统计是主要关注点,那么效用的测量如下:

$$效用＝指数(－\|E[X_{原始数据}]－E[X_{合成数据}]\|^2)$$

其中 x 是相关变量。建议在发布转换数据之前尝试多种不同的效用度量。

即使转换后的数据集存在理论隐私保证,在实际发布之前也应进行严格的风险分析。研究人员需要考虑可能及最坏情况下的攻击方案,并尝试模拟这种攻击。匹配内部数据库和搜索已发布的外部数据库也是很好的做法,这样做,数据发布者可以估计隐私泄露的潜在后果。隐私泄露会引发大量的法律及社会成本,数据发布者应该意识到最糟糕的情况。

隐私必须结合情境和信息方式来解释。在医疗系统中,有些变量可能比其他变量更敏感,例如,地址或名称可能不如疾病或药物病史敏感。由于医疗生态系统的复杂性,领域知识和数据探索非常重要。此外,随着诸如社交网络服务等新技术的发展,人们对隐私的看法也会随着时间的推移而改变。因此,为了成功地在医疗中发布隐私保护数据,需要理解社会基础设施以及信息论或统计隐私等概念。

参考文献

［1］John M. Abowd and Lars Vilhuber. How protective are synthetic data? *Privacy in Statistical Databases*, 5262:239 - 246, 2008.

［2］John M. Abowd and Simon D. Woodcock. Disclosure limitation in longitudinal linked data. In *Confidentiality Dislosure and Data Access: Theory and Practical Applications for Statistical Agencies*, Amsterdam: NorthHolland, pages 215 - 277, 2001.

［3］Dakshi Agarwal and Charu C Aggarwal. On the design and quantification of privacy preserving data mining algorithms. In *PODS'01 Proceedings of the Twentieth ACM SIGMODSIGACT-SIGART Symposium on Principles of Database Systems*, pages 247 - 255, 2001.

［4］Rakesh Agarwal and Ramakrishnan Srikant. Privacy-preserving data mining. In *Proceedings of the 2000 ACM SIGMOD International Conference on Management of Data*, 2000.

［5］Charu C. Aggarwal. On randomization, public information and the curse of dimensionality. In *IEEE 23rd International Conference on Data Engineering*, pages 136 - 145, 2007.

［6］Charu C. Aggarwal and Philip S. Yu. A general survey of privacy-preserving data mining models and algorithms. In *Charu C. Aggarwal and Philip S. Yu, editors, Privacy-Preserving Data Mining, volume 34 of Advances in Database Systems*, pages 11 - 52. Springer US, 2008.

［7］Ajit Appari and M. Eric Johnson. Information security and privacy in healthcare: Current state of research. *International Journal of Internet and Enterprise Management*, 6(4):279 - 314, 2010.

［8］Kathleen Benitez and Bradley Malin. Evaluating re-identification risks with respect to the hipaa privacy rule. *Journal of the American Medical Informatics Association*, 17(2):169 - 177, 2010.

［9］Gregory Caiola and Jerome P. Reiter. Random forests for generating partially synthetic, categorical data. *Transactions on Data Privacy*, 3:27 - 42, 2010.

［10］Michael Carlson and Mickael Salabasis. A data-swapping technique for generating synthetic samples; a method for disclosure control. *Research in Official Statistics*, 5:35 - 64, 2002.

［11］Centers for Medicare and Medicaid Services. Medicare Claims Synthetic Public Use Files (SynPUFs). http://www. cms. gov/Research-Statistics-Data-and-Systems/ Statistics-Trends-and-Reports/ SynPUFs/, 2013.

［12］Centers for Medicare and Medicaid Services. CMS EHR Meaningful Use Overview. *EHR Incentive Programs*, Octorber 2011.

［13］Tore Dalenius. Finding a needle in a haystack—or identifying anonymous census record. *Journal of Official Statistics*, 2:329 - 336, 1986.

[14] Tore Dalenius and Steven P. Reiss. Data-swapping: A technique for disclosure control. *Journal of Statistical Planning and Inference*, 6:73 - 85, 1982.

[15] Josep Domingo-Ferrer and Vincenc Torra. *Theory and Practical Applications for Statistical Agencies*, chapter "Disclosure control methods and information loss for microdata", pages 91 - 110. Elsevier, 2001.

[16] Josep Domingo-Ferrer and Vincenc Torra. *Theory and Practical Applications for Statistical Agencies*, chapter "A quantitative comparison of disclosure control methods for microdata", pages 111 - 133. Elsevier, 2001.

[17] Jorg Drechsler, Stefan Bender, and Susanne Rassler. Comparing fully and partially synthetic datasets for statistical disclosure control in the German IAB establishment panel. *Transactions on Data Privacy*, 1:105 - 130, 2008.

[18] Jorg Drechsler and Jerome P. Reiter. Sampling with synthesis: A new approach for releasing public use census microdata. *Journal of the American Statistical Association*, 105(492):1347 - 1357, 2010.

[19] Cynthia Dwork. Differential privacy. In *Proceedings of the 33rd International Colloquium on Automata, Languages and Programming*, volume 4052, pages 1 - 12, 2006.

[20] Julia Brande Earp and Fay Cobb Payton. Information privacy in the service sector: An exploratory study of health care and banking professionals. *Journal of Organizational Computing and Electronic Commerce*, 16(2):105 - 122, 2006.

[21] Khaled El Emam, Elizabeth Jonker, Luk Arbuckle, and Bradley Malin. A systematic review of re-identification attacks on health data. *PLoS One*, 6(12):e28071, 2011.

[22] Richard A. Epstein. The legal regulation of genetic discrimination: Old responses to new technology. *Boston University Law Review*, 74(1):1 - 24, 1994.

[23] Stephen E. Fienberg and Julie McIntyre. Data swapping: Variations on a theme by Dalenius and Reiss. *Journal of Official Statistics*, 21:309 - 323, 2005.

[24] Michael Friendly. Mosaic displays for multi-way contingency tables. *Journal of the American Statistical Association*, 89(425):190 - 200, 1994.

[25] Michael Friendly. Extending mosaic displays: Marginal, conditional, and partial views of categorical data. *Journal of Computational and Graphical Statistics*, 8(3):373 - 395, 1999.

[26] J. M. Gouweleeuw, P. Kooiman, L. C. R. J. Willenborg, and P. P. de Wolf. Post randomization for statistical disclosure control: Theory and implementation. *Journal of Official Statistics*, 14:463 - 478, 1998.

[27] Ragib Hassan and William Yurcik. A statistical analysis of disclosed storage security breaches. In *Proceedings of the Second ACM Workshop on Storage Security and Survivability*, pages 1 - 8, 2006.

[28] Rashid Hussain Khokhar, Rui Chen, Benjamin C. M. Fung, and Siu Man Lui. Quantifying the costs

and benefits of privacy-preserving health data publishing. *Journal of Biomedical Informatics*, 50: 107 - 121, 2014.

[29] Jaewoo Lee and Chris Clifton. Differential identifiability. In *Proceedings of the ACM SIGKDD International Conference on Knowledge Discovery and Data Mining*, pages 1041 - 1049, 2012.

[30] K. LeFevre, D. J. DeWitt, and R. Ramakrishnan. Incognito: Efficient full-domain k-anonymity. In *Proceedings of the* 2005 *ACM SIGMOD International Conference on Management of Data*, pages 46 - 60, 2005.

[31] K. LeFevre, D. J. DeWitt, and R. Ramakrishnan. Mondrian multidimensional k-anonymity. In *Proceedings of the 22nd International Conference on Data Engineering*, 2006.

[32] Ninghui Li, Tiancheng Li, and Suresh Venkatasubramanian. t-closeness: Privacy beyond kanonymity and l-diversity. In *Proceedings of International Conference on Data Engineering*, 2007.

[33] Ashwin Machanavajjhala, Daniel Kifer, John Abowd, Johannes Gehrke, and Lars Vilhuber. Privacy: Theory meets practice on the map. In *Proceedings of the 24th International Conference on Data Engineering*, 2008.

[34] Ashwin Machanavajjhala, Daniel Kifer, Johannes Gehrke, and Muthuramakrishnan Venkitasubramanian. l-diversity: Privacy beyond k-anonymity. *Transactions on Knowledge Discovery from Data*, 1, 2007.

[35] Bradley Malin, Kathleen Benitez, and Daniel Masys. Never too old for anonymity: A statistical standard for demographic data sharing via the HIPAA privacy rule. *Journal of the American Medical Informatics Association*, 18(1):3 - 10, 2011.

[36] Bradley A. Malin, Khaled El Emam, and Christine M. O'Keefe. Biomedical data privacy: Problems, perspectives, and recent advances. *Journal of the American Medical Informatics Association*, 20(1): 2 - 6, 2013.

[37] David McClure and Jerome P. Reiter. Differential privacy and statistical disclosure risk measures: An investigation with binary synthetic data. *Transactions on Data Privacy*, 5:535 - 552, 2012.

[38] Frank McSherry and Kunal Talwar. Mechanism design via differential privacy. In *Proceedings of the 48th Annual Symposium of Foundations of Computer Science*, 2007.

[39] Richard A. Moore. Controlled data-swapping techniques for masking public use microdata sets. Technical report, U. S. *Bureau of the Census*, 1996.

[40] Yubin Park and Joydeep Ghosh. PeGS: Perturbed Gibbs Samplers that Generate PrivacyCompliant Synthetic Data. arXiv:1312.5370, 2014.

[41] Richard A. Posner. The right of privacy. *Georgia Law Review*, 4(1):393 - 422, 1978.

[42] President Obama's Council of Scientific Advisors. PCAST Health IT Report. http://www. whitehouse.gov/sites/default/files/microsites/ostp/pcast-health-it-report.pdf, 2010.

[43] T. E. Raghunathan, Jerome P. Reiter, and Donald B. Rubin. Multiple imputation for statistical disclosure limitation. *Journal of Official Statistics*, 19(1):1 – 16, 2003.

[44] A. Raman. Enforcing privacy through security in remote patient monitoring ecosystems. In *6th International Special Topic Conference on Information Technology Applications in Biomedicine*, pages 298 – 301, 2007.

[45] Jerome P. Reiter. Releasing multiply imputed, synthetic public use microdata: An illustration and empirical study. *Journal of the Royal Statistical Society*, *Series A*, 168:185 – 205, 2005.

[46] Jerome P. Reiter and Jorg Drechsler. Releasing multiply imputed synthetic data generated in two stages to protect confidentiality. *Statistica Sinica*, 20:405 – 421, 2010.

[47] Thomas C. Rindfieisch. Privacy, information technology, and health care. *Communications of the ACM*, 40(8):92 – 100, 1997.

[48] Donald B. Rubin. *Multiple Imputation for Nonresponse in Surveys*. Wiley, 1987.

[49] Donald B. Rubin. Discussion: Statistical disclosure limitation. *Journal of Official Statistics*, 9: 462 – 468, 1993.

[50] Joseph W. Sakshaug and Trivellore E. Raghunathan. Synthetic data for small area estimation. *Privacy in Statistical Databases*, 6344:162 – 173, 2011.

[51] Pierangela Samarati. Protecting respondents' identities in microdata release. *IEEE Transactions on Knowledge and Data Engineering*, 1998.

[52] J. L. Schafer. *Analysis of Incomplete Multivariate Data*. Chapman and Hall, 1997.

[53] Paul M. Schwartz. Privacy and the economics of personal health care information. *Texas Law Review*, 76(1):1 – 76, 1997.

[54] Latanya Sweeney. Achieving k-anonymity privacy protection using generalization and suppression. *International Journal on Uncertainty*, *Fuzziness and Knowledge-Based Systems*, 10 (5): 571 – 588, 2002.

[55] Latanya Sweeney. k-anonymity: A model for protecting privacy. *International Journal on Uncertain*, *Fuzziness and Knowledge-Based Systems*, 10:557 – 570, October 2002.

[56] Texas Department of State Health Services. Texas hospital inpatient discharge public use data file. http://www. dshs. state. tx. us/thcic/hospitals/Inpatientpudf. shtm, 2006.

[57] Yue Tong, Jinyuan Sun, Sherman S M Chow, and Pan Li. Cloud-assisted mobile-access of health data with privacy and auditability. *IEEE Journal of Biomedical and Health Informatics*, 18(2):419 – 429, 2014.

[58] Stef van Buuren and Karin Groothuis-Oudshoorn. MICE: Multivariate imputation by chained equations in R. *Journal of Statistical Software*, 45(3), 1 – 67, 2011.

[59] S L Warner. Randomized response: A survey technique for eliminating evasive answer bias. *Journal*

of American Statistical Association, 60(309):63 - 69, 1965.

[60] L. Willenborg and T. de Waal. Elements of Statistical Disclosure Control, volume 155. *Springer*, 2001.

[61] Xiaokui Xiao and Yufei Tao. Anatomy: Simple and effective privacy preservation. In *Proceedings of the 32nd International Conference on Very Large Data Bases*, pages 139 - 150, 2006.

[62] Xiaokui Xiao and Yufei Tao. m-invariance: Towards privacy preserving re-publication of dynamic datasets. In *Proceedings of SIGMOD*, 2007.

第三部分

医疗健康应用系统

第 16 章
普适健康的数据分析

Giovanni Acampora

科学技术学院

诺丁汉特伦特大学

诺丁汉,英国

Giovanni.acampora@ ntu.ac.uk

Diane J. Cook

电气工程与计算机科学学院

华盛顿州立大学

普尔曼,华盛顿州

cook@ eecs.wsu.edu

Parisa Rashidi

生物医学工程系

美国佛罗里达大学

盖恩思维尔,佛罗里达州

parisa.rashidi@ ufl.edu

Athanasios V. Vasilakos

计算机和电信工程学系

西马其顿大学

科扎尼,希腊

vasilako@ ath.fortbnet.gr

16.1　简介

　　如今,大多数工业化国家在各种医疗健康服务的质量和成本上都面临着极为复杂的问题。随着人口老龄化的增长,这些问题也将进一步加剧,越来越多的慢性疾病开始出现,各种医疗服务需求量开始急剧增加,最终,这将导致卫生部门可能无法负担医疗保健费用。因此,工业化国家需要找到并制定相应的政策和战略,以便更有效地利用有限的经济资源。对于可持续医疗保健系统的需求其实是一系列科学和技术方面的挑战,如果这些挑战得到解决,最终将有利于全球的社会和经济发展,特别是利用信息和通信技术来实施自主自发的医疗保健服务上将极为有益。

　　面对这些挑战,越来越多的人开始关注分析技术在医疗保健问题上的应用。分析技术可应用于各种场景,例如:辅助残疾人生活、居家养老和远程健康监测等。不仅研究人员强调了开发基于分析技术的医疗保健应用程序的必要性,美国及其他国家或地区的政府也在试图利用这些技术降低医疗保健成本。随着分析技术和传感器技术的不断进步,我们正踏上一条可嵌入家庭和生活环境中的革命性低成本的智能健康系统道路[24,121]。智能健康系统包括基于活动识别的认知健康监测系统、激励用户改变健康习惯的健康教育系统以及异常健康状况检测系统。图 16.1 描述了如何将智能健康系统通过集成到不同环境和设备以实现聚合服务。

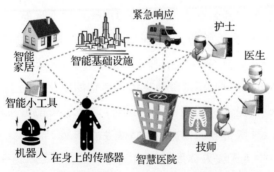

图 16.1(见彩色插图)　互联的智能健康服务世界

　　在开发智能健康系统时,可以使用各种样式的传感器,包括可穿戴传感器和环境传感器[45]。使用可穿戴传感器的情况下,传感器连接到身体[258]或编织到衣服中[86,154],例如,分布在个人身体上的三轴加速计可以提供相应身体部位的方位和运动信息。研究人员通常使用这些惯性测量单元来识别动作(例如走路、跑步、坐、爬和摔倒)[150,222]、姿势[138]和手势[4,120,128,148]。

　　环境传感器,如红外运动探测器、门磁传感器、光束传感器和压力垫[22,251]也被用于收集在室内环境中的用户的健康状况和活动信息[50,169]。由于这种方法将传感器嵌入到环境中，因此非常适合创建诸如智能环境之类的智能健康系统，并已被广泛用于健康监测和环境辅助生活[239]。除此以外，还存在其他传感器包括射频识别标签[34,179]、震动传感器[186]、摄像机[32,62,158,248]，麦克风[99,146]和 GPS 定位器[143,178]。

在本章中，我们将探讨如何使用不同的分析技术支持智能健康系统和传感器数据分析的开发。① 首先，我们将概述需配套的基础设施和技术，包括可用于收集数据的不同类型的传感器，然后在接下来的两个部分中，我们将介绍基本的和高级的分析技术，包括不同类型的有监督和非监督的机器学习技术。下一节将讨论在不同医疗保健领域的应用，最后将以结论和对这一领域前景的简要讨论结束这一章。

16.2 配套的基础设施和技术

本节将介绍和描述医疗保健领域的背景下在智能健康系统中使用的配套基础设施和技术，特别地，我们将解释人体局域网（BAN）和智能家居中的密集/网状传感器网络，并指出一些传感器技术的最新趋势，如表皮电子传感器和 MEMS 传感器等。

▶▶ 16.2.1 BANs：人体局域网

无线网络的广泛使用和电子设备的不断小型化促进人体局域网（BAN）的发展[46]。在人体局域网中，各种传感器被安装在衣服或身体上，甚至植入皮肤下[137]。这种新的通信方式通过持续监测心跳、体温、身体活动、血压、ECG（心电图）、EEG（脑电图）和 EMG（肌电图）等健康特征，促进发展了大量新的、实用的和创新的应用程序，改善了人类健康和生活质量。人体局域网提供了一种技术结构，将感测数据远程传输给医生进行实时诊断，并传输给医疗数据库进行记录保存，或者提供给相应的技术设备，这些设备能够主动、自主地发出紧急警报或智能管理此信息，以采取适当的措施改善人类生活质量[44]。

在医疗保健应用中使用无线人体局域网有几个好处，主要体现在通信效率和成本效益上。实际上，人体传感器获得的生理信号可以通过有效的处理而获得可靠准确的生理估计。与此同时，这种传感器的超低功耗使电池寿命更长。此外，随着消费性电子市场对人体传感器的需求增加，更多的传感器将以相对较低的成本批量生产，特别是用于医疗用途的传感器。人体局域网的另一个重要好处是它的可扩展性和与其他网络基础设施的集成性。人体局域网可与无线传感器网络（WSN）、射频识别标签（RFID）[109,110]、蓝牙、低功耗蓝牙（BLE，

---

① 本章部分基于发表在 IEEE 论文集上的一篇文章，题为"医疗保健中的环境智力调查"。全文可在 IEEE 网站上找到。

以前称为 WiBree）[106]、视频监控系统、无线个人局域网（WPAN）、无线局域网（WLAN）和蜂窝网络连接。所有这些重要优势可以给医疗保健应用中普适计算领域的先进消费性电子产品增添新的营销机会。

　　图 16.2 从三个不同层次更好地描述了 BAN 的通信架构：第一层人体局域网通信、第二层互通局域网通信和第三层越过身体局域网通信。这些体系结构层涵盖了从低级到高级通信多个方面的设计问题，并促进了为广泛应用程序创建基于组件的、高效的人体局域网系统。

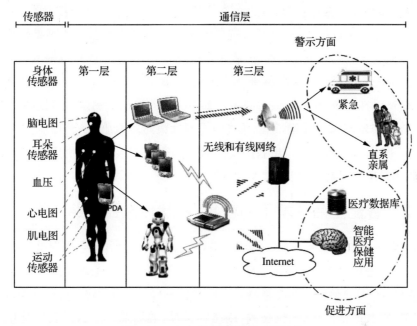

图 16.2　BAN 通信系统的三层架构

　　"人体局域网通信"是指人体周围约 2 米的无线电通信，可进一步细分为：（1）人体传感器之间的通信；（2）人体传感器与便携式个人服务器（PS）设备（即 PDA）之间的通信，如图 16.2 所示。由于人体传感器和人体局域网的直接关系，体内局域网络通信的设计是非常关键的。此外，由于现有人体传感器设备固有的电池驱动和低比特率的特点，使设计一个具有服务质量（QoS）供应的能效 MAC 协议成为一个具有挑战性的问题。

　　"互通局域网通信"允许人体传感器和一个或多个接入点（Ap）之间的通信。Ap 可以作为基础设施的一部分部署，也可以将其战略性地放置在动态环境中以处理紧急情况。同样，第二层网络（如图 16.2 所示）的功能是将人体局域网与日常生活中容易访问的各种网络（如 Internet 和蜂窝网络）互连起来。我们将互通的局域网通信分为两类，分别是基于基础设施的体系结构和基于自组织（ad-hoc）的体系结构。虽然基于基础设施的体系结构提供了更大的带宽，具有集中控制和灵活性的特点，但是基于自组织的体系结构在遇到动态环境，如医疗急救响应或灾难现场（如 AID-N system[74]）时，能够实现快速部署。

　　假设有一个有限的空间环境，例如医院的候诊室、家庭和办公室等。大多数人体局域网应用程序使用基于基础设施的、互通局域网通信中。与它的基于自组织网络相比,基于基础设施的网络具有集中管理和安全控制的优势。由于这种集中式结构,AP 在一些应用程序中也充当数据库服务器,如 SMART[56]或 CareNet[116]。

第 3 层网络用于将人体传感器数据流传输到都市区。传感器数据通过网关设备从一个互通的局域网移动到越过身体局域网,例如,可以使用 PDA 在这两个网络之间创建无线连接,在地理网络之间传输身体信息,授权医疗人员(如医生或护士)可以通过蜂窝网络或 Internet 远程获取患者的医疗信息,从而增强医疗保健系统的应用和覆盖范围。在医疗保健场景中,数据库也是"越过身体局域网"层的重要组成部分。这个数据库可维护用户的个人资料和病历。根据用户的服务优先级和/或医生的可用性,医生可以根据需要访问用户的信息,同时,根据这些数据可以通过各种电信手段向他/她的亲属自动发出通知。越过身体局域网的设计是针对特定应用的,应该适应用户专用服务的需求。例如,如果从传感到数据库的最新身体信号中发现任何异常,可以通过电子邮件或短消息服务(SMS)向患者或医生发出警报。事实上,医生可以通过与患者的视频通信和存储在数据库中的患者的生理数据信息,或者可能通过患者佩戴的 BAN 检索到的数据信息来远程诊断问题。

▶▶16.2.2 智能生活环境下的密集/网状传感器网络

除了 BAN,传感器可以嵌入我们的环境中,从而形成支持和改善日常生活的智能主动型生活环境,特别是针对老年人或患有精神或运动缺陷的个体。尤为重要的是,无线网状传感器网络(WMSN)可将处理器和传感器嵌入日常物品(服装、家用设备、家具等),从而设计不引人注目的、相互连接的、适应性强的、动态的、智能的环境[92]。嵌入日常环境中的传感器通常被称为"环境传感器"(与人体传感器相对)。环境传感器将收集各种类型的数据,以推断居民的活动,并预测他们的需求,从而最大限度地提升他们的舒适度和生活质量[181]。WMSN 是基于网状网络拓扑结构的,在这种网络结构中,每个节点不仅要捕获和传播自己的数据,而且还充当其他节点的中继。换句话说,每个传感器必须互相协作以在网络中传播数据。WMSN 的主要优点是能够动态地自组织和自配置,网络可以自动在传感器之间建立并保持网状连接[6]。WMSN 不需要集中接入点来进行无线通信,尤其适用于复杂动态环境中,例如居住空间[80]。

研究描述的 WMSN 的总体架构由三个不同的无线网络元素组成:

1. 网络网关
2. 接入点
3. 移动和固定节点

这些元素通常被称为网状节点(MN)。在 WMSN 中,每个节点不仅充当客户机,还充当路由器。与需要直接连接到 Internet 的 WiFi 热点不同,网状网络在找到网络连接之前会一直传递数据请求。WMSN 的体系结构可以分为三类:基础架构/骨干 WMN、客户端

WMSN 和混合 WMSN。在基础架构 WMSN 中,网状路由器构成了客户端的基础架构;在客户端 WMSN 中,所有客户端节点构成实际的网络以执行路由和配置功能;混合 WMSN 是前两种网络的结合,因此,网状客户机可以与其他客户机一起执行网状功能,并访问网络。

创新的 WMSN 网络平台能够给智能环境提供新的高可靠性和高功效的解决方案。此外,由于低成本网状模块可以很容易地嵌入和集成到整个系统的现有传感设备中,从而形成无缝网络。因此,WMSN 还具有高度的适应性和可扩展性。一般而言,WMSN 使智能环境[80]具有以下特征:

- *改造加快*:改造办公空间导致成本增长和时间延期的主要原因之一是为了适应新的墙体组织而进行的电力线路的劳动密集型移动。借助 WMSNs,系统设计人员可以快速便捷地重新布置传感器,而无需进行侵入性、破坏性和昂贵的重新布线工作[225]。
- *维护简化*:在设计传感器网络时,低维护成本是一个关键问题。WMSN 的自配置和自修复功能,再加上它的低功耗特性,为维护问题提供了有效的解决方案。
- *生命周期成本降低*:WMSN 易于维护、移动或替换,因此能够持续带来经济效益,从而使分布式系统的生命周期成本大大低于传统的有线安装。
- *无缝升级、过渡*:随着 ZigBee Alliance[110] 和 ASHRAE BACnet 委员会[105]等主要标准通信公司之间的融合与协调,向无线解决方案的过渡并非是全有或全无的情况。通过这种方式,WMSN 可以很容易地分阶段布置到一个房间、一个区域、一个楼层或一个建筑。
- *灵活性*:无需布线,系统设计者可以将无线控制器放置在任何地方来安装 WMSN。这种方法可以轻松地重新配置系统,以创建可适应的工作空间,或减少对现有网络基础设施的侵入性改造,同时节省时间和降低成本。

西门子 APOGEE 项目[104]和 HomeMesh 项目[93]为智能生活环境提供了一些 WMSN 的实例。这两个项目都强调,从 WMSN 的特点出发,将有可能设计出特别适合于支持老年人或残疾人能力的生活空间,以提高他们的生活质量。

▶▶16.2.3 传感器技术

BAN 和 WMSN 都可以看作是基于特定处理和通信技术的相互连接的无线传感器的集合。一般而言,无线传感器的特点是体积小,并能够感知环境(对于环境传感器而言)或生理信息(对于身体传感器而言)。

16.2.3.1 环境传感器体系结构

环境传感器通常包括测量目标信息(例如室温)的传感器和用于传递收集到的信息的收发器。

传感器硬件的设计可以采用不同的方法,最常见且可扩展的方法是基于传感器板的开发,它可以通过扩展总线连接到主处理器板上。典型的传感器板可容纳光、温度、麦克风、音响、音调探测器、2 轴加速度计和 2 轴磁强计等设备;其他的传感器板包括经济型版本(减少一组传感器),或更昂贵的版本(拥有 GPS 技术)。还有一种特殊的传感器板,携带 I/O 连接器,定制开发人员可以使用这些接口来连接自己的设备。另一种设计方法是将传感器直接放在微控制器板上。如果需要传感器是可以焊接或安装的,但可用的选择非常有限,因此通用性和扩展性受到影响。然而,板载传感器的设计可以降低生产成本,并且比在恶劣环境中可能与微控制器板分离的独立传感器板具有更高的鲁棒性。

通过收发电路,传感器设备通过基于射频通信的物理层将感测到的信息传递给附近的单元。在物理层上,通过多种协议的制定传感器之间可以进行通信[58]。受支持的协议数量越多,BAN 与其他应用程序集成就越容易。蓝牙是一种比较常见的用于短距离无线通信协议的设备,但 BAN 需要支持低能耗和在自组织网络中具有自组织特性的协议。虽然蓝牙在短距离内有很好的通信机制,但对于 BAN,它不是一个可行的解决方案。为了克服这些问题,大多数 BAN 应用程序使用 ZigBee 协议,ZigBee 协议的一个关键组件是它支持网状网络的能力。ZigBee 已用于网络中传感器之间的通信。它的优点是:(1) 节点间通信能耗低;(2) 其占空比低,可以提供更长的电池寿命;(3) 其通信基元可以实现低延迟通信;(4) 支持128 位安全性[263]。此外,它具有无线节点中传感器之间通信所需的所有基本特性。ZigBee还以经济高效的方式实现传感器网络的广泛部署。

表 16.1 总结了一些应用最广泛的环境传感器。

表 16.1 智能环境中的环境传感器

传感器	测量	数据格式
PIR[①]	运动	无条件
红外线发射管	运动/识别	无条件
RFID[②]	对象信息	无条件
压力	压力在椅子、垫子等上	数值
灵敏的瓷砖	压力在地板上	数值
磁性开关	门/橱柜 打开/关闭	无条件
超声波	运动	数值
相机	行动	图像
麦克风	行动	声音

注:① 被动红外运动传感器;② 射频识别。

16.2.3.2 BAN:硬件和设备

人体传感器节点主要由两部分组成:生理信号传感器和可连接多个人体传感器的无线电平台,以此创建一个复杂的通信网络。人体传感器的一般功能是收集与人体生理活动或身体活动相对应的模拟信号。随后模拟信号由模数转换器(A/D)进行数字化,并被转发给网络进行分析。

表 16.2 总结了用于测量生理体征的不同人体传感器,根据所捕获的生理信号,可能需要提高或降低数据采样率。

表 16.2　身体传感器

传感器	测量	信息率
加速度计	方向	高
陀螺仪	定向	高
图像/视频	活动	很高
血糖仪	血糖	高
血压	示波的	低
二氧化碳气体传感器	二氧化碳浓度	很低
心电图(ECG)①	心脏活动	高
脑电图(EEG)②	大脑活动	高
肌电图(EMG)③	肌肉活动	很高
眼电图(EOG)④	眼动	高
脉搏血氧测量	血氧饱和度	低
GSR(皮肤电反应)	汗水	很低
热量	体温	很低

注:① Electrocardiography;② Electroencephalography;③ Electromyography;④ Electrooculography。

更具体地说,一些最重要的人体传感器包括:

- 加速度计/陀螺仪:加速度计在医疗领域用于识别身体姿势(如坐、跪、爬、躺、站、走、跑等)。基于加速度计的 BAN 的姿势监测通常使用三轴加速度计定位人体的确切位置。它们也可以用来测量由于重力引起的振动或加速度,这对于识别老年人摔倒是有用的。基于角动量守恒原理,陀螺仪用于测量方位,陀螺仪通常与加速度计一起用于物理运动监测。

- 血糖:指血液中循环的葡萄糖量。传统上,测量血糖的方法是刺破手指,并提取一滴血液,然后将其滴到对葡萄糖敏感的化学物质组成的试纸上[107]。光学仪器(血糖仪)用于分析血样,并给出血糖的数值读数。近年来,利用红外技术和光学传感技术实现了无创血糖监测。

- 血压:血压传感器是一种运用示波技术测量人体收缩压和舒张压的非侵入式传感器。

- 二氧化碳气体传感器:该传感器通过测量气体二氧化碳水平来监测二氧化碳水平的变化,以及监测人类呼吸过程中的氧浓度。

- 心电图传感器:心电图是心脏电活动的图形记录。医疗服务提供者用它来帮助诊断心脏病,他们还可以用它来监测不同的心脏药物的疗效。为了获得心电图信号,在皮肤上的特定部位(如手臂和胸部)放置几个电极并测量这些电极之间的电位差。

- 脑电图传感器:这种传感器通过在人体头皮上的多个位置安装小电极来测量大脑内的电活动,然后,电极感应到大脑电活动的信息被转发给放大器,以产生跟踪图案。大脑不同区域的同步电活动通常意味着这些区域之间的功能关系。在医院里,病人在记录脑电图时,可能会被要求深呼吸或看着闪光灯。

- 肌电图传感器:肌电图是测量肌肉在收缩或舒张时产生的电信号。神经传导研究通常是在测量肌肉的电活动时一起进行的,因为神经通过电信号(脉冲)控制身体的肌肉,这些脉冲使肌肉以特定的方式做出反应。神经和肌肉紊乱导致肌肉的反应异常。

- 脉搏血氧测量:该传感器使用非侵入式探头测量氧饱和度。一个带有传感器的小夹子连接到人的手指、耳垂或脚趾,传感器发出光信号穿过皮肤,根据动脉血中氧合血红蛋白和总血红蛋白的光吸收,测量氧合血红蛋白与血红蛋白总量的比值。

- 湿度和温度传感器:用于测量人体温度和/或周围环境的湿度。如果测量到一定数量的变化,就可以发出警报信号。

16.2.3.3　传感器技术的最新趋势

由于人体传感器与人体组织直接接触,甚至可能被植入体内,因此其尺寸和与人体组织的物理相容性至关重要,这也推动了诸如微电子机械系统(MEMS)等新型材料和技术的研究和合成[108]。MEMS 是一种基于微型化机械和采用微加工技术制造的机电元件(即设备和结构)传感器设计创新技术。MEMS 器件的物理尺寸可能从远低于 1 微米到几毫米不等,它们为无处不在的医疗保健应用程序开辟了新的场景。近年来,MEMS 技术被用于传感器的设计,如加速度计、血糖、血压、二氧化碳(CO_2)气体传感器、心电图、脑电图、肌电图、陀螺仪、脉搏血氧仪等,以及一些在 WSN 中的典型传感器。例如,在心电图床边监测中,一次性电极传统上是由氯化银(AgCl)制成的,然而,长期使用这些类型的电极可能导致电触点故障以及皮肤刺激问题。MEMS 技术可以通过使用嵌入到衣服面料中的纺织品结构电极来缓解这个问题。这些纺织结构的电极可能会编织进衣服,不会引起任何皮肤刺激,因此很舒适,适合长期监测。与传统的电极相比,它们的柔韧度也更高,因为它们的形状可以适应人体的运动。

其他研究方向也在考虑制造创新的非侵入式的传感器。例如,麻省理工学院的研究人员设计了一种可伸缩的电子感觉皮肤,通过使用一组灵活互联的小($1″×1″$)刚性电路板(图 16.3)。每块电路板包含一个嵌入式处理器和一套传感器(包含 13 个),可以密集、多模态捕获近距离和接触现象。由于电荷耦合器件(CCD)和互补金属氧化物半导体(CMOS)主动像素传感器的发展,计算机视觉领域也取得了其他重要的成果[37]。近期的进展使得相机小到可以嵌入到眼镜中,从而增强了具有视觉功能的隐形眼镜的能力,捕捉到的图像可以映射到声音输出,以帮助有视力问题的人。这些图像甚至可以被翻译成其他形式,例如舌头上轻微的电脉冲。通过嘴里棒棒糖大小的电极阵列,盲人可以接受训练以恢复"视力"。

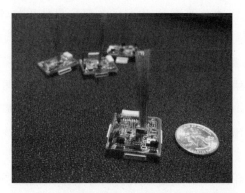

图 16.3　麻省理工学院的可伸缩电子感觉皮肤

16.3　基本分析技术

近年来在数据分析方法中,机器学习技术已被广泛应用于健康应用领域。机器学习是人工智能的一个分支,它允许现实世界的系统从数据中学习。机器学习算法可以通过从一组被称为训练集(training set)的观察数据示例中学习来推广出新的、看不到的数据示例。例如,在训练了一组标记为步行或慢跑(walking and jogging)的加速度计样数据训练集后,机器学习算法能够将未来的数据点分类为步行和慢跑类。

机器学习方法在现代应用程序很普遍,并且已经成功地实现并部署到许多实际应用程序中。在医疗保健领域,这些方法也得到了广泛的应用,如用于预测预期寿命的电子病历分析[155]、计算机辅助诊断[60]、DNA 序列分类[246]、医学成像[249]、药物安全监测和上市后药物不良反应检测[87,88]、疾病的早期预测[182]等众多医疗应用。

机器学习在许多健康应用中也变得相当普遍。目前许多普遍的健康应用都依赖于机器学习来分析传感器数据。这些算法可以在大量的传感器数据中学习,并在普遍的健康应用中制定决策。一些示例应用程序包括用于监视痴呆症患者的活动识别算法[198],或用于健康和幸福感应用的运动监测算法[130]。更多的示例可以在第 16.3.3 节中找到。

▶▶16.3.1　监督技术

机器学习技术的两种常见形式是有监督学习和无监督学习算法,前者侧重于预测数据的已知属性,后者侧重于从数据中发现未知知识。

监督学习技术构建了一个观察数据的内部模型,可用于预测未来示例的标签。监督学习方法基于模型从训练数据中学习到的属性,预测先前未见过的数据点的标签。通常,如果预测标签是离散的,则监督技术被称为分类器;如果预测属性是连续值,则称为回归任务。

监督算法需要一个标记的训练集,其中每个训练数据点都带有其注释预测标签,每个数据点本身都用一些特性来描述。例如,如果我们的目标是使用加速度计数据来区分步行或慢跑,通过特征来描述训练集中的每个数据点,如周围窗口中各点的均值和标准偏差,以及该窗口中的峰值等。训练集中的每个数据点还需要标注两个标签中的一种:慢跑或步行。然后在算法的训练阶段使用带注释的训练数据集作为输入,这样机器学习算法就可以在未来看不到数据点的情况下进行归纳和预测。为了测试机器学习算法的性能,通常会留出一部分带注释的数据用于测试。如果性能满意,则可以部署机器学习算法并将其与系统的其余部分集成。

图 16.4 显示了监督机器学习方法的工作原理。一般来说,处理数据是一个多阶段的过程。首先,捕获并用相应的标签注释数据;然后,对数据执行预处理任务,例如,可以对加速度计数据进行过滤以去除高频噪声,并将其分割成较短的分段;接下来,从数据中提取统计特征和形态学特征。此步骤还可以通过应用特征选择和降维技术来减少特征的数量;最后,分类步骤根据特征预测活动的类别。

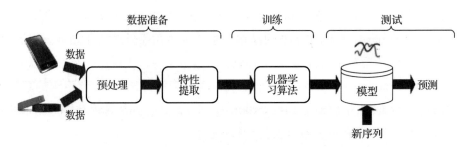

图 16.4 机器学习往往有许多步骤,包括数据准备、训练和测试

在普适的健康应用程序中,分类技术是监督机器学习技术中应用最广泛的技术之一。如前所述,如果预测标签是离散值,比如预测用户是步行还是慢跑,则称为分类任务,执行分类的算法称为分类器。一些著名的分类技术包括朴素贝叶斯[141]、决策树[193,208]、支持向量机[53]、logistic 回归[101]和神经网络[83]。

图 16.5 显示了分类算法如何解决一个小问题的。在这里,每个数据点都用两个特征表示(即 x 轴和 y 轴)。在现实世界中,大多数数据集有数十个、数百个甚至数千个特征。如图16.5 所示,决策边界将第一个类和第二个类分隔开来。在现实中,我们不知道真正的边界是什么样子,因此机器学习算法试图从训练集中提取信息,重建一个近似的边界。一些算法可能只重建一个线性边界,如感知器算法[206],或直线边界,如决策树[193],或非线性边界,如最近邻算法[40]和核方法[250]。有些算法还可能为每个预测赋一个置信度值,例如 logistic 回归算法。

如果预测值为连续值,监督机器学习技术称为回归任务。例如,如果我们的目标是基于当前的食物摄入量和活动水平来预测未来几天的血压值,则需要回归算法。与分类技术相似,回归算法可能是线性的,也可能是非线性的。

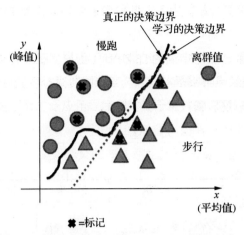

图16.5 真正的决策边界通常是未知的,机器学习算法试图重建一个近似边界

▶▶16.3.2 无监督技术

与监督学习算法不同,无监督方法不需要任何标记数据,相反,它们试图在未标记的数据中自动找到有趣的模式,例如将相似的示例分组到一个集群中。举例而言,序列挖掘可用于从智能家居中获得的环境传感器数据中发现用户活动。无监督机器学习的技术包括聚类分析[124]以及多种数据挖掘方法,包括关联规则挖掘[261]、频繁项集挖掘[29]和序列挖掘[159]。

频繁模式挖掘是数据挖掘的一个领域,主要在数据中找到经常观察到的模式。模式挖掘算法可能会寻找不同类型的模式,包括频繁项目集、频繁序列、频繁树或频繁图表等等。频繁模式挖掘算法在许多普适健康应用程序中非常有用,例如,活动识别经常用于监测老年痴呆症患者的活动。虽然识别预定义活动通常依赖于监督学习技术,但频繁模式挖掘的价值在于它能够发现可能包含感兴趣活动的未标记的传感器活动的重复序列。

Agrawal的Aprori算法[5]的开创性工作是该领域的起点。Apriori算法的流程是发现频繁的项目集并使用自下而上的方法,其中频繁的子集在候选生成的步骤中一次扩展一个项目,然后针对数据测试候选组;当找不到进一步成功的扩展时,算法终止。频繁模式挖掘算法有很多扩展和变化[3,75,84,85]。有关更多信息,请参阅频繁模式挖掘调查[159,29]。

▶▶16.3.3 示例应用程序

在文献[2]中有许多同时使用监督和无监督机器学习技术的例子,在这里我们提到两个突出的例子:持续健康监测和应急检测。

持续健康监测:机器学习技术可用于持续健康监测应用,其中各种非侵入式传感器可监测各种生理参数,如心电图、脑电图、呼吸,甚至是伤口愈合等生化过程。例如,Jin等[117]描述了一种基于手机的心血管疾病实时监测技术(CVD),该技术利用神经网络自动检测和分类心血管疾病的异常情况。训练数据是个人心脏特征和临床心电图数据库信息的结合,类似的研究还有使用传感器监测脑电图来预测癫痫发作[214],或者使用内置手机麦克风进行肺活量测量[135]。除了监测生理体征,人们还可以监测和跟踪活动,以此作为身体和认知功能的指标,可包括监测痴呆患者和老年人的日常生活活动(ADL)[199],检查在健身和健康应用背景下的体育活动[130],或监测精神障碍患者[35]的在线活动。监督和无监督方法都已在活动识别中被频繁使用,尤其是监督技术[2,134]。

应急检测:虽然监测常规事件很有价值,但我们对异常事件也很感兴趣。这些异常事件可能表明与健康问题有关的一场危机或生活方式的突然改变。分类技术可用于基于传入的传感器数据从正常事件中检测异常事件。已经有使用 PIR 传感器网络[33]检测紧急情况的解决方案,利用环境声音和传感器探测老年人跌倒的可能性[9,262],或在高风险跌倒的情况下,对拐杖的使用和行走方式进行分类[257]。

16.4　先进的分析技术

在本节中,我们将介绍一组更先进的分析技术,使我们能够开发复杂的智能医疗系统,如表 16.3 所示。

表 16.3　智能健康系统中使用的高级分析技术

构成	实例技术	实例应用
行为识别	图模型	健康监控
行为发现	序列挖掘	行为监测
异常检测	统计方法	应急检测
规划	分布式分层任务网络	促进
决策支持	基于知识	护理人员沟通
匿名化	匿名	隐私保护

▶▶16.4.1　行为识别

智能医疗系统关注的是人类的需求,因此需要关于人类正在进行的行为的信息[218]。这类技术的核心是行为识别,这是一个富有挑战性且需要经过充分研究的问题。行为识别的目标是根据传感器收集的数据识别发生的行为。行为识别有许多方法[43,196],这些方法根据用于监视活动的底层传感器技术、用于建模的机器学习算法以及正在建模行为的复杂性而有所不同。

在传感器技术方面,除了使用可穿戴传感器和环境传感器外,研究人员使用各种各样其他传感器用于识别行为,如洗碗、吃药和使用电话等一些行为的特点是与独特的对象进行交互。因此,研究人员探索了 RFID 标签[34,179]和加速度传感器或震动传感器[186],以标记这些对象并利用数据进行行为识别。这种方式的挑战在于确定用传感器标记哪些对象。已研究的一种方法[173,184]是挖掘行为的网页描述,以确定哪些对象对行为有帮助,并帮助区分不同行为。其他被研究用于行为识别的传感器模式包括摄像机[32,62,158,248]、麦克风[99,146]和 GPS 定位器[143,178]。在医疗应用中,每一项都面临着独特的挑战。在遮挡的情况下,相机和麦克风需要小心定位,并且坚固耐用。此外,由于隐私问题,这些技术并不总是被广泛接受。智能手机在行为识别方面越来越受欢迎[81,133],因为手机里的传感器会通过各种方法收集陀螺仪、加速度计、磁强计、GPS、声学和视频数据,只要它们在个人进行活动时位于人身上即可。

16.4.1.1　行为模型

用于建模和识别行为活动的方法与用于观察活动的传感器方法一样多种多样。现有的方法可以大致分为模板匹配/转导技术、生成方法和鉴别方法。模板匹配技术采用基于欧氏距离或动态时间规整的最近邻分类器[21,223]。生成方法采用如朴素贝叶斯分类器,使用高斯混合对行为样本进行建模,已经为批量学习带来了有希望的结果[32,226,238]。生成概率图形模型,如隐马尔科夫模型[31,38,226,237]和动态贝叶斯网络[143,251],已用于对活动序列进行建模,并平滑集成分类器的识别结果。决策树以及套袋法和增强方法已经过测试[150]。判别方法包括支持向量机[32]和条件随机字段[103,147,239,234],试图最大限度地分离行为集群,也很有效。

16.4.1.2　行为的复杂性

在控制设置中收集的许多方法都分析了预先分段的行为序列。最近,有人尝试将数据自动分割为属于同一活动类的传感器事件[79,173,197],还有一些人专注于从连续的传感器流中实时识别行为[197]。此外,研究人员还研究了利用信息或模型在一个环境中提高新传感器网络[236]、新环境[50,195,198]或新活动标签[111]的行为识别的方法。行为识别的另一个复杂层次是分析交织行为[157,219]或并行行为[247]的数据。人类经常在一个行为中间进行另一个行为,从而有效地利用时间,导致传感器记平滑交织。如果一个传感器事件记录多个行为,则可能会发生并发行为,这种情况也可能表明空间中有多个居民,这是行为识别算法面临的一个挑战[54,189]。

▶▶16.4.2　行为模式发现

虽然识别预定义的活动通常依赖于监督学习技术,但无监督学习的价值在于它能够发现未标记传感器活动(可能包含感兴趣行为)的重复序列。行为发现方法建立在丰富的发现研究历史的基础上,包括挖掘频繁序列、使用正则表达式[22]挖掘频繁模式、基于约束的挖掘[183]和频繁周期模式挖掘[94,200]。

最近的工作扩展了这些早期方法,以寻找更复杂的模式。Ruotsalainen 等[207]设计了 GAIS 遗传算法,以无监督学习模式来检测交织模式。人们还提出了其他的方法,从不同序列的数据集的类型的时间流数据[197]中挖掘更复杂的不连续模式[196,183],并允许模式出现的变化[183]。被发现的行为模式对解释传感器数据很有价值,并且可以从被发现的模式中构建模型,以便在将来发生时识别这些模式的实例。

▶▶16.4.3　异常检测

虽然表征和识别传感器生成的大多数常规事件是很有价值的,但对于健康应用程序,我们也对异常事件非常感兴趣。这些异常事件可能表明健康问题相关的生活方式出现危机或突然改变。

在需要标记和处理可疑活动的安全监视中异常事件检测或异常检测也很重要。当异常检测基于频繁且可预测的行为时,它是最准确的。常见的统计方法如箱形图、图表、CUSUM 图表等,可以进行自动检测和异常分析[233]。异常可以在不同规模的人群中被捕获,例如,虽然大多数人可能会出现状况 A,但一个人可能会表现出状况 B,这表明需要进一步调查[57]。异常也可能在不同的时间尺度上被发现,包括单个事件、数天或数周[221]。

在智能医疗系统中,对异常检测的关注很少,这在一定程度上是因为异常的概念定义不明确。有人提出异常的许多可能的解释,甚至还提出了用于智能医疗系统的用例[229]。还有人提出一些基于事件和活动之间预期时间关系的算法方法[114]。如果标记事件很少发生,并且在当前情境中没有预期到,则它们是异常的[259]。

▶▶16.4.4　规划与调度

自动规划和调度可以应用于许多智能健康系统中。自动规划技术从一个初始的已知状态开始,并在每个状态中选择可能的操作来实现目标状态。规划可以在许多不同的智能健康场景中发挥作用,例如,规划可以利用灵活的方式安排日常活动,提醒痴呆患者的日常活动。它还可以用于检测任务执行中任何可能的不足,并帮助痴呆症患者完成这些步骤。规划的另一个用途是自动化日常事务,以便让身体缺陷的用户过上更加独立的生活。

过去,人们提出了许多规划技术。其中一些技术包括决策理论技术(如 Markov Decision Processes[23])、搜索方法(如 forward and backward search[28])、基于图形的技术(如 GraphPlan[25])、层次技术(如 O-Plan[227])和反应性规划技术(如文献[69]所示)。例如,基于图形的规划技术以图形的形式表示可能动作的搜索空间,层次规划技术使用层次结构来预先定义动作组,而反应性规划技术根据感测到的信息调整计划。

智能卫生系统对传统的规划技术提出了许多新的挑战。例如,规划人员必须在动态环境中发挥作用,在这种环境中,操作的结果及其持续时间不确定。此外,由于用户的移动性或其他因素,资源的可用性可能会发生变化。因此,由扩展经典规划技术提出了更先进的规划技术[216]，其中一个例子是分布式层次任务网络(D-HTN)技术[10]，它扩展了层次任务网络(HTN)。这种技术使用集中的方法来管理分布式设备提供的分布式功能。分布式设备可能以永久或暂时的方式可用。D-HTN 的研究是在糖尿病患者家庭护理的背景下进行的，在这个背景下，不同的家庭设备以一种分布式的方式相互沟通和协调规划。例如，来自监测设备的数据可能需要诸如调整室温、建议注射胰岛素或者寻求医疗帮助之类的措施。

有文献已经报道了一些智能健康系统，它们使用自动规划和调度，特别是在帮助痴呆患者方面。COACH 就是这样一个系统，它为阿尔茨海默病患者提供任务指导[156]。它使用手工编码表示洗手的详细步骤，并依靠视觉技术来识别用户的步骤。如果用户无法完成某一特定步骤，则提供详细的说明。另一个例子是 PEAT，也为用户提供任务指导[140]。它根据层次事件维护每日规划的详细模型，并跟踪执行。PEAT 具有在突发事件发生时重新调度活动的能力，但除了用户反馈外，它缺乏来自世界的真实感官信息。Pollack 等人的自动调节器[191]是另一个系统，通过推断客户应该做什么和正在做什么之间的差异，为用户提供关于他们日常活动的提醒，并决定是否以及何时发出提醒。

▶▶ 16.4.5　决策支持

决策支持系统(DSS)[63,66,67]已广泛应用于医疗保健领域，用于协助医生和其他医疗保健专业人员进行决策任务，例如分析患者数据[172,19,20,145,220,205,185]。DSS 系统主要基于两种主流方法：知识型(knowledge-based)和非知识型(nonknowledge-based)。

知识型 DSS 由两个主要组成部分：知识数据库和推理引擎。知识数据库包含编译数据的规则和关联，这些数据通常采用 IF－THEN 规则的形式，而推理引擎则结合了来自知识数据库的规则与真实患者的数据，以产生新的知识，并提出一套适当的操作。目前已经提出了不同的方法来设计医疗保健知识数据库和推理引擎，例如信息的本体表示[123]。

非知识型 DSS 对特定的医疗过程没有直接的临床知识，但是它们从过去的经验和在临床数据的发现中来学习临床规则。例如，各种机器学习算法(如决策树)代表了学习医疗保健和临床知识的方法。

这两种方法都可以与智能健康系统结合使用，事实上，智能健康系统的敏感性、适应性和不突兀性的特性特别适用于设计能够支持医务人员进行关键决策下的决策支持系统，尤其是智能健康系统能够实现第三代远程控制系统的设计。第一代是紧急警报器(panic-alarms gadgets)，通常为吊坠或戴在手腕上使用，以使人在摔倒或其他类型的健康紧急情况下可以寻求帮助。第二代远程护理系统，使用传感器自动检测需要辅助或医疗决策的情况。最后是第三代，代表智能健康系统，它们摆脱了简单的被动方法，并采用能够预测紧急情况的主动策略。因此，DSS 可以与多模态感应和可穿戴计算技术一起使用，以持续监控患者的所有生命体征并分析这些数据，从而做出实时决策并为患者提供及时的支持。

最后,DSS可与智能健康系统范例联合使用,以加强医护人员之间的交流。例如 Anya 等人引入了一种基于情境感知知识建模的 DSS 系统,旨在促进位于不同地理位置的医疗人员之间的沟通和提高决策能力[15]。

▶▶16.4.6　匿名化和隐私保护技术

随着智能卫生系统变得越来越普遍,更多关于个人及其生活的信息将被收集,虽然这些信息旨在促进个人的福祉,但它可能被认为是一种侵犯隐私的行为,特别是如果被其他方拦截,可能被用于恶意目的。

虽然一些隐私问题集中在对侵入式监控的感知上[59],但许多部署密集的互联网设备和当前的智能系统几乎没有对抗攻击的安全性手段,还有许多其他系统仅采用原始的方法来保护系统免受内部或外部攻击。隐私的定义将随着环境智能系统的成熟而继续发展[90]。这一事实突出表明,即使个人信息不是由不需要的一方直接获得的,也可以通过汇总数据推断出大部分信息。出于这个原因,一些方法正在被开发,以确保重要的信息不能从挖掘模式中获得[136,245]。

▌16.5　应用程序

如表16.4所示,学术界和工业界开发了各种用于医疗保健的智能健康应用。本节通过介绍科学和现实框架来讨论每个应用类别,并重点介绍为患者、老年人等提供的益处。

表 16.4　环境智能在医疗保健中的应用

应用程序	目标	环境①	身体①	方法②
持续健康监测	使用传感器网络监测生理状况(心电图,脑电图等)	●	○	行为识别
持续行为监测	使用传感器网络监控人类行为(看电视,坐等)	●	●	行为识别
应急检测监测	使用传感器网络检测危险,跌落等	○	●	行为识别
辅助生活	为病人和老人的日常活动创造智能环境	●	×	行为识别,决策支持
治疗与康复	通过远程和自治系统支持需要康复服务的人员	○	×	行为识别,决策支持
劝导幸福	系统旨在改变人的态度,以激励他们过上更健康的生活	●	×	行为识别,决策支持

续表 16.4

应用程序	目标	环境①	身体①	方法②
情感幸福	无处不在的系统基于神经和心理洞察力来分析情绪和改善幸福感	●	●	行为识别
智慧医院	通过无处不在的技术改善医院利益相关者之间的沟通	●	×	决策支持

注:① ●强制性—○:可选—×:不需要(例如,它们可能会增加系统的侵入性,而且不给带来额外的好处);
② 所有应用程序类都使用匿名化和隐私保护技术来确保个人数据隐匿。

▶▶16.5.1　持续监控

分析学在医疗健康领域的第一个也是最重要的应用,就是以一种非侵入式的方式监控用户的健康状况。在以下小节中,我们将讨论其他的监控应用程序,例如持续行为监控以及检测紧急情况的监控。

16.5.1.1　持续健康监测

在过去的十年中已经开发了各种非侵入性传感器,用于测量和监测各种生理参数,例如心电图、脑电图、EDA,呼吸甚至生化过程,例如伤口愈合。这些传感器中的一些是可穿戴设备的形式,例如腕带,而另一些则嵌入到纺织品中,称为 E-textile 或智能织物。尽管一些生理测量如脑电图仍然需要使用侵入性设备和传感器(例如,测量脑电图需要使用电极),但大多数这些传感器可以通过非侵入式的方式监测生理体征。无论传感器的形式如何,这种传感器都可以通过连续监测和异常情况检测来使患有慢性疾病的患者控制其健康状况。在传统的医疗中实现连续监测几乎是不可能的,仅能在偶尔的医生就诊期间采取典型的措施进行监测。使用这种传感器还可以让健康的成年人跟踪他们的健康状况,并采取必要的措施来改善他们的生活方式。

Gouaux 等[78]描述了一种可穿戴的个人心电图监控装置(PEM),用于心脏事件的早期检测,该设备通过产生不同的报警级别来检测和报告异常情况。另一个例子是 AMON,它以腕带的形式测量各种生理信号[14]。如今,市面上已经有了一些可以买到的健康监测设备,如博世[30]的 HealthBuddy、飞利浦的 TeleStation[187]、英特尔的 HealthGuide[113]以及霍尼韦尔的 Genesis[100]。许多学术项目也试图将监测设备与服装面料相结合,包括WEALTHY 项目[174],BIOTEX 项目[176]和 MagIC 项目[202]。例如,BIOTEX 基于 pH 值的变化和炎症蛋白浓度来监测疼痛情况[176]。其他的项目也尝试提供各种医疗植入物,例如,"健康目标"项目侧重于开发一系列医疗植入物,以帮助老年人[97]。开发完全无创的健康监测方法是另一个活跃的研究领域。比如 Masuda 等人[149]通过测量充气床垫压力的波动,并依靠心脏和呼吸的低频特性来测量呼吸率和心跳等生理体征;Andoh 等人开发了一种睡眠监测床垫来分析呼吸频率、心率、打鼾和身体运动[11]。SELF 智能家居项目还利用压力传感器阵列、摄像机和麦克风监测各种因素,如姿态、身体运动、呼吸、血液中的氧气、口鼻气流和呼吸暂停[167]。

16.5.1.2　持续行为监测

除了监测生理指标,另一个潜在的监测应用是行为监测。行为监测尤其适用于辅助生活环境和精神残疾者的监测。这种系统可以持续、自然地评估居民的心理健康和认知状态,还可以提供自动化的帮助,并减轻照顾者的负担。在某些情况下只监测单一行为,例如Nambu等人[165]监测看电视行为诊断健康状况。大多数研究项目都监控日常任务的一部分,例如,CASAS项目[200]监控日常任务的一个子集,以识别痴呆患者日常活动的一致性和完整性。IMMED项目通过使用可穿戴摄像头监测痴呆患者日常生活行为(IADL)的丧失或认知能力的丧失[153]。其他研究人员致力于识别社会行为,尤其是在养老院中[41,48]。识别行为变化可能是认知或身体衰退的一种反应,例如,运动模式、步行速度、外出次数和睡眠规律的变化等指标已被确定为痴呆的早期征兆[71,91,224]。

16.5.1.3　应急检测监测

还有一些是监测紧急情况的项目。在英国,英国电信公司(BT)和利物浦市议会开发了一项远程医疗技术项目,使用多种传感器(如PIR传感器[33])对居民进行监测。如果发现任何危险,系统会询问居民是否安全,否则会通知相关人员。另一个重要的应急检测领域是跌倒检测,这对老年人特别有用,因为跌倒是导致老年人高发病率和死亡率的重要因素。跌倒检测技术依赖于多种技术:可穿戴设备、环境传感器和相机[160]。可穿戴跌倒检测系统使用诸如加速度计和陀螺仪之类的传感器以及通过测量角度和加速度来测量姿势和距离[131,256]。环境跌倒检测系统使用环境传感器,例如被动红外(PIR)传感器和压力传感器来检测跌倒。他们还依靠地板振动检测和环境音频分析等技术来确定可能的跌落[9,262]。最后,基于视觉的跌倒检测系统通过提取视频特征,如3D运动、形状和非活动状态,以检测跌倒[70,212]。还有一些预防性跌倒检测工具,例如Wu等人开发的智能手杖,它对手杖使用和行走模式进行分类,并在摔倒风险高的情况下通知老年人[257]。

值得注意的是,将各种传感器(如生理传感器)的数据与电子健康记录(EHR)或日常活动信息相结合和融合的潜力是巨大的[89]。医疗保健机构通过使用持续监测早期发现疾病,以及通过将护理转移到个性化水平来减少对机构护理的需求,从而实现从治愈转变为预防。

▶▶16.5.2　辅助生活

智能健康技术可以让残障人士通过使用家庭自动化方式来维持更独立的生活方式,可以为他们提供持续的认知和身体监测,并在必要时为他们提供实时帮助。这些服务尤其适用于身体和认知能力下降的老年人[171]。

我们已经讨论了行为监测和跌倒检测方法如何对老年人有用。药物管理是另一个可以为老年人带来巨大好处的领域[161,168,240]。大多数老年人服用许多不同的药物,并且由于认知能力下降通常会忘记药物服用剂量和服用时间。使用从各种传感器获得的适当的情境信息,可以通过情境感知和灵活的方式提供药物提醒。如果检测到不合理行为,可以联系护理人员。

> 例如,约翰吃完早餐后会被提醒吃药,但如果他在看他最喜欢的电视节目或打电话,他就不会被提醒。如果约翰忘记服药超过一定次数(取决于药物的服用频率),系统会自动联系他的医生。

尽管已经取得了一些很大的进展,但是目前的药物管理系统还没有完全实现情境感知。例如,iMat 是一个用户友好的药物管理系统[231]。iMat 用户不需要了解其药物的使用说明,相反,iMat 允许每个用户的药剂师从用户的处方或非处方药描述中提取机器可读的药物使用计划说明。一旦加载到 iMat 分发器或调度管理器中,该工具将自动生成药物服用日程。研究人员还提出了其他药物管理工具,如“神奇药柜”(Magic Medicine Cabinet),它可以提供提醒,并可以与医疗专业人员互动[243];或“智能药柜”(Smart Medicine Cabinet),利用 RFID 标签监测药物使用情况,并与手机进行通信[215]。

除了药物治疗外,其他认知矫正工具对精神残疾人士非常有用,尤其是对老年痴呆症患者。COACH 是一种认知矫正工具,它依靠规划和视觉技术来指导用户洗手[156]。其他认知矫正工具,如 PEAT[140]和 Autominder[191]也使用自动规划来提供日常活动的一般性提示。如果观察到的活动有任何变化,它们可以调整自己的时间表。认知矫正工具也可以用于认知康复。感知相机是微软公司开发的一款小型可穿戴相机,它还能捕捉到穿戴者一天的数字化记录数据,包括图像和传感器数据日志[96]。研究表明,它可以帮助痴呆症患者回忆那些后来被遗忘的早期经历,从而起到回溯记忆的作用。Hoey 等人[98]也描述了认知康复工具的开发,以帮助艺术治疗师治疗老年痴呆症患者。

智能健康工具也可以用于预防老年痴呆患者的徘徊行为,有一些预防户外徘徊行为的工具被研发出来。KopAL[73]和 OutCare[244]通过在患者离开预定路线或偏离日常确定路线的情况下联系护理人员方式来支持解决与迷失方向相关的问题。一些防止室内徘徊的工具已被开发。例如,Lin 等[144]使用 RFID 技术检测易迷失方向的人(如儿童或老人)是否接近危险区域,Crombag[55]建议使用虚拟室内围栏。一些用于预防徘徊的商业产品包括安全门和安全床[65],例如,如果有人没有打开门就走出去,安全门会发出警报以防夜间徘徊。导航辅助工具也被开发用来帮助处于痴呆症早期的老年病人。“Opportunity Knocks”是一个移动应用程序,通过学习用户的路线提供公共交通系统指导[180]。

许多智能健康项目试图通过各种服务提供全面的帮助。“RoboCare”是一个辅助生活项目,通过软件、机器人、智能传感器和人类的组合为残疾人提供帮助[18]。它利用视觉技术使用跟踪系统来确定各种 3D 位置,以跟踪人和机器人。它还依靠任务执行和监视组件来识别当前情况,并将其与预期计划进行比较。佐治亚理工学院的"Aware Home Research Initiative"(AHRI)包括一些监测老年人行为的不同项目,例如"独立生活方式助理"项目,以被动方式监控老年人的行为并在紧急情况下(例如跌倒)提醒护理人员[125]。"技术教练"是AHRI 的另一个项目,该项目观察老年人对家庭医疗设备的使用情况,并提供适当的反馈和指导,以便更好地使用[163]。智能家居项目(如 CASAS)也试图通过依赖各种机器学习和数据挖掘技术来理解传感器数据,以一种非侵入式的方式提供全面的监控和辅助服务。

智能医疗系统也可以为视障人士提供很大帮助。许多不同的系统已被提出用于盲人导航,依赖于诸如 RFID 标签、红外传感器和 GPS 技术的各种传感器、Chumkamon 等人[47]使用 RFID 标签开发用于盲人室内引导的跟踪系统。陈等人[42]将 RFID 标签嵌入盲道的瓷砖中,以便更好地导航。一些系统还使用音频接口将重要位置的名称传送给用户,例如SAWN 系统[252]。还有一些应用程序可以方便日常工作,例如购物,如 ShopTalk 项目[166]。

最后,使用决策支持方法设计了几个智能生活环境辅助项目。例如,ALARM-NET 项目[7]是弗吉尼亚大学为普及医疗健康辅助开发的生活和住宅监测网络。它将环境和生理传感器集成在可扩展的异构架构中,以支持实时数据收集和处理。ALARM-NET 网络通过使用不引人注目的环境传感器和穿戴交互设备创造了连续的医疗记录,同时保持了居民的舒适度和隐私[254,255]。CAALYX(全环境辅助生活实验)[36]是另一个项目,通过开发一种可穿戴的轻型设备来提高老年人的自主性和自信心,该设备能够测量特定的生命体征和检测跌倒,并在紧急情况下与护理人员进行实时沟通。My Heart[162]是一个开发智能电子、织物系统和服务的综合项目,使使用户能够掌控自己的健康状况[82]。该系统采用可穿戴技术和智能面料,监测患者生命体征,为用户提供合适的健康建议。SAPHIRE[211]项目通过将无线医疗传感器数据与医院信息系统相结合,开发了一个智能医疗监控和决策支持系统[132]。在SAPHIRE 项目中,通过代理技术和基于临床实践指南的智能决策支持系统来实现患者监测,无线医疗传感器接收到的观察数据以及患者的病史被用来推理,存储在医疗信息系统中的患者历史记录可以通过语义丰富的 web 服务来访问。

▶▶16.5.3　治疗和康复

根据世界卫生组织(WHO)残疾和康复小组的数据,需要康复服务的人数正在持续增加(占全世界人口的 1.5%)[203],然而目前的医疗解决方案和技术还不足以满足康复需求。在这种情况下,智能健康可以形成创新的康复方法以支持个人获得康复资源。这可以通过开发基于传感器网络和其他技术手段如机器人、脑机接口(BCIs)的点对点康复系统来实现。

传感器网络具有极大影响医疗保健各个方面的潜力,包括康复[177]。例如,Jarochowski 等人[115]提议实施一个系统,即普适康复中心。该系统集成了基于 Zigbee 的无线网络和监控病人和康复机器的传感器,这些传感器与 Zigbee motes 相连,Zigbee motes 又与服务器应用程序相连,服务器应用程序管理康复中心的各个方面,并允许康复专家向患者分配处方。

Piotrowica 等人[190]提出的另一个系统描述了家庭中心脏远程康复系统的需求,特别讨论了控制体育锻炼的不同组成部分,这需要通过连续的监测来识别患者的关键状态并做出相应的反应。作为一种副产物,在远程康复期间收集的与健康有关的数据被用来为心脏病学家提供病人护理的有用信息。Helmer 等[95]提出的康复系统提高了慢性肺阻塞疾病(COPD)患者的生活质量,该系统包括用于自动监测康复训练的组件,可以根据他或她的重要数据控制运动的目标负荷。

此外,通过为患者配备无线、可穿戴或环境生命体征传感器,收集关于生理状态的详细实时数据,可以使自主康复治疗等创新活动成为可能[192,213,253]。飞利浦研究中心[188]的中风康复训练器引导患者完成一系列运动再训练,这些运动由理疗师制定并上传到患者单元。该系统位于无线惯性传感器系统上,旨在记录患者的运动,分析数据是否偏离个人运动目标,并向患者和治疗师提供反馈[209]。中风康复训练师通过一系列运动训练练习来指导患者,这些运动由物理治疗师制定并上传到患者单元。无线惯性传感器系统记录患者的运动,分析数据是否偏离个人运动目标,并向患者和治疗师提供反馈。Hocoma AG Valedo 系统[235](见图 16.6)是一种医疗背部训练设备,它可以提高患者的依从性,并允许通过基于躯干运动的实时增强反馈来提高患者的积极性。它将躯干运动从两个无线传感器转移到一个激励游戏环境中,引导病人进行专门为腰痛治疗设计的练习。为了挑战患者并实现更有效的训练,练习可以根据患者的具体需要进行调整。最后,GE 医疗[76]正在开发一种无线医疗监测系统,该系统有望能够收集人们生理和运动数据,从而在家庭环境中进行康复干预。其他几个系统目前正在研发中,例如,Jovanov 等人[118]已开发出基于无线体域网(WBAN)的计算机辅助物理康复应用和动态监测。该系统对传感器数据进行实时分析,为不同治疗领域的用户提供指导反馈,如卒中康复、髋关节或膝关节手术后的身体康复、心肌梗死康复和创伤性脑损伤改善。Tril[230]项目给出了一个实际的应用实例,该项目通过其子组件BASE[61]提供了一种基于家庭的交互式技术解决方案,以提供和验证个性化的理疗师规定的针对老人的锻炼计划的正确性。BASE 使用传感器网络收集提供锻炼计划所需的数据,并利用计算机视觉算法来验证这些康复体验的正确性。主动护理[64]项目的主要目标之一是支持高危老年人[194]。该项目利用两个环境摄像机提取人体轮廓,并通过分析肩膀高度、脊柱倾斜和轮廓质心来获取人体步态。这一分析对于老人或残障人士的远程自主治疗具有重要价值[142]。其他一些有趣的基于传感器网络的工作与帕金森病等退行性病变的康复系统的设计有关[77]。作者提出了一项初步研究的结果,以评估使用加速度计数据来评估帕金森病患者症状的严重程度和运动并发症的可行性。该系统基于支持向量机(SVM)的分类器,该分类器用于从加速度计数据特征估计震颤、运动迟缓和运动障碍的严重程度,从而优化患者的治疗。Bachlin 等人[17]还介绍了一种可穿戴助手,用于治疗帕金森病患者的步态冻结(FOG)症状。该可穿戴系统使用身体上的加速度传感器来测量病人的运动,检测步态冻结症状并自动产生有节奏的听觉信号,刺激病人恢复行走。未来,将可穿戴传感器网络与触觉硬件相结合,设计基于增强现实框架的医疗培训系统,用来提高医务人员对老年人或患者康复过程中的支持能力[1]。

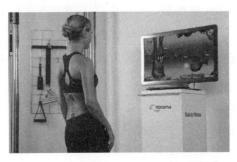

图 16.6　Hocoma AG Valedo 在工作[235]

　　传感器网络技术与机器人技术的结合也是近年来康复系统领域的一个新的发展趋势[27,253]。人们对这一方法的兴趣源于一项观察,即患有慢性疾病(如中风后偏瘫)的受试者可以从治疗干预中获益,这些干预可以通过机器人系统和可穿戴技术得到促进[26]。实际上,这些集成系统可以用于各种医疗场景。这些概念的具体应用是韩国 KAIST 开发的人性化的家庭环境辅助系统,即智能甜蜜家庭(ISH)[119,175]。该系统通过不断检查居民的意图或健康状况来考虑居民的生活方式;家庭本身被视为一个积极支持为残疾人提供适当服务的智能机器人。Kubota 等[129]也提出了一种类似的混合机器人系统,用于帮助四肢瘫痪的残障患者。

　　近年来,有人尝试直接利用脑机接口技术检测脑电图信号,进一步提高传感器网络的康复能力。BCI 系统是智能健康环境的自然延伸,的确它们通常用于允许智能环境居住者以一种透明的方式处理他们周围的空间。这种轻松的交互方式特别适合强化康复系统。ASPICE[49]和 DAT[13]项目就是这种技术的例子,这种技术允许临时或永久性的神经运动残疾人改善或恢复他们的移动能力(直接或通过模拟),以及他们的沟通技能。

▶▶16.5.4　劝导性健康应用

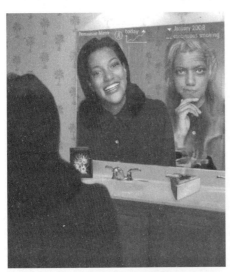

图 16.7　工作中的劝导镜项目[12]

劝导技术[241]代表了计算机系统、设备或应用程序的设计旨在以预定的方式改变人们的态度或行为,从而通过调节预防和治疗来激励人们过上更健康的生活[112]。虽然劝导技术领域最近引起了广泛的关注,但是环境劝导技术的概念直到最近才被提出[39,123,201]。环境劝导技术通过将行为科学的观点与计算技术相结合,构成了人类与技术产物之间一种全新的关系类别[122]。计算机劝导系统的第一个例子是劝导镜(Persuasive Mirror)[12]。该系统使用无处不在的传感器来持续收集关于人类全面行为的信息,并为用户提供与心理策略匹配的连续的视觉和非侵入性反馈(见图 16.7)。环境劝导镜的其他应用也有介绍[164]。

环境劝导技术的另一个重要应用是 Idygven Gward 投影仪[126]。这种具有环境劝导的系统被用于餐馆和医院,以激励员工或工人在离开卫生间前洗手。设备安装在卫生间,每个员工都要佩戴胸卡。无论员工什么时候去洗手间,她都要用一段时间的洗手池。De Carolis 和 Mazzotta[39] 提出了一种基于普适计算和分布式计算相结合的环境劝导方法来激励健身中心的用户。在劝导过程中,用户被几个连接在一起的设备包围着。另一个有趣的基于劝导技术的智能健康应用是 PerCues[232]。不同于之前的应用,PerCue 的目标是通过劝导用户实现一个共同的目标,比如减少环境污染,从而实现人类的共同福祉。perFrame 项目[170] 以交互画框的形式实现了一个有说服力的界面,它将不引人注目地集成到工作环境中,并提供情感反馈,以说服员工在使用计算机工作时适应更好的健康习惯。

Etiobe[8] 是另一个致力于治疗儿童肥胖的项目,它的架构融合了无处不在的、智能的和劝导的特性来实现网络疗法。它基于虚拟现实和增强现实,并试图劝导孩子们避免不良的饮食习惯。该系统使用一组环境传感器来捕获重要信息,如情境、生理和心理数据。

最后,一些基于游戏的环境劝导系统已经被引入或正在开发中[228]。例如,Dance Dance Revolution 项目将具有传感器功能的舞池与视频界面连接起来,提供舞蹈比赛等刺激性锻炼[102]。最近的一个趋势是使用运动传感控制器,例如 WiiMote 或 Kinect 传感器,允许个人在劝导游戏中自然地操纵数字世界。总的来说,这项工作表明游戏和社会竞争可以用来建立长期的任务,例如,老年人或身体有缺陷的人可以在康复期间使用这种游戏。

▶▶ 16.5.5　情感幸福

神经学和心理学的最新进展表明了情绪在我们生活的各个方面,特别是在医疗健康和幸福领域的重要性。事实上,已有证明消极情绪对人的免疫系统有负面影响[139]。情绪通常通过三个渠道进行表现:声音(语音),面部和身体姿势(视觉)以及内部的生理变化,如血压、心跳速率或呼吸。

基于智能传感器的基础架构可能是识别和管理情绪以及改善幸福感的合适工具。McNaney 等人[152] 设计了一种可穿戴声学监控器(WAM)设备,通过推断社会互动水平和声音的情绪特征,在社会和情感健康的各个方面提供支持。它可以通过识别声音的振幅、音高、语速和停顿长度等语音特征来监控和评估佩戴者的声音水平,从而在特定时间内洞察佩戴者的情绪状态。此功能使个体反思那些被证明特别有压力或令人有愉悦感的环境和情况,并可能会影响未来的行为。环境传感器在情感健康方面的另一个有趣应用是 AffectAura[151] 项目。该系统基于摄像头、kinect 传感器、麦克风、皮肤电活动传感器、GPS、文件活动传感器和日历刮报收集的信息,持续预测用户的效价、兴奋和参与程度,允许用户利用 AffectAura 的线索来构建关于他们生活的故事,即使他们已经忘记了具体的事件或与之相关的情绪语调。另一个项目 EmoSoNet[260] 引入了一个情感感知的社交网络,目的是为了增加情感上的幸福感。该框架使用传感器和行为分析方法,以便以较少的用户工作量来自动推断用户的压力水平。它还使用音频、动画和震动触觉反馈来增强参与度。另一个名为 MONARCA[72] 的系统为双相情感障碍的行为和生理信息的多参数长期监测开发并验证了解决方案。特别值得一提的是,该系统由一款支持传感器的手机、一个戴在手腕上的活动监视器和一个生理传感器(GSR,脉冲),用于定期测量的固定脑电图系统和家庭网关组成。将传感器信息与患者的医疗记录和已建立的精神病学知识相结合,对抑郁和躁狂发作进行预测。

Emo&Pain 项目[217] 是一个智能系统,可以对患者与疼痛相关的情绪和运动进行无处不在的监测和评估。具体来说,该系统旨在开发一套自动识别与疼痛相关的、典型的腰痛行为模式以及影响疼痛的情感状态有关的视听线索。Aziz 等人[16] 还提出了一种动画化的对话代理,提供情感支持和陪伴,以促进患者的情感福祉,提高患者在医院救治过程中的护理和效果。

▶▶16.5.6　智能医院

智能健康技术对护士、医生和其他卫生健康人员等其他利益相关者也很有用,尤其是可以促进他们之间的交流。Sánchez 等人开发了 iHospital 项目,提供基于行为识别的情境感知和交流[210],收集和使用各种情景信息,包括位置、时间、在场人员的角色以及 RFID 标记的工件,以帮助决策和沟通。

研究者在创建用于医疗保健的中间件做了很多努力。Rodriguez 等人[204] 描述了 SALSA 的开发过程,这是一种基于代理的中间件,可以方便地响应病人和医院工作人员的特定需求。SALSA 考虑了医生由于高度流动而具有分布式访问特性。医生必须查看病人的临床记录时,可查看分布在医院各处的医疗设备,并与分布在医院各处的同事进行沟通。为了跟踪人的位置,Rodriguez 等利用移动设备与接入点之间的射频信号强度,建立信号传播模型来估计距离。

Favela 等人[68] 描述了在医院中使用智能健康的几种可能场景,并围绕这些场景构建了它们的框架:

例如,加西亚医生正在检查 234 号病床上的病人,这时他收到了一条新信息。他的手持设备显示了一张医院的地形图,告诉他另一个病人的 X 光检查结果可查看。他走到最近的公共显示器,该显示器检测到他的存在,并为他提供个性化的视图。加西亚医生选择了 225 号病床上的信息,打开窗口显示病人的病历和最近拍的 X 光照片。通过了解情境状况,系统会自动打开一个窗口,其中包含与患者当前诊断相关的医院医疗指南,以及另外一个窗口,其中包含以前的类似病例,以支持医生的分析。当加西亚医生正在分析 X 光图像时,他在地图上注意到附近有一位住院医师,于是打电话给他,让他看这个有趣的临床病例。

Kofod-Petersen 和 Anmodt[127] 也描述了通过使用情境信息、目标识别和基于案例的推理来支持卫生工作者在患者诊断和治疗中合作的智能健康技术。GerAmi(Geriatric Ambient Intelligence,老年环境智力)是另一个医院项目,帮助医生和护士监测病人,更好地管理他们的任务[52]。例如,它使用 RFID 技术跟踪病人的位置,并在必要时发出警报。它还根据各种情境信息(如附近护士的可用性和她们的个人资料信息)为护士分配任务。

16.6 结论与展望

借助分析技术,智能健康系统有望通过成功获取和解释情境信息,在很多方面从根本上提高我们的健康水平。通过依靠各种计算和网络技术以及不同的传感器模式,智能健康系统有潜力在不久的将来增强我们的医疗系统。

在本章中,我们从不同的角度探讨了分析学在医疗健康中的应用。我们讨论了基于个人健康状况(如身体或精神残疾、慢性疾病或康复情况)在医疗健康中的分析方法的使用。从另一个角度,我们讨论了当前的技术和基础设施,如智能环境、可穿戴传感器和智能织物。更重要的是,我们对医疗领域各种分析技术进行了高级描述,例如自动化决策、规划技术、行为识别和其他许多技术。

尽管它们在改善我们的健康系统方面具有无可争辩的价值,但仍有许多伦理和社会问题需要解决。对智能健康系统的过度依赖可能对有医疗需求的个人有其自身的危险,并可能导致早期丧失管理生活的能力和信心。必须注意确保智能健康不局限于富裕的个人,因为较贫困的个人也可以从智能健康系统的好处中获益。对交流减少和病人隔离的恐惧是许多研究人员提出的另一个伦理问题。在如此复杂的系统中,确定误诊问题的根源变得越来越难,并将导致许多伦理和法律的讨论。

我们意识到,在智能健康系统中建立的分析技术的目标是不容易达到的,而且仍然需要面对许多挑战,因此,这个研究领域正在得到越来越多的推动力。来自不同背景的研究人员正在解决各项基本问题,不仅解决分析中的基本问题,而且解决与人为因素、设计和实现、安全性以及社会和伦理问题等,来提高智能健康系统的现有技术水平。我们相信,这种协同的方法将实现智能健康系统的完整愿景,并将其全面应用于医疗卫生和人类健康。

参考文献

[1] A. F. Abate, G. Acampora, V. Loia, S. Ricciardi, and A. V. Vasilakos. A pervasive visual haptic framework for virtual delivery training. Information Technology in Biomedicine, *IEEE Transactions on*, 14(2):326 – 334, March 2010.

[2] G. Acampora, D. J. Cook, P. Rashidi, and A. V. Vasilakos. A survey on ambient intelligence in healthcare. *Proceedings of the IEEE*, 101(12):2470 – 2494, 2013.

[3] Charu C. Aggarwal, Yan Li, Jianyong Wang, and Jing Wang. Frequent pattern mining with uncertain data. In *Proceedings of the 15th ACM SIGKDD International Conference on Knowledge Discovery and Data Mining*, pages 29 – 38. ACM, 2009.

[4] R. Agrawal and R. Srikant. Mining sequential patterns. In *Proceedings of the Eleventh International Conference on Data Engineering*, pages 3 – 14. IEEE, 1995.

[5] Rakesh Agrawal, Ramakrishnan Srikant, et al. Fast algorithms for mining association rules. In *Proceedings of the 20th International Conference on Very Large Data Bases*, VLDB, volume 1215, pages 487 – 499, 1994.

[6] Ian F. Akyildiz, Xudong Wang, and Weilin Wang. Wireless mesh networks: A survey. *Computer Networks*, 47(4):445 – 487, 2005.

[7] alarmnet. http://www. cs. virginia. edu/wsn/medical/, 2014.

[8] M. Alcaniz, C. Botella, R. M. Banos, I. Zaragoza, and J. Guixeres. The intelligent e-therapy system: A new paradigm for telepsychology and cybertherapy. *British Journal of Guidance & Counselling*, 37 (3):287 – 296, 2009.

[9] M. Alwan, P. J. Rajendran, S. Kell, D. Mack, S. Dalal, M. Wolfe, and R. Felder. A smart and passive floor-vibration based fall detector for elderly. In *Information and Communication Technologies*, 2006. ICTTA'06. 2nd, volume 1, pages 1003 – 1007. IEEE, 2006.

[10] F. Amigoni, N. Gatti, C. Pinciroli, and M. Roveri. What planner for ambient intelligence applications? *IEEE Transactions on Systems, Man and Cybernetics, Part A: Systems and Humans*, 35(1):7 – 21, 2005.

[11] Hisanori Andoh, Takayuki Ishikawa, Keita Kobayashi, Kazuyuki Kobayashi, Kajiro Watanabe, and Testuo Nakamura. Home health monitoring system in the sleep. In *SICE Annual Conference*, pages 2416 – 2419, 2003.

[12] A. Andrés del Valle and A. Opalach. The persuasive mirror: Computerized persuasion for healthy living. In *Human Computer Interaction International*, HCI International, 2005.

[13] Renzo Andrich, Valerio Gower, Antonio Caracciolo, Giovanni Del Zanna, and Marco Di Rienzo. The DAT project: A smart home environment for people with disabilities. In *Klaus Miesenberger, Joachim*

Klaus, Wolfgang Zagler, and Arthur Karshmer, editors, *Computers Helping People with Special Needs*, *volume* 4061 *of Lecture Notes in Computer Science*, pages 492 – 499. Springer Berlin / Heidelberg, 2006.

[14] U. Anliker, J. A. Ward, P. Lukowicz, G. Troster, F. Dolveck, M. Baer, F. Keita, E. B. Schenker, F. Catarsi, L. Coluccini, A. Belardinelli, D. Shklarski, M. Alon, E. Hirt, R. Schmid, and M. Vuskovic. Amon: A wearable multiparameter medical monitoring and alert system. *IEEE Transactions on Information Technology in Biomedicine*, 8(4):415 – 427, 2004.

[15] O. Anya, H. Tawfik, S. Amin, A. Nagar, and K. Shaalan. Context-aware knowledge modelling for decision support in e-health. In *The* 2010 *International Joint Conference on Neural Networks (IJCNN)*, pages 1 – 7, July 2010.

[16] Maryam Aziz, Timothy W. Bickmore, Laura Pfeifer Vardoulakis, Christopher Shanahan, and Michael K. Paasche-Orlow. Using computer agents to improve emotional wellbeing of hospital patients. In *CHI*2012 *Workshop Interaction Design and Emotional Well-Being*, 2012.

[17] M. Bachlin, M. Plotnik, D. Roggen, I. Maidan, J. M. Hausdorff, N. Giladi, and G. Troster. Wearable assistant for Parkinson's disease patients with the freezing of gait symptom. *IEEE Transactions on Information Technology in Biomedicine*, 14(2):436 – 446, March 2010.

[18] S. Bahadori, A. Cesta, G. Grisetti, L. Iocchi, R. Leone, D. Nardi, A. Oddi, F. Pecora, and R. Rasconi. Robocare: Pervasive intelligence for the domestic care of the elderly. *Intelligenza Artificiale*, 1(1):16 – 21, 2004.

[19] P. Bakonyi, A. Bekessy, J. Demetrovics, P. Kerekfy, and M. Ruda. Microcomputer-network based decision support system for health-care organizations. In *IFAC Proceedings Series*, pages 1651 – 1658, 1985.

[20] R. A. Bankowitz, J. R. Lave, and M. A. McNeil. A method for assessing the impact of a computer-based decision support system on health care outcomes. *Methods of Information in Medicine*, 31(1): 3 – 10, 1992.

[21] L. Bao and S. Intille. Activity recognition from user-annotated acceleration data. *Pervasive Computing*, pages 1 – 17, 2004.

[22] T. S. Barger, D. E. Brown, and M. Alwan. Health-status monitoring through analysis of behavioral patterns. *IEEE Transactions on Systems, Man and Cybernetics, Part A: Systems and Humans*, 35 (1):22 – 27, 2005.

[23] R. Bellman. A Markovian decision process. Technical report, DTIC Document, 1957.

[24] J. P. Black, W. Segmuller, N. Cohen, B. Leiba, A. Misra, M. R. Ebling, and E. Stern. Pervasive computing in health care: Smart spaces and enterprise information systems. In *Proceedings of the MobiSys* 2004 *Workshop on Context Awareness*, Boston, June 2004.

[25] A. L. Blum and M. L. Furst. Fast planning through planning graph analysis. *Artificial Intelligence*, 90(1—2):281 – 300, 1997.

[26] P. Bonato. Wearable sensors and systems. *Engineering in Medicine and Biology Magazine, IEEE*,

29(3):25 - 36, May-June 2010.

[27] P. Bonato, F. Cutolo, D. De Rossi, R. Hughes, M. Schmid, J. Stein, and A. Tognetti. Wearable technologies to monitor motor recovery and facilitate home therapy in individuals post stroke. In *XVII Congress of the International Society of Elecectrophysiology and Kinesiology*, 2008.

[28] B. Bonet and H. Geffner. Planning as heuristic search. *Artificial Intelligence*, 129(1):5 - 33, 2001.

[29] Christian Borgelt. Frequent item set mining. *Wiley Interdisciplinary Reviews: Data Mining and Knowledge Discovery*, 2(6):437 - 456, 2012.

[30] Bosch. Healthbuddy. www. bosch-telehealth. com/, 2010.

[31] M. Brand, N. Oliver, and A. Pentland. Coupled hidden Markov models for complex action recognition. In *Proceedings of the IEEE Computer Society Conference on Computer Vision and Pattern Recognition*, pages 994 - 999. IEEE, 1997.

[32] O. Brdiczka, J. L. Crowley, and P. Reignier. Learning situation models in a smart home. *IEEE Transactions on Systems, Man, and Cybernetics, Part B: Cybernetics*, 39(1):56 - 63, 2009.

[33] M. Buckland, B. Frost, and A. Reeves. Liverpool telecare pilot: Telecare as an information tool. *Informatics in Primary Care*, 14(3):191 - 196, 2006.

[34] M. Buettner, R. Prasad, M. Philipose, and D. Wetherall. Recognizing daily activities with rfid-based sensors. In *Proceedings of the 11th International Conference on Ubiquitous Computing*, pages 51 - 60. ACM, 2009.

[35] Michelle Nicole Burns, Mark Begale, Jennifer Duffecy, Darren Gergle, Chris J. Karr, Emily Giangrande, and David C. Mohr. Harnessing context sensing to develop a mobile intervention for depression. *Journal of Medical Internet Research*, 13(3), 2011.

[36] caalyx. http://www. caalyx. eu/, 2014.

[37] Huasong Cao. A novel wireless three-pad ECG system for generating conventional 12-lead signals. Master's thesis, The University of British Columbia, 2010.

[38] X. -Q. Cao and Z. -Q. Liu. Human motion detection using Markov random fields. *Journal of Ambient Intelligence and Humanized Computing*, 1(3):211 - 220, 2010.

[39] Berardina De Carolis and Irene Mazzotta. Motivating people in smart environments. In *UMAP Workshops*, pages 368 - 381, 2011.

[40] Chin-Liang Chang. Finding prototypes for nearest neighbor classifiers. *IEEE Transactions on Computers*, 100(11):1179 - 1184, 1974.

[41] Datong Chen, Jie Yang, and Howard D. Wactlar. Towards automatic analysis of social interaction patterns in a nursing home environment from video. In *International Workshop on Multimedia Information Retrieval*, pages 283 - 290, 2004.

[42] Jinying Chen, Zhi Li, Min Dong, and Xuben Wang. Blind path identification system design base on RFID. In *Electrical and Control Engineering (ICECE), 2010 International Conference on*, pages 548 - 551. IEEE, 2010.

[43] L. Chen, J. Hoey, C. Nugent, D. Cook, and Z. Hu. Sensor-based activity recognition. *IEEE*

Transactions on Systems, Man, and Cybernetics, Part C, 42(6):790 – 808, 2010.

[44] Min Chen, Sergio Gonzalez, Athanasios Vasilakos, Huasong Cao, and Victor Leung. Body area networks: A survey. *Mobile Networks and Applications*, 16:171 – 193, 2011. 10. 1007/s11036-010-0260-8.

[45] Min Chen, Sergio Gonzalez, Athanasios Vasilakos, Huasong Cao, and Victor C. Leung. Body area networks: A survey. *Mobile Networks and Applications*, 16(2):171 – 193, April 2011.

[46] Min Chen, Sergio Gonzalez, Athanasios Vasilakos, Huasong Cao, and Victor C. Leung. Body area networks: A survey. *Mobile Networks and Applications*, 16(2):171 – 193, April 2011.

[47] S. Chumkamon, P. Tuvaphanthaphiphat, and P. Keeratiwintakorn. A blind navigation system using RFID for indoor environments. In *ECTI-CON* 2008. *5th International Conference on Electrical Engineering/Electronics, Computer, Telecommunications and Information Technology, volume 2*, pages 765 – 768. IEEE, 2008.

[48] Pau-Choo Chung and Chin-De Liu. A daily behavior enabled hidden Markov model for human behavior understanding. *Pattern Recognition*, 41:1589 – 1597, 2008.

[49] F. Cincotti, F. Aloise, F. Babiloni, M. G. Marciani, D. Morelli, S. Paolucci, G. Oriolo, A. Cherubini, S. Bruscino, F. Sciarra, F. Mangiola, A. Melpignano, F. Davide, and D. Mattia. Brain-operated assistive devices: The ASPICE project. In *The First IEEE/RAS-EMBS International Conference on Biomedical Robotics and Biomechatronics, BioRob* 2006. pages 817 – 822, Feb. 2006.

[50] D. Cook. Learning setting-generalized activity models for smart spaces. *Intelligent Systems, IEEE*, (99):1 – 1, 2010.

[51] D. Cook, K. D. Feuz, and N. C. Krishnan. Transfer learning for activity recognition: A survey. *International Journal on Knowledge and Information Systems*, 36:537 – 556, 2013.

[52] J. M. Corchado, J. Bajo, and A. Abraham. Gerami: Improving healthcare delivery in geriatric residences. *Intelligent Systems, IEEE*, 23(2):19 – 25, 2008.

[53] Corinna Cortes and Vladimir Vapnik. Support vector machine. Machine Learning, 20(3):273 – 297, 1995.

[54] A. S. Crandall and D. J. Cook. Coping with multiple residents in a smart environment. Journal of Ambient Intelligence and Smart Environments, 1(4):323 – 334, 2009.

[55] Erik Crombag. Monitoring the elderly using real time location sensing. Master's thesis, Radboud University, March 2009.

[56] Dorothy Curtis, Eugene Shih, Jason Waterman, John Guttag, Jacob Bailey, Thomas Stair, Robert A. Greenes, and Lucila Ohno-Machado. Physiological signal monitoring in the waiting areas of an emergency room. In *Proceedings of the ICST 3rd International Conference on Body Area Networks, BodyNets'08*, pages 5:1 – 5:8, ICST, Brussels, Belgium, Belgium, 2008. ICST (Institute for Computer Sciences, Social-Informatics and Telecommunications Engineering).

[57] P. Dawadi, D. Cook, C. Parsey, M. Schmitter-Edgecombe, and M. Schneider. An approach to cognitive assessment in smart home. In *Proceedings of the* 2011 *Workshop on Data Mining for*

Medicine and Healthcare, pages 56 – 59. ACM, 2011.

[58] Franca Delmastro and Marco Conti. *Wearable Computing and Sensor Systems for Healthcare*, pages 113 – 133. John Wiley & Sons, 2011.

[59] G. Demiris, D. P. Oliver, G. Dickey, M. Skubic, and M. Rantz. Findings from a participatory evaluation of a smart home application for older adults. *Technology and Health Care*, 16(2):111 – 118, 2008.

[60] Kunio Doi. Computer-aided diagnosis in radiological imaging: current status and future challenges. In *Sixth International Symposium on Multispectral Image Processing and Pattern Recognition*, pages 74971A – 74971A. International Society for Optics and Photonics, 2009.

[61] J. Doyle, C. Bailey, B. Dromey, and C. N. Scanaill. BASE—an interactive technology solution to deliver balance and strength exercises to older adults. In *2010 4th International Conference on Pervasive Computing Technologies for Healthcare (PervasiveHealth)*, pages 1 – 5, March 2010.

[62] L. Duan, D. Xu, I. W. Tsang, and J. Luo. Visual event recognition in videos by learning from web data. In *Computer Vision and Pattern Recognition (CVPR), 2010 IEEE Conference on*, pages 1959 – 1966. IEEE, 2010.

[63] Turban Efraim. Implementing decision support systems: A survey. In *Proceedings of the IEEE International Conference on Systems, Man and Cybernetics*, volume 4, pages 2540 – 2545, 1996.

[64] ElderTech. http://eldertech. missouri. edu/, 2014.

[65] EmFinders. Emfinder. www. emfinders. com/, 2011.

[66] S. Eom and E. Kim. A survey of decision support system applications (1995 – 2001). *Journal of the Operational Research Society*, 57(11):1264 – 1278, 2006.

[67] S. B. Eom, S. M. Lee, E. B. Kim, and C. Somarajan. A survey of decision support system applications (1988 – 1994). *Journal of the Operational Research Society*, 49(2):109 – 120, 1998. cited By (since 1996) 30.

[68] J. Favela, M. Rodr'? guez, A. Preciado, and V. M. González. Integrating context-aware public displays into a mobile hospital information system. *Information Technology in Biomedicine, IEEE Transactions on*, 8(3):279 – 286, 2004.

[69] R. J. Firby. An investigation into reactive planning in complex domains. In *Proceedings of the Sixth National Conference on Artificial Intelligence*, volume 202, page 206, 1987.

[70] H. Foroughi, A. Naseri, A. Saberi, and H. S. Yazdi. An eigenspace-based approach for human fall detection using integrated time motion image and neural network. In *ICSP 2008. 9th International Conference on Signal Processing*, pages 1499 – 1503. IEEE, 2008.

[71] Céline Franco, Jacques Demongeot, Christophe Villemazet, and Vuiller Nicolas. Behavioral telemonitoring of the elderly at home: Detection of nycthemeral rhythms drifts from location data. In *Advanced Information Networking and Applications Workshops*, pages 759 – 766, 2010.

[72] Mads Frost and Jakob E. Bardram. Personal monitoring for bipolar patients: An overview of the MONARCA self-assessment system. In *CHI2012 Workshop Interaction Design and Emotional*

Wellbeing, 2012.

[73] Sebastian Fudickar and Bettina Schnor. Kopal: A mobile orientation system for dementia patients. In *Intelligent Interactive Assistance and Mobile Multimedia Computing*, volume 53, pages 109 – 118, 2009.

[74] Tia Gao, T. Massey, L. Selavo, D. Crawford, Bor-rong Chen, K. Lorincz, V. Shnayder, L. Hauenstein, F. Dabiri, J. Jeng, A. Chanmugam, D. White, M. Sarrafzadeh, and M. Welsh. The advanced health and disaster aid network: A light-weight wireless medical system for triage. *IEEE Transactions on Biomedical Circuits and Systems*, 1(3):203 – 216, Sept. 2007.

[75] Minos N. Garofalakis, Rajeev Rastogi, and Kyuseok Shim. Spirit: Sequential pattern mining with regular expression constraints. In *VLDB*, 99:7 – 10, 1999.

[76] GE. http://www. gehealthcare. com, 2012.

[77] Daniele Giansanti, Velio Macellari, and Giovanni Maccioni. Telemonitoring and telerehabilitation of patients with Parkinson's disease: Health technology assessment of a novel wearable step counter. *Telemedicine Journal and E-Health*, 14(1):76 – 83, 2008.

[78] F. Gouaux, L. Simon-Chautemps, J. Fayn, S. Adami, M. Arzi, D. Assanelli, M. C. Forlini, C. Malossi, A. Martinez, J. Placide, et al. Ambient intelligence and pervasive systems for the monitoring of citizens at cardiac risk: New solutions from the EPI-medics project. In *Computers in Cardiology*, pages 289 – 292. IEEE, 2002.

[79] T. Gu, S. Chen, X. Tao, and J. Lu. An unsupervised approach to activity recognition and segmentation based on object-use fingerprints. *Data & Knowledge Engineering*, 69(6): 533 – 544, 2010.

[80] Wenqi (Wendy) Guo, William M. Healy, and MengChu Zhou. Wireless mesh networks in intelligent building automation control: A survey. *The International Journal of Intelligent Control and Systems*, 16(1):28 – 36, March 2011.

[81] N. Győrbíró, Á. Fábián, and G. Hományi. An activity recognition system for mobile phones. *Mobile Networks and Applications*, 14(1):82 – 91, 2009.

[82] J. Habetha. The MyHeart project - fighting cardiovascular diseases by prevention and early diagnosis. In *Engineering in Medicine and Biology Society*, 2006. EMBS'06. 28th Annual International Conference of the IEEE, volume Supplement, pages 6746 – 6749, 2006.

[83] Martin T. Hagan, Howard B. Demuth, Mark H. Beale, et al. *Neural Network Design*. Pws Pub. Boston, 1996.

[84] Jiawei Han, Hong Cheng, Dong Xin, and Xifeng Yan. Frequent pattern mining: Current status and future directions. *Data Mining and Knowledge Discovery*, 15(1):55 – 86, 2007.

[85] Jiawei Han, Jian Pei, Behzad Mortazavi-Asl, Qiming Chen, Umeshwar Dayal, and Mei-Chun Hsu. Freespan: Frequent pattern-projected sequential pattern mining. In *Proceedings of the Sixth ACM SIGKDD International Conference on Knowledge Discovery and Data Mining*, pages 355 – 359. ACM, 2000.

[86] H. Harms, O. Amft, G. Tröster, and D. Roggen. Smash: A distributed sensing and processing garment for the classification of upper body postures. In *Proceedings of the ICST 3rd International Conference on Body Area Networks*, page 22. ICST (Institute for Computer Sciences, Social-Informatics and Telecommunications Engineering), 2008.

[87] Rave Harpaz, Santiago Vilar, William DuMouchel, Hojjat Salmasian, Krystl Haerian, Nigam H. Shah, Herbert S. Chase, and Carol Friedman. Combing signals from spontaneous reports and electronic health records for detection of adverse drug reactions. *Journal of the American Medical Informatics Association*, 20(3):413 – 419, 2013.

[88] Manfred Hauben, David Madigan, Charles M. Gerrits, Louisa Walsh, and Eugene P. Van Puijenbroek. The role of data mining in pharmacovigilance. *Expert Opinion on Drug Safety*, 4(5): 929 – 948, 2005.

[89] R. Haux. Individualization, globalisation and healthabout sustainable information technologies and the aim of medical informatics. *International Journal of Medical Informatics*, 75:795 – 808, 2006.

[90] G. R. Hayes, E. S. Poole, G. Iachello, S. N. Patel, A. Grimes, G. D. Abowd, and K. N. Truong. Physical, social, and experiential knowledge in pervasive computing environments. *IEEE Pervasive Computing*, pages 56 – 63, 2007.

[91] Tamara L. Hayes, Francena Abendroth, Andre Adami, Misha Pavel, Tracy A. Zitzelberger, and Jeffrey A. Kaye. Unobtrusive assessment of activity patterns associated with mild cognitive impairment. *Journal of the Alzheimer's Association*, 4(6):395 – 405, 2008.

[92] Daojing He, Chun Chen, S. Chan, Jiajun Bu, and A. V. Vasilakos. Retrust: Attack-resistant and lightweight trust management for medical sensor networks. *Information Technology in Biomedicine, IEEE Transactions on*, 16(4):623 – 632, July 2012.

[93] Ting He, S.-H. Chan, and Chi-Fai Wong. Homemesh: A low-cost indoor wireless mesh for home networking. *Communications Magazine, IEEE*, 46(12):79 – 85, December 2008.

[94] E. O. Heierman III and D. J. Cook. Improving home automation by discovering regularly occurring device usage patterns. In *ICDM 2003. Third IEEE International Conference on Data Mining*, pages 537 – 540. IEEE, 2003.

[95] A. Helmer, Bianying Song, W. Ludwig, M. Schulze, M. Eichelberg, A. Hein, U. Tegtbur, R. Kayser, R. Haux, and M. Marschollek. A sensor-enhanced health information system to support automatically controlled exercise training of COPD patients. In *4th International Conference on Pervasive Computing Technologies for Healthcare (PervasiveHealth)*, pages 1 – 6, March 2010.

[96] Steve Hodges, Lyndsay Williams, Emma Berry, Shahram Izadi, James Srinivasan, Alex Butler, Gavin Smyth, Narinder Kapur, and Ken Wood. Sensecam: A retrospective memory aid. In *Ubicomp*, pages 177 – 193, 2006.

[97] D. Hodgins, A. Bertsch, N. Post, M. Frischholz, B. Volckaerts, J. Spensley, J. M. Wasikiewicz, H. Higgins, F. von Stetten, and L. Kenney. Healthy aims: Developing new medical implants and diagnostic equipment. Pervasive Computing, *IEEE*, 7(1):14 – 21, 2008.

[98] Jesse Hoey, Krists Zutis, Valerie Leuty, and Alex Mihailidis. A tool to promote prolonged engagement in art therapy: Design and development from arts therapist requirements. In *Conference on Computers and Accessibility*, pages 211 - 218, 2010.

[99] D. Hollosi, J. Schroder, S. Goetze, and J. E. Appell. Voice activity detection driven acoustic event classification for monitoring in smart homes. In *3rd International Symposium on Applied Sciences in Biomedical and Communication Technologies (ISABEL)*, pages 1 - 5. IEEE, 2010.

[100] Honeywell. Genesis dm. http://hommed. com/, 2011.

[101] David W. Hosmer Jr., Stanley Lemeshow, and Rodney X. Sturdivant. *Applied logistic Regression*. Wiley. com, 2013.

[102] Johanna Hoysniemi. International survey on the dance revolution game. *Computers in Entertainment*, 4(2):Article 8, 2006.

[103] K. C. Hsu, Y. T. Chiang, G. Y. Lin, C. H. Lu, J. Hsu, and L. C. Fu. Strategies for inference mechanism of conditional random fields for multiple-resident activity recognition in a smart home. *Trends in Applied Intelligent Systems*, pages 417 - 426, 2010.

[104] https://www. hqs. sbt. siemens. com/. https://www. hqs. sbt. siemens. com/, 2014.

[105] http://www. bacnet. org. http://www. bacnet. org, 2014.

[106] http://www. csr. com/bc7/. http://www. csr. com/bc7/, 2014.

[107] http://www. healthopedia. com/. http://www. healthopedia. com/, 2014.

[108] http://www. memsnet. org. http://www. memsnet. org, 2014.

[109] http://www. rfid. org/. http://www. rfid. org/, 2014.

[110] http://z wavealliance. org. http://z-wavealliance. org, 2014.

[111] J. Iglesias, P. Angelov, A. Ledezma, and A. Sanchis. Creating evolving user behavior profiles automatically. *Knowledge and Data Engineering*, *IEEE Transactions on*, (99):1 - 1, 2011.

[112] Wijnand Ijsselsteijn, Yvonne de Kort, Cees Midden, Berry Eggen, and Elise van den Hoven. Persuasive technology for human well-being: Setting the scene. In *Persuasive Technology*, pages 1 - 5. Springer, 2006.

[113] Intel. Healthguide. www. intel. com/corporate/healthcare/, 2011.

[114] V. Jakkula and D. J. Cook. Anomaly detection using temporal data mining in a smart home environment. *Methods of Information in Medicine*, 47(1):70 - 75, 2008.

[115] Bartosz P. Jarochowski, SeungJung Shin, DaeHyun Ryu, and HyungJun Kim. Ubiquitous rehabilitation center: An implementation of a wireless sensor network based rehabilitation management system. In *Proceedings of the 2007 International Conference on Convergence Information Technology*, ICCIT'07, pages 2349 - 2358, Washington, DC, USA, 2007. IEEE Computer Society.

[116] Shanshan Jiang, Yanchuan Cao, Sameer Iyengar, Philip Kuryloski, Roozbeh Jafari, Yuan Xue, Ruzena Bajcsy, and Stephen Wicker. Carenet: an integrated wireless sensor networking environment for remote healthcare. In *Proceedings of the ICST 3rd International Conference on Body Area*

Networks，BodyNets'08，pages 9：1 - 9：3，ICST，Brussels，Belgium，Belgium，2008. ICST (Institute for Computer Sciences，Social-Informatics and Telecommunications Engineering).

[117] Zhanpeng Jin，Yuwen Sun，and Allen C Cheng. Predicting cardiovascular disease from real-time electrocardiographic monitoring：An adaptive machine learning approach on a cell phone. In *Conference Proceedings of the IEEE Engineering in Medicine and Biology Society*，pages 6889 - 6892. IEEE，2009.

[118] Emil Jovanov，Aleksandar Milenkovic，Chris Otto，and Piet de Groen. A wireless body area network of intelligent motion sensors for computer assisted physical rehabilitation. *Journal of NeuroEngineering and Rehabilitation*，2(1)：6，2005.

[119] Jin-Woo Jung，Jun-Hyeong Do，Young-Min Kim，Kwang-Suhk Suh，Dae-Jin Kim，and Z. Z. Bien. Advanced robotic residence for the elderly/the handicapped：Realization and user evaluation. In *ICORR* 2005. *9th International Conference on Rehabilitation Robotics*，pages 492 - 495，June - 1 July 2005.

[120] H. Junker，O. Amft，P. Lukowicz，and G. Tröster. Gesture spotting with body-worn inertial sensors to detect user activities. *Pattern Recognition*，41(6)：2010 - 2024，2008.

[121] A. Kameas and I. Calemis. Pervasive Systems in Health Care. In H. Nakashima，H. Aghajan，and J. C. Augusto，editors，*Handbook of Ambient Intelligence and Smart Environments*，page 315. Springer，2010.

[122] Maurits Clemens Kaptein，Panos Markopoulos，Boris E. R. de Ruyter，and Emile H. L. Aarts. Persuasion in ambient intelligence. *Journal of Ambient Intelligence and Humanized Computing*，1 (1)：43 - 56，2010.

[123] M. C. Kaptein，P. Markopoulos，B. de Ruyter，and E. Aarts. Persuasion in ambient intelligence. *Journal of Ambient Intelligence and Humanized Computing*，1(1)：43 - 56，2010.

[124] Leonard Kaufman and Peter J. Rousseeuw. *Finding Groups in Data：An Introduction to Cluster Analysis*，volume 344. Wiley. com，2009.

[125] L. Kiff，K. Haigh，and X. Sun. Mobility monitoring with the independent lifestyle assistant？ (ILSA). In *International Conference on Aging*，*Disability and Independence*（*ICADI*），December 4 - 6 2003. Washington，DC.

[126] Phillip King and Jason Tester. The landscape of persuasive technologies. *Communications of the ACM*，42(5)：31 - 38，May 1999.

[127] A. Kofod-Petersen and A. Aamodt. Contextualised ambient intelligence through case-based reasoning. *Advances in Case-Based Reasoning*，pages 211 - 225，2006.

[128] N. C. Krishnan，P. Lade，and S. Panchanathan. Activity gesture spotting using a threshold model based on adaptive boosting. In *IEEE International Conference on Multimedia and Expo*（*ICME*），pages 155 - 160. IEEE，2010.

[129] Naoyuki Kubota，Takenori Obo，and Honghai Liu. Human behavior measurement based on sensor network and robot partners. *JACIII*，pages 309 - 315，2010.

[130] Jennifer R. Kwapisz, Gary M. Weiss, and Samuel A. Moore. Activity recognition using cell phone accelerometers. *ACM SIGKDD Explorations Newsletter*, 12(2):74 - 82, 2011.

[131] C. F. Lai, S. Y. Chang, H. C. Chao, and Y. M. Huang. Detection of cognitive injured body region using multiple triaxial accelerometers for elderly falling. *Sensors Journal*, *IEEE*, 11(3):763 - 770, 2011.

[132] Gokce B. Laleci, Asuman Dogac, Mehmet Olduz, Ibrahim Tasyurt, Mustafa Yuksel, and Alper Okcan. SAPHIRE: A multi-agent system for remote healthcare monitoring through computerized clinical guidelines. In Roberta Annicchiarico, Ulises Cortés, Cristina Urdiales, Marius Walliser, Stefan Brantschen, Monique Calisti, and Thomas Hempfling, editors, *Agent Technology and e-Health*, Whitestein Series in Software Agent Technologies and Autonomic Computing, pages 25 - 44. Birkh¨auser Basel, 2008.

[133] N. D. Lane, Y. Xu, H. Lu, S. Hu, T. Choudhury, A. T. Campbell, and F. Zhao. Enabling largescale human activity inference on smartphones using community similarity networks (CSN). *Ubicomp 11*, pages 355 - 364, 2011.

[134] Nicholas D. Lane, Emiliano Miluzzo, Hong Lu, Daniel Peebles, Tanzeem Choudhury, and Andrew T. Campbell. A survey of mobile phone sensing. *Communications Magazine*, *IEEE*, 48(9):140 - 150, 2010.

[135] Eric C. Larson, Mayank Goel, Gaetano Boriello, Sonya Heltshe, Margaret Rosenfeld, and Shwetak N. Patel. Spirosmart: Using a microphone to measure lung function on a mobile phone. In *Proceedings of the 2012 ACM Conference on Ubiquitous Computing*, pages 280 - 289. ACM, 2012.

[136] M. Laszlo and S. Mukherjee. Minimum spanning tree partitioning algorithm for microaggregation. *IEEE Transactions on Knowledge and Data Engineering*, 17(7):902 - 911, 2005.

[137] Benoît Latré, Bart Braem, Ingrid Moerman, Chris Blondia, and Piet Demeester. A survey on wireless body area networks. *Wireless Networks*, 17(1):1 - 18, January 2011.

[138] S. W. Lee and K. Mase. Activity and location recognition using wearable sensors. *Pervasive Computing*, *IEEE*, 1(3):24 - 32, 2002.

[139] Enrique Leon, Iraitz Montalban, Sarah Schlatter, and Inigo Dorronsoro. Computer-mediated emotional regulation: Detection of emotional changes using non-parametric cumulative sum. *Conference Proceedings of the IEEE Engineering in Medicine and Biology Society*, 1:1109 - 12, 2010.

[140] R. Levinson. The planning and execution assistant and trainer (PEAT). *The Journal of Head Trauma Rehabilitation*, 12(2):85, 1997.

[141] David D. Lewis. Naive (Bayes) at forty: The independence assumption in information retrieval. In *Machine Learning: ECML-98*, pages 4 - 15. Springer, 1998.

[142] Jun Liang, C. C. Abbott, M. Skubic, and J. Keller. Investigation of GAIT features for stability and risk identification in elders. In *Conference Proceedings of the IEEE Engineering in Medicine and Biology Society*, pages 6139 - 6142, Sept. 2009.

[143] L. Liao, D. J. Patterson, D. Fox, and H. Kautz. Learning and inferring transportation routines. *Artificial Intelligence*, 171(5):311 - 331, 2007.

[144] Chung-Chih Lin, Ming-Jang Chiu, Chun-Chieh Hsiao, Ren-Guey Lee, and Yuh-Show Tsai. Wireless health care service system for elderly with dementia. *IEEE Transactions on Information Technology in Biomedicine*, 10(4):696 - 704, 2006.

[145] R. Linnarsson. Drug interactions in primary health care: A retrospective database study and its implications for the design of a computerized decision support system. *Scandinavian Journal of Primary Health Care*, 11(3):181 - 186, 1993.

[146] P. Lukowicz, J. Ward, H. Junker, M. St¨ager, G. Tröster, A. Atrash, and T. Starner. Recognizing workshop activity using body worn microphones and accelerometers. *Pervasive Computing*, pages 18 - 32, 2004.

[147] M. Mahdaviani and T. Choudhury. Fast and scalable training of semi-supervised CRFS with application to activity recognition. *Advances in Neural Information Processing Systems*, 20:977 - 984, 2007.

[148] J. Mantyjarvi, J. Himberg, and T. Seppanen. Recognizing human motion with multiple acceleration sensors. In *IEEE International Conference on Systems, Man, and Cybernetics*, volume 2, pages 747 - 752. IEEE, 2001.

[149] Y. Masuda, M. Sekimoto, M. Nambu, Y. Higashi, T. Fujimoto, K. Chihara, and Y. Tamura. An unconstrained monitoring system for home rehabilitation. *Engineering in Medicine and Biology Magazine*, IEEE, 24(4):43 - 47, 2005.

[150] U. Maurer, A. Smailagic, D. P. Siewiorek, and M. Deisher. Activity recognition and monitoring using multiple sensors on different body positions. In *International Workshop on Wearable and Implantable Body Sensor Networks*, 2006. BSN 2006, pages 113 - 116, IEEE, 2006.

[151] Daniel McDuff, Amy Karlson, Ashish Kapoor, Asta Roseway, and Mary Czerwinski. Affectaura: Emotional wellbeing reflection system. In *6th International Conference on Pervasive Computing Technologies for Healthcare (PervasiveHealth)*, pages 199 - 200, May 2012.

[152] R. McNaney, A. Thieme, B. Gao, C. Ladha, P. Olivier, D. Jackson, and K. Ladha. Objectively monitoring wellbeing through pervasive technology. In *CHI2012 Workshop Interaction Design and Emotional Wellbeing*, 2012.

[153] Rémi Mégret, Vladislavs Dovgalecs, Hazem Wannous, Svebor Karaman, Jenny BenoisPineau, Elie El Khoury, Julien Pinquier, Philippe Joly, Régine André-Obrecht, Yann Gaëstel, and Jean-François Dartigues. The IMMED project: Wearable video monitoring of people with age dementia. In *International Conference on Multimedia*, pages 1299 - 1302, 2010.

[154] C. Metcalf, S. Collie, A. Cranny, G. Hallett, C. James, J. Adams, P. Chappell, N. White, and J. Burridge. Fabric-based strain sensors for measuring movement in wearable telemonitoring applications. In *IET Conference on Assisted Living*, pages 1 - 4. The Institution of Engineering and Technology, 2009.

[155] Stéphane M. Meystre, Guergana K. Savova, Karin C. Kipper-Schuler, and John F. Hurdle. Extracting information from textual documents in the electronic health record: A review of recent research. *Yearbook of Medical Informatics*, 35:128 – 144, 2008.

[156] A. Mihailidis, B. Carmichael, and J. Boger. The use of computer vision in an intelligent environment to support aging-in-place, safety, and independence in the home. *IEEE Transactions on Information Technology in Biomedicine*, 8(3):238 – 247, 2004.

[157] J. Modayil, T. Bai, and H. Kautz. Improving the recognition of interleaved activities. In *Proceedings of the 10th International Conference on Ubiquitous Computing*, pages 40 – 43. ACM, 2008.

[158] T. B. Moeslund, A. Hilton, and V. Kr¨uger. A survey of advances in vision-based human motion capture and analysis. *Computer Vision and Image Understanding*, 104(2):90 – 126, 2006.

[159] Carl H. Mooney and John F. Roddick. Sequential pattern mining – Approaches and algorithms. *ACM Computing Surveys (CSUR)*, 45(2):19, 2013.

[160] M. Mubashir, L. Shao, and L. Seed. A survey on fall detection: Principles and approaches. *Neurocomputing*, 100:144 – 152, 2012.

[161] M. D. Murray. Automated medication dispensing devices. In *Making Health Care Safer: A Critical Analysis of Patient Safety Practices*, chapter 11, 2001.

[162] myheart. http://www. hitech-projects. com/euprojects/myheart/, 2012.

[163] A. L. Mykityshyn, A. D. Fisk, and W. A. Rogers. Learning to use a home medical device: Mediating age-related differences with training. *Human Factors: The Journal of the Human Factors and Ergonomics Society*, 44(3):354 – 364, 2002.

[164] Tatsuo Nakajima and Vili Lehdonvirta. Designing motivation using persuasive ambient mirrors. *Personal and Ubiquitous Computing*, pages 1 – 20, 2011.

[165] M. Nambu, K. Nakajima, M. Noshiro, and T. Tamura. An algorithm for the automatic detection of health conditions. *Engineering in Medicine and Biology Magazine, IEEE*, 24(4):38 – 42, 2005.

[166] J. Nicholson, V. Kulyukin, and D. Coster. Shoptalk: Independent blind shopping through verbal route directions and barcode scans. *The Open Rehabilitation Journal*, 2:11 – 23, 2009.

[167] Y. Nishida, T. Hori, T. Suehiro, and S. Hirai. Sensorized environment for self-communication based on observation of daily human behavior. In *International Conference on Intelligent Robots and Systems*, pages 1364 – 1372, 2000.

[168] C. Nugent, D. Finlay, R. Davies, M. Mulvenna, J. Wallace, C. Paggetti, E. Tamburini, and N. Black. The next generation of mobile medication management solutions. *International Journal of Electronic Healthcare*, 3(1):7 – 31, 2007.

[169] C. D. Nugent, M. D. Mulvenna, X. Hong, and S. Devlin. Experiences in the development of a smart lab. *International Journal of Biomedical Engineering and Technology*, 2(4):319 – 331, 2009.

[170] Christoph Obermair, Wolfgang Reitberger, Alexander Meschtscherjakov, Michael Lankes, and Manfred Tscheligi. perframes: Persuasive picture frames for proper posture. In *Harri Oinas-*

Kukkonen, Per Hasle, Marja Harjumaa, Katarina Segerstahl, and Peter Ohrstrom, editors, *Persuasive Technology*, volume 5033 of Lecture Notes in Computer Science, pages 128 – 139. Springer Berlin / Heidelberg, 2008.

[171] M. J. O'Grady, C. Muldoon, M. Dragone, R. Tynan, and G. M. P. O'Hare. Towards evolutionary ambient assisted living systems. *Journal of Ambient Intelligence and Humanized Computing*, 1(1): 15 – 29, 2010.

[172] M. Omichi, Y. Maki, T. Ohta, Y. Sekita, and Fujisaku S. A decision support system for regional health care planning in a metropolitan area. *Japan-hospitals: The Journal of the Japan Hospital Association*, 3:19 – 23, 1984.

[173] P. Palmes, H. K. Pung, T. Gu, W. Xue, and S. Chen. Object relevance weight pattern mining for activity recognition and segmentation. *Pervasive and Mobile Computing*, 6(1):43 – 57, 2010.

[174] R. Paradiso, G. Loriga, and N. Taccini. A wearable health care system based on knitted integrated sensors. *Information Technology in Biomedicine*, *Transactions on*, 9(3):337 – 344, 2005.

[175] Kwang-Hyun Park, Zeungnam Bien, Ju-Jang Lee, Byung Kim, Jong-Tae Lim, Jin-Oh Kim, Heyoung Lee, Dimitar Stefanov, Dae-Jin Kim, Jin-Woo Jung, Jun-Hyeong Do, Kap-Ho Seo, Chong Kim, Won-Gyu Song, and Woo-Jun Lee. Robotic smart house to assist people with movement disabilities. *Autonomous Robots*, 22:183 – 198, 2007. 10.1007/s10514-006-9012-9.

[176] Stephanie Pasche, Silvia Angeloni, Real Ischer, Martha Liley, Jean Luprano, and Guy Voirin. AMON: A wearable multiparameter medical monitoring and alert system. *IEEE Transactions on Information Technology in Biomedicine*, 57(80):80 – 87, 2008.

[177] Shyamal Patel, Hyung Park, Paolo Bonato, Leighton Chan, and Mary Rodgers. A review of wearable sensors and systems with application in rehabilitation. *Journal of NeuroEngineering and Rehabilitation*, 9(1):21, 2012.

[178] D. Patterson, L. Liao, D. Fox, and H. Kautz. Inferring high-level behavior from low-level sensors. In *UbiComp* 2003: *Ubiquitous Computing*, pages 73 – 89. Springer, 2003.

[179] D. J. Patterson, D. Fox, H. Kautz, and M. Philipose. Fine-grained activity recognition by aggregating abstract object usage. In *Proceedings of the Ninth IEEE International Symposium on Wearable Computers*, pages 44 – 51. IEEE, 2005.

[180] Donald J. Patterson, Lin Liao, Krzysztof Gajos, Michael Collier, Nik Livic, Katherine Olson, Shiaokai Wang, Dieter Fox, and Henry Kautz. Opportunity knocks: A system to provide cognitive assistance with transportation services. In *International Conference on Ubiquitous Computing (UbiComp)*, pages 433 – 450. Springer, 2004.

[181] E. J. Pauwels, A. A. Salah, and R. Tavenard. Sensor networks for ambient intelligence. In *MMSP* 2007. *IEEE 9th Workshop on Multimedia Signal Processing*, pages 13 – 16, Oct. 2007.

[182] Callum B. Pearce, Steve R. Gunn, Adil Ahmed, and Colin D. Johnson. Machine learning can improve prediction of severity in acute pancreatitis using admission values of APACHE II score and C-reactive protein. *Pancreatology*, 6(1):123 – 131, 2006.

[183] J. Pei, J. Han, and W. Wang. Constraint-based sequential pattern mining: The pattern-growth methods. *Journal of Intelligent Information Systems*, 28(2):133-160, 2007.

[184] M. Perkowitz, M. Philipose, K. Fishkin, and D. J. Patterson. Mining models of human activities from the web. In *Proceedings of the 13th International Conference on World Wide Web*, pages 573-582. ACM, 2004.

[185] M. R. Perwez, N. Ahmad, M. S. Javaid, and M. Ehsan Ul Haq. A critical analysis on efficacy of clinical decision support systems in health care domain. *Advanced Materials Research*, 383-390:4043-4050, 2012.

[186] M. Philipose, K. P. Fishkin, M. Perkowitz, D. J. Patterson, D. Fox, H. Kautz, and D. Hahnel. Inferring activities from interactions with objects. *Pervasive Computing*, IEEE, 3(4):50-57, 2004.

[187] Philips. Telestation. www. healthcare. philips. com/, 2011.

[188] Philips. http://research. philips. com, 2012.

[189] C. Phua, K. Sim, and J. Biswas. Multiple people activity recognition using simple sensors. In *International Conference on Pervasive and Embedded Computing and Communication Systems*, pages 313-318, 2011.

[190] Ewa Piotrowicz, Anna Jasionowska, Maria Banaszak-Bednarczyk, Joanna Gwilkowska, and Ryszard Piotrowicz. ECG telemonitoring during home-based cardiac rehabilitation in heart failure patients. *Journal of Telemedicine and Telecare*, 18(4):193-197, 2012.

[191] Martha E. Pollack, Laura Brown, Dirk Colbry, Colleen E. McCarthy, Cheryl Orosz, Bart Peintner, Sailesh Ramakrishnan, and Ioannis Tsamardinos. Autominder: An intelligent cognitive orthotic system for people with memory impairment. *Robotics and Autonomous Systems*, 44(3—4):273-282, 2003.

[192] C. C. Y. Poon, Yuan-Ting Zhang, and Shu-Di Bao. A novel biometrics method to secure wireless body area sensor networks for telemedicine and m-health. *Communications Magazine*, IEEE, 44(4):73-81, April 2006.

[193] J. Ross Quinlan. Induction of decision trees. *Machine Learning*, 1(1):81-106, 1986.

[194] M. Rantz, M. Aud, G. Alexander, D. Oliver, D. Minner, M. Skubic, J. Keller, Z. He, M. Popescu, G. Demiris, and S. Miller. Tiger place: An innovative educational and research environment. *AAAI in Eldercare: New Solutions to Old Problems*, Washington, DC, November 7-9, 2008.

[195] P. Rashidi and D. Cook. Domain selection and adaptation in smart homes. *Toward Useful Services for Elderly and People with Disabilities*, pages 17-24, 2011.

[196] P. Rashidi, D. Cook, L. Holder, and M. Schmitter-Edgecombe. Discovering activities to recognize and track in a smart environment. *IEEE Transactions on Knowledge and Data Engineering*, 23(4):527-539, 2011.

[197] P. Rashidi and D. J. Cook. Mining sensor streams for discovering human activity patterns over time.

In *IEEE* 10*th International Conference on Data Mining* (*ICDM*), pages 431 - 440. IEEE, 2010.

[198] P. Rashidi and D. J. Cook. Activity knowledge transfer in smart environments. *Pervasive and Mobile Computing*, 7(3):331 - 343, 2011.

[199] P. Rashidi, D. J. Cook, L. B. Holder, and Maureen Schmitter-Edgecombe. Discovering activities to recognize and track in a smart environment. *IEEE Transactions on Knowledge and Data Engineering*, 23(4):527 - 539, 2011.

[200] Parisa Rashidi and Diane J. Cook. The resident in the loop: Adapting the smart home to the user. *IEEE Transactions on Systems*, *Man*, *and Cybernetics Journal*, *Part A*, 39(5):949 - 959, 2009.

[201] Wolfgang Reitberger, Manfred Tscheligi, Boris de Ruyter, and Panos Markopoulos. Surrounded by ambient persuasion. In *CHI'08 Extended Abstracts on Human Factors in Computing Systems*, *CHI EA'08*, pages 3989 - 3992, New York, NY, USA, 2008. ACM.

[202] M. Di Rienzo, F. Rizzo, G. Parati, G. Brambilla, M. Ferratini, and P. Castiglioni. Magic system: A new textile-based wearable device for biological signal monitoring: applicability in daily life and clinical setting. In *EMBS*, pages 7167 - 7169, 2005.

[203] G. Riva, F. Vatalaro, F. Davide, and M. Alca ? niz. Ambient Intelligence: The Evolution of Technology, *Communication and Cognition Towards The Future of Human-Computer Interaction*. Emerging communications: studies in new technologies and practices in communication. IOS, 2005.

[204] Marcela D. Rodríguez, Jesus Favela, Alfredo Preciado, and Aurora Vizcaíno. Agent-based ambient intelligence for healthcare. *AI Communications*, 18(3):201 - 216, 2005.

[205] M. J. Romano and R. S. Stafford. Electronic health records and clinical decision support systems: Impact on national ambulatory care quality. *Archives of Internal Medicine*, 171 (10): 897 - 903, 2011.

[206] Frank Rosenblatt. The perceptron: A probabilistic model for information storage and organization in the brain. *Psychological review*, 65(6):386, 1958.

[207] M. Ruotsalainen, T. Ala-Kleemola, and A. Visa. GAIS: A method for detecting interleaved sequential patterns from imperfect data. In *IEEE Symposium on Computational Intelligence and Data Mining*, *CIDM* 2007, pages 530 - 534. IEEE, 2007.

[208] S. Rasoul Safavian and David Landgrebe. A survey of decision tree classifier methodology. *IEEE Transactions on Systems*, *Man and Cybernetics*, 21(3):660 - 674, 1991.

[209] Privender Saini, Richard Willmann, Ruth Huurneman, Gerd Lanfermann, Juergen te Vrugt, Stefan Winter, and Jaap Buurke. Philips stroke rehabilitation exerciser: A usability test. In *Proceedings of the IASTED International Conference on Telehealth/Assistive Technologies*, *Telehealth/AT'08*, pages 116 - 122, Anaheim, CA, USA, 2008. ACTA Press.

[210] Dairazalia Sánchez, Monica Tentori, and Jes'us Favela. Activity recognition for the smart hospital. *IEEE Intelligent Systems*, 23(2):50 - 57, 2008.

[211] saphire. http://www.srdc.metu.edu.tr/projects/saphire/, 2012.

[212] G. Shi, C. S. Chan, W. J. Li, K. S. Leung, Y. Zou, and Y. Jin. Mobile human airbag system for

fall protection using MEMS sensors and embedded SVM classifier. *Sensors*, 9(5):495 – 503, 2009.

[213] Victor Shnayder, Bor-rong Chen, Konrad Lorincz, Thaddeus R. F. Fulford Jones, and Matt Welsh. Sensor networks for medical care. In *Proceedings of the 3rd International Conference on Embedded Networked Sensor Systems*, SenSys'05, pages 314 – 314, New York, NY, USA, 2005. ACM.

[214] Ali H. Shoeb and John V. Guttag. Application of machine learning to epileptic seizure detection. In *Proceedings of the 27th International Conference on Machine Learning (ICML-10)*, pages 975 – 982, 2010.

[215] F. Siegemund and C. Florkemeier. Interaction in pervasive computing settings using bluetooth-enabled active tags and passive RFID technology together with mobile phones. In *IEEE International Conference on Pervasive Computing and Communications*, pages 378 – 387. IEEE, 2003.

[216] Richard Simpson, Debra Schreckenghost, Edmund LoPresti, and Ned Kirsch. Plans and planning in smart homes. In *Designing Smart Homes*, *volume* 4008 *of Lecture Notes in Computer Science*, pages 71 – 84, 2006.

[217] Aneesha Singh, Tali Swann-Sternberg, Nadia Berthouze, Amanda C. de C. Williams, Maja Pantic, and Paul Watson. Emotion and pain: Interactive technology to motivate physical activity in people with chronic pain. In *CHI2012 Workshop Interaction Design and Emotional Wellbeing*, 2012.

[218] G. Singla, D. J. Cook, and M. Schmitter-Edgecombe. Recognizing independent and joint activities among multiple residents in smart environments. *Journal of Ambient Intelligence and Humanized Computing*, 1(1):57 – 63, 2010.

[219] G. Singla, D. J. Cook, and M. Schmitter-Edgecombe. Recognizing independent and joint activities among multiple residents in smart environments. *Journal of Ambient Intelligence and Humanized Computing*, 1(1):57 – 63, 2010.

[220] R. Snyder-Halpern. Assessing health care setting readiness for point of care computerized clinical decision support system innovations. *Outcomes Management for Nursing Practice*, 3(3):118 – 127, 1999.

[221] C. Song, T. Koren, P. Wang, and A. L. Barabási. Modelling the scaling properties of human mobility. *Nature Physics*, 6(10):818 – 823, 2010.

[222] R. Srinivasan, C. Chen, and D. J. Cook. Activity recognition using actigraph sensor. In *Proceedings of the 4th International Workshop on Knowledge Discovery from Sensor Data (ACM SensorKDD'10)*, *Washington*, *DC*, *July*, pages 25 – 28, 2010.

[223] M. Stikic and B. Schiele. Activity recognition from sparsely labeled data using multi-instance learning. *Location and Context Awareness*, pages 156 – 173, 2009.

[224] T. Suzuki, S. Murase, T. Tanaka, and T. Okazawa. New approach for the early detection of dementia by recording in-house activities. *Telemedicine Journal and E-Health*, 13(1):41 – 44, 2007.

[225] T. A. C. Wireless controller networks for building automation benefits and opportunities for facility owners, 2006. http://www.tac.com/data/internal/data/07/39/ 1220381406396/TAC＋Wireless＋

WP A4. pdf

[226] E. Tapia, S. Intille, and K. Larson. Activity recognition in the home using simple and ubiquitous sensors. *Pervasive Computing*, pages 158 – 175, 2004.

[227] A. Tate, J. Dalton, and J. Levine. O-plan: A web-based AI planning agent. In *Proceedings of the National Conference on Artificial Intelligence*, pages 1131 – 1132. Menlo Park, CA; Cambridge, MA; London; AAAI Press; MIT Press; 1999, 2000.

[228] Monica Tentori, Gillian R. Hayes, and Madhu Reddy. Pervasive computing for hospital, chronic, and preventive care. *Foundations and Trends in Human-Computer Interaction*, 5(1):1 – 95, 2012.

[229] A. Tran, S. Marsland, J. Dietrich, H. Guesgen, and P. Lyons. Use cases for abnormal behaviour detection in smart homes. *Aging Friendly Technology for Health and Independence*, pages 144 – 151, 2010.

[230] Tril. http://www.trilcentre.org, 2012.

[231] P. H. Tsai, C. Y. Yu, M. Y. Wang, J. K. Zao, H. C. Yeh, C. S. Shih, and J. W. S. Liu. iMat: Intelligent medication administration tools. In *12th IEEE International Conference on e-Health Networking Applications and Services (Healthcom)*, pages 308 – 315. IEEE, 2010.

[232] Manfred Tscheligi, Wolfgang Reitberger, Christoph Obermair, and Bernd Ploderer. perCues: Trails of persuasion for ambient intelligence. In *Proceedings of the First International Conference on Persuasive Technology for Human Well-Being*, PERSUASIVE'06, pages 203 – 206, Berlin, Heidelberg, 2006. Springer-Verlag.

[233] J. W. Tukey. *Exploratory Data Analysis*. Pearson, Reading, MA, 1977.

[234] D. L. Vail, M. M. Veloso, and J. D. Lafferty. Conditional random fields for activity recognition. In *Proceedings of the 6th International Joint Conference on Autonomous Agents and Multiagent Systems*, page 235. ACM, 2007.

[235] valedo. http://www.hocoma.com/en/products/valedo/, 2012.

[236] T. van Kasteren, G. Englebienne, and B. Kröse. Transferring knowledge of activity recognition across sensor networks. *Pervasive Computing*, pages 283 – 300, 2010.

[237] T. van Kasteren, G. Englebienne, and B. Kröse. Hierarchical activity recognition using automatically clustered actions. *Ambient Intelligence*, pages 82 – 91, 2011.

[238] T. van Kasteren and B. Krose. Bayesian activity recognition in residence for elders. In *IE 07. 3rd IET International Conference on Intelligent Environments*, pages 209 – 212. IET, 2007.

[239] T. L. M. van Kasteren, G. Englebienne, and B. J. A. Kröse. An activity monitoring system for elderly care using generative and discriminative models. *Personal and Ubiquitous Computing*, 14(6): 489 – 498, 2010.

[240] U. Varshney. Wireless medication management system: Design and performance evaluation. In *Wireless Telecommunications Symposium (WTS)*, pages 1 – 8. IEEE, 2011.

[241] Peter-Paul Verbeek. Ambient intelligence and persuasive technology: The blurring boundaries between human and technology. *Nanoethics*, 3(3):231 – 242, 2009. Open Access.

[242] S. Waharte and R. Boutaba. Tree-based wireless mesh networks: Topology analysis. In *First International Workshop on Wireless Mesh Networks (MeshNets)*, 2005.

[243] D. Wan. Magic medicine cabinet: A situated portal for consumer healthcare. In *Handheld and Ubiquitous Computing*, pages 352 - 355. Springer, 1999.

[244] Jie Wan, Caroline Byrne, Gregory M. P. O'Hare, and Michael J. O'Grady. Orange alerts: Lessons from an outdoor case study. In *5th International Conference on Pervasive Computing Technologies for Healthcare (PervasiveHealth)*, pages 446 - 451, 2011.

[245] J. Wang, Y. Luo, Y. Zhao, and J. Le. A survey on privacy preserving data mining. In *First International Workshop on Database Technology and Applications*, pages 111 - 114. IEEE, 2009.

[246] Jason T. L. Wang, Steve Rozen, Bruce A. Shapiro, Dennis Shasha, Zhiyuan Wang, and Maisheng Yin. New techniques for DNA sequence classification. *Journal of Computational Biology*, 6(2):209 - 218, 1999.

[247] L. Wang, T. Gu, X. Tao, and J. Lu. Sensor-based human activity recognition in a multi-user scenario. *Ambient Intelligence*, pages 78 - 87, 2009.

[248] D. Weinland, R. Ronfard, and E. Boyer. A survey of vision-based methods for action representation, segmentation and recognition. *Computer Vision and Image Understanding*, 115(2): 224 - 241, 2011.

[249] Miles Wernick, Yongyi Yang, Jovan Brankov, Grigori Yourganov, and Stephen Strother. Machine learning in medical imaging. *Signal Processing Magazine*, IEEE, 27(4):25 - 38, 2010.

[250] Christopher Williams and Matthias Seeger. Using the Nyström method to speed up kernel machines. In *Advances in Neural Information Processing Systems* 13. Citeseer, 2001.

[251] D. Wilson and C. Atkeson. Simultaneous tracking and activity recognition (STAR) using many anonymous, binary sensors. *Pervasive Computing*, pages 329 - 334, 2005.

[252] J. Wilson, B. N. Walker, J. Lindsay, C. Cambias, and F. Dellaert. Swan: System for wearable audio navigation. In *11th IEEE International Symposium on Wearable Computers*, pages 91 - 98. IEEE, 2007.

[253] J. M. Winters and Yu Wang. Wearable sensors and telerehabilitation. *Engineering in Medicine and Biology Magazine*, IEEE, 22(3):56 - 65, May—June 2003.

[254] A. Wood, J. Stankovic, G. Virone, L. Selavo, Zhimin He, Qiuhua Cao, Thao Doan, Yafeng Wu, Lei Fang, and R. Stoleru. Context-aware wireless sensor networks for assisted living and residential monitoring. *Network*, IEEE, 22(4):26 - 33, July—Aug. 2008.

[255] A. Wood, G. Virone, T. Doan, Q. Cao, L. Selavo, Y. Wu, L. Fang, Z. He, S. Lin, and J. Stankovic. Alarm-net: Wireless sensor networks for assisted-living and residential monitoring. Technical report, Department of Computer Science, University of Virginia, 2006.

[256] G. Wu and S. Xue. Portable preimpact fall detector with inertial sensors. *IEEE Transactions on Neural Systems and Rehabilitation Engineering*, 16(2):178 - 183, 2008.

[257] Winston Wu, Lawrence Au, Brett Jordan, Thanos Stathopoulos, Maxim Batalin, William Kaiser,

Alireza Vahdatpour, Majid Sarrafzadeh, Meika Fang, and Joshua Chodosh. The smartcane system: an assistive device for geriatrics. In *International Conference on Body Area Networks*, pages 1 – 4, 2008.

[258] A. Y. Yang, R. Jafari, S. S. Sastry, and R. Bajcsy. Distributed recognition of human actions using wearable motion sensor networks. *Journal of Ambient Intelligence and Smart Environments*, 1(2): 103 – 115, 2009.

[259] J. Yin, Q. Yang, and J. J. Pan. Sensor-based abnormal human-activity detection. *IEEE Transactions on Knowledge and Data Engineering*, 20(8):1082 – 1090, 2008.

[260] Zerrin Yumak-Kasap, Yu Chen, and Pearl Pu. Emosonet: An emotion-aware social network for emotional wellbeing. In *CHI*2012 *Workshop Interaction Design and Emotional Wellbeing*, 2012.

[261] Chengqi Zhang and Shichao Zhang. *Association Rule Mining: Models and Algorithms*. Springer-Verlag, 2002.

[262] X. Zhuang, J. Huang, G. Potamianos, and M. Hasegawa-Johnson. Acoustic fall detection using Gaussian mixture models and gmm supervectors. In *IEEE International Conference on Acoustics, Speech and Signal Processing*, *ICASSP* 2009, pages 69 – 72. IEEE, 2009.

[263] ZigBee. Zigbee. http://www. digi. com/technology/rf-articles/wirelesszigbee. jsp, 2014.

第 17 章

医疗欺诈检测

Varun Chandola

计算机科学与工程系

纽约州立大学布法罗分校

布法罗，纽约州

chandola@ buffalo.edu

Jack Schryver

田纳西大学拜特尔有限责任公司（UT-B）

橡树岭国家实验室

橡树岭，田纳西州

schryverjc@ ornl.gov

Sreenivas Sukumar

田纳西大学拜特尔有限责任公司（UT-B）

橡树岭国家实验室

橡树岭，田纳西州

sukumarsr@ ornl.gov

17.1 简介

　　医疗欺诈是美国和全球大多数国家或地区都面临的最大问题之一,每年都会造成数百亿美元的损失。随着医疗服务支出逐步增加,2014 年医疗服务支出将会超过 3 万亿美元[21],医疗欺诈的威胁正以惊人的速度增长。医疗领域涉及多方参与者,其中包括医疗服务机构、受益人(患者)和保险公司,参与者的复杂性使得医疗欺诈的检测问题同样具有很大的挑战性。这使得医疗欺诈检测与其他类似领域的欺诈检测[16]有所区别,比如信用卡[7]和汽车保险欺诈检测。

　　美国的医疗服务支出是政策制定者们关注的主要议题之一,因为这是导致未来 20 年高国债水平的一个主要因素。2008 年,美国的医疗服务支出总额为国民生产总值的 15.2%(全球最高),到 2017 年将会达到 19.5%[3]。尽管美国的医疗服务成本上升了(在过去十年中上升了 131%),但医疗服务质量却未见相应程度的改善(见图 17.1)[32]。

　　专家认为,现行低效率医疗服务体系造成的巨大浪费,是医疗服务领域支出与回报之间差异的主要原因[17]。最新研究预计,美国医疗服务支出总额的近 30%(2009 年约 7 650 亿美元)是被浪费的,有些报告认为浪费比例甚至更高(近 50%)[15]。这种浪费可归因于许多因素,如不必要的服务、欺诈、过度的行政成本和医疗运转的低效率。最近的政策调整,如《患者保护和平价医疗法案》,以及对联邦计划中(数据的)高透明度和可获取性的强调,都凸显了医疗服务数据对解决这种浪费的重要性。

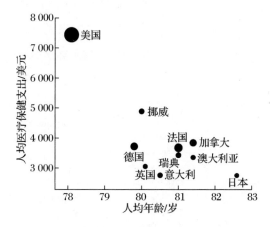

图 17.1　2008 年美国与其他 9 个最富裕的国家人均医疗服务支出占总 GDP 的比重与人均寿命的对比[22]
气泡的大小表明医疗服务费用占 GDP 比例大小。

数据是医疗服务中必不可少的组成部分。事实上,麦肯锡最近发表在《大数据》[25]上的报告认为医疗服务数据的潜在价值约为每年 3 000 亿美元。这一价值的很大一部分归功于打击医疗欺诈的能力。医疗欺诈问题和现有数据已经成为数据分析和数据挖掘领域一个很有吸引力的目标。数据驱动的欺诈检测系统的主要优点是:(1)从数据中自动提取欺诈模式;(2)为执法机构确定可疑案件进行了优先排序;(3)在缺少"鲜明特征"情况下识别新型欺诈。

本章将讨论医疗欺诈问题以及现有数据驱动进行欺诈检测的方法。最近研究者对美国医疗服务体系的低效率进行深细筛查,发现识别欺诈行为一直是努力降低医疗服务成本的重点。本章中,我们将重点了解医疗欺诈问题,并回顾文献中提出的运用数据驱动来解决这个问题的方法。本章其余部分安排如下:第 17.2 节介绍医疗欺诈检测问题,包括医疗保健系统(healthcare ecosystem)中不同实体之间的关系;第 17.3 节讨论欺诈行为表现的不同形式。第 17.4 节描述可用数据;第 17.5 节概述现有的医疗欺诈检测方法。

17.2　了解医疗服务体系中的欺诈行为

导致上述低效率的关键因素之一是医疗服务体系中存在十分猖獗的欺诈行为。很多评估报告指明,美国医疗服务领域浪费的总资金中,有近 10% 可归咎于医疗欺诈[2](见图 17.2)。在 2009 年,这一数字接近 750 亿美元! 近年来也有类似的评估报告。政策制定者在区分欺诈和滥用方面非常谨慎,滥用利用了体系中的弱点,但是不明确违反任何法律。有人会说,这两种形式的浪费大体上都可以被认为是欺诈。滥用可能被认为是欺诈,这种欺诈的检测难度更大。事实上,1996 年美国卫生与公众服务部(Department of Health and Human Services,HHS)建立①了美国医疗欺诈和滥用控制(Health Care Fraud and Abuse Control,HCFAC)计划,将欺诈和滥用作为一个问题来打击。总的来说,欺诈和滥用共同构成了医疗服务体系效率低下的主要因素之一,每年给医疗服务系统造成的损失在 1 000 亿～1 750 亿美元。

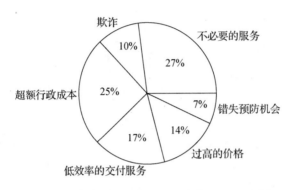

图 17.2　美国医疗服务体系中年度浪费的组成[2]

每年的浪费支出总额预计约为 7500 亿美元左右(占医疗服务总支出的近 30%)。过去 5 年的估算总额和组成部分大致保持一致。

虽然图 17.2 中显示的其他原因只是最近才引起关注,但其实检测医疗欺诈和滥用多年来一直都受到医疗服务立法者和执法机构的关注[34]。不幸的是,由于医疗服务部门的复杂性,只有一小部分损失通过强制执行程序如 HCFAC 被追回。据估计,每年从欺诈和滥用追回的损失仍不到 5%。例如,2007 年,通过 HCFAC 追回欺诈索赔 18 亿美元[1],不到当年欺诈总额的 1%。尽管此类评估描绘了医疗欺诈检测的领域现状,但同时它们也表明欺诈检测领域存在创新机会。在调查医疗欺诈问题之前,我们首先描述一下一般医疗服务体系是如何建立的。尽管各国的医疗服务体系不尽相同,但我们将把重点放在美国的医疗服务体系上。医疗服务系统活动者可以分为三类:

1. (**医疗保险**)**受益人**——寻求各类医疗服务(包括诊疗、药品和设备检查检验等)的个人。在美国,大多数个人(2010 年接近 84%)通过每月支付保险费的方式获得某种保险来支付他们的医疗支出。
2. **医疗服务机构**——提供医疗服务的组织包括医院、医师和其他医护人员、药店和医疗器械经销商。美国的医疗服务设施主要由私营部门管理(接近 80%)。
3. **保险机构**——实际上是向为受益人实施"服务"的医疗服务机构支付费用的组织。

---

① 1996 年《健康保险便携与责任法案》(HIPAA)

接近 84％的美国人(超过 2.5 亿人)有某种医疗保险来覆盖他们的所有或部分医疗服务需求。在美国,几乎 28％的人(8 300 万)被政府医疗保险覆盖,其中最大两个是联邦医疗保险和美国医疗补助计划。联邦医疗保险是一个由联邦医疗保险和医疗补助中心(Center for Medicare & Medicaid,CMS)管理的联邦项目,为 65 岁以上和有残疾的较年轻的美国人提供健康福利金;医疗补助计划是一个由各州管理的,联邦和州政府共同提供资金的项目,为低收入人群提供健康福利。

还有第四类——决策者和执法机构,但由于他们不是欺诈的活动主体,我们在本章中将不会关注他们。

医疗服务按如下模式运行:受益人找到能够根据他/她的保险计划提供医疗服务的医疗服务机构,医疗服务机构提供医疗服务,并向相应的保险代理机构开具"账单"(或保险索赔),有时,受益人需要向医疗服务机构支付较少的金额(共付)。保险代理机构根据一种支付模式(按人头收费、捆绑支付或按服务项目收费)来补偿提供服务的医疗服务机构。

▌17.3　医疗欺诈的定义和类型

按照健康保险流通与责任法案(Health Insurance Portability and Accountability Act,HIPAA)的规定,联邦政府将医疗欺诈[4]定义如下:

▶▶定义

医疗欺诈发生在某个人或采取同一行动的一群人或者一个组织,蓄意或者试图执行一个计划以欺骗医疗服务福利计划,或者通过伪造或欺诈的借口、陈述或承诺以获得任一医疗服务福利计划的金钱或者财产。

美国医疗服务体系中欺诈与滥用如此猖獗的原因很大程度上可以归因于医疗保险体系的三个关键方面:第一个是许多保险代理机构采用支付和调查模式,这些机构首先向索赔人支付费用,然后调查索赔请求。这种模式显然对欺诈者很有吸引力,这些人在诈骗政府后可能会消失,然后在另一个州,或者以不同的身份再次出现。这引出了第二个原因,即存在大量的保险组织(包括私营和政府),由于业务和其他原因,这些组织中的大多数都不互相合作,这使得它们很容易成为欺诈者的目标,这些人可以在不被发现的情况下从一个系统"转移"到另一个系统。第三个原因是许多保险代理机构采用的"按服务收费"模式,这种模式下,保险代理机构向提供个人医疗服务的医疗服务机构付款,这种支付模式助长了欺诈(见下面的例子)和滥用行为,因为这些医疗服务机构可以为更昂贵但不必要的服务收费。

在前面列出的三类活动者中,大部分的医疗欺诈都是由有组织的犯罪集团和不诚实的医疗服务机构实施的。最常见的医疗欺诈类型包括：

1. 给从未提供的服务开具账单。这种类型的欺诈通过两种途径实施：第一种是通过盗用身份和伪造完整的索赔请求来创造"假患者"（见下面的死亡病例）。第二种是在现有的索赔请求中"填补"昂贵的服务，而这些服务实际上根本没有提供。

2. 给实际执行的治疗开具虚假的、价格更高的账单。这也就是大家所知道的 upcoding （一种违法虚报医药费的行为）。大多数保险代理机构会将一种医疗诊断（以诊断代码为特征）与特定的手术或服务联系在一起。在进行 upcoding 欺诈时，欺诈者通常会将患者的诊断代码"膨胀"到一个更严重的情况，并对相应的服务收费，这通常是更昂贵的。虚报医药费的行为在医疗滥用中也很猖獗，在医疗滥用中，医疗服务机构会给患者诊断出比实际情况更严重的病情，以证明更昂贵的治疗是合理的。

3. 仅仅为了产生保险费用而实施医学上不必要的服务。

4. 将保险未覆盖的医疗服务转为必需医疗。许多保险计划仅覆盖了部分的医疗服务，例如，联邦医疗保险不覆盖整容手术。但是，欺诈者可以将医疗保险未覆盖的服务虚假陈述为必需的医疗服务，并向保险代理机构开具账单。例如，"鼻子整形"可以向保险代理机构开具鼻中隔移位修复术的账单。

5. 改变对患者的诊断，以证明医学上不必要服务的正当性。

6. 分步计价（Unbundling）——将手术中的每一阶段都作为一个单独的手术开具账单。

7. 向保险受益人（通过共付）和保险代理机构都开具相同服务的账单，即使该服务可能被保险完全覆盖。另一种欺诈类型是不索要任何共付费用，并向保险代理机构多收费用。

8. 接受患者转诊的回扣。

9. 非法购买处方药为个人使用或者牟利（也称为处方欺诈[8]）。

下面是在佛罗里达州发现的一个医疗欺诈案例②：

> 佛罗里达皮肤科医生实例：自 1997 年以来，佛罗里达的一名医生与当地的一个医学实验室达成了一项协议，以增加该实验室的转诊业务。这名医生将患者（已被美国联邦医疗保险计划覆盖）送到实验室进行皮肤相关问题的检测和诊断。该实验室为每一位转诊患者提供一份未署名的病理报告转给这名医生，然后，这名医生将这些报告改为他自己执行的检测，并将费用申报医疗保险。医疗保险向这名医生付清了这些服务的费用，但他并没有实际履行这些服务！这名医生因此获得了 600 多万美元的医疗保险付款，他和实验室瓜分了欺诈利润。此外，医生大幅增加了他在医疗保险患者身上进行的皮肤活体组织检查和其他医学上不必要的手

---

② http://www.justice.gov/opa/pr/2013/February/13-civ-183.html

续,从而骗取更多的保费。

2011 年发现的另一起医疗欺诈案例③::

> 死亡患者心理咨询:佐治亚州亚特兰大的一名执业医师以团体心理治疗疗程的名义向联邦医疗保险和佐治亚州的医疗补助计划提交了近 10 万份索赔申请,总额达 100 万美元。一项关于这名医师索赔申请的调查显示,这些服务中有很多所谓的护理是提供给了治疗时已经死亡的患者。许多其他受益人在接受服务的时候已经入院治疗,不可能到这位医生的私人疗养院中接受团体服务。

17.4   从数据中识别医疗欺诈

从上面提到的欺诈类型和示例中,我们可以清楚地看到,即使不是全部,但很多医疗欺诈的类型可以通过数据驱动的分析方法来识别。近年来,一些专家和联邦政府④:都强调了大数据分析在解决医疗服务问题包括识别欺诈方面的作用。麦肯锡全球研究所 2011 年的报告[25]预计,从美国医疗服务行业的数据中提取的潜在价值每年可能超过 3 000 亿美元。同样的报告列出了几个可以从使用大数据分析受益的医疗服务领域,包括:基于患者的健康档案对患者进行细分,以确定需要主动护理或改变生活方式的目标人群,开发反欺诈支付模式,围绕医疗服务数据建立透明和有效的信息资料,以及在医疗服务机构、患者和地区之间进行效益比较研究。

医疗欺诈检测可以通过两种方法被广泛地应用。第一种方法是在索赔处理阶段进行监管检查。已经存在许多这样的检查,并充当了防欺诈者的第一道防线。但由于有组织的犯罪分子已经知道这些规则,并实施了旨在避免此类检查的多步骤欺诈,使得很多有组织的欺诈无法通过这种方式检测出来。第二种方法是通过检查财务往来的相关数据(保险索赔),以追溯的方式检测欺诈行为。我们将重点关注第二种欺诈检测方法。

医疗保险索赔也许能回答医疗部门目前面临的许多问题。事实上,在共享电子健康记录(electronic health records)成为现实之前,医疗服务索赔,特别是在国家政府运作健康保险计划的情况下,来自广阔地域和高人口覆盖率保险组织的索赔,成为提供当前医疗服务全貌(包括病情、护理和费用角度)最可靠的信息资源。但是,索赔数据的交易型格式无法直接应用到使用先进的知识发现法(KDD)这样的高级分析法中。在这一章中,我们将探讨医疗索赔数据的转换,以促进医疗欺诈的检测。

---

③ http://www. fbi. gov/atlanta/press-releases/2011/doctor-pleads-guilty-to-billing-medicare-and-medicaid-for-counseling-sessions-with-dead-patients

④ http://www. whitehouse. gov/sites/default/files/microsites/ostp/big_data_press_release_final_2. pdf

医疗赔付相关数据与目前正在使用的保险支付模式的类型紧密相关。在美国,典型的医疗保险支付模式是一种按服务收费(fee-for-service,FFS)模式,在这种模式中,医疗服务机构(医生、医院等)为患者提供服务,并由付款人或保险代理机构向服务机构支付每项服务的费用。医疗服务机构记录每项服务的详细信息,包括费用和理由,并将记录提交给付款人。付款人根据政策指南确定患者特定服务的合理性,从而决定是支付还是拒绝索赔。

▶▶ 17.4.1 数据类型

在过去,研究人员和政策制定者通过挖掘各种数据来了解医疗服务体系中的问题。图 17.3 显示了不同的医疗相关来源的数据。有助于识别医疗欺诈的数据是由医疗服务机构(医院或个人职业医师)和保险代理机构收集的。保险代理机构通常为其业务运作保留三种类型的数据:

1. 理赔信息,获取关于服务交易的信息,包括服务的性质和成本。
2. 患者的登记和资格数据,可以获取患者(或体系内的受益人)的人口统计学信息以及他们拥有不同服务的资格。
3. 医疗服务机构注册数据,可以获取有关医师、医院和其他医疗服务组织的注册信息。
4. 黑名单,列举出曾经被指控为欺诈者的医疗服务机构和其他实体的名单。

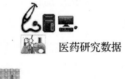
医药研究数据

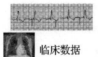
临床数据

医疗健康数据

行为和社会情感

医疗保险理赔数据

图 17.3　与医疗欺诈检测相关的不同类型数据

医疗服务机构收集的数据通常与保险代理机构共享,以便于理赔。此外,医疗服务机构还为患者保留详细的健康记录,其中更多的记录现在被存储为电子病历(electronic medical records,EMR)。此外,还有其他具备编码治疗所用的不同类型的药物、诊断和手术功能的数据库。

图 17.4 显示了医疗服务生态系统中不同实体之间的关系。与每个实体相关的数量和美国医疗服务体系中对应的数量规模相近,这些数量在不同的背景下(单独一家医院、一家私人保险代理机构等等)会有所不同。

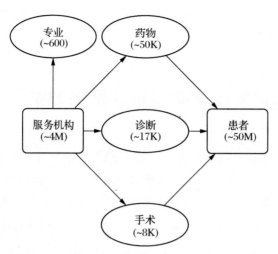

图 17.4　联邦医疗保险中医疗服务索赔数据的实体和关系,以及每个实体的大概条目数

▶▶ 17.4.2　挑战

从数据中发现医疗欺诈是一项具有挑战性的任务,在这里,我们列出了一些与在医疗服务数据中识别欺诈相关的主要挑战:

1. **模式**:索赔和注册数据存储在数据库或有多个相互链接数据库表的数据仓库。数据包括了特定患者(人口统计信息、生理测量等)、特定疾病(类型、严重程度等)和特定治疗情况(类型、成本等)信息。通常,医疗服务机构信息以网络的形式(转诊网络、从属网络等)存在。医疗服务机构的活动可以被视为时间序列。

2. **数据规模**:如图 17.4 所示,数据规模构成了一个巨大的挑战。对整个美国来说,分析欺诈行为需要对患者(大约是整个国家的人口)与医疗服务机构(几百万)围绕疾病、治疗和药物的相互作用数据进行处理。

3. **隐私方面的担忧**:在应用数据驱动的医疗欺诈检测方法时,最大的挑战是由于严格的隐私要求而导致的数据相对不可用。根据 1996 年的健康保险流通和责任法案(Health Insurance Portability and Accountability Act,HIPAA)和隐私、安全和违反通知规则[5](HIPAA),健康信息是受保护的,该法案对共享这些数据进行了严格的限制,即使数据出现是以匿名的形式。因此,研究人员要么开发基于高度匿名/部分数据的方式,要么开发真实数据的人工合成版。

理赔和医疗服务机构注册数据来自交易型数据仓库。每一条理赔由几个数据元素组成,包括受益人、医疗服务机构、健康状况(或诊断)、提供的服务(手术或药物)和相关成本等信息。图 17.4 显示了医疗理赔数据中存在的不同实体及其关系。请注意,医疗服务机构通

---

⑤　http://www.hhs.gov/ocr/privacy/

常是通过医院等组织相互关联的,这些信息和关于医疗服务机构的附加数据存在于医疗服务机构数据中。

17.5　基于知识发现的欺诈识别解决方案

本节将讨论现有识别医疗欺诈的方法。在其他领域中有许多检测欺诈的方法,比如说信用卡和电信诈骗[7,9,16]。这些方法大部分依赖于用户历史数据构建的用户档案,并据此监控用户行为差异。对于医疗服务来说,这样的方法是不适用的,因为医疗环境中的用户是受益人(患者),他们通常不是欺诈的实施者。因此,医疗卫生部门需要更复杂的分析手段来识别欺诈行为。

私营部门已经在开发一些基于数据驱动来检测医疗欺诈的解决方案,但是考虑到底层算法的特有性质,我们不在本章进行讨论。我们建议读者查阅关于这个问题的调查,以便更全面地了解现有方法[5,12,24,35]。

基于数据驱动的医疗欺诈检测方法能够回答以下几个问题:

- 一套特定的医疗护理服务包是欺诈的还是不必要的? 我们要注意的是,这套服务本质上是给有同一个健康问题的患者提供的一系列的医疗服务的集合。因此,对应于这个健康问题的服务可能包含多个索赔。
- 在一套服务中的某个索赔是欺诈还是不必要的?
- 是单个医疗服务机构欺诈的还是医疗服务机构群体欺诈?

接下来的章节将讨论一些可能的方法来回答上述问题。

▶▶17.5.1　识别欺诈事件

医疗服务事件可以被看作是一系列步骤,每一步都对应着一个医疗活动(手术、检验、处方等等),这一系列步骤也通常被称为临床路径。临床路径是针对特定情况下的标准化医疗服务程序,例如,对于像胆囊切除术这样的手术,医疗机构遵循的临床路径可能从入院前检查及麻醉咨询开始,然后是一系列的评估、手术和医师医嘱,最后在外科医生办公室进行随访。

当临床路径被设计作为患者的"最佳实践"的同时,也可以通过检测非常规路径来识别可疑事件。比如,在特定路径下一次简单的随访可能是可以接受的,但多次这样的随访就有可能是可疑的。

识别欺诈的一种方法是分析相同身体状况患者的治疗经历[38]。比如,Yang[38]使用已经被识别的正常事件和欺诈事件来提取结构化模式。这些模式被用来作为特征,对标记的服务进行训练,形成一个分类器,然后使用这个分类器来确定一个新的服务是否具有欺骗性。该方法中的关键数据用一个时序图表示,其中每个活动都表示为一个顶点,根据活动执行的顺序连接起来。图 17.5 显示了一个示例。

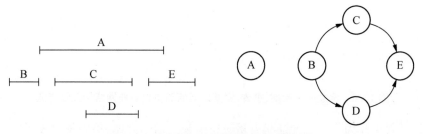

图 17.5 临床路径示例及相应的图示[38]

如上文所述,识别欺诈事件可以进一步简化为两个子问题:第一个子问题是从事件中发现常见模式。如果事件可以用时序图来表示,那么就可以应用时间子图挖掘[37],或者高频事件挖掘方法来识别频繁发生的模式[6]。第二个子问题是将已发现的模式当作特征,训练一个分类器,该分类器可以通过使用标记的训练数据集来识别欺诈和非欺诈事件。Yan 和 Han[37] 在盆腔炎性疾病(pelvic inflammatory disease,PID)领域使用这种方法识别欺诈事件,在从台湾多家医院收集的 906 例欺诈事件和 906 例正常事件中识别欺诈事件的结果准确率接近 80%。

▶▶17.5.2 识别欺诈性索赔

医疗索赔通常包含以下几个类型的信息:

1. 患者的人口统计学特征信息;

2. 医疗服务机构信息;

3. 健康问题(疾病);

4. 提供的医疗服务(手术、药物);

5. 费用。

人们可以从不同的角度分析这些索赔,以识别欺诈行为。例如,有人可能会问这样一个问题:未疾病者的索赔是合法的吗?为了回答这样的问题,我们从历史数据中建立模型,对于这个索赔根据诊断和患者的情况给出合法的可能性或概率得分。下面描述了一种可能的贝叶斯方法。

17.5.2.1 识别欺诈性索赔的贝叶斯方法

如图 17.6 所示,利用一个简单的贝叶斯网络,获取疾病与患者信息之间的关系。患者信息通过三个随机变量记录:性别(G)、年龄(A)和位置(L)。疾病信息用随机变量 D 来表示,对应于与索赔要求相关的诊断代码。请注意,我们假设变量 G、A、L 和 D 条件独立,也可以通过专业的输入进行修改。

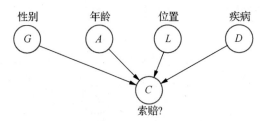

图 17.6 建立一个疾病、患者、索赔之间的简单贝叶斯网络相关性模型

将索赔的发生作为一个二元随机变量进行建模。对于索赔,可以使用图 17.6 中的贝叶斯网络计算索赔发生的概率,如下:

$$
\begin{aligned}
P(C=yes\,|\,G=g,A=a,L=l,D=d) &= P(C=yes\,|\,G=g)\\
&\times P(C=yes\,|\,A=a)\\
&\times P(C=yes\,|\,L=l)\\
&\times P(C=yes\,|\,D=d)
\end{aligned}
\tag{17.1}
$$

上述公式中的个体概率可以由贝叶斯定理计算,如下:

$$
P(C=yes\,|\,G=g) = \frac{P(G=g\,|\,C=yes)P(C=yes)}{\sum_{g'} P(G=g'\,|\,C=yes)P(C=yes)}
\tag{17.2}
$$

如果性别随机变量 G 为伯努利(Bernoclli)随机变量,那么 $P(G=g\,|\,C=yes)$ 是类条件伯努利随机变量的参数可以通过利用历史数据中性别 g 索赔数量占总索赔数量的比例来估计。

可以进一步通过多种方式扩展上述简单贝叶斯算法,一种扩展是增加更多的变量;第二种扩展是在贝叶斯网络中引入相关性。图 17.7 中给出了一些变量,这些变量在前面已经提出[11,28,36]。

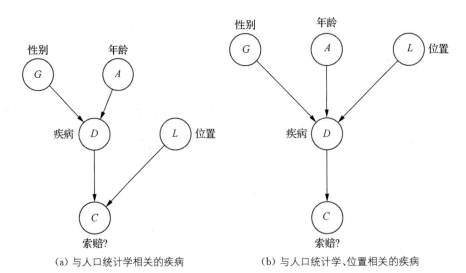

图 17.7 对图 17.6 所示简单贝叶斯网络的扩展

17.5.2.2　非贝叶斯方法

上面讨论的贝叶斯方法建立了一个给定患者索赔的概率模型,这也能近似地认为是一个异常检测问题[12]。让我们将每个索赔视为一个多变量数据实例,其属性分别对应于性别、年龄、位置和疾病。给定这些示例的数据集,然后可以应用无监督异常检测方法为每个索赔赋一个异常分数。

在文献中已经提出基于近邻异常检测的方法,如基于 k 近邻的异常检测、局部离群因子(local outlier factor, lof),以其许多变体来检测此类异常,这类方法依赖一个允许与数据示例进行比较的相似性(或等效距离测度)。如果数据向量中的所有变量都是连续的,那么可以采用广泛使用的欧氏(Euclidean)或马氏(Mahalanobis)距离,但是对于非测度变量(如类别变量或序数变量),则需要使用适当的相似性测度[10]。

▶▶17.5.3　识别欺诈医疗服务机构

鉴于几乎所有的医保欺诈都是由一个恶意行为者假冒医疗服务机构进行,识别欺诈医疗服务机构可能是医保欺诈检测的最重要目标。需要注意的是,可以通过前面讨论的多个识别欺诈索赔的方法应用到识别欺诈医疗服务机构。在这一部分中,我们将重点介绍两种直接识别欺诈性医疗服务机构的方法:第一类方法将侧重于分析医疗服务机构网络,而第二类方法将基于分析医疗服务机构的时序性行为。

17.5.3.1　识别协同欺诈的网络分析

我们使用如下实例来引出基于网络的方法[⑥]:

> 医生因支付被起诉的案件:2011 年 8 月,一名精神病医生和一名足科医生与其他实施欺诈计划的医生一同被捕,随后被密歇根的医疗保险计划 Medicard 计划除名。2012 年调查发现,在被密歇根 Mechicard 计划除名后,联邦医疗保险计划还向这名精神病医生支付了 86.2 万美元,向这名足科医生支付了 15.5 万美元。同一报告估计 2012 年向这些被起诉的医生共支付了约 600 万美元。

上面实例重点强调的问题是:同一个医疗服务机构可能会被纳入多个健康保险计划,在一个计划中被起诉并不意味着这个机构在其他计划中被认为是欺诈的。造成这种情况的最大原因之一是在各个计划之间缺乏统一的识别码。这就引出了下面的问题:*我们能在计划之间匹配医疗服务机构吗?* 换句话说,一个计划中被起诉的机构,我们能否检测出运行在其他不同的计划中的是同一个呢?

识别这种跨计划关系的一种可能的方法是研究医疗服务机构之间的关系。这种关系应该从不依赖于任何计划的来源中获得,有两种可能:*患者转诊网络和医院附属网络*。在这两

---

⑥　http://www.npr.org/blogs/health/2014/01/16/303704523/medicare-kept-paying-indicted-sanctioned-doctors

种情况下,医疗服务系统都是作为一个社交网络实现的,在这个网络中,医疗服务机构是节点。对于患者转诊网络来说,如果他们把患者转诊给对方,就会有两个医疗服务机构联系在一起;对于医院附属的网络,医疗服务机构通过他们附属的医院相连。

随着医疗保险公司将重点从欺诈检测转向欺诈预防,建立一个预测模型,在索赔提出之前预估医疗服务机构的欺诈风险成为一个具有挑战性的问题,甚至,很可能大量的医疗欺诈隐藏在机构群体中以及提交保险索赔的机构和受益人之间。在本节中,我们将研究通过医疗服务机构社交网络[27]之间的关系建模,帮助我们识别欺诈机构,特别是当已经识别的犯罪者"黑名单"被添加到正常数据中时。

17.5.3.2　构建医疗服务机构的社交网络

美国医疗体系中的医疗服务机构通常与多家医院和卫生组织联系在一起。关于医疗服务机构的信息可以从多个来源获得,其中一些数据来源是公开的⑦,而另外一些可以购买⑧。我们使用这些来源的数据来构建一个社交网络,在这个网络中医疗服务机构(包括个体和组织)是节点,个体和组织节点之间存在边(参见图 17.8)。在美国,所有医疗服务机构构建起来的图中,预计将有近 3 500 万个节点和 1 亿条以上的边。例如,为得克萨斯州的医疗服务机构构建的图表展示了将近 100 万个节点和接近 300 万条边[13]。

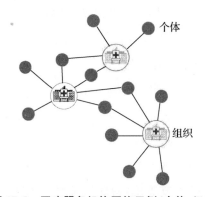

图 17.8　医疗服务机构网络示例(个体、组织)

通过患者转诊将一对有相同边的医疗服务机构连接起来构建网络;两个医疗服务机构之间,如果其中一个将患者转诊给另外一个,那么就在网络中形成了边。这样的转诊数据可以通过索赔信息或者实地收集的健康记录搭建。图 17.9 展示了得克萨斯州的医疗服务机构的网络快照。这个医疗服务机构构建的网络与典型的"社交网络"存在以下几个方面的差异:ⅰ 网络由组织和个人组成。这在网络中引入了潜在的分层,因为一些个体医生为组织工作,也可以成立医生联合执业团体;ⅱ 医疗服务机构网络是由许多分离的图形组成,最大的是一个由 10 万个医疗服务机构组成的网络,最小的只有 3 个;ⅲ 医疗服务机构网络是基

---

⑦　https://nppes.cms.hhs.gov/NPPES/

⑧　http://www.healthmarketscience.com/

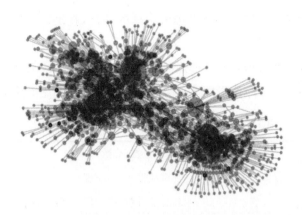

图 17.9　得克萨斯州医疗服务机构的网络快照

每个节点圆的直径表示从属关系的数量。大圆代表组织,比如医院,红色的节点是欺诈医疗服务机构。

于自发报告的数据和基于学科专家的推断数据构建的,可能会受到遗漏、错误和质量问题的影响。为了区分正常和欺诈性医疗服务机构,我们可以使用"连坐法"研究这个网络,其思想是根据其与已知的恶意(欺诈)节点的关联来理解网络中的每个节点。我们可以为网络中的每个节点提取多个特征,并使用它们来区分欺诈和非欺诈医疗服务机构。大多数基于网络的特征[27,31](见表 17.1)可以大致分为以下几类:

- **中心性**:这些特征标识了图中最重要的顶点(或医疗服务机构)。中心性的基本特征是**度**。与其他顶点的链接数量较多的顶点被认为比链接数量少的顶点更重要。

- **特征向量**:中心性测量图形中顶点的影响度。如果 A 是给定有 n 个顶点图形的相邻矩阵,那么任何顶点 v 的特征向量中心都等于矩阵 A 的最大特征值对应的特征向量的分量 v^{th}。

- **协调性**:这些特征衡量一个顶点对另一个顶点的偏好。在医疗服务领域,它本质上衡量的是医疗服务机构与其他医疗服务机构有联系(互相连接)的可能性。**平均相邻度**或**领域连通度**与给定顶点与相邻点之间度的平均相邻度。

- **聚类**:这些特征测量局域结构中每个顶点的广度,例如**三角形**。从医疗欺诈的角度来看,三角结构尤其有趣。在转诊图中,一个三角形表示三个医疗服务机构将患者相互转诊的情况。

- **群体,核心**:类似于聚类,基于群体的特征(如 k-群体特征)测量内部(相邻)或图形中紧密连接的部分节点的参与度,通过测量这些特征识别出欺诈医疗服务机构的共谋。比如像 **k-核**这样的度量也有类似的效果,测量每个顶点在子图中的参与度,这些子图中每个顶点都有一个最小 k 度。

- **距离测度**:像**离心度**这样的特征,测量每个顶点到其他顶点之间的距离。比如,顶点的离心度是图形中顶点与其他任意顶点的最大距离。

- **关联分析**：例如广泛使用的**网页排名**这样的特征，就是通过与它们相连顶点的重要性进行递归打分来测量该顶点的重要性。
- **活性**：这些特征通过顶点对图形连通性的影响来测量每个顶点的重要性。比如**接近活性**特征，定义为排除图形中该顶点后其他所有顶点对之间距离和的变化。

表 17.1　研究网络化医疗服务机构的网络特征[27]

中心性	度,接近数,介数
	加载流接近(中心度)
	传达流介数(中心度)、特征向量
同配性	平均相邻度
	平均领域连通度
聚类	三角结构、平均群聚
	平方群聚
群体	K-团
核心	核心数,k-核
距离测度	离心率
	圆周,半径
关联分析	网页排名,点击数
活性	接近活性

17.5.3.3　识别欺诈的相关性

第一个问题是：表 17.1 列举的所有特征是否足够区分网络中的欺诈节点和非欺诈节点？我们可以通过计算每个特征的信息复杂度（Information Complexity，ICOMP）[23]来进行测试。对于得克萨斯州的附属网络数据，使用 ICOMP 最具差异性的前五个特征如下：

1. **节点度**
2. **二跳网络中欺诈医疗服务机构数量**
3. **网页排名**
4. **特征向量中心性**
5. **流接近中心性**

通过比较欺诈和非欺诈人群这五个显著的特征，测量信息复杂度（Information Complexity，ICOMP）来估计欺诈节点和非欺诈节点之间的差异[23]。图 17.10 展示了欺诈和非欺诈人群这 5 个最显著差别的特征分布。

例如，图 17.10(a)中的灰色线表示预先确认为欺诈医疗服务机构的节点度分布。黑线代表的是随机抽样的非欺诈医疗服务机构。可以看出，医疗服务机构的节点度上升，相应地欺诈的风险就越大。通过分析二跳网络可以得出类似的结论[见图 17.10(b)]。实际上,在欺诈医疗服务机构的二跳网络中找到其他欺诈医疗服务机构的几率是 40%,而在随机抽样的医疗服务机构的二跳网络中找到欺诈医疗服务机构的几率为 2%。

有了能区分欺诈和非欺诈医疗服务机构的上述特征,就可以在无监督的多变量异常检测算法[12]或者可用标签数据学习的二元分类算法中应用它们来自动检测医疗服务机构。

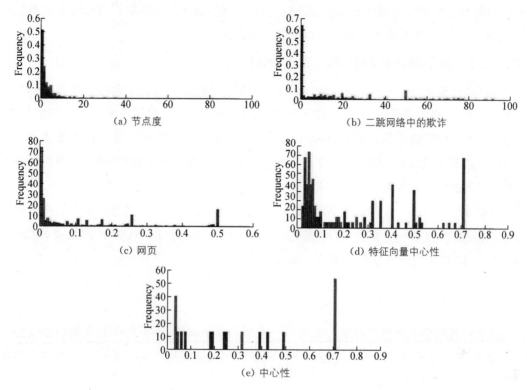

图 17.10　欺诈(灰色)和非欺诈(黑色)医疗服务机构的显著特征分布

▶▶ 17.5.4　识别欺诈行为的时间序列模型

基于网络来分析医疗服务机构和已知医疗服务机构之间的关联性分析方法是有效的,而另外一种识别欺诈医疗服务机构的方法是监测它们的行为。可以通过以下几种方法进行监测:

1. 根据时间监测医疗服务机构的行为(时序建模);

2. 根据时间分类医疗服务机构的行为是否欺诈(监督学习);

3. 与相同群体中医疗服务机构的行为进行比较(异常检测)。

这里我们将讨论第一种方法,通过医疗服务机构行为建立时序模型解决以下两个问题:

1. 我们如何利用索赔的时间序列在线识别出一个好的医疗服务机构向一个恶意的参与者转变?

2. 如何使用时间序列将欺诈医疗服务机构区分出来?

第一个问题其实就是一个**变点检测**问题,采用一种基于统计过程控制的方法来识别一个正常的医疗服务机构何时转变成一个欺诈医疗服务机构。这种方法的优势在于能够在线监测每一个进入支付处理队列的索赔。

第二个问题是比较每个医疗服务机构的索赔提交时序模式,与相似群体的模式规范进行比较(如通过特性和地理位置),并据此定义特征,随后找出已知的欺诈者和假定正常的医疗服务机构之间的差异进行训练学习以建立分类器。

17.5.4.1 基于统计控制技术的变点检测

统计过程控制(statistical process control,SPC)[26]是用于实现处理时间序列数据的一种时序方法,已经发展得相当成熟,在 SPC 理论中,提出了许多监测超出可控范围的方法。比较流行的一种度量是累计量(cumulative sum,CUSUM)[30]统计。我们在这里演示应用 CUSUM 方法来识别患者登记的变化。在这个方法中,先做一个有用的假设,欺诈医疗服务机构往往开始接收比平常更多的患者[34]。

考虑 n 个索赔的一个时间顺序序列,$X=x_1,x_2,\cdots,x_n$。这个序列表示单个医疗服务机构在固定的时间间隔内提交的所有保险理赔(如一年)。伯努利 CUSUM[33]是最简单的 SPC 统计之一,其中 X 向量取 0 和 1,如我们可以定义 x_i 为:

$$x_i=\begin{cases} 1 & \text{如果 } i^{\text{th}}\text{索赔具有新的受益人编号} \\ 0 & \text{否则} \end{cases} \tag{17.3}$$

这个向量跟踪某个特定索赔人提出的一连串的索赔申请,根据其中引入的新的受益人情况,为在某个特定的时间间隔内是否产生大量新的受益人提供估计基础。分析这个变量的伯努利 CUSUM 统计量如下:

$$S_t=\max(0,S_{t-1}+L_t),\quad t=1,2,\cdots, \tag{17.4}$$

当 $S_t>h$ 时,$S_0=0$ 且图表发出信号,对数似然分数的值为:

$$L_t=\begin{cases} \ln\left(\dfrac{1-p_1}{1-p_0}\right) & \text{if } X_t=0 \\ \ln\left(\dfrac{p_1}{p_0}\right) & \text{if } X_t=1 \end{cases} \tag{17.5}$$

当医疗服务机构开始接受病情与过去不同的患者时,会出现一种更常见的欺诈形式。考虑到条件代码有多个类别,上述方法需要推广到多项式情形。多项式 CUSUM 统计量[20]应用如下:

$$L_t=\ln\left(\frac{p_{i1}}{p_{i0}}\right)\quad \text{当 } X_t=i \text{ 时} \tag{17.6}$$

p_{i1} 是第 i 项备择假设,p_{i0} 是第 i 项零假设。图 17.11(a)中展示了一个"假定正常"的典型的多项式/分类 CUSUM。当医疗服务机构使用与典型不一样的条件代码时,CUSUM 统计值激增,当这种非典型行为只是偶尔发生时,就会回落到 0。另一方面,图 17.11(b)展示了一个异常的医师(潜在欺诈)的 CUSUM 统计量,这个医生使用的条件代码并不是他专业的典型代码,CUSUM 统计量记录了这种异常行为。

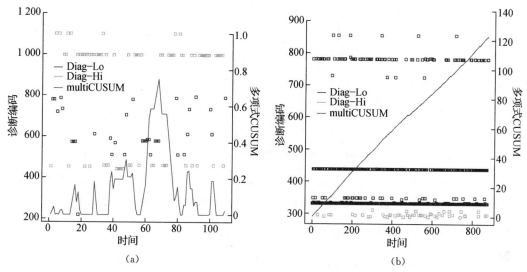

图 17.11　保险索赔中根据时间顺序跟踪条件代码的多项式 CUSUM 图表

绿色方块表示典型代码,蓝色方块表示特定专业的非典型代码。

　　多项式 CUSUM 选择使用一整组完全失控概率,在缺乏具体的备择假设的情况下,用一种简单的方法来确定失控的概率,假设每一个概率向非极端化移动,即概率向总平均值(平均运行长度)方向移动。我们指定一个按比例变化的常量来计算确切的概率。备择假设 p_1 为:

$$p_1 = p_0 + c * (m - p_0) \tag{17.7}$$

其中,$0 \leqslant c \leqslant 1$ 和均值 m 是类别数的倒数。

17.5.4.2　基于 CUSUM 统计进行异常检测

　　在固定时间间隔内 CUSUM 统计量的最大值是筛选异常的一个有效指标,然而,此统计数据受医疗服务机构在这个时间间隔内提交的索赔数量的影响。一些异常医疗服务机构甚至在一个大的时间间隔内显示出连续的异常行为,他们的 CUSUM 统计量为类线性函数。这种模式表明,另一种度量方法也不受索赔序列的长度——平均 CUSUM 率的影响。图 17.12 展示了一个使用这些参数来表示典型医疗服务机构群体按颜色编码分专业的散点图。这个散点图显示了一个丰富的图形,尾部开始于最低的 CUSUM 值,开口向上呈弧线状,指向 CUSUM 的最高值。异常值与接近散点图顶部的主要聚类分开。需要进一步分析确定这些异常值在统计学意义上是否正常,或者它们更有可能是一个异常聚类的成员。划定大约 0.35 的 CUSUM 比率水平分界线,超出分界线的则表明可能存在异常值。

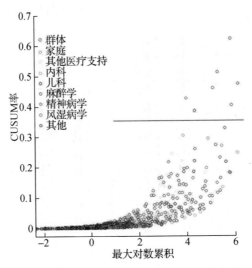

图 17.12　医疗服务机构群体的 CUSUM 指标分布

17.5.4.3　对医疗服务机构情况进行分类监督学习

　　上一节探讨了假定处于某一时间索赔序列位置上正常的医疗服务机构行为暂时或永久性转换成异常的可能性,此外,我们预测有些医疗服务机构要么是从他们参加保险计划开始成为欺诈者,要么是他们在特定索赔开始时便开始了长期的欺诈活动。在这种情况下,真实的医疗服务机构数据让分析员有机会识别潜在的恶意医疗服务机构。如果给每个医疗服务机构贴上"恶意者"或者"假定正常"的标签,我们就能够通过时序稳定特征来区分出正常的和恶意的医疗服务机构。这里我们假设医疗服务机构能自然划分为一个主要的正常组和一个主要的恶意组。这种假设仅仅是近似正确,特别是对于存在多种欺诈行为的恶意欺诈者的分类。

　　这类分析的关键步骤在于从医疗服务机构的信息中构造特征来区分欺诈和正常行为。从最初到最后咨询量的比例就是这样的一个特征。另外一个特征是每年新入院的患者数量。He 等人[19]使用了 28 个此类特征,但因为法律原因他们没有将具体的特征进行公布。

　　给定一组特征,下一步创建一个有标签的训练数据集,这个训练数据集的每个医疗服务机构都被标记为欺诈性或者不具有欺诈性。He 等人[19]实际上使用了 4 个标签("1","2","3","4"),其中"1"表示欺诈医疗服务机构,"4"表示正常的医疗服务机构,而"2"和"3"表示两者之间的信息。获取标签通常是最关键的一步,可以手动完成标签获取,或者使用之前被执法机构起诉的医疗服务机构。如果没有标签,可以使用异常检测方法,如 17.5.2 节所述。

　　给定一个训练数据集,就可以训练得到任意适合的分类器(He 等人[19]和 Ortega 等人[29]均使用多层感知器),通过这个分类器为医疗服务机构分配一个标签。这些方法同样也已集成到一些商业欺诈检测产品中[14,18]。

17.6 总结

在识别医疗服务机构实施医疗欺诈的背景下,有两种可行的响应措施:(1) 在提交索赔后识别并起诉医疗服务机构(支付和跟踪);(2)根据相应的风险及时拒绝支付提交的索赔。鉴于法律诉讼费用高、耗时且难以获得相应的回报,我们可以通过分析识别欺诈索赔和欺诈医疗服务机构,使用选择性拒绝付款的策略。

在这一章,我们使用数据驱动法对现有的医疗欺诈检测方法进行了研究,特别阐述了两种应用较为广泛的方法:第一种方法是通过历史或背景信息比较索赔特征来识别异常索赔;第二种方法是依据医疗服务机构与同行的行为或其历史记录行为以识别欺诈型医疗服务机构。

可以得出的一个重要结论是:识别医疗行业的欺诈行为,需要通过在地理、时间和人口统计学特征等方面有广泛覆盖的数据进行分析。在收集和保存大部分医院和个体医疗服务机构工作实践相关数据的同时,需要通过收分析更高层次收集的数据来实现有效的欺诈监测,比如健康保险计划。随着最近《患者保护和平价医疗法案》(PPACA)的提出,未来将能够获取更多全国范围内的数据,这将为医疗数据分析领域提供巨大的机会。

参考文献

[1] Health care fraud and abuse control program annual report for FY 2007. U. S. Department of Health and Human Services and Department of Justice,2008.

[2] *The Healthcare Imperative*:*Lowering Costs and Improving Outcomes*. National Academies Press,2010.

[3] World health statistics. WHO Library Cataloguing-in-Publication Data,2011.

[4] Medicare fraud and abuse:Prevention, detection, and reporting. http://www. cms. gov/Outreach-and-Education/Medicare-Learning-Network-MLN/MLNProducts/ downloads/Fraud _ and _ Abuse. Pdf,2014.

[5] C. C. *Aggarwal. Outlier Analysis*. Springer,2013.

[6] R. Agrawal and R. Srikant. Mining sequential patterns. In *Proceedings of the Eleventh International Conference on Data Engineering*, ICDE'95, pages 3 - 14, Washington, DC, USA, 1995. IEEE Computer Society.

[7] E. Aleskerov, B. Freisleben, and B. Rao. Cardwatch:A neural network based database mining system for credit card fraud detection. In *Proceedings of IEEE Computational Intelligence for Financial*

Engineering, pages 220 – 226, 1997.

[8] K. D. Aral, H. A. Güvenir, I. Sabuncuo ? glu, and A. R. Akar. A prescription fraud detection model. *Computer Methods and Programs in Biomedicine*, 106(1):37 – 46, Apr. 2012.

[9] F. Bonchi, F. Giannotti, G. Mainetto, and D. Pedreschi. A classification-based methodology for planning audit strategies in fraud detection. In *Proceedings of the Fifth ACM SIGKDD International Conference on Knowledge Discovery and Data Mining*, KDD'99, pages 175 – 184, New York, NY, USA, 1999. ACM.

[10] S. Boriah, V. Chandola, and V. Kumar. Similarity measures for categorical data: A comparative evaluation. In *SDM 2008: Proceedings of the eighth SIAM International Conference on Data Mining*, pages 243 – 254, 2008.

[11] C. L. Chan and C. H. Lan. A data mining technique combining fuzzy sets theory and Bayesian classifieran application of auditing the health insurance fee. In *Proceedings of the International Conference on Artificial Intelligence*, pages 402 – 408, 2001.

[12] V. Chandola, A. Banerjee, and V. Kumar. Anomaly detection – a survey. *ACM Computing Surveys*, 41(3), July 2009.

[13] V. Chandola, S. R. Sukumar, and J. C. Schryver. Knowledge discovery from massive healthcare claims data. In *Proceedings of the 19th ACM SIGKDD International Conference on Knowledge Discovery and Data Mining*, KDD'13, pages 1312 – 1320, New York, NY, USA, 2013. ACM.

[14] C. Cooper. Turning information into action. http://www. ca. com, 2003.

[15] PricewaterhouseCoopers. The price of excess: Identifying waste in healthcare spending, PricewaterhouseCoopers LLP. Health Research Institute 2008.

[16] T. Fawcett and F. Provost. Activity monitoring: noticing interesting changes in behavior. In *Proceedings of the 5th ACM SIGKDD International Conference on Knowledge Discovery and Data Mining*, pages 53 – 62. ACM Press, 1999.

[17] A. M. Garber and J. Skinner. Is American health care uniquely inefficient? Working Paper 14257, National Bureau of Economic Research, August 2008.

[18] C. Hall. Intelligent data mining at IBM: New products and applications. *Intelligent Software Strategies*, 7(5):1 – 11, 1996.

[19] H. He, J. Wang, W. Graco, and S. Hawkins. Application of neural networks to detection of medical fraud. *Expert Systems with Applications*, 13(4):329 – 336, 1997. Selected Papers from the PACES/SPICIS'97 Conference.

[20] M. Hhle. Online change-point detection in categorical time series. In T. Kneib and G. Tutz, editors, *Statistical Modelling and Regression Structures*, pages 377 – 397. Physica-Verlag HD, 2010.

[21] P. Keckley, S. Coughlin, and L. Korenda. The hidden costs of U. S. health care. *Deloitte Center for Health Solutions Report*, 2012.

[22] L. Kenworthy. Americas inefficient health-care system: Another look. http:// lanekenworthy. net/ 2011/07/10/americas-inefficient-health-care-system-another-look/, 2011.

[23] S. Konishi and G. Kitagawa. *Information Criteria and Statistical Modeling (Springer Series in Statistics)*. Springer, 2007.

[24] J. Li, K.-Y. Huang, J. Jin, and J. Shi. A survey on statistical methods for health care fraud detection. *Health Care Management Science*, 11(3):275 - 287, 2008.

[25] J. Manyika, M. Chui, B. Brown, J. Bughin, R. Dobbs, C. Roxburgh, and A. H. Byers, McKinsey Global Institute. Big data: The next frontier for innovation, competition, and productivity, May 2011.

[26] D. C. Montgomery. *Introduction to Statistical Quality Control*. John Wiley and Sons, 4th. edition, 2001.

[27] M. Newman. *Networks: An Introduction*. Oxford University Press, Inc, New York, NY.

[28] T. Ormerod, N. Morley, L. Ball, C. Langley, and C. Spenser. Using ethnography to design a mass detection tool (MDT) for early discovery of insurance fraud. In *Proceedings ACM CHI Conference*, 2003.

[29] P. A. Ortega, C. J. Figueroa, and G. A. Ruz. A medical claim fraud/ abuse detection system based on data mining: A Case study in Chile. In *International Conference on Data Mining*, 2006.

[30] E. S. Page. On problems in which a change can occur at an unknown time. *Biometrika*, 44(1—2): 248 - 252, 1957.

[31] L. Page, S. Brin, R. Motwani, and T. Winograd. The pagerank citation ranking: Bringing order to the web. Technical Report 1999-66, Stanford InfoLab, November 1999.

[32] S. H. Preston and J. Ho. Low life expectancy in the United States: Is the health care system at fault? In E. M. Crimmins, S. H. Preston, and B. Cohen, editors, *National Research Council (US) Panel on Understanding Divergent Trends in Longevity in High-Income Countries*. National Academies Press (US), 2010.

[33] M. Reynolds and Z. Stoumbos. A cusum chart for monitoring a proportion when inspecting continuously. *Journal of Quality Technology*, 31(1):87, 1999.

[34] M. Sparrow. *License to Steal: How Fraud Bleeds America's Health Care System*. Westview Press, 2000.

[35] D. Thornton, R. M. Mueller, P. Schoutsen, and J. van Hillegersberg. Predicting healthcare fraud in medicaid: A multidimensional data model and analysis techniques for fraud detection. *Procedia Technology*, 9(0):1252 - 1264, 2013.

[36] K. Yamanishi, J. Takeuchi, G. Williams, and P. Milne. On-line unsupervised outlier detection using finite mixtures with discounting learning algorithms. *Data Mining and Knowledge Discovery*, 8(3): 275 - 300, 2004.

[37] X. Yan and J. Han. Closegraph: Mining closed frequent graph patterns. In *Proceedings of the Ninth ACM SIGKDD International Conference on Knowledge Discovery and Data Mining*, KDD'03, pages 286 - 295, New York, NY, USA, 2003. ACM.

[38] W.-S. Yang. *A Process Pattern Mining Framework for the Detection of Healthcare Fraud and Abuse*. PhD thesis, National Sun Yat-sen University, 2003.

第 18 章

药物研发的数据分析

Shobeir Rakhraei

计算机科学系

马里兰大学

马里兰州,科利奇帕克

shobeir@ cs.umd.edu

Eberechukwu Onukwegha

医药卫生服务研究系

马里兰大学

马里兰州,巴尔的摩

eonukwug@ rx.umaryland.edu

Lise Getoor

计算机科学系

加利福尼亚大学

加利福尼亚州,圣克鲁什

getoor@ soe.ucsc.edu

18.1　简介

　　统计学、计算机科学、医学、化学信息学和生物学相结合的跨学科计算方法对药物①研究的重要性日趋明显,数据挖掘和机器学习方法越来越多地应用于对来自医院、实验室、制药公司甚至社交媒体中大量的结构化和非结构化生物医学和生物学数据进行科学分析。这些数据包括测序和基因表达、药物分子结构、蛋白质和药物相互作用网络、临床试验和电子病历、社交媒体中患者行为和自我报告数据、监管监测数据和生物医学文献。

　　数据挖掘可用于药物研发的多个阶段,以实现不同的目标。图 18.1 概括了药物研发和FDA②审批的流程。大多数新化合物由于临床试验结果不佳或引起不良反应而未能通过审批。新药的研发成本通常高达数百万美元,而将这种新药物上市往往要花费近 10 年的时间[1]。在这个过程中药物研究的高失败率,使得试验阶段被称为"死亡之谷"[2]。

　　与其他许多领域类似,药物数据挖掘算法旨在限定搜索空间,为领域专家提供假设和进一步分析实验的建议。对数据挖掘和机器学习方法的一种分类是基于它们在药物上市前应用还是上市后应用。在上市前阶段,数据挖掘方法侧重于发现,包括但不限于寻找药物与靶点、药物与药物、基因与疾病、蛋白质与疾病之间的相互关联,以及寻找生物标记。在这个阶段主要研究可能产生的治疗作用或副作用的各种潜在的关联。大多数在研化合物在此阶段

---

①　与生物分子靶点结合并抑制或激活其动能的有机分子

②　美国食品药物逻辑管理局

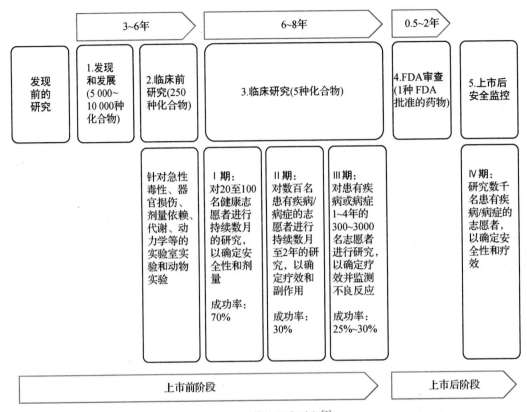

图 18.1   药物研发过程[3]

不能进入临床试验,生物信息学实验成为对这些化合物做进一步探索的主要方式。在上市后阶段,数据分析的一个重要应用是追踪已批准药物不良反应的迹象。这些算法可以提供潜在的药物不良反应相关性列表,用于做进一步研究。

在本章中,我们简要概述一些数据分析方法在这一领域的应用,并重点介绍每个阶段的两个主要任务。我们首先概括用于药物-靶点相互作用预测的一些主要方法,这些方法在药物上市前阶段非常重要。随后,我们会综述**药物警戒**(pharmacovigilance,药物安全监测)方面的内容,这是上市后阶段的重点。

▶▶18.1.1   上市前阶段

在上市前阶段,数据挖掘算法主要集中在药物发现和根据化合物的特征(如药物靶点、化学结构)或筛选数据(如生物测定数据)预测潜在的不良影响[4]。用数据挖掘和机器学习方法提供有效帮助的一个主要挑战是药物-靶点相互作用预测。这个工作对药物重定位和药物不良反应预测也极为重要[5]。药物-靶点关联的体外(in vitro)鉴定需要耗费大量的人力和物力,因此,生物信息学(in silico)预测方法在体外研究中具有广阔的应用前景[6]。

大多数药物可影响多个靶点,有多重药理作用(polypharmacology),有关这类相互作用的研究热潮正在增长[7]。这些多靶点相互作用可能导致不良反应或意外的治疗效果,这是临床试验中导致候选药物高失败率的主要原因。由这些相互作用导致的不可接受的毒性大约占到药物失败原因的 30%[8],在药物研发阶段预测这些相互作用可以降低临床试验的高昂成本,对于新药的商业成功至关重要。

此外,由于新药研发的高成本和低成功率,制药公司对药物重定位或再利用(drug repositioning or repurposing)也非常感兴趣,包括发现已上市药物的新治疗作用。例如,西地那非最初的研发目的是治疗肺动脉高压,但由于它有能够治疗男性勃起功能障碍的"副作用",因此获得重定位并被命名为伟哥[9]。

数据挖掘算法的另一个有效应用是药物与药物相互作用的预测,这种相互作用占到药物意外不良事件的 30%,在住院患者中这一比例接近 50%[10]。例如,曲马多(一种镇痛药)可以增强氟西汀(百忧解)的作用,提高血清素水平并可能导致癫痫发作[11]。美国国家健康与营养检查调查[12]的报告显示,超过 76% 的美国老年人每天要服用两种或更多的药物。另一项研究估计,29.4% 的老年人每天服用 6 种或更多的药物[13]。药物-药物的相互作用在上市前阶段可以通过化合物谱预测[14,15],或在上市后阶段通过多种来源的信号进行鉴别[16,17]。例如,Gottlieb 等人[18]根据药物之间若干的相似性以及这些药物之间已知的相互作用来推断药物-药物可能的相互作用。

▶▶18.1.2　上市后阶段

在上市后阶段,数据挖掘方法的一个重要应用是寻找能够提示潜在的药物相关不良事件的模式[4]。尚未被发现的严重不良事件可能导致药物退市,将对生产商造成严重的经济损失[4]。这些年来,已有多种药物从市场上被撤回[19],例如,Vioxx(万络)曾被认为是一种强效的抗炎药物,但由于会增加冠状动脉风险而被撤回[20,21]。

据估计,美国每年超过 200 万人次的住院及各类受伤事件以及 70 万人次的急诊就医是由这些不良反应所致[4,22,23],造成的年医疗花费约 750 亿美元[11]。另据估计,每年有 6% ～ 7% 的住院患者会出现严重药物相关不良事件,潜在死亡例数会达到 10 万人,成为美国第四大死亡原因[23]。

由于在临床试验中能研究的患者特征数量有限,而且研究持续的时间有限,因此与新药相关的复杂安全性问题通常无法在临床试验中得到充分研究[11]。药物不良反应通常定义如下[24]:

　　"在药物临床应用过程中出现的,任何在药物预期疗效之外的和不良影响。"

药物警戒(药物安全监测)是有关药物不良反应检测、评估、理解和预防的科学[4]。世界卫生组织(WHO)对药物警戒的正式定义为[25]:

　　"与检测、评估、理解和预防不良反应或任何其他与药物相关问题的科学和活动。"

数据分析算法是缩小搜索空间和检测隐藏关系的关键,Harpaz等人[11]将药物警戒的数据挖掘算法定义为:

"揭示对药物安全性具有潜在临床意义的隐藏关系的自动化高通量方法。"

他们报告说,PubMed③发表的有关药物警戒指数数据挖掘方法文献数量从2000年的不到40篇增长到2011年的约200篇,数据挖掘算法在上市后阶段的一个研究重点是用自动化计算方法统计分析基础数据源中有关药物配对与临床效果之间的关联[26]。

▶▶18.1.3 数据源和其他应用

还有几个重要的数据挖掘应用我们在本章中没有提到,例如,另一个越来越受关注的领域是预测个体的药物反应和个性化医疗,其中数据挖掘算法可以发挥重要的作用[27,28]。个性化医学或药物基因组学是利用个体的基因图谱来做出最佳的治疗选择预测特定个体能否从特定的药物治疗中获益或是会遭受严重副作用[29]。例如,药物基因组学知识库(PharmGKB)是一个收集、管理和传播有关人类遗传变异对药物反应影响信息的资源库[30]。

药物研发不同阶段的数据挖掘算法使用不同的数据源。在上市前阶段主要使用化学和生物学数据,用于生成假设和预测等任务;而自发报告系统、电子病历和医保报销数据通常用于上市后的数据挖掘任务,主要用于检测关联信号。近年来,生物医学文献和健康相关互联网平台中的患者生成型数据也引起了研究人员相当大的兴趣[11]。

在本章的其余部分,基于所使用的数据源重点介绍一些相关的数据挖掘任务和方法。首先,我们概括介绍一些使用化学和生物数据的方法,侧重于预测药物靶点和药物相互作用。随后,我们重点介绍使用自发报告、电子病历和患者生成型数据(如网络搜索引擎日志)检测与药物相关的不良事件模式的方法。我们还会提到利用生物医学文献进行数据挖掘的一些进展,这些数据挖掘进展可以促进药物的研发。

本章内容不涉及最近发表的大量关于药物研发中数据分析的高质量研究,我们并不旨在提供完整或全面的调查报告,我们的目标是强调本领域中一些重要的数据分析方法。

18.2 化学和生物学数据库

使用化学和生物学数据进行数据挖掘的一个重要目标是预测化学化合物(例如药物)和生物靶点(例如蛋白质)之间的相互作用,或者预测两种或更多种可能导致不良反应的化合物之间的相互作用。这项任务需要高度使用公开可用的数据库,包括互联网上各种包含与

---

③ 主要访问 MELINE 数据库中有关生命科学和生物医学主题参考资料和摘要的搜索引擎。

药物有关的数据及其治疗靶点信息的资源。这些数据库用于研究药物的性质,包括阐明药物靶点与药物、药物与药物之间的相互作用。表 18.1 汇总了一些较常用的包括药物、作用靶点及其相互作用信息在内的数据库。

表 18.1　包含化学和生物数据的数据库

名称	URL	介绍
Drugbank[31]	www. drugbank. ca	药物(即化学、药物和药学)数据及其靶点(即序列、结构和途径)信息
KEGG Drug[32]	www. genome. jp/kegg/drug	化学药物结构及其靶点
MATADOR(Manually Annotated Targets and Drugs Online Resource)[33]	natador. embl. de	药物及其靶点相互作用
DCDB(Drug Combination Database)[34]	www. cls. zju. edu. cn/dcdb	药物组合及其靶点
DBPedia	www. dbpedia. org	从维基百科中提取的药物、疾病和蛋白质信息
ChEMBL	www. ebi. ac. uk/chembl	试验药物及其靶点
Connectivity Map(CMAP)[35]	www. broadinstitute. org/cmap	有关疾病和药物的基因档案信息
Pubchem[36]	pubchem. ncbi. nlm. nih. gov	小分子(即药物)的生物活性
Therapeutic Target Database	bidd. nus. edu. sg/group/cjttd	治疗性蛋白质和核酸靶点,疾病、途径信息,以及相应的药物
PDTD(Potential Drug Target Database)	www. dddc. ac. cn/pdtd	药物靶点信息,重点是具有已知 3D 结构的信息
Drug2Gene[37]	www. drug2gene. com	由几个公开数据库中的化合物/药物-基因/蛋白质信息组合而成的知识库

可以构建药物-靶点相互作用预测模型[38]的方法有很多。根据它们对药物和靶点相互作用的表示是基于图形还是网络可分为两类:第一类是构建网络结构来预测相互作用[39],另一类则基于其他因素进行预测。在本节中,我们主要介绍基于网络的方法。

在不使用网络表示的方法中,相似系综方法(similarity ensemble approach,SEA)使用配体①结构特征来预测药物和靶点之间的相互作用。这种方法使用配体来表示靶点,利用药物与配体之间的化学相似性作为潜在相互作用的标志[6]。在 CMap 平台中,Lamb[40]使用 RNA 表达来表示疾病、基因和药物[35],他们比较了用生物活性分子处理的人类培养细胞中的基因表达谱的上调和下调特征,并进行了跨平台比较。根据药物和疾病的反向表达特征预测出了新的潜在相互作用。

考虑网络结构方法需要解决两个重要问题。一个是如何构建网络,要包括哪些信息;另

---

① 为某种生物目的与生物分子形成复杂物的一种小分子。

一个是如何预测新的相互作用。在下一节,我们概要介绍每项工作的主要方法。

▶▶18.2.1　构建网络表示

许多研究出版物研究网络结构以预测相互作用。Cockell 等人[9]描述了如何将药物、靶点、基因、蛋白质和通路整合成一个网络结构来完成不同的任务。这种网络的节点通常包括药物、蛋白质和疾病边包括它们的相互作用和相似性,其中相似性可以从多个化合物的化学结构等多个来源中提取[5]。图 18.2 为此类网络的一个逻辑示意图。

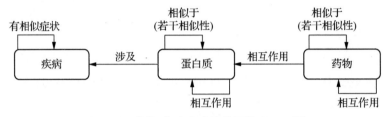

图 18.2　药物、靶点和疾病的网络表示示例

Lee 等人[41]描述了通过网络模型的方法研究药物重定位、多成分药物研发以及估算药物疗效对靶点扰动的影响。Yildirim 等人[39]使用基于网络的分析方法说明了药物研发行业的发展趋势,表明基因组测序正在改变传统的药物研发趋势;他们还讨论了这种网络的不同结构特性,包括优先链接和节点聚类。

预测新的相互作用的常用方法是构建一个"二分相互作用网络",其中节点代表药物和靶点,边表示相互作用。药物与药物和靶点与靶点的相似性可以增强网络的丰富性。来自多个可公开访问数据集的数据可以整合来构建这些网络[41]。药物与药物之间和靶点与靶点之间的相似性可以具有不同的语义。例如,靶点基于其序列和本体注释可以具有相似性度量[5,42]。另一个例子是药物副作用,虽然可以通过药物-靶点相互作用预测模型来预测潜在的药物副作用[43],但它们也可以作为药物之间的相似性来预测新靶点[44]。有一些数据库包含有关药物已知副作用的信息,表 18.2 汇总了包含此类信息⑤的一些数据集(这些数据集并不侧重于化学和生物数据)。

表 18.2　包含药物副作用的数据集

名称	URL	介绍
SIDER[45]	sideeffects. embl. de	有关上市药物及其不良药物反应的信息
Drugs. com	www. drugs. com/sfx	关于药物及其副作用的信息
MedlinePlus	www. nlm. nih. gov/medlineplus/ druginformation. html	包含药物及其副作用信息的国家医学图书馆网页

---

⑤　这些数据库主要重点不是化学和生物数据

▶▶18.2.2　相互作用预测方法

在药物-靶点相互作用网络中,相似的靶点倾向于与相同的药物相互作用,相似的药物倾向于与相同的靶点相互作用[9]。利用这种直觉变异,链接预测方法可以预测药物-靶点相互作用网络中新的潜在的药物-靶点相互作用[46]。

18.2.2.1　基于单一相似性的方法

基于网络的方法将提取自不同方法(例如 SEA 和 CMap)的药物-药物和靶点-靶点相似性与药物-靶点相互作用网络加以整合[38]。以下的方法提出了一种药物-靶点单一相似性度量的方法,用于预测药物-靶点相互作用。

Cheng 等人[47]使用药物-药物和靶点-靶点相似性和二分相互作用图预测出了潜在相互作用,他们使用 SIMCOMP[48],通过 Smith-Waterman 评分计算了靶点的 2D 化学药物相似性和序列相似性。他们使用了以下三种链接预测方法:

1. 基于药物的相似性推断(DBSI),他们只考虑药物之间的相似性来进行预测。

2. 基于靶点的相似性推断(TBSI),他们只考虑靶点之间的相似性来进行预测。

3. 基于网络的推断(NBI),他们结合了药物-药物和靶点-靶点的相似性。

Alaimo 等人[49]提出了一种结合先验领域知识的药物-靶点混合方法,扩展这种预测方法。

Yamanishi 等人[50]提出了三种用于预测相互作用的方法,包括最近邻法、加权 k-近邻法和空间整合法。在空间整合法中,他们使用 Smith-Waterman 评分来描述了一个基因组空间,使用 SIMCOMP 评分来描述了一个药物空间。他们提出了一种将药物和靶点整合到一个统一的潜在药理空间中的方法,并且根据药物和靶点在该空间中的接近程度预测相互作用,图 18.3 是方法的概览图。在实验中,他们将靶点分为四类,即酶、离子通道、GPCR 和核受体,随后的大多数药物-靶点相互作用预测都采用了这种分类方法[38]。该方法的总体步骤包括:

1. 将相互作用网络上的化合物和蛋白质融合到一个统一的空间称为"药理空间"。

2. 在化学/基因组空间和药理空间之间建立学习模型,并将所有化合物/蛋白质映射到药理空间。

3. 通过连接药理空间中比阈值更接近的化合物和蛋白质,来预测相互作用的化合物-蛋白质对。

Bleakley 和 Yamanishi[51]通过构建图形推理的局部模型来扩展这种方法,他们对每个相互作用进行两次分类,将结果组合以提供预测。首先,他们基于药物建立了分类器,再基于靶点建立分类器,使用相似性作为支持向量机(SVM)的内核。Mei 等人[52]进一步扩展了

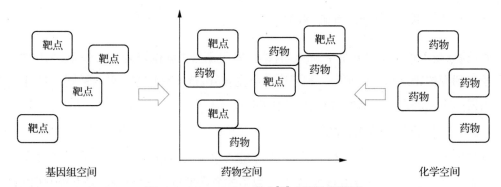

图 18.3　**Yanmanishi 等人**[50]**方法的概览图**

这种方法,提出了一种从近邻的相互作用谱中推断出训练数据的方法,用于预测网络中没有任何相互作用的新的候选药物或靶点。Wang 和 Zeng[53] 提出了一种基于受限玻尔兹曼机器的药物-靶点相互作用预测方法。

18.2.2.2　基于多种相似性的方法

有更复杂的基于多个异类相似性的方法可以预测相互作用。Chen 等人[54] 推断出与其他链接对象相关的药物-靶点相互作用的可能性,他们使用网络中的距离、最短路径和其他拓扑属性来评估关系的强度,并将分数分配给药物和靶点之间的路径,最后将每个药物-靶点对的路径分数进行组合。

Perlman 等人[42] 根据药物-药物和靶点-靶点相似性的组合提出了一种监督式学习方法以及一种特征工程方法来预测相互作用,称为**基于相似性的药物靶点推断**(similarity-based inference of drug targets,SITAR)。他们基于 5 种药物-药物和 3 种靶点-靶点相似性建立了模型,对于每种潜在的药物-靶点相互作用,他们根据潜在的药物-靶点相互作用与网络中某个观察到的相互作用的相似程度建立一个特征,并基于药物-药物和靶点-靶点相似性的加权组合计算相互作用相似性。其方法的总体步骤包括:

1. 首先考虑基于化学结构、配体、表达、副作用和注释等因素的药物之间的相似性,再使用基于序列、蛋白质-蛋白质相互作用网络和基因本体的信息计算出靶点相似性。

2. 构建一个数据集,其中每个链接(即药物-靶点组合)是一个样本(即行),并根据相似性计算每个链接的 15 个(即 5×3)特征。如果药物-靶点组合是已知的相互作用,则样本用类别 1 标记,否则为 0。

3. 此模型基于潜在的药物-靶点相互作用与网络中观察到的最接近的相互作用的相似程度来计算每个特征的值,并基于药物-药物和靶点-靶点相似性的加权组合来计算相互作用的相似性。

4. 然后使用该数据集上的逻辑回归分类器来预测新的相互作用。

Fakhraei 等人[5,55]提出了一种基于概率软逻辑(probabilistic soft logic,PSL)的药物-靶点相互作用预测框架,使用网络的结构化表示来共同预测相互作用。这种可解释模型抓住了药物-靶点相互作用网络的多关系特征(即具有不同语义的节点和边)。他们提出了基于三元组和四元组结构直觉推理规则的 PSL 模型,并改进了 Perlman 等人[42]的预测结果。图18.4 概括了在他们基于三元组规则的方法中如何应用相似性预测新的药物-靶点相互作用,这种方法能够捕获同一药物与相似靶点的相互作用趋势,以及同一靶点与相似药物的相互作用趋势。他们使用以下步骤进行预测:

1. 与 SITAR[42]类似,方法中使用了 5 种药物-药物相似性和 3 种靶点-靶点相似性。
2. 使用的阻断阈值仅包括模型中每个实体的 k 个最相似药物或靶点。
3. 根据三元组结构定义了规则,其总体判断是相似药物倾向于与同一靶点相互作用,并且一种药物倾向于与相似靶点相互作用。他们为每个相似性度量引入了一条规则(总共 8 条规则)。
4. 定义了基于四元组的规则,其判断是相似药物倾向于与相似的靶点相互作用。
5. 在捕获网络的稀疏性之前认为是负数。
6. 研究共同推断和相似性组合对提高模型性能的影响。

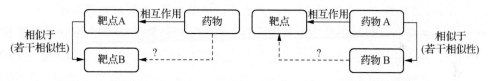

图 18.4　基于药物-药物和靶点-靶点相似性的新的药物-靶点相互作用预测

18.3　自发报告系统(SRSs)

自发报告系统(Spontaneous reporting systems,SRSs)是上市后药物分析和数据挖掘的重要数据源,直到最近几年,它们一直都是药物警戒(药物安全监测)的主要数据源[56,57]。

　　　"自发报告系统是一种被动系统,由医疗专业人员、消费者和制药公司收集的疑似药物不良事件报告组成,主要由卫生监管机构维护[11]。"

从药物上市以来,它们一直为监管机构对无数上市药物的行政监管决策提供支持。两个主要自发报告系统分别由美国食品药物监督管理局(FDA)和世界卫生组织(WHO)管理,见表 18.3。

表 18.3　自发报告系统数据集

名称	URL	介绍
FDA 不良事件报告系统（FDA Adverse Event Reporting System，FAERS）	www. fda. gov/Drugs/GuidanceComplicance RegulatoryInformation/Surveillance/ AdverseDrugEffects	提交给 FDA 的关于药物不良事件和用药错误报告的信息
Vigiase	www. umc-products. com/vigibase. services	世界卫生组织全球个案安全报告数据库

自发报告系统以结构化格式展示，包括有关疑似引起不良反应的药物的信息，它们还包含有限的人口统计信息[11]。将这些信息用于药物警戒有多种优势，它们是药物不良事件关系的集中化数据来源，并覆盖了大量人群，同时也可用于分析和研究工作[58]。

虽然自发报告系统是上市后药物不良反应鉴定的主要来源，但它们仍有一些局限性[59]。在这些系统中，只有一部分药物不良事件得到识别上报，因为除了被要求必须报告药物不良反应的制药公司外，其他均是基于自愿原则上报，而且还可能出现报告结果偏差的概率或患者数据缺失的情况[60,61]。

在自发报告系统中造成这种局限性的原因有很多。医生会担心公开医疗差错后可能会面临法律责任，或者无法清楚地定义这些不良事件，他们可能主观认为某些病例情况或结果不需要报告，或认为即使上报也不会带来任何临床改善；他们也可能忽视不断增加的质量和安全性指南在改善患者预后方面的附加价值[21]。Amalberti 等人[21]和 Strom[20]建议改进自发报告制度，以应对其中一些挑战，并引入更多不良事件类别，以更好地整理报告进行分析。

专注于自发报告系统数据的主要方法旨在生成大规模药物-结果对的统计关联度量，这些度量信息可用于进一步评估需要优先处理和鉴别的风险因素。至今，已经有更新型的方法用来识别代表更复杂安全现象（例如药物-药物相互作用）的高阶或多元关联[11]。以下各节将概述利用自发报告系统数据进行信号识别的主要方法。

▶▶18.3.1　比值失衡分析

比值失衡分析在大多数应用于自发报告系统数据分析的方法中发挥重要作用。2×2 列联表的频数分析（如表 18.4）用于估计自发报告中提到的特定药物-事件组合之间的统计关联度。比值失衡分析在对低报告例数进行统计调整及假设方面有所区别。两个主要的类别是频数法和贝叶斯方法[4,11]。

表 18.4　自发报告系统数据比值失衡分析列联表

	含靶点不良事件	无靶点不良事件	总计
含靶点药物	a	b	$n=a+b$
无靶点药物	c	d	$c+d$
总计	$m=a+c$	$b+d$	$t=a+b+c+d$

相对报告比(relative reporting ratio,RRR)是比值失衡分析最广泛讨论的度量,定义为在药物和事件独立发生的假设下观察到的药物-事件组合发生率与其基线预期发生率的比值。美国食品药品监督管理局和世界卫生组织均使用贝叶斯方法的相对报告比作为监测其自发报告系统中安全信号的基础[11]。频数法使用表 18.5 中列出的一种关联度量来评估相关性,并且通常伴随着独立性假设检验。假设检验作为一种额外的预防措施,在计算关联时要考虑使用的样本大小。

贝叶斯方法中与低计数相关的不确定性通过将度量缩小到与比值数量不关联来解决[11]。在贝叶斯方法中,多项伽马泊松缩减法(multi-item gamma Poisson shrinker)是美国食品药物监督管理局、英国和多家制药公司使用的一种主要算法。在这种算法中使用基于经验的贝叶斯几何平均值,它是真实相对报告比的后验分布的中心度量。世界卫生组织使用类似的贝叶斯方法,称为贝叶斯置信区间传播神经网络(Bayesian Confidence Propagation Neural Network)[11]。然而,由于缺乏评估这些方法性能的黄金标准,目前普遍认为没有哪种方法优于其他方法。此外,随着特定药物-事件组合报告数量的增加,它们的结果差异越来越小[11]。

表 18.5 关联度量的数学定义

关联度量	数学定义
相对报告比值(RRR)	$\dfrac{t \times a}{m \times n}$
比例报告比值	$\dfrac{a \times (t-n)}{c \times n}$
报告比值比	$\dfrac{a \times d}{c \times b}$
信息组件	$\log_2(RRR)$

▶▶18.3.2 多元方法

由于高维药物安全现象和混杂问题涉及多种药物或事件,传统比值失衡分析法无法准确发现并分析它们[4,11]。Hauben 和 Bate[62]报告了更复杂的药物安全现象检测的重要性和困难。因此,用以识别基于多种药物不良事件发生信号的方法应当能够发现隐藏的药物与药物的相互作用[16]。

在这些分析中,混杂是另一个挑战。混杂因子是一种已观察到的或未观察到的变量,会影响其他变量之间的关联。许多相关的研究文献都已侧重于联合用药时的混杂问题。在这些情况下,经常与另一种药物共同使用的药物可能会被误认为与某一事件关联,而不是真正造成关联的药物[11]。为解决这些问题,研究人员提出了几种多元方法。我们在本节概述其中的一些方法。

● **比值失衡分析扩展**:这种方法主要应用于与药物-药物相互作用相对应的三维关

联[63],以类似的方式计算观察值与预期值的比值,但以三种元素为基础(即药物 1-药物 2-事件)。

- **多元逻辑回归**:传统上使用分层来解决混杂问题,然而,这种方法对于研究大量潜在的混杂因素无效[64]。多元逻辑回归可能是处理混杂更合适的方法。它可以通过控制或调整其他潜在的混杂因素存在来估计药物事件的关联[64]。Caster 等人[65]采用贝叶斯逻辑回归[66]可以对上百万的协变量进行回归分析,来解决世界卫生组织自发报告系统中数据库的混杂问题。

- **关联规则学习**⑥:该方法是利用兴趣度的特定度量来发现大型数据库中变量间关系的一种较好的方法。Agrawal 等人[67]引入了关联规则,用于在发现超市的大规模交易数据中产品之间的规律,在关联规则学习中,通常采用 Apriori 算法来处理庞大的搜索空间。Rouane-Hacene 等人[68]应用关联规则学习,发现了三种抗 HIV 药物的关联性。Harpaz 等人[69]将这种方法扩展,发现了 6 种药物的关联作用。

- **双聚类**:双聚类是同时对数据矩阵行和列进行聚类,以查找具有高度相关的子矩阵[70]。Harpaz 等人[71]使用双聚类算法识别多种药物与不良反应之间的关联。

- **网络分析**:另一种从自发报告系统中识别不良事件的方法是基于网络结构的构建和分析。Ball 和 Botsis[72]建立了疫苗不良事件网络,网络中的节点对应于疫苗和报告的事件。他们观察到这个网络是无标度⑦的,并建议在这个网络中使用中转(hubs)来识别由 HPV 4 疫苗引起的不良事件的模式。Zhang 等人[73]还构建了疫苗、疾病和基因的双向网络来分析疫苗-不良事件数据。

在上述任何一种方法中,分析自发报告系统数据时都应考虑几个因素。Amalberti 等人[21]发现了错误结论的例子,因为这些研究是用简单的假设进行的,而且仅在研究者本专业寻找原因。他们还发现,许多研究考虑的是短时间范围,从而漏掉了许多不良事件,因此他们提出用 3 个不同的时间框架来研究不良事件的影响。他们还强调,许多关于不良事件的研究都受到情绪和媒体报道的影响,而且往往是保险驱动的,而那些可能对更大规模人群产生影响的研究却没有引起太多的关注。

18.4 电子病历

如前一节所述,自发报告存在多种局限性,鼓励使用其他一些数据来源来识别药物不良事件信息。其中一个来源是电子病历和医保报销数据。与自发报告系统数据相比,电子病

---

⑥ 也称为关联规则挖掘
⑦ 具有幂律分布的网络

历具有一些优势。它们是在平时的诊疗过程中取得的,包含更详细的医疗数据,如患者的临床病史、症状发展的过程和用药情况。并且由于事件是作为标准治疗流程的一部分被记录,因此无需考虑报告的频率问题[61]。

电子病历在美国的使用越来越多,能够为研究提供更多的数据[74]。如美国的观察性医学结果伙伴关系(Observational Medical Outcomes Partnership)和欧洲的探索和理解药物不良反应(Exploring and Understanding Adverse Drug Reactions)项目都致力于建立基于电子病历的监测系统[13]。Ramirez 等人[10]展示了电子病历识别药物不良事件的有效性,他们使用异常的实验室信号来识别发生药物不良事件的患者。Brown 等人[75]也表示,根据电子病历的记录,通过回顾性研究,万络(Vioxx)引起的不良事件可以被更早发现。

电子病历可分为结构化编码数据和非结构化临床记录[4]。ICD⑧ 编码[76]、实验室数据和生命体征测量[77]是用于检测药物和不良事件关联的结构化编码数据。Wang 等人[78]提出了一种使用非结构化临床记录检测药物不良事件关联的早期方法。除了结构化编码数据面临的挑战外,非结构化临床记录还需要能够从自由文本临床记述中提取相关信息的方法。我们会在第 18.6 节中讨论自然语言处理和文本挖掘方法的一些细节。

由于记录电子病历主要用于诊断(通常基于计费代码)而不是用于药物不良事件的检测,因此通常需要预处理来支持数据分析。医疗人员经常使用不同的解决方案来记录和编码数据,同时在访问患者数据时也存在法律和隐私问题,从而引发在数据共享、访问和存储方面的管理问题。

在观察研究中,有必要找到能够解决混杂问题的方法。有一些方法可以对电子病历数据应用比值失衡分析,还有基于队列设计、病例对照设计和自我控制设计的方法[11]。队列设计根据受试人群接触药物的程度进行划分,病例对照设计根据事件进行划分,自我对照设计比较同一受试者在用药前、后的情况。

电子病历还可用于检测更复杂的药物-药物相互作用信号。Iyer 等人[13]提出调整比值失衡比,在 1165 种药物和 14 种不良事件中确定显著的药物事件关联。他们根据斯坦福转化研究综合数据库环境(Stanford Translational Research Integrated Database Environment)中的电子病历语料库,发表了联合用药患者的总人群事件发生率数据。他们的方法的总体步骤包括:

1. 首先注释临床文本,提取感兴趣的药物和事件,重点关注 14 个不良事件。
2. 再根据队列设计构建一个 2×2 列联表,实验组为同时服用两种药物的患者,对照组为服用一种药物或不服用药物的患者。
3. 最后计算服用两种药物的患者的总人群事件发生率。

---

⑧ International Classification of Diseases,国际疾病分类

他们发现,早在 2007 年就可以基于斯坦福转化研究综合数据库环境的信息检测出已知会导致 QT 间期延长的胺碘酮和氟哌啶醇之间的相互作用,而 FDA 不良事件报告系统是在 2009 年开始才收到这种相互作用的报告[13]。他们还表示,电子病历的信号与来自自发报告系统的信号同样有用。尽管如此,大多数方法并不表示因果关系,只显示相关性,可以提供早期预警以集中开展更广泛的调查。

Harpaz 等人[26]提出了一种经验贝叶斯模型,将从电子病历和自发报告中提取的信息组合起来。他们的研究发现,与单独使用每种来源相比,将这些来源的结果相结合,检测能力平均提高了 40%。

18.5 互联网患者产生的数据

患者产生的数据(如网络搜索日志、社交网络和医疗健康相关讨论区)是指互联网上包含医疗相关信息的资源。调查显示,约有 60%~70%的成年人上网搜索健康和医学信息,大约 80%的在线健康咨询从搜索引擎开始[79]。表 18.6 汇总了一些包含患者生成型医疗数据的资源。

表 18.6　包含患者生成型医疗信息的在线资源

名称	URL	介绍
Ask a Patient	www. askapatient. com	分享和比较就医经验。
DailyStrength	www. dailystrength. org	患者互助小组论坛讨论疾病。
PatientsLikeMe	www. patientslikeme. com	寻找相似疾病患者,分享经验。

基于这类数据进行医学预测的几个系统最近受到了研究界的关注,其中有支持也有质疑的声音。例如,谷歌流感趋势[80]使用汇总的谷歌搜索数据来评估流感的发生,得到了研究界的积极评价[81],同时也遭到了批评[82]。

尽管患者提供的信息可能不准确甚至存在问题,但这些讨论区可以提供有关药物有效性和副作用的宝贵的补充信息,因为它们涵盖了大量不同的人群,并且包含直接来自患者主动提供的、未经删减的数据[11]。然而,提取这些信息非常具有挑战性,需要统计和语言模型来解释会话风格,纠正拼写和语法错误,并将道听途说与真实经历区分开来。

噪声、经验影响、不同的偏见因素、职业以及显示出的在线内容等因素都会污染搜索引擎日志信息。用户可能因为多种原因搜索症状和药物,例如,医疗专业人士可能会定期搜索这些信息[79]。

Leaman 等人[83]从 DailyStrength 论坛的帖子中提取信息,发现用户报告的药物不良事件与正式记载的病例报告之间存在高度相关性。White 等人[84]的研究显示,帕罗西汀与普伐他汀相互作用引起高血糖的事件可以根据网络搜索日志检测到,并且时间早于官方发现的时间。在另一个例子中,Freifeld 等人[85]展示了 Twitter 数据在药物警戒方面的有效性。

White 等人[79]将来自 18 个月内 8000 万用户的搜索引擎日志与 FDA 的不良事件报告系统相结合,能将检测性能提高 19%。在分析过程中,他们采用了以下步骤来检测搜索查询中的信息:

1. 执行实体识别和解析,将同义搜索词映射为药物、条件和症状的统一表示。
2. 根据查询频率(针对互联网机器人)和首次开始提交医疗查询的时间(针对医疗健康专业人员),他们从分析中排除了一部分(约 9%)用户。
3. 对于感兴趣的药物,他们考虑设置第一次查询的监视窗口(定义为 t_0)。
4. 他们定义了一个排除窗口 t_0,来排除探索性搜索和阅读与他们定义的药物相关的在线文章的查询。
5. 定义并计算自我对照研究设计的度量方法,称为查询率比值(query rate ratio,QRR),即症状出现后与症状出现前查询数的比值,或与 t_0 周围疾病相关查询数的比值,表示药物-症状疾病的关联。

18.6　生物医学文献

自然语言处理和文本挖掘可以用于基于生物医学文献的知识表示和假设生成。例如,Shetty 和 Dalal[86]使用 Pubmed⑨上提到的特定药物和不良事件的研究文章来列出潜在的药物-不良事件关系排名,他们对所用方法应用了几个预处理步骤和比值失衡分析,结果表明万络(Vioxx)与心肌梗死之间的关联本可以更快地被发现。Haerian 等人[61]使用哥伦比亚大学开发的临床 NLP 系统,即医学语言提取和编码系统(Medical Language Extraction and Encoding System,MedLEE)[87],分析电子病历和检测药物不良事件。MedLEE 还被用于从文本中自动获取知识,从病历中提取不良事件以及护理质量评估[88-90]。

文本挖掘对制药行业的好处体现在多个方面,例如,它可以帮助医疗专业人士进行文献检阅,从中识别和提取相关信息。类似的信息也可以从非结构化的临床记录中提取,比如电子病历和生物医学研究文章[91,92]。然而,生物医学文献是一个非常丰富的信息资源,除了用于药物不良事件预测之外,还可以有更多的发现。生物医学文献挖掘已成功地用于发现基因、生物通路、疾病之间的新关联,甚至可用于药物重定位[11,93]。

从大量可用的研究文献中提取信息是一项具有挑战性的任务。例如,Thorn 等人[94]强

---

⑨　www.ncbi.nlm.nih.gov/pubmed

调这个问题是维护药物基因组学知识库时面临的主要挑战之一。他们开发了一个自然语言处理框架,以简化对感兴趣的文章的识别,并加快注释过程[95]。正是由于这些挑战,生物医学文献挖掘成为近年来研究的热点。BioCreative⑩(生物学信息提取系统的关键评估)是一项国际性的合作工作,旨在评估应用于生物医学领域的文本挖掘和信息提取系统。BioNLP⑪主要是组织各种活动,支持自然语言处理在生物医学文献中的应用。有大量研究文献和方法用于解决生物医学文本挖掘中的挑战,我们在本节中无法一一列举,Demner-Fushman 等人[96]和 Krallinger 等人[97]提供了生物医学和临床文本挖掘研究的调查,Hahn 等人[93]总结了药物基因组学文本挖掘的最新进展。

在本节中,我们简要介绍一些与药物发现和药物基因组学相关的主要方法和资源。药物基因组学出版物涵盖了基因型、表型和药物的交叉研究。药物基因组学文本挖掘的一些应用包括指导人类数据库管理,发现相互作用和潜在的因果现象,如候选基因排名、药物-药物相互作用和不良药物反应预测以及药物再利用[93]。由 Don Swanson 开创的生物医学文本挖掘的一个有趣应用,它基于文献的发现和假设生成,目标是寻找与基础文档中未明确说明,但和实体相关且隐含的、新的信息[98]。生物医学文献挖掘中的一些主要任务包括语料库开发、实体识别和解析、关系提取以及本体的创建和使用。

在药物基因组学的生物医学文献中,有三种主要的需要识别和解析的实体:基因型、表型和药物实体。基因型最重要的实体类型是基因和蛋白质;表型实体主要包括病理现象和疾病,以及它们的解剖部位、病症和治疗;药物实体是在治疗中有重要功能或者在治疗过程中能产生明显的医学现象的药物或其他化学品。生物医学文献挖掘面临的挑战之一是实体识别和解析。一些数据库被用作生物医学文献中实体解析的经典资源,其中一些在表 18.7 中重点列出。

表 18.7　用于实体解析的经典数据库

名称	URL	实体
EntrezGene	www. ncbi. nlm. nih. gov/gene	基因型
UniProt	www. uniprot. org	基因型
Medical Subject Headings(MeSH)	www. ncbi. nlm. nih. gov/mesh	表型、药物
Unified Medical Language System(UMLS)	www. nlm. nih. gov/research/umls	表型、药物
International Classification of Diseases (IDC-10)	www. who. int/classifications/icd/en	表型
Systematized Nomenclature of Medicine-Clinical Terms(SNOMED-CT)	www. ihtsdo. org/snomed-ct	表型

---

⑩　http://www. biocreative. org

⑪　http://bionlp. org

名称	URL	实体
Medical Dictionary for Regulatory Activities (MedDRA)	www. meddramsso. com	表型
DrugBank	www. drugbank. ca	药物
Chemical Entities of Biological Interest(ChEBI)	www. drugbank. ca	药物
KEGG	www. ebi. ac. uk/chebi	基因型、药物
Human Metabolome Database(HMDB)	www. genome. jp/kegg	基因型、药物
ChemIDplus	www. hmdb. ca	药物

生物医学文本挖掘中更复杂的任务用来发现实体之间的关系。基因型-表型关系提取旨在确定哪些基因型可以在哪些疾病中发挥作用[97];基因型-药物关系提取侧重于个性化医疗以及在遗传背景下定制药物的可能性[99];表型-药物关系提取主要集中于发现药物副作用和相关的不良反应[100];基因型-表型-药物关系是一种更为复杂的关系,旨在发现遗传信息并将它们与表型-药物水平联系起来。通常,这一领域的研究将文本挖掘与其他信息来源结合起来,从而得出更好的结论[101]。

18.7　总结和未来的挑战

数据挖掘和数据分析在药物发现中的应用越来越广泛,从提出新的假设到检测不良事件模式,数据挖掘方法用于分析化学和生物学数据、自发报告、电子病历、生物医学文献以及最近的互联网患者生成型数据。但直到最近几年,学术界才迎来了新的机遇和热情来分析那些传统上无法获得并用于药物发现的数据。

这些方法可以通过思考个性化用药、药物重定位、更有效的药物设计和开发以及积极主动的监测模式来推进药物研发进程。这些新的视野同样带来了崭新有趣的挑战,应当由学术界着力解决,能够更好地解决混杂问题和检测多药物相互作用以及与之相关的不良事件的方法。结合不同的信息资源以提供更好的预测和假设,也是一个令人感兴趣的研究领域。

药物学领域的大多数任务和数据通过数据挖掘算法都能有效的执行,但是缺少负样本数据。例如,在药物-靶点相互作用预测中,正相互作用都有很好的记录,但通用数据库中却鲜有"相互作用缺乏"的记录。因此,尚不真正清楚无相互作用数据记录是由于缺少真正的相互作用,还是由于这种相互作用尚未得到适当的研究。除了数据挖掘方法中标准监督式学习所面临的挑战外,这一局限性也给标准评价带来了一些问题。

此外,为了满足药物发现和药物警戒的需要,还需进一步的研究以了解每个数据源的相对优势和局限性,有效地整合来自多个数据源的信息,包括生物医学文献、生物/化学数据、互联网用户生成型数据。运用和发展数据挖掘和机器学习方法促进推动药物研发进程,具有极大的潜力,值得进一步研究。

■ 参考文献

[1] Steven M. Paul, Daniel S. Mytelka, Christopher T. Dunwiddie, Charles C. Persinger, Bernard H. Munos, Stacy R. Lindborg, and Aaron L. Schacht. How to improve R&D productivity: the pharmaceutical industry's grand challenge. *Nature Reviews Drug Discovery*, 9 (3):203 – 214, 2010.

[2] David J. Adams. The valley of death in anticancer drug development: a reassessment. *Trends in Pharmacological Sciences*, 33(4):173 – 180, 2012.

[3] FDA drug development process. http://www.patientnetwork.fda.gov/learn-how-drugsdevices-get-approved/drug-development-process

[4] Mei Liu, Michael E. Matheny, Yong Hu, and Hua Xu. Data mining methodologies for pharmacovigilance. *ACM SIGKDD Explorations Newsletter*, 14(1):35 – 42, 2012.

[5] Shobeir Fakhraei, Bert Huang, Louiqa Raschid, and Lise Getoor. Network-based drug-target interaction prediction with probabilistic soft logic. *IEEE/ACM Transactions on Computational Biology and Bioinformatics*, 2014.

[6] Michael J. Keiser, Vincent Setola, John J. Irwin, Christian Laggner, Atheir I. Abbas, Sandra J. Hufeisen, Niels H. Jensen, Michael B. Kuijer, Roberto C. Matos, Thuy B. Tran, Ryan Whaley, Richard A. Glennon, Jérôome Hert, Kelan L. H. Thomas, Douglas D. Edwards, Brian K. Shoichet, and Bryan L. Roth. Predicting new molecular targets for known drugs. *Nature*, 462 (7270):175 – 181, November 2009.

[7] Aislyn D. W. Boran and Ravi Iyengar. Systems approaches to polypharmacology and drug discovery. *Current Opinion in Drug Discovery & Development*, 13(3):297, 2010.

[8] Andrew L Hopkins. Network pharmacology: the next paradigm in drug discovery. *Nature Chemical Biology*, 4(11):682 – 690, 2008.

[9] S. J. Cockell, J. Weile, P. Lord, C. Wipat, D. Andriychenko, M. Pocock, D. Wilkinson, M. Young, and A. Wipat. An integrated dataset for in silico drug discovery. *Journal of Integrative Bioinformatics*, 7(3):116, 2010.

[10] E. Ramirez, A. J. Carcas, A. M. Borobia, S. H. Lei, E. Piñnana, S. Fudio, and J. Frias. A pharmacovigilance program from laboratory signals for the detection and reporting of serious adverse drug reactions in hospitalized patients. *Clinical Pharmacology & Therapeutics*, 87 (1): 74 – 86, 2010.

[11] Rave Harpaz, William DuMouchel, Nigam H. Shah, David Madigan, Patrick Ryan, and Carol Friedman. Novel data-mining methodologies for adverse drug event discovery and analysis. *Clinical*

Pharmacology & *Therapeutics*, 91(6):1010-1021, 2012.

[12] National health and nutrition examination survey. http://www.cdc.gov/NCHS/NHANES.htm.

[13] Srinivasan V. Iyer, Rave Harpaz, Paea LePendu, Anna Bauer-Mehren, and Nigam H. Shah. Mining clinical text for signals of adverse drug-drug interactions. *Journal of the American Medical Informatics Association*, 21(2):353-362, 2014.

[14] Sean Ekins and Steven A. Wrighton. Application of in silico approaches to predicting drug-drug interactions. *Journal of Pharmacological and Toxicological Methods*, 45(1):65-69, 2001.

[15] Jialiang Huang, Chaoqun Niu, Christopher D. Green, Lun Yang, Hongkang Mei, and JingDong J. Han. Systematic prediction of pharmacodynamic drug-drug interactions through protein-protein-interaction network. *PLoS Computational Biology*, 9(3):e1002998, 2013.

[16] Nicholas P. Tatonetti, Guy Haskin Fernald, and Russ B. Altman. A novel signal detection algorithm for identifying hidden drug-drug interactions in adverse event reports. *Journal of the American Medical Informatics Association*, 19(1):79-85, 2012.

[17] Nicholas P. Tatonetti, P. Ye Patrick, Roxana Daneshjou, and Russ B. Altman. Data-driven prediction of drug effects and interactions. *Science Translational Medicine*, 4(125):125ra31-125ra31, 2012.

[18] Assaf Gottlieb, Gideon Y. Stein, Yoram Oron, Eytan Ruppin, and Roded Sharan. INDI: a computational framework for inferring drug interactions and their associated recommendations. *Molecular Systems Biology*, 8(1):592, July 2012.

[19] Kathleen M. Giacomini, Ronald M. Krauss, Dan M. Roden, Michel Eichelbaum, Michael R. Hayden, and Yusuke Nakamura. When good drugs go bad. *Nature*, 446(7139):975-977, 2007.

[20] Brian L. Strom. How the US drug safety system should be changed. *Journal of the American Medical Association*, 295(17):2072-2075, 2006.

[21] René Amalberti, Dan Benhamou, Yves Auroy, and Laurent Degos. Adverse events in medicine: easy to count, complicated to understand, and complex to prevent. *Journal of Biomedical Informatics*, 44(3):390-394, 2011.

[22] Adam L. Cohen, Daniel S. Budnitz, Kelly N. Weidenbach, Daniel B. Jernigan, Thomas J. Schroeder, Nadine Shehab, and Daniel A. Pollock. National surveillance of emergency department visits for outpatient adverse drug events in children and adolescents. *The Journal of Pediatrics*, 152(3):416-421, 2008.

[23] Jason Lazarou, Bruce H. Pomeranz, and Paul N. Corey. Incidence of adverse drug reactions in hospitalized patients: a meta-analysis of prospective studies. *Journal of the American Medical Association*, 279(15):1200-1205, 1998.

[24] Munir Pirmohamed, Alasdair M. Breckenridge, Neil R. Kitteringham, and B. Kevin Park. Adverse drug reactions. *British Medical Journal*, 316(7140):1295-1298, 1998.

[25] World Health Organization. *The Importance of Pharmacovigilance-Safety Monitoring of Medicinal Products*. World Health Organization, Geneva, 2002.

[26] Rave Harpaz, William DuMouchel, Paea LePendu, and Nigam H. Shah. Empirical Bayes model to combine signals of adverse drug reactions. In *Proceedings of the 19th ACM SIGKDD International Conference on Knowledge Discovery and Data Mining*, pages 1339 – 1347. ACM, 2013.

[27] Margaret A. Hamburg and Francis S. Collins. The path to personalized medicine. *New England Journal of Medicine*, 363(4):301 – 304, 2010.

[28] William E. Evans and Howard L. McLeod. Pharmacogenomics drug disposition, drug targets, and side effects. *New England Journal of Medicine*, 348(6):538 – 549, 2003.

[29] Jill U. Adams. Pharmacogenomics and personalized medicine. Nature Education, 1(1):194, 2008.

[30] M. Whirl-Carrillo, E. M. McDonagh, J. M. Hebert, L. Gong, K. Sangkuhl, C. F. Thorn, R. B. Altman, and Teri E. Klein. Pharmacogenomics knowledge for personalized medicine. *Clinical Pharmacology & Therapeutics*, 92(4):414 – 417, 2012.

[31] Vivian Law, Craig Knox, Yannick Djoumbou, Tim Jewison, An Chi Guo, Yifeng Liu, Adam Maciejewski, David Arndt, Michael Wilson, Vanessa Neveu, Alexandra Tang, Geraldine Gabriel, Carol Ly, Sakina Adamjee, Zerihun T. Dame, Beomsoo Han, You Zhou, and David S. Wishart. Drugbank 4.0: shedding new light on drug metabolism. *Nucleic Acids Research*, 2013.

[32] Minoru Kanehisa, Susumu Goto, Miho Furumichi, Mao Tanabe, and Mika Hirakawa. Kegg for representation and analysis of molecular networks involving diseases and drugs. *Nucleic Acids Research*, 38(suppl 1):D355 – D360, 2010.

[33] Stefan Günther, Michael Kuhn, Mathias Dunkel, Monica Campillos, Christian Senger, Evangelia Petsalaki, Jessica Ahmed, Eduardo Garcia Urdiales, Andreas Gewiess, Lars Juhl Jensen, et al. Supertarget and matador: resources for exploring drug-target relationships. *Nucleic Acids Research*, 36(suppl 1):D919 – D922, 2008.

[34] Yanbin Liu, Bin Hu, Chengxin Fu, and Xin Chen. DCDB: Drug combination database. *Bioinformatics*, 26(4):587 – 588, 2010.

[35] Justin Lamb, Emily D. Crawford, David Peck, Joshua W. Modell, Irene C. Blat, Matthew J. Wrobel, Jim Lerner, Jean-Philippe Brunet, Aravind Subramanian, Kenneth N. Ross, Michael Reich, Haley Hieronymus, Guo Wei, Scott A. Armstrong, Stephen J. Haggarty, Paul A. Clemons, Ru Wei, Steven A. Carr, Eric S. Lander, and Todd R. Golub. The connectivity map: using gene-expression signatures to connect small molecules, genes, and disease. *Science*, 313(5795):1929 – 1935, September 2006.

[36] Yanli Wang, Jewen Xiao, Tugba O. Suzek, Jian Zhang, Jiyao Wang, and Stephen H. Bryant. Pubchem: a public information system for analyzing bioactivities of small molecules. *Nucleic Acids Research*, 37(suppl 2):W623 – W633, 2009.

[37] Helge G. Roider, Nadia Pavlova, Ivaylo Kirov, Stoyan Slavov, Todor Slavov, Zlatyo Uzunov, and Bertram Weiss. Drug2gene: an exhaustive resource to explore effectively the drug-target relation network. *BMC Bioinformatics*, 15(1):68, 2014.

[38] Hao Ding, Ichigaku Takigawa, Hiroshi Mamitsuka, and Shanfeng Zhu. Similarity-based machine

learning methods for predicting drug – target interactions: a brief review. *Briefings in Bioinformatics*, 15(5):734 – 747, 2013.

[39] Muhammed A. Yildirim, Kwang-Il Goh, Michael E. Cusick, Albert-Laszlo Barabasi, and Marc Vidal. Drug – target network. *Nature Biotechnology*, 25(10):1119 – 1126, October 2007.

[40] Justin Lamb. The connectivity map: a new tool for biomedical research. *Nature Reviews Cancer*, 7 (1):54 – 60, January 2007.

[41] Soyoung Lee, Keunwan Park, and Dongsup Kim. Building a drug – target network and its applications. *Expert Opinion on Drug Discovery*, 4(11):1177 – 1189, November 2009.

[42] Liat Perlman, Assaf Gottlieb, Nir Atias, Eytan Ruppin, and Roded Sharan. Combining drug and gene similarity measures for drug-target elucidation. *Journal of Computational Biology*, 18(2):133 – 145, February 2011.

[43] Eugen Lounkine, Michael J. Keiser, Steven Whitebread, Dmitri Mikhailov, Jacques Hamon, Jeremy L. Jenkins, Paul Lavan, Eckhard Weber, Allison K. Doak, Serge Côté, et al. Largescale prediction and testing of drug activity on side-effect targets. *Nature*, 486(7403):361 – 367, 2012.

[44] Monica Campillos, Michael Kuhn, Anne-Claude Gavin, Lars Juhl Jensen, and Peer Bork. Drug target identification using side-effect similarity. *Science*, 321(5886):263 – 266, 2008.

[45] Michael Kuhn, Monica Campillos, Ivica Letunic, Lars Juhl Jensen, and Peer Bork. A side effect resource to capture phenotypic effects of drugs. *Molecular Systems Biology*, 6(1):343, 2010.

[46] Linyuan Lu and Tao Zhou. Link prediction in complex networks: a survey. *Physica A: Statistical Mechanics and its Applications*, 390(6):1150 – 1170, March 2011.

[47] Feixiong Cheng, Chuang Liu, Jing Jiang, Weiqiang Lu, Weihua Li, Guixia Liu, Weixing Zhou, Jin Huang, and Yun Tang. Prediction of drug-target interactions and drug repositioning via network-based inference. *PLoS Computational Biology*, 8(5):e1002503, May 2012.

[48] Masahiro Hattori, Yasushi Okuno, Susumu Goto, and Minoru Kanehisa. Heuristics for chemical compound matching. *Genome Informatics Series*, pages 144 – 153, 2003.

[49] Salvatore Alaimo, Alfredo Pulvirenti, Rosalba Giugno, and Alfredo Ferro. Drug-target interaction prediction through domain-tuned network based inference. *Bioinformatics*, 2013.

[50] Yoshihiro Yamanishi, Michihiro Araki, Alex Gutteridge, Wataru Honda, and Minoru Kanehisa. Prediction of drug – target interaction networks from the integration of chemical and genomic spaces. *Bioinformatics*, 24(13):i232 – i240, July 2008.

[51] Kevin Bleakley and Yoshihiro Yamanishi. Supervised prediction of drug – target interactions using bipartite local models. *Bioinformatics*, 25(18):2397 – 2403, September 2009.

[52] Jian-Ping Mei, Chee-Keong Kwoh, Peng Yang, Xiao-Li Li, and Jie Zheng. Drug – target interaction prediction by learning from local information and neighbors. *Bioinformatics*, 29 (2):238 – 245, 2013.

[53] Yuhao Wang and Jianyang Zeng. Predicting drug-target interactions using restricted Boltzmann machines. *Bioinformatics*, 29(13):i126 – i134, 2013.

[54] Bin Chen, Ying Ding, and David J. Wild. Assessing drug target association using semantic linked

data. *PLoS Computational Biology*, 8(7):e1002574, July 2012.

[55] Shobeir Fakhraei, Louiqa Raschid, and Lise Getoor. Drug-target interaction prediction for drug repurposing with probabilistic similarity logic. In *ACM SIGKDD 12th International Workshop on Data Mining in Bioinformatics (BIOKDD)*. ACM, 2013.

[56] Marie Lindquist and I. Ralph Edwards. The who programme for international drug monitoring, its database, and the technical support of the uppsala monitoring center. *The Journal of Rheumatology*, 28(5):1180 – 1187, 2001.

[57] Marie Lindquist. Vigibase, the WHO global ICSR database system: basic facts. *Drug Information Journal*, 42(5):409 – 419, 2008.

[58] Diane K. Wysowski and Lynette Swartz. Adverse drug event surveillance and drug withdrawals in the united states, 1969—2002: the importance of reporting suspected reactions. *Archives of Internal Medicine*, 165(12):1363 – 1369, 2005.

[59] Dianne L. Kennedy, Stephen A. Goldman, and Ralph B. Lillie. Spontaneous reporting in the united states. *Pharmacoepidemiology, Third Edition*, pages 149 – 174, 2000.

[60] Stephen A. Goldman. Limitations and strengths of spontaneous reports data. *Clinical Therapeutics*, 20:C40 – C44, 1998.

[61] K. Haerian, D. Varn, S. Vaidya, L. Ena, H. S. Chase, and C. Friedman. Detection of pharmacovigilance-related adverse events using electronic health records and automated methods. *Clinical Pharmacology & Therapeutics*, 92(2):228 – 234, 2012.

[62] M. Hauben and A. Bate. Decision support methods for the detection of adverse events in post-marketing data. *Drug Discovery Today*, 14(7):343 – 357, 2009.

[63] June S. Almenoff, William DuMouchel, L. Allen Kindman, Xionghu Yang, and David Fram. Disproportionality analysis using empirical Bayes data mining: a tool for the evaluation of drug interactions in the post-marketing setting. *Pharmacoepidemiology and Drug Safety*, 12 (6):517 – 521, 2003.

[64] Nicholas P. Jewell. *Statistics for Epidemiology*. CRC Press, 2004.

[65] Ola Caster, G. Niklas Norén, David Madigan, and Andrew Bate. Large-scale regressionbased pattern discovery: the example of screening the who global drug safety database. *Statistical Analysis and Data Mining*, 3(4):197 – 208, 2010.

[66] Alexander Genkin, David D. Lewis, and David Madigan. Large-scale Bayesian logistic regression for text categorization. *Technometrics*, 49(3):291 – 304, 2007.

[67] Rakesh Agrawal, Tomasz Imieli'nski, and Arun Swami. Mining association rules between sets of items in large databases. In *ACM SIGMOD Record*, volume 22, pages 207 – 216. ACM, 1993.

[68] Mohamed Rouane-Hacene, Yannick Toussaint, and Petko Valtchev. Mining safety signals in spontaneous reports database using concept analysis. In *Artificial Intelligence in Medicine*, pages 285 – 294. Springer, 2009.

[69] Rave Harpaz, Herbert S. Chase, and Carol Friedman. Mining multi-item drug adverse effect

associations in spontaneous reporting systems. *BMC Bioinformatics*, 11(Suppl 9):S7, 2010.

[70] Sara C. Madeira and Arlindo L. Oliveira. Biclustering algorithms for biological data analysis: a survey. *IEEE/ACM Transactions on Computational Biology and Bioinformatics*, 1(1): 24 - 45, 2004.

[71] Rave Harpaz, Hector Perez, Herbert S. Chase, Raul Rabadan, George Hripcsak, and Carol Friedman. Biclustering of adverse drug events in the FDA's spontaneous reporting system. *Clinical Pharmacology & Therapeutics*, 89(2):243 - 250, 2011.

[72] R. Ball and T. Botsis. Can network analysis improve pattern recognition among adverse events following immunization reported to VAERS? *Clinical Pharmacology & Therapeutics*, 90(2):271 - 278, 2011.

[73] Yuji Zhang, Cui Tao, Yongqun He, Pradip Kanjamala, and Hongfang Liu. Network-based analysis of vaccine-related associations reveals consistent knowledge with the vaccine ontology. *Journal of Biomedical Semantics*, 4(1):33, 2013.

[74] R. A. Wilke, H. Xu, J. C. Denny, D. M. Roden, R. M. Krauss, C. A. McCarty, R. L. Davis, T. Skaar, J. Lamba, and G. Savova. The emerging role of electronic medical records in pharmacogenomics. *Clinical Pharmacology & Therapeutics*, 89(3):379 - 386, 2011.

[75] Jeffrey S. Brown, Martin Kulldorff, K. Arnold Chan, Robert L. Davis, David Graham, Parker T. Pettus, Susan E. Andrade, Marsha A. Raebel, Lisa Herrinton, Douglas Roblin, et al. Early detection of adverse drug events within population-based health networks: application of sequential testing methods. *Pharmacoepidemiology and Drug Safety*, 16(12):1275 - 1284, 2007.

[76] Yanqing Ji, Hao Ying, Peter Dews, Ayman Mansour, John Tran, Richard E. Miller, and R. Michael Massanari. A potential causal association mining algorithm for screening adverse drug reactions in postmarketing surveillance. *IEEE Transactions on Information Technology in Biomedicine*, 15(3): 428 - 437, 2011.

[77] Jonathan S. Schildcrout, Sebastien Haneuse, Josh F. Peterson, Joshua C. Denny, Michael E. Matheny, Lemuel R. Waitman, and Randolph A. Miller. Analyses of longitudinal, hospital clinical laboratory data with application to blood glucose concentrations. *Statistics in Medicine*, 30(27):3208 - 3220, 2011.

[78] Xiaoyan Wang, George Hripcsak, Marianthi Markatou, and Carol Friedman. Active computerized pharmacovigilance using natural language processing, statistics, and electronic health records: a feasibility study. *Journal of the American Medical Informatics Association*, 16(3): 328 - 337, 2009.

[79] Ryen W. White, Rave Harpaz, Nigam H. Shah, William DuMouchel, and Eric Horvitz. Toward enhanced pharmacovigilance using patient-generated data on the Internet. *Clinical Pharmacology & Therapeutics*, 96(2):239 - 246, 2014.

[80] Herman Anthony Carneiro and Eleftherios Mylonakis. Google trends: a web-based tool for real-time surveillance of disease outbreaks. *Clinical Infectious Diseases*, 49(10):1557 - 1564, 2009.

[81] John S. Brownstein, Clark C. Freifeld, and Lawrence C. Madoff. Digital disease detection harnessing

the web for public health surveillance. *New England Journal of Medicine*, 360 (21): 2153 - 2157, 2009.

[82] David M. Lazer, Ryan Kennedy, Gary King, and Alessandro Vespignani. The parable of Google flu: traps in big data analysis. Science, 343(6176):1203 - 1205, 2014.

[83] Robert Leaman, Laura Wojtulewicz, Ryan Sullivan, Annie Skariah, Jian Yang, and Graciela Gonzalez. Towards internet-age pharmacovigilance: extracting adverse drug reactions from user posts to health-related social networks. In *Proceedings of the Workshop on Biomedical Natural Language Processing*, pages 117 - 125. Association for Computational Linguistics, 2010.

[84] Ryen W. White, Nicholas P. Tatonetti, Nigam H. Shah, Russ B. Altman, and Eric Horvitz. Web-scale pharmacovigilance: listening to signals from the crowd. *Journal of the American Medical Informatics Association*, 20(3):404 - 408, 2013.

[85] Clark C. Freifeld, John S. Brownstein, Christopher M. Menone, Wenjie Bao, Ross Filice, Taha Kass-Hout, and Nabarun Dasgupta. Digital drug safety surveillance: monitoring pharmaceutical products in Twitter. *Drug Safety*, 37(5):343 - 350, 2014.

[86] Kanaka D. Shetty and Siddhartha R. Dalal. Using information mining of the medical literature to improve drug safety. *Journal of the American Medical Informatics Association*, 18 (5): 668 - 674, 2011.

[87] George Hripcsak, Carol Friedman, Philip O. Alderson, William DuMouchel, Stephen B. Johnson, and Paul D. Clayton. Unlocking clinical data from narrative reports: a study of natural language processing. *Annals of Internal Medicine*, 122(9):681 - 688, 1995.

[88] Genevieve B. Melton and George Hripcsak. Automated detection of adverse events using natural language processing of discharge summaries. *Journal of the American Medical Informatics Association*, 12(4):448 - 457, 2005.

[89] Jung-Hsien Chiang, Jou-Wei Lin, and Chen-Wei Yang. Automated evaluation of electronic discharge notes to assess quality of care for cardiovascular diseases using medical language extraction and encoding system (MEDLEE). *Journal of the American Medical Informatics Association*, 17(3):245 - 252, 2010.

[90] Xiaoyan Wang, Amy Chused, Noémie Elhadad, Carol Friedman, and Marianthi Markatou. Automated knowledge acquisition from clinical narrative reports. In *AMIA Annual Symposium Proceedings*, volume 2008, page 783. American Medical Informatics Association, 2008.

[91] Carol Friedman, George Hripcsak, Lyuda Shagina, and Hongfang Liu. Representing information in patient reports using natural language processing and the extensible markup language. *Journal of the American Medical Informatics Association*, 6(1):76 - 87, 1999.

[92] Hua Xu, Shane P. Stenner, Son Doan, Kevin B. Johnson, Lemuel R. Waitman, and Joshua C. Denny. MEDEX: a medication information extraction system for clinical narratives. *Journal of the American Medical Informatics Association*, 17(1):19 - 24, 2010.

[93] Udo Hahn, K. Bretonnel Cohen, Yael Garten, and Nigam H. Shah. Mining the pharmacogenomics

literaturea survey of the state of the art. *Briefings in Bioinformatics*, 13(4):460-494, 2012.

[94] Caroline F. Thorn, Teri E. Klein, and Russ B. Altman. Pharmacogenomics and bioinformatics: PharmGKB. *Pharmacogenomics*, 11(4):501-505, 2010.

[95] Yael Garten and Russ B. Altman. Pharmspresso: a text mining tool for extraction of pharmacogenomic concepts and relationships from full text. *BMC Bioinformatics*, 10(Suppl 2):S6, 2009.

[96] Dina Demner-Fushman, Wendy W. Chapman, and Clement J. McDonald. What can natural language processing do for clinical decision support? *Journal of Biomedical Informatics*, 42 (5): 760-772, 2009.

[97] Martin Krallinger, Florian Leitner, and Alfonso Valencia. Analysis of biological processes and diseases using text mining approaches. In *Bioinformatics Methods in Clinical Research*, pages 341-382. Springer, 2010.

[98] Tanja Bekhuis. Conceptual biology, hypothesis discovery, and text mining: Swanson's legacy. *Biomedical Digital Libraries*, 3(1):2, 2006.

[99] Jeffrey T. Chang and Russ B. Altman. Extracting and characterizing gene-drug relationships from the literature. *Pharmacogenetics and Genomics*, 14(9):577-586, 2004.

[100] Pernille Warrer, Ebba Holme Hansen, Lars Juhl-Jensen, and Lise Aagaard. Using text-mining techniques in electronic patient records to identify ADRS from medicine use. *British Journal of Clinical Pharmacology*, 73(5):674-684, 2012.

[101] Thomas C. Rindflesch, Lorraine Tanabe, John N. Weinstein, and Lawrence Hunter. EDGAR: extraction of drugs, genes and relations from the biomedical literature. In Pacific Symposium on Biocomputing. *Pacific Symposium on Biocomputing*, pages 517-528. NIH Public Access, 1999.

第 19 章

临床决策支持系统

Martin Alther

计算机科学系

美国韦恩州立大学

底特律，密歇根州

martin.alther@ wayne.edu

Chandan K. Reddy

计算机科学系

美国韦恩州立大学

底特律，密歇根州

reddy@ cs.wayne.edu

▍19.1　简介

　　临床决策支持系统(CDSS)是一种旨在帮助临床医生做出与患者相关的决策,如诊断和治疗方案的计算机系统。自 2000 年重要的著作 *To Err Is Human*[1]出版以来,CDSS(以及基于计算机的医嘱录入系统)已经成为评估和优化患者治疗方案的一个重要组成部分。CDSS 显示出可以改善患者的治疗效果和降低诊疗费用的作用,已经证实,它通过向医生提示药物间潜在有害的相互作用来尽量减少分析性错误,并且有利于提供更准确的诊断。CDSS 在临床实践中有广泛的用途,主要用途包括:

- 帮助做出与患者相关的决策。
- 为患者制定个性化的最佳治疗方案。
- 通过评估不同治疗方法的临床疗效和经济效益,协助制定普适性卫生政策。
- 在随机试验的方法不可行的情况下评估治疗结果。

　　2005 年,Garg 等[2]对 100 例患者的研究进行了回顾,分析后得出结论:CDSS 在 64% 的诊断和 13% 的患者预后方面起到了积极作用。同年,杜克大学对 70 个不同的案例进行了系统性回顾研究,结论显示:决策支持系统显著改善了试验中 68% 的临床效果。CDSS 能进行准确分析主要因为以下几点:

- 与临床工作流程的无缝整合。
- 电子化。
- 在治疗过程/环节中提供决策支持,而不是在诊前或诊后。
- 使用推荐的治疗方法而不是对其进行评估。

　　CDSS 在医疗卫生中影响最显著的两个领域是药品和费用管理。药房现在使用的是按批次输入的医嘱录入系统,用来查找药物间不良的相互作用,然后将其反馈给开立相应医嘱的专科医生。与此同时,在费用管理方面,CDSS 已被用于审查可能的治疗过程和常规的医疗保险规则,以便制定兼顾患者治疗和医疗费用的最具效益比的治疗方案。

　　在本章中,我们将针对 CDSS 在临床实践中所面临的各种挑战以及其各方面的因素进行综述。本章结构如下:第 19.2 节简要叙述了 CDSS 的历史发展过程,包括当前的 CDSS;第 19.3 节中将介绍各种类型的 CDSS;医嘱开立中的决策支持在 19.4 中叙述;19.5 中介绍诊断决策支持;第 19.6 节描述了可用于建立知识库的人力密集型技术;第 19.7 节研究了使用 CDSS 的主要挑战;而第 19.8 节讨论了有关的法律和伦理的问题;第 19.9 节总结了该章节的讨论。

19.2　历史回顾

在这一节中,我们从历史视角介绍 CDSS 的发展历程,我们将介绍早期流行的 CDSS 和当前使用的 CDSS。对每一代的 CDSS,我们将介绍其功能的优势所在,同时会说明它的主要弊端。

▶▶ 19.2.1　早期 CDSS

自医疗行业诞生以来,卫生学家们就已经认识到可靠的临床决策的重要性。但是,长期以来,研究和评估这些临床决策方式的有效方法很少。临床医生通常依靠大量的研究和手写记录来为良好的决策建立必要的知识储备,自然地,这既容易出错而且非常耗时。幸运的是,在 20 世纪 70～80 年代,业务相关的计算机技术发展为临床医生提供了一种简单的机制来分析病人的数据,并推荐可能的治疗方案,CDSS 由此诞生。

早期的系统根据用户的输入,严格地执行一套操作过程[3];用户输入一些必要的信息,CDSS 输出一个最终的决策,而反过来这又作为用户的行动方案。

- **Caduceus(亦称内科医生,The Internist)**[4]:这个系统是在 20 世纪 70 年代开发的,作为一种用于 CDSS 中实现人工智能模型的方法,其核心思想是医生使用"假设-演绎"的方法进行医学诊断。该系统的独特之处是它使用了一种概率方法来对诊断进行排序。它评估了一些症状,然后根据具有特定症状的患者的统计数据,在其知识库中搜索最可能的疾病。遗憾的是,Caduceus 诊断的准确性并不好。例如,在 1981 年,一项对现有临床病理学会议病例的数据进行统计学分析的研究发表在"The New England Journal of Medicine"上。在这项研究中,由于其知识库有限且诊断算法数量少,Caduceus 无法达到现实中专家诊断的准确性,因此,该系统没能得到医学界的广泛认可。

  到 20 世纪 80 年代中期,Caduceus 演变为 QMR(Quick Medical Reference,快速医学参考)。QMR 与 Caduceus 显著不同的是,Caduceus 主要用于诊断咨询(即为临床医生提供严格的治疗方案的建议),而 QMR 更灵活。它允许临床医生对其推荐的诊断和治疗进行修改和操作,同时,允许他们利用其知识库来自主设定针对疑难病例的治疗方案[4]。尽管 QMR 包含了一个广泛的医学数据库(总共大约有 570 种疾病),但它的主要缺点在于随着新疾病的发现,需要频繁的更新。此外,根据 1994 年的一项研究,将 QMR 与其他三种临床决策支持系统进行比较,该系统给出的"正确"诊断(按照一组医生的标准)比另三个系统少得多[5]。因此,到 2001 年,QMR 在很大程度上被放弃使用,取而代之的是更简单、更准确的 CDSS。

- **MYCIN**[6]：该系统最初是在20世纪70年代发展起来的,作为一种识别传染病和推荐抗生素治疗的手段。MYCIN的一个独特之处在于它注重对人工智能(AI)的使用。其AI模型是通过基于规则系统构建的,其中大约有200个决策规则(和计数)被配置到系统中,形成知识库。要得出可能的诊断,将触发MYCIN的内部决策树,并通过运行其各种分支来获得诊断选项。基于规则的系统是非常灵活的,它允许临床医生修改现有规则或设计他们认为更合适的新规则,从而使MYCIN适应不断变化的医学趋势和发现,因此它被认为是一个专家系统:因为它的AI组件使之能获得类似于临床专家给出的结果。

  遗憾的是,MYCIN存在许多重大问题。首先,它的工作非常缓慢,一次典型的分析需要超过30分钟;其次,人们担心医生是否会过分信任计算机化结果而忽视自己的判断和探索;第三,问责制问题:如果机器在诊断中出错,谁将承担责任? 此外,可能最重要的问题是MYCIN太过超前。它是在台式计算机和互联网存在之前开发的,因此该系统基于一个相当阵旧的计算机交互模型[7]。尽管如此,它的影响仍然是深远的,时至今日仍有许多系统是MYCIN与其他专家系统(Shyster-MYCIN[8])结合在一起形成的,或者是开发新系统(GUIDON[9])时受到它的影响。

- **Iliad**[10]：Iliad是另一个"专家"CDSS。它包含三种使用模式:咨询、模拟和模拟试验。在咨询模式下,用户将真实的患者症状输入系统,然后,Iliad分析这些症状并得出可能的诊断列表,根据其可能性对诊断进行排序。Iliad的一个独特之处是它处理病人信息中的"空白"。如果患者数据不完整,则Iliad将建议完成(completion)和/或折中(compromise)的方法,以便临床医生可以继续进行可能的诊断。在模拟模式中,Iliad假定一个诉说症状的患者角色,它提供一个典型的真实的主诉,然后需要临床医生输入、测试等。临床医生的问题、回答和诊断决策由Iliad评估,一旦分析完成,就会提供反馈。最后,在模拟测试(Simulation-Test)模式下,Iliad模拟真实的患者,但不向临床医生提供反馈;相反,Iliad在后台评估他/她的表现,然后将其发送给另一个用户。毋庸置疑,由于Iliad高度注重学术,因此常被用于教学目的。事实上,研究表明,在培养有抱负的医学专业人士的实践中,它非常有效。

  与使用知识框架来实施的许多其他系统不同的是,Iliad使用贝叶斯模型的框架进行分析[11],这使得系统更容易识别单个患者的多种疾病(关于贝叶斯分类的更多信息可以在第19.3.1.2节中找到)。对于相互有关联的疾病,其中包括一种聚类分析形式。这是将疾病分为独立的类别,不仅基于疾病类型,还基于临床医生指定的因素,例如特定的感染点。这样可以有效地分析疾病,并设计出更有效的贝叶斯分类器。

20世纪80年代,临床决策支持领域取得了巨大的成功和发展。在临床实践中,美国医学院协会多方参与并为开发功能性计算机化信息系统提供了必要的资金和资源。这些系统包括从电子健康记录到财务管理系统。此外,PDA(个人数字助理)的可携带性优点也推动了 CDSS 的发展。临床医生基于患者数据和临床决策支持的软件系统,使他们很容易做出更优的决策,而不会占用他们与病人接触的时间。尽管在 PDA 上的系统相比 CDSS 更近似于基础信息系统,但它们是 CDSS 发展的主要基石,使得临床医生在作出诊断和治疗决策的同时,能够与患者近距离接触。

▶▶ 19.2.2　今天的 CDSS

今天的 CDSS 有着更广泛和更灵活的方法来支持临床决策,利用临床医生和系统中的知识,提供一系列可能的"建议",由临床医生决定最适合特定需求的建议[3]。

- **VisualDx**[12]:这是一个基于 JAVA 的临床决策支持系统,顾名思义,是经常被用作协助医生诊断的视觉辅助系统。这在浅表疾病(例如皮肤病)存在的情况下很有用,医生需要这些疾病的视觉表征来辅助诊断。VisualDx 的独特之处在于,它不是由一个特定的诊断来决策的,而是由症状和体征来决定。它使用复杂的匹配程序,在超过 6000 种疾病的内置数据库中,将患者特定的异常图像与预先存在的图像进行视觉匹配,然后使用这些比较的结果来推荐治疗方案。

  但是,VisualDX 具有明显的局限性。除了庞大的图像数据库之外,系统还包含了每个图像的文字摘要,不幸的是,这些摘要相对来说比较简短,因此容易被过度泛化。例如,皮肤活检通常被推荐用于"病情较重"的人,然而,目前还不清楚"病情较重"究竟是什么意思。当我们考虑到皮肤活检极少开展,除非标准的皮肤病治疗方法被证明无效才使用,这尤其成问题。尽管如此,VisualDx 已被证明在诊断浅表疾病时非常有用。该系统至今仍在运行,2010 年进行了一次重大更新,使其与一款名为 UpToDate 的同类产品相结合使用。

- **DXplain**[13]:这是一个基于网络的诊断系统,由美国医学协会在 20 世纪 80 年代后期开发。该系统的特点在于其简单性:临床医生使用自己的医学词汇来输入患者信息,系统输出一个来自由数千种疾病组成的知识库的疑似诊断的列表(每种疾病最多有十种不同的参考诊断),以及其潜在的相关性。因此,它是可以让几乎没有计算机经验的医生使用的临床决策支持系统。

  DXplain 已被证明是可靠且低成本的,特别是在学术研究中[13]。例如,2010 年的一项研究将 500 多个不同诊断的病例分配给马萨诸塞州的普通医学生[14],他们得出结果:在使用 DXplain 进行诊断推荐时,药品费用、住院医疗保险费用和服务费用都显著下降。很多时候,DXplain 也提供了非常准确的诊断。例如,在 Lehigh 大学 2012 年进行的一项研究中,将该系统与其他四个 CDSS 进行了比较,得出的结论是:它在准确度方面仅次于 Isabel(下文讨论)[15]。

- **Isabel**[16]:这是可用的最全面的 CDSS 之一。与 DXplain 一样,它设计时考虑到了医生的易用性,是一个基于网络的系统。最初,它主要侧重于儿科,但很快就扩展到覆盖到成人。Isabel 包含两个子系统:诊断模块和知识集模块。医生用诊断模块工具将患者的人口统计数据和临床特征输入系统,然后返回一组推荐的诊断,接下来可以使用知识集工具来获得关于推荐诊断的附加信息[3]。

Isabel 已被证明能够对大多数患者病例进行相当准确的诊断。例如,在 Lehigh 大学的研究中显示,在测试的五个系统中它是最准确的。其他研究,如 2003 年由帝国理工学院医学院进行的一项研究,也证明了该系统是非常准确的[17]。只是,Isabel 是一个相对较新的 CDSS,因此必须进行更广泛的测试,以便对其整体可靠性进行严格评估。

19.3 不同类型的 CDSS

临床决策支持系统有两种主要类型:**基于知识库**和**基于非知识库**。

▶▶ 19.3.1 基于知识库的 CDSS

当代 CDSS 是从早期的专家系统中演变来的,这些系统试图复制人类决策者的逻辑和推理能力,基于现有的知识库做出严格的决策。基于知识库的 CDSS 源于医学是应用这些知识的良好领域的直观认识。计算机可以(理论上)模仿临床医生的思维过程,然后根据已有的信息给出最终的诊断(图 19.1)。

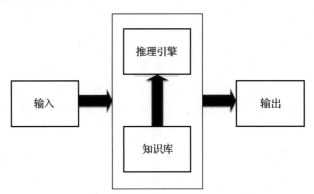

图 19.1 常用的基于知识库临床决策支持系统

然而,在 20 世纪 90 年代和 21 世纪初,CDSS 试图从做出严格的临床决策转向提供多种可能的诊断和治疗方案,然后让临床医生自己做出最终决定[17]。这种侧重点的变化有多种原因,包括对计算机本身容易出错的潜在担心、认识到人工智能在成功模仿临床医生的推断之前还有很长的路要走以及医患关系的计算机化决策是否存在侵权等等。因此,今天的 CDSS 为临床医生提供了各种诊断和治疗方案,使他们能够直接评估患者的症状和主诉,同时把系统作为可能的诊断参考。

基于知识库的 CDSS 有内置参考表,包含关于不同的疾病、治疗方法等的相关信息。它使用传统的 AI 方法(例如条件逻辑)来做出有关治疗方案的决策。基于知识库的 CDSS 包括三个主要部分:知识库、推理引擎和用户交互接口。

知识库本质上是一个编辑信息集,每条信息都以 IF-THEN 规则的形式结构化存在。例如,如果(IF)医生开了一个新的血液检查医嘱,而如果(IF)过去的 48 小时内已经开了血液检查,那么(THEN)我们就会警告医生有重复检查的可能性。知识库功能结合系统使用的算法结构共同用于分析结果。简单地说,用户输入患者信息,然后系统在其知识库中搜索可能匹配的疾病或治疗[2]。

推理引擎将逻辑系统应用于知识库,通过补充新的知识或更新知识使其"变得更聪明"。它包含将知识库中的规则与任何可用患者数据相结合的必要公式,使系统能够根据患者的病史和他当前状况的严重程度来创建适于患者的特定规则和条件。从知识库的角度来说,推理引擎的一个特别重要的方面体现在互斥性。由于 CDSS 开发非常耗时,因此可重复性是关键。应该允许任何人利用现有的推理引擎构建新的 CDSS 系统。遗憾的是,大多数现有的系统开发都有一个特定的目标(例如,诊断乳腺癌),因此,在超出预期目的的情况下使用它们是困难的甚至是不可能的。

最后,**用户交互接口**是临床医生自己输入患者的相关数据,然后接收相应结果。在一些 CDSS 中,患者数据必须手动输入,但是大多数情况下,患者数据是通过计算机的记录提供的。该记录由临床医生、外部实验室或药房的工作人员输入,因此已经实现电子化了。而临床医生的工作是正确地操作系统以获得他想要的结果。诊断和治疗结果通常以建议或警告来提示。偶尔,如果在首次下达一个医嘱后产生了警告,则系统会自动发送电子邮件和通知。

基于知识的 CDSS 的通常形式是要求临床医生提供一定数据量的输入,然后通过系统的知识库和推理引擎进行处理,而后,系统为医生输出一系列可能的诊断或治疗方案。

19.3.1.1　输入

虽然临床数据输入 CDSS 的方式存在很大差异,但大多数系统要求用户从其整理的数据字典中选择关键词。临床医生通常面临的挑战是:不同的 CDSS 具有不同的数据词汇表,而 CDSS 的输出质量取决于其词汇与临床医生关键词的匹配程度。然而,一般来说,与患者病史和症状相关的内容是建议输入的。

提供详细输入的一种可能有效的方法是使用明确定义的时间模型,其中用户指定各种时间间隔以及在这段时间中发生的事件。但是这使用户输入变得复杂,因此对于普通的临床医生来说,这可能太麻烦了。一个更简单的解决方案是使用**隐式时间模型**(implicit time model),在这个模型中,广泛的时间信息是指定用户输入的一部分(例如,近期显示感染链球菌的病史)[7]。虽然这种简化的方法具有时间模糊的缺点("最近"是意味着"上周"或是"去年"?),但它已被证实是一种衡量 CDSS 中时间的可行方法。

19.3.1.2　推理引擎

推理引擎是 CDSS 的一部分,它将用户输入与所有其他必需数据相结合,设计最终的"决策"列表。为了避免混淆,此过程通常对用户是隐藏的。分析用户输入并从中设计结果的方法有很多种,一种流行的方法是利用生产规则:一些是逻辑上的 IF-THEN 语句,当它们组合在一起时,就形成了解决问题的具体方法。MYCIN 就是一种基于生产规则的 CDSS。然而,在推理引擎中最常用的概率估计方法是**贝叶斯法则**(Bayes' Rule),它被用于计算条件概率[7]。在数学术语中,假设我们希望计算事件 A 在给定事件 B 的条件下发生的概率[或 $Pr(A|B)$]。只要我们已经有 $Pr(B|A)$,以及我们可以使用的"先验概率"[$Pr(A)$ 和 $Pr(B)$],我们就能使用贝叶斯规则来计算 $Pr(A|B)$,如下所示:

$$Pr(A|B) = \frac{Pr(A) \cdot Pr(B|A)}{Pr(B)} \tag{19.1}$$

举个实际的例子,假设我们希望了解出现黄疸的患者患肝炎的可能性[即,$Pr(肝炎|黄疸)$],为了计算这个概率,我们首先要计算一个更明显的概率:$Pr(黄疸|肝炎)$。直观看出,这可以通过研究既定的肝炎患者群体,然后计算黄疸患者占患者总数的比例来解决。然后,我们将结果的概率代入贝叶斯规则,以及总患者群体中肝炎和黄疸的一般概率[分别为"$Pr(肝炎)$"和"$Pr(黄疸)$"]。因此,我们获得以下算式:

$$Pr(肝炎|黄疸) = \frac{Pr(肝炎) \cdot Pr(黄疸|肝炎)}{Pr(黄疸)} \tag{19.2}$$

结果是存在黄疸的患者患肝炎概率的估算值。

在医学领域,想要计算出在患者身上同时发生两个不相交但可能相关的疾病的可能性是非常有难度的[7]。例如,假设我们希望计算患者同时患有肺炎和胸片异常的概率:

$$Pr(肺炎 + 胸片异常) \tag{19.3}$$

可直观看出,似乎解决方案如下:

$$Pr(肺炎 + 异常胸部 X 光检查) = Pr(肺炎) \cdot Pr(胸片异常) \tag{19.4}$$

但由于患有肺炎和胸片异常的概率通常非常小,因此该公式无法计算出结果,因此,即使我们知道患有肺炎的患者通常胸片表现异常,对于两种情况同时发生,我们也只能得到一个近乎荒谬的小概率。幸运的是,我们可以修改公式,通过将患者患肺炎的概率乘以患有肺炎的情况下胸片异常的概率,给出更准确的预测:

$$Pr(肺炎 + 胸片异常) = Pr(肺炎) \cdot Pr(胸片异常|肺炎) \tag{19.5}$$

这将为我们提供一个更好更准确的概率估计值。

一般来说,我们以下列方式计算条件"A"和"B"同时发生的概率:

$$Pr(A + B) = Pr(A) \cdot Pr(B|A) \tag{19.6}$$

通过略微重新排列这个等式,我们就得到了贝叶斯规则:

$$Pr(A|B) = \frac{Pr(A) \cdot Pr(B|A)}{Pr(B)} \tag{19.7}$$

实施贝叶斯规则的一个主要障碍是患者可能出现多种症状,所幸,大多数疾病相互排斥这一事实稍微抵消了这个问题,所以基于贝叶斯规则的框架被用于考虑所有可能发生的疾病。Illiad[11]是一个成功使用这种机制的 CDSS 的示例。它使用基于群集的框架,通过共同的底层线程对潜在诊断进行分类(例如:胸痛)。这些集群中使用的逻辑不仅基于这些疑似诊断的依赖关系,还基于用户对这些诊断如何进行分类的理解。出于这个原因,Illiad 使用布尔语句[11]。同样,贝叶斯网络可以通过实施一系列贝叶斯规则来建立。这本质上是一个代表不同事件因果关系的总体框架。

19.3.1.3　知识库

当然,要使 CDSS 获得很好的使用效果,它必须具备相关的医学知识,此外,这种知识必须能被推理引擎所识别,因此,必须创建知识库。知识库包含所有必要的医疗信息以及分析所需的所有规则或条件,例如,如果引擎使用贝叶斯规则,则医疗知识必须以允许使用这种概率估计方法的计算方式进行编码。

知识的表示有四种形式:逻辑、程序、图形/网络和结构化系统[18]。逻辑被广泛认为是最常见的表示形式。医学知识通常分为两类:陈述性和程序性。**陈述性知识**(declarative knowledge)由陈述客观事实的基本句子和命题组成,而**程序性知识**(procedural knowledge)则对现有知识下哪些行动或结论是可行的进行了更线性的描述。顾名思义,**图形/网络表征**(Graph/network representation)通过使用基于图形或网络的系统(例如 DXplain[13])来表示知识,而**结构化知识**(structured knowledge)是分类的知识库。

不幸的是,在建立强调疾病和治疗概率的知识库方面存在着一个关键的挑战:许多现实生活中的可能性在临床实践中是未知的。虽然医学文献和咨询可以获得这些概率,但它们通常包含各不相同的数据和估计值,需要让医生猜测正确的估计值。此外,大多数疾病的概率不仅取决于具体症状,还取决于外部因素,如患者的地理位置和其他人口统计学信息,最后,随着新知识的出现,必须定期更新知识库。这是一个持续存在的问题,没有明确的解决方案,因为许多 CDSS 开始是有资金支持的学术项目,一旦资助停止,维护就必须停止了。

19.3.1.4　输出

CDSS 的输出通常是按照解决方案的概率排序的列表形式。此列表一般采用 ASCII 文本格式,但也可能是图形化的。在某些情况下,在排序的过程中会使用概率以外的因素。例如,在 DXplain 中,虽然关联度不一定高,但一旦被误诊就非常危险的疾病,会被放在特殊优先级排序。实际上,一般来说,医生对最不可能的诊断比对最可能的诊断更感兴趣,因为最不可能的诊断更容易被忽视[7]。

▶▶ 19.3.2 基于非知识库的 CDSS

基于非知识库的 CDSS 与基于知识库的 CDSS 的不同之处在于：它不是用户定义的知识库，而是实现一种称为**机器学习**（machine learning）的人工智能。这是一个过程，在这个过程中，系统不是去查阅预先编写好的百科全书，而是简单地从过去的经验中"学习"，然后再将这些"经验"运用到知识库中。有两种流行的基于非知识库的 CDSS：人工神经网络和遗传算法[7]。

19.3.2.1 人工神经网络

人工神经网络（Artificial Neural Networks，ANN）通过评估并最终从现有的例子或事件中学习以此来模拟人类的思维[19]。ANN 由一系列被称为"神经节"（模拟人脑中的"神经元"）的节点和在节点之间单向传输信号的加权连接（对应于人脑中的神经突触）组成。ANN 中包含三个不同的组件：输入层、输出层和一个隐藏层（数据处理器）。输入层接收数据，而输出层给出最终结果。同时，数据处理组件充当两者之间的中介，它处理数据，然后将结果发送到输出层。

ANN 的结构与基于知识库的 CDSS 的结构非常相似。但与基于知识库的 CDSS 不同的是：ANN 没有预定义的知识库，相反，ANN 研究患者数据，然后找出患者的症状/体征与可能的诊断之间的相关性；另一个重要的差别是：基于知识库的 CDSS 通常比 ANN 能覆盖更广泛的疾病种类。

为了正确执行功能，人工神经网络必须首先进行"训练"。首先通过将大量临床数据输入神经网络进行分析，然后假设正确的输出结果，随后将这些有依据的猜测与实际结果进行比较，并相应地调整权重，错误的结果会被赋予更多的权重。我们继续迭代地运行该过程，直到作出大量正确的预测。

ANN 的优点在于：它不需要手动编写规则和寻找专家输入。ANN 还可以通过推断不完整数据的内容来进行分析和处理，并随着对更多患者数据的分析，分析质量得到不断提高。遗憾的是，ANN 也有一定的缺点：由于它们的迭代性质，训练过程非常耗时；更重要的是，这个过程产生的公式和权重不易被解读。因此，由于系统无法描述为何要以这种方式使用某些数据，可靠性是一个主要问题。

然而，ANN 已被证实在预测口腔癌和心肌感染等疾病方面非常成功，它也已成功用于预测慢性疾病，如乳腺癌复发[20]，甚至在辅助牙科领域[21]时也显示出良好的前景。因此，它被广泛认为是一种可行的临床决策支持方法。

19.3.2.2 遗传算法

基于非知识库系统的另一个关键是**遗传算法**（Genetic Algorithm）。遗传算法基于查尔斯·达尔文的自然选择理论和适者生存理论。就像物种变化以适应它们的环境一样，遗传算法经常"重塑"自身,以便更好地适应手头的任务。与达尔文的"适者生存"理论一样,遗传算法通常先尝试使用随机生成的解决方案来解决问题[22],下一步是通过"适应度函数"来评估所有可用解决办法的质量(即"适应度")。这些解决方案按其适应度进行排序,更合适的解决方案更有可能通过相互交换来"衍生"出新的解决方案。这些新的解决方案的评估与其上一代解决方案类似,迭代地重复该过程,直到找到最佳解决方案。

由于遗传算法更加烦琐,它在临床决策支持方面的应用比人工神经网络更少。尽管如此,这种方法也已成功应用在化疗和心脏病等领域中[23,24]。

19.4　医嘱录入的决策支持

医嘱录入(Care Provider Order Entry,CPOE)系统是允许临床医生为他们正在治疗的患者以电子方式录入医嘱的决策支持系统。具体来说,临床医生登录系统,加载他们的CPOE 模块并选择要开医嘱的患者,开立医嘱,在成功审核和修改后,医嘱将会生效[25]。这是一个典型的电子处方开立的表单例子:

虽然 CPOE 的方法取决于临床医生的特定领域,但一般认为允许医生开立该医嘱并在医嘱被认为不正确时提供反馈是审核医嘱开立的最佳方式。首选这种方法有两个原因:一是在等待医生开立完医嘱后再给出医嘱不恰当的警告,可以让医师想出自己首选的治疗方案,防止过度依赖 CDSS;另一个原因是,警告可以使医生有机会纠正系统检测到的错误。但过早的警告可能会增加错误发生的几率。

通常,CPOE 响应性取决于在适当的临床水平(即,临床医生的专业水平和使用者的具体情况)来开立医嘱。不幸的是,由于医生和护士对这些医嘱的认知与医嘱执行者(药剂师、放射科医师等)的角度有不同,医生的医嘱内容与辅助科室相应的技术操作之间可能存在差异。该问题公认的解决方案是:CPOE 系统避免要求临床医生执行超出其专业知识范围的任务。例如,药剂师通常使用药物系统来填充和分发 CPOE 系统中指定的任何内容,如果医生开立了更高级别的医嘱,CPOE 系统可以通过评估药房专有术语和库存,然后发放正确的药品给患者,让药剂师有更多的时间来评估处方的临床作用、安全性和效率等因素[7]。

决策支持在 CPOE 中的作用——扮演的不同角色[25]:

1. **开立清晰、完整、正确、快速可操作的医嘱**:CPOE 系统可以避免许多手写报告带来的问题和缺陷[26]。例如,难以辨认和开立不正确。提高易读性可以减少错误并减少临床人员用在弄清手写处方上花费的时间。同时,"完整"的医嘱包含成功开立处方的所有必要信息,而"正确"的医嘱符合安全有效的患者治疗要求。毫无疑问,大多数CPOE 系统都是经过精心设计的,以确保满足这两个条件。

2. 提供针对患者的临床决策支持：成功的 CPOE 系统应该能够根据患者的个体状况生成决策支持建议。它能够将患者的特异性信息(年龄、过敏史、现用药物情况等)与合适的实践规则相结合，为临床医生生成一个治疗用药的安全范围。它还应通过如历史医嘱或基于计算机的建议等得到的循证临床实践指南，来改善患者的诊疗效果。

3. 优化临床诊疗：随着临床医生习惯于 CPOE 系统，他们会考虑定制它的方式，以便于他们的工作变得更容易和更有效。这不仅可以满足用户的喜好，还可以减少违规行为，例如不适当的检查。例如，在范德比尔特大学(Vanderbilt University)，鼓励名为 WizOrder 的系统用户修改该程序，这样他们就可以创建注册表，从而更容易地传输计费信息。在这种情况下，需要在保持可用性的同时提高系统的有效性，成为一大挑战。因此，需要为用户设计一个能够成功平衡两个问题的系统。

4. 提供与患者诊疗相关的即时集中教育：大多数 CPOE 系统的界面设计都鼓励提供有用的教育提示和链接，从而可以获得关于材料的更详细的描述。这可以用于处理摘要或通过相应的 Web 浏览器，来帮助临床医生处理更复杂的处方。

优势和挑战——CPOE 系统的好处在于它们可以提高临床诊疗效率，提供可靠的教学性支持，并对医嘱开立产生积极影响。它们还使得临床医生和用户的医嘱录入更加容易，并提供了一个用于存放医嘱的电子化框架。因此，像手写潦草之类的问题是不存在的，而拼写错误可以通过内置的自动更正功能进行纠正。另一方面，对错误进行检查的方式可能会导致包含未知错误的医嘱。如果医嘱对患者来说成本高昂且至关重要，那就尤其危险。如果医嘱有错误，那么为此产生的花费可能会浪费掉，更糟糕的是，患者的生命可能处于危险之中。电子处方系统还有一个缺点，即它依赖于基于互联网的框架，这意味着偶尔出现错误传输和服务器问题是不可避免的。

19.5 诊断决策支持

诊断决策支持系统旨在根据输入的参数"诊断"疾病和病症。用专业的术语来说，诊断可以定义为"通过检查确定疾病的性质和情况[27]"。这意味着临床医生要研究患者在疾病开始前的生活史，疾病是如何形成的，以及它如何影响患者目前的生活[28]。此外，临床医生必须确保患者认识到疾病的严重性，以及如何正确治疗。

诊断决策支持系统尝试以计算机的格式复制诊断过程。询问患者一系列问题后，向他/她输出一个假设的诊断或一组可能的诊断。系统注重以用户为中心，提供问卷调查，询问从患者家族病史到患者当前健康状况的所有信息。完成后，患者可以得到系统总结出的结论以及建议可行的行动方案，并可以把它们打印下来。同样，某些医疗网站有时会提供诊断工具来评估患者并推荐可能的治疗方法。一个很好的例子是梅奥诊所的抑郁症测试[29]。它要求患者回答与症状、家族史等有关的问题(图 19.2),然后用答案来判断是否需要咨询专业精神科医生寻求进一步检查。

SCORES If you scored...	You may have...
54 & up	Severe depression
36 - 53	Moderate/severe depression
22 - 35	Mild to moderate depression
18 - 21	Borderline depression
10 - 17	Possible mild depression
0 - 9	No depression likely

This is not meant as a diagnosis tool.

分数

如果你的得分…	你可能已经…
54分及以上	严重抑郁
36~53分	中度/严重抑郁
22~35分	轻度至中度抑郁
18~21分	边缘型抑郁
10~17分	可能轻度抑郁
0~9分	没有抑郁可能性
这并不是一种诊断工具	

图 19.2 梅奥诊所抑郁症测试的评分标准

图片上明确指出它不能用作诊断性工具。

知情医疗决策基金会(FIMDM)[①]的组织致力于扩展传统的诊断决策支持过程,治疗决策将患者个人对健康结果的偏好考虑在内。具体来说,他们使用视频剪辑来描述每种治疗的可能结果,让患者了解与这些结果相关的经验是什么样的,使患者为临床决策过程做更好的准备。FIMDM 为许多疾病提供工具,从乳腺癌到冠状动脉疾病。基于 CD ROM 的离线软件也被用于诊断决策支持。有趣的是,在某些情况下,这种软件实际上提供了比万维网上可用的信息更深入和更详细的诊断信息。例如,美国医学会有"家庭医疗指南",这是一个由七个不同模块组成的多层次的软件包:

1. 可能的疾病、障碍和病症列表。
2. 人体解剖图。
3. 检查是否存在自我诊断和/或假定的症状。
4. 理想身体状况的描述。
5. 需要立即注意的可能发生的伤害和紧急情况的描述。
6. 诊断性影像技术。
7. 对照护者如何妥善照顾患者的建议。

该程序包含大量症状流程图,可通过疼痛部位图或身体的系统诊断来获取。这是需要患者个人自查的地方:每个图表都包含一系列问题,要求患者回答"是"或"否"。完成后,将对答案进行汇总,并根据答案提出针对患者的具体建议。

对于计算机生成的诊疗建议需要详细到什么程度,现在还存在相当大的分歧,普遍看法

① http://www.informedmedicaldecisions.org/

是：过多的计算机建议会破坏患者和临床医生的关系，导致患者在没有任何正式评估的情况下进行自我诊断。幸运的是，提供决策支持的医疗网站通常会提供一系列选项，而不是严格的诊断。他们通常会评估患者的症状，然后设计一份可能原因的列表（附有链接供进一步参考），帮助他/她确定他们可能患有的疾病，同时给他们留下合理的空间，让他们自己作出决定。例如，梅奥诊所网站提供"健康决策指南"，可用于治疗少数疾病和病症。这些指导可以提供基本信息，例如当前病情的性质、诊断方法以及可能的治疗方法的详细说明（包括每种治疗的利弊）。每一页都补充有视频剪辑，用视觉和口头双重形式结合来描述病情。这样做的目的不是为患者提供特定的诊断，而是给他们更多的具体的背景信息，以便他们可以与他们的临床医生得出更准确的结论。

19.6　人力密集型技术

一般而言，在评估临床医生作出正确诊断或治疗相关决策的能力时，必须考虑两个因素：临床医生的医学知识的水平以及他将知识应用于解决临床问题的能力[30]。因此，在构建 CDSS 时，应该考虑它将包含的知识以及如何来应用它。实际上，一个知识匮乏的系统将被视为是"愚蠢的"，而拥有基于知识量有限的知识库的应用程序系统将被视为"判断力差"。因此，在设计 CDSS 时，我们需要一种具体的方法来实现既全面又可靠的知识库。这意味着设计者需要知道如何创建拥有恰当数量的事实性知识库，以及一个可靠的判断系统，该系统可以找到问题的根源并解决问题，同时丢弃不相关的信息。

在本节中，我们将研究创建可持续发展的知识库的关键部分，即通过基本的人机交互来获取知识。我们通过分析现实生活中的思维过程，以及知识和想法来研究如何获得知识，然后我们使用这种分析的结果来创建事实和判断性知识库。这些信息通常是通过与现实中的临床"专家"进行交互或让他们直接访问计算机程序来获得，该程序将他们能够提供的所有信息存储到知识库中。

"专家"知识在临床决策支持方面具有应用价值的原因[30]：

- **知识保存**：我们希望获取没有被记录下来的个人知识，这样，如果专家退休或去世，他/她的知识中深奥难懂但重要的部分都将保留在 CDSS 内。
- **知识共享**：专家知识一旦被纳入 CDSS 中，就可以在不同的平台上使用，甚至使用于平台外，如培训项目。
- **为决策辅助奠定坚实的基础**：专家知识可用于创建更新的软件，以便更好地制定决策。
- **展示专家的基本技能**：当一个专家的知识被经常使用时，他的基本技能和策略得到了展示，其中一些可能在帮助决策时非常有用。

当然,着重强调参考"专家"知识的概念引出了一个问题:什么人是真正的"专家"? 此外,我们如何区分专家的知识和推断与外行或初学者的推断? 虽然很明显的是,专家在他的专业领域拥有丰富的经验,但同样重要的是他能够在这些知识的基础上成功地匹配场景、医学领域等的变化。换句话说,一个真正的"专家"懂得"如何使用"而不是仅仅是"这是什么"。不幸的是,仅凭事实性知识很难复制,因此,必须找到一种方法,使 CDSS 能够用与现实生活中的专家完全相同的方式学习和运作。

实现这些技能的一种可能方法是**知识获取**(或 KA)。这是识别和利用来自外部知识的过程,如现实生活中的专家和医学文献,然后由专家或系统本身进行评估或验证的方式进行实现。虽然生物医学文献经常讨论基于知识的系统设计并评估它们的性能,但是其中通常都没有记录"可复制的"知识获取方法(尽管这与创建 CDSS 密切相关)。

知识库可能包括潜在发现和诊断(概念/事实)之间的关系,成功使用这些知识(程序性知识)的指导方针和算法,以及应用这些内含基础知识结构(策略性知识)的指南/算法的逻辑系统。这三个知识分支相结合,形成一个功能决策支持系统,每种形式的知识都被考虑进去,并且可以进行扩展。

知识可以通过一个以上的专家获得,或是通过整体调查、征求研究几个人的意见,然后将结果合并为一个知识库,通过人类知识工程师输入或通过称为计算机知识编辑系统转换为决策支持系统可读的形式。计算机知识编辑系统是一个计算机系统,它从多个来源读取和解释知识,然后将其组合成语义上一致的形式。完成此操作后,将初具规模的知识表示作为核心知识库或作为现有知识库的扩展整合到系统中。

19.7　CDSS 面临的挑战

尽管 CDSS 可以起到临床决策支持的作用,但是许多医生仍然选择不去使用它,这是因为,尽管它在过去四十年中已经进步不少,但在临床决策支持领域仍然存在许多挑战,诸如程序的自适应性(即,程序在"学习"新的医学知识的同时如何摒弃过时的知识)、治疗方案的明确性以及程序在提出建议的同时如何不过多地干扰医患互动。

▶▶19.7.1　CDSS 所面临的巨大挑战

2008 年,一组来自不同医学院的研究人员列出了一份他们认为是临床决策支持系统十大挑战的清单[31]。这十大挑战分为三类:

19.7.1.1　需提高 CDSS 的有效性

临床决策支持领域面临的最主要的挑战是需要持续提高系统对诊疗过程干预的有效

性。这意味着,CDSS 应该成为临床医生和患者之间有效的媒介,提供清晰有用的诊断和(或)治疗建议,而不会产生干扰。有五种相互关联的方法可以改善这些干预措施:

1. **改良人机交互**:人机交互界面应尽可能清晰直观,同样重要的是设计出的界面不会干扰临床的工作流程。在目前的形式中,CDSS 发出的预警往往因为相对不友好的人机交互界面而被临床医生忽略。因此 CDSS 应该能通过以下方式与用户交互:适时地指出临床医生所忽略的问题或将一些重要细节添加到工作流程或决策制定过程中,哪怕最初忽略了重要的细节,也可以及时作出有效的决策。

2. **总结患者的信息**:医生要记住特别复杂的病人每一个细节是不可能的,然而,在任何情况下,临床医生都需要能够回忆起关于患者最重要的事实和结论。因此,CDSS 需要能够智能地快速总结出患者的临床数据,然后创建关于病史、现有疾病、生理状态和当前治疗方法的简要概述[31]。患者数据汇总器也要能够汇总所有患者数据,通过一组指标来"一目了然"地评估患者的状态。此外,通过更好的数据驱动来推导患者的病情以及任何可用的相关数据,自动显示更深入和更具体的临床决策支持。

3. **对用户的建议进行优先级排序和过滤**:CDSS 应该能够提供对当前患者特别有用的信息。这些信息应根据预期死亡率(或降低发病率)、患者偏好和生活方式、诊疗成本,治疗的整体有效性(如果有用)、对患者自身的舒适度或外部健康产生影响的程度、医保覆盖范围、遗传史和健康史、临床医生自己的成功诊疗案例等因素进行评估和优先级排序。但通常由于临床医生诊疗时间有限、以及患者自己管理大量药物的能力有限、或快速改变生活方式十分困难,造成一定的排序困难。其中最大的问题是需要考虑相互冲突的判定值,以确定如何划分优先级并按相应顺序进行排序,同时保证系统推荐建议的数量是临床医生可控的(即,减少"产生疲劳的警报")。

4. **对存在合并症的患者提供综合建议**:现行临床诊疗和药物管理指南存在的一个主要问题是:它们中的大多数忽视患者(尤其是老年患者)存在多种并发症并且需要同时使用多种药物这一情况。事实上,对现有合并症及相关问题在认知上的普遍缺乏,是导致临床指南无法在患者身上得到充分实践的主要原因[31]。例如,临床医生可能正在寻求对一位新诊断的糖尿病患者进行治疗,但却没有发现患者同时还合并有慢性阻塞性肺病(COPD),因此,医生用于治疗患者糖尿病的建议可能会对其他疾病的治疗产生严重影响。CDSS 需要能够考虑到这个重要问题,筛除那些对患者当前治疗无用或有害的指南建议。一个解决方法是:CDSS 参考两个或多个指南的建议(每个指南都要与当前病情以及存在的所有合并症相对应),最终将整合后的建议提交给临床医生。

5. **使用自由文本信息来驱动临床决策支持**:通常认为至少 50% 的患者信息是存在于电子病历中的自由文本中。系统允许临床医生在不受专业问题限制的情况下,对患者的病情作出自己的评论。自由文本信息的重要价值在于可提供包含更为具体的干预措施和医疗记录中未被提及的现有患者信息。

19.7.1.2　需建立新的 CDSS 干预方式

1. 优先考虑 CDS 内容的开发和实现：从逻辑上讲,临床决策支持内容的目标应该是在不会过多增加财务成本的前提下,向临床医生提供最为准确和相关的信息。不幸的是,实现这一目标往往需要很长时间。确定内容实施的优先顺序(例如提高患者安全性的干预措施、慢病管理以及预防性健康干预措施)必须考虑到各种因素,比如与患者利益内在相关的干预措施、医疗保健的成本、数据的可靠性、实施过程中可能遇到的任何困难,以及临床医生或患者自身对信息相关性的看法等因素[31]。虽然这种数据优先排序系统可能会导致以后在如何正确实施 CDSS 方面产生分歧,但将显著增加最有价值的 CDSS 的使用;对患者医疗保健的成本、安全性和质量产生极大影响。随着时间的推移,这种对临床决策支持内容排序的方法可能会被更精细的方法所取代。

2. 挖掘大型临床数据库来构建新的 CDS：不言而喻,有许多新的治疗指导和 CDS 干预措施等待被开发和利用,因此,我们必须开发和测试新的算法和技术,使研究人员能够挖掘大型数据集并扩展整个知识库,进而改进 CDS 干预措施。类似地,能够对科学文献进行检索,然后从中挖掘数据来指导潜在的临床决策支持的系统是很有用处的。换句话说,CDSS 应该具备从大型数据库中“学习”知识的能力。这对于系统设计师来说也是一项不小的挑战。除了创建和实现这些算法所涉及的技术问题之外,我们还必须解决许多与使用这些大型数据库有关的社会和政治问题,例如,当这些资源跨越了机构/组织边界时,我们将需要具备保护患者隐私的能力。

19.7.1.3　传播现有的 CDS 知识和介入方式

1. 传播 CDS 设计、发展和应用上的最佳实践：许多医疗组织在临床决策支持方面取得了巨大成功。在考察中发现,这些组织倾向于把一些共性问题,例如设计、沟通方式、临床实践风格和管理等问题分享出来[31]。但是,这些信息通常不会被其他想要采用临床决策支持的组织广泛使用,因此,我们需要开发更强大的方法来识别和执行最佳的 CDS 实践。可能的解决方案是:建立一个衡量系统,以确定决策支持实践的强度和可行性。CDS 应用框架应允许成功案例信息易于被其他人轻松访问和使用的方式来构建。建立共享成功的 CDS 实施过程和经验的方法将极大地促进 CDSS 的进一步研究和开发。

2. 创建可共享可执行的 CDS 模块和服务的体系架构：下一步是找到有效的方法来共享成功的 CDS 模块,这可以通过远程协同或安装程序来完成。无论采用哪种方式,其核心目标是让电子病历能够“订阅”这些服务,同时允许医疗组织只需要较少的工作量就可以建立自己的规则库[31]。这一挑战的重点是识别和标准化不同 CDS 模块所需数据的定义和接口。此外,该体系架构应该涵盖足够广泛的临床知识,可以通过它作出许多不同的临床推断。它应该描述所使用普通干预设备的信息(警告信息、医嘱套餐等),同时还允许进行实验和竞争。这将有助于克服实施临床决策支持所带来的一些障碍,以及加快从研发到广泛实践的过渡(这一过程可能长达 17 年)。理想的情况下,今后关注 CDSS 的研究论文和共识应包括标准格式的可共享 CDS 模块。

　　3. 创建可通过网络访问的临床决策支持资源库:这样做的目的是为高质量的临床决策支持知识系统创建一些可通过因特网访问的接口。这些服务应当易于下载、维护、修改、安装,以及可以在美国卫生信息技术认证委员会(CCHIT)认可的任一电子病历系统中使用[31]。当然,这样就需要为系统的可访问性制定一套严格的标准,来定义不同的信任级别和业务模式,以保持系统持续可用。资源库应支持各医疗组织在系统升级的同时,仍可以使用本地内容和设置。必须建立正规的知识管理模式并提供给用户,以便不同的组织利益相关者可以使用相关的知识。同样,我们需要确保系统能正确地执行推断和指导,并且应用于新知识时不会出现错误,这样医疗组织和从业者就无需重新制定自己的规则或干预措施,这一点至关重要。

▶▶ 19.7.2　R. L. Engle 的关键和非关键的 CDS 挑战

　　康奈尔大学教授 R. L. Engle,对实施 CDSS 遇到的问题进行了广泛研究,并给出了一系列其他因素,他认为这些因素在很大程度上导致了 CDSS 没有得到广泛使用。他将其分为两个不同的类别:"关键"问题和"非关键"问题[32]。

19.7.2.1　非关键问题

　　他所描述的一些非关键问题包括:

1. **对计算机的可靠性存疑**:就像使用其他技术设备一样,计算机偶尔也会有不稳定的时候。这给想要借助它们进行临床决策支持的临床医生带来了巨大风险,因为它们有可能在最不应当的时候出现故障。

2. **计算机系统的整体复杂性**:计算机的使用通常有一个学习过程,更不用说使用 CDSS 了。可惜,许多临床医生没有时间去学习不同计算机系统之间的细微差别,因此,CDSS 被认为效率低下且没有必要使用。

3. **对临床医生就 CDSS 有效性进行竞争的担心**:临床医生之间存在一定程度的竞争可能有助于持续推动临床决策支持的进步,但如果这样的竞争过多,不仅会严重阻碍 CDSS 的发展,还会破坏医生之间的关系。

4. **程序通常存在自身的限制**:大多数 CDSS 只包含非常有限的知识库,通常专注于某一特定的医学领域。因此,许多临床医生需要使用几个不同的系统(每个系统都有自己独特的知识库),以便获得广泛的临床决策支持。

19.7.2.2　关键问题

　　Engle 认为 CDSS 的"关键"问题之一是无法建立一致的数据库和一套功能规则/条件。在实际操作中,低精度的决策支持不太可能吸引一个日常忙碌的临床医生来使用它。

另一个"关键"问题是 CDSS 的相对不可访问性,它们通常不会被集成到大型信息系统中。虽然它们在有限领域(例如诊断单一疾病)中的应用已经被证明非常有效,但是对于更广泛的疾病范围,它们的用处还不太清晰。加州大学伯克利分校的教授 Stuart Russell 和 Peter Norvig 认为,这个问题很大程度上是因为与有机化学等领域不同,医学领域缺乏通用的理论模型,因此充满了巨大的不确定性[33]。新墨西哥大学教授 George Luger 和同事 William Stubblefield 通过观察发现,专家系统背后的技术存在 5 个严重阻碍临床决策制定的"缺陷"[34],包括:

1. 领域知识涉及层面较浅(例如对人体生理学非常浅薄的理解)。
2. 缺乏稳健性和灵活性。计算机系统无法解决超出知识库之外的问题,甚至无法察觉到自身这一能力的不足,因此也就无法设计出有效的策略来解决问题。
3. 无法对条件和决定作出详细解释。
4. 难以验证决策的有效性。
5. 无法从自身经验中学习。

Engle 认为 CDSS 的另一个主要缺点是无法正确使用专业数据。为了使 CDSS 在医学界得到进一步认可,它们必须能够处理各种数据。这个问题的根源可以分为两大类:技术设计问题和人机交互[32]。

▶▶ 19.7.3　技术设计问题

在技术设计方面有几个问题需要考虑:

19.7.3.1　增加医疗知识结构

为了功能的正常运行,CDSS 需要对其基础知识领域有深刻的理解[7],光有事实并不足够。知识表示(Knowledge Representation)旨在为 CDSS 提供信息,充实这些"事实"背后的含义,以便用户能清楚地理解它们。知识表示体系与基本事实相结合,构成了核心知识库。在过去 25 年中,研究人员创建了各种知识表示方法,范围从简单的逻辑谓词列表到大型的网络结构。知识表示体系的优势对所要解决问题的类型和解决问题的方法都有重要影响。

19.7.3.2　知识表达形式

一般来说,知识表示方法分为四类[7]:逻辑、过程、图形/网络和结构化。

基于逻辑的知识表示是在人工智能领域最早获得主流吸引力的表示形式。它通常以命题的形式来表示,命题是指能判断真或假的陈述句,一旦建立了一系列命题,就可以用它们中的一部分组合成句子,这些句子又可以用 P、Q 等变量来表示,然后组合成"P 和 Q"、"P 或 Q"等复合命题。这些命题必须作为一个整体来使用,我们不能将某个命题的一部分取出来后单独建立为一个新的命题。幸运的是,存在一种逻辑表示形式,它允许我们拆分语句并从这些拆分后的内容中创建新的声明,这就是所谓的**一阶逻辑**(First Order Logic)(在数学术语中称之为"谓词演算")。通过允许在"变量中包含变量",我们可以摆脱基本变量命题所固有的局限性。事实证明,这种新发现的灵活性使基于逻辑的知识成为专家系统开发的可行方式。事实上,流行的编程语言 PROLOG 就是专为逻辑研究和编程而设计的。

另一种形式的知识表示是**程序性知识**表示。这是基于以下事实:基于逻辑的表示通常是声明性的,这意味着它们由真/假语句组成,所提出的任何问题都可以通过标准逻辑推理来回答[7]。例如,在我们诊断与平均红细胞体积(MCV)"增加"有关的贫血时,我们需要查看所有相关的逻辑谓词,找到那些"增加"的,返回与我们匹配的值。在另一方面,程序性表示方法提供了关于如何利用知识库来回答问题的、更为详细的信息。它不仅仅是一个事实检查器,还给我们提供了解决问题的"过程"(即,"如果 MCV 增加,则得出结论:恶性贫血")。这些过程式语句以"规则"的形式提供。自 MYCIN 系统面世以来,基于规则的系统一直是医疗行业专家系统设计的主要模式,因为它既详细又全面。

还有一种知识表示方法是**语义网络**。其本质上是一棵由"节点"(代表事实、事件等)和连接它们的边组成的关系树。自 20 世纪 90 年代初以来,网络系统的灵活性对贝叶斯专家系统的兴起产生了特别大的影响。更重要的是,网络能够捕捉原本难以绘制的知识形式(如因果关系形式),使其成为一种医学专家系统可用的形式。

最后一种是**结构化表示**,它以嵌套、分类的方式来描述知识。结构化表示之所以可行,原因在于它易于阅读和修改。正在使用结构化表示的一个示例是试验库项目(Trial Bank Project),这是一个《内科医学年鉴》和《美国医学会杂志》的联合项目,旨在将随机试验的设计和结果应用于结构化知识库。它的目标是逐步将基于文本的文献转化为一种机器可读的共享资源用于基于循证的 CDSS[35]。

19.7.3.3　数据表示

有许多不同的结构化数据表示方法[7],其中一些更适合于特定的任务。

第一个获得主流认可的结构化数据表示形式是**框架结构**(framing)[36]。框架是包含正在描述的核心概念以及详细说明如何执行概念的信息的数据框架。例如,"外出就餐"的概念可以表示为:

　　　　概念:外出就餐

　　　　地点:餐厅

　　　　行为:点餐(过程),付款(过程)

另一种流行的结构化数据表示形式是数据库管理。通常,在医学领域中存在两种类型的数据库:关系型数据库和面向对象数据库。**关系型数据库**的结构与 Microsoft Excel 扩展表非常相似。它们由一系列"记录"组成,每个记录包含固定数量的字段。记录结构中有一个指定的"主字段",其余字段与其直接相关。收集记录然后将其合并到一个特定的表中,每行代表一条记录,每列代表记录的特征。关系型数据库的一个主要优点在于它们的灵活性,可以添加其他列,包含其他字段,强化所提供的信息。但是,列通常不能容纳比单个特征更复杂的数据。因此,在需要"于数据内记录数据"的情况下,**面向对象的数据库管理系统**(OODBMS)则是更好的选择。OODBMS 与关系型数据库的不同之处在于,它允许将更复杂的数据类型存储在字段中[37]。

用户可以使用结构化查询语言(SQL)来查询数据库。但是,SQL 不允许从数据中进行推断。虽然可能无法为数据库提供特定的知识处理功能,但能够使用更高级的语言来分析数据,是 OODBMS 的一个重要优势。

19.7.3.4　特殊数据类型

在决策支持中,仅仅覆盖庞大的医学领域知识是不够的。特定数据类型也需要由系统来考虑和处理。除了对患者诊断的核心特征进行描述(现病史、既往病史、做的检查、用过的药物等),我们还需要获取它们随时间变化和发展的信息[7]。为了获得这些信息,我们可能需要研究核心问题域之外的信息。例如,要了解某种药物对患者可能产生的影响,我们首先需要对人体生理学有基本的了解。这对于 CDSS 设计者来说是一项重大挑战,因为没有标准化的格式来描述此类领域的研究和发展。

自从动态知识库被设计出来以后,对它的处理一直是人工智能领域所面临的一项重大挑战。James F. Allen 是第一个为此提供潜在解决方案的人。为了处理此类数据,他提出了一种由"时间点(time point)"和"时间间隔(time intervals)"组成的形式[38]。遗憾的是,当用于解释所有可能的因果关系时,这种方法在计算上是不可行的[39]。处理时间敏感信息不仅需要实例和时间间隔的表示,还需要处理人类所使用的时间敏感概念的方法。但这很难通过计算机来表示。一些基本概念,比如区分未来和过去事件、识别不同的时间依赖关系(即按日、月、年来衡量时间)和并发性,对于临床决策支持系统能够成功地确定预后和治疗结果等信息是必需的。

自从 ALLEN 模型被提出来以后,研究人员已经针对扩大它的范围做了一些努力,并找出了其中的关键问题。例如,Shahar 和 Musen 在 1992 年提出了一个模型,它也将事件表示为具有开始和结束的时间间隔。但是,这些区间还包含唯一的参数,表明用它们表示的事件类型,加强它们之间的因果关系。Constantine F. Aliferis 及其同事认识到尽管 QMR、Iliad 和 MYCIN 等系统缺乏时间数据模型,但实际上在各自领域都能运行良好[40]。但是除此之外,他们认为没有真正的证据表明隐式时间模型必然会比显性模型提供更好的结果,因此,他们认为显式建模对某些活动(如预后)比对其他活动(如诊断)更有用。他们的总体结论是依赖于动态临床数据的系统需要显式的时间方法,而那些具有相对固定的知识库和对人工输入依赖性更强的系统,则能够通过隐式时间模型表示来很好地执行。

▶▶ 19.7.4　推理

CDSS 最初设计时考虑了"人工智能"因素,因此早期的医疗系统通常侧重于模仿现实中专家的决策过程。讽刺的是,大多数早期的 CDSS,比如 MYCIN 和 Pathfinder 都不具备像人类那样的"推理"方式。它们对人体解剖学/生理学没有深入的理解,无法识别时间概念,并且(最重要的是)没有自主学习/推断新事实的能力[7]。然而,在有限的知识范围内,它们能够成功地做出与真正的人类专家相当的决策。但随着它们知识领域的不断拓宽,其决策效率就开始下降。特别是,能够用"第一原则"作出推论,以及理解时间可能对病程产生影响,对于构建具有更接近于人类能力的强大系统至关重要。所幸的是,存在许多有前景的方法来实现 CDSS 的推理/时间推理。除了赋予系统更多类似人类的功能外,它们还减轻了网络中大规模计算的负担,并有助于处理知识库内相互冲突的规则。

19.7.4.1　基于规则和早期贝叶斯系统

如前所述,医疗诊断系统中使用的最简单的推理形式是命题逻辑。根据定义,逻辑系统将"局部性"应用于其推理,这意味着,如果我们有一个命题"如果 a 则 b"和"已知 a 是真的,那么我们得出结论:无论什么情况下,b 都是真的"。虽然在事实绝对正确或绝对错误的情况下,局部性可能有用,但在医学领域要复杂得多。如果我们在知识库中加上"存在食管反流时会出现胸痛"这一事实,那么就意味着胸痛不是必然由心肌梗死(MI)引起。因此,在这个知识库中,局部性不再适用。

Russell 和 Norvig 提出了基于逻辑的系统在医学诊断中遭遇失败的其他三个原因:懒惰、理论上的无知和实践上的无知[33]。懒惰表现为系统设计人员没有在模型中投入足够多的精力,具体来说,他们没能够建立起一种足够深入、涵盖所有可能规则的情况。与此同时,理论上的无知是因为没有统一的医学理论来辅助 CDSS 的发展,因此,临床医生可能由于缺乏一些知识而忽略重要的细节或条件。最后,实践方面的无知,是对于任何特定的患者,即使完全了解适用的规则,我们也很少能够获得与其相关的所有必要细节。

19.7.4.2　因果推理

因果推理是利用更深奥的领域知识来辅助决策。这是一种流行的推理方式,因为现实生活中的临床医生在解决非常具有挑战性的问题时经常采用这种方式。南加州大学教授 Ramesh Patil 认为,因果推理有很多好处,其中包括描述疾病进展的能力、分析疾病相互影响的能力,以及理解某些疾病的发病机制的能力。

利用因果推理的第一批医学专家系统之一是 CASNET 系统[41],它将其知识存储为病理生理状态网络,每个知识成分按照发现时间的层次进行组织。例如,症状和体征处于层次结构的底层,因为它们是诊断时需要首先关注的事情。层次结构节点之间的连接通常表示为直接因果关系,允许最高级别的节点代表最终诊断。通过遍历分层树中的路径来进行推理,从最初发现状况(即患者的症状和体征)到最终确认疾病的诊断。

另外两个使用因果推理的专家系统的是 CHF Advisor 系统[42]和 ABEL 系统[43]。CHF Advisor 使用其领域的定性生理模型,其中"真值维护系统"(TMS)确保知识库不同参数之间的交互。TMS 允许程序确定模型中变量变化的潜在影响，以便在诊断期间进行预测。像 CASNET 系统一样，ABEL 系统将其所涉及的信息建模为一个三级层次结构。不同之处在于：ABEL 系统层次结构的最高级别代表临床症状，而最低级别代表电解质储存和流体运动。该系统最重要的特征之一是它能够确定和描述假设只能解释部分发现的情况，这使得它在临床决策方面具有更高的灵活性，对患者症状/体征和疾病之间的因果关系给出不那么严格的表示。

虽然因果推理是一种非常有效的推理形式，但它仍存在一些缺点。首先，它缺乏许多重要疾病的客观知识，使得一般的疾病跟踪系统不能很好地实现（尽管因果关系在广泛领域的系统中更容易实现）。另一个问题是，对于一个"完整"的系统，需要多少细节并不明确。例如，在 CASNET 系统中，对于强大的专家系统来说，三个层级是否真的足够，或者应该设置更多层级？也许最重要的问题是这种方法缺乏专家式的"理解"。虽然基于因果推理的专家系统拥有各自领域的深刻知识储备，但它们通常不会像临床医生思考的那样去理解它们。因果网络的最后一个问题是不同发现之间的时间联系。

19.7.4.3　概率推理

另一种流行的推理形式是概率推理。随着贝叶斯推理在 20 世纪 70 年代不再流行，一种被称为"信念（或置信）网络"的新推理系统开始发展起来。这是由包含条件和概率数据的节点组成的有向无环网络，这些节点具有父子关系（父节点"指向"其子节点），父节点对其子节点的影响由条件概率表来表示。

这种方法之所以能流行起来，是因为它们具备识别不同发现之间条件差异的能力。这对于贝叶斯网络来说（特别是在大范围内时）是非常困难的。概率推理是通过在设计网络时使用因果关系以及全方位的概率估计（或"噪声参数"）来实现的，从而在"正确性"方面有了很大的回旋余地。

19.7.4.4　基于案例的推理

可以这样来描述基于案例的系统：一个"案例"是一段知识，表示一种经验，它对推理者具备能得到自己所期望结论的能力至关重要[7]。基于案例的系统有两个不同的部分：案例本身和用于检索它的索引。同时，每个案例都有三个组成部分：问题/情境描述、解决方案以及结果。"问题/情境描述"给出了当前面临的情境或问题；"解决方案"描述了解决问题的过程；解决方案成功或失败是"结果"。通过案例索引访问每个案例。以这种方式解决问题时，我们需要能够将当前问题与之前的经验相匹配。这种推理方法的支持者认为，它具有以下几个优点：能够解决更多开放性问题、能够以非算法的方式快速解决问题，以及能够处理复杂的案例。

遗憾的是，基于案例的推理有几个缺点：在更大的知识库中，能否保持索引的高效性是其主要面临的问题。诸如是否应将高级或低级特征纳入索引结构以及如何设计索引的一般框架等问题,目前都存在很多争论。尽管如此,基于案例的推理已经在 CDSS 构建中成功得到应用,至今仍有很多 CDSS 在继续使用。

▶▶ 19.7.5 人机交互

根据 Heath field 和 Wyatt 的说法,CDSS 没有得到广泛使用的最重要原因,是大多数 CDSS 并没有被设计用来解决临床医生在实际工作中通常会面临的问题[44]。一般来说,它们主要基于以下两个目的之一来使用:限制诊断假设的数量(大多数临床医生已经比较熟练)以及辅助诊断和给出治疗建议。虽然专门研究后者的系统在医学界的接受度很高,但与那些专门研究前者的系统相比,它们还是很少见。Heathfield 和 Wyatt 认为,用于辅助诊断和给出治疗建议的系统数量相对有限,是 CDSS 不被主流关注的主要原因。普遍认为,CDSS 必须考虑到临床医生自己的工作习惯,而且它必须在患者诊疗期间可以访问,并且简单易学、方便使用。值得注意的是,由于操作烦琐,需要大量输入信息的独立 CDSS 不会经常得到使用。与此同时,大多数系统关注的内容面相当狭窄,这表明只在极少数情况下才需要使用它们。在这种情况下,最简单的解决方案可能就是完全放弃使用它们,转而采用其他的临床决策支持系统。

CDSS 还有其他一些问题,最主要的是它们过多关注与计算机相关的技术(使用哪种语言、什么类型的硬件等),而忽略了用户想要解决的一些问题。另一个原因是系统设计人员可能会使用错误的模型来解决问题,并且将这一设计问题错误地传达给用户。此外。临床决策支持的广泛性和复杂性,使其非常容易受到资金、人员流动和组织架构调整等问题的影响。CDSS 的成功实施,要求通过制定和使用基于知识的工具的具体组织政策来解决所有这些问题。

幸运的是,我们已采取了一些措施来解决这些问题。问题知识耦合器(Problem Knowledge Couplers,PKC)的设计界面足够简单,可供非医疗行业人士理解和使用。虽然每个耦合器只代表一个单独的问题,但它包含了指导用户正确地使用的内部教程。但是,PKC 的使用尚未得到普及,主要是因为 PKC 严重影响了临床医生的工作环境,而且它们对患者有多大用处目前还不清楚。例如,假设临床医生具有设计用于头痛诊断和管理的耦合器,但由于大多数头痛易于诊断和治疗,因此需要专门的计算机系统来帮助诊断头痛的患者数量非常少,故而许多临床医生会产生严重质疑:如果仅在极少数情况下使用,是否真的需要这样一个系统?

也许消除针对 CDSS 批评的最有效的方法,是将其用于电子病历系统(EHRS)和计算机化医嘱录入系统(CPOES)。EHRS 通过为 CDSS 设计提供标准化的用户界面和数据模型,解决了许多与 CDSS 有关的问题。可访问外部数据(即实验室数据、制药数据等)是 EHRS 的一个标准特性,它允许 CDSS 设计者更多地关注数据访问和用户交互,而不是数据输入。它还包括预警和提醒功能,用来减少与用户相关的错误和疏忽。然而,EHRS 仍处于起步阶段,可能需要经过更长的发展时间才能成为主流。就目前而言,没有任何 EHRS 能够很好地处理自动化处理规范所要求的专业术语词汇和医学本体语言。在建立一套可靠的 EHRS 标准之前,对这种细分知识的支持不太可能在短期内实现。与此同时,CPOES 已被证明在医院这一情境里非常有用。由于既有旧系统种类繁多,在这样的环境中封装 EHRS 软件将会变得非常困难。虽然 CPOES 可能没有"一体化"EHRS 的复杂数据集成,但它们在有限的范围内可以正常运行。

　　值得一提的是,即使使用电子病历系统和计算机化医嘱录入系统,用户界面问题也不一定会消失。它们只是转移了关注点。例如,关注处方开具时的药物相互作用的 CPOES 或 EHRS,其功能在后台运行,而无需用户主动地调用或关闭它。然而,如果不能修改参数(例如只有在可能发生严重的药物相互作用的情况下才给出警告)或建议推出频率,临床医生可能就会犹豫要不要使用这个系统。同样,当复杂的自动化指南变得可行时,系统设计人员需要能够无缝地提供信息,并把工作流程与后台运行集成。事实上,对人机交互而言,最大的挑战可能是许多人不愿意采纳机器给出的建议。在这个阶段,唯一可能的解决办法是让临床医生为系统指定一个"干预阈值",一旦超过阈值,允许医生将它完全忽略掉。

19.8　法律和伦理问题

　　考虑到医疗领域信息的敏感性,临床医生和 CDSS 设计人员很自然地都会非常关注伦理和合法性问题。自从临床决策支持诞生以来,已经出台了许多方法来规范这一领域中允许和禁止的内容,解决的问题从谁应该被允许使用"医疗计算机程序",到医生的自主权受到侵犯时会带来怎样的危险。全社会已经形成共识,计算机不能取代人类而成为决策者。从伦理的角度来看,计算机不应该被用来代替基本的人类决策。令人惊讶的是,这一观点在支持 CDS 和反对 CDS 的人中得到了一致认同,这在很大程度上也是因为即使是那些使用 CDSS 的人,也必须警惕系统破坏医生与患者的关系。

▶▶19.8.1　法律问题

　　合法性是临床决策支持的重要组成部分。为了使该领域繁荣发展,必须有一套基础标准,以确定其使用方式和场合。不幸的是,医学领域和计算机领域的法律标准彼此截然不同,因此,对于如何处理 CDSS 涉及的相关问题存在相当大的模糊性。

　　责任:临床决策支持领域存在的一个重要问题,是谁应该对使用、缺乏使用或滥用计算机系统来辅助临床决策负责。在美国,服务提供者在法律上要对其用户所遭受的任何伤害或死亡负责,而其他国家则往往对伤害或死亡的责任判定标准存在着很大的不同。在任何情况下,责任可以通过以下两种方式之一来解决:要么通过**过失标准**,要么通过**严格责任标**

准。这些是在出现受伤或死亡情况时的一般责任标准。两者之间的区别在于:过失标准适用于服务,而严格责任标准适用于商品或产品。关于 CDSS 应该被归类为服务还是商品,已经争论了很久,因为它同时具有两者的特征。例如,临床诊断显然是一种服务,但是,CDSS 是一种商业化的产物,可以很容易就将它归类为产品。使事情变得更为复杂的是,CDSS 越来越宽泛的商业可及性引出了这样一个问题:在严重或致命的事件中,患者扮演的角色是什么? 如果临床医生接受了计算机给出的错误诊断,或者自己作出了错误的诊断,那么这就可能会被认为是医生的"过失"。如果临床医生被视为违反了基本的理性人标准,可能也要承担责任。最后,还有一个问题是,应当将计算机程序归类为发明还是艺术品? 这两种可能性都引发了许多与临床医学有关的法律问题。

▶▶ 19.8.2　与决策支持软件有关的法规

1938 年出台的美国《联邦食品、药品和化妆品法》对医疗器械进行监管时,将其定义为"仪器、设备和发明物,包括它们的组成部分和附件:(1)用于诊断、治愈、缓解、治疗或预防人类或其他动物的疾病;或(2)影响人体或其他动物身体任何功能结构[45]"。1976 年,美国国会制定了医疗器械修正案,要求这些设备在出售前是安全有效的,1990 年又出台了一项新的法规,强调上市后监督而非上市前审批[46]。美国食品和药品监督管理局(FDA)将医疗软件视为一种设备,属于以下四类中的一种:

1. **教育和书目软件**:这是一种用于执行文书功能(如数据存储和会计)或教育目的的软件,它不用于专业医疗实践,因此通常不受监管。
2. **软件组件**:这是一种医疗设备中所固有的软件,例如用于 X 线机和呼吸机的软件。它通常会受到监管。
3. **软件附件**:通常附加到实体设备或与实体设备一起使用,相应的功能包括放射治疗计划、脑电图数据的离线分析以及脉搏血氧数据的统计分析。由于其广泛的专业用途,故而受到积极的监管。
4. **独立软件**:这是与外部医疗设备无关的软件,CDSS 属于这一类。关于是否应该对独立软件进行监管,一直存在争议。

▶▶ 19.8.3　伦理问题

CDSS 涉及三个主要的伦理问题[47]:

- **护理标准**:这意味着我们必须提供最好的治疗,不得偏离我们的个人护理范围,不可欺骗患者。CDSS 的使用提供了额外的关注层面:在我们尝试履行这些职责时,计算机会提供助力还是造成阻碍? CDSS 是否给我们增加了任何额外的责任? 最重要的是,该技术最终能否改善患者护理? 如果答案是"是",那么我们可以放心地说我们已经履行了一项至关重要的责任。反过来,如果答案是"否",那么很明显我们不应该使用这种技术。

不幸的是,决策支持(或缺乏支持)的好处并不总是显而易见的。在某些情况下,如果没有在测试对象身上冒着他/她个人的健康风险去测试相关项目,甚至不可能达成全面共识,避免错误的想法与常规标准化护理密切相关。卫生专业的标准在不断发展,因为它们涵盖了在实现特定目标方面最成功的行动,不遵守这些标准就会增加犯错的风险。由于错误及其后果通常被认为是有害的,因此遵守这些标准的义务是合乎情理的。

伦理标准本质上是高度经验性的总结,因此可以对其进行修订,新证据迫使这些标准经常发生变化。而且可以肯定的是,任何标准的确切内容都可能引发争论。例如,"理性人"标准通常涉及含糊不清且可以多角度解释的事实,这自然会导致在原本公平合理的人之间产生重大分歧。同样的,"群体标准"有时也无法在可能被援引的条件下正确区分错误和成功。因此,如果某种行为产生了积极的结果并带来很少的负面后果,一定情况下可以允许违反这些标准。

就计算机辅助进行患者诊断而言,问题在于使用 CDSS 是否会增加出错的风险。虽然准确诊断通常与最佳治疗相关,但事实并非总能如此:在某些情况下,尽管诊断技术并不准确,然而患者也能得到正确的治疗;在其他情况下,尽管诊断技术正确,但患者可能会得到不恰当的治疗。此外,计算机能够提示采用一些不属于传统临床所使用的诊断性检测(例如血源性病原体检测)[7]。换句话说,我们要问自己一个重要的伦理问题是:在科学界限模糊的情况下使用 CDSS 是否可以接受?

在这种情况下,我们希望在不影响患者治疗的情况下推动技术发展。一种方法是"谨慎的进步(progressive caution)",其具体含义是:医学信息学始终处于不断发展之中,但用户和社会必须确保我们能正确利用这些工具,推动该领域向前发展。我们希望在伦理上优化决策支持的作用,同时对我们目前在该领域的工作持适当的审视与怀疑态度。

自从人们首次开始解决医学信息学领域的伦理问题以来,就已经认识到计算机除了能帮助医学发展之外,还有助于改变患者诊疗的基本标准。这些必然的发展增加了临床医生需要使用计算机的可能性。虽然这对于更谨慎的临床工作者来说似乎有些吓人,但它也为医疗实践领域许多令人欣喜的发展和机遇打开了方便之门。

- **恰当的使用/用户:**当然,计算机化的决策支持系统可能会以多种方式被滥用:有可能超出原先设定的使用范围,或者在没有经过足够培训的情况下被使用。决策支持系统滥用存在许多问题。首先,一个专门设计用于单一目的的工具,当用于超出其预期目的的用途时,则不太可能正常运行(如果真正发生的话)。例如,有人可以使用普通菜刀成功完成结肠切除术,或者用手术刀将番茄切成薄片。但是,如果换用符合其预期目的的工具时,成功的可能性要大得多。在医疗信息系统的使用上也同样如此。

例如,如果系统被设计用于指导,但却用它来进行临床决策的辅助,那么就是不恰当的使用。如果希望临床决策支持得到更广泛的使用,那么新的工具和系统必须由受过良好培训的人员进行正确的操作使用。

确定 CDSS 的使用资质至关重要。如果由新手来使用这样的系统(尤其是没有经过培训的医生或护士),她可能会过多地依赖系统中广泛可用的资源,如在线医疗参考,从而有可能对系统输出的结果产生误解。与此同时,如果医疗专业人员在没有经过适当培训的情况下使用 CDSS,可能会不恰当或者无法充分地使用该软件。这些问题可以通过要求用户接受一系列严格的资质考核和培训来解决。但是,目前我们还不清楚这些资质标准应该是什么,以及应该对潜在用户进行多少次培训。此外,人们还担心用户会过度依赖 CDSS。虽然自 20 世纪 70 年代首次设计出临床决策支持系统以来,计算机技术已经取得了长足的进步,但在认知功能和解读方面,计算机仍然无法超越人类。因此,尽管这些系统在帮助决策方面很有用,但它们不应该取代人类的决策。

- **专业关系**:最后,临床决策支持中的一个主要伦理问题是在专业关系领域。患者往往对医疗专业人员报以很高的信任,有时甚至是过于信任;与此同时,许多医生对患者及其判断的信任度却又过低。这种模式导致了"共同决策"的概念,也就是患者和照护者应当共同做出重要的临床决策。有证据表明,这是最有效的人与人决策方式。如果要使用计算机来辅助决策,则必须以完全相同的方式对其进行评估。

这里有两个重要的伦理问题。首先,计算机会在患者和医生之间制造障碍,特别是模棱两可的诊断(尤其是当风险很高的时候),这是患者和医生都很关心的问题。当依赖计算机进行决策时,我们就有可能犯"计算谬误"的风险,即认为计算机推断出来的决策在某种程度上比人类的决策更有效或更准确。这是一种潜在的危险观点,它不仅会削弱医生的决策能力,也会损害患者的决策能力。我们的一些担忧可以通过向患者隐瞒有关使用 CDSS 的信息来缓解。但是,这引发了第二个重要的伦理问题:患者是否应该首先获知这一信息? 答案大致取决于两个因素:患者具备与医学和医学统计学有关的一般知识,以及临床医生对患者沟通礼仪有基本的认识。无论如何,强迫患者同意专业人员的计算机化的输出结果是不合适的。另一方面,当患者自己获得决策支持软件进一步的访问权限时,他们可能会用它来挑战医生的观点并尝试自我诊断。随着 CDSS 的发展,这将成为一个更大的问题,因为计算机将在共同决策中发挥更大的作用。因此,过度依赖计算机的决策会成为主要的风险之一,并且患者自己可能就会成为不恰当的使用者。

19.9　结论

　　临床决策支持系统为医生提供了一个很好的机会,可以同时提高诊断的准确性和治疗的可靠性。目前有许多临床决策支持系统被用于临床实践中,如 DXPlain 和 Iliad。每个系统都为临床医生提供了一个独特的机会,以他们所希望的方式来提示和诊断疾病,让他们能够根据个人喜好定制系统,包括潜在的诊断和界面设置。除了比普通临床医生能够更详细地描述患者的情况之外,它还能为临床医生提供他们可能甚至没有考虑过的合理治疗建议;同一种症状可能表示患者出现不同的健康问题,同时也对应多种不同的治疗建议。

　　虽然基于计算机的决策系统肯定有助于临床决策,但它不能替代人类的行为。当前,计算机化系统仍然无法准确评估患者通常会产生的复杂症状。这些系统也容易发生错误,并且存在诸如可靠性差和被缺乏经验的临床医生误用等问题。最后,它对用户的友好度仍有待加强,包括患者的信任和临床医生的理解。

　　尽管如此,在帮助医生进行诊断和治疗相关决策方面,临床决策支持系统仍然是一个非常有前景的选择。由于具备自我学习的特质,它会不断得到优化,并消除目前阻碍其发展的各种挑战和障碍。因此,在适当的时候,它有望成为比目前更可行的临床决策方法。

致谢

　　该项工作得到了美国国家科学基金会 IIS-1231742 基金和美国国立卫生研究院 R21CA175974 基金的部分资助。

参考文献

[1] L. T. Kohn, J. M. Corrigan, and M. S. Donaldson. *To Err Is Human: Building a Safer Health System*. National Academy Press, 2000.

[2] Amit X. Garg, Neill Adhikari, Heather McDonald, Rosas-Arellano M., P. J. Devereaux, Joseph Beyene, Justina Sam, and R. B. Haynes. Effects of computerized clinical decision support systems on practitioner performance and patient outcomes: A systematic review. *Journal of the American Medical Association*, 293(10):1223 – 1238, 2005.

[3] Mary Moore and Kimberly A. Loper. An introduction to clinical decision support systems. *Journal of*

Electronic Resources in Medical Libraries, 8(4):348 - 366, 2011.

［4］R. A. Miller, M. B. First, and L. J. Soffer. The internist-1/quick medical reference project-status report. *Western Journal of Medicine*, 145(6):816 - 822, 1986.

［5］E. S. Berner, G. D. Webster, A. A. Shugerman, J. R. Jackson, J. Algina, A. L. Baker, E. V. Ball, G. C. Cobbs, V. W. Dennis, E. P. Frenkel, L. D. Hudson, E. L. Mancall, C. E. Rackley, and O. D. Taunton. Performance of four computer-based diagnostic systems. *New England Journal of Medicine*, 330(25):1792 - 1796, 1994.

［6］Edward Shortliffe. *Computer-Based Medical Consultations: MYCIN*. Elsevier, 2012.

［7］Eta S. Berner. *Clinical Decision Support Systems: Theory and Practice*. Springer, 2007.

［8］Thomas A. O'Callaghan, James Popple, and Eric McCreath. Shyster-MYCIN: a hybrid legal expert system. *Proceedings of the 9th International Conference on Artificial Intelligence and Law*, pages 103 - 104, 2003.

［9］Rebecca S. Crowley and Olga Medvedeva. An intelligent tutoring system for visual classification problem solving. *Artificial Intelligence in Medicine*, 36(1):85 - 117, 2006.

［10］Michael J. Lincoln, C. W. Turner, P. J. Haug, H. R. Warner, J. W. Williomson, O. Bouhaddou, Sylvia G. Jessen, Dean Sorenson, Robert C. Cundick, and Morgan Grant. Iliad training enhances medical students' diagnostic skills. *Journal of Medical Systems*, 15(1):93 - 110, 1991.

［11］Homer R. Warner, Peter Haug, Omar Bouhaddou, Michael Lincoln, Homer Jr. Warner, Dean Sorenson, John W. Williamson, and Chinli Fan. Iliad as an expert consultant to teach differential diagnosis. *Proceedings/the… Annual Symposium on Computer Application ［sic］ in Medical Care. Symposium on Computer Applications in Medical Care*, pages 371 - 376, 1988.

［12］Imad M. Tleyjeh, Hesham Nada, and Larry M. Baddour. VisualDX: Decision-support software for the diagnosis and management of dermatologic disorders. *Clinical Infectious Diseases*, 43(9):1177 - 1184, 2006.

［13］G. O. Barnett, J. J. Cimino, J. A. Hupp, and E. P. Hoffer. DXplain: An evolving diagnostic decision support system. *Journal of the American Medical Association*, 258(1):67 - 74, 1987.

［14］P. L. Elkin, M. Liebow, B. A. Bauer, S. Chaliki, J. Wahner-Roedler, D. Bundrick, Mark Lee, Steven Brown, David Froehling, Kent Bailey, Kathleen Famiglietti, Richard Kim, Ed Hoffer, Mitchell Feldman, and G. Barnet. The introduction of a diagnostic decision support system (DXplain) into the workflow of a teaching hospital service can decrease the cost of service for diagnostically challenging diagnostic related groups (DRGS). *International Journal of Medical Informatics*, 79 (11):772 - 777, 2010.

［15］William F. Bond, L. M. Schwartz, K. R. Weaver, D. Levick, M. Giuliano, and M. L. Graber. Differential diagnosis generators: An evaluation of currently available computer programs. *Journal of General Internal Medicine*, 27(2):213 - 219, 2012.

［16］Mark L. Graber and Ashlei Mathew. Performance of a web-based clinical diagnosis support system for internists. *Journal of General Internal Medicine*, 23(1):37 - 40, 2008.

[17] P. Ramnarayan, A. Tomlinson, A. Rao, M. Coren, A. Winrow, and J. Britto. Isabel: A webbased differential diagnostic aid for paediatrics: Results from an initial performance evaluation. *Archives of Disease in Childhood*, 88(5):408 - 413, 2003.

[18] Guilan Kong, Dong-Ling Xu, and Jian-Bo Yang. Clinical decision support systems: A review on knowledge representation and inference under uncertainties. *International Journal Of Computational Intelligence Systems*, 1(2):159 - 167, 2008.

[19] B. Yegnanarayana. *Artificial Neural Networks*. PHI Learning Pvt. Ltd., 2009.

[20] J. M. Jerez-Aragones, J. A. Gomez-Ruiz, J. Munoz-Perez, and E. Alba-Conejo. A combined neural network and decision trees model for prognosis of breast cancer relapse. *Artificial Intelligence in Medicine*, 27(1):45 - 63, 2003.

[21] M. R. Brickley, J. P. Shepherd, and R. A. Armstrong. Neural networks: A new technique for development of decision support systems in dentistry. *Journal of Dentistry*, 26(4):305 - 309, 1998.

[22] David E Goldberg. *Genetic Algorithms*. Pearson Education India, 2006.

[23] Hyunjin Shin and Mia K. Markey. A machine learning perspective on the development of clinical decision support systems utilizing mass spectra of blood samples. *Journal of Biomedical Informatics*, 39(2):227 - 248, 2006.

[24] Latha Parthiban and R. Subramanian. Intelligent heart disease prediction system using canfis and genetic algorithm. *International Journal of Biological, Biomedical and Medical Sciences*, 3(3):157 - 160, 2008.

[25] Randolph A. Miller. The anatomy of decision support during inpatient care provider order entry (CPOE): Empirical observations from a decade of CPOE experience at Vanderbilt. *Journal Of Biomedical Informatics*, 38(6):469 - 485, 2005.

[26] K. E. Bizovi, B. E. Beckley, M. C. McDade, A. L. Adams, R. A. Lowe, A. D. Zechnich, and J. R. Hedges. The effect of computer assisted prescription writing on emergency department prescription errors. *Academic Emergency Medicine*, 9(11):1168 - 1175, 2002.

[27] S. B. Flexner and J. Stein. *The Random House College Dictionary, Revised Edition*. Random House, Inc, 1988.

[28] R. A. Miller. Why the standard view is standard: People, not machines, understand peoples' problems. *Journal of Medicine and Philosophy*, 15(6):581 - 591, 1990.

[29] Mayo Clinic. Mayo clinic depression test. http://www.mayoclinic.org/diseasesconditions/depression/basics/tests-diagnosis/con-20032977 Accessed: 2014-08-23.

[30] Robert A. Greenes. *Clinical Decision Support: The Road Ahead*. Academic Press, 2006.

[31] Dean F. Sittig, Adam Wright, Jerome A. Osheroff, Blackford Middleton, Jonathan M. Teich, Joan S. Ash, Emily Campbell, and David W. Bates. Grand challenges in clinical decision support. *Journal of Biomedical Informatics*, 41(2):387 - 392, 2008.

[32] R. L. Engle Jr. Attempts to use computers as diagnostic aids in medical decision making: A thirty-year experience. *Perspectives in Biology and Medicine*, 35(2):207 - 219, 1991.

[33] S. Russell and P. Norvig. Artificial Intelligence: A Modern Approach. Prentice-Hall, 2003.

[34] G. F. Luger and W. A. Stubblefield. *Artificial Intelligence and the Design of Expert Systems*. Benjamin/Cummings Publishing, 1989.

[35] Ida Sim. Clinical decision support systems for the practice of evidence-based medicine. *Journal of the American Medical Informatics Association*, 8(6):527 – 534, 2001.

[36] M. A. Minsky. A framework for representing knowledge. In *The Psychology of Computer Vision*, McGraw-Hill, 1975.

[37] F. Pinciroli, C. Combi, and G. Pozzi. Object oriented DBMS techniques for time oriented medical records. *Informatics for Health and Social Care*, 17(4):231 – 241, 1992.

[38] James F. Allen. Towards a general theory of action and time. *Artificial Intelligence*, 23(2):123 – 154, 1984.

[39] Y. Shahar and M. A. Musen. A temporal-abstraction system for patient monitoring. *Proceedings of the Annual Symposium on Computer Application in Medical Care*, page 121, 1992.

[40] C. F. Aliferis, G. F Cooper, R. A. Miller, B. G Buchanan, R. Bankowitz, and N. A. Guise. A temporal analysis of qmr. *Journal of the American Medical Informatics Association*, 3(1):79 – 91, 1996.

[41] S. M. Weiss, C. A. Kulikowski, S. Amarel, and A. Safir. A model-based method for computeraided medical decision making. *Artificial Intelligence*, 11(1):145 – 172, 1978.

[42] W. Long. Medical diagnosis using a probabilistic causal network. *Applied Artificial Intelligence: An International Journal*, 3(2—3):367 – 383, 1989.

[43] R. Patil, P. Szolovitz, and W. Schwartz. Causual understanding of patient illness in medical diagnosis. *Seventh International Joint Conference for Artificial Intelligence*, 81:893 – 899, 1981.

[44] H. A. Heathfield and J. Wyatt. Philosophies for the design and development of clinical decision support systems. *Methods of Information in Medicine*, 32:1 – 8, 1993.

[45] Louis G. Iasilli. Federal food, drug, and cosmetic act. St. *John's Law Review*, 13 (2):425 – 437, 2014.

[46] V. M. Brannigan. Software quality regulation under the safe medical devices act of 1990: Hospitals are now the canaries in the software mine. *Proceedings of the Annual Symposium on Computer Applications in Medical Care*, 1991:238 – 242.

[47] K. W. Goodman. *Ethics, Computing and Medicine: Informatics and the Transformation Of Health Care*. Cambridge University Press, 1997.

第 20 章

计算机辅助医学图像分析系统

Shu Liao

西门子医疗解决方案

马尔文市,宾夕法尼亚州

shu.liao@ siemens.com

Shipeng Yu

西门子医疗解决方案

马尔文市,宾夕法尼亚州

Shipeng.yu@ siemens.com

Matthias Wolf

西门子医疗解决方案

马尔文市,宾夕法尼亚州

mwolf@ siemens.com

Gerardo Hermosillo

西门子医疗解决方案

马尔文市,宾夕法尼亚州

Gerardo.hermosillovaladez@ siemens.com

Yiqiang Zhan

西门子医疗解决方案

马尔文市,宾夕法尼亚州

Yiqiang.zhan@ siemens.com

Yoshihisa Shinagawa

西门子医疗解决方案

马尔文市,宾夕法尼亚州

Yoshihisa.shinagawa@ siemens.com

Zhigang Peng

西门子医疗解决方案

马尔文市,宾夕法尼亚州

Zhigang.peng@ siemens.com

Xiang Sean Zhou

西门子医疗解决方案

马尔文市,宾夕法尼亚州

Xiang.zhou@ siemens.com

Luca Bogoni

西门子医疗解决方案

马尔文市,宾夕法尼亚州

Luca.bogoni@ siemens.com

Marcos Salganicoff

西门子医疗解决方案

马尔文市,宾夕法尼亚州

Marcos.salganicoff@ siemens.com

20.1 简介

医学成像是以临床研究为目的、创建人体解剖和结构影像的过程,其通过提供高质量的人体解剖图像来援助疾病监测、治疗计划和预后的进行,从而在现代医疗保健中发挥着重要作用。其应用包括但不限于:癌症的早期检测、图像引导放射治疗以及治疗结果的预测等。医学成像领域的关键难点之一是如何从图像中有效地提取有用的特征和信息,以便能够帮助人们更加深刻地理解人体结构和器官。如今,计算机辅助诊断/检测(CAD)已经成为医学图像分析的重要工具。具体而言,先进的图像处理技术,如图像增强、图像分割和图像配准等技术的使用,在解释人体解剖结构上成为一种有效且高效的方法。

医学成像的历史可以追溯到 1895 年。这一年,威廉·康拉德·伦琴发现了 X 射线,这种射线可以用来测量不同人体结构的短波电磁波的物理吸收能力,并将其投射到 2D 图像上。早期的 X 射线可用作基础骨显像和血管畸形筛查的血管造影。在 20 世纪 50 年代,核医学开始在诊断成像中发挥重要作用。正电子成像术(PET)是当今核医学中最著名的成像技术之一。PET 的物理原理是发射正电子,当其衰变时,与人体中的局部电子结合并产生相反方向的两个光子。通过放置在患者周围的探测器记录两个光子的到达时间,来获得代谢信息,从而可以更加容易地检测原发癌的结构。

超声波也是医学成像的主要方式之一。与基于电离辐射的 X 射线和 PET 不同,超声波仅向患者发射声波,发出的声波穿过患者的不同组织和器官并反射回来,然后记录反射声波的回声并将其显示为图像。作为一种非侵入性的成像技术,超声波特别适用于妊娠期胎儿成像以及早期乳腺癌的检测。

20 世纪 70 年代,计算机断层扫描(CT)成像技术兴起。与 X 射线图像中的 2D 投影技术不同,CT 的基本特性是它允许获得多个断层图像(即切片)。在 CT 成像过程中,X 线球管围绕患者旋转,并且从患者周围的探测器接收从不同角度穿过患者的 X 射线。通过从不同角度获取的多个投影重建每个图像切片。CT 提供每单位体积 X 射线衰减的详细 3D 分布。

磁共振成像(MRI)技术也出现在 20 世纪 70 年代。在成像过程中,MRI 扫描仪在患者周围产生强磁场,只有人体解剖结构中具有适当的磁场值的质子才会发生共振。由于场的强度是已知的,因此可以确定单个质子的位置。与 X 射线成像以及 CT 不同的是,MRI 不使用电离辐射。此外,MRI 通常具有比 CT 更好的软组织辨别能力,但是 MRI 的图像采集时间比 CT 更长。

近年来,医学技术的进步极大地增加了成像研究的信息量,这可能是由于提高了空间分辨率,增加了更多的解剖细节,提高了对比度分辨率,允许评估比以前更细微的结构,提高了单位时间内的图像获取率以及图像数据的数字化。虽然这些技术进步潜在地提高了研究诊断的效能,但在处理这些信息的同时也可能会导致数据过载,通常表现为对信息的获取、处理和解释这一组合过程的总学习时间的增加。更重要的是,数据的大量增加对诊断/治疗选择的改进可能并不总是起作用。这就是为什么我们认为将先进的机器学习和模式识别技术应用于医学图像分析将成为一种趋势。

在本章中,我们将讨论 CAD 在各种医学成像领域中的数据分析应用,并且对一系列在医学成像中应用高级数据分析的案例进行叙述。这些都是出于临床目的进行的图像处理和机器学习,通过从大量成像数据中提取关键的可用的信息,来确保患者医疗得到改善(通过更准确/更早的诊断),同时减少不同临床应用的总学习时间。我们不打算覆盖这个快速发展的领域的每个方面,而只是为了说明数在医学成像应用中的潜力。

本章的结构如下:第 20.2 节总结了当前的 CAD 应用及其相关技术内容,包括肺癌、乳腺癌、结肠癌和肺栓塞等疾病。第 20.3 节描述了一些案例研究,着重于阐述数据分析是如何在特定医学成像应用中使用的。具体而言,第 20.3.1 节概述了应用于前列腺 MR 自动分割任务的深度学习技术;第 20.3.2 节介绍了自动脊柱标记的现有技术;第 20.3.3 节概述了临床应用中现有膝关节疾病监测自动测量的技术;第 20.3.4 节介绍了现有无 CT 图像下的 PET 图像衰减校正技术;第 20.3.5 节概述了现有的医学图像分析显著性检测方法;第 20.3.6 节总结了自动 PET-MR 衰减校正的现有技术。最后,第 20.4 节对本章进行了总结并指出了未来的发展方向。

20.2　计算机辅助诊断/疾病检测

计算机辅助诊断/检测(CAD)已经成为医学成像的主要研究课题之一[17]。这种放射学方法,支持放射科医生阅读诸如 X 射线和超声波的二维医学图像,或 CT 和 MR 扫描的体积数据。CAD 工具通常是指完全自动化的二次阅读工具,旨在协助放射科医生进行病灶的检测。越来越多的临床专家都认为使用 CAD 工具可以提高放射科医生的工作效率,推荐将

CAD 作为二次阅读工具集成到工作流程中来。放射科医生首先像往常一样进行阅片,此时 CAD 算法正在运行或已经预先计算好了,被 CAD 算法标记的结构将作为感兴趣区突出显示给放射科医生。CAD 工具最重要的价值不是它的独立性能,而是在于在普通临床实践中 CAD 所带来的精确测量下的增量值,例如通过 CAD 工具检测出的额外病灶。其次,CAD 系统不能对患者的管理产生负面影响(例如,假阳性导致放射科医生建议患者进行不必要的活检及随访)。

误诊和漏诊是解释医学图像时的两类错误,后者中很多可以归因于"搜索满意度"现象——当原发病变被阅片者诊断出来后阅片者获得满足而导致其对第二病变的检测失败[5]。CAD 系统可以协助减少这些错误的发生。

从机器学习和数据挖掘的角度来看,CAD 中的分析算法旨在提取大量数据的关键定量特征,或者用于增强 CT 扫描、X 射线、MRI 等医学图像中潜在恶性结节、肿瘤、栓子或病变的可视化。这些算法大多按照以下三个阶段的顺序运行:

1. **生成候选项**:此阶段从医学图像中识别可疑的感兴趣区域(称为候选项)。该步骤基于图像处理算法,尝试在图像中搜索看起来像特定异常/病变的区域。虽然此步骤可以检测到大多数异常(灵敏度大约在 90%~100%),但是候选项的数量非常大(每张图像大约有 60~300 个假阳性)。

2. **特征提取**:这一阶段使用先进的图像处理技术,为每个候选项生成一组形态描述或纹理特征。

3. **分类**:该阶段基于候选项的特征向量将真正有关病变的候选项与其余候选项区分开。分类的目标是减少假阳性误报的数量(每个系列减少 2~5 个假阳性误报),同时不明显降低灵敏度。

图像量化和增强的可视化算法不一定包括分类器,但经常使用图像处理和模式识别算法来生成候选项以及进行特征提取。CAD 系统使用了上述所有的三个阶段,通过在医学图像上标记可能异常的位置来辅助放射科医生,之后由放射科医生决定是否进行活检或其他后续行为。为了实现有效的阅片复核,CAD 系统要求在尽可能少的假阳性误报(2~5 个假阳性误报/患者,图像)的同时实现高灵敏度(>80%)。

CAD 系统主要应用在人体的三个器官:肺、乳腺和结肠,但其他器官如脑、肝、骨骼和血管系统也在 CAD 的研究之中。在下文中,我们概述了针对不同疾病的一些 CAD 方法,着重强调了目的、诊断和检测中的具体问题以及分析解决方案时的一些关键因素。更详细的说明和一些其他 CAD 的应用,请参阅文献[7,18,3,44]。

▶▶20.2.1　肺癌

肺癌是世界上最常见的癌症,每年新增病例达 120 万。肺癌是一种特别致命的疾病:每 10 人中有 6 人将在被诊断后的一年内死亡。所有诊断为肺癌的患者的预期 5 年生存率仅为 15%,而结肠癌为 65%、乳腺癌为 89%、前列腺癌为 99.9%。

对于肺癌,CAD系统用于在肺部CT扫描中识别被称为结节的可疑区域(其被认为是癌症的前兆)。临床上,实性结节被定义为直径超过5mm的阴影区域,其完全掩盖了下面的血管标记。现在的关键难点是如何将上述定义转换为图像特征。目前的普遍共识是实性结节可能是肺癌的前兆。最近,研究者又开始对检测所谓部分实性结节(PSN)和磨玻璃阴影(GGN)发生兴趣。GGN被定义为密度轻微均匀增加的区域,其不会掩盖下面的支气管和血管标记。但是众所周知,GGN是非常难以检测的。

设计CAD系统时,针对肺部图像考虑的一个重要因素是如何降低检测出癌症的相对难度。以乳腺癌为例,几乎所有可疑病变都可以进行活体检查(提供明确的组织学基础事实),但是肺的活体检查是一种风险较高的手术,严重并发症(包括死亡)发生的风险为2%,这就使得获取明确的肺癌的基本事实变得不可行,特别是对于被评估为具备肺癌早期特征的患者。因此,CAD系统通常使用来自多个放射科专家的图像注释来构建。有关肺癌CAD方法和系统的更多详细信息,请参阅文献[11,20]。

▶▶20.2.2 乳腺癌

乳腺癌是女性第二种常见的癌症,排在非黑色素瘤皮肤癌之后。乳腺癌是西班牙女性癌症死亡的头号原因,并且是白人、黑人、亚洲/太平洋岛民和美洲印第安人/阿拉斯加原住民女性癌症死亡的第二大原因。

乳腺癌是由于正常的导管及小叶细胞的异常生长所致。虽然X射线乳腺摄影的使用成本颇高,但仍旧被广泛用于乳腺癌筛查。CAD系统在乳腺摄影的数字图像中搜索密度、肿块或钙化的异常区域,这些异常区域通常表明癌症的存在。CAD系统能够突出显示图像上的这些区域,提醒放射科医生是否需要进一步诊断成像或活体检查[41]。

▶▶20.2.3 结肠癌

结直肠癌(CRC)是男性和女性中第三大常见癌症,约占所有癌症死亡人数的11%。结肠癌的早期发现是提升5年生存率的关键。据了解,在超过90%的病例中,结肠癌的进展阶段都是从局部(息肉腺瘤)开始发展到晚期(结直肠癌)。因此,是否能在疾病的早期阶段发现结肠癌并去除病变(息肉)是非常关键的。

结直肠息肉是很小的结肠发现物,在后期可能会发展成癌症。一种有效的手段是通过光学结肠镜(OC)对患者进行筛查,然后在早期发现息肉。尽管人口老龄化在加剧,但是通过这一手段的使用,降低了结肠癌的死亡率。CT结肠镜检查(CTC),也称为虚拟结肠镜检查(VC),是标准OC的一种越来越流行的替代方案。在VC中,医生对扩张结肠进行CT容积扫描来寻找是否存在息肉,这是通过查看2D切片和/或在计算机渲染出的结肠中使用虚拟穿越检查来实现的。由于更好的患者接受度、更低的发病率以及更高的结肠病变检测率,人们对VC的兴趣正在日益增加,唯一对灵敏度有影响的因素是放射科医生的受训练程度。CAD系统能够利用结肠的完整三维体积,使用特定的图像处理和特征计算算法来检测息肉[2,52]。

▶▶20.2.4　肺栓塞

肺栓塞(PE)是指肺部动脉的突然阻塞,是由形成于身体某个部位的栓塞物通过流经心脏的血液移动到肺部导致的。肺栓塞是美国第三类常见的死亡原因,每年至少发生 60 万例病例,其中大约三分之一会死亡,即每年大约 20 万人死于肺栓塞。大多数患者在症状开始后 30～60 分钟内死亡,急诊科有很多这样的病例。

抗凝血药物对肺栓塞治疗非常有效,但有时会导致随后的大出血和失血;因此,抗凝血药物应该只给那些真正需要的人使用。这就要求对肺栓塞的诊断具有非常高的特异性。不幸的是,肺栓塞是最难诊断的疾病之一,因为它的主要症状是模糊的、非特异性的,并且可能由其他各种原因所致,因此很难将患有肺栓塞的重症患者与患有其他疾病的患者区分开。临床上的一个重要难题是,尤其在急诊情况下,如何快速并正确诊断出肺栓塞患者,然后送他们去进行治疗。及时准确的诊断是肺栓塞患者生存的关键。从 CAD 角度来看,肺栓塞的检测比肺结节检测更具挑战性,因为肺部有巨大的肺动脉网络,它们的大小不一,同时其对比度也受采集的质量影响。先进的机器学习算法,诸如多实例学习,已经证明可以在肺栓塞CAD 中具备良好的表现[36]。

20.3　医学影像案例研究

在本节中,我们将介绍医学图像分析中的几个案例研究,每个案例研究都针对特定应用使用了高级数据分析方法。它们不属于传统的 CAD 领域,但凭借着复杂的机器学习算法,是现代计算机辅助医学成像系统的重要一面。我们将尝试对每个案例研究进行深入的描述,突出分析解决方案的动机,并详细描述实现过程。这绝不是对医学图像分析系统的完整描述,但还是希望读者能够从中受到启发,并在自己的应用中利用这些分析解决方案。

▶▶20.3.1　前列腺 T2 磁共振图像自动分割

前列腺癌是美国男性癌症死亡的第二大原因,然而,如果能在早期阶段检测并进行治疗,则患者的存活率可显著增加。图像引导放射治疗(IGRT)是前列腺癌的主要治疗方法之一[49]。在治疗计划中,IGRT 的一个重要步骤是准确分割前列腺。

T2 核磁共振图像(MRI)是前列腺癌治疗计划中最常用的图像模式之一,因为前列腺与周围的解剖结构之间具有优异的软组织对比度。在文献中提出了许多新的方法来解决 T2 MR 图像中的前列腺分割问题,但前列腺的准确分割仍然是一项极具挑战性的任务,其中一个主要困难是在 T2 MR 图像中不同患者的前列腺存在很大的外观差异,如图 20.1 所示。

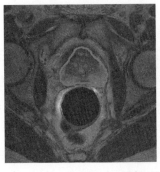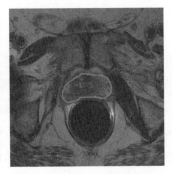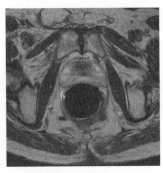

图 20.1(参见彩色插图)　：三个不同患者的前列腺 **T2 MR 图像**的示例

其中红色轮廓是由资深的放射肿瘤学家提供的真实分割。值得注意的是：在三名患者的图像中可以观察到明显的前列腺外观区别。

　　因此，如何提取出具有鉴别性和鲁棒性的图像特征来表示前列腺 T2 MR 图像是分割过程的关键步骤之一。医学图像分析中广泛使用手工制作的特征，如 Haar 小波[38]、定向梯度直方图(HOG)[16]、局部二值模式(LBP)[42]以及基于图像块的表示。然而，它们的表示能力可能仅限于捕捉前列腺 T2 MR 图像的所有外观变化。图 20.2(b)和(c)分别显示了使用 Haar 小波[38]和 HOG[16]特征获得的彩色编码差异图，分别作为体素特征，并将图 20.2(a)中所示的参考体素与图像中的所有其他体素进行比较。可以看出，在使用这两个手工制作的特征情况下，参考体素与其他解剖结构中的许多体素相似，这大幅增加了错误分割的风险。

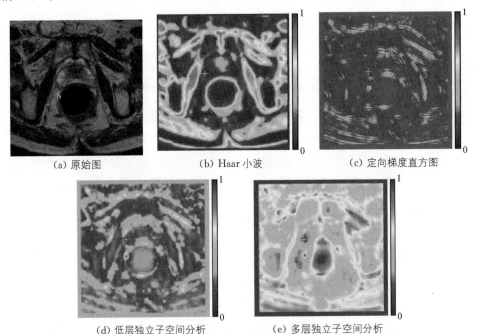

(a) 原始图　　　　　(b) Haar 小波　　　　　(c) 定向梯度直方图

(d) 低层独立子空间分析　　　　　(e) 多层独立子空间分析

图 20.2(参见彩色插图)　提取图像特征

(a) 原始前列腺图像，其中绿色十字表示参考体素。(b)、(c)、(d)和(e)是使用 Haar 小波特征[38]、HOG[16]、低层 ISA 特征[34]和多层 ISA 特征[34]，通过比较参考体素和所有其他体素之间的特征而获得的彩色编码差异图。

　　所以,如图 20.2 所示,手工制作的特征(如 Haar,HOG 和 LBP)的共同特性是:无论手头的数据如何,特征计算内核都是固定和预先确定的,因此,它们的灵活性和表示能力可能会因数据集的不同而有所不同。直观地说,最佳特征和数据表示应该适应手头的患者数据。更具体地说,最佳特征应该是从手头的患者数据集"学习"得到的,这是深度学习的基本原理[4,23,34],旨在从手头的数据中学习不同抽象层次的特征。

　　深度学习的历史可以追溯到 20 世纪 60 年代,第一代神经网络就出现在那个时候。针对分类问题的典型神经网络结构如图 20.3 所示。

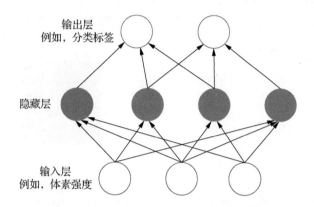

图 20.3　神经网络的典型示例

其中隐藏层中的感知器用来对来自输入层的特征进行加权,以便在输出层中进行正确的分类。

　　为了优化神经网络中的模型参数,通常会使用基于标记数据的反向传播算法[45]。此外,为了从数据中学习更高层次的抽象信息,会在神经网络中加入更多的中间层。反向传播的主要缺点是:(1) 它很容易卡在局部最小值上;(2) 它需要对标记数据进行优化,这在临床应用中可能很难获得;(3)它的计算成本很高,特别是当在网络中添加更多层时(即深度网络)。

　　深度学习网络的根本性突破发生在 2006 年左右,当时的想法是以逐层贪婪的方式对网络进行学习[4]。更具体地说,它使用无监督学习的方法每次学习一层的特征,然后将前一层学习的特征作为下一层的输入。在完成每一层的训练后,将所有层叠加在一起形成深层架构。具备代表性的深度学习方法包括:深度自编码器[24]、多层独立子空间分析(ISA)[34]以及深度卷积神经网络[35]。图 20.4 展示了使用受限玻尔兹曼机(RBM)训练深度自编码器的典型示例。

　　作为无监督和数据特定特征的学习框架,深度学习提供了一种可行的解决方案,从前列腺 T2 MR 图像中学习信息价值最高的特征来指导分割。例如,可以采用多层 ISA[34]网络。

　　图 20.5 显示了一个基本的 ISA 网络,它以前列腺 T2 MR 训练图像中位于每个体素中心的 3D 图像块作为输入。第一层中的简单单元旨在捕获图像块之间的平方非线性关系,第二层中的池化单元旨在对来自第一层的响应进行分组和集成以生成更高级别的抽象信息。

基本的 ISA 网络的数学形式表述如下:

给定 N 个输入块 $\vec{x}_i$,通过使下述能量函数最小化,来估算与第一层关联的参数矩阵 $W \in R^{k \times d}$ 以及与第二层相关联的参数矩阵 $V \in R^{m \times k}$:

$$\arg \min_{W,V} \sum_{i=1}^{N} \sum_{j=1}^{m} R_j(\vec{x}_i, W, V), \quad \text{其中 } WW^T = I \tag{20.1}$$

其中,$R_j(\vec{x}_i, W, V) = \sqrt{\sum_{i=1}^{k} V_{jl} (\sum_{p=1}^{d} W_{lp} \vec{x}_i^p)^2}$ 和 I 是单位矩阵,d、k 和 m 分别表示 $\vec{x}_i$ 的维度、简单单元的数量以及池化单元的数量。图 20.6 显示了通过基本 ISA 网络学习到的典型简单单元结构,其数据来源于尺寸为 $6 \times 16 \times 2$ 的前列腺 T2 MR 图像。

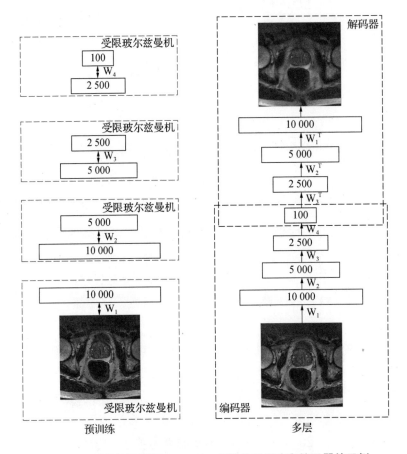

图 20.4　显示使用受限 Boltzmann 机器构建深度自编码器的示例

在预训练过程中,每个层都是独立训练的,其中一个 RBM 层的输出作为下一个 RBM 层的输入。

经过预训练后,将每个训练过的层堆叠在一起以形成深度自编码器架构。

为了获得更高层的抽象信息,需要更多层以便构建深度 ISA 网络。如图 20.5 所示,首先为较小尺寸的图像块构建低层 ISA 网络,然后训练低层 ISA 网络作为基本构建块,以卷积方式从较大图像块中提取更高层的特征。多层 ISA 网络架构如图 20.7 所示。

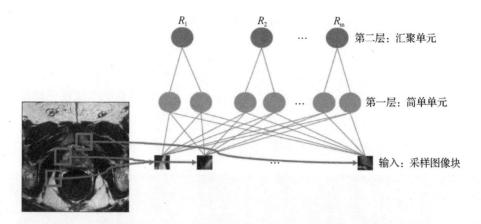

图 20.5　基本 ISA 网络的图示,将前列腺 T2 MR 训练图像采样的图像块作为输入

基本的 ISA 网络包含两层:在第一层,它由简单的单元组成,旨在从输入块中学习平方非线性结构;在第二层中,它由汇聚单元组成,旨在集成来自第一层的响应。

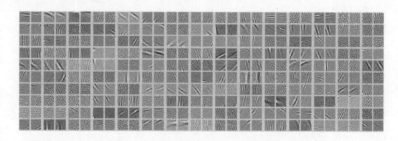

图 20.6　基本 ISA 网络从前列腺 T2 MR 图像中学习的典型结构图像块尺寸为 $6×16×2$。

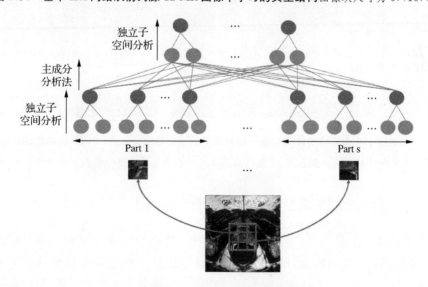

图 20.7　深度 ISA 网络的图示

首先,低层 ISA 网络使用较小的图像块进行预训练;然后,较大的图像块被分解成 s 个重叠的较小图像块,每个较小的图像块通过预训练的低层 ISA 网络提取其自身的特征;再然后,来自 s 个底层 ISA 网络的反馈通过 PCA 过程来减少特征维度,同时作为训练更高级别 ISA 网络的输入。

如图 20.2 所示，通过多层 ISA 学习得到的特征，对于前列腺 T2 MR 图像具有优异的表现和区分度，其中参考体素仅与具有相似解剖特性的相邻体素相似。

通过多层 ISA 网络学习得到的特征可以与任何分类器或基于多个分区的分割方法集成，来执行分割任务。例如，它可以与 SVM[13]、Adaboost[21]、随机森林[8] 或基于稀疏表示的标签传播[37]集成。图 20.8 显示了几个典型的前列腺 T2 MR 图像分割结果，通过将多层 ISA 特征与基于稀疏表示的标签传播相集成来实现。

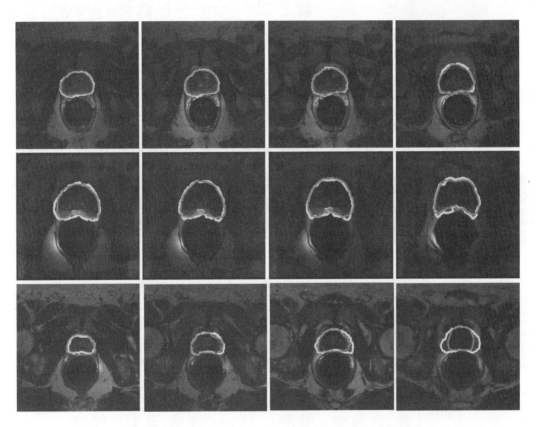

图 20.8　从多层 ISA 中学习的特征与基于稀疏表示的标签传递相结合[37]得到的典型的分割结果
其中黄色轮廓是估算的前列腺边界，红色轮廓是真实的分割边界。每行代表不同的患者。

▶▶20.3.2　脊柱成像规划中的稳健脊柱标记

脊柱作为人体的主要器官之一，涉及多种神经、骨科和肿瘤学研究。由于磁共振成像（MR）具有良好的软组织对比度，所以经常用于脊柱成像。然而，MR 成像质量高度依赖于层组的位置和方向。例如，高分辨率横向层组应处于与椎间盘平行的位置，并以脊髓交界处为中心。在目前的 MR 工作流程中，高分辨率层组是需要人工在 2D／3D 定位像上进行定位的。与 2D 定位相比，3D 定位提供了全面的解剖内容，这有利于层组定位，即使是在脊柱侧弯严重的情况下。但是，由于层间导航的存在，在 3D 定位中手动定位还是需要更多的时间,因此,3D 定位中越来越需要自动检测,以改进脊柱 MR 工作流程。

MR 中的自动脊柱检测工作可以追溯到 20 世纪 80 年代[12],其中启发式算法被设计用于检测 2D MR 切片中的腰椎间盘。Alomari 等人[1]提出了一种结合了外观和几何先验的 2D 腰椎标记系统。然而,3D 中更复杂的脊柱几何形状(特别是对于疾病病例)以及颈椎的更小/更有挑战性的外观使得该方法应用于 3D MR 全脊柱标记时受到限制。Schmidt 等人提出的 3D 全脊柱检测方法是最早的检测方法之一[47],其是通过将随机树学习得到的局部外观线索与基于部件的图形模型建模的非局部几何先验相结合。文献[28]中提出了另一种有趣的方法,其重点关注在九维变换空间中学习腰椎间盘的位置。迭代边缘空间学习生成包括位置、方向和比例的候选项,这些候选项再由解剖网络进一步剪裁。通常,最先进的方法能够通过结合低层外观和高级几何信息来达到一定的鲁棒性。但是,现有的方法还不能够处理严重的成像伪影或脊柱疾病的情况,而这在 3D MR 定位像中更加常见(注意,其他成像模式的脊柱检测算法由于本质上不同的外观,可能无法借鉴给 MR)。

事实上,脊柱解剖的两个独特特征在以前的工作中大多被忽略了。首先,尽管脊柱由重复的部位(椎骨和椎间盘)组成,但这些部位在检测方面具有不同的独特性和可靠性。其次,脊柱是非刚性结构,在椎骨和椎间盘之间存在局部关节,当存在某些脊柱疾病的情况下,这种关节可能非常大。有效的几何建模不应仅仅因为几何异常而将椎骨检测中的脊柱侧凸视为异常。基于这些想法,在本小节中,提出了基于这两个特征的脊柱检测方法。我们不是要学习椎骨/椎间盘的一般探测器,也不是将它们视为完全独立的实体,而是使用分层策略来学习专用于定位椎骨、束状椎和椎间盘的"独特自适应"探测器。这些探测器与局部关节模型融合,以传递处理异常脊柱几何形状的不同探测器的信息。凭借**分层学习**(hierarchical)和**局部关节模型**(a local articulated model)的特点,这种方法用于有严重的成像伪影和脊柱疾病的情况是非常有效的。

人体脊柱通常由 24 个关节椎骨组成,可分为颈椎($C_1 \sim C_7$)、胸椎($T_1 \sim T_{12}$)和腰椎($L_1 \sim L_5$)。在大多数临床实践中,这 24 个椎骨加上融合骶椎(S_1)是脊柱标记的目标。

我们将椎骨和椎间盘定义为 $V = \{v_i | i=1,\cdots,N\}$ 和 $D = (d_i | i=1,\cdots,N-1)$,其中 v_i 是第 i 个椎骨,d_i 是在第 i 和第 $i+1$ 椎骨之间的椎间盘。这里,$v_i \in \mathbb{R}^3$ 是椎骨中心,$d_i \in \mathbb{R}^9$ 包括椎间盘的中心、方向和大小。值得注意的是,i 不仅仅是简单的索引,而是具备解剖学定义的。在本文中,在不失一般性的情况下,vi 按照从头到脚的顺序被索引,例如,v_1, v_{24}, v_{25} 分别表示 C_1, L_5 和 S_1。

给定图像 I,脊柱检测问题可以表示为关于 V 和 D 的后验概率的最大化问题,如下:

$$(V^*, D^*) = \arg \max_{V,D} P(V,D|I) \tag{20.2}$$

在整个脊柱的末端出现的某些椎骨,例如 C_2, S_1 或在不同椎骨部分过渡区域的椎骨,例如 L_1,具有更好的识别特征[图 20.9(a)]。这些椎骨的识别有助于其他椎骨的标记,被定义为"锚椎骨"。剩余的椎骨,如图 20.9(a),被分组为一组连续的"束",因此被定义为"束椎骨"。椎骨特征在束间区别较大,但在束内是相似的,例如,$C_3 \sim C_7$ 看起来相似,但与 $T_8 \sim T_{12}$ 区别很大。

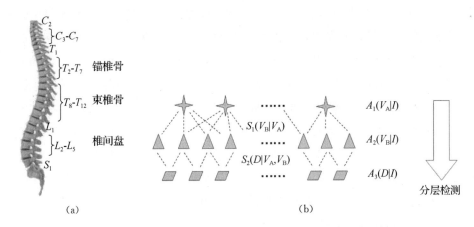

图 20.9 **(a)** 锚椎骨和束椎骨的示意图和**(b)** 提出的脊柱检测框架

将 V_A 和 V_B 表示为锚椎骨和束椎骨,公式 20.2 中的后验概率可以被重写并进一步扩展为:

$$P(V, D \mid I) = P(V_A, V_B, D \mid I) = P(V_A \mid I) \cdot P(V_B \mid V_A, I) \cdot P(D \mid V_A, V_B, I) \quad (20.3)$$

在本次研究中,用吉布斯分布来模拟概率。从而可以将对数公式 20.3 导出为公式 20.4。

$$\begin{aligned}
\log[P(V, D \mid I)] = A_1(V_A \mid I) &\qquad\qquad \Leftarrow P(VA \mid I) \qquad\qquad (20.4)\\
+ A_2(V_B \mid I) + S_1(V_B \mid V_A) &\qquad \Leftarrow P(V_B \mid V_A, I)\\
+ A_3(D \mid I) + S_2(D \mid V_A, V_B) &\qquad \Leftarrow P(D \mid V_A, V_B, I)
\end{aligned}$$

这里,A_1,A_2 和 A_3 与锚椎骨、束椎骨和椎间盘的外观特征相关,S_1 和 S_2 分别描述了锚-束椎骨与椎间盘之间的空间关系。值得注意的是,锚椎骨的后验概率仅取决于外观,而束椎骨和椎间盘的后验概率则取决于外观和空间关系。这和直觉是一致的:锚椎骨虽然可以基于其独特的外观来识别,但是束椎骨和椎间盘必须使用外观特征和锚椎骨的空间关系来识别。

图 20.9(b)给出了公式 20.4 的示意图。该框架由三层外观模型组成,分别针对锚椎骨、束椎骨和椎间盘。不同解剖结构之间的空间关系"桥接"不同的层(图 20.9 中的线)。请注意,此框架与[1]的两层模型完全不同,后者用于分隔像素级和对象级信息。而该框架的不同层针对具有不同外观独特性的解剖结构。

该框架使用 405 个腰椎、颈椎和各向同性分辨率为 1.7 mm 的全脊柱定位扫描来进行测试(105 个用于训练,300 个用于测试)。这些数据集来自不同的临床站点,由不同类型的西门子 MR 扫描仪(Avanto 1.5T,Verio 3T,Skyra 3T 等)生成。对来自 15 个全脊柱扫描的 355 个椎间盘和 340 个椎骨进行定量评估。椎间盘和椎骨的平均平移误差分别为 1.91 mm 和 3.07 mm。椎间盘的平均旋转误差为 2.33°。

▶▶20.3.3　膝关节间隙测量

在本案例研究中,我们展示了数据分析方法如何协助医学成像进行量化。肌骨放射学(Musculoskeletal Radiology,MSK)中的一个重要量化手段是胫股关节间隙宽度(JSW)测量。JSW 是膝关节骨性关节炎(OA)纵向研究进展中的一种测量方法,因为 JSW 的减少可以作为关节软骨变薄的替代指标。传统的测量方法都是在负重射线照片上进行的[7],但是关节屈曲和成像参数需要由经验丰富的放射线技师仔细把控。三维(3D)成像方式,例如 MRI 或 CT,虽然不是负重射线照片,却记录了所有解剖信息且没有重叠效应,因此,3D 图像中的 JSW 的测量具有一些内在优势,可重复性更强,如图 20.10 所示。然而,临床医生导航到正确的 3D 观察平面以执行这些测量是一项非常烦琐的任务。在文献[54]中,作者描述了一种使用数据分析驱动的学习系统来自动检测标志并帮助提高测量效率的方法。

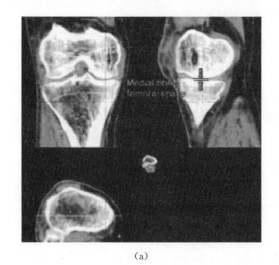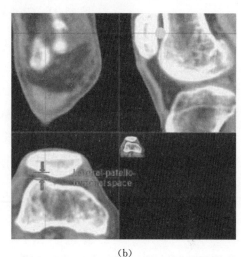

(a)　　　　　　　　　　　　　　　　　(b)

图 20.10　膝关节的关节间隙宽度测量

(a)"内侧胫股间隙":股骨内侧髁和对侧胫骨内侧髁皮质之间最宽的距离;(b)"外侧的髌股间隙":髌骨和滑车的侧面皮质之间最宽的距离。

该算法以一致的方式自动导航到正确的观察平面,因此不需要手动操控 3D 图像集。原型算法首先识别股骨、胫骨和髌骨骨骼上膝关节周围的一组解剖标志,基于这些标志的统计空间分布模型,进行一致性检查以去除离群点,然后根据剩余的标志,计算用于测量 JSW 的最佳观察平面并自动呈现给用户(参见图 20.11)。更多细节可以查阅 Zhan 等人的文章[54]。

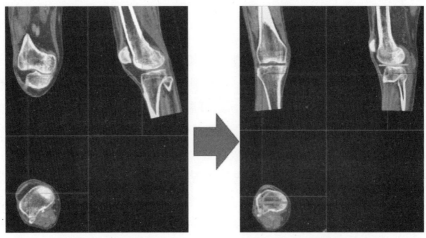

(a) 对齐前的原始图像集　　　　　　　　　　(b) 对齐后的图像集

图 20.11　CT 中膝关节计算机自动对齐

使用 30 个随机选择的膝关节 CT 扫描(平均年龄 51 岁,范围 12～76 岁)评估原型算法,所有扫描均在 64 层扫描仪上进行,并在 0.75～3 mm 层厚下重建。其中一例因为含有金属伪影被排除在外,其余 29 例患者由经验丰富的肌骨放射学医生进行了评估,他们使用手动的常规 CT(CCT)视图测量了内侧关节间隙[图 20.10(a)],外侧和髌骨-股骨[图 20.10(b)]膝关节间隙。然后对通过上述原型系统获得的计算机自动对齐 CT(ACT)图像进行相同的测量,该系统重新定向图像以对膝关节空间进行最佳地显示,记录下关节间隙测量值和评估时间的差异。

表 20.1 总结了三次测量以及获得这些测量所花费的时间。

表 20.1　ACT 评估值和 CCT 测量值对比

	手动(CCT)			自动(ACT)			P 值
	平均值	范围	SD	平均值	范围	SD	
MTF	3.2 mm	1.1～8.2 mm	1.4 mm	3.2 mm	1.1～7.9 mm	1.5 mm	0.06
LTF	4.5 mm	1.5～7.9 mm	1.6 mm	4.7 mm	1.5～11.1 mm	2.3 mm	0.3
LPF	3.2 mm	1.4～5.8 mm	0.9 mm	3.3 mm	1.5～6.8 mm	1.3 mm	0.2
Time	**47.6 sec**	27～110 sec	15 sec	33.8 sec	25～77 sec	10 sec	**<0.001**

注意:胫股内侧间隙(MTF)、胫股外侧间隙(LTF)和髌骨外侧间隙(LPF)。花费的时间差具有统计学差异,而测量结果也一样。

手动(CCT)和自动(ACT)方法之间的所有三个测量值都是相对可比的,P 值范围从 0.06 到 0.3。考虑到影响这些测量的因素之多,这样的结果是令人鼓舞的。由于 2D 视图的视觉模糊,图集的旋转角度是高度可变的。对于手动方法,人们无法在任何给定时间点查看或使用所有可用的 3D 信息。此外,对于这两种方法,测量位置的选择和测量线的绘制都是手动执行的,因此会随着不同用户和不同时间发生变化,即使对于同一用户也是如此。

然而,当 P 值小于 0.001 时,时间节省更具显著意义。该示例表明计算机算法可以潜在地节省放射科医生在定量图像分析中所用的时间,提高阅读效率。此外,以标准方向呈现图像还可以帮助提高读取一致性,以及改进跨采集时间点的比较。

该概念可以扩展到其他解剖结构和其他测量,图 20.12 显示了使用原型算法自动对齐 CT 脑部扫描的示例。即使在患者脑部顶端具有大的不对称病理,该算法也能基于患者大脑的正中矢状面正确地自动对齐。

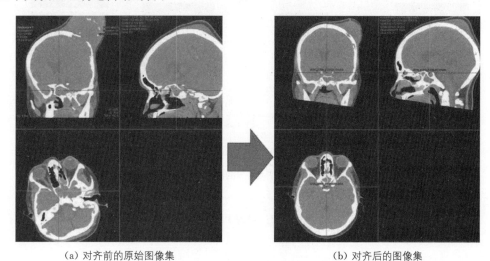

(a) 对齐前的原始图像集　　　　　　　　　(b) 对齐后的图像集

图 20.12　CT 中脑部的计算机自动对齐

▶▶20.3.4　无 CT 脑部 PET 衰减校正

由于平均寿命的增加,痴呆/癫痫相关的神经退化疾病正在逐步上升。目前,全球有 3 500 万人患有痴呆症,且每年新增病例达 500 万例,在缺乏新的治疗突破的情况下,预计到 2040 年将达到 8 000 万例[14]。阿尔茨海默病(AD)是最常见的痴呆症,据估计约占所有痴呆症的 70%[33]。痴呆症的各种成因对临床医生的诊断提出了巨大挑战,尤其是年轻患者和有轻微症状的患者。近年来,[18]F-FDG PET 成像已成为临床医生治疗痴呆患者的有效工具,同时有助于提高其诊断信心。使用[18]F-FDG 生物标记物,PET 图像可以精确地确定大脑中代谢萎缩的关键区域,从而提示痴呆诊断。因此,随着痴呆症的治疗方法的临床应用,PET 将在评估和监测未来疗效方面发挥重要作用[33]。PET 成像流程包括使用 CT 进行衰减校正(AC)以校正体内不均匀的吸收模式,但是这增加了辐射量,特别是后续治疗和监测应用。如果可以在不进行 CT 的情况下进行衰减校正这一步骤,对于防止额外的辐射是非常有益的。这是脑部 PET 成像的主要目标,如图 20.13(a)所示。此外,这可以用于新的生物标记的开发和测试。

虚拟衰减校正的基本目标是恢复结构信息,这在本研究中是一项非常困难的任务,因为"结构"和"功能"信息之间的关联性通常较弱,而 PET 仅提供功能信息。因此,我们可以从非衰减校正的(NAC)PET-CT 扫描(被称为"模型扫描")中"借用"结构信息,其具有一对共同注册的 NAC PET(以下简称 PET)和 CT 图像。具体来说,将当前患者 PET 图像与模型 PET 扫描图像一同配准,然后,通过使用导出的变形区域将模型 CT 扫描图像弯曲到患者空间,这样就可以从模型扫描"借用"结构信息。

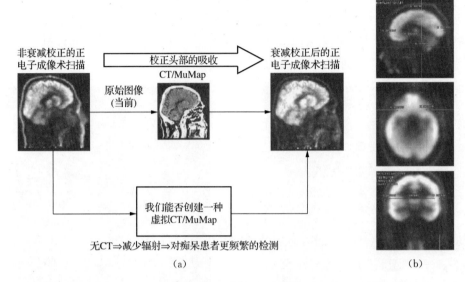

图 20.13　脑部 PET 成像

(a) 问题定义;(b) PET 中定义的代表性标志。

可以通过两个额外步骤增强鲁棒性和冗余性。第一步是融合步骤,使用多重弯曲的 CT 扫描,可以有效地减少单个模型的偏差(如多图集分割框架[48]所示),由于大脑的解剖结构和功能在患者之间可能存在显著差异,因此如何选择最接近当前受试者的模型进行扫描对于配准非常重要。通过第二步模型选择可以缓解这个问题。具体而言,我们可以定义并从示例中学习 PET 图像中的一组独特的解剖标志,采用空间配置(抗功能变异)来为特定患者选择最相似的模型。这不仅可以使配准更加准确,还可以确保得到更可靠的结构信息。

▶▶20.3.5　基于显著性的旋转不变描述符在全身 CT 图像腕关节检测中的应用

快速成像的全身 CT 图像的发展,使其可以用于临床工作流程中,它提供了人体解剖的全面视图。例如,在创伤病例中,放射科医生可以浏览身体的所有骨骼结构并评估骨折风险。然而,由于全身扫描量大(通常超过 500 个切片以及结构的任意解剖背景),手动找到所需区域是非常耗时的。与其他解剖结构相比,全身 CT 中的手腕检测尤其具有挑战性,因为:(1) 手腕和手可以具有任意位置和方向,特别是当患者处于昏迷或其上肢受伤时;(2) 手腕和手通常具有高度多样化的解剖背景。例如,在一些创伤病例的腹部或腿部旁边,两只手可以相互交叉,最终形成不同的复杂解剖背景。

有效地检测医学图像中的解剖结构(例如手腕、心脏、肝脏、肾脏)是构建全自动系统的重要组成部分。它发展了多方面的应用,比如语义视觉导航、图像检索、初始化后续过程(例如分割、测量和分类)等。以前有很多关于目标检测方面的工作,事实证明,它在许多 2D 场景中都是有效且鲁棒的。一般方法通常使用 Haar 特征来描述图像块并将其公式化为分类问题:图像块是否包含目标对象[51]。然而,由于难以有效地描述 3D 特征并且搜索空间随着空间维度的增加会呈指数上升,因此将该算法扩展到 3D 图像中的解剖结构检测并不是一件简单的事情。以前的 3D 解剖结构检测方法主要有:基于分类的方法[55,56]和基于回归的方法[15,43]。总结综述可以在文献[29]中找到。

为了改进现有的方法,我们观察到腕关节有其自身的特点,例如,突出的骨标志的独特空间构型。健康的手腕是由八块骨头组成,上臂由桡骨和尺骨组成,手由掌骨组成。基于这些观察,我们可以开发一个基于腕骨旋转不变的描述符并用它来检测腕骨。该检测算法从旋转不变的兴趣点开始检测和进行描述。具体来说,我们使用高斯差分(difference of Gaussian,DoG)的局部极值来提取图像中的兴趣点。对于每个兴趣点,基于标距金字塔 2D 直方图来构建描述符。它以旋转不变的方式描述了相邻兴趣点之间的空间关系。值得注意的是,该描述符与众所周知的旋转不变特征完全不同,例如 SIFT 和 SURF。该描述符不是描述局部外观特征,而是旨在提供相邻兴趣点之间的空间构型的多尺度视图。两步都能保证在旋转不变的前提下进行解剖结构的任意旋转。该框架生成一个"在主题内具有独特性的"和"跨主题可重复"的兴趣点列表,然后,无论其是否与我们正在寻找的解剖结构相对应,都将检测问题从检测图像中的解剖结构直接转换为兴趣点分类问题。最后,通过随机森林算法[8]来对兴趣点进行分类和检测。

该检测系统包括三个主要步骤:(1)兴趣点的检测;(2)基于旋转不变描述符的构建;(3)兴趣点的分类。前两个步骤旨在提取一组腕部候选图像。这些候选的图像应该具有独特性,并且可以在不同的主题中重复使用[50],我们可以很容易地将主题中的兴趣点与其他点区分开来,并且同一解剖兴趣点的特征应该在不同的主题中保持一致。在第三步中,将一组级联随机森林应用于每个候选项以确定它是否是手腕。与体素分类相比,本分类方法仅适用于来自更小的假设空间的候选项。

▶▶20.3.6　PET MR

通过直接对代谢路径及其动态过程进行成像的正电子成像术(PET)已成为肿瘤学、心脏病学和神经学非常有价值的成像技术[46]。不过,原始 PET 数据的衰减校正(AC)对于无伪影定量评估以及改进 PET 图像的视觉解释仍然是必不可少的。通过计算 PET 检测器中每条响应线的衰减积分并校正测量的计数①来完成衰减校正,衰减量由电子密度和材料厚度决定。

传统的单机 PET 扫描仪通过在 PET 光子的能量下获取单独的透射图像来直接测量衰减,

---

①　衰减对象减少了响应线上的计数。测量的计数数量 I 等于未衰减的计数数量 I_0 乘以衰减的线积分,$I = I_0 \exp[-f(\mu(s) \mathrm{d}s)]$,其中 $\mu(s)$ 是在空间位置 S 处的 PET 光子能量(511 keV)的材料的电子密度。需要通过衰减校正因子 $ACF = \exp[-f(\mu(s) \mathrm{d}s)]$ 校正正弦图。

但随着多模系统的出现,将 PET 与计算机断层扫描(PET / CT)相结合,AC 可以直接使用 CT 透射图像[10]完成,这包括从 CT 亨斯菲尔德单元到相应线性衰减系数的双线性变换。

最近,有文献[27]提出将 PET 和磁共振成像(MRI)相结合作为多模式 PET / CT 系统的替代方案。然而,MR 不能直接测量透射和衰减,因为 MR 不测量材料的电子密度,而主要测量质子的密度和组织特性。因此,基于 MR 的衰减校正技术需要根据独立 MR 图像间接地计算出衰减图[6]。对此,已提出两种校正方法(参见 Hofmann 等[25]的详细综述)。

- **基于分段的方法** 这包括将 MR 图像分割成不同的组织类别(通常是空气,脂肪,软组织和骨骼),并为每一个组织分配具有代表性的衰减系数[52,53]。
- **基于图集的方法** 第二类方法包括用共同配准的 MR-CT 图谱匹配 MR 图像,然后使用空间配准的 CT 进行衰减校正[26,31]。

文献[26]中提出了局部模式识别和图谱配准方法的结合。

我们还可以开发一种从 MR 图像中自动预测骨骼的方法[22]。虽然基于分割的方法对于某些组织效果比较好,但其有自身的局限性。例如,空气和致密骨在 MR 图像中不产生任何信号,但它们的衰减系数并不相同。基于局部 MR 的信号强度难以从软组织中区分出骨骼,通常将一阶近似骨骼视为软组织,但是这可能会导致较大的偏差并使得大块皮质骨在 PET 中产生伪影,特别是对于股骨、骨盆、脊柱和颅骨。虽然基于图谱的方法可以轻松分割骨骼,但任何错误的配准都可能导致 PET 中存在较大的偏差和伪影。误分割骨骼引入伪影的风险被认为比可预期的持续较低评估更严重,因此,从 MR 图像中准确分割骨骼对于衰减校正是非常有用的。在衰减校正方面,最重要的骨骼被认为是导致最大衰减的骨骼,也是具有非常致密或非常厚的皮质结构的骨骼,这些骨骼包括脊柱、骨盆、头骨和四肢骨骼(如股骨)。因此,可以开发一个基于学习/配准的混合算法,用于自动预测 PET-MR 衰减校正的骨衰减图,其仅基于 MR 图像序列。骨衰减图是一个概率,用于判定给定的体素是否为骨骼。

该算法被设计为使用两个正交范例组合本地和全局信息,如图 20.14 所示。基于观察到的 MR 图像序列预测局部信息,然后从共同配准的 MR-CT 图谱中获取全局信息。

- **基于学习的局部方法** 我们首先训练二元分类器来区分骨骼和软组织以生成骨骼概率图,使用来自同一患者的一组共同配准的 MR 和 CT 图像训练二元分类器。分类器使用新颖的多图像模板特征和稀疏逻辑回归分类器来挑选出稀疏的模板集。
- **基于配准的全局方法** 我们使用的正交方法是通过非刚性配准来检索 MR-CT 样本的标记骨骼图。应用于 CT 图像的配准为我们提供了骨衰减图。

对于基于学习的方法,真阳性的定位是完美的,但除此之外还存在很多假阳性,正如我们稍后看到的,分类器因为不使用任何全局信息,所以无法区分骨和组织边界。另一方面,基于配准的方法很少假阳性,但是会因为配准错误导致真阳性的位置不准确。最终的算法通过基于邻近度的分类器响应与从配准组件检索到的骨骼图过滤来组合局部和全局信息。具体而言,我们需重复以下步骤:

1. 首先我们将 MR 主题图像配准到 MR 图集,并将 CT 图集加入 MR 主题空间。
2. 通过计算 CT 图集中到目标骨位置的距离图来生成骨骼蒙片,距离应与骨紧密相邻。

距离阈值最初设置为 10 mm。

3. 将蒙片应用于分类器预测以消除一部分假阳性，将相同的蒙片化过程应用于图集中的图像上进行分类器预测。

4. 现在我们可以在主题和图集中配准这些蒙片后的预测，使用新的形变重新生成 CT 图集，这将有利于配准工作更多的关注骨骼本身。

5. 然后我们减小用于计算蒙片的距离阈值。

重复上述步骤，直到距离参数达到 3mm 的合理低值。在稳定状态下，蒙片预测和蒙片图谱应该匹配。

该方法被设计成与反相位的 MR 成像序列一起工作，这是一种用于在细胞水平上描述含有脂肪和水的肿块的技术[19,40]。该序列通常用于腹部和盆腔成像，以诊断肾上腺和肾脏肿瘤、肝脏脂肪变性和含脂肪的肿瘤。具体来说，我们使用 MR 双回波 Dixon T_1 图像序列，其允许在线计算脂肪和水的图像。总共有四次对比可以从本次单次采集中获得[同相（标准 TI），反相，脂肪和水对比度②如图 20.14 所示]。

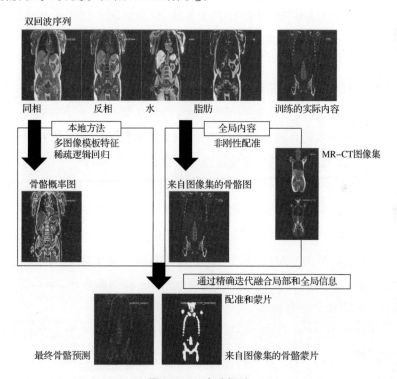

图 20.14　方法概述

所提出的算法被设计为使用两个正交范例来组合局部和全局信息。使用基于学习的方法预测局部信息，然后从共同配准的 MR-CT 图谱中获取全局信息。

---

② 当含有脂肪和水的体素同相成像时，信号强度是相加的；当反相成像时，信号相互干扰。具有相同脂肪和水的组织在反相时会失去信号强度，只有纯脂肪或纯水的组织才不会失去任何信号强度。反相图像具有这样的特征，在脂肪-水的界面边缘处的体素会有强度损失。同时还具有健康骨髓内信号强度降低的特征。

20.4　总结

在本章中,我们介绍了医学成像方法,提出了新的医学影像分析技术的需求和挑战。机器学习技术广泛应用于医学图像分析领域,已成为 CAD 系统的关键组成部分。我们还简要总结了医学图像分析应用,如:用于不同疾病的 CAD 系统,膝关节 CT 数据的自动临床检测,使用分层学习和局部关节模型的自动脊柱标记,使用深度学习技术进行放射治疗计划的自动前列腺 T2 MRI 分割,使用基于配准的方法进行的 PET-MR 衰减校正,使用基于模型的方法进行的无 CT 的 PET 衰减校正,以及使用基于显著性的图像描述符进行的手腕检测。

过去十年中进行了大量相关的研究,开发了许多不同的 CAD 系统,并且证明 CAD 系统能够有益于临床。但 CAD 尚未完全广泛用于临床,因为假阳性结果的数量还是过高,系统未被阅片者完全接受;另外,与放射科医生工作流程的整合问题也阻碍了 CAD 系统在日常临床实践中的使用。

虽然现今的 CAD 系统的主要用途是作为二次阅读工具来减少漏诊,但是未来的 CAD 系统将会具备更特殊的技能、更专业的筛选能力,协助放射科医生更有效地工作。CAD 系统对于那些需要检查很多切片的任务尤其有用,这通常需要阅片者花费大部分时间在 3D 数据中搜索病变。CT 结肠成像(CTC 或虚拟结肠镜检查)就是这样一个例子。由于人类结肠形状复杂,阅片者需要花费大量时间检查结肠并在整个结肠壁上搜寻息肉。Mang 等人[39]描述了一种结肠 CAD 系统,通过将放射科医生的工作从"搜索"转移到"解释",解决了这些问题,并大大缩短了阅片时间,同时保证了结肠直肠腺瘤的准确检测。在这个系统中,搜索结肠息肉这个耗时的任务由 CAD 系统替代完成,该系统创建图像库,对潜在的可疑区域进行高级渲染并提供相应工具以便快速进行检测。Mang 和同事表示,平均阅片时间可以从 20～25 分钟减少到平均约 3 分钟[39]。

在免去了结肠的 2D 图片中进行检测或者 3D 建模中进行虚拟穿越的任务后,阅片者只需要快速扫描所有切片,以确保:(a) 获得患者的整体印象;(b) 避免遗漏任何被 CAD 系统忽视的大的病变。通过改良的 CAD 系统能够显示潜在的结肠息肉。此版本的 CAD 系统与传统的作为二次阅片工具的 CAD 系统的不同之处在于:通过改变 ROC 曲线上的操作点来增加灵敏度,但同时也增加了假阳性的数量。在系统训练期间要将操作点设置为接近灵敏度性能的饱和点。为了补偿排除这些假阳性所需的额外时间,开发了一种先进的误报复查工具,该工具由潜在病变的 2D 和 3D 渲染图像组成,以便用更快、更有效的方式执行解释。图 20.15 和图 20.16 分别给出了结肠息肉和假阳性图像库的示例。

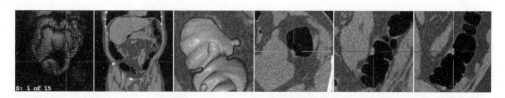

图 20. 15 潜在病变的图像库

从左到右:该位置的全局 3D 概览;该位置的冠状视图;显示潜在病变的结肠壁的 3D 渲染;轴向, 冠状面和矢状面方向的放大视图。

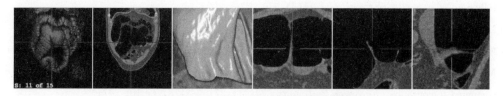

图 20. 16(见彩色插图) 假阳性发现物的示例

在附加图像的帮助下,可以很容易地识别为褶皱。

如果要进行筛查,CAD 技术将会成为帮助阅片者发现和测量病变的重要工具。适合于筛选方案的 CAD 系统应该以高灵敏度工作,同时保持低假阳性率。文献[9]介绍了一种用于肺癌筛查的 CAD 系统,该系统显示出对结节的高敏感性和低假阳性率。

在医学成像案例研究中,我们强调了如何利用先进的分析方法进行最优化的医学图像分析。这并不是对这个快速发展领域的全面回顾,随着新的成像技术的出现和新的分析算法的发明,我们将来会看到更多令人兴奋的医学图像应用。数据分析,尤其是大数据分析和基于云的数据处理,将在这些未来的应用中发挥重要作用。医学图像与临床信息、自由文本和基因组分析的集成也将在未来出现更多的应用。

▌参考文献

[1] R. Alomari, J. Corso, and V. Chaudhary. Labeling of lumbar discs using both pixel—and objectlevel features with a two-level probabilistic model. *IEEE Transactions on Medical Imaging*, 30:1 - 10, 2011.

[2] J. C. Anderson and R. D. Shaw. Update on colon cancer screening: recent advances and observations in colorectal cancer screening. *Current Gastroenterology Reports*, 16(9):403, Sep 2014.

[3] U. Bagci, M. Bray, J. Caban, J. Yao, and D. J. Mollura. Computer-assisted detection of infectious lung diseases: a review. *Computerized Medical Imaging and Graphics*, 36(1):72 - 84, Jan 2012.

[4] Y. Bengio, P. Lamblin, D. Popovici, and H. Larochelle. Greedy layerwise training of deep networks. In *NIPS*, pages 153 - 160, 2006.

[5] Kevin S. Berbaum, Edmund A. Franken Jr., Donald D. Dorfman, Seyed A. Rooholamini, Mary H. Kathol, Thomas J. Barloon, Frank M. Behlke, Yutaka Sato, Charles H. Lu, George Y. El-Khoury, et al. Satisfaction of search in diagnostic radiology. *Investigative Radiology*, 25(2):133 – 140, 1990.

[6] T. Beyer, M. Weigert, H. H. Quick, U. Pietrzyk, F. Vogt, C. Palm, G. Antoch, S. P. Muller, and A. Bockisch. MR-based attenuation correction for torso-PET/MR imaging: pitfalls in mapping MR to CT data. *European Journal of Nuclear Medicine and Molecular Imaging*, 35(6):1142 – 1146, 2008.

[7] T. L. Boegård, O. Rudling, I. F. Petersson, and K. Jonsson. Joint space width of the tibiofemoral and of the patellofemoral joint in chronic knee pain with or without radiographic osteoarthritis: a 2-year follow-up. *Osteoarthritis Cartilage*, 11(5):370 – 376, 2003.

[8] Leo Breiman. Random forests. *Machine Learning*, 45(1):5 – 32, 2001.

[9] Matthew S. Brown, Pechin Lo, Jonathan G. Goldin, Eran Barnoy, GraceHyun J. Kim, Michael F. McNitt-Gray, and Denise R. Aberle. Toward clinically usable CAD for lung cancer screening with computed tomography. *European Radiology*, 24(11):2719 – 2728, 1 – 10, 2014.

[10] J. P. J. Carney, D. W. Townsend, V. Rappoport, and B. Bendriem. Method for transforming CT images for attenuation correction in PET/CT imaging. *Medical Physics*, 33:976, 2006.

[11] H. P. Chan, L. Hadjiiski, C. Zhou, and B. Sahiner. Computer-aided diagnosis of lung cancer and pulmonary embolism in computed tomography-a review. *Academic Radiology*, 15(5):535 – 555, May 2008.

[12] M. Chwialkowski, P. Shile, R. Peshock, D. Pfeifer, and R. Parkey. Automated detection and evaluation of lumbar discs in mr images. In *IEEE EMBS*, pages 571 – 572, 1989.

[13] C. Cortes and V. Vapnik. Support-vector networks. *Machine Learning*, 20:273 – 297, 1995.

[14] C. P. Ferri, M. Prince, and C. Brayne. Global prevalence of dementia: a delphi consensus study. *Lancet*, 366:2112 – 2117, 2005.

[15] Antonio Criminisi, Jamie Shotton, Duncan Robertson, and Ender Konukoglu. Regression forests for efficient anatomy detection and localization in CT studies. In *Medical Computer Vision. Recognition Techniques and Applications in Medical Imaging*, pages 106 – 117. Springer, 2011.

[16] N. Dalal and B. Triggs. histograms of oriented gradients for human detection. In *CVPR*, pages 886 – 893, 2005.

[17] Kunio Doi. Computer-aided diagnosis in medical imaging: Historical review, current status and future potential. *Computerized Medical Imaging and Graphics*, 31:2007.

[18] Leila H. Eadie, Paul Taylor, and Adam P. Gibson. Recommendations for research design and reporting in computer-assisted diagnosis to facilitate meta-analysis. *Journal of Biomedical Informatics*, 45(2):390 – 397, 2012.

[19] J. P. Earls and G. A. Krinsky. Abdominal and pelvic applications of opposed-phase MR imaging. *American Journal of Roentgenology*, 169(4):1071 – 1077, 1997.

[20] A. El-Baz, G. M. Beache, G. Gimel'farb, K. Suzuki, K. Okada, A. Elnakib, A. Soliman, and B. Abdollahi. Computer-aided diagnosis systems for lung cancer: challenges and methodologies.

International Journal of Biomedical Imaging, 2013:942353, 2013.

[21] J. Friedman, T. Hastie, and R. Tibshirani. Additive logistic regression: a statistical view of boosting. *The Annals of Statistics*, 28:337 – 407, 2000.

[22] Gerardo Hermosillo, Vikas Raykar, and Xiang Zhou. Learning to locate cortical bone in MRI. *Lecture Notes in Computer Science*, 7588:168 – 175, 2012.

[23] G. Hinton, S. Osindero, and Y. Teh. A fast learning algorithm for deep belief nets. *Neural Computation*, 18(7):1527 – 1554, 2006.

[24] G. Hinton and R. Salakhutdinov. Reducing the dimensionality of data with neural networks. *Science*, 313(5786):504 – 507, 2006.

[25] M. Hofmann, B. Pichler, B. Scholkopf, and T. Beyer. Towards quantitative PET/MRI: a review of MR-based attenuation correction techniques. *European Journal of Nuclear Medicine and Molecular Imaging*, 36:93 – 104, 2009.

[26] M. Hofmann, F. Steinke, V. Scheel, G. Charpiat, J. Farquhar, P. Aschoff, M. Brady, B. Scholkopf, and B. J. Pichler. MRI-based attenuation correction for PET/MRI: a novel approach combining pattern recognition and atlas registration. *Journal of Nuclear Medicine*, 49: 1875 – 1883, 2008.

[27] M. S. Judenhofer, H. F. Wehrl, D. F. Newport, C. Catana, S. B. Siegel, M. Becker, A. Thielscher, M. Kneilling, M. P. Lichy, M. Eichner, et al. Simultaneous PET-MRI: a new approach for functional and morphological imaging. *Nature Medicine*, 14(4):459 – 465, 2008.

[28] M. Kelm, S. Zhou, M. Shling, Y. Zheng, M. Wels, and D. Comaniciu. Detection of 3D spinal geometry using iterated marginal space learning. In *Medical Computer Vision*, 6533:96 – 105, 2010.

[29] S Kevin Zhou. Discriminative anatomy detection: classification vs. regression. *Pattern Recognition Letters*, 43:25 – 38, 2013.

[30] T. Klinder, J. Ostermann, M. Ehm, A. Franz, R. Kneser, and C. Lorenz. Automated modelbased vertebra detection, identification, and segmentation in ct images. *Medical Image Analysis*, 13:471 – 482, 2009.

[31] E. R. Kops and H. Herzog. Alternative methods for attenuation correction for PET images in MR-PET scanners. In *IEE Nuclear Science Symposium Conference Record*, 6:4327 – 4330, 2007.

[32] E. R. Kops, P. Qin, M. Muller-Veggian, and H. Herzog. MRI based attenuation correction for brain PET images. *Advances in Medical Engineering*, 114:93 – 97, 2007.

[33] L. Mehta and S. Thomas. The role of pet in dementia diagnosis and treatment. *Applied Radiology*, 41:8 – 15, 2012.

[34] Q. Le, W. Zou, S. Yeung, and A. Ng. Learning hierarchical invariant spatio-temporal features for action recognition with independent subspace analysis. In *CVPR*, pages 3361 – 3368, 2011.

[35] Y. Lecun, L. Bottou, Y. Bengio, and P. Haffner. Gradient-based learning applied to document recognition. *Proceedings of the IEEE*, pages 2278 – 2324, 1998.

[36] J. Liang and J. Bi. Computer aided detection of pulmonary embolism with tobogganing and mutiple

instance classification in CT pulmonary angiography. *Information Processing in Medical Imaging*, 20:630 – 641, 2007.

[37] S. Liao, Y. Gao, and D. Shen. Sparse patch based prostate segmentation in CT images. In *MICCAI*, pages 385 – 392, 2012.

[38] G. Mallat. A theory for multiresolution signal decomposition: the wavelet representation. *IEEE PAMI*, 11:674 – 693, 1989.

[39] Thomas Mang, Gerardo Hermosillo, Matthias Wolf, Luca Bogoni, Marcos Salganicoff, Vikas Raykar, Helmut Ringl, Michael Weber, Christina Mueller-Mang, and Anno Graser. Timeefficient CT colonography interpretation using an advanced image-gallery-based, computeraided first-reader workflow for the detection of colorectal adenomas. *European Radiology*, 22(12):2768 – 2779, 2012.

[40] E. M. Merkle and R. C. Nelson. Dual gradient-echo in-phase and opposed-phase hepatic MR imaging: a useful tool for evaluating more than fatty infiltration or fatty sparing. *Radiographics*, 26(5):1409 – 1418, 2006.

[41] Robert M. Nishikawa. Current status and future directions of computer-aided diagnosis in mammography. *Computerized Medical Imaging and Graphics*, 31(4—5):224 – 235, 2007.

[42] T. Ojala, M. Pietikainen, and T. Maenpaa. Multiresolution gray-scale and rotation invariant texture classification with local binary patterns. *IEEE PAMI*, 24:971 – 987, 2002.

[43] Olivier Pauly, Ben Glocker, Antonio Criminisi, Diana Mateus, Axel Martinez M¨oller, Stephan Nekolla, and Nassir Navab. Fast multiple organ detection and localization in whole-body MR Dixon sequences. In *MICCAI* 2011, pages 239 – 247. Springer, 2011.

[44] R. Bharat Rao, Glenn Fung, Balaji Krishnapuram, Jinbo Bi, Murat Dundar, Vikas Raykar, Shipeng Yu, Sriram Krishnan, Xiang Zhou, Arun Krishnan, Marcos Salganicoff, Luca Bogoni, Matthias Wolf, and Jonathan Stoeckel. Mining medical images. In *Proceedings of the Third Workshop on Data Mining Case Studies and Practice Prize, Fifteenth Annual SIGKDD International Conference on Knowledge Discovery and Data Mining* (KDD 2009), 2009.

[45] D. Rumelhart, G. Hinton, and R. Williams. Learning representations by back-propagating errors. *Nature*, 323:533 – 536, 1986.

[46] G. B. Saha. Basics of PET Imaging: Physics, Chemistry, and Regulations. *Springer Verlag*, 2010.

[47] S. Schmidt, J. Kappes, M. Bergtholdt, V. Pekar, S. Dries, D. Bystrov, and C. Schnrr. Spine detection and labeling using a parts-based graphical model. In *IPMI*, pages 122 – 133, 2007.

[48] S. K. Warfield, K. H. Zou, and W. M. Wells. Simultaneous truth and performance level estimation (staple): an algorithm for the validation of image segmentation. *IEEE TMI*, 23:903 – 921, 2004.

[49] M. Smitsmans, J. Wolthaus, X. Artignan, J. DeBois, D. Jaffray, J. Lebesque, and M. van Herk. Automatic localization of the prostate for online or offline image guided radiotherapy. *International Journal of Radiation Oncology, Biology, Physics*, 60:623 – 635, 2004.

[50] Tinne Tuytelaars and Krystian Mikolajczyk. Local invariant feature detectors: a survey. *Foundations and Trends® in Computer Graphics and Vision*, 3(3):177 – 280, 2008.

[51] Paul Viola and Michael Jones. Rapid object detection using a boosted cascade of simple features. In *CVPR* 2001, volume 1, pages I-511. IEEE, 2001.

[52] H. Yoshida and J. Nappi. Three-dimensional computer-aided diagnosis scheme for detection of colonic polyps. *IEEE Transactions on Medical Imaging*, 20(12):1261-1274, Dec 2001.

[53] H. Zaidi, M. L. Montandon, and S. Meikle. Strategies for attenuation compensation in neurological PET studies. *Neuroimage*, 34(2):518-541, 2007.

[54] Yiqiang Zhan, Maneesh Dewan, Martin Harder, Arun Krishnan, and Xiang Sean Zhou. Robust automatic knee MR slice positioning through redundant and hierarchical anatomy detection. *IEEE Transactions on Medical Imaging*, 30(12):2087-2100, 2011.

[55] Yiqiang Zhan, Xiang Sean Zhou, Zhigang Peng, and Arun Krishnan. Active scheduling of organ detection and segmentation in whole-body medical images. In *MICCAI* 2008, pages 313-321. Springer, 2008.

[56] Yefeng Zheng, Bogdan Georgescu, and Dorin Comaniciu. Marginal space learning for efficient detection of 2D/3D anatomical structures in medical images. In *IPMI*, pages 411-422. Springer, 2009.

第 21 章

面向生物医学数据的移动成像和分析

Stephan M. Jonas

医学信息学系

德国亚琛工业大学

亚琛,德国

SJonas@ mi.rwth-aachen.de

Thomas M. Deserno

医学信息学系

德国亚琛工业大学

亚琛,德国

TDeserno@ mi.rwth-aachen.de

21.1　简介

　　生物医学成像是医学实践和研究的重要工具,它能够在不损害活组织的情况下监测或评估肉眼不可见的生物结构或过程。生物医学成像技术常用于评估人体结构、功能和损伤的医学诊断。从骨折成像到大脑动脉瘤的检测,没有一个医疗机构可以在没有生物医学图像数据分析的辅助下工作。

　　此外,如果没有生物医学成像,生物医学和制药研究很难有所突破。现在,光学成像技术可以用来定位在活细胞中病毒大小的单个有机体,新疗法或生物标志物的开发依赖于复杂的成像和图像分析技术。

　　自 19 世纪后期第一个 X 射线成像以来,已经陆续开发了多种成像方法,还有部分技术正在开发中。由于在生物医学成像中没有一种通用的解决方案,具有各自优缺点的成像技术已经在临床研究、诊断、治疗和记录中找到了用武之处。生物医学成像涵盖从纳米尺度到宏观尺度,其功能和结构(形态)成像的图像数据大小从千字节到太字节不等[46]。此外,计算机的引入和数据采集技术的转变为许多处理技术打开了大门。即使先前认为是不能突破的界限,如光学成像的最大分辨率,也已经通过增加计算能力得到了解决。今天,便携式设备为生物医学图像处理提供了足够的计算能力,智能设备也已经被引入如图 21.1 的手术室中。

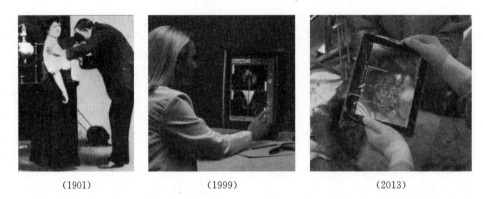

(1901)   (1999)   (2013)

图 21.1   生物医学成像和图像分析逐渐向如今的移动应用方向演变

数字图像是由在网格中排列的单个采样点组成的。一般来说,数字图像由四个不同的部分组成,每个部分在生物医学图像数据分析中扮演着关键角色:

- 图像生成是将现实世界中的场景用数字表示的过程。在生物医学成像中,不同的成像方式获取如组织或细胞等对象的结构信息,或者新陈代谢等功能信息。此外,还可以使用不同的技术来对物体的表面或横截面进行成像。生物医学成像范围从宏观(如骨骼、四肢)到纳米尺度(细胞、分子),各种不同的技术都存在,并在日常实践中使用。

- 图像可视化是将数字化的图像转换为可视化格式,这对于三维(3D)数据尤其重要。二维(2D)图像的可视化通常是直观的,而三维数据的可视化,可以简化为将一个物体投射到部分可视化的结构或截面。从 CAD 或计算机游戏等其他应用程序中使用的技术,通常需要快速显示图像,但是其灵活性较低,因此,在生物医学图像分析中经常使用特殊的可视化算法。

- 图像分析用于将原始图像数据转换为更抽象的形式,其中携带的特定信息通常隐藏在原始数据中。图像分析的过程包含许多步骤,从基本的图像预处理开始,以减少噪音或伪影,然后从图像中提取重要的对象特征,结合多个图像(例如来自不同的模态),分割如肿瘤或骨骼等重要对象,并根据发现的特征或分割出来的器官进行分类。生物医学图像分析的一个主要问题是:由于在体内进行测量,直接获取数据通常是不可能的,这意味着在不破坏样本的情况下无法评估图像或诊断的有效性。例如可以在 X 射线图像中看到肿瘤,但是只能通过破坏组织做活检来确认肿瘤是否真实存在,或者仅仅是一个伪影。

- 图像管理和通信是必要的,特别是在需要存储、重新定位、检索、发送和接收图像数据的临床和研究环境中。在临床试验中保存或使用患者数据通常具有法律意义,因此必须对数据进行适当处理。而存储大量数据并在其中查找信息是一个巨大的挑战。此外,生物医学图像往往是分散的、多模式的,因此,成像数据和患者数据的处理必须符合相应的通信和整合标准。

移动图像终端指通过应用便携式计算机如智能手机或平板电脑存储、可视化和处理图像,无论是否与服务器、互联网或云连接。

本章将在后续部分详细介绍这四个步骤,特别关注图像移动性,并用日常临床常规或研究的例子解释和演示关键概念。第 21.2 节将向读者介绍图像生成的过程,阐述了在生物医学成像中常见的不同成像技术的关键概念,并给出了不同成像方式的实例。第 21.3 节帮助读者了解图像采集技术如何实现可视化,重点介绍三维数据的可视化技术。第 21.4 节详细介绍从预处理到分类的图像分析链中常见的步骤。本章还讨论了生物医学图像分析中出现的其他问题,以及它们对图像分析评价的影响,并给出可能的解决方法。第 21.5 节讨论在医院和研究中心等生物医学领域的图像通信网络的问题,讨论图像管理、存档和检索以及医学图像数据通信的通用标准。每部分给出所提技术应用于移动设备的具体示例。

21.2　图像生成

图像生成是将物理世界的“场景”转换成稀疏的视觉表现过程。尽管任何类型的成像都能产生图像,但 3D 图像通常被称为体,而一维(1D)图像被称为点或线。

最常见的图像生成方法是光学投影成像,这是相机捕捉场景的过程。光学成像使用可见光和不可见的光来生成图像[8,37],在生物医学图像形成过程中还常使用核素成像[23]技术,其中放射性粒子用于产生图像;射线照相法,以高能光子为基础,用于普通射线照相或计算机断层扫描(CT);声成像,它是基于(例如反射)声波(例如超声波)[24];电成像,基于测量电势差异[48],如心电图(ECG)、肌电图(EMG)或脑电图(EEG);核磁共振成像(MRI)[26],记录磁场激发的信号。在本节中,我们将解释这些技术背后的基本原理。

我们区分了两个形成过程:

- 投影成像:沿着成像轴将三维场景投影到 2D 平面上。例如普通照相机或 X 光片。
- 横断面成像:在成像轴上采集样本。最突出的例子是 MRI 和 CT,还有超声波和某些光学成像技术。

成像模式也可以通过捕获的属性区分:

- 结构成像捕捉身体的物理外观,例如在 X 射线或组织学图像中的骨骼或组织。
- 功能成像模式记录过程,通常是代谢或流体动力学过程。例如正电子发射型计算机断层成像(PET)或多普勒超声。

此外,成像方式通常可以通过它们对活组织或细胞的影响来区分:

- 侵入性成像破坏组织,或者在其他方面损害身体。例如 X 射线成像或冷冻切片。在使用高剂量条件下,前者会损坏组织,后者要求将样本冷冻并切片。
- 非侵入性成像,相比之下,并没有破坏组织或损伤,例如超声波和 MRI 被认为是无创成像技术,因为迄今为止其测量的唯一副作用是组织温度的轻微增加。

一般的图像数据可以被记录为 1D(线)、2D(面)或 3D(体)。图像空间(定义范围)不是连续的,因此,图像被表示为稀疏的、单个的样本(二维的像素和三维的体素)在图像空间中具有明显的位置,这些位置形成一个规则的图案或网格。图像分辨率描述了一个图像传感器可以捕捉到的样本数。相比之下,空间图像分辨率描述了物理世界的一部分由单个样本点表示的大小。

假设光圈固定,普通相机图像的空间分辨率取决于传感器上的像素数(除其他几个参数外)。如果一个黑素瘤的图像使用更多的像素捕获,但其他参数与对照图像相同,则空间分辨率增加,因为每个像素代表的是黑色素瘤的更小的部分。

此外,随着时间的推移,一个场景可以被多次获取,从而生成一个视频。这一般是通过在原始图像维度中添加"＋t"来标记(例如,2D＋t 是录像,3D＋t 是三维动画)。

虽然从技术上来说,颜色会为获得的数据(值范围)增加了一个维度,但通常不看作维度,而是被划分为通道(波段)。具有单一类型检测器的图像是单通道图像。彩色图像通常有单独的红色、绿色和蓝色检测器,或者使用颜色滤镜来单独获取每一种颜色,这就产生了三个颜色通道。

▶▶ 21.2.1 投影成像

在投影成像中,三维空间中的一个场景被表示为沿着一个轴投影到二维空间的图像。投影的轴是光学轴,它通常与成像平面正交,并描述图像的深度信息。将所有信息整合到光轴上,特定的位置就会丢失,因而在没有额外信息的情况下,完整的 3D 场景是无法复现的。

最经典的投影成像技术用于照相机中捕捉感光胶片或数字传感器上的场景,图像是由一个或多个光源发出的光组成的,并且部分光线被物体反射或穿过物体。然后在传感器或胶片上捕捉光线[图 21.2(a)]。一个限制因素是光的穿透深度和衍射,这在医学成像的许多领域中很常见,例如,组织学显微镜捕捉微观载玻片上组织的图像。如果仅仅将光照射在组织的表面上,它只会照亮组织的表层,部分光线被反射且其余的部分被吸收,光线不会到达组织的下层,因此在图像中是不可见的,光不会穿过很厚的组织。为了制作出详细图像,组织会被切成非常薄的层后进行背光拍摄[图 21.2(b)],这样光线可以穿过组织,并被记录在另一侧。由此,产生了一种具有有限组织深度的投影图像。

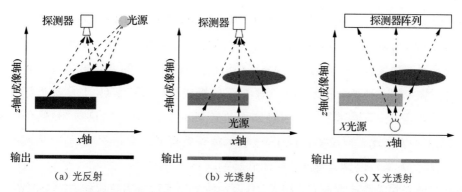

图 21.2　具有光反射,光透射(所谓的背光)和 X 射线传输的不同类型的投影图像生成以及它们的输出,显示为一维数据。来源和探测器都可以作为点或线源。

X 射线成像与光学投影成像非常相似,在 X 射线成像中是辐射而不是光穿透过物体,并投射在传感器上被捕获[图 21.2(c)]。组织和骨骼根据它们的密度吸收 X 射线(类似于在背光照射中物体吸收光线),由此产生的投影是密度的负像(在密度越高的地方,X 射线的量就越少)。

▶▶21.2.2　横截面成像

横截面成像是一种成像方式,它在成像轴(从传感器进入场景的轴,见图 21.3)上产生一个场景的深度。在某些情况下,采集结果是一维数据,就像超声波成像。其他技术,如 CT 或 MRI,在单一的采集步骤可创建二维图像。通常,这些单独的部分被组合创建为二维图像或三维体。

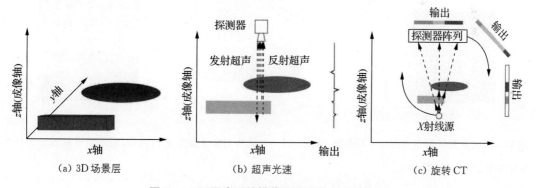

图 21.3　不同类型的横截面成像技术及其输出

横截面成像的一个显著代表是超声波。超声波通过向场景发送超出可听范围的声音脉冲来测量深度。声音在两个材料之间的界面反射,类似于光在空气和水之间的界面反射。通过捕获反射声音的延迟,可以计算界面的深度[图 21.2(b)]。早期的超声系统只使用一个方向来测量声音,从而产生一维的组织数据(振幅或 A 模式)。

通过向成像系统添加多个传感器或可移动的扫描头,可以获得不同方向的多幅图像。

在短时间内获取的多行扫描可以组合成 ID＋t、2D、3D 或甚至 3D＋t 表示。最新系统由一个传感器阵列组成,传感器阵列同时获取一个完整的 2D 图像,扇形射线束被发送到主体,深度信息决定了图像像素的位置,反射的强度被编码为像素的灰度(亮度或 B 模式)。

　　光学成像中的一种类似技术叫作光学相干层析成像(OCT)。OCT 测量近红外光束进入组织的反射延迟。可通过移动反射镜来移动光束的光路来创建 2D 或 3D 图像。如前所述,由于光束的直径比超声波的直径小,该技术具有更有限的穿透深度(与超声波中的几厘米相比,只有几毫米),但具有更高的空间分辨率。

　　最新的横截面成像技术是 CT 和 MRI,两种技术都从对象中获取移位的二维切片,然后将其重新组合成三维图像。在 CT 中,通过在成像平面上围绕对象旋转 X 射线管和探测器,从各方向创建对象的多个一维投影的方式生成切片[图 21.4(a)]。这些一维采集数据形成了一个大的线性方程组,可以通过求解方程组来估计物体在空间中每个位置的密度。

　　由于这样计算的代价较高,所以通常使用另一种方法。由于一维的投影代表了沿着物体线的密度,通过累加每个投影的测量密度,可以进行反投影。在图像上的每个位置上对密度进行累加[图 21.4(b)]。可采用滤波减少伪影作为进一步改进。

　　CT 不是一种常规的横断面成像方式,而是一种通过计算得到的图像,因此得名。CT在检查密度差异较大的骨骼和组织时特别有用[图 21.5(a)]。由于软组织的密度较低,只吸收很少的 X 射线,所以 CT 并不是软组织的最佳成像方式。

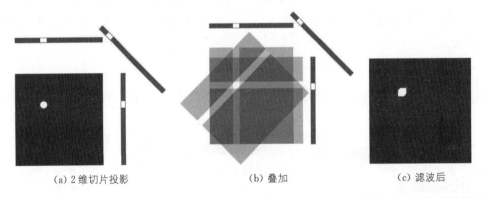

(a) 2 维切片投影　　　　　　　(b) 叠加　　　　　　　(c) 滤波后

图 21.4　利用反投影技术形成 CT 图像。首先,对一个切片的多个投影进行成像,然后对这些投影进行反投影并叠加,最后进行滤波。

　　MRI 与 CT 的不同之处在于 MRI 是利用氢质子的磁旋来产生一个 3D 图像,这个图像表示组织的水密度和分子的化学边界。因此,MRI 特别强调了软组织的差异,但对骨骼没有太大的敏感性,因为氢不是骨组织的主要成分。MRI 技术首先在物体周围形成一个强大的磁场,然后施加射频(RF)波来定位水分子的质子,同步它们的自旋,从而激发氢质子。在除去 RF 场时,原子会回到平衡态。通过测量这种恢复平衡(松弛)的时间可以生成一个图像。这里介绍三种测量方法:第一种(T1)是从纵向磁化中恢复的方法,突出脂肪组织[图

21.5(b)]，第二种(T2)是对自旋的非同步化的测量，突出含水的区域[图 21.5(c)]，第三种被称为质子密度加权成像，是 T1 和 T2 的混合物，主要是显示探针中的数量或质子，它突出具有大量旋转氢原子的组织[图 21.5(d)]。

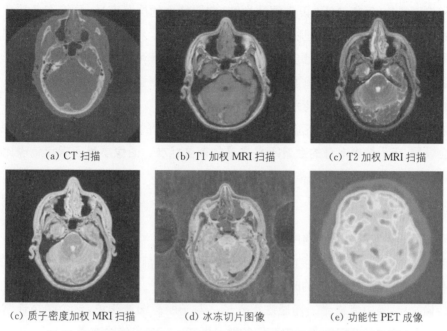

(a) CT 扫描　　　　　(b) T1 加权 MRI 扫描　　　　(c) T2 加权 MRI 扫描

(c) 质子密度加权 MRI 扫描　　(d) 冰冻切片图像　　　(e) 功能性 PET 成像

图 21.5（参见彩色插图）　用不同的成像方式拍摄的男性横断面图像[56]

一种横截面成像技术——冰冻切片法，它能在三维空间中重建原始物体，但在过程中破坏了物体；在这种技术中，物体被冻结并切成 1 微米的厚度。每个切片用光学投影成像[图 21.5(e)]。通过合并后续切片，创建三维图像。

▶▶21.2.3　功能成像

功能成像方法评估功能而不是结构组织特性。例如多普勒成像捕捉的是物体沿成像轴的位移，而不是物体的实际结构。通过测量被送入物体的光学或超声波束的频移（所谓的多普勒频移），可以估计物体的位移或流体的流动。

多普勒效应的一个简单例子：一辆汽车向你驶来，由于汽车的速度与声速叠加，汽车前部发动机发出的声波被压缩（更高的频率），而后部的声波被拉长（较低的频率），因此，当汽车经过时，感觉到的声音似乎更低沉。

另一种功能成像技术是正电子发射型断层成像（PET）。PET 捕获由正电子发射示踪器发射的伽马射线。这种示踪剂通常是葡萄糖类似物，其在身体的特定位置上积累，具有高新陈代谢的特性，这在癌症诊断和脑功能成像中非常有用。在做脑成像时，会给受试者特定的任务或刺激，断层扫描所得图像显示高代谢区域，这与大脑在完成任务或受到刺激过程中活动的区域相吻合[图 21.5(f)]。

▶▶21.2.4 移动成像

在当今的医院中,图像通常是在专门的实验室或部门拍摄的,其原因在于许多成像设备的尺寸和先决条件(例如,MRI 设备重达数吨,需要特殊的屏蔽室)。虽然许多技术总是需要特殊的设备,但普通相机是医院最常用的成像方式之一。移动技术和智能设备,尤其智能手机,是可以在患者床边使用的更容易成像的新方法,并且可能成为诊断工具,可以被专业人员以及普通人使用。智能手机通常包含至少一个用于图像生成的高分辨率相机。然而,在使用相机时,必须慎重考虑,特别是使用非科学的相机。

在公共广告中,相机通常会列出许多参数,但并非所有的参数都有用,特别是,像素分辨率可能会误导,因为像素本身的数量不是质量的衡量标准。图像质量通常用信噪比(SNR)来测量,信噪比被定义为信号功率与噪声功率之比。

$$\mathrm{SNR} = \frac{P_{信号}}{P_{噪声}} \tag{21.1}$$

噪声在图像采集的几个步骤中都可能被带入。

- 散粒噪声,取决于传感器的质量和不同数量光子的离散化。这种噪声主要发生在只有少数光子撞击传感器的时候。
- 传输噪声,是由传感器的连通性引入的。对于所有图像来说,这个噪声通常是静态的,可以通过与在完全黑暗中获取的背景做减法来减少传输噪声。

在使用相机拍摄时,信号来自传感器捕获的光。由于图像噪声减少,更多的光子是可用的。每个像素点积累的光子数量是决定光学系统质量的最重要的参数。该参数由像素的物理尺寸(或与像素数量有关的芯片尺寸)决定,因为较大的像素能获取更多的光,而入射透镜直径能够调节光的量。入口透镜的尺寸通常以 f-stop k(写为 $1:k$ 或 f/k)表示,从传感器到入射透镜的距离与入射透镜直径之比越低越好。大多数现代智能手机的光学参数与普通消费类相机相似,而其制造规模要小得多。表 21.1 显示了来自不同供应商的 2013 年度相机型号及其参数。

表 21.1 不同智能手机摄像头参数的比较

相机	f 制光圈	传感器宽度×高度 (mm×mm)	分辨率 (像素)	物理像素大小 (μm^2)
iPhone 5s	$f/2.2$	4.54×3.42	8	≈1.9
三星 Galaxy S4	$f/2.2$	4.54×3.42	13	≈1.2
诺基亚 Lumia1020	$f/2.2$	8.80×6.60	41.3	≈1.4
谷歌 Nexus5	$f/2.4$	4.54×3.42	8	≈1.9

这些相机首次整合到临床工作和研究中,已经显示出移动技术在医学上的多种应用。一个例子是使用智能手机相机拍摄试纸的照片,以便自动分析[53];另一个例子是多中心临

床登记处使用智能手机摄像头记录的由罕见的疾病钙过敏症引起的坏死性皮肤损伤[18]。这里必须特别注意：不同的智能手机或照明条件下，捕捉和处理颜色的效率不同。在稍后的步骤中，必须使用颜色基准来校准相机颜色。为了控制照明、变焦和距离，德国 FotoFinder 公司开发了一个集成的镜片系统，通过 iPhone 将其转换成皮肤镜，该系统可以方便地连接并供电（见图 21.6）。

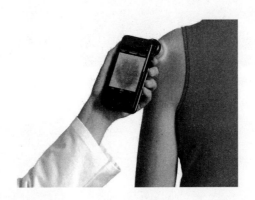

图 21.6　用于移动医学成像的特殊硬件[54]。应用程序仅支持成像，不包含基于计算机的图像分析。

除了集成相机之外，还可以在智能设备上使用其他图像合成方法，可以通过结合特殊传感器（如超声或 ECG），或通过有线或无线连接到更强大的成像设备[30]（如用于床边诊断的微型核磁共振仪上）。

21.3　数据可视化

将获取的图像数据集转化为视觉感知形式的过程被称为可视化。大多数二维数据可视化的方法相当简单，比如数码相片的可视化，但是对于三维体来说，可视化的方法更复杂，特别是当体素被注释有多个特征或者随着时间被观察（3D＋t），通常通过将所有数据转换成彩色 2D 表示。因此，我们需要考虑输出设备以及初始数据的定义和值范围。

▶▶21.3.1　可视化基础知识

人眼能够看到 390～700 纳米波长的光。在可见光谱中记录的图像以"真彩色"显示数据。但是，由于如 X 射线、紫外线或红外成像等许多方式捕获的波长在可见光谱之外，因此必须对记录的数据进行修改。结果图像（例如，用于 X 射线的灰度图像）以"假彩色"显示，这种情况的一个特例，即所谓的"伪彩色"，这意味着图像的颜色已经被人为地增强了某些特征。在这里，使用单通道图像和所谓的颜色映射将单通道的每个值转换为相应的颜色。例如，多普勒信号包含关于每个位置的运动方向的信息。这种移动可以是正的（朝向探测器），负的（远离探测器）或零（无移动）。为了将该信息叠加到形态学图像数据（B 模式），应用不同的颜色方案（多普勒模式，参照第 21.2.3 节），零位用黑色编码，负值用蓝色编码，正值用红色编码。信号绝对值越大，颜色越亮（见图 21.7）。

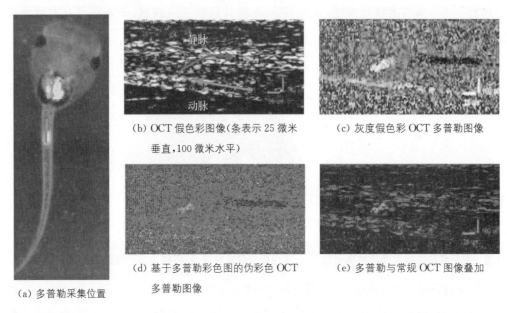

（a）多普勒采集位置

（b）OCT 假色彩图像（条表示 25 微米垂直，100 微米水平）

（c）灰度假色彩 OCT 多普勒图像

（d）基于多普勒彩色图的伪彩色 OCT 多普勒图像

（e）多普勒与常规 OCT 图像叠加

图 21.7（请参阅彩图页） 假彩色和伪彩色化的图像可视化在青蛙胚胎 **OCT** 图像数据诊断中的应用[55]

▶▶ 21.3.2 输出设备

所有的数据都显示在电脑屏幕上，屏幕的颜色从三个基本的通道中混合产生：红色、绿色和蓝色（RGB），这会产生一个立体的颜色空间[图 21.8（a）]。将所有三种颜色设置为相同的值会产生不同的灰色阴影，每一种颜色通常从 0（深色）到 255（明亮）。这等同于 8 位深度，意味着为每个颜色通道分配内存中的 8 位，总共产生 256^3 ～1600 万个可能的值。更高的位深或灰度值也可能，但很少使用，因为它们不受计算机屏幕和文件格式的支持。

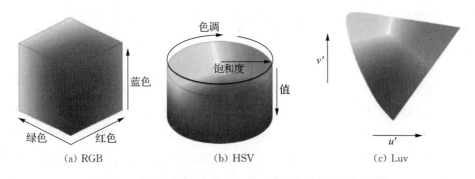

（a）RGB

（b）HSV

（c）Luv

图 21.8（参见彩色插入） 生物医学成像中常用的颜色空间

红色、绿色、蓝色（RGB）；色调、饱和度、值（HSV）；以及 Luv，感知均匀的颜色空间（维基百科，修改）。

　　然而,在某些情况下,图像需要更高的对比度、或颜色或灰度值的分布,例如用于放射诊断的图像。因此与普通计算机屏幕相比,应用于放射学诊断的电脑屏幕需支持更高的位深度(如灰度 10 位深度)、更高的对比度(例如,1400∶1,常规 1000∶1)和更高的亮度比(例如, 400 cd/m² ,常规 200 cd/m²)[4]。

　　打印机与屏幕的不同之处在于屏幕的背景颜色(没有开启颜色)是黑色,而打印输出(纸张)的底色是白色。这样,屏幕的颜色值越高,颜色就越亮,而打印机的颜色量越大,颜色就越深。因此,打印机通常使用青色、品红、黄色和黑色(CMYK)颜色空间来补偿非黑色背景。在混合颜色时,黑色是关键成分,以最大限度地减少纸张上的颜料。

　　在图像分析中,需要进一步建立颜色模型,尽管人类的感知也基于视网膜中的 RGB 样受体,但是人脑将测量值转换为诸如色调、饱和度和值(HSV)之类的概念。色调表示颜色,饱和度表示颜色的量,值表示亮度[图 21.8(b)]。这种颜色空间对分割(例如,显微镜下的染色细胞)特别有用,因为我们希望最终得到与医生观察到的图像相对应的部分。为了应对人类感知的非线性,经常应用 Luv 颜色空间[图 21.8(c)]。

▶▶21.3.3　二维可视化

　　在许多情况下,2D 数据是可以直接可视化的,并且可以将输入数据缩放到所需的范围(例如,对于常规灰度的 0~255 和在放射学显示器中的 0~1023)。

　　为了将来自不同来源的多个图像组合在一起,通常使用一种称为"叠加"的技术。这里,一个图像显示在背景中(通常为灰度),另一个(通常为彩色)半透明地显示在顶部[图 21.7 (e)]。因此可以同时显示结构和功能图像,以突出功能高或功能低的结构。该技术也经常用于可视化图像分割,每个分割区域用不同的颜色编码。

▶▶21.3.4　三维可视化

　　为了实现 3D 数据的可视化,必须从 3D 场景中选择一个视点(虚拟摄像机)。当移动或旋转一个体素时,相对于体素的视点的位置是移动的,而不是体素本身。

　　在生物医学成像中,几乎所有的三维数据都是以等距切片的形式获得的,而不是完全对称的立方体。虽然可以使用相同的着色技术,但一个完整体的着色会产生一个长方体,其中只有外层是可见的,所有内部结构都是隐藏的。因此,必须提供一个映射来为三维长方体的每个值指定一个透明度。在一个简单的例子中,一个映射可以为除了骨骼之外的所有组织指定完全的透明度。这将导致图像只显示骨骼。通常,组织映射为半透明。

　　体数据可视化的方法分为两种:

　　1. 体绘制直接以体素为基本单元;

　　2. 面绘制从体数据中重建物体的表面模型。

　　光线投射算法是一种直接体绘制的方法。它类似于使用放置在场景中的虚拟摄像机,捕捉到每个体素发出的射线[图 21.9(a)]。由于部分体素具有透光或半透光的属性,光线能够部分穿过体素,正向计算这些体素的透光值计算代价较高,因此进行反向计算。光线的数量由目标图像的分辨率决定,一个像素点对应一条光线。从视点方向出发,光线穿过三维体数据,每条光线具有强度和色值,对每条光线上样点的透光值进行累积,一旦透光值到达预先设定的阈值,就立即停止光线的传播。这种情况下,要么没有更多的对象要看,要么已采样的部分能够代表剩下的对象。所有光线完成上述步骤后,计算最终在像平面上形成的三维投影图像。体绘制方法不仅允许用户在没有分割的情况下,看到诸如器官和骨骼之类的表面结构,还能让医生能够及时直观的了解周边组织结构,因此体绘制在医学中的应用非常广泛。

由于直接体绘制计算量大,因此存在其他快速算法。一种替代方法是面绘制。除了医学之外,几乎所有的现代三维可视化工具都使用面绘制。面绘制通常使用多边形(三角形)组成的曲面来近似表示对象的实际表面[图 21.9(b)]。每个多边形本身都是平面的,它们以不同的角度彼此连接,创建出目标三维形状。由于这种方法需要绘制曲面网格,必须在对三维体进行分割。因此,面绘制的方法将算法的复杂性部分偏移到可视化数据的预处理中。

绘制体的曲面网格,需使用的是 Marching Cubes 算法,也叫移动立方体法。假设一个已经分割的体——只包含真值或假值,这取决于该位置的体素是否对象的一部分。移动立方体算法选择该立方体中的一个起始点来创建起始立方体。每个小立方体跨越体的 8 个点,并且体最小。现在,只要至少有一个角点在立方体内,就能够创建更多与初始立方体相邻的立方体。所有完全位于对象内部(所有角都是对象的一部分)或完全位于对象外部的立方体都不是曲面的一部分。但是,如果立方体跨越体的内外,则必须在此时创建部分曲面,共有 256 种可能状态($2^8 = 256$)。根据的旋转和映像不变等特性,这些状态可以归类为 15 种不同的基本构型。可以为这 15 个形状创建一个有效索引数组—查找表(LUT)。基于这 15 种形状,可为跨越对象内外的每个立方体构建曲面。目前已经对这种方法进行了改进,新的方法主要关注于使用光滑的表面和其他问题[38]。

一旦创建了基于网格的对象或多个对象的表示方法,就可以使用计算成本较低的渲染方法。该方法与光线投射相比,其主要优点在于可以更有效地计算直线与多边形的交点。

在场景中添加光照,反射和相应的阴影能够支持三维体的可视化。这一点很重要,因为在没有光照的情况下,体看起来可能呈扁平状[图 21.9(c)和图 21.9(d)]。

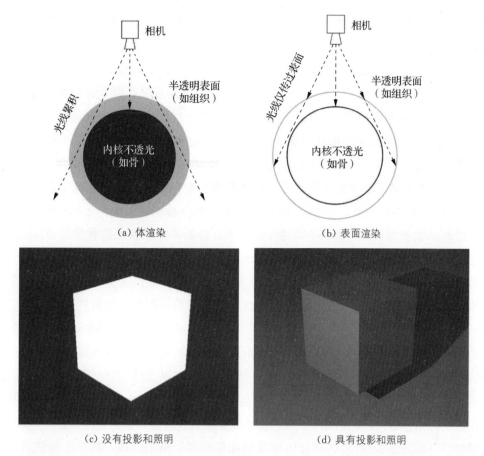

图 21.9　体绘制(a)和面绘制(b)的比较,其中颜色沿着每个光线累积,并且仅当分别穿过表面时才累积。(c)和(d)描绘 3D。

▶▶21.3.5　移动可视化

近年来,可视化和显示技术已成为移动计算领域的主流。例如,在 2010 年 iPhone 4 首次引入视网膜显示屏之前,几乎所有的计算机和智能手机显示屏的像素密度都在 70~100 像素/英寸(ppi)左右。分辨率的提高主要是通过较大的显示屏实现的。然而,视网膜显示器的引入将像素密度增加到 300 ppi 以上,提高了感知对比度,在许多其他方面也优于放射学显示器(例如 iPhone 4 亮度:500 cd/m^2)。因此,这些新类型的屏幕给放射科学者的研究带来巨大的潜力[49]。

此外,现代智能手机和平板电脑提供了大量的处理能力(例如 iPhone 5s 的 64 位双核、1.3 GHz 的处理器),可用于图像可视化。几乎所有的 2D 和面绘制可视化技术都可以实时使用。实时性意味着结果被传递得足够快,能够对当前情况产生影响,或者就数据的可视化而言,使得操作(例如缩放)和结果(缩放图像)之间没有延迟[40],通常这需要每秒 15~20 帧(fps)。

体绘制在计算上是昂贵的,例如,CT 血管造影的数据集可以包含随时间变化的 512^3 个像素多达 6 GB 的数据,其在可视化期间必须存储在内存中,因此,大多数智能设备不能在本地进行体绘制。远程可视化已经成功实现在平板电脑或手机上远程展示在服务器上渲染好的图像。这种所谓的流媒体是通过将对象的实时视频视图从服务器发送到客户端(平板计算机或智能电话)来展示。例如,通过使用移动通信中标准的 H. 264 视频压缩。另一方面,客户端捕获用户的触摸、滑动和其他交互,并将这些发送到服务器以更新实时视图[25]。视频数据流的优点是允许用户在使用移动设备的同时,提供具有工作站的计算能力。这种方法的缺点是从服务器到移动设备实时流式传输图像所需的带宽会成为瓶颈。例如,每秒 30 帧(fps)和 1920×1080 像素(FullHD/1080 p)的分辨率的视频需要大约 1 Mb/s 的带宽。这在大多数当前的无线网络中是不可能的,例如 3G,根据不同国家和接收情况[58],其限制在 350 ~ 2000 千比特每秒(kbit/s)[58]。

对于各种不同设备上的分布式可视化而言,重要的是校准。这意味着在所有设备上以相同的方式显示相同的图像,即使这些设备之间的背景照明不同。为此开发了一个应用程序,允许用户自己直观地校准他们的设备[16]。在该应用中,用户被引导执行 8 个步骤,每个步骤均显示一个视觉图案。在每个步骤中,用户必须调整滑块以更改图案的可见性。第一步,黑色背景上会显示一个暗盒,通过调整亮度,使其不可见,允许对所谓的剪裁进行调整,如果所有低于某个值的值都显示为黑色,则会发生裁剪。第二步,对白色亮盒执行相同操作。在接下来的步骤中,将显示两个不同值的检查器模式。感知值是两个值的平均值,必须进行调整以匹配周围的颜色,这样可以计算感知值和实际值的曲线。基于此曲线可以使用颜色图或查找表重新校准所有图像强度(比较第 21.3.1 节)。

生物医学图像在移动设备上可视化时,经常遇到的一个问题是诊断的适当性。例如,显示医学图像的软件必须接受食品和药物管理局(FDA)或其他地方法律机构的调查,才能被批准进行商业营销。智能手机和平板电脑不一定满足进行这些研究的要求,因此,在考虑将移动设备用于医学图像的诊断或可视化时,应考虑用于可视化设备的适当性和合法性。

21.4　图像分析

图像分析的任务是从信号数据和图像的原始像素中提取抽象信息或语义及知识。这是生物医学成像中最具挑战性的任务,因为它支持研究人员和临床医生寻找疾病或特定表型(诊断学)线索,支持新手和专家执行程序(治疗),跟踪随访结果,并使科学家从成像数据中获得知识。

随着数字成像设备的日益增多,自动的知识提取成为一种趋势,且越来越重要。移动和个性化健康数据的新趋势进一步推动了对自动化的需求。例如,许多基于智能手机的皮肤癌调查应用已经存在,但实际上只有少数是精准的[52]。智能手机可以通过无接触的脉冲频率拍摄面部皮肤,能够精准地获取皮肤颜色微小的周期性变化,这些通常是人类无法观察到的变化[44,47]。

此外,个性化医疗也抵消了传统的医生看病,转向基于 web 的就诊方式(如 WebMD)。因此,用于医学图像数据分析的移动应用和云应用将在未来的生物医学数据分析中发挥重要作用。

一个常见的生物医学图像分析任务可以分成几个子步骤:

1. 预处理消除背景噪声或增强图像;

2. 特征提取;

3. 配准图像;

4. 分割感兴趣区域(定位和描绘);

5. 图像或分割部分的分类和测量。

$\frac{1}{16}$	$\frac{2}{16}$	$\frac{1}{16}$	A	B	C	-1	0	$+1$
$\frac{2}{16}$	$\frac{4}{16}$	$\frac{2}{16}$	D	E	F	-2	0	$+2$
$\frac{1}{16}$	$\frac{2}{16}$	$\frac{1}{16}$	G	H	I	-1	0	$+1$

▶▶21.4.1　预处理与滤波

基本上,所有来自生物医学成像模式的图像,尤其是来自智能手机相机的图像,都是有噪的,并且包含伪影,因此,在数据可用于分析之前需要进行预处理。额外的预处理还可以帮助准备某些分析任务的图像,例如边缘检测。大多数预处理算法在计算时间和内存需求方面都比较低,因此适合于移动设备。这里,将讨论三种常见的 2D 滤波器(图 21.10)[3]:

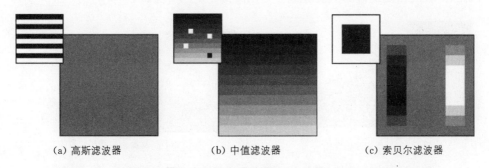

(a) 高斯滤波器　　　　　(b) 中值滤波器　　　　　(c) 索贝尔滤波器

图 21.10　带有模板(顶部)、原始(左边的图标)和结果(底部)的空间过滤器

1. 高斯滤波器(Gaussian filter):高斯滤波器通常用于去除图像中的噪声和记录伪影。该滤波器由与图像卷积的多维高斯分布组成。卷积中,根据掩码将中心值替换为累积的加权值,从而降低图像中的高频噪声[图 21. 10(a)]。

2. 中值滤波(Median filtering):中值滤波器也用于减少噪声。这个过滤器中,一个有固定大小的滑动窗口(这里是 3×3 像素)在图像中移动。窗口的中心点被窗口中的中值所取代。中值计算中,对当前掩模位置(A~I)的图像像素值进行排序,中心被排序行中的第五个值取代。这种方法在保持大多数像素的值的情况下,删除位于其他平滑区域中的异常值[图 21. 10(b)]。

3. Sobel 滤波器(Sobel filtering):Sobel 滤波器用于增强图像中的边缘。为此,非对称滤波器与图像进行卷积[图 21. 10(c)]。在图 21. 10 中可视化的掩模对垂直边缘敏感,特别是从黑色到白色的垂直边缘。通常这个掩模 90°旋转,符号被改变,最后得到一组 8 个不同的掩码。所有 8 个掩码都是独立应用,例如用最大值代替中心像素,以获得边缘图。

▶▶21.4.2　特征提取

特征是图像或部分图像的简化描述符。特征用于比较两个图像,或者在多个图像之间查找相似性或共性。图像特征可以是全局的(描述图像整体)或局部的(描述图像的任意大小的一部分)。

一个非常基本的全局图像特征是图像直方图(图 21. 11),直方图是图像中像素/体素值的概率分布。对于每个可能的值,出现的次数都计入图像中。最终是一个非常简化的表示,关于强度的信息被保留,但是所有空间信息都丢失。全局特征,例如直方图的形状,可以用于区分图像的类别,例如手部和颅骨 X 线照片(图 21. 11)。

局部特征只描述图像在某一空间位置的一部分。局部特征提取是由两个单独的步骤创建的:第一步是特征检测,首先定位兴趣点(POI);第二步是特征描述,对于每个检测点,创建该位置(可能包括一些周围区域)的描述。由于图像可以在不同的条件下获得,例如缩放和旋转,所以检测器和描述符都需要对这些变化保持一定的不变性。

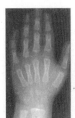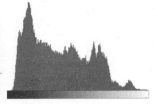　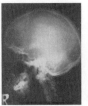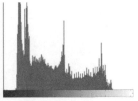

(a) 手部放射照相　　　　　　　　　　(b) 颅骨放射照相

图 21. 11　图像和它们的直方图

一种特征检测方法是简单的角点检测器,它对大多数缩放或旋转的变化具有内在的不变性。角是图像中两条边的交点,或者是单个边的方向变化。由于这些定义在图像缩放、旋转或平移时都不会改变,因此角对这些变化是不变的。相比之下,会随着某些变换而改变的特征是,例如,水平边缘。虽然缩放和平移不会改变定义,但旋转确实会产生影响,因为在 90 度旋转之后,水平边缘不再是水平的。然而,由于在生物医学成像中很少出现直线或角,因此需要更复杂的特征。

一种鲁棒特征检测器是尺度不变特征变换(SIFT),它由检测器和描述符组成[3]。从本质上讲,SIFT 特征对旋转、平移和部分光照具有不变性。此外,通过系统地对图像进行缩放,找到不同尺度下的 POI,实现了尺度不变性。因此,特征描述符本身并不是尺度不变的,但检测它们位置的方法是不变的。为了实现这一点,在不同尺度(所谓尺度空间,尺度是这个空间的一维)对图像进行高斯滤波(本质上是一个带通滤波器,去除高频和低频)。然后检测滤波和缩放后的图像中的局部极小值,为特征提取提供标记。沿边缘或低对比度的 POI 不使用。在特征描述方面,根据区域的主要方向对检测到的 POI 周围的邻域进行定位。然后邻域被划分为一个 4×4 的网格,每个网格单元包含 16×16 个像素。计算网格中每个单元格的梯度(方向)直方图,并将结果存储为特征向量。梯度只能在八个方向上测量。因此,特征向量的大小为 8×4×4=128 个值。由于网格的方向是根据区域的主要方向对齐的,因此特征向量是在旋转不变的情况下创建的。光照的不变性不是通过直接使用图像的值来实现的,而是通过使用梯度来实现的,梯度对光照变化具有一定的鲁棒性。

针对特征提取已经发展出许多新技术,并有了很大改进[1,6,36,45],不过关键概念通常与 SIFT 方法类似。

▶▶21.4.3　配准

特征向量用于在多个图像中查找参考点。对于人类来说,识别出从同一场景中捕捉到的两张照片是很容易的,但这对于机器视觉来说是很困难的。基于两个图像之间的 SIFT 对应关系,可以自动做出相应的决策。此外,还可以确定一个几何变换,将两个图像的视点结合在一起,这个过程称为配准。配准允许自动比较来自同一场景的图像,以确定随时间发生变化的区域。

采用不同的方法进行配准[17]:

1. 基于原始数据配准法利用相关性度量基于图像强度或颜色的相似性对齐两个图像。
2. 基于点配准法提取图像中的地标或 POI 并基于此创建变换矩阵。
3. 基于边缘配准法基于边缘对齐图像。例如,眼底成像中使用此类技术。
4. 基于对象的配准在高层视觉系统中执行。首先识别对象,然后基于这些对象的形状或重心进行配准。

所有情况下,其中一个图像被设置为正在配准的另一个(后续)图像的参考图像。我们还需要定义变换的类型：平移、旋转、缩放和其他仿射变换；或非刚性类型：弹性变换，即图像的局部配准部分不同于其他部分。

在基于原始数据配准法中，将移动图像连同推测变换（如强度变换）共同置于参考（固定）图像上，计算相关系数、互信息或其他相似性度量[35]。通过尝试微调当前变换，迭代改进该度量。这些变化由优化器确定，对于每次迭代，需要某种插值方案在离散网格上变换后续图像[33,34]，最后选择最佳匹配变换。图 21.12 描述了迭代图像配准的一般方案，它由度量、优化器、变换和插值器组成。

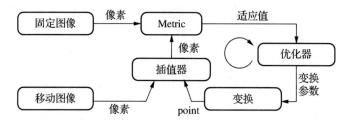

图 21.12　迭代图像配准的一般方案（来源：VTK 软件指南）

基于点配准法是基于被提取的 POI 开展的，例如使用 SIFT 算法提取 POI。两个图像的 POI 是成对匹配的，并且保持所有强匹配。如果第二图像中最相似的对应 POI 所定义的点对在交换参考图像和后续图像时也找到时，则发现强匹配。基于这些匹配，确定几何变换。

非刚性配准弹性地扭曲图像，通常会强制点对的精确叠加，更常见的是确定了一定的变换模型。这里我们通常可以根据需要从点对应关系推导出更多的方程来确定变换的自由度（参数）。例如，3D 中的刚性变换由三个沿正交轴的位移参数和三个旋转角决定，这三个旋转角度只能由两个 3D 点对应来计算，应用最小二乘算法直接找到最佳匹配，或者用随机样本一致性（RANSAC）计算变换矩阵。RANSAC 选择匹配的子集并基于这些计算变换矩阵，然后在剩余的匹配上测试矩阵，如果足够的样本一致，RANSAC 终止并返回变换矩阵。这保证了稳健的结果[22]。

▶▶21.4.4　分割

分割用于区分图像中的区域，例如前景和背景，因此存在一个标签问题：图像中的所有像素或体素必须分别与每一个标签相关联。注意，该标记范例与许多成像模式（例如 X 射线成像或显微镜）中每个像素或体素从若干对象叠加的实际情况相反。

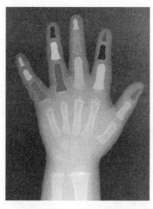
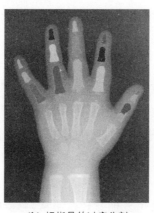
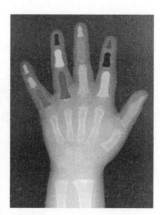

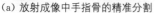

（a）放射成像中手指骨的精准分割　　　（b）拇指骨的过度分割　　　（c）拇指骨的欠分割

图 21. 13　典型的分割问题

可以在多个抽象级别上执行分割，并且有手动交互或非手动交互。更高的水平的分割需要更多关于期望结果的先验知识：

1. 基于像素/体素：使用最低级别的抽象进行分割。简单阈值处理区分前景与背景，或者不同对象。（例如，X 射线或 CT 图像中的骨骼、组织和空气）。自动阈值确定基于 Otsu 算法实现。该方法创建图像直方图并找到阈值，使得类间方差和类内方差的商最大[42]。

2. 基于边缘：边缘与区域的边界是密切相关的。基于边缘分割法中，首先利用边缘增强滤波器与阈值组合检测边缘。Canny 边缘检测应用迟滞函数，得到具有一个像素厚度的边缘片段的二值图[11]。将完全由边缘构成的对象标记为一个区域，然而边缘往往是不连续的，但又必须采用方法，如形态学运算实现连接。另一种半自动化的方法称为 livewire，其中用户仅点击一些边界点，计算机基于梯度信息在两者之间找到最佳连接。因为成本图是在初始化时计算的，所以最经济的路径是在任意用户移动光标之后立即通过线可视化（livewire）[20]。基于图像的边缘图，放置并拟合活动轮廓的形状，以最小化平衡模型刚度和边缘图变化的能量函数。

3. 基于区域：基于区域分割法使用相邻像素或子区域中的相似性。这里的一种方法是统计区域合并，其首先为每个像素（体素）创建一个区域，然后迭代地合并相邻区域，直到达到某个阈值（例如，用户预设的剩余区域的数量）。通常，基于统计相似性（例如，平均强度或颜色的差异）进行合并[41]。

4. 基于对象：高层次的分割方法需要对分割对象有先验知识，例如霍夫变换、模板匹配或主动形状模型[5,9,14]。在任何情况下，物体的形状必须先验已知。霍夫变换可以用来估计利用数学公式导出的任何形状的位置（例如直线、圆）。将图像上的每个位置转换为数学描述的任何可能解的参数空间，并累加所有像素。在像素空间中，具有最高累加表示的参数集合描述了一种可能的分割结果。在第二种情况下，将包含对象样本表示的模板图像与图像进行匹配,计算其所有位置上的相关性,求全局最大值得到最佳匹配的位置。主动形状模型分割法使用统计模型描述对象形状和形状的可能变化,该方法需要一定数量的已分割训练数据集。

分割经常受到过度或欠分割的影响(图 21.13),这意味着:要么分割的区域太多(一个对象被标记为多个区域),要么分割的区域太少(多个对象具有相同的标签)。这两个问题很难解决,需要用户通过经验和知识来选择合适的分割算法和参数。

▶▶21.4.5 分类

生物医学图像的分类可以使用多种方式。通常,可以根据对象的某些类型或属性是否存在进行分类(例如,是否癌变),即二分类任务。一种更复杂的分类任务是肿瘤分期,其中肿瘤发展的程度用于确定选择合适的治疗方案。这两项任务也可以独立且连续地执行,例如,在乳腺 X 光检查中,必须检测可疑区域的图像,这个过程被称为计算机辅助检测(CADe),而分类结果被称为计算机辅助诊断(CADx)。可疑区域的定位本身不是分类的一部分,它经常被合并到流程中,因为这常常是解决方案的一部分。

通常,分类是将具有不同内容的对象映射到多个有意义的类或标签的过程。必须形式化每个类的属性的先验知识(例如,在较暗的背景前寻找明亮的对象时,应当应用阈值将每个像素分类为两者之一)。通过针对所有或某一其他类为每个类构建单独的分类器,所有的多类问题都可以简化为二分类。在生物医学成像的情况下,类通常遵循正态分布,彼此重叠。这意味着一个对象可能具有类 A 的类似属性,但实际上可能属于类 B。该对象可能会被错误分类,但这不可避免,因此,一定的分类误差总是存在的。分类的目的是通过选择最合适的特征来描述对象的属性,从而优化分类误差,使其最小。例如,如果仅仅通过测量身高来试图对一个人的性别进行分类,那么高于某一阈值的人被认为是男性,而值较小的人认为是女性。当然,这将导致许多错误的分类。虽然不能避免这个错误,但存在一个最小化该错误的最佳阈值[图 21.14(a)]。

通常,对多个特征进行分类会生成 n 维特征向量。一个基本的分类技术是最近邻(NN)分类[15],这个分类要求必须存在具有已知类标签的对象数据库。如果必须对新对象进行分类,则根据特征计算的距离函数从参考数据库中搜索最相似的对象[图 21.14(b)]。当距离函数值最小时,新对象被分类为同一类,作为其数据库中最相似的对应物。由于 NN 方法对异常值(在类 B 中,类 A 的单个数据点可能使结果失真)非常敏感,所以存在这种方法的扩展,称为 k 近邻(kNN)。在 k 近邻算法中,我们不是简单地搜索数据库中最相似的对象,而是确定 k 个最相似的对象,然后通过 k 个已知类之间的多数票来决定该类[图 21.14(c)]。因此,个别异常值不再影响分类结果。

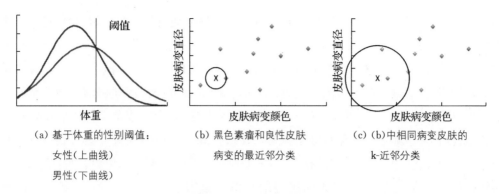

（a）基于体重的性别阈值：　　　　（b）黑色素瘤和良性皮肤　　　　（c）（b）中相同病变皮肤的
　　　女性（上曲线）　　　　　　　　　病变的最近邻分类　　　　　　　　k-近邻分类
　　　男性（下曲线）

图 21.14　二分类技术

目前已经开发了许多其他分类方法，有些基于逻辑公式（决策树），有些类似于人类大脑执行分类任务（人工神经网络），或基于数学变换（支持向量机）[19]。

一旦对图像或相关 ROI 进行分类，就可以提取测量值，完成图像分析链。

▶▶21.4.6　图像分析评价

在分析生物医学数据时，如何定义金标准是一个常见的问题。因为分类或分割任务的真实结果并不明显，因此难以判定真实性。例如，钼靶拍片检测乳腺癌时，确定癌症的唯一方法是对乳腺进行组织活检。更糟糕的是，（正确）检测到的 3D 肿块的精确 2D 轮廓投射到 2D 探测器平面后，却无法被确定。因此，必须创建具有已知存在或不存在目标条件的评估数据集，以衡量测试的准确性。

在上面的第一个例子中，基于金标准的评估意味着必须收集具有组织活检数据的钼靶影像结果集。组织活检（癌症的阳性或阴性）的结果是金标准。另一种金标准是癌组织的确切位置和范围。通常，当金标准已知时，灵敏度和特异性是生物医学测试中分类准确性的合适度量。当针对特定条件使用测试时，可能有四种结果：

- 真阳性：测试检测到病情并且实际存在。
- 假阳性：测试检测到病情，但实际上并不存在。
- 真阴性：测试正确检测到没有病情。
- 假阴性：测试检测到病情不存在，而病情实际存在。

术语"敏感性（sensitivity）"描述了样本中正确分类阳性样本的比率（条件组内的真阳性率），换句话说：正确识别的病人百分比。特异性（specificity）则相反，指健康组内正确分类的阴性样本的比率（健康组内的真阴性率），或被确定为阴性的健康人百分比。在最好的情况下，两个比率都是 1（100% 正确分类为阳性和阴性）。在最坏的情况下，赋值是随机的，敏感性和特异性都是 0.5。敏感性和特异性均与病症的患病率（患病的概率）无关，因此具有测试特异性。

在许多其他领域中，错误率（针对所有样本的错误分类的样本的数量）用于评估测试。

然而,如果一种疾病的患病率比较低(例如,小于1％),则小的错误率(例如,1％)可能已经意味着该疾病未被正确分类。如果患病率高得多(50％),那么低错误率(1％)的检测具有高敏感性和高特异性。因此,错误率不是衡量生物医学测试性能的合适指标。此外,错误的类型(假阳性、假阴性)通常具有不同的相关性。例如,筛选方法需要检测所有真阳性,而发现一些假阳性是可以容忍的。与鉴别诊断相反,必须开发特定的测试,以最小化假阳性率。

例如,我们考虑筛查人类免疫缺陷病毒(HIV)。本文采用酶联免疫吸附试验(ELISA)进行了一种简便、快速、灵敏度高的初检,以发现所有真阳性和部分假阳性。好的一面是,被这种测试标记为阴性的人携带这种疾病的几率不是很高。在第二轮中,用二次检测法(Western Blot)对阳性检测者进行筛查,这种方法比较复杂,但具有较高的特异性。因此,在第一步中确定所有可能感染艾滋病毒的人,在第二步中清除假阳性结果。

再回顾这个钼靶和影像质量的例子,"金标准"通常是由专家手工分割而来的。然而,即使是同一个专家对图像分类,结果通常也是不一致的(观察者内部的变异性),而且多个专家之间也存在很高的差异(观察者之间的变异性)。因此,人工分割的结果不应被称为金标准。

特别是在分割中,缺乏金标准已经得到了很好的解决。一种解决方案是同时进行真值和性能水平估计(stamp)算法[50]。这个迭代算法基于多个专家或算法(观察者)的分割结果,计算真实"金标准"的概率估计。每个像素或体素都与它属于前景或背景的概率相关联。换言之,每个像素或体素同时是部分前景和背景,与其概率估计相对应。在迭代的第二步中,根据当前估计的金标准对每个观察者(自动或手动分割实例)进行评估。较少同意这种估计的观测者被认为是不可靠的,其分割的权重减少,并重新更新金标准。当金标准稳定时,停止迭代。

该算法允许在计算金标准的同时并对每个有贡献的分割结果进行性能度量。

▶▶21.4.7 移动图像分析

设备的计算能力是移动图像分析的一个重要方面。由于大多数移动设备本身不能执行复杂的计算,一种可能的解决方案是将计算任务转移到服务器。移动图像分析可以区分为两种不同的方法:

- **在线分析**:这里,移动设备必须通过无线网络连接到云服务("在线"),或者是常用的因特网。分析任务所需的数据必须在分析之前传输到另一台计算机。
- **离线分析**这种方法不需要互联网连接。移动设备收集用于分析的所有信息,并且在移动设备上执行完整计算。

两种方法都有缺点:无线网络的速度和可靠性较差,而移动设备上的计算能力非常有限。因此,必须找到合适的移动图像分析方法,该方法不会由于计算或通信瓶颈而产生延迟。

例如,对于第二种方法,已经开发了用于诊断先兆子痫的移动应用[31]。在妊娠期,先兆子痫是导致孕产妇在围产期发病和死亡的主要原因,这在发展中国家尤为常见。传统上,该疾病由医学专家基于诸如高血压和尿液中的尿蛋白症状作出诊断,导致诊断的敏感性较高但特异性非常低。

最近,一种新的试验方案已经被研发出来[10]。在这个试验中,孕妇的尿液用刚果红色染料(其与错误折叠的蛋白质结合)染色,然后涂在纤维素测试片上(其也与错误折叠的蛋白质结合),然后用特定溶液洗涤片材,剩余的有色蛋白质的量是判断是否存在先兆子痫的指标。该试验易于实施,但难以评估,因为难以比较不同强度的染色蛋白质。

使用智能手机的内置摄像头设计了一个移动图像处理流程(图 21.15)。相机在清洗前(Pix1)和清洗后(Pix2)捕捉测试纸的图像。试纸大小(长宽比)和患者样本(患者细胞)的定位方面是标准化的。通过边缘检测和角点检测,可以在采集的图像中检测出试片。首先,使用 Sobel 滤波器对图像进行滤波以增强边缘,然后通过阈值确定背景边缘,最后应用 Hough 线变换提取直线(比较第 21.4.1 节和第 21.4.2 节)。四条主要直线(图纸轮廓)的交点是角点。使用角点的位置,可以通过在矩形上跨越这两张纸来提取并校准这两张纸(比较第 21.4.3 节)。在标准化的基础上,可以确定患者细胞的位置,并使用 Hough 圆变换分割尿点(比较第 21.4.4 节)。通过已知患者样本的位置和范围,以及配准的图像,可以实现对患者尿液样本的前后分析。刚果红染料的保留率可以显示并邮寄给医疗专业人员进行分类。可根据阈值将所得比率分为疾病的几个阶段(比较第 21.4.5 节)。移动应用程序对灯光、视点和其他与用户相关的更改保持不变,能够可靠地检测试纸和保留率。此外,该应用程序可以在过

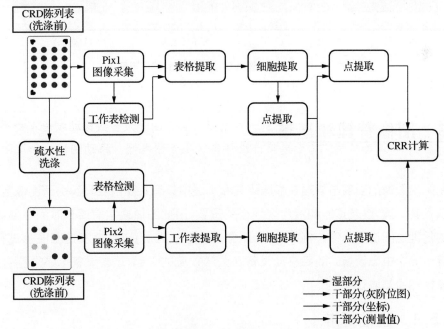

图 21.15　在移动图像处理应用程序中显示工作流程[31]

时的设备上运行,无需额外的资源,例如互联网连接或用户的帮助。当未经培训的人员在严峻的环境中使用时,这将是一个有用的工具。根据采集协议引导用户完成采集过程(图 21.16)。图像处理链的所有中间环节信息(片检测和提取、患者细胞和样本检测和分割)都作为质量控制结果提供给用户。

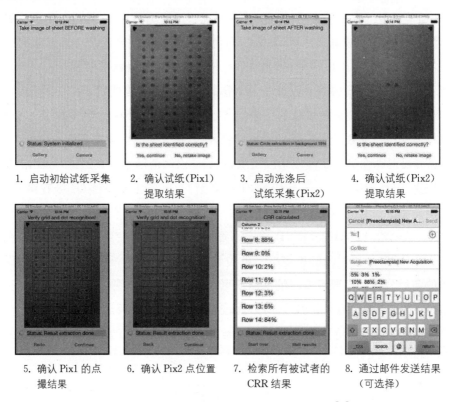

1. 启动初始试纸采集   2. 确认试纸(Pix1)提取结果   3. 启动洗涤后试纸采集(Pix2)   4. 确认试纸(Pix2)提取结果

5. 确认 Pix1 的点撮结果   6. 确认 Pix2 点位置   7. 检索所有被试者的CRR 结果   8. 通过邮件发送结果(可选择)

图 21.16 移动图像处理应用程序的试纸界面[31]

21.5 图像管理和通信

生物医学图像的通信与管理在临床研究和实践中具有重要的意义。由于图像数据对于了解疾病及其进展,以及诊断和治疗规划至关重要,因此图像通常需要长时间存储,并在许多不同的代理之间进行通信。例如,X 光图像是由医技人员获得的,发送至医生进行诊断,然后储存于一个中心设施。随着移动设备在医学领域的兴起,这些设备也必须整合到现有的工作流程和通信协议中[13]。

▶▶21.5.1 通信标准

由于医学图像是在许多不同的位置和不同的模式下(如 CT、MRI、超声波……)获取的,并且被传送到许多其他的设备上（如打印机、放射工作站、图像分析系统、移动设备……），因此一个共同的通信标准是很重要的。将患者和其他元信息（例如，报告）添加到文件中也是非常重要的。因此，早在 20 世纪 80 年代，美国国家电子制造商协会就与美国放射学会合作，开发了第一个版本的医学数字成像和通信（DICOM）标准，该标准目前由 DICOM 标准委员会维护。DICOM 由两个部分组成（开始的时候，有第三部分定义了通信协议，现在已经被通用的因特网的 TCP/IP 协议所取代）：

1. DICOM 对象类：DICOM 通常使用标签值描述图像属性、患者数据和元数据。每条信息都由其标签寻址，因此可以将其放置在结果数据流中的任何位置。这为开发人员和制造商提供了高度自由。这个概念允许在一个 DICOM 文件中存储多个图像（例如，一系列的多个 CT 片或来自不同模式的图像）。DICOM 还支持对图像数据进行压缩，这对于归档非常重要。

2. DICOM 服务类：服务描述了与数据有关的操作，它们支持图像数据的存储和检索，以及审核。基本的 DICOM 服务包括：
   - 验证（检查外部网络节点的一致性）。
   - 存储（实际上是两个命令，"存储"用于存储，"移动"用于传输）。
   - 存储承诺（在删除之前确认存储）。
   - 查询/检索（搜索对象和启动存储传输）。
   - 模式工作列表管理（元数据到模式）。
   - 模式执行步骤（确认采集，可能不同于请求）。

高级服务解决了放射科医师使用不同的硬件和软件在不同地点对图像进行排序、显示和感知的需要。例如，DICOM Softcopy Presentation States 在任何硬/软件上能够以相同的标准显示，包括灰度、颜色、对比度、旋转和缩放。DICOM 结构化显示通过图像框（例如轴、冠、侧视图）定义屏幕布局，而 DICOM 挂片协议可再现地组合来自相同检查的不同图像[例如在乳腺放射摄影中，左乳头尾（CC）位的图像和右乳内外侧斜（MLO）位的图像进行组合展示]。

同时，国际标准化组织（ISO）已经接受了 DICOM 作为医学成像的标准，它已被医疗领域的制造商和开发人员广泛采用。然而，DICOM 并不是临床工作流程中与医院其他非成像设备（如医院信息系统、计费、订单等）通信的标准。

此外，由于 DICOM 标准的自由度很大，放射学家和信息技术专家于 1998 年建立了医疗保健企业（IHE）计划，旨在规范 DICOM 标准的使用。IHE 集成概要文件描述了一个临床信息需求或工作流场景，以及如何使用已建立的标准来实现这一目标。实现相同集成概要文件的一组系统，以一种相互兼容的方式处理需求/场景，每年用所谓的"connectathons"（互操作性展示）进行检查。

▶▶21.5.2　归档

　　许多国家和卫生机构在法律上要求长期存储医学数据,医学图像归档是图像管理的中心任务。由于使用常规成像方式,医学图像很容易达到百万字节,使用形态学数字切片的医学图片可以达到万亿字节,同时它们必须存储长达十年的时间,所以必须仔细考虑归档问题[47]。最重要的问题有:长期的可读性,压缩数据以节省存储空间,以及图像与患者数据不可分割的关联。由于 DICOM 文件格式是以长期存储作为应用之一而发展起来的,因此它允许所有三种存储方式:(i)使用已知标准的存储,以供今后几年使用;(ii)图像数据压缩;(iii)将患者数据与图像数据一起存储。

　　由图像生成、存储、处理和分发组成的系统称为图像归档和通信系统(PACS)。PACS 服务器持久地存储图像和元数据,这些数据能够被其他 PACS 组件检索并传输(图 21.17)。

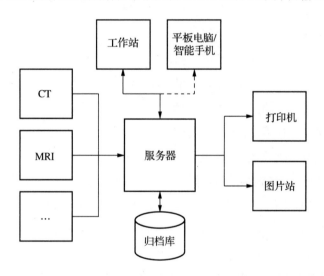

图 21.17　生物医学 PACS 的例子,包括输入(左)、输出(右)和存储及通信(中间)组件

这些线路表示根据 DICOM 标准在安全的内网(实线)或通过因特网(虚线)中传输数据。

　　随着个性化健康的发展,健康信息可能需要在一个人的一生中储存 70～100 年。然而,许多所谓的持久性记忆介质都具有有限的保存期(例如,DVD 或 CD 等光盘为 10～25 年,磁带长达 30 年,硬盘为 3～5 年)。到目前为止,只有一个真正的永久存储解决方案存在(M盘,最多可达 1000 年)。因此,出于备份的原因,PACS 服务器本身经常被镜像备份到辅助服务器上。

　　虽然医疗信息的存档在个性化健康管理中起着至关重要的作用,但随着个人健康信息的长期储存,许多安全和隐私问题也会出现,因此,大多数归档服务器都与因特网分离。这就给这些服务器和医院网络之外的移动设备之间的通信带来了可能的问题。

21.5.3　检索

到目前为止,任何影像学档案的图像检索都是由单独存储在图像位图中的字母数字元数据完成的。而基于内容的图像检索(CBIR)旨在通过模式管理图像,并通过视觉相似性从(PACS)档案中检索图像。"一幅画胜过千言万语"这句谚语描述了任何自然语言对图像的描述的固有的不完整性——这也是医学领域众所周知的问题[2]。

CBIR 系统通常由四个步骤组成:(i)特征提取,基于图像模式和诸如颜色、纹理和形状等特征;(ii)相似度计算,通过两个图像或图像模式的特征来量化它们的视觉距离;(iii)特征索引,构造归档中托管的大量特征和图像以加快响应时间;(iv)图像检索,最终根据最相似的特征呈现相应的检索图像集。

医学应用(IRMA)框架中的图像检索已被用于派生若干 CBIR 应用,如果图像归档使用基础事实进行注释,则 CBIR 甚至可以生成 CADx 应用程序。例如,在图 21.18 中,基于 CBIR 的骨龄估计结果呈现给用户[21]。查询图像及其提取的 ROI 显示在界面的最顶部区域。从档案中检索到的最相似的副本,以相似性降低的顺序显示在下面(可滚动),并与验证的骨龄一致。根据参考年龄和相似性度量,计算预测年龄[29]。

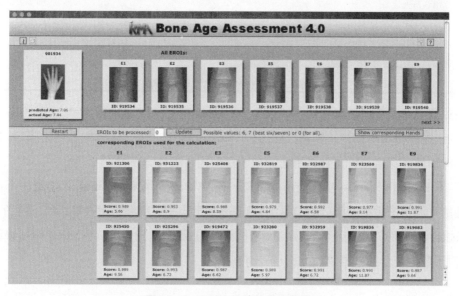

图 21.18　CBIR 系统的查询结果

21.5.4　移动图像管理

智能手机和平板电脑等移动设备以及新颖的可穿戴技术目前还不能很好地与 PACS 和医院信息系统连接,移动通信的分布式信息源问题必须解决[12]。此外,法律和监管仍然是一个问题,因此移动设备的支持是有限的[43]。尽管如此,移动设备在未来在诊断和治疗中将发挥更大的作用,因此在设计新的生物医学图像的通信和管理选项时必须牢记安全性与移动性的各个方面。

例如,在 2010 年,乔治敦大学医学中心的科学家们发现了如何在手术室中使用苹果公司的工具:外科医生能够使用新技术实时获取 X 射线、CT 扫描和实验室报告(图 21.19)。通过 iPad,外科医生在手术室和医院的其他地方都能获得数据[51]。

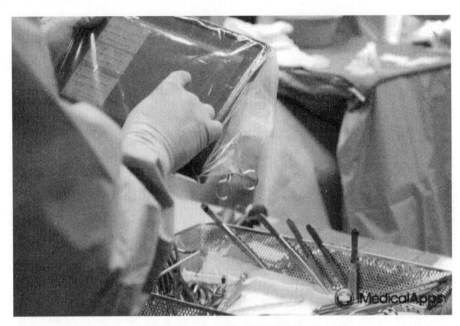

图 21.19   在外科手术室使用 iPad

虽然诸如智能手机之类的便携式设备允许移动获取图像,但它们仍然主要用于显示信息。然而,在研究和临床试验中,已经开发了移动应用程序用于捕捉患者的照片,并通过无线网络将图像数据直接传送到该患者的电子病例报告表(eCRF)[27,28]。

图 21.20 是 OC-ToGo 应用程序的示例。研究护士登录 OpenClinica,这是一个用于临床试验的开源电子数据采集(EDC)系统,(1) 选择相应的研究和患者,(2) 采集满意的图像,(3) 开始自动传输,(4) 结束,(5) 确认。图像在服务器上是安全的,而不是存储在移动设备上,这对于数据安全和数据隐私问题也是有利的。

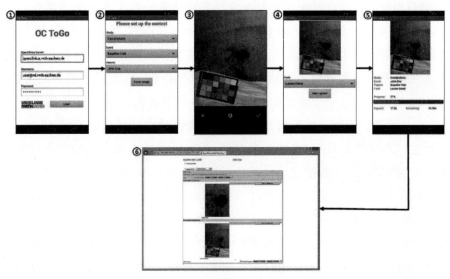

图 21.20　OC-ToGo 的工作流程允许用户在智能手机上捕获临床试验中的事件

21.6　总结和未来方向

　　这一章展示了移动和静止状态下生物医学成像和分析的核心概念。具体地说,详细地阐释了在日常临床常规和研究中使用的最重要的图像形成模式,指出了投影和横断面成像的关键成像技术之间的差异和不同的应用方法。

　　本章重点介绍了具有不同维数的生物医学图像可视化的方法。主要强调了使用新的显示技术,有限的带宽(例如,3 G:350～2 000 kbit/s)和有限的计算能力(iPhone 4:1 GHz,单核)对移动设备的影响。

　　这些限制也对生物医学图像的动态和静态图像分析产生了影响。本章还介绍了预处理、滤波、特征提取、配准、分割、分类、测量等图像处理流程,并对医学图像分析进行了评价。

　　本章最后,讨论了临床环境中图像管理和通信面临的挑战。在这里,移动设备的变化预计会对此产生很大的影响。

　　一般来说,移动设备在医学领域,特别是移动成像和分析领域的两个关键挑战是:性能与法律一致性。虽然移动设备的容量和计算能力不断提高,但这些设备离取代传统工作站还很远,尤其有限的处理能力和内存(现代平板电脑高达 3 GB,现代工作站高达 128 GB)是最大的问题。在工作站上几秒钟内解决的计算问题在智能手机或平板电脑上仍然需要几分钟到几小时的时间,这使得实时数据分析变得不可能。同样的存储容量(通常在智能手机和平板电脑上远小于 500 GB,在工作站中为数 TB)。另一个经常被忽略的限制因素是智能设备在进行大量计算时的电池寿命,例如,像谷歌眼镜这样的智能可穿戴设备在大约一个小时的使用后,耗尽电量。所有这些都给移动生物医学成像的研究人员带来了额外的负担。第二个限制,即与法律的一致性,对创新者来说要困难得多。隐私,尤其是在医学领域,是一个越来越受到关注的因素,因为人们和立法者对与保险公司和其他第三方分享的信息愈加敏感。此外,所有与患者或患者数据接触的医学软件,不限于诊断支持或患者数据管理,必须经过临床试验,或者至少由一个监管实例证明该软件对患者有益(或至少无害)。

未来的工作将集中于整合新型移动设备,如可穿戴技术和可植入设备,既适用于病人,也适用于医生。这一"移动革命"将在未来 10 年内发生,并将在每个人的手中放置先进的医疗传感器。生物医学图像和数据分析师面临的主要挑战将是由微型 ECG 和植入式生物传感器等新设备收集的大量数据。如今,医生只看到病人身体的一小部分,而新设备将使他们能够每天追踪自己的健康状况。由于医生将没有能力监控有噪设备捕捉到的大量数据,因此必须实施支持自动诊断的方法。这将需要一种全新的方法来分析生物医学数据。虽然今天的分析算法侧重于在病人的就诊过程中检测单个事件,但在不久的将来,可以检测到几天甚至几个月的变化。

另一方面,医生们可以很快地在地球上的任何地方获取病人的数据,可以与千里之外的专家讨论发现,掌握他们可能需要的所有信息。虽然这带来了许多潜在的改善,但医生的时间是医学中最有限的资源之一,因此,重要的是创建工具,为医生在日常工作中提供所需的信息,同时避免信息过载。

将新设备集成到临床工作流程,将对成本效益提出额外的挑战。许多旨在改善临床护理的生物医学和生物技术的发展,增加了医疗保健的复杂性和成本,产生了不利影响[7]。因此,这项新技术必须通过降低成本和复杂性来弥补,可能通过将许多昂贵的数据捕获技术替换成廉价的个人设备。

移动设备相对于当前医疗基础设施的一个巨大优势当然是移动性,虽然这将改善发达国家的医疗保健,但对发展中国家的医疗保健行业将产生更大的影响。像智能手机这样的移动设备,将计算能力、大量的传感器和连接性交给了数百万人,到目前为止,这些人只能接触到有限的诊所和医疗专业人员。通过在智能手机上增加用于医疗诊断的传感器,人人都可以享受医疗服务,这在历史上是第一次。同时,全球卫生的实时状态将通过社会网络提供,这将使世界范围的疾病预防和干预规划成为可能。这将是一个令人兴奋的生物医学成像研究和应用的新时代。

参考文献

[1] A. Alahi, R. Ortiz, and P. Vandergheynst. Freak: Fast retina keypoint. In Computer Vision and Pattern Recognition (CVPR), 2012 *IEEE Conference on*, page 510 – 517. IEEE, 2012.

[2] Mostafa Analoui, D. Joseph Bronzino, and R. Donald Peterson. *Medical Imaging: Principles and Practices*. CRC Press, 2012.

[3] G. R. Arce. *Nonlinear Signal Processing: A Statistical Approach*. John Wiley & Sons, Jan. 2005.

[4] D. S. Atkinson. Display screen equipment: Standards and regulation. In J. Chen, W. Cranton, and M. Fihn, editors, *Handbook of Visual Display Technology*, pages 203 – 213. Springer Berlin Heidelberg, Jan. 2012.

[5] D. H. Ballard. Generalizing the hough transform to detect arbitrary shapes. *Pattern Recognition*, 13 (2):111 – 122, 1981.

[6] H. Bay, A. Ess, T. Tuytelaars, and L. Van Gool. Speeded-up robust features (SURF). *Computer Vision and Image Understanding*, 110(3):346 – 359, June 2008.

[7] T. Bodenheimer. High and rising health care costs. Part 2: Technologic innovation. *Annals of Internal Medicine*, 142(11):932 – 937, June 2005.

[8] D. J. Brady. *Optical Imaging and Spectroscopy*. John Wiley & Sons, Apr. 2009.

[9] R. Brunelli. *Template Matching Techniques in Computer Vision: Theory and Practice*. Hoboken, NJ: Wiley; 2009.

[10] I. A. Buhimschi, U. A. Nayeri, G. Zhao, L. L. Shook, A. Pensalfini, E. F. Funai, I. M. Bernstein, C. G. Glabe, and C. S. Buhimschi. Protein misfolding, congophilia, oligomerization, and defective amyloid processing in preeclampsia. *Science Translational Medicine*, 6(245): 245ra92, July 2014.

[11] J. Canny. A computational approach to edge detection. *IEEE Transactions on Pattern Analysis and Machine Intelligence*, PAMI-8(6):679 – 698, Nov. 1986.

[12] J. Choi, S. Yoo, H. Park, and J. Chun. MobileMed: A PDA-based mobile clinical information system. *IEEE Transactions on Information Technology in Biomedicine*, 10(3):627 – 635, July 2006.

[13] A. F. Choudhri and M. G. Radvany. Initial experience with a handheld device digital imaging and communications in medicine viewer: OsiriX mobile on the iPhone. *Journal of Digital Imaging*, 24 (2):184 – 189, Apr. 2011.

[14] T. F. Cootes, C. J. Taylor, D. H. Cooper, and J. Graham. Active shape models-their training and application. *Computer Vision and Image Understanding*, 61(1):38 – 59, Jan. 1995.

[15] T. Cover and P. Hart. Nearest neighbor pattern classification. *IEEE Transactions on Information Theory*, 13(1):21 – 27, Jan. 1967.

[16] L. De Paepe, P. De Bock, O. Vanovermeire, and T. Kimpe. Performance evaluation of a visual display calibration algorithm for iPad. *SPIE Proceedings Vol. 8319, Article 3: Medical Imaging 2012: Advanced PACS-Based Imaging Informatics and Therapeutic Applications*, W. W. Boonn and B. J. Liu (Eds.), 831909 – 831909 – 7, 2012.

[17] T. M. Deserno. Fundamentals of biomedical image processing. In *Biomedical Image Processing*, pages 1 – 51. Springer, 2011.

[18] T. M. Deserno, I. Srndi, A. Jose, D. Haak, S. Jonas, P. Specht, and V. Brandenburg. Towards quantitative assessment of calciphylaxis. SPIE Proceedings Vol. 9035: *Medical Imaging 2014: Computer-Aided Diagnosis*, S. Aylward and L. Hadjiiski (Eds.), 2014.

[19] R. O. Duda, P. E. Hart, and D. G. Stork. *Pattern Classification*. John Wiley & Sons, 2012.

[20] A. X. Falco, J. K. Udupa, S. Samarasekera, S. Sharma, B. E. Hirsch, and R. d. A. Lotufo. User-steered image segmentation paradigms: Live wire and live lane. *Graphical Models and Image Processing*, 60(4):233 – 260, July 1998.

[21] B. Fischer, P. Welter, R. W. Gnther, and T. M. Deserno. Web-based bone age assessment by content-based image retrieval for case-based reasoning. *International Journal of Computer Assisted Radiology and Surgery*, 7(3):389 – 399, May 2012.

[22] M. A. Fischler and R. C. Bolles. Random sample consensus: A paradigm for model fitting with applications to image analysis and automated cartography. *Communications of ACM*, 24(6):381 – 395, June 1981.

[23] A. Giussani, C. Hoeschen. *Imaging in Nuclear Medicine*. Springer-Verlag Berlin, Germany, 2013.

[24] R. Gill. *The Physics and Technology of Diagnostic Ultrasound*. High Frequency Publishing.

[25] I. Gutenko, K. Petkov, C. Papadopoulos, X. Zhao, J. H. Park, A. Kaufman, and R. Cha. Remote volume rendering pipeline for mHealth applications. volume 9039, pages 903904 – 903904 – 7, 2014.

[26] E. M. Haacke, R. W. Brown, M. R. Thompson, and R. Venkatesan. *Magnetic Resonance Imaging: Physical Principles and Sequence Design*. 1999. New York: A John Wiley and Sons.

[27] D. Haak, J. Gehlen, S. Jonas, and T. M. Deserno. OC ToGo: bed site image integration into OpenClinica with mobile devices. SPIE Proceedings Vol. 9039: *Medical Imaging 2014: PACS and Imaging Informatics: Next Generation and Innovations*, M. Y. Law and T. S. Cook (Eds.), 2014.

[28] D. Haak, C. Samsel, J. Gehlen, S. Jonas, and T. M. Deserno. Simplifying electronic data capture in clinical trials: Workflow embedded image and biosignal file integration and analysis via web services. *Journal of Digital Imaging*, pages 1 – 10, May 2014.

[29] M. Harmsen, B. Fischer, H. Schramm, T. Seidl, and T. Deserno. Support vector machine classification based on correlation prototypes applied to bone age assessment. *IEEE Journal of Biomedical and Health Informatics*, 17(1):190 – 197, Jan. 2013.

[30] J. B. Haun, C. M. Castro, R. Wang, V. M. Peterson, B. S. Marinelli, H. Lee, and R. Weissleder. Micro-NMR for rapid molecular analysis of human tumor samples. *Science Translational Medicine*, 3(71):71ra1, 2011.

[31] S. M. Jonas, T. M. Deserno, C. S. Buhimschi, J. Makin, M. A. Choma, I. A. Buhimschi. Smartphone-based diagnostic of preeclampsia: an mHealth solution for the Congo red dot test in limited-resource settings. Lab Chip. In *review*.

[32] M. F. Juette, T. J. Gould, M. D. Lessard, M. J. Mlodzianoski, B. S. Nagpure, B. T. Bennett, S. T. Hess, and J. Bewersdorf. Three-dimensional sub-100 nm resolution fluorescence microscopy of thick samples. *Nature Methods*, 5(6):527 – 529, June 2008.

[33] T. Lehmann, C. Gonner, and K. Spitzer. Survey: interpolation methods in medical image processing. *IEEE Transactions on Medical Imaging*, 18(11):1049 – 1075, Nov. 1999.

[34] T. Lehmann, C. Gonner, and K. Spitzer. Addendum: B-spline interpolation in medical image processing. *IEEE Transactions on Medical Imaging*, 20(7):660 – 665, July 2001.

[35] T. Lehmann, A. Sovakar, W. Schmiti, and R. Repges. A comparison of similarity measures for digital subtraction radiography. *Computers in Biology and Medicine*, 27(2):151 – 167, Mar. 1997.

[36] S. Leutenegger, M. Chli, and R. Siegwart. BRISK: Binary robust invariant scalable keypoints. In 2011 *IEEE International Conference on Computer Vision (ICCV)*, pages 2548 – 2555, Nov. 2011.

[37] R. Liang. Biomedical optical imaging technologies. *Biomedical Optical Imaging Technologies: Design and Applications, Biological and Medical Physics, Biomedical Engineering*. Springer-Verlag Berlin Heidelberg, 2013, 1, 2013.

[38] A. Lopes and K. Brodlie. Improving the robustness and accuracy of the marching cubes algorithm for isosurfacing. *IEEE Transactions on Visualization and Computer Graphics*, 9(1):16 – 29, Jan. 2003.

[39] D. G. Lowe. Distinctive image features from scale-invariant keypoints. *International Journal of Computer Vision*, 60(2):91 – 110, Nov. 2004.

[40] J. Martin. Programming Real-Time Computer Systems. Prentice-Hall International, 1965.

[41] R. Nock and F. Nielsen. Statistical region merging. *IEEE Transactions on Pattern Analysis and Machine Intelligence*, 26(11):1452 – 1458, Nov. 2004.

[42] N. Otsu. A threshold selection method from gray-level histograms. *Automatica*, 11(285—296):2327, 1975.

[43] S. G. Panughpath and A. Kalyanpur. Radiology and the mobile device: radiology in motion. *The Indian Journal of Radiology & Imaging*, 22(4):246 – 250, 2012.

[44] M. -Z. Poh, D. McDuff, and R. Picard. Advancements in noncontact, multiparameter physiological measurements using a webcam. *IEEE Transactions on Biomedical Engineering*, 58(1):7 – 11, Jan. 2011.

[45] E. Rublee, V. Rabaud, K. Konolige, and G. Bradski. ORB: an efficient alternative to SIFT or SURF. In 2011 *IEEE International Conference on Computer Vision (ICCV)*, pages 2564 – 2571, Nov. 2011.

[46] I. Scholl, T. Aach, T. M. Deserno, and T. Kuhlen. Challenges of medical image processing. *Computer Science — Research and Development*, 26(1—2):5 – 13, Feb. 2011.

[47] R. E. Scott. e-records in health-preserving our future. *International Journal of Medical*

Informatics, 76(56):427 - 431, May 2007.

[48] A. Nait-Ali (Ed.). *Advanced Biosignal Processing*. Springer 2009.

[49] R. Toomey. Handheld devices for radiologists: as good as monitors? *Imaging in Medicine*, 2(6):605 - 607, 2010.

[50] S. Warfield, K. Zou, and W. Wells. Simultaneous truth and performance level estimation (STAPLE): an algorithm for the validation of image segmentation. *IEEE Transactions on Medical Imaging*, 23(7):903 - 921, July 2004.

[51] F. M. Wodajo. The iPad in the hospital and operating room. *Journal of Surgical Radiology*, 2(1): 19 - 23, 2011.

[52] J. A. Wolf, J. F. Moreau, O. Akilov et al. Diagnostic inaccuracy of smartphone applications for melanoma detection. *JAMA Dermatology*, 149(4):422 - 426, Apr. 2013.

[53] A. K. Yetisen, J. L. Martinez-Hurtado, A. Garcia-Melendrez, F. da Cruz Vasconcellos, and C. R. Lowe. A smartphone algorithm with inter-phone repeatability for the analysis of colorimetric tests. *Sensors and Actuators B: Chemical*, 196:156 - 160, June 2014.

[54] Source: FotoFinder, Germany

[55] Source: Engin Deniz, Yale University School of Medicine

[56] Source: Visible human project, Wikipedia

[57] http://www. cardiio. com

[58] http://www. itu. int/osg/spu/imt-2000/technology. html